Claudia Stephan

Bauer · Frömming · Führer

Pharmazeutische Technologie

5. Auflage

Pharmazeutische Technologie

Kurt H. Bauer · Karl-Heinz Frömming · Claus Führer

Unter Mitarbeit von

Herbert Egermann,
Engelbert Graf,
Hans Leuenberger,
Hans Peter Merkle,
Jobst B. Mielck,
Heinz Schilcher

5., überarbeitete Auflage

308 Abbildungen, 92 Tabellen

GUSTAV FISCHER Stuttgart Jena Lübeck Ulm

GOVI Govi-Verlag Frankfurt

Zuschriften an:

Prof. Dr. Kurt H. Bauer
Pharmazeutisches Institut der Universität Freiburg
Hermann-Herder-Straße 9, 79104 Freiburg

Prof. Dr. Karl-Heinz Frömming
Institut für Pharmazie, Freie Universität Berlin
Kelchstraße 31, 12169 Berlin

Prof. Dr. Claus Führer
Institut für Pharmazeutische Technologie
der Technischen Universität
Mendelssohnstraße 1, 38106 Braunschweig

Die Deutsche Bibliothek – CIP-Einheitsaufnahme

Bauer, Kurt H.:
Pharmazeutische Technologie : 92 Tabellen / Kurt H. Bauer ; Karl-Heinz Frömming ; Claus Führer. Unter Mitarb. von Engelbert Graf ... - 5., überarb. Aufl. - Stuttgart ; Jena ; Lübeck ; Ulm : G. Fischer ; Frankfurt [Main] : Govi-Verl., 1997
ISBN 3-437-25630-0 (G. Fischer)
ISBN 3-7741-0638-X (Govi-Verlag)

1. bis 4. Auflage, erschienen im Georg Thieme Verlag
1. Nachdruck der 4. Auflage, erschienen im Gustav Fischer Verlag, Januar 1997

Wollgrasweg 49 · 70599 Stuttgart

Gesamtherstellung: Ludwig Auer GmbH, Donauwörth
Umschlaggestaltung: SRP GmbH, Ulm
Umschlagabbildung: Kugelcoater der Firma Hüttlin, Steinen
Gedruckt auf 90 g/m² Ecosamt

Autorenverzeichnis

Prof. Dr. **Kurt H. Bauer**
Pharmazeutisches Institut der Albert-Ludwigs-Universität Freiburg
Hermann-Herder-Straße 9
79104 Freiburg

Prof. Dr. **Herbert Egermann**
Institut für Pharmazeutische Technologie der Universität Innsbruck
Innrain 52 d, Josef-Moeller-Haus
A-6020 Innsbruck

Prof. Dr. **Karl-Heinz Frömming**
Institut für Pharmazie der Freien Universität Berlin
Kelchstraße 31
12169 Berlin

Prof. Dr. **Claus Führer**
Institut für Pharmazeutische Technologie der Technischen Universität Braunschweig
Mendelssohnstraße 1
38106 Braunschweig

Prof. Dr. **Engelbert Graf**
Pharmazeutisches Institut der Universität Tübingen
Auf der Morgenstelle 8
72076 Tübingen

Prof. Dr. **Hans Leuenberger**
Pharmazeutisches Institut der Universität Basel
Totengässlein 3
CH-4051 Basel

Prof. Dr. **Hans Peter Merkle**
Institut für Pharmazeutische Technologie der Universität Bonn
An der Immenburg 4
53121 Bonn

Prof. Dr. **Jobst B. Mielck**
Institut für Pharmazeutische Chemie der Universität Hamburg
Laufgraben 24
20146 Hamburg

Prof. Dr. **Heinz Schilcher**
Institut für Pharmazeutische Biologie der Freien Universität Berlin
Königin-Luise-Straße 2 + 4
14195 Berlin

Vorwort zur 5. Auflage

Etwa 10 Jahre nach Erscheinen der 1. Auflage liegt bereits die 5. Auflage vor. Sie ist in weiten Teilen überarbeitet, ergänzt und durchweg aktualisiert worden.

Das einführende Kapitel in die Arzneimittelentwicklung wurde durch einen Abschnitt „Qualitätssicherung" ergänzt. Bei dem Kapitel „Allgemeine Verfahren, Grundoperationen" ist der Abschnitt „Stoffvereinigung" neu gestaltet. Das Kapitel „Biopharmazie" hat eine erweiterte Beschreibung der nichtparenteralen Resorptionswege erfahren. In dem Kapitel „Parenteralia, einschließlich Blutzubereitungen, Sera und Impfstoffe" sind die Probleme von intravenös zu verabreichenden partikulären Zubereitungen stärker berücksichtigt worden. Maßnahmen zur Vermeidung von Virusinfektionen in Blutzubereitungen wurden aufgenommen. In dem Kapitel „Darreichungsformen zur Anwendung am Auge" ist der Abschnitt über Augeninserte erweitert. Das Kapitel „Inhalationen, Aerosole" ist durch die Beschreibung von Pulverzerstäubern ergänzt worden. Weitgehend neugefaßt wurde in dem Kapitel „Halbfeste Arzneiformen" der Abschnitt „Biopharmazeutische Probleme", wobei insbesondere Möglichkeiten zur Erhöhung der Hautpermeation durch penetrationsfördernde Substanzen und durch Einsatz der Iontophorese stärker berücksichtigt sind. Bei dem neu gestalteten Kapitel „Mikropartikeln, Nanopartikeln, Liposomen" wurde unter anderem eine ausführlichere Darstellung wichtiger Herstellungsverfahren aufgenommen. Dem Kapitel „Darreichungsformen mit kontrollierter Wirkstofffreigabe – Retard- und Depotarzneiformen" ist ein gesonderter Abschnitt über die pulsatile Wirkstofffreigabe angefügt. Stärkere Beachtung findet das Verfahren der Extrusion zur Herstellung von Depotarzneiformen. Eine weitgehende Überarbeitung erfuhr das Kapitel „Therapeutische Systeme" mit den Schwerpunkten der transdermalen und osmotischen Systeme. Völlig neugeordnet und erweitert wurde das Kapitel „Arzneiformen der Zukunft". Probleme des organspezifischen Wirkstofftransports, Darreichungsformen für Peptide und Proteine, Weiterentwicklungen von Darreichungsformen mit kontrollierter Wirkstofffreigabe bei unterschiedlichen Applikationswegen werden in gesonderten Abschnitten herausgestellt.

Durchweg erfolgte eine Berücksichtigung der seit der letzten Auflage neu erschienenen Pharmakopöe-Auflagen und Arzneibuch-Nachträge.

Auch seit Erscheinen der 4. Auflage ist uns von Kollegen, Mitarbeitern und Studenten eine größere Zahl von Verbesserungsvorschlägen, Anregungen und kritischen Anmerkungen zugegangen.

Stellvertretend für alle möchten wir insbesondere den Herren Prof. Dr. Peter C. Schmidt und Prof. Dr. Rolf Schubert danken.

Frühjahr 1997

K. H. Bauer, K.-H. Frömming, C. Führer

Vorwort zur 1. Auflage

Die pharmazeutische Technologie hat sich unter den pharmazeutischen Wissenschaften einen festen Platz erobert. Als angewandtes Fach basiert sie in erster Linie auf physikalischen, physikalisch-chemischen und chemischen Grundlagen sowie auf der Pharmakokinetik und Biopharmazie. Das Lehrbuch versucht dies auch durch die Wahl von drei Autoren als Herausgeber zu berücksichtigen, deren fachliche Interessengebiete unterschiedlich gelagert sind. So werden auch die industriellen Belange der Herstellung von Arznei- und Darreichungsformen angemessen berücksichtigt. Durch Hinzuziehung einiger weiterer Mitarbeiter wird vorhandenes spezielles Fachwissen genutzt.

Das Buch ist in erster Linie als Lehrbuch für die pharmazeutisch-technologische Ausbildung der Pharmaziestudenten gedacht. Es setzt Grundkenntnisse der chemischen, physikalischen, physikalisch-chemischen Grundvorlesungen sowie die Absolvierung der propädeutischen Lehrveranstaltungen voraus. Es soll dem Studenten das Verständnis für die Belange der Arzneimittelherstellung in der pharmazeutischen Industrie, in der Offizin- und in der Krankenhausapotheke vermitteln. Es wird versucht, Zusammenhänge zwischen unterschiedlichen Arznei- und Darreichungsformen aufzuzeigen. Daher sind zum Beispiel wichtige, für mehrere Arzneiformen benötigte Hilfsstoffe in einem gesonderten Kapitel beschrieben. Es sollen aber auch Hinweise für die zukünftige Arzneimittel-Entwicklung aufgezeigt werden, um so dem Studenten vielleicht Anregungen für eine spätere Beschäftigung mit pharmazeutisch-technologischen Problemen zu geben. Darüber hinaus soll das Buch aber auch dem in der Praxis stehenden Apotheker sowie anderen Naturwissenschaftlern, die sich mit der pharmazeutischen Technologie beschäftigen, die Möglichkeit geben, sich über Grundlagen und den aktuellen Stand dieses Fachgebietes zu informieren.

Die Verfasser möchten allen, die durch Anregungen, Materialüberlassung, Herstellung von Zeichnungsvorlagen und der Manuskripterstellung usw. zum Gelingen dieses Buches beigetragen haben, danken. Ein besonderer Dank gilt den Herren Dr. P. Fuchs und Prof. Dr. H. Sucker als Berater des Georg Thieme Verlags für anregende Diskussionen.

Herbst 1986

K. H. Bauer, K.-H. Frömming, C. Führer

Inhaltsverzeichnis

Kapitel 4

Physikalisch-chemische Grundlagen für Arzneiformen 36

Kapitel 5

Verfahren und Grundoperationen 102

Kapitel 6

Hilfsstoffe 163

Kapitel 7

Biopharmazie 187

Kapitel 8

Flüssige Arzneiformen ... 227

Kapitel 9

Parenteralia, einschließlich Blutzubereitungen, Sera und Impfstoffe ... 232

Kapitel 10

Darreichungsformen zur Anwendung am Auge ... 247

Kapitel 11

Inhalationen, Aerosole ... 256

Kapitel 12

Halbfeste Arzneiformen ... 266

Kapitel 13

Suppositorien, Vaginalzubereitungen 285

Kapitel 14

Feste Arzneiformen 291

Kapitel 15

Mikropartikeln, Nanopartikeln, Liposomen 354

Kapitel 16

Darreichungsformen mit kontrollierter Wirkstoff-Freigabe – Retard- und Depotarzneiformen 361

Kapitel 20

Verbandstoffe 409

Kapitel 21

Primärpackmittel 422

Kapitel 22

Kompatibilität und Stabilität 432

Kapitel 23

Arzneiformen der Zukunft 449

Häufig verwendete Abkürzungen

AMG 76	2. Arzneimittelgesetz, Gesetz zur Neuordnung des Arzneimittelrechts vom 24. August 1976
AUC	area under the curve, Fläche unter der Kurve
BfArM	Bundesinstitut für Arzneimittel und Medizinprodukte
BGA	Bundesgesundheitsamt
BP	British Pharmacopoeia
BPC	British Pharmaceutical Codex
CAP	Celluloseacetatphthalat
CMC	kritische Mizellbildungstemperatur
DAB	Deutsches Arzneibuch
DAC	Deutscher Arzneimittel-Codex
DIN	Deutsche Industrie Norm
DSC	Differentialthermoanalyse
DTA	Differential Scanning Calorimetry
EC	Ethylcellulose
EG	Europäische Gemeinschaft
Ep.	Erstarrungspunkt
FDA	Food and Drug Administration, amerikanische Gesundheitsbehörde
FIP	Fédération Internationale Pharmaceutique, Internationale Pharmazeutische Vereinigung
GMP	Good Manufacturing Practices, Gute Herstellungspraktiken
HAB	Homöopathisches Arzneibuch
HLB	Hydrophilic Lipophilic Balance, Hydrophiles-lipophiles Gleichgewicht
HPC	Hydroxypropylcellulose
HPMC	Hydroxypropylmethylcellulose
HPMCP	Hydroxypropylmethylcellulose-phthalat
INN	International Non-Proprietary Name, von der WHO festgelegter internationaler Freiname
i.m.	intramuskulär
i.v.	intravenös
KBE	Kolonien-bildende Einheiten
MAK-Werte	maximale Arbeitsplatzkonzentration
MC	Methylcellulose
MPG	Medizinalproduktegesetz
Na-CMC	Natriumcarboxymethylcellulose (Beachte: CMC wird gleichzeitig auch für kritische Mizellbildungstemperatur verwendet!)
NF	The National Formulary
NRF	Neues Rezepturformularium
ÖAB	Österreichisches Arzneibuch
PEG	Polyethylenglykol (Macrogol)
Ph. Eur.	Pharmacopoea Europaea, Europäisches Arzneibuch
PIC	Pharmaceutical Inspections Convention, Grundregeln für die sachgemäße Herstellung pharmazeutischer Produkte
p.o.	peroral
ppb	parts per billion, 1:1 000 000 000, 1:1 Milliarde
ppm	parts per million, 1:1 000 000, 1:1 Million
PVAc	Polyvinylacetat
PVAl	Polyvinylalkohol
PVC	Polyvinylchlorid
PVP	Polyvinylpyrrolidon (Polyvidon)
RT	Raumtemperatur
s.c.	subcutan
Sdp.	Siedepunkt
Smp.	Schmelzpunkt
TG	Thermogravimetrie
USP	United States Pharmacopeia, Arzneibuch der Vereinigten Staaten von Amerika
WHO	World Health Organisation, Weltgesundheitsorganisation

Kapitel 1

Grundlegende Einführung in die Arzneimittelentwicklung und in die Qualitätssicherung

1 Arzneimittel: Definitionen, Richtlinien und Entwicklung

Die Pharmazie befaßt sich mit der Herstellung von **Arzneimitteln**, auch **Medikamente** genannt. Arzneimittel können auf ärztliche Verordnung bereitete **individuelle Rezepturen** oder auf Vorrat hergestellte **Fertigarzneimittel** sein. Der wirksame Bestandteil eines Arzneimittels ist der **Wirkstoff**, auch **Pharmakon** oder **Arzneistoff** genannt. In diesem Buch wird der Begriff Wirkstoff verwendet. Bei Arzneimitteln, die Pflanzenauszüge enthalten, können mehrere Inhaltsstoffe an der Wirkung beteiligt sein.

Ein Arzneimittel besteht in den seltensten Fällen aus dem Wirkstoff allein. Es enthält noch – meist mehrere – **Hilfsstoffe.** Bei Salben und Suppositorien spricht man bei der wirkstofffreien Rezeptur auch von **Grundlage.**

Wirkstoffe, Hilfsstoffe und Grundlagen werden in einem oder mehreren Herstellungsschritten zur Darreichungsform bzw. zur Arzneiform verarbeitet. Die **Darreichungsform** ist die eigentliche zu applizierende Form, wie Tablette, Kapsel, Suppositorium oder Augentropfen. Unter **Arzneiformen** versteht man neben den bei den Darreichungsformen aufgeführten Beispielen auch solche, die vor der Anwendung noch in die eigentliche Darreichungsform überführt werden müssen, wie Lyophilisate oder Trockensäfte. So können zu den Darreichungsformen Tropfen oder Säfte die Arzneiformen Lösungen und Suspensionen verarbeitet werden. Vielfach ist die Herstellung von **Zwischenprodukten** erforderlich. Das Zwischenprodukt Drageekern wird zur Arznei- bzw. Darreichungsform Dragee verarbeitet. Die Verarbeitung des Wirkstoffs zu Darreichungsformen ermöglicht die Herstellung eines applikationsfähigen, stabilen, optimal wirksamen Arzneimittels. Erfolgt die Verarbeitung eines bestimmten Wirkstoffs nach einer vorliegenden **Rezeptur** zu einer bestimmten Darreichungs- oder Arzneiform, so erhält man eine **Arzneizubereitung,** z. B. Vitamin-C-Tabletten bestimmter Wirk- und Hilfsstoff-Zusammensetzung. Arzneimittel werden als abgeteilte Dosis in Einzeldosisbehältnissen oder nichtabgeteilt in Mehrfachdosenbehältnissen verpackt.

Arzneimittelentwicklung und **Arzneiformung.** Am Anfang der Arzneimittelentwicklung steht die chemische **Wirkstoffsynthese** einschließlich Strukturaufklärung oder die **Naturstoffisolierung** aus pflanzlichem, seltener aus tierischem Material.

In der **vor- bzw. präklinischen Prüfung** erfolgt das orientierende **pharmakologische Screening.** In vitro und an Kleintieren wird eine grobe Wirkungsanalyse durchgeführt. Dies erfordert bereits erste Kenntnisse über physikalische und physikalisch-chemische Eigenschaften des Wirkstoffs.

Für die sich anschließenden speziellen **pharmakologischen,** pharmakokinetischen und **biopharmazeutischen Untersuchungen** und für die ersten **Toxizitätsuntersuchungen** bei kurzfristiger Anwendung – jeweils am Tier durchzuführen – sind weitergehende Kenntnisse der physikalischen und physikalisch-chemischen Eigenschaften des Wirkstoffs erforderlich. Beispiele sind Löslichkeitsverhalten in verschiedenen Lösungsmitteln, pK-Werte von Wirkstoffsäuren und -basen, Kristallmodifikationen, Hygroskopizität, chemische Stabilität, Verteilungsverhalten, Wechselwirkungen mit wichtigen Hilfsstoffen usw. Diese Untersuchungen werden in der **Präformulierungsphase** durchgeführt.

Gleichzeitig müssen geeignete analytische Verfahren für diese Untersuchungen und zur Bestimmung des Wirkstoffs und wichtiger Metaboliten im Plasma, Harn usw. entwickelt werden. In der vorklinischen Prüfung erfolgt bereits die Entwicklung meist mehrerer Arznei- bzw. Darreichungsformen.

Lassen die bisherigen Untersuchungen eine Prüfung am Menschen verantworten, wird in der

klinischen Prüfung Phase I an wenigen freiwilligen Probanden der neue Wirkstoff erstmals angewendet. Insbesondere sollen hier Informationen über die Verträglichkeit am Menschen sowie über die Pharmakokinetik, die Metabolisierung und den Grad der Übereinstimmung mit den präklinischen Tierversuchen erhalten werden. Möglichst einfach zusammengesetzte Zubereitungen, wie Lösungen, Suspensionen oder Kapselpräparate, werden verwendet. Daneben beginnen ausgedehnte tierexperimentelle Untersuchungen über Teratologie, Kanzerogenität, Mutagenität und chemische Toxizität.

Die **klinische Prüfung Phase II** bringt erste begrenzte klinische Anwendung an 100 bis 300 Patienten in ausgesuchten Kliniken. Das wichtigste Ziel ist der Nachweis der Wirksamkeit und einer Überlegenheit gegenüber der Standardtherapie. Das endgültige Dosierungsschema mit der endgültigen therapiegerechten Zubereitung wird aufgestellt.

In der **klinischen Prüfung Phase III** schließt sich eine breit angelegte, bis zu 3 Jahren dauernde Studie in Kliniken und bei praktizierenden Ärzten an, wobei das Arzneimittel oft mehreren tausend Patienten verabreicht wird. Hierdurch sollen das Nebenwirkungsspektrum, Interaktionen, Wirkungen und Nebenwirkungen bei Begleiterkrankungen, z. B. bei Niereninsuffizienz, erfaßt werden.

Für die klinischen Prüfungen der Phasen I und II werden nur kleinere Mengen des Arzneimittels benötigt. Bei erfolgversprechendem Verlauf beginnt die Umstellung der Herstellung auf den halbtechnischen und schließlich auf den Produktionsmaßstab. Dies wird als **Scaling-up** oder Ansatzvergrößerung bezeichnet. Hierbei können unerwartete Herstellungsprobleme auftreten. Daneben laufen ausgedehnte Stabilitätsuntersuchungen. Am Ende der Entwicklung steht nach entsprechender Antragstellung die **Zulassung** durch die zulassende Behörde. In der Bundesrepublik Deutschland ist dies die Nachfolgeinstitution des früheren Bundesgesundheitsamts, das Bundesinstitut für Arzneimittel und Medizinprodukte (BfArM). In Zukunft wird in den Ländern der Europäischen Gemeinschaft die Zulassung von Human- und Tierarzneimitteln vermehrt einer EG-Behörde übertragen werden.

Statistisch gesehen, gelangen von 10 000 synthetisierten Verbindungen etwa 20 in die präklinische Prüfung, 10 in die Phase I, 5 in die Phase II und 2 in die Phase III. Nach etwa 10 bis 12 Jahren kann ein neuentwickelter Wirkstoff schließlich in einem Arzneimittel in den Markt eingeführt werden.

Aber auch nach der Zulassung und der anschließenden Ausbietung ist das neue Arzneimittel einer laufenden Beobachtung durch den Apotheker und die verordnenden Ärzte unterworfen. In dieser **klinischen Prüfung Phase IV** sollen insbesondere sich eventuell erst nach längerem Gebrauch manifestierende Nebenwirkungen und Interaktionen so früh wie möglich erkannt werden.

Im Rahmen der Entwicklung eines Arzneimittels sind die **Arzneimittelprüfrichtlinien** nach § 26 des Arzneimittelgesetzes (AMG 1976) die Grundlage einheitlicher Anforderungen für die Zulassung eines Arzneimittels.

Nach dem AMG 1976 muß der Hersteller eines neuen Arzneimittels bei dem Zulassungsantrag den Nachweis der **Wirksamkeit, Unbedenklichkeit** und **Qualität** erbringen. Die Herstellung von Arzneimitteln ist internationalen und nationalen Richtlinien unterworfen. So wird die erforderliche Qualität durch Einhalten mehrerer in der **Pharmazeutischen Inspektions-Convention (PIC)** zusammengefaßten **„Grundregeln und Richtlinien für die sachgemäße Herstellung pharmazeutischer Produkte"** erreicht. Unter diesen sind die 1968 von der Weltgesundheitsorganisation (WHO) verabschiedeten und laufend den modernen Anforderungen angepaßten **„Grundregeln für die Herstellung und Qualitätskontrolle von Arzneimitteln"** (Good Manufacturing Practices = **GMP-Regeln**) besonders wichtig. Sie haben in ein Regelwerk der EG Eingang gefunden **(EG-GMP-Regeln).** Die Regeln fordern, daß Arzneimittel unter Bedingungen hergestellt werden, die einwandfreie Qualität und die Sicherheit für die Patienten gewährleisten (s. Abschn. 2 „Qualitätssicherung").

Die Umsetzung dieser Regeln in die tägliche Praxis der Arzneimittelherstellung wird durch die **„Betriebsordnung für pharmazeutische Unternehmer"** (1985) für die Bundesrepublik Deutschland sichergestellt.

Fertigarzneimittel, die nach Auslaufen des Patentschutzes einen Wirkstoff unter einer nicht wortgeschützten internationalen Bezeichnung (INN = International Non-Proprietary Names) enthalten, heißen **Generika.**

So ist der geschützte Name Aspirin® nur dem Ursprungshersteller vorbehalten. Alle Nachahmerprodukte müssen den Freinamen Acetylsalicylsäure für die Bezeichnung des Wirkstoffes benutzen.

Standardzulassungen können durch Rechtsverordnung mit Zustimmung des Bundesrates für bestimmte Arzneimittel oder Arzneimittelgruppen oder für Arzneimittel in bestimmten Abgabeformen erlassen werden, soweit eine unmittelbare oder mittelbare Gefährdung der Gesundheit von Mensch und Tier nicht zu befürchten ist, weil die Anforderungen an die erforderliche Qualität, Wirksamkeit und Unbedenklichkeit erwiesen sind.

Dies ermöglicht, daß häufig verordnete Rezepturen in den Verkehr gebracht werden können. Für die ausgewählten Arzneimittel werden Qualität, Kennzeichnung und Angaben zur Packungsbeilage durch Monographien in der Verordnung über Standardzulassungen und ihre Änderungsverordnungen festgelegt.

Auch alle in Apotheken und Krankenhausapotheken im voraus hergestellten Fertigarzneimittel müssen zugelassen sein.

Ausnahmen bestehen lediglich für aufgrund nachweislich häufiger ärztlicher oder zahnärztlicher Verschreibung in einer Apotheke hergestellte Arzneimittel und für Standardzulassungen. Im ersten Fall ist die Herstellung in Chargengröße bis zu hundert abgabefertige Packungen an einem Tag im Rahmen des üblichen Apothekenbetriebes ohne eine Zulassung gestattet. Die Abgabe muß in dieser Apotheke erfolgen.

Eine wichtige Bedeutung in der Arzneimittelherstellung hat das **Arzneibuch.** Es ist eine Sammlung wissenschaftlich anerkannter pharmazeutischer Regeln über Qualität, Prüfung, Lagerung, Abgabe und Bezeichnung von Arzneimitteln. Es umfaßt allgemeine, normenartige Vorschriften, Prüfmethoden und monographieartig beschriebene Wirkstoffe, Hilfsstoffe, Arznei- und Darreichungsformen sowie Regeln über die Beschaffenheit von Behältnissen.

Das Arzneibuch der Bundesrepublik Deutschland besteht aus dem Deutschen Arzneibuch 1996. Ausgabe (DAB 1996), und dem Homöopathischen Arzneibuch, 1. Ausgabe (HAB 1). Das DAB 1996 enthält das Europäische Arzneibuch (Ph. Eur.) und einen nationalen Teil.

Der Einfachheit halber wird in diesem Buch vom Arzneibuch (DAB 1996 und Ph. Eur.) und dem Homöopathischen Arzneibuch (HAB 1) gesprochen. Die europäischen Monographien im Arzneibuch werden, im Gegensatz zu den nationalen, mit dem Europa-Zeichen gekennzeichnet, dem Kranz aus 12 Sternen. Bei der Anführung ausländischer Arzneibücher wird der Ausdruck **Pharmakopöe** verwendet. Wichtige ausländische Pharmakopöen sind z. B. die amerikanische (United States Pharmacopeia, USP) und die britische Pharmakopöe (British Pharmacopoeia, BP).

Wichtige Wirkstoffe, Hilfsstoffe und Arzneizubereitungen, die in das Arzneibuch noch nicht aufgenommen sind oder für eine Aufnahme nicht in Frage kommen, sind im **Deutschen Arzneimittel-Codex (DAC 1986)** monographieartig aufgeführt. Er wird von der Bundesvereinigung Deutscher Apothekerverbände (ABDA) erarbeitet. Er ist jedoch nicht rechtsverbindlich. Die Loseblattsammlung wird laufend aktualisiert. Eine Sammlung von Rezepturen, die in der Apothekenpraxis häufiger verordnet werden, ist in dem **Neuen Rezeptur-Formularium (NRF)** zusammengefaßt.

2 Qualitätssicherung

Qualitätssicherung ist ein weitreichendes Konzept, das alle Punkte abdeckt, welche die Qualität eines Produktes beeinflussen. Qualitätssicherung stellt die Gesamtheit aller Maßnahmen dar, die getroffen werden, um sicherzustellen, daß die Arzneimittel die für den beabsichtigten Gebrauch erforderliche Qualität aufweisen.

Durch ein funktionstüchtiges Qualitätssicherungssystem soll gewährleistet sein, daß Arzneimittel von der Planung bis zur Fertigstellung des Serienproduktes in Übereinstimmung mit den EG-GMP-Regeln, dem AMG, den Arzneimittelprüfrichtlinien, dem Arzneibuch, der Apothekenbetriebsordnung und unter Berücksichtigung des wissenschaftlichen und technischen Fortschritts produziert werden.

Qualitätssicherung umfaßt mehrere Ebenen. Ein Qualitätssicherungssystem muß von der Unternehmensleitung getragen und fixiert werden. Dieses **Qualitätsmanagement** umfaßt die strategische Planung und die Zuteilung der finanziellen Mittel.

Die **Qualitätssicherung auf der operativen Ebene** hat sicherzustellen, daß ein Produkt dem Modell, das zur Zulassung gebracht wurde, innerhalb festgelegter Toleranzen entspricht. Ein **Qualitätssicherungshandbuch** beinhaltet alle relevanten Programme, Pläne, Vorschriften, Anweisungen und Aufzeichnungen. Diese Aufzeichnungen müssen zu nahezu sämtlichen Tätigkeiten in den Bereichen der Herstellung und der Qualitätskontrolle verfaßt und aktualisiert werden.

Die **Qualitätssicherung im Bereich der Herstellung** gliedert sich in die Qualitätsplanung, die Qualitätslenkung und die Qualitätsprüfung. Nach dem AMG 76 fällt dies in den Aufgabenbereich des Herstellungsleiters und des Kontrolleiters eines pharmazeutischen Herstellerbetriebes. Die Aufgaben des **Herstellungsleiters** erstrecken sich auf die Herstellung, die Lagerung, die Kennzeichnung und die Beifügung der Packungsbeilage.

Der **Kontrolleiter** ist für die erforderliche Qualität des Arzneimittels verantwortlich.

Die Qualität ist durch laufende Prüfungen in allen Stufen der Herstellung und durch einwandfreie Dokumentation zu sichern. Durch die **Dokumentation** aller Herstellungsschritte und aller Qualitätskontrollen müssen Fehler oder Reklamationen nachträglich aufklärbar sein. Um Übertragungs- oder Rechenfehler, z. B. bei der Einwaage, auszuschalten, müssen Originalbelege und Ausdrucke in der Dokumentation abgeheftet werden.

Die Prüfungen der Qualität im Bereich der Herstellung werden in Eingangs-, Inprozeß- und Endkontrolle unterteilt. Im Rahmen der **Eingangskontrolle** werden die Ausgangsstoffe, d. h. Wirkstoffe, Grundlagen und Hilfsstoffe, auf ihre Identität, Reinheit und sonstige einwandfreie Beschaffenheit geprüft. Bei Wirkstoffen erfolgt eine zusätzliche Bestimmung des Gehaltes. Bevor die Freigabe erteilt wird, befinden sich die Ausgangsstoffe in Quarantäne.

Unter **Inprozeß-Kontrollen** versteht man Kontrollmaßnahmen, die während der Herstellung chargen- und nichtchargenbezogen bis zur Fertigstellung des Endproduktes durchgeführt werden.

Hierdurch soll gewährleistet werden, daß das Produkt seiner Spezifikation entspricht. Etwaige Fehler sollen rechtzeitig erkannt werden. Es kommen in erster Linie einfache, schnelle Untersuchungsmethoden in Betracht. Es können sowohl messende als auch attributive Prüfungen mit Ja/Nein-Entscheidungen sein (s. Kap. 2, Abschn. 6.2 und 6.4). Bei den Inprozeß-Kontrollen, z. B. im Rahmen der Herstellung fester Arzneiformen, sind auch die folgenden Kriterien zu prüfen:

- die **Funktion von Herstellungsmaschinen,** z. B. Produktionsraten, Temperaturverläufe, Preßdrücke bei Tablettenmaschinen, Trocknungstemperaturen und Strömungsgeschwindigkeiten bei Trocknern,
- der **Zustand von Betriebsmitteln,** z. B. von Filtern und Sieben,
- die **Eigenschaften von Zwischenprodukten,** z. B. der Feuchtigkeitsgehalt, das Partikelspektrum, die Schütt- und Stampfdichten von Pulvermischungen und Granulaten, der pH-Wert, die Viskosität oder die Konsistenz von flüssigen oder halbfesten Zwischenprodukten, Ausbeuten und
- die **Eigenschaften von Behältnissen,** z. B. Dichtigkeit, Codierung etc.

In der **Endkontrolle** erfolgen die mit dem fertigen Arzneimittel durchzuführenden Qualitätsuntersuchungen. Die Lagerung von **Rückstellmustern** über mehrere Jahre nach der Herstellung jeder Charge soll auch spätere Nachprüfungen ermöglichen.

Industriell werden Arzneimittel meist in Chargen hergestellt. Unter einer **Charge** versteht man die in einem einheitlichen Herstellungsgang erzeugte Menge eines Arzneimittels. Übereinstimmende Chargeneinheitlichkeit erfordert auch die laufende systematische Überprüfung der Anlage, Geräte und Verfahren daraufhin, ob sie für den vorgesehenen Zweck geeignet sind. Dies ist ein Bereich der Validierung. **Validierung** bezeichnet das Erbringen und Dokumentieren des Nachweises, daß eine Methode zuverlässig innerhalb festgelegter Grenzen zum erwarteten Ergebnis führt (s. a. Kap. 5, Abschn. 5.2; Kap. 7, Abschn. 6.2.3).

Bei der Überprüfung von Geräten und Apparaturen in dieser Richtung wird von **Evaluierung** gesprochen. Alle zur Herstellung von Arzneimitteln herangezogenen technischen Vorrichtungen und Anlagen müssen vor ihrem Einsatz wie die Methoden sorgfältig geprüft werden, ob sie den an sie gestellten Erwartungen in Bezug auf Sicherheit und Leistung gerecht werden.

Das Qualitätssicherungssystem verlangt aber auch die Kontrolle der erforderlichen Validierungen, die Kontrolle der Aus- und Weiterbildung des Personals sowie die Kontrolle der Wartung und Pflege der Geräte.

Der EG-GMP-Leitfaden empfiehlt die **Selbstinspektion** als Mittel zur betriebsinternen Überwachung der Regeln der guten Herstellungspraxis. Sie soll den gesamten Bereich der Herstellung und Qualitätskontrolle, beginnend bei personalbezogenen Belangen, über Räumlichkeiten und Dokumentation bis zur Abwicklung von Rückrufen von Arzneimitteln einbeziehen.

In den GMP-Richtlinien werden demnach nicht nur die Probleme des gewissenhaften Arbeitens und der lückenlosen Dokumentation auf allen Stufen der Produktion und Qualitätskontrolle geregelt, sondern sehr wesentlich auch die organisatorischen Probleme dargestellt.

Die Qualität ist von Anfang an zu planen und in das Arzneimittel „hineinzuproduzieren". Sie ist durch laufende Kontrollen in allen Stufen der Herstellung und einwandfreie Dokumentation zu sichern. Später kann Qualität nicht mehr „hineingeprüft" werden.

Verunreinigungen jeglicher Art müssen ebenfalls von Anfang an vermieden werden. Neben mikrobiellen Verunreinigungen sind hier insbesondere **Cross-Contaminations** zu erwähnen. Dies sind gegenseitige „Über-Kreuz"-Verunreinigungen durch andere Wirkstoffe, die z. B. als Staub von im gleichen Raum ablaufenden anderen Fabrikationsvorgängen übertragen werden.

Die für die Bundesrepublik Deutschland wichtigen Grundlagen der Qualitätskontrolle sind in Richtlinien der Europäischen Gemeinschaft (EG) sowie in der Arzneimittelprüfrichtlinie nach § 26 des Arzneimittelgesetzes 1976 zusammengefaßt worden.

Weiterführende Literatur

Arzneimittelgesetz, Apotheker-Jahrbuch (1987), Wissenschaftliche Verlagsgesellschaft mbH, Stuttgart, S. 221.

Arzneimittelprüfrichtlinie, Apotheker-Jahrbuch (1990), Wissenschaftliche Verlagsgesellschaft mbH, Stuttgart, S. 180.

Betriebsverordnung für pharmazeutische Unternehmer (PharmBetrV), Apotheker-Jahrbuch (1988), Wissenschaftliche Verlagsgesellschaft mbH, Stuttgart, S. 171.

Braun, R. (1989), Standardzulassungen für Fertigarzneimittel, Text und Kommentar, Deutscher Apotheker Verlag, Stuttgart.

Feiden, K. (Hrsg. 1992), Arzneimittelprüfrichtlinien, Sammlung nationaler und internationaler Richtlinien, Wissenschaftliche Verlagsgesellschaft mbH, Stuttgart.

Glaser, E. (1982), Der Weg vom Arzneistoff zum Arzneimittel – die Prüfverfahren, Dtsch. Apoth. Ztg. 122, 348.

Grundregeln der Weltgesundheitsorganisation für die Herstellung von Arzneimitteln und die Sicherung ihrer Qualität (GMP-Richtlinie), Apotheker-Jahrbuch (1978), Wissenschaftliche Verlagsgesellschaft mbH, Stuttgart, S. 172.

Grundsätze der Guten Laborpraxis, Apotheker-Jahrbuch (1984), Wissenschaftliche Verlagsgesellschaft mbH, Stuttgart, S. 117.

Grundsätze für die ordnungsgemäße Durchführung der klinischen Prüfung von Arzneimitteln (1990), Pharm. Ind. *52,* 1474.

Grundsätze und Leitlinien der Guten Herstellungspraxis für zur Anwendung am Menschen bestimmte Arzneimittel, Apotheker-Jahrbuch (1992), Wissenschaftliche Verlagsgesellschaft mbH, S. 351, Stuttgart.

Hügel, H., Fischer, J., Kohm, B. (1995), Pharmazeutische Gesetzeskunde, Textsammlung für Studium und Praxis, 30. Aufl., Deutscher Apotheker Verlag, Stuttgart.

Kapp, W. (1980), Präklinische und klinische Prüfung von Arzneimitteln, Schriftenreihe der Bundesapothekerkammer, Bd. X, Weiße Reihe, S. 239.

Pharmazeutische Inspektions-Convention – PIC (1985), Pharm. Ind. *47,* 709–726, Apotheker-Jahrbuch (1989), S. 516.

Kapitel 2

Statistische Methoden zur Planung und Auswertung

Das Kapitel „Statistische Methoden zur Planung und Auswertung“ von Versuchsergebnissen kann in diesem Rahmen höchstens einen kleinen Einblick in dieses aus der modernen Forschung, Entwicklung und Qualitätssicherung nicht mehr wegzudenkende Fachgebiet geben.

Beispiele aus dem Bereich der Fehlerrechnung, der klassischen und statistischen Versuchsplanung sowie der Qualitätskontrolle sollen im folgenden verdeutlichen, daß die beschriebenen Methoden wertvolle *Arbeits-* und *Entscheidungshilfen* darstellen. Eine wesentliche Einsicht dürfte in der Feststellung liegen, daß eine 100%ige Sicherheit eines Ergebnisses oder einer Aussage praktisch immer in unerreichbarer Ferne liegt. Trotzdem erlauben die verfügbaren statistischen Methoden, *Aussagen* über die *Qualität eines Produktes zu quantifizieren.* Es erstaunt deshalb nicht, daß diese Methoden integrierender Bestandteil von Arzneibüchern sind.

1 Fehlerrechnung

Meß- und Beobachtungsfehler. Als **Meßfehler** bezeichnet man einen auf der Präzision des Meßinstrumentes beruhenden Fehler, z. B. **ungenaue** oder sogar falsche **Eichung** des Gerätes. Da ein solcher Fehler **regelmäßig,** d. h. systematisch auftritt, wird er auch als **systematischer Fehler** bezeichnet. Wird ein Instrument abgelesen, so entsteht ein **Beobachtungsfehler** oder **Ablesefehler,** welcher sich nicht vermeiden läßt. Sehr deutlich wird dies, wenn beim Ablesen einer Digitalanzeige, z. B. einer Digitalwaage, die letzte Ziffer schwankt und deshalb nicht genau ablesbar ist. Dieser nicht vermeidbare Fehler wird als **zufälliger statistischer Fehler** bezeichnet. Weitere zufällige Fehler können durch **unkontrollierbare** zufällige Einflüsse während des Meßvorganges hervorgerufen werden.

Wesentliche Ziffern. In der Praxis begnügt man

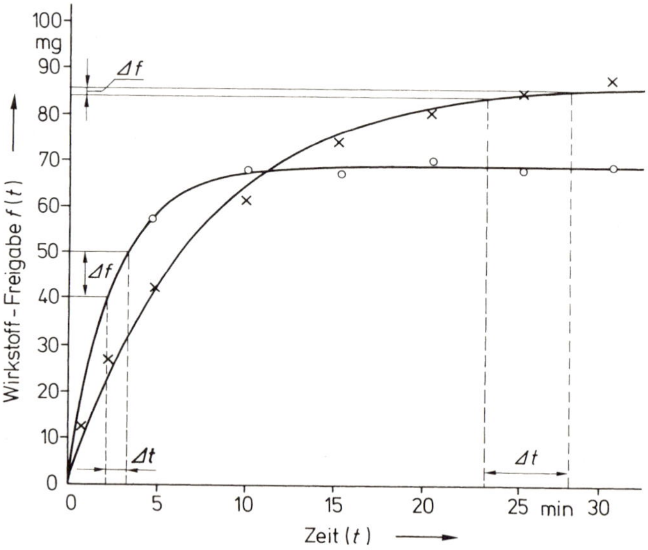

Abb. **2.1** Fehlerfortpflanzung. Meßfehler Δt und Auswirkung auf die Funktion f(t): Δf

sich im allgemeinen mit der Angabe von drei wesentlichen bzw. zuverlässigen Ziffern. Die Angabe von mehr als drei Ziffern muß jeweils überprüft werden, um sich abzusichern, ob die Angabe sinnvoll ist oder nur ein genaues Resultat vortäuscht.

Fehlerfortpflanzungsgesetz. Je nach funktionellem Zusammenhang können die Fehler der einzelnen Meßgrößen mehr oder weniger stark in eine Auswertung eingehen. Wie aus Abb. **2.1** ersichtlich ist, ist zur Erfassung des exakten Wirkstoff-Freigabeprofiles wichtig, die freigesetzte Wirkstoffmenge zu Beginn häufig und zu exakten Zeiten zu bestimmen. Zu späteren Zeiten im flachen Kurvenabschnitt ist es nicht mehr notwendig, häufige Messungen durchzuführen. Der exakte Zeitpunkt einer späteren Messung, wenn ca. 100% des Wirkstoffes freigesetzt sind, ist ebenfalls weniger wichtig.

Nach C. F. Gauß werden die Fehler der einzelnen Einflußgrößen quadratisch addiert. Bei dieser Addition werden die Fehler gewichtet. Der Gewichtsfaktor läßt sich aus dem mathematischen Zusammenhang der Einflußgröße bzw. Variablen x_i ermitteln und entspricht dem Quadrat der 1. Ableitung nach x_i. Mit der 1. Ableitung geht als Gewichtsfaktor die Steilheit der Funktion ein. Abb. **2.1** zeigt deutlich, daß ein Meßfehler Δt zu verschiedenen Meßzeiten zu verschiedenen Bestimmungsfehlern Δf der Funktion $f(t)$ führt.

Die allgemeinen Formeln für die quadratische Addition der Meßfehler von x_i Meßgrößen lautet

$$s^2[f(x)] = \left(\frac{\partial f}{\partial x_1}\right)^2 s_{x_1}^2 + \left(\frac{\partial f}{\partial x_2}\right)^2 s_{x_2}^2 + \ldots \left(\frac{\partial f}{\partial x_i}\right)^2 s_{x_i}^2 \quad (1)$$

$s^2[f(x)]$ Varianz bzw. Streuung der Funktion $f(x)$
$s_{x_i}^2$ Varianz bzw. Streuung der Meßgröße x_i (Varianz = Quadrat der Standardabweichung)
s_{x_i} Standardabweichung bzw. Standardfehler der Meßgröße x_i
$\frac{\partial f}{\partial x_i}$ 1. Ableitung der Funktion $f(x)$ nach der Meßgröße x_i

Beispiel 1: Addition zweiter Mittelwerte $\bar{x}_1$ und $\bar{x}_2$ mit den Varianzen $s_{\bar{x}_1}^2$ und $s_{\bar{x}_2}^2$

$$f(\bar{x}_1, \bar{x}_2) = \bar{x}_1 + \bar{x}_2 \quad (2)$$

1. Ableitungen

$$\frac{\partial f(\bar{x}_1, \bar{x}_2)}{\partial \bar{x}_1} = 1 \quad (3)$$

$$\frac{\partial f(\bar{x}_1, \bar{x}_2)}{\partial \bar{x}_2} = 1$$

$$s^2[f(\bar{x}_1, \bar{x}_2)] = 1^2 s_{\bar{x}_1}^2 + 1^2 s_{\bar{x}_2}^2 \quad (4)$$

Beispiel 2: Multiplikation zweier Mittelwerte $\bar{x}_1$ und $\bar{x}_2$ mit den Varianzen $s_{\bar{x}_1}^2$ und $s_{\bar{x}_2}^2$

$$f(\bar{x}_1, \bar{x}_2) = \bar{x}_1 \bar{x}_2 \quad (5)$$

1. Ableitungen

$$\frac{\partial f(\bar{x}_1, \bar{x}_2)}{\partial \bar{x}_1} = \bar{x}_2 \quad (6)$$

$$\frac{\partial f(\bar{x}_1, \bar{x}_2)}{\partial \bar{x}_2} = \bar{x}_1$$

$$s^2[f(\bar{x}_1, \bar{x}_2)] = (\bar{x}_2)^2 s_{\bar{x}_1}^2 + (\bar{x}_1)^2 s_{\bar{x}_2}^2 \quad (7)$$

Damit das Gaußsche Fehlerfortpflanzungsgesetz anwendbar ist, muß vorausgesetzt werden, daß die Meßgrößen oder statistisch gesprochen die Zufallsgrößen $\bar{x}_1$ normal verteilt sind.

2 Normal- bzw. Gauß-Verteilung

2.1 Klasseneinteilung

Angenommen eine bestimmte Messung, z. B. die Messung der Gleichförmigkeit einzelner Tablettenmassen nach dem Arzneibuch, wird $n = 30$ mal durchgeführt. Dabei unterscheiden sich die Meßwerte nur zufällig voneinander und können klassiert werden. Zu diesem Zweck unterteilt man die Spannweite der gefundenen Resultate, d. h. die Differenz zwischen dem größten und kleinsten Meßwert, in im allgemeinen identische Intervalle. Im folgenden Beispiel der Massenverteilung einer 100 mg-Tablette wurde eine Klassenbreite (Intervall) von 1 mg gewählt. Fällt ein Wert genau auf den Grenzwert zwischen zwei Klassen, wird dieser Wert zur Hälfte der oberen und zur Hälfte der unteren Klasse zugeordnet. Als Resultat erhält man eine **Häufigkeitsverteilung,** die sich in der Form eines Histogrammes graphisch darstellen läßt. Bei der Klasseneinteilung wird die kontinuierliche Variable, z. B. die Tablettenmasse, in eine diskrete Meßgröße umgewandelt. Diese diskrete Meßgröße entspricht wertmäßig der Mitte des Klassenintervalls, d. h. daß beispielsweise alle Meßgrößen des Intervalls 100,0 mg bis 101,0 mg den diskreten Meßwert

Tabelle **2.1** Urliste der Massen der 30 Tabletten (in mg)

99,2 / 99,1 / 100,2 / **104,8** / 100,3 / 101,8 / **96,8** / 99,8 / 103,9 / 99,8
99,3 / 97,8 / 97,0 / 102,5 / 100,4 / 102,3 / 99,9 / 104,0 / 98,0 / 97,6
101,7 / 101,9 / 100,3 / 100,0 / 101,3 / 101,3 / 100,0 / 102,3 / 100,3 / 100,1

$\bar{x}_1$ = 100,46 mg; s_1^2 = 3,96 (mg)^2

Tabelle **2.2** Strichliste, relative Häufigkeit und Summenhäufigkeit bei der Bestimmung der Gleichförmigkeit der Masse

absolute Häufigkeit	⌀	|½	½||½	½	卌|½½	½½|卌	卌	|||	|½	|½
Massenintervall (mg)	95,0–96,0	96,0–97,0	97,0–98,0	98,0–99,0	99,0–100,0	100,0–101,0	101,0–102,0	102,0–103,0	103,0–104,0	104,0–105,0
Klassennummer	1	2	3	4	5	6	7	8	9	10
relative Häufigkeit in %	0	5,0	10,0	1,7	23,3	23,3	16,7	10,0	5,0	5,0
Summenhäufigkeit Σ %	0,0	5,0	15,0	16,7	40,0	63,3	80,0	90,0	95,0	100,0

100,5 mg zugeordnet bekommen. Im Gegensatz dazu kann eine Meßgröße auch direkt diskret anfallen, z. B. die Meßgröße Augenzahl beim Würfelspiel. Die in der folgenden Tabelle aufgeführten Meßresultate entsprechen dem unveränderten Protokoll (**Urliste**) der Meßresultate.

Zur Ermittlung der Spannweite wurden in Tab. **2.1** die kleinste und die größte Tablettenmasse hervorgehoben. Die Spannweite R beträgt 104,8 mg – 96,8 mg = 8 mg. Im allgemeinen sind ca. 10 Klassen als Feineinteilung sinnvoll. Bei diesem Beispiel bieten sich 9 bis 10 Klassen mit einer einheitlichen Klassenbreite von 1 mg an. In Tab. **2.2** sind die Klassenintervalle und die gezählten Häufigkeiten in Form einer **Strichliste** zusammengestellt.

2.2 Graphische Darstellung der relativen Häufigkeiten

Ein Histogramm kann auf der Basis der absoluten (s. Abb. **2.2**) oder relativen Häufigkeit erstellt werden. Die Anzahl der pro Klassenintervall gefundenen Meßwerte folgt einer **Poissonstatistik.** Die Poissonstatistik kommt dann speziell zur Anwendung, wenn ein zufälliges Ereignis über lange Beobachtungsperioden unendlich viele Male eintreffen kann, jedoch in einem kurzen Zeitabschnitt nur selten eintrifft. Diese Fragestellung findet man z. B. auch bei der Partikelgrößenanalyse, wo es um die Anzahl Partikeln pro Partikelgrößenintervall geht. Verallgemeinert kann gemäß Poissonstatistik folgende Aussage gemacht werden: Liegen in einem Klassenintervall n Meßwerte, so sind bei einer exakten Wiederholung des Experimentes im identischen Klassenintervall in ²/₃ aller Fälle ($n \pm \sqrt{n}$) Meßwerte zu erwarten. Der Mittelwert $\bar{x} = n$ der Poissonverteilung ist damit offenbar mit der Varianz $s^2 = n$ identisch (s. dazu die entsprechenden Werte bei der Normalverteilung, Abschn. **2.4**, S. 9).

2.3 Normalverteilte Meßwerte

Wie kann die Verteilung gemäß Abb. **2.2** charakterisiert werden?

Die Angabe der Strichliste und der Klasseneinteilung entspricht einer gewissen Datenreduktion. Für die Praxis ist nun wichtig, daß die meisten Meßwerte normalverteilt sind, d. h. daß die relativen Häufigkeiten ungefähr einer Gaußschen Häufigkeitsverteilung (Normalverteilung) gehorchen. Diese Tatsache erlaubt eine zusätzliche Datenreduktion, da zur Beschreibung der Normalverteilung zwei Angaben genügen, nämlich Mittelwert μ und Standardabweichung σ (s. Abb. **2.3**). Die Summe aller relativen Häufigkeiten (Fläche unter der Kurve) ergibt 100% (alle möglichen Ereignisse). Der Mittelwert μ entspricht approximativ dem arithmetischen Mittelwert $\bar{x}$ der 30 gemessenen Tablettenmassen. Die Varianz σ^2 entspricht dabei ungefähr der Varianz s^2 der 30 Tablettenmassen (Stichprobe!).

Bei der standardisierten Normalverteilung wird der Ursprung des Koordinatensystems mit dem Mittelwert μ der Verteilung gleichgesetzt. Man

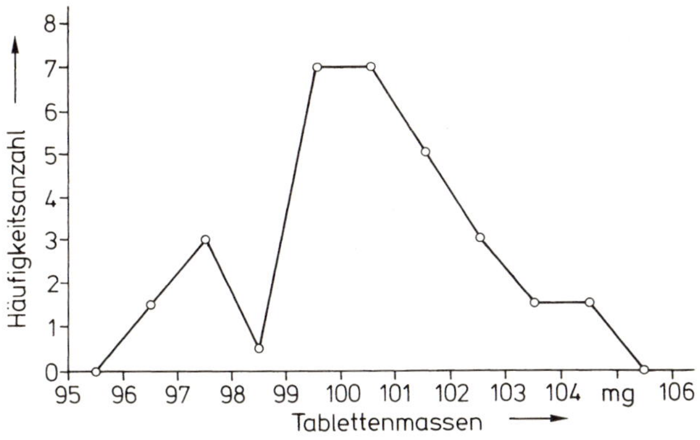

Abb. **2.2** Darstellung der Tablettenmassen als Polygonzug.

erhält als Konsequenz Häufigkeitsangaben (Wahrscheinlichkeiten) über positive und negative Abweichungen vom Mittelwert μ. Anstelle der Variablen x in Abb. **2.3** steht dann die normierte Variable $z = (x - \mu)/\sigma$ (s. a. Abb. **2.8**).

2.4 Grundgesamtheit, Stichprobe, Schätzwerte

Im Falle einer Bestimmung der Gleichförmigkeit der Masse nach dem Arzneibuch (s. Tab. **2.1**) wurde eine Stichprobe von 30 Tabletten geprüft. Die Massenverteilung (s. Abb. **2.2**) folgt nur angenähert einer Normalverteilung.

Man geht aber davon aus, daß für die Grundgesamtheit eine Normalverteilung vorliegt. Unter Grundgesamtheit wird dabei die Gesamtheit aller

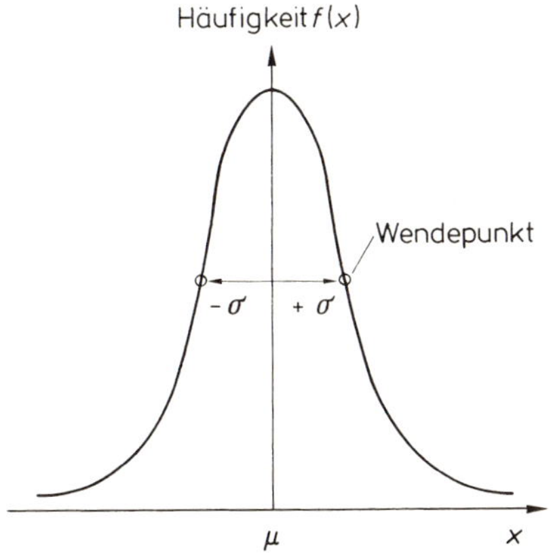

Abb. **2.3** Normalverteilung *f (x)*. Grundgesamtheit mit Mittelwert μ und Standardabweichung $\pm\ \sigma$ des Einzelwertes *x*.

Tabletten der mittels Stichproben geprüften Charge verstanden. Die Resultate der Stichprobe ergeben deshalb nur eine approximative Darstellung der zugrunde liegenden Normalverteilung. Richtigerweise wird deshalb der Mittelwert $\bar{x}$ als Schätzwert des Mittelwertes μ der Grundgesamtheit bezeichnet. Die gleiche Aussage gilt auch für die Varianz s^2 der Stichprobe, die als Schätzwert der wahren bzw. exakten Varianz σ^2 der Grundgesamtheit angenommen wird.

$$\bar{x} = \frac{1}{n} \sum_{i=1}^{n} x_i \approx \mu \qquad (8)$$

$$s^2 = \sum_{i=1}^{n} \frac{(x_i - \bar{x})^2}{n-1} \approx \sigma^2 \qquad (9)$$

Beim Beispiel von Tab. **2.1** erhält man folgende Schätzwerte für die Grundgesamtheit der Tablettenmassen

$$\mu \approx \bar{x} = 100{,}46\,\text{mg} \qquad (10)$$

Standardabweichung

$$\sigma \approx s = \sqrt{\sum_{i=1}^{n} \frac{(x_i - \bar{x})^2}{n-1}} = 1{,}99\,\text{mg} \qquad (11)$$

Da nicht notwendigerweise jede Charge über normalverteilte Tablettenmassen verfügt, muß unter Umständen zuerst geprüft werden, ob die Tablettenmassen normalverteilt sind.

2.5 Prüfung auf Normalverteilung

Zur Prüfung und Charakterisierung einer Normalverteilung sind mindestens 30 Meßwerte erforderlich. Falls die Meßwerte einer Normalverteilung folgen, erhält man auf dem Wahrscheinlichkeitspapier der Normalverteilung eine

Gerade (s. Abschn. 3). Im Diagramm (s. Abb. **2.4**) sind die Meßwerte der Tablettenmassen und die entsprechenden kumulativen Häufigkeiten eingetragen. Mit Hilfe des Wahrscheinlichkeitspapiers läßt sich der Mittelwert μ der Normalverteilung abschätzen. Nach Definition sind 50% aller Meßwerte kleiner als μ und 50% aller Meßwerte größer als μ. Die Breite der Verteilung ist durch die Standardabweichung $\pm\,\sigma$ vorgegeben. Wie durch numerische Integration der Normalverteilung (Fläche unter der Kurve) gezeigt werden kann, sind im Bereich ($\mu \pm \sigma$) 67% aller Meßwerte zu erwarten. Außerhalb dieses Bereiches liegen 33% aller Meßwerte, d. h. im Rahmen der kumulativen Verteilung liegen 16,5% aller Werte unterhalb ($\mu - \sigma$) und 16,5% aller Werte oberhalb ($\mu + \sigma$).

Falls kein Wahrscheinlichkeitspapier zur Verfügung steht, erlaubt diese Auftragung der Probitwerte auf der Ordinate eine lineare Darstellung (s. Abb. **2.4** und Tab. **2.3**).

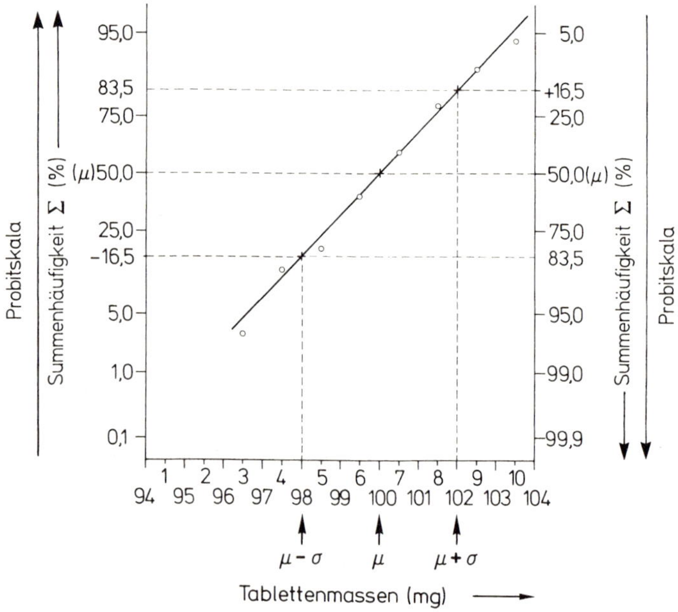

Abb. **2.4** Prüfung auf Normalverteilung. Die Gerade schneidet die 50%-Häufigkeitslinie beim Mittelwert μ der Verteilung und definiert die Standardabweichung (+ σ) durch die Resthäufigkeiten von 16,5% oberhalb ($\mu + \sigma$) bzw. 16,5% unterhalb von ($\mu - \sigma$)

Tabelle **2.3** Probitskala (z. B. in cm mit Angabe der entsprechenden Summenhäufigkeit in %). Durch Umwandlung der Summenhäufigkeit in Probits kann die Prüfung auf Normalverteilung auf normalem Millimeterpapier durchgeführt werden. Beispiel: 16% = 4,01 cm; 84% = 5,99 cm

%	0	1	2	3	4↓	5	6↓	7	8	9
0		2,67	2,95	3,12	3,25	3,36	3,45	3,52	3,59	3,66
→ 10	3,72	3,77	3,83	3,87	3,92	3,96	**4,01**	4,05	4,08	4,12
20	4,16	4,19	4,23	4,26	4,29	4,33	4,36	4,39	4,42	4,45
30	4,48	4,50	4,53	4,56	4,59	4,61	4,64	4,67	4,69	4,72
40	4,75	4,77	4,80	4,82	4,85	4,87	4,90	4,92	4,95	4,97
50	5,00	5,03	5,05	5,08	5,10	5,13	5,15	5,18	5,20	5,23
60	5,25	5,28	5,31	5,33	5,36	5,39	5,41	5,44	5,47	5,50
70	5,52	5,55	5,58	5,61	5,64	5,67	5,71	5,74	5,77	5,81
→ 80	5,84	5,88	5,92	5,95	**5,99**	6,04	6,08	6,13	6,18	6,23
90	6,28	6,34	6,41	6,48	6,55	6,64	6,75	6,88	7,05	7,33

2.6 Lineare Regression und Korrelation

Die Aufgabe bei einer linearen Regression liegt darin, eine Menge von Meßpunkten „möglichst gut" durch eine Gerade anzunähern. Diese Gerade kann „von Auge" ermittelt werden, jedoch auch objektiv mathematisch nach der Methode der kleinsten Quadrate berechnet werden. Die Gerade

$$Y(x) = ax + b \tag{12}$$

ist genau dann eine Regressionsgerade, wenn die Quadratsumme QS einem Minimum entspricht:

$$QS = \Sigma(y_i - Y(x_i))^2 = \Sigma(y_i - ax_i - b)^2 = \text{Min!} \tag{13}$$

y_i, x_i Meßwertepaare

Damit diese Bedingung erfüllt ist, müssen bekanntlich die ersten Ableitungen nach den Parametern a und b Null sein:

$$\frac{\partial QS}{\partial a} = -2\Sigma x_i\,(y_i - ax_i - b) = 0 \tag{14}$$

$$\frac{\partial QS}{\partial b} = -2\Sigma\,(y_i - ax_i - b) = 0. \tag{15}$$

Die beiden rechten Seiten stellen zwei lineare Bestimmungsgleichungen für die Parameter a und b dar.

Bei total n zusammenhängenden Wertepaaren x_i und y_i ergibt sich damit die folgende Berechnungsvorschrift

$$a = \frac{n\Sigma x_i y_i - \Sigma x_i \Sigma y_i}{n\Sigma x_i^2 - (\Sigma x_i)^2} \tag{16}$$

$$b = \frac{\Sigma y_i - a\Sigma x_i}{n}. \tag{17}$$

Die Parameter a und b werden als Regressionskoeffizienten bezeichnet.

Korrelationskoeffizient. Bei einem funktionalen linearen Zusammenhang

$$y = ax + b \tag{18}$$

gilt auch die Umkehrung

$$x = \frac{y - b}{a} = \frac{1}{a}y - \frac{b}{a}, \tag{19}$$

d. h. wird x mit y vertauscht, ergibt sich wiederum ein linearer Zusammenhang:

$$x = a'y + b'. \tag{20}$$

Vergleicht man Gl. (19) mit Gl. (20), so gilt

$$a' = \frac{1}{a}, \quad \text{d. h.} \quad a' \cdot a = 1. \tag{21}$$

Diese Beziehung (21) gilt nur streng für einen echten funktionalen Zusammenhang. Ist dieser nicht gewährleistet, beträgt der Wert von $a' \cdot a < 1$. Die Größe beschreibt folglich den Grad des Zusammenhangs oder der Korrelation. Die Quadratwurzel $\sqrt{\mathbf{a'} \cdot \mathbf{a}}$ wird als **Korrelationskoeffizient** r bezeichnet und berechnet sich zu:

$$r = \frac{n\Sigma x_i y_i - \Sigma x_i \Sigma y_i}{\sqrt{[n\Sigma x_i^2 - (\Sigma x_i)^2][n\Sigma y_i^2 - (\Sigma y_i)^2]}}. \tag{22}$$

Es muß jedoch betont werden, daß ein guter bis sehr guter Korrelationskoeffizient r (z. B. $r^2 = 0{,}98$) noch nicht bedeutet, daß tatsächlich ein kausaler Zusammenhang zwischen den Größen y_i und x_i existiert. So ist beispielsweise bekannt, daß zwischen der Abnahme der Anzahl Störche im Elsaß und der Abnahme der Kindergeburten eine sehr gute Korrelation existiert.

2.7 Statistische Versuchsplanung

Klassische Versuchsplanung. Bei der klassischen Versuchsplanung wird nur eine Variable bzw. ein Faktor zur Zeit verändert. Die übrigen Variablen werden bei den Versuchen konstant gehalten. Im folgenden wird aus didaktischen Gründen ein konstruiertes Beispiel besprochen.

Als Zielgröße bei unseren Experimenten sei die Verbesserung der Auflösungsgeschwindigkeit einer Tablette vorgegeben. Da es sich um einen relativ gut löslichen Wirkstoff handelt, kann dies beispielsweise durch eine Verbesserung der Tablettenzerfallszeit geschehen. In einem 1. Experiment wird deshalb die Menge Maisstärke in der Formulierung erhöht. Wie Tab. **2.4** zeigt, ist das Resultat recht enttäuschend.

Tabelle **2.4** Klassische Versuchsplanung

Versuchs-Nr.	Menge Maisstärke	Wirkstoff-Freigabe nach 1 h in %
1	A_0	82
2	A_1	82

Die Freigabe beträgt immer nur 82%. Deshalb wird ein anderer Faktor herangezogen. Es ist bekannt, daß die Preßkraft für die Zerfallszeit ein kritischer Faktor sein kann. Eine Erhöhung der Preßkraft kann eine Verlängerung der Zerfallszeit mit schlechterer Wirkstoff-Freigabe wie auch das umgekehrte bewirken. Bei der ursprünglichen Formulierung mit der Maisstärkemenge A_0 wird deshalb die Preßkraft von P_0 auf P_1 (s. Tab. **2.5**) erhöht.

Tabelle **2.5** Klassische Versuchsplanung

Versuchs-Nr.	Menge Maisstärke	Preß-kraft	Resultat R (Wirkstoff-Freigabe nach 1 h in %)
1	A_0	P_0	82%
3	A_0	P_1	78%

In diesem Fall wird wiederum keine Verbesserung der Wirkstoff-Freigabe erhalten. Bei dieser klassischen Versuchsplanung kann der Effekt der Faktoren A (Maisstärke) und P (Preßkraft) wie folgt definiert werden.

$$E_A = 82\% - 82\% = 0\%$$

$$E_A = R_2\,(A_1, P_0) - R_1\,(A_0, P_0)$$
$$E_B = 78\% - 82\% = -4\%$$

$$E_B = R_3\,(A_0, P_1) - R_1\,(A_0, P_0)$$

2^n-Faktorenversuchsplanung bzw. 2^n-Design. Wird die Zahl 2 in den Exponenten eingesetzt, bedeutet dies, daß zwei Faktoren geprüft werden. Im Falle des vorher erwähnten Beispieles also die Menge Maisstärke und der Preßdruck. Die Basiszahl 2 bedeutet zwei Einstellungen pro Faktor. Die abgekürzte Bezeichnung dieses Versuchsplanes 2^2 ergibt zudem als Resultat auch die Anzahl der notwendigen Versuche: $2^2 = 4$. In das Beispiel übertragen ist deshalb neben den drei klassischen Versuchen (A_0, P_0); (A_1, P_0); (A_0, P_1) noch ein 4. Versuch bei hoher Preßkraft P_1 und hohem Maisstärkeanteil A_1 durchzuführen, d. h. in abgekürzter Form der Versuch A_1, P_1. Tab. **2.6** zeigt die Zusammenstellung der Versuche nach dieser Versuchsplanung zusammen mit den Resultaten.

Tabelle **2.6** Statistische Versuchsplanung

Versuchs-Nr.	Kombination	Resultat R (Wirkstoff-Freigabe nach 1 h in %)
1	(A_0, P_0)	82
2	(A_1, P_0)	82
3	(A_0, P_1)	78
4	(A_1, P_1)	95

Abb. **2.5** zeigt dieselben Ergebnisse, jedoch in einer zweidimensionalen Höhenlinien-Darstellung. Hierbei entspricht eine einzelne Höhenlinie einer Linie gleicher Wirkstoff-Freigabe.

Bei der statistischen Versuchsplanung werden nun die Effekte (E_A bzw. E_B) der Faktoren A und B wie folgt definiert.

$$E_A = \frac{95\% + 82\%}{2} - \frac{82\% + 78\%}{2} = +\,8{,}5\%$$

bzw.

$$E_A = \frac{R_4\,(A_1, P_1) + R_2\,(A_1, P_0)}{2} - \frac{R_1\,(A_0, P_0) + R_3\,(A_0, P_1)}{2}$$

$$E_B = \frac{95\% + 78\%}{2} - \frac{82\% + 82\%}{2} = +\,4{,}5\%$$

bzw.

$$E_B = \frac{R_4\,(A_1, P_1) + R_3\,(A_0, P_1)}{2} - \frac{R_2\,(A_1, P_0) + R_1\,(A_0, P_0)}{2}$$

Woher stammt dieser große Unterschied der Resultate der statistischen bzw. faktoriellen verglichen mit der klassischen Versuchsplanung? Warum erhält man mittels statistischer Versuchsplanung, wie dies aus Abb. **2.5** erkennbar ist, eine genauere Beschreibung des Sachverhaltes?

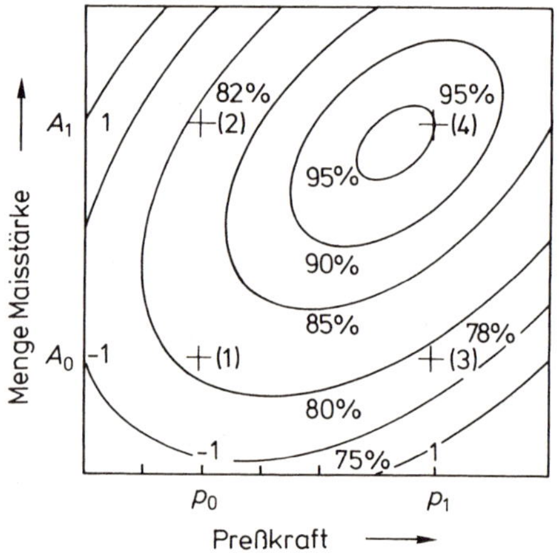

Abb. **2.5** Höhenliniendarstellung der Wirkstoff-Freigabe-Resultate nach 1 h eines 2^2-Faktorenversuches

Der Grund liegt in der vorhandenen Wechselwirkung zwischen den beiden Faktoren Preßkraft und Menge Maisstärke, die mittels klassischer Versuchsplanung nicht erkannt werden konnte. Im Gegensatz dazu kann diese Wechselwirkung mittels statistischer Versuchsplanung sogar quantifiziert werden:

$$E_{A,B} = \frac{95\% + 82\%}{2} - \frac{82\% + 78\%}{2} = + 8{,}5\%$$

bzw.

$$E_{A,B} = \frac{R_4(A_1, P_1) + R_1(A_0, P_1)}{2} - \frac{R_3(A_0, P_1) + R_2(A_1, P_0)}{2}$$

Gemäß Abb. **2.5** entspricht $E_{A,B}$ der Differenz der Mittelwerte „übers Kreuz". Diese so quantifizierte Wechselwirkung läßt sich auch graphisch darstellen (s. Abb. **2.6**).

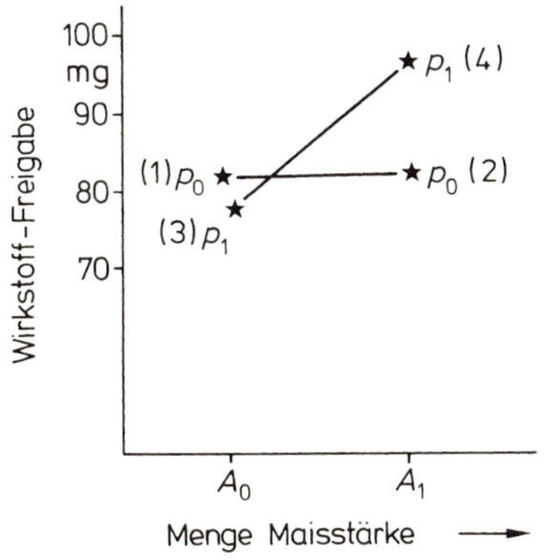

Abb. **2.6** Resultate eines 2^2-Faktorenversuches mit Wechselwirkungen

Der Effekt der Menge Maisstärke wird hier in Form zweier Geraden dargestellt, wobei die einzelne Gerade der Preßkraft P_0 bzw. P_1 zugeordnet ist. Man erkennt deutlich, wie sehr der Effekt der Maisstärke von der Wahl der Preßkraft abhängt. Bei fehlender Wechselwirkung der Faktoren treten in dieser Darstellung zwei parallele Geraden auf. Die oben berechnete Wechselwirkung entspricht genau dem Unterschied in der Steigung der beiden Geraden.

Was sind Wechselwirkungen? Wechselwirkungen können chemischer Art sein, z. B. bei der Reaktion von Wirkstoffen mit Hilfsstoffen, aber auch physikalischer Art, z. B. bei einer speziellen Wirkstoffaffinität zu einem Hilfsstoff. Zusammenfassend ist zu sagen: Dank Faktorenversuchsplanung werden

1. bessere Schätzwerte für die Effekte der Faktoren gewonnen und
2. weitere wichtige mögliche Wechselwirkungen zwischen den Faktoren erkannt und quantifiziert.

Dieser zweite Punkt ist besonders wichtig, da speziell in der pharmazeutischen Technologie häufig Wechselwirkungen in Form galenischer Effekte auftreten.

Erstellen und Auswerten eines 2^3-Faktorenversuchsplanes. 2^3 bedeutet: $2^3 = 8$ Experimente mit $n = 3$ Faktoren zu je 2 möglichen Einstellungen oder Niveaus (Tab. **2.7**). Diese werden mit + bzw. – gekennzeichnet. Wie der Versuchsplan erstellt wird, zeigt Tab. **2.8**. Die 8 Versuche beinhalten alle möglichen Kombinationen der Vorzeichen bzw. der Niveaus.

Üblicherweise wird dabei mit (1) die Kombination der unteren Niveaus gekennzeichnet. Mit kleinen Buchstaben, z. B. a, b, c, wird diejenige Versuchskombination bezeichnet, bei welcher der entsprechende Faktor A, B, C auf dem höheren Niveau ist. Die Versuche sollten in zufälliger Reihenfolge, d. h. randomisiert durchgeführt werden. Die Aufstellung des 2^3-Faktorenversuchsplanes ist auf diese Weise sehr einfach.

Jedem Faktor und jedem Niveau muß nun eine Bedeutung zugeordnet werden. Im Beispiel von Abschn. „Klassische Versuchsplanung" (s. S. 11) entsprachen die Faktoren A und B quantifizierbaren Größen (Konzentration Maisstärke, Preßdruck). Die Niveaueinstellungen + und – unterscheiden sich quantitativ und werden deshalb **quantitative Faktorenversuchspläne** genannt. Im folgenden wird ein **qualitativer Faktorenversuchsplan** beschrieben. Untersucht wird die Kompatibilität eines Wirkstoffes mit einer Hilfsstoffmischung, die aus einem Füllstoff (Faktor A), einem Schmiermittel (Faktor B) und einem Sprengmittel (Faktor C) besteht. Pro Faktor sollen jeweils 2 Alternativen zur Verfügung stehen (s. Tab. **2.7**).

Wenn 2% Stearinsäure eingesetzt werden, ist der Füllstoff auf 82% zu reduzieren, damit die Gesamtmenge 100% ergibt.

Tabelle **2.7** 2^3-Faktorenversuchsplan, Faktoreneinstellungen

Faktoren	Konzentration	% Massenanteil
Füllstoff A	+ sprühgetrocknete Lactose	83 (82)
	– Dicalciumphosphat	83 (82)
Schmiermittel B	+ Stearinsäure	(2)
	– Magnesiumstearat	1
Sprengmittel C	+ StaRx®	15
	– Avicel®	15
Wirkstoff		1

Der 2^3-Faktorenversuchsplan führt zu acht Mischungen. Die Ergebnisse sind in Tab. **2.8** zusammengestellt.

Die Interpretation der Resultate kann einerseits rein pragmatisch erfolgen: Das beste Resultat erzielte die Mischung „ab“: Lactose, Stearinsäure, Avicel® (mikrokristalline Cellulose), das zweitbeste Resultat betrifft die Mischung „b“: Dicalciumphosphat, Stearinsäure, Avicel®. Die Analyse liefert folgende Interpretation: Stabilisierend für die Mischung wirkt sich + B (Wert 4B = + 65) aus, d. h. Stearinsäure; – C (Wert 4C = – 65), d. h. Avicel®, außerdem die Wechselwirkung – AC (Wert AC = – 75). Da der Wert von AC negativ ist, stellt sich die Frage, ob eine Stabilisierung des Wirkstoffes bei Anwesenheit der Hilfsstoffkombination (+ A) (– C) = Lactose/Avicel® oder der Kombination (– A) (+ C) = Dicalciumphosphat/StaRx® erhalten wird. Welche Interpretation richtig ist, zeigt die Kontrolle der besten Mischung (Lactose, Stearinsäure, Avicel®). Die komplementäre Aussage lautet: AC = negativ, d. h. die Kombination (+ A) (+ C) wirkt sich negativ auf einen hohen Gehalt an intaktem Wirkstoff aus, d. h. die Mischung ac sollte *nicht* benutzt werden! Unter der *a priori* Annahme, daß die Dreifachwechselwirkung nicht existent ist, läßt sich statistisch mittels F-Test die Signifikanz der Resultate der Effekte A, B, C und der Wechselwirkungen überprüfen.

Tabelle **2.8** Resultate des 2^3-Faktorenversuchsplanes

Versuch	Wirkstoff* (%)	T	A	B	C	AB	AC	BC	ABC
(1)	65	+	–	–	–	+	+	+	–
a	85	+	+	–	–	–	–	+	+
b	95	+	–	+	–	–	+	–	+
ab	100	+	+	+	–	+	–	–	–
c	80	+	–	–	+	+	–	–	+
ac	50	+	+	–	+	–	+	–	–
bc	85	+	–	+	+	–	–	+	–
abc	65	+	+	+	+	+	+	+	+
		T/8 = 78	4A = –25	4B = +65	4C = –65	4AB = –5	4AC = –75	BC = –25	ABC = 25

* intakter Wirkstoffgehalt nach 8wöchiger Lagerung bei 50 °C (Streßtest)
T = total, T/8 = Mittelwert

3 Statistische Prüfverfahren

3.1 Qualitative Beurteilung mittels Wahrscheinlichkeitspapier

Mittels Wahrscheinlichkeitspapier wurden die Tablettenmassen aus Tab. **2.1** auf Normalverteilung geprüft (s. Abb. **2.4**). In Tab. **2.9** sind die Tablettenmassen von 30 weiteren Tabletten zusammengestellt. Neben einer Prüfung auf Normalverteilung stellt sich nun die Frage, ob diese 30 Tablettenmassen der gleichen Grundgesamtheit wie die Tablettenmassen der Tab. **2.1** entstammen. Wurden beispielsweise diese 30 neuen Werte von Tabletten der gleichen Tablettencharge gewonnen? Falls diese Tabletten zur gleichen Tablettencharge gehören, dann sollten sie auch der gleichen Grundgesamtheit entstammen.

Tabelle **2.9** Tablettenmassen von 30 Tabletten (mg)

100,1	98,9	95,5	97,9	99,8	100,6	99,0	97,0	96,9	99,4
100,4	102,5	98,8	99,3	101,4	99,4	98,4	99,5	101,1	100,4
101,6	100,5	101,8	100,8	100,5	98,8	101,5	101,1	101,6	100,1

$\bar{x}_2 = 99{,}82$ mg; $s_2^2 = 2{,}56$ (mg)^2

Zur Beurteilung, ob die Tablettenmassen aus Tab. **2.9** zur gleichen Normalverteilung gehören, existieren spezielle Prüfverfahren (*F*-Test, Abschn. 3.4, *t*-Test, Abschn. 3.5). Unabhängig von diesen Prüfmethoden können analog, wie im Falle des Beispiels der Tab. **2.1**, die Tablettenmassen mittels Wahrscheinlichkeitspapier auf Normalverteilung geprüft werden. Trägt man beide Verteilungen im gleichen Diagramm ein, so kann man qualitativ beurteilen, ob beide Verteilungen zur gleichen Grundgesamtheit gehören oder nicht. Die qualitative Beurteilung dieser Diagramme liefert die Grundlage für das Verständnis der rechnerischen Prüfmethoden. Folgende Fälle sind dabei denkbar:

a) „Die 2. Gerade ist parallel verschoben", d. h. beide Verteilungen haben dieselbe Varianz s_x^2 (Maß für die Steigung der Geraden).

b) „Drehung der 2. Geraden, um $\bar{x}$", d. h. beide Verteilungen besitzen den gleichen Mittelwert $\bar{x}$.

c) Bei einer „Drehung und Parallelverschiebung der 2. Geraden" unterscheiden sich $\bar{x}_2$ von $\bar{x}_1$ und s_2^2 von s_1^2.

Bei einer qualitativen Beurteilung der drei Fälle darf nicht vergessen werden, daß $\bar{x}_1$, $\bar{x}_2$, s_1^2, s_2^2 Schätzwerte der wahren Grundgesamtheiten mit den Parametern $\mu_1, \mu_2, \sigma_1^2, \sigma_2^2$ darstellen. Je nach Schärfe der Beurteilung kann z. B. der Fall c ohne weiteres zu einer gemeinsamen Geraden zusammengefaßt werden (s. Abb. **2.7c**). Der Fall b (s. Abb. **2.7b**) zeigt deutlich, wie gefährlich es ist, bei identischem Mittelwert $\bar{x}_1 = \bar{x}_2$ anzunehmen, es handle sich um dieselbe Grundgesamtheit.

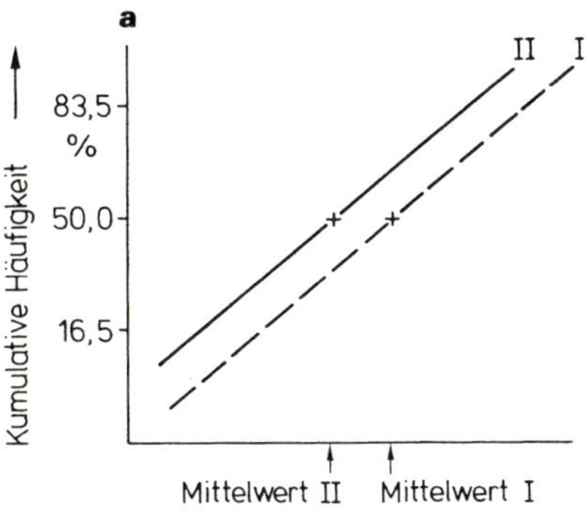

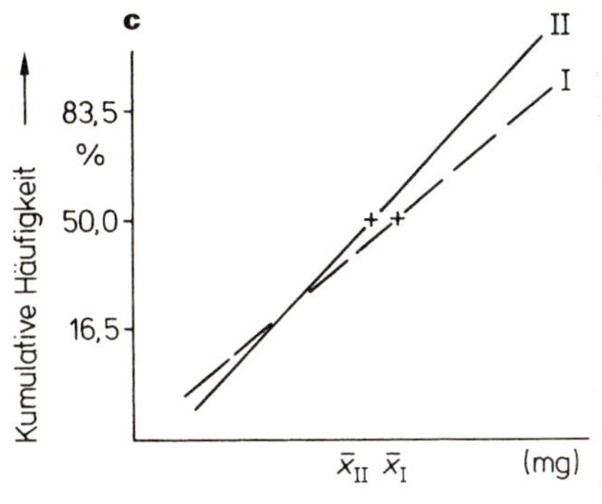

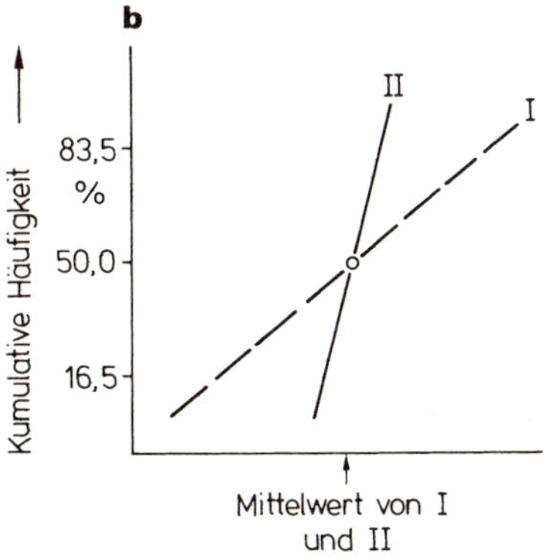

Abb. **2.7a–c** Prüfung zweier Stichproben (je 30 Tablettengewichte) auf Normalverteilung. Entstammen beide Stichproben der gleichen Grundgesamtheit?

a „Parallel-Verschiebung der Geraden"; die Steigung der Geraden ist ein Maß für die Standardabweichung *s*
(I und II haben gleiche s_x, aber einen anderen Mittelwert)

b „Drehung der Geraden um $\bar{x}$" (gleicher Mittelwert, unterschiedliche s_x)

c „Drehung und Parallelverschiebung" (verschiedene Mittelwerte, verschiedene s_x)

Merke deshalb: Falls Mittelwerte auf Gleichheit geprüft werden sollen (t-Test), muß vorher abgeklärt werden, ob sie derselben Grundgesamtheit entstammen, d. h. ob sich die Schätzwerte der entsprechenden Varianzen s_1^2, s_2^2 bzw. die Steigungen der Geraden im Wahrscheinlichkeitsnetz nicht stark unterscheiden (F-Test).

3.2 Erstellen von Hypothesen

Bei statistischen Prüfverfahren ist es sehr wichtig, folgende Punkte zu beachten:

- Der Statistiker stellt immer die Nullhypothese H_0 auf, die lautet: „Es gibt keinen Unterschied", z. B. zwischen zwei Streuungen der Messung s_1^2 und s_2^2. Die mögliche Widerlegung der Hypothese H_0 wird vorgezogen, da es im allgemeinen einfacher ist, etwas zu widerlegen als etwas zu beweisen.
- Bevor man die Nullhypothese H_0 aufstellt, muß man sich Klarheit verschaffen, mit welcher Sicherheit (Signifikanz-Niveau S = 90%, 95%, 99% etc. bzw. mit welcher Irrtumswahrscheinlichkeit α = 10%, 5%, 1% etc.) man die Nullhypothese verwerfen oder annehmen will.

Werden diese beiden Punkte befolgt, so wird die Benutzung der Tabellenwerte der Prüfverteilungen wesentlich erleichtert.

3.3 Fehler 1. und 2. Art

Bei der Prüfung der Nullhypothese H_0 (es besteht kein Unterschied) existiert die Wahrscheinlichkeit eines Irrtums, da die Entscheidung auf einer oder mehreren Stichproben beruht. Die Wahl der Irrtumswahrscheinlichkeit α richtet sich nach Stichprobenumfang und Zielsetzung. Erwartet man einen Unterschied, so darf die Irrtumswahrscheinlichkeit nicht zu klein gewählt werden ($\alpha > 0{,}05$)! Der Grund liegt darin, daß für α = 0.00 die Nullhypothese H_0 nie verworfen wird, da nie mit einer 100%igen Sicherheit $S = 1 - \alpha$ ausgeschlossen werden kann, daß z. B. zwei unterschiedliche Mittelwerte doch noch zur gleichen Grundgesamtheit gehören. Mit anderen Worten heißt dies, falls α zu klein gewählt wird, steigt das Risiko, daß sich die beiden Mittelwerte doch tatsächlich unterscheiden, obwohl die Nullhypothese H_0 angenommen wurde. Bei der Prüfung der Nullhypothese H_0 können deshalb folgende Fehlentscheidungen auftreten:

- H_0 wird fälschlicherweise verworfen = Fehler 1. Art (Irrtumswahrscheinlichkeit α),
- H_0 wird fälschlicherweise angenommen = Fehler 2. Art (Irrtumswahrscheinlichkeit β).

Die Irrtumswahrscheinlichkeit α entspricht bei der Qualitätskontrolle dem Produzentenrisiko und die Irrtumswahrscheinlichkeit β dem Konsumentenrisiko.

Beispiel: Wird bei einem Vergleich festgestellt, daß ein neues Medikament besser ist, obwohl es in Wirklichkeit dem alten gleichwertig ist, so macht man einen Fehler 1. Art (H_0 wird abgelehnt).

Stellt sich durch den Vergleich heraus, daß beide Medikamente gleichwertig sind (H_0 wird angenommen), obwohl tatsächlich das neue besser ist, so wird ein Fehler 2. Art begangen.

3.4 Prüfung auf Gleichheit von Varianzen (F-Test)

Wie in Abb. **2.7b** gezeigt wurde, ist es sehr gefährlich, Mittelwerte auf Gleichheit zu prüfen, bevor abgeklärt wurde, ob sich die Standardabweichungen s_1 und s_2 der beiden Stichproben signifikant unterscheiden.

Zur praktischen Durchführung des Prüftestes legt man die Irrtumswahrscheinlichkeit α mit z. B. 5% fest und bildet das Verhältnis der Varianzen

$$F_b = \frac{s_1^2}{s_2^2} \quad s_1^2 > s_2^2 \tag{23}$$

s_1^2 bzw. s_2^2 stammt aus den Stichproben mit den Stichprobenumfängen n_1 bzw. n_2 (Anzahl Meßwerte der Stichprobe). Für die Freiheitsgrade f_1 bzw. f_2 der Varianzen gilt

$$f_1 = n_1 - 1 \tag{24a}$$
$$f_2 = n_2 - 1 \tag{24b}$$

Die Nullhypothese H_0 lautet: Bei einer Irrtumswahrscheinlichkeit von α = 5% unterscheiden sich s_1^2 und s_2^2 nur zufällig voneinander.

H_0 wird *angenommen,* falls

$$F_b < F_t(\alpha, f_1, f_2) \tag{25}$$

F_b berechneter F-Wert
F_t tabellierter F-Wert (abhängig von α, f_1, f_2)

H_0 wird *abgelehnt,* falls

$$F_b > F_t(\alpha, f_1, f_2).$$

Beispiel: Masseverteilungen (s. Tab. **2.1** und Tab. **2.9**)

$$s_1^2 = 3{,}96\ (\text{mg})^2$$
$$s_2^2 = 2{,}56\ (\text{mg})^2$$

$$F_b = \frac{s_1^2}{s_2^2} = 1{,}55$$

$F_t(5\%, 29, 29) = 1{,}86$ (s. Tab. **2.10**)
$F_b < F_t \Rightarrow H_0$ wird angenommen.

Eine Prüfung auf Gleichheit der Mittelwerte $\bar{x}_1$, $\bar{x}_2$ ist zulässig.

Die Namen *F*-Test und *F*-Verteilung (s. Tab. **2.10**) gehen auf den englischen Statistiker R. A. Fisher zurück.

3.5 Prüfung auf Gleichheit von Mittelwerten (*t*-Test)

Bei dieser Prüfung kommt die Student-Verteilung (t-Verteilung) zur Anwendung. Sie unterscheidet sich nur wenig von der Normalverteilung (s. Abb. **2.8**). Die t-Verteilung berücksichtigt, daß anstelle der unbekannten wahren Varianz σ^2 nur die Schätzung s^2, die vom **Freiheitsgrad** *f*, d. h. der Stichprobengröße abhängt, bekannt ist. Anstelle der normierten Variablen $z = (x - \mu)/\sigma$ der Normalverteilung tritt nun $t = (x - \mu)/s$. Für große Freiheitsgrade f ($f \to \infty$) geht der Wert t in den Wert von z über.

Unterscheiden sich gemäß *F*-Test die Varianzen s_1^2 und s_2^2 nicht signifikant, so spricht man von

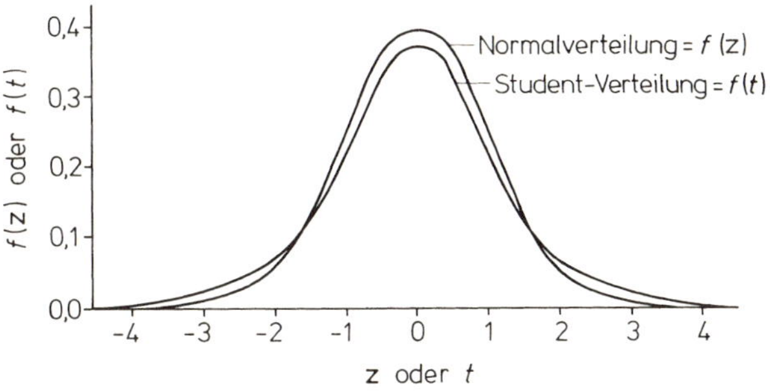

Abb. **2.8** Wahrscheinlichkeitsdichte der standardisierten Normalverteilung (normierte Variable $z = (x - \mu)/\sigma$) bzw. der Studentverteilung (normierte Variable $t = (x - \mu)/s$) für den Freiheitsgrad $f = 4$

Tabelle **2.10** Ausschnitt aus der Tabelle der oberen Signifikanzschranken der *F*-Verteilung (aus Wissenschaftliche Tabellen Geigy, 1980) einer Irrtumswahrscheinlichkeit $\alpha = 5\%$ (näheres im Text)
$P = P$ (rechts) = Integral von ∞ bis $F_{f1,\ f2}$ (Werte in der Tabelle); f = Freiheitsgrade

					Freiheitsgrad $f_1 = 29$ ↓				
f_1	...22	24	26	28	30	32	35	40	45 ...∞
f_2									
20	2,1016	2,0825	2,0660	2,0517	2,0391	2,0280	2,0135	1,9938	1,9783
21	2,0733	2,0540	2,0374	2,0229	2,0102	1,9990	1,9844	1,9645	1,9488
22	2,0478	2,0283	2,0116	1,9970	1,9842	1,9729	1,9581	1,9380	1,9221
23	2,0246	2,0050	1,9881	1,9734	1,9605	1,9491	1,9342	1,9139	1,8979
24	2,0035	1,9838	1,9668	1,9520	1,9390	1,9274	1,9124	1,8920	1,8757
25	1,9842	1,9643	1,9472	1,9323	1,9192	1,9076	1,8924	1,8718	1,8554
26	1,9664	1,9464	1,9292	1,9142	1,9010	1,8893	1,8740	1,8533	1,8367
27	1,9500	1,9299	1,9126	1,8975	1,8842	1,8725	1,8571	1,8361	1,8195
28	1,9349	1,9147	1,8973	1,8821	1,8687	1,8568	1,8414	1,8203	1,8035
→ **29***	1,9208	1,9005	1,8830	**1,8677**	**1,8543**	1,8424	1,8268	1,8055	1,7886
30	1,9077	1,8874	1,8698	1,8544	1,8409	1,8289	1,8132	1,7918	1,7748
31	1,8956	1,8751	1,8574	1,8419	1,8283	1,8163	1,8005	1,7790	1,7618
32	1,8842	1,8636	1,8458	1,8303	1,8166	1,8045	1,7886	1,7670	1,7497
33	1,8735	1,8528	1,8350	1,8194	1,8056	1,7934	1,7775	1,7557	1,7383
34	1,8634	1,8427	1,8248	1,8091	1,7953	1,7830	1,7670	1,7451	1,7276

* Freiheitsgrad $f_2 = 29$

einer **Homogenität der Streuung.** In diesem Fall kann überprüft werden, ob sich die Mittelwerte $\bar{x}_1$ und $\bar{x}_2$ nur zufällig unterscheiden.

Nullhypothese H_0: Mit einer Irrtumswahrscheinlichkeit $\alpha = 5\%$ unterscheiden sich $\bar{x}_1$ und $\bar{x}_2$ nur zufällig.

Nach Student gilt als Maßzahl für den t-Test:

$$t_\text{b} = \frac{\bar{x}_1 - \bar{x}_2}{s_\text{d}} \cdot \sqrt{\frac{n_1 n_2}{n_1 + n_2}} \quad (26)$$

mit

$$s_\text{d}^2 = \frac{s_1^2\,(n_1 - 1) + s_2^2\,(n_2 - 1)}{n_1 + n_2 - 2}. \quad (27)$$

Der Freiheitsgrad f für die Maßzahl t beträgt

$$f = n_1 + n_2 - 2. \quad (28)$$

Die Nullhypothese wird angenommen bei

$$t_\text{b} < t_\text{t}(2\alpha, \text{f}). \quad (29)$$

t_b berechneter t-Wert
t_t tabellierter t-Wert

Beispiel (s. Tab. **2.1** und Tab. **2.9**, Werte der Massen):

$$\bar{x}_1 = 100{,}46\,\text{mg} \qquad s_1^2 = 3{,}96\ (\text{mg})^2$$
$$\bar{x}_2 = 99{,}82\,\text{mg} \qquad s_2^2 = 2{,}56\ (\text{mg})^2$$
$$t_\text{t}(2\alpha = 5\%, f = 58) = 2{,}00$$

$$t_\text{b} = \frac{100{,}46 - 99{,}82}{1{,}81} \sqrt{\frac{30 \cdot 30}{60}} = 1{,}37$$

(s. Tab. **2.11**)

$$t_\text{b} = 1{,}37 < 2{,}00 = t_\text{t},$$

d. h., die Nullhypothese wird angenommen: Beide Stichproben entstammen der gleichen Grundgesamtheit.

Der Begriff der **Grundgesamtheit** kann hier wie folgt erweitert werden: Bei einem validierten Herstellungsprozeß, also bei gleichem Produkt, gleichen Maschinen und gleicher Maschineneinstellung, können auch verschiedene Chargen einer identischen Formulierung bezüglich der

Tabelle **2.11** Ausschnitt aus der Tabelle der t-Verteilung (aus Wissenschaftliche Tabellen Geigy, 1980); Signifikanzschranken der Student-Verteilung $f = 51 - 70$
P = Integral von ∞ bis t_0 = Integral von $-\infty$ bis $-t_0$; Werte für t_0 in der Tabelle; f = Freiheitsgrade

											zweiseitiger Test ↓		
2P	0,98	0,95	0,90	0,80	0,70	0,60	0,50	0,40	0,30	0,20	0,10	**0,05**	0,02	0,01
P / *f*	0,49	0,475	0,45	0,40	0,35	0,30	0,25	0,20	0,15	0,10	0,05	0,025	0,01	0,005
51	0,0252	0,0630	0,1263	0,2547	0,3875	0,5277	0,6793	0,8487	1,0471	1,2984	1,6753	2,0076	2,4017	2,6757
52	0,0252	0,0630	0,1263	0,2546	0,3875	0,5276	0,6792	0,8486	1,0469	1,2980	1,6747	2,0066	2,4002	2,6737
53	0,0252	0,0630	0,1263	0,2546	0,3874	0,5276	0,6791	0,8485	1,0467	1,2977	1,6741	2,0057	2,3988	2,6718
54	0,0252	0,0630	0,1263	0,2546	0,3874	0,5275	0,6791	0,8483	1,0465	1,2974	1,6736	2,0049	2,3974	2,6700
55	0,0252	0,0630	0,1262	0,2546	0,3873	0,5275	0,6790	0,8482	1,0463	1,2971	1,6730	2,0040	2,3961	2,6682
56	0,0252	0,0630	0,1262	0,2546	0,3873	0,5274	0,6789	0,8481	1,0461	1,2969	1,6725	2,0032	2,3948	2,6665
57	0,0252	0,0630	0,1262	0,2545	0,3873	0,5273	0,6788	0,8480	1,0459	1,2966	1,6720	2,0025	2,3936	2,6649
→ 58	0,0252	0,0630	0,1262	0,2545	0,3872	0,5273	0,6787	0,8479	1,0458	1,2963	1,6716	**2,0017**	2,3924	2,6633
59	0,0252	0,0630	0,1262	0,2545	0,3872	0,5272	0,6787	0,8478	1,0456	1,2961	1,6711	2,0010	2,3912	2,6618
60	0,0252	0,0630	0,1262	0,2545	0,3872	0,5272	0,6786	0,8477	1,0455	1,2958	1,6706	2,0003	2,3901	2,6603
61	0,0252	0,0630	0,1262	0,2545	0,3871	0,5272	0,6785	0,8476	1,0453	1,2956	1,6702	1,9996	2,3890	2,6589
62	0,0252	0,0630	0,1262	0,2544	0,3871	0,5271	0,6785	0,8475	1,0452	1,2954	1,6698	1,9990	2,3880	2,6575
63	0,0252	0,0630	0,1262	0,2544	0,3871	0,5271	0,6784	0,8474	1,0450	1,2951	1,6694	1,9983	2,3870	2,6561
64	0,0252	0,0630	0,1262	0,2544	0,3871	0,5270	0,6783	0,8473	1,0449	1,2949	1,6690	1,9977	2,3860	2,6549
65	0,0252	0,0629	0,1262	0,2544	0,3870	0,5270	0,6783	0,8472	1,0448	1,2947	1,6686	1,9971	2,3851	2,6536
66	0,0252	0,0629	0,1261	0,2544	0,3870	0,5269	0,6782	0,8471	1,0446	1,2945	1,6683	1,9966	2,3842	2,6524
67	0,0252	0,0629	0,1261	0,2544	0,3870	0,5269	0,6782	0,8470	1,0445	1,2943	1,6679	1,9960	2,3833	2,6512
68	0,0252	0,0629	0,1261	0,2543	0,3870	0,5269	0,6781	0,8469	1,0444	1,2941	1,6676	1,9955	2,3824	2,6501
69	0,0252	0,0629	0,1261	0,2543	0,3869	0,5268	0,6781	0,8469	1,0443	1,2939	1,6672	1,9949	2,3816	2,6490
70	0,0252	0,0629	0,1261	0,2543	0,3869	0,5268	0,6780	0,8468	1,0442	1,2938	1,6669	1,9944	2,3808	2,6479

Tablettenmassen der gleichen Grundgesamtheit entstammen. Es ist nicht notwendig, daß beide Stichproben (s. Tab. **2.1** und Tab. **2.9**) der gleichen Charge angehören.

Bei der Benutzung der t-Verteilung (s. Tab. **2.11**) ist noch darauf hinzuweisen, daß in der Praxis in den meisten Fällen der **zweiseitige t-Test,** d. h. $2P = 0{,}05$ bzw. $2\alpha = 5\%$ zur Anwendung kommt. Ein **einseitiger t-Test** ist nur dann berechtigt, wenn über die Richtung eines eventuellen Größenunterschiedes *a priori* eine Aussage möglich ist. So darf bei einer Haltbarkeitsprüfung einer Arzneiform davon ausgegangen werden, daß der Wirkstoffgehalt der Arzneiform mit der Zeit nur abnehmen und nicht zunehmen wird. In diesem Fall ist man berechtigt, den einseitigen t-Test zu verwenden.

4 Bioäquivalenz-Prüfungen

Das Ziel einer Bioäquivalenzstudie von zwei wirkstoffgleichen Arzneimitteln ist der Nachweis, daß etwaige Unterschiede in einer **Zielgröße** (AUC; C_{max}, t_{max}, s. Kap. 7, Abschn. 4.2.1) zwischen den untersuchten Präparaten mit hinreichend großer Wahrscheinlichkeit innerhalb eines als äquivalent betrachteten **Bioäquivalenzbereiches** (Bandbreite) liegen.

Die hierzu anzuwendenden statistischen Verfahren waren lange umstritten. Bisher sind für schnellfreisetzende peroral zu verabreichende Zubereitungen allgemein anerkannte Vorgehensweisen entwickelt, während die Behandlung von Retardzubereitungen noch nicht abschließend geregelt ist.

Die statistische vergleichsweise Bewertung der Flächen unter den Plasmaspiegel-Zeit-Kurven erfolgt meist über die Berechnung des 90%- bzw. 95%-Vertrauensbereiches (Konfidenzintervalles). Dieser Wert gibt den Bereich an, in dem mit 90% bzw. 95% Wahrscheinlichkeit der tatsächliche relative Bioverfügbarkeitswert des Untersuchungspräparates liegt. Die Lage des Vertrauensbereiches wird dabei sowohl durch den berechneten Mittelwert als auch durch die Varianz der für die einzelnen Probanden analysierten Werte bestimmt. Je größer die Streuung eines Präparates ist, um so breiter wird der berechnete Vertrauensbereich ausfallen. Als Bioäquivalenzbereich hat sich das von Westlake vorgeschlagene Limit von 80–120% um den Mittelwert des Vergleichspräparates bewährt. Dies ist jedoch ein willkürlich gewählter Bereich. Wenn innerhalb dieser Bandbreite der ermittelte 90%- bzw. 95%-Vertrauensbereich liegt, kann das Untersuchungspräparat als bioäquivalent angesehen werden.

So ist für das in Abb. **2.9** dargestellte Präparat A Bioäquivalenz bewiesen, während Präparat D bioinäquivalent ist. Für die Präparate B und C läßt sich im vorliegenden Fall noch keine exakte Entscheidung fällen. Hierfür gibt es zwei Gründe: Es liegt tatsächlich Bioinäquivalenz vor oder durch ein ungenügendes Versuchsdesign, z. B. eine zu geringe Probandenzahl, ist der Nachweis der tatsächlich vorliegenden Bioäquivalenz nicht möglich.

Für die Berechnung der Vertrauensbereiche stehen unterschiedliche Verfahren zur Verfügung. Sie werden unter Zugrundelegung der Normalverteilung, der logarithmischen Normalverteilung oder mit Hilfe nichtparametrischer Verfahren bestimmt.

Für die Beurteilung der C_{max}-Werte wird wegen der verminderten Genauigkeit der Bestimmbarkeit häufig ein Bioäquivalenzbereich zwischen 70 und 130% akzeptiert. Eine statistische Absicherung der t_{max}-Werte ist nicht unbedingt erforderlich.

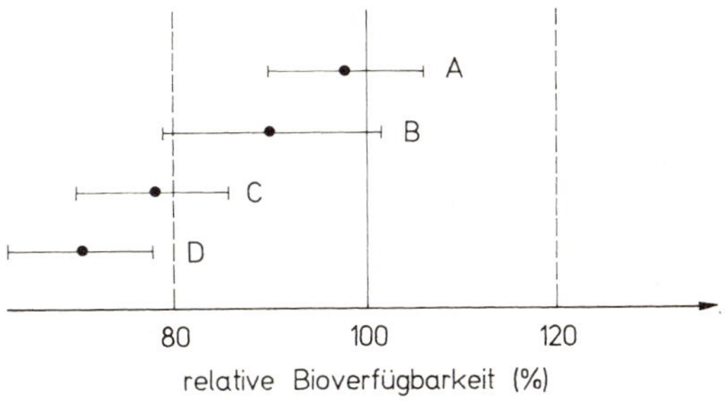

Abb. **2.9** Bioäquivalenzentscheidung durch Berechnung des 95%-Vertrauensbereiches (nach Blume et al., 1987).

5 Inprozeß-Kontrolle

Streuung eines Einzelwertes, eines Mittelwertes. Falls die Meßwerte normal verteilt sind (s. Abb. **2.4**), so befinden sich 2/3 aller Werte im Bereich $\mu \approx \bar{x} \pm \sigma_x \approx 6\, s_x$. Jede Wiederholung einer Messung liefert einen Meßpunkt, der in 2/3 aller Fälle innerhalb des Bereiches ($\mu \pm \sigma_x$) zu liegen kommt. Der Meßpunkt hat auch zu 1/3 die Chance, außerhalb des Bereiches ($\mu \pm \sigma_x$) zu liegen. Wird eine Meßserie wiederholt, so erhält man erneut als Meßresultat einen Mittelwert $\bar{x}_2$.

Dieser Meßwert streut um den Mittelwert μ der Grundgesamtheit, wobei folgender Zusammenhang zwischen der Varianz $s_{\bar{x}}^2$ eines Einzelwertes und der Varianz $s_{\bar{x}}^2$ des Mittelwertes besteht:

$$s_{\bar{x}}^2 = \frac{s_x^2}{n} \qquad (30)$$

n Anzahl Meßwerte der Meßserie

Gemäß dem Grenzwertsatz der Statistik sind Mittelwerte „von Hause aus" normalverteilt. Mittelwerte müssen deshalb nicht zuerst auf Normalverteilung geprüft werden.

Vertrauensbereich eines Einzelwertes, eines Mittelwertes. Im folgenden wird vorausgesetzt, daß die Einzelwerte normal verteilt sind, d. h. 2/3 aller Einzelwerte liegen im Intervall $\mu \pm \sigma_x$. Erweitert man gemäß Abb. **2.4** (Wahrscheinlichkeitspapier) dieses Intervall auf die Größe $\mu \pm 2\sigma_x$, so kommen rund 95% aller Einzelwerte in diesen Bereich. Im Falle von $\mu \pm 3\sigma_x$ liegen über 99,9% aller Meßwerte in diesem Bereich. Diese erweiterten Intervalle werden als Vertrauensbereiche mit den Signifikanzniveaus $S \approx 95\%$, $S > 99{,}9\%$ bzw. mit den Irrtumswahrscheinlichkeiten $\alpha \approx 5\%$, $\alpha < 0{,}1\%$ bezeichnet.

Sinngemäß gelten engere Vertrauensintervalle für die Mittelwerte $\bar{x}$: $\mu \pm 2\sigma_{\bar{x}}$: entspricht dem Vertrauensintervall mit $S \approx 95\%$; $\mu \pm 3\sigma_{\bar{x}}$: dem Vertrauensintervall mit $S > 99{,}9\%$. Bei einer Wiederholung einer Meßserie ist es deshalb höchst unwahrscheinlich (Irrtumswahrscheinlichkeit < 0,1%), daß der neue Mittelwert außerhalb des Bereiches $\mu \pm 3\sigma_{\bar{x}}$: zu liegen kommt. Diese Eigenschaft der normalverteilten Mittelwerte besitzt bei der Erstellung von Inprozeß-Kontrollkarten große praktische Bedeutung.

Inprozeß-Kontrollkarte. Unter der Voraussetzung, daß die Tabletten der Tab. **2.1** und **2.9** aus der gleichen Tablettencharge stammen, sammelt man halbstündlich 10 Tabletten direkt ab Tablettiermaschine. In Tab. **2.1** sind die Resultate der ersten 90 min und in Tab. **2.9** die Resultate der nächsten 90 min zusammengestellt. Es wurden immer 10 Tabletten gemeinsam gewogen, um den Mittelwert (Summengewicht/10) auf einfache Weise zu ermitteln. Zur Berechnung der Standardabweichung müssen die 10 Tablettenmassen der ersten Serie *einzeln* bestimmt werden.

In Tab. **2.12** sind die Meßergebnisse, die zur Durchführung der Inprozeß-Kontrolle benötigt werden, zusammengestellt. Die Werte entstammen Tab. **2.1** und **2.9**. Der Mittelwert der ersten 10 Tabletten (1. Serie) wird mit $\bar{x}(1)$ bezeichnet. Zu $\bar{x}(1)$ gehört die Varianz $s_x^2(1)$ der Einzelwerte und $s_{\bar{x}}^2(1)$ des Mittelwertes:

$$\bar{x}(1) = 100{,}57 \text{ mg}$$
$$s_x^2(1) = 5{,}57 \text{ (mg)}^2$$
$$s_{\bar{x}}^2(1) = \frac{s_x^2}{10} = 0{,}557 \text{ (mg)}^2$$
$$s_{\bar{x}} = 0{,}7464 \text{ mg}$$
$$2s_{\bar{x}} = 1{,}49 \text{ mg}$$
$$3s_{\bar{x}} = 2{,}24 \text{ mg}$$

In der Kontrollkarte muß sich der angestrebte Mittelwert μ der Grundgesamtheit immer auf den Sollwert (100 mg) beziehen.

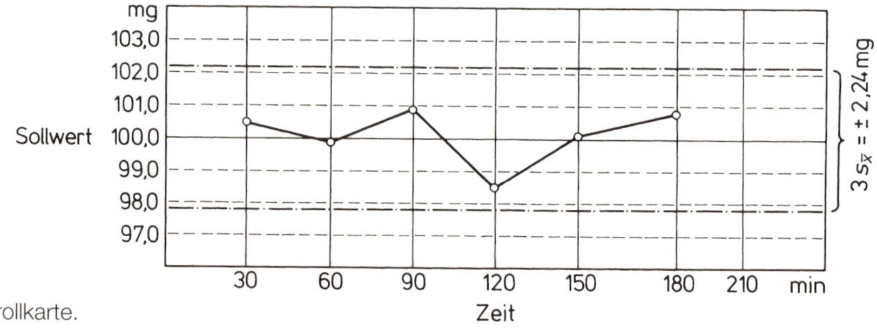

Abb. **2.10** Inprozeß-Kontrollkarte.

Tabelle **2.12** Werte der Inprozeß-Kontrolle (Tablettenmassen in mg)

$\bar{x}(1) = 100{,}57$	$\bar{x}(2) = 99{,}38$	$\bar{x}(3) = 100{,}92$
$\bar{x}(4) = 98{,}5$	$\bar{x}(5) = 100{,}12$	$\bar{x}(6) = 100{,}83$

Als **Warngrenzen** werden zur Sollwertlinie parallele Geraden im Abstand $\pm 2s_{\bar{x}}$ und als **Regelgrenzen** parallele Geraden im Abstand von $\pm 3s_{\bar{x}}$ gezogen. In der Praxis wird oft auf das Einzeichnen von Warngrenzen verzichtet.

Der Prozeß gilt als beherrscht, wenn die Regelgrenzen nicht überschritten werden und wenn nicht in einer Reihenfolge sechs Mittelwerte systematisch über oder unterhalb des Sollwertes zu liegen kommen. Ist dies der Fall, wird korrigierend in den Prozeß eingegriffen.

Anstelle von $\bar{x}$, $s_{\bar{x}}$-Kontrollkarten (s. Abb. **2.10**) werden in der Praxis auch $\tilde{x}$ (Median), R (Spannweite)-Karten eingesetzt. Es sei in diesem Zusammenhang auf die Spezialliteratur verwiesen.

In der Praxis wird auf der Inprozeß-Kontrollkarte anstelle des Mittelwertes auch direkt die Summenmasse von 10 Tabletten eingetragen.

6 Endprüfungen

6.1 Prüfung nach Variablen

Bei der Inprozeß-Kontrolle (Abschn. 5) wurden kontinuierlich ändernde Meßwerte, z. B. Tablettenmassen, geprüft. Durch Bestimmung von Mittelwert $\bar{x}$ und Standardabweichung s_x erhält man eine Aussage über die Qualität der Charge. Diese Art Qualitätsprüfung wird als **Prüfung nach Variablen** bezeichnet. Für den Mittelwert $\bar{x}$ und auch für die Standardabweichung s_x werden dabei **Spezifikationen,** d. h. obere und untere Limits von $\bar{x}$ und unter Umständen s_x festgelegt. Werden diese Limits überschritten, so wird in den Herstellungsprozeß eingegriffen. Diese Inprozeß-Kontrollen können keine Endkontrollen ersetzen, doch ist es von Vorteil, wenn die Resultate im Sinne einer umfassenden Qualitätssicherung gemeinsam gewertet werden. Eine Vorschrift für eine Endkontrolle kann dabei ebenfalls einer Prüfung nach Variablen entsprechen und sich unter Umständen von einer Inprozeß-Prüfung nicht unterscheiden. Eine Prüfung nach Variablen ist jedoch in vielen Fällen sehr aufwendig. Man weicht deshalb gerne auf eine Prüfung nach Attributen aus.

6.2 Prüfung nach Attributen

Bei der Prüfung nach Attributen geht es um eine „gut/schlecht"-Prüfung, indem eine bestimmte Anzahl von Einzelwerten aus einer **Stichprobe** klar definierte Anforderungen bezüglich eines Qualitätsmerkmales erfüllen muß. So dürfen beispielsweise bei der Prüfung auf **Gleichförmigkeit der Masse** nach dem Arzneibuch höchstens 2 von 20 geprüften Einheiten (z. B. Tabletten) um einen höheren Prozentsatz als in der Tab. **2.13** angegeben ist, von der Durchschnittsmasse abweichen; jedoch darf bei keiner Einheit die Masse mehr als um das Doppelte dieses Prozentsatzes abweichen.

Tab. **2.13**

Tabelle zu Gleichförmigkeit der Masse

Arzneiform	Durchschnittsmasse in mg	Höchstzulässige Abweichungen von der Durchschnittsmasse in %
Nichtüberzogene Tabletten, Filmtabletten	80 oder weniger	10
	mehr als 80 und weniger als 250	7,5
	250 und mehr	5
Kapseln, nichtüberzogene Granulate und Pulver	weniger als 300	10
	300 und mehr	7,5
Pulver zur Herstellung von Parenteralia*	mehr als 40	10
Suppositorien und Vaginalkugeln	ohne Unterscheidung der Massen	5

* Wenn die Durchschnittsmasse gleich oder kleiner als 40 mg ist, wird die Zubereitung nicht dieser Prüfung auf Gleichförmigkeit der Masse, sondern der Prüfung auf Gleichförmigkeit des Gehaltes unterzogen.

Bei der **Prüfung auf Gleichförmigkeit des Gehaltes** (DAB/Ph.Eur.) geht es ebenfalls um eine Prüfung nach Attributen. Der zweistufige Prüfplan wird im Detail im Kapitel Operationscharakteristik eines attributiven Prüfplanes

(Abschn. 6.4) beschrieben. Im Falle der „Content-Uniformity" – Prüfung der USP – werden im Sinne einer ergänzenden Prüfung nach Variablen zusätzliche Anforderungen an die relative Standardabweichung der Gehaltsbestimmungen gestellt: Für jeweils zehn Dosierungseinheiten müssen die Resultate der Gehaltsbestimmung innerhalb eines Bereiches von 85–115% liegen, bezogen auf den Sollgehalt, wobei die aus den Prüfresultaten ermittelte relative Standardabweichung den Wert von 6% nicht überschreiten darf. Liegt eine Einheit außerhalb des Bereiches von 85–115% und reicht keine über den Bereich von 75–125% hinaus *oder* liegt die relative Standardabweichung über 6%, so werden 20 weitere Einheiten einer Gehaltsprüfung unterworfen. Die Charge wird akzeptiert, wenn nicht mehr als ein Resultat von 30 Werten außerhalb des Bereiches 85–115% und kein Wert außerhalb 75–125% liegt und wenn die aus den 30 Einzelwerten ermittelte relative Standardabweichung den Wert von 7,8% nicht überschreitet. Prüfpläne zur Qualitätssicherung beinhalten im Sinne einer statistischen Prüfung eine nicht zu vermeidende Unsicherheit, daß eine gute Charge fälschlicherweise zurückgewiesen (Produzentenrisiko) oder eine schlechte Charge fälschlicherweise akzeptiert worden ist (Konsumentenrisiko).

6.3 Produzenten- und Konsumentenrisiko

Bei einer Stichprobe besteht immer die Möglichkeit, daß sie prozentual mehr oder auch weniger fehlerhafte Stücke (Tabletten) aufweist als die Grundgesamtheit, z. B. gesamte Tablettencharge. Aufgrund des Resultates der Stichprobe kann deshalb fälschlicherweise eine Charge zurückgewiesen werden, obwohl die Charge in Ordnung ist. Diese Möglichkeit wird als Produzentenrisiko α bezeichnet. Andererseits besteht auch eine Möglichkeit, daß eine schlechte Charge aufgrund des Stichprobenresultates fälschlicherweise akzeptiert wird. Diese Möglichkeit wird als Konsumentenrisiko β bezeichnet. Über die Schärfe oder Strenge eines attributiven Prüfplanes, d. h. über das Ausmaß der Risiken α und β, gibt die Operationscharakteristik Auskunft.

6.4 Operationscharakteristik eines attributiven Prüfplanes

Der Prüfplan der Gleichförmigkeit des Gehaltes (DAB/Ph. Eur.) kennt 2 Stufen, wobei folgende Entscheidungen getroffen werden können:

1. Die Stichprobe enthält Tabletten, die mehr als ± 25% vom deklarierten Gehalt abweichen → Charge wird abgelehnt, da sie Tabletten mit größeren Fehlern (fehlerhafte Tabletten) enthält.
2. Die Stichprobe enthält Tabletten, die maximal ± 15% vom deklarierten Gehalt abweichen → Charge wird akzeptiert.
3. Falls in der 1. Stufe des Stichprobenplanes maximal 1 Tablette mit kleinerem Fehler gefunden wird, die weniger als ± 25%, jedoch mehr als ± 15% vom deklarierten Wert abweicht (Tabletten mit kleinerem Fehler), muß der Stichprobenumfang von 10 auf 30 Tabletten erhöht werden. Es gilt dann:

$n_1 = 10; \quad c_1 = 1$

(eine Tablette mit kleinerem Fehler, $c_1 = 1$)

$n_2 = 20; \quad c_2 = 0$

(fehlerlose Tabletten, $c_2 = 0$)

Die Charge wird akzeptiert, falls bei der Prüfung weiterer 20 Tabletten keine fehlerhafte Tablette gefunden wird. Vom Anwender her gesehen ist es interessant, die Wahrscheinlichkeit zu kennen, in der Stichprobe von 10 bzw. 20 Tabletten $c = 0$, $c = 1$ oder $c = 2$ fehlerhafte Tabletten zu finden. Diese Wahrscheinlichkeit $W(c)$ hängt natürlich vom Prozentsatz p der in der Charge in Wahrheit vorhandenen fehlerhaften Tabletten ab. Näherungsweise läßt sich diese Wahrscheinlichkeit $W(c)$ mittels Poisson-Statistik berechnen. Exaktere Werte erhält man auf der Basis der Binomialverteilung. Im folgenden wird die einfachere Poisson-Verteilung benutzt, um das Prinzip der Berechnung einer Operationscharakteristik an einem Beispiel zu demonstrieren. Für die Wahrscheinlichkeit $W(c)$ gilt:

$$W(c) = \frac{e^{-\lambda}\lambda^c}{c!} \qquad (32)$$

mit

$$\lambda = n \cdot p.$$

p fehlerhafte Tabletten in der Charge (%)
n Stichprobenumfang
c Anzahl fehlerhafter Tabletten in der Stichprobe

Beispiel: 1. Stufe des Prüfplanes der Gehaltseinheitlichkeit

$n = 10; \quad c = 0.$

Es werden die Wahrscheinlichkeiten $W(c, p)$ für p = 1%, 1,1%, 2%, 3%, 5%, 6,9%, 10%, 20%, 23% berechnet (s. Tab. **2.14**).

$$W(c, p) = \frac{e^{-10p}(10p)^0}{0!} = e^{-10p}$$

$$W(c = 0, p = 1\%) = e^{-0,1} = \underline{\underline{0,905}}$$

Tabelle **2.14** Wahrscheinlichkeiten $W(c = 0, p)$, in einer Stichprobe von 10 Tabletten und einer Tablettencharge mit p% fehlerhaften Tabletten **keine** fehlerhafte Tablette zu finden

$W(c = 0, p)$	0,905	**0,90**	0,819	0,741	0,607	0,50	0,368	0,135	**0,10**
p (%)	1	1,1	2	3	5	6,9	10	20	23

$\alpha = 10\%$ $\beta = 10\%$

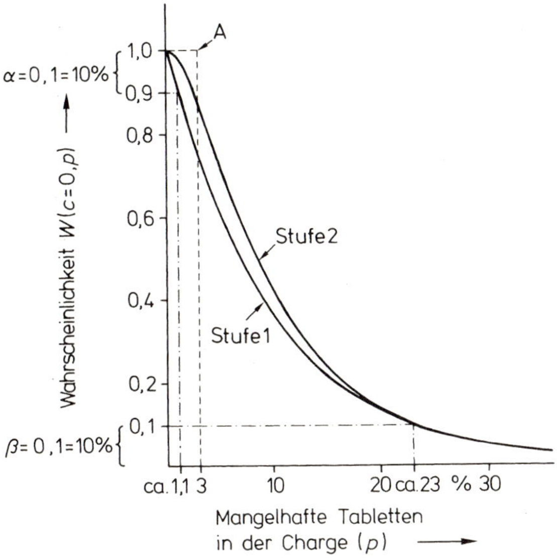

Abb. **2.11** Operationscharakteristik des Prüfplanes für die Bestimmung der Gleichförmigkeit des Wirkstoffgehaltes in Tabletten.
Stufe 1: $n = 10$ $c = 0$ (fehlerlose Tabletten);
Stufe 1, 2: $n_1 = 10$ $c_2 = 1$ (1 Tablette mit kleinerem Fehler);
Stufe 2: $n_2 = 20$ $c_2 = 0$ (fehlerlose Tabletten)
A: Theoretische Operationscharakteristik, falls die gesamte Charge geprüft wird und die Chargen mit mehr als 3% mangelhaften Tabletten zurückgewiesen werden.

Auf der Basis der Werte $W(c = 0, p)$ läßt sich die Operationscharakteristik des Prüfplanes (1. Stufe) erstellen (s. Abb. **2.11**). In 10% aller Fälle wird eine Charge mit 23% mangelhaften Tabletten angenommen (Konsumentenrisiko $\beta = 10\%$).

Die Annahmekennlinie (Operationscharakteristik) beschreibt in Abhängigkeit der effektiv in der Charge vorhandenen fehlerhaften Tabletten das Produzentenrisiko (Irrtumswahrscheinlichkeit α) und das Konsumentenrisiko β. Beträgt der Fehlerprozentsatz in der Charge 1,1%, so trägt der Produzent ein Risiko $\alpha = 10\%$, da die Charge irrtümlicherweise zurückgewiesen wird. Die Annahmewahrscheinlichkeit beträgt 90%. Beträgt der Fehlerprozentsatz ca. 7%, so ist die Chance, daß die Charge noch angenommen wird, 50%. Bei 23% fehlerhaften Tabletten beträgt die Ablehnungswahrscheinlichkeit 90%. Das Konsumentenrisiko beträgt demzufolge 10%, d. h. in 10% aller Fälle kann er eine Charge mit 23% fehlerhaften Tabletten erhalten.

Die Schärfe des Prüfverfahrens hängt von der Anzahl n der geprüften Tabletten ab. Ideal wäre die punktierte Kennlinie A, wie sie in Abb. **2.11** dargestellt ist. Diese Operationscharakteristik ist praktisch nur bei einer Prüfung der gesamten Charge anwendbar, wobei die Charge bei mehr als 3% mangelhaften Tabletten zurückgewiesen wird.

Eine wesentlich schärfere Kennlinie als beim Prüfen der 1. Stufe erhält man, wenn zu Beginn 30 Tabletten untersucht werden und ebenfalls $c = 0$ (keine mangelhaften bzw. fehlerhaften) verlangt wird (s. Tab. **2.15**). Falls $c = 1$ erlaubt ist und gemäß Stufenprüfplan vorgegangen wird, so erhält man eine Kennlinie, die ungefähr der 1. Stufe des Prüfplanes bei $c = 0$ entspricht.

$$W(c = 0, p) = e^{-30p}$$

Tabelle **2.15** Wahrscheinlichkeiten $W(c = 0, p)$, in einer Stichprobe von 30 Tabletten und einer Tablettencharge mit p% mangelhaften Tabletten keine mangelhafte Tablette zu finden

$W(c = 0, n = 30, p)$	0,90	0,74	0,50	0,20	0,10	0,05
p (%)	0,35	1	2,3	5,3	7,7	10

Weiterführende Literatur

Bandemer, H. (1994), Statistische Versuchsplanung, 4. Aufl., G. Teubner Verlag, Leipzig.

Boniface, D. (1994), Experimental Design and Statistical Methods, Chapman & Hall, London.

Davies, D. L. (1956), Design and Analysis of Industrial Experiments, Oliver & Boyd Verlag, Edinburgh.

Lasch, D. (1992), Statistische Versuchsplanung, Gustav Fischer Verlag, Stuttgart.

Leuenberger, H., Becher, W. (1975), Pharm. Acta Helv. *50,* 88–91.

Nüesch, E. (1981), in Biopharmazie, Meier, J., Rettig, H., Hess, H. (Herausg.), Kapitel: Planung und Auswertung von Bioverfügbarkeitsversuchen, S. 387, Georg Thieme Verlag, Stuttgart.

Sachs, L. (1972), Statistische Auswertungsmethoden, Springer Verlag, Berlin, Göttingen, Heidelberg, S. 142 ff.

Sucker, H., Fuchs, P., Speiser, P. (1991), Pharmazeutische Technologie, 2. Aufl., Georg Thieme Verlag, Stuttgart, S. 125–144.

Abbildungsnachweise

Blume, H., Siewert, M., Stüber, W., Steinigen, M., Morck, H. (1987), Bioäquivalent oder nicht Bioäquivalent, Werbe- und Vertriebsgesellschaft Deutscher Apotheker, Frankfurt/Main.

Wissenschaftliche Tabellen Geigy (1980), Bd. 3 Statistik, Documenta Geigy, Basel, S. 31, 41 und 203.

Kapitel 3

Geschwindigkeiten der Veränderung von Systemeigenschaften

1 Kinetik, Allgemeines

Die zeitliche Abhängigkeit des Zustandes eines Systems wird durch die Reaktionskinetik oder kurz Kinetik beschrieben. Mit Hilfe kinetischer Gesetzmäßigkeiten lassen sich die verschiedensten Vorgänge erfassen, wie chemische Prozesse, physikalische oder mikrobiologische Veränderungen und vieles andere mehr. Die Beobachtung der Kinetik ist im Zusammenhang mit Herstellungsprozessen, Stabilitätsfragen (s. Kap. 22) oder aber auch der Frage nach den Wirkstoffkonzentrationsabläufen im Organismus nach Verabfolgung eines Arzneimittels interessant (s. Kap. 7).

Im allgemeinen wird der zeitliche Verlauf der Zustandsänderung anhand eines charakteristischen gut meßbaren Merkmals, wie z. B. der Konzentration einer Komponente des Systems oder einer physikalischen Größe, mit mathematischen Näherungsfunktionen beschrieben. Diese sollen unbeschadet komplizierterer Zusammenhänge eine möglichst einfache formale Analogie herstellen. Der Konzentrationsverlauf eines Wirkstoffs im Plasma wird durch eine große Zahl von Teilprozessen beeinflußt, die kaum in ihrer Gesamtheit aufzuzählen sein dürften. Dennoch ist es möglich, über grobe Vereinfachungen Gleichungen zu entwickeln, die formal den Konzentrationsverlauf im Plasma ausreichend wiedergeben. Andererseits ist es aber auch bei einfachen physikalischen Vorgängen oder auch chemischen Reaktionen möglich, unmittelbar die tatsächlichen Funktionen aus bekannten Gesetzmäßigkeiten abzuleiten.

Grundsätzlich ist zwischen Kinetiken in homogenen und heterogenen Systemen zu unterscheiden. Eine Kinetik eines **homogenen** Systems liegt dann vor, wenn die betreffenden Veränderungen ausschließlich innerhalb ein und derselben Phase eines Systems ablaufen, wie z. B. die Hydrolyse eines gelösten Wirkstoffs in einer wäßrigen Lösung, die Sedimentation der Partikel in einer Suspension oder die Diffusion der Substanz in einer Lösung. Werden bei den in Frage kommenden Vorgängen Phasengrenzflächen durchwandert oder finden Adsorptionen oder Desorptionen an Grenzflächen statt, so liegen Kinetiken in **heterogenen** Systemen vor.

Man unterscheidet ferner lineare und nichtlineare Kinetiken. Unter einer **linearen** Kinetik versteht man eine solche, bei der über den gesamten Prozeß die Geschwindigkeit der Veränderungen entweder konstant ist oder einer oder mehrerer während des Prozesses sich verändernder Größen direkt proportional ist. Bei einer **nichtlinearen** Kinetik besteht eine derartige einfache Gesetzmäßigkeit näherungsweise höchstens in einem bestimmten Bereich des Prozesses. Hierunter fallen z. B. Enzymreaktionen, bei denen in hohen Substratkonzentrationen Sättigungen auftreten können.

1.1 Lineare Kinetik

1.1.1 Reaktionen verschiedener Ordnungen

Häufig ergibt eine graphische Darstellung der Restmenge A bzw. der Restkonzentration c (A)

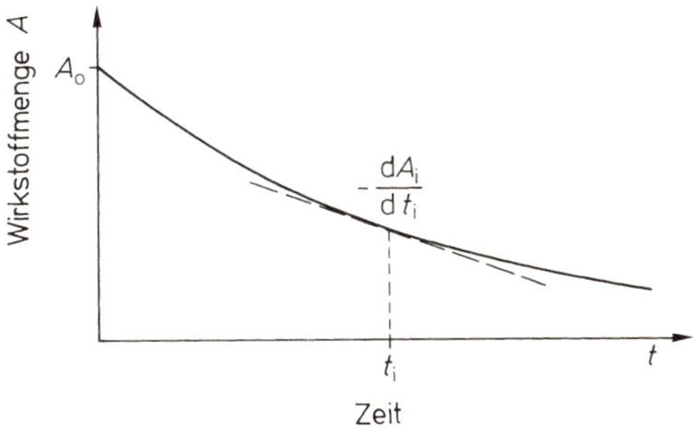

Abb. **3.1** Häufig beobachteter Verlauf der Abnahme der Restmenge oder der Restkonzentration eines Wirkstoffs A in einer Arzneiform mit der Zeit t; die Reaktionsgeschwindigkeit zu einer Zeit t_i ist die Steigung der Tangente an die Kurve im Punkt $(A, t)_i$.

an Wirkstoff gegen die Zeit eine Ähnlichkeit mit dem Kurvenverlauf, wie er in Abb. **3.1** gezeigt ist.

Die zeitliche Änderung der Restmenge A an Wirkstoff ist die momentane Reaktionsgeschwindigkeit RG. Sie ist in jedem Zeitpunkt t_i gegeben durch die Steigung der Tangente an die Kurve, ausgedrückt als Differentialquotient

$$RG = -\frac{dA}{dt}. \quad (1)$$

In Abb. **3.1** hat die Kurve bei $t = 0$ die größte Steigung, die mit kleiner werdendem Wert von A abnimmt.

Reaktionen 1. Ordnung

Die einfachste Annahme zur Beschreibung des oben genannten Zusammenhangs ist die Annahme einer Proportionalität, d. h., die Änderung der Menge A mit der Zeit t ist proportional der Restmenge.

$$-\frac{dA}{dt} \sim A_t \quad (2)$$

Nach Einführen einer Proportionalitätskonstanten läßt sich daraus die Geschwindigkeitsgleichung formulieren

$$-\frac{dA}{dt} = k \cdot A_t. \quad (3)$$

Die Konstante k ist die Reaktionsgeschwindigkeitskonstante, abgekürzt RGK. Ihre Dimension ist in diesem Fall (Zeit^{-1}).

In Gl. (3) hängt die Reaktionsgeschwindigkeit nur von einem einzigen Mengen-Ausdruck ab. Man nennt eine hierdurch beschriebene Reaktion eine Reaktion 1. Ordnung.

Die Reaktionsordnung ist die Summe der Exponenten der Ausdrücke für die Menge oder Konzentration auf der rechten Seite der Geschwindigkeitsgleichung einer Reaktion.

Die jeweilige Geschwindigkeitskonstante wird zur entsprechenden Kennzeichnung häufig mit einem Präfix versehen, z. B. für eine Reaktion 1. Ordnung als ${}^1k$.

Die Integration von Gl. (3) zwischen den Grenzen $t = 0$ und $t \to \infty$ führt zu Gl. (4)

$$A_t = A_0 \cdot e^{-{}^1kt} \quad (4)$$

$$\ln A_t = \ln A_0 - {}^1kt \quad (5)$$

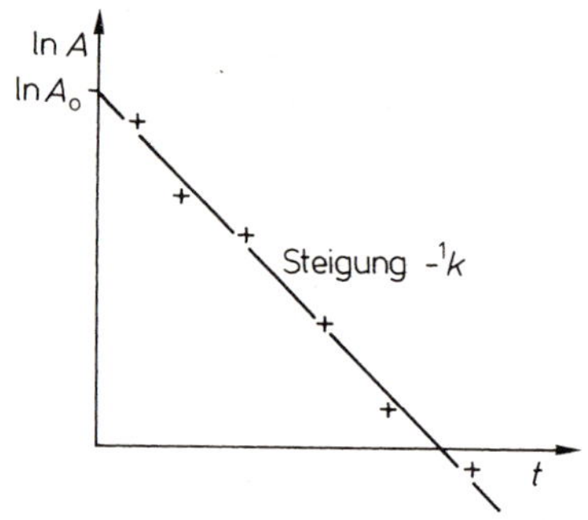

Abb. **3.2** Graphische Ermittlung der Geschwindigkeitskonstanten einer Reaktion 1. Ordnung

Diese gestattet, die Restmenge A nach einer beliebigen Zeit t zu berechnen bzw. aus der graphischen Darstellung (s. Abb. **3.2**) der Gl. (5) als Gerade abzulesen. ${}^1k$ ist dabei die Steigung der Geraden.

Anstelle von ${}^1k$ mit der Dimension (Zeit^{-1}) werden häufig Ausdrücke benutzt, welche die Dimension (Zeit) besitzen. Bei der Beurteilung der Stabilität ist die Zeit gebräuchlich, innerhalb der die deklarierte Wirkstoffmenge in einer Arzneiform auf 90% abnimmt. Diese Zeit nennt man $t_{90\%}$. In der Reaktionskinetik und in der Biopharmazie wird oft die Halbwertszeit $t_{50\%}$ verwendet. Diese Größen hängen auf einfache Weise mit der Reaktionsgeschwindigkeitskonstanten 1. Ordnung zusammen, was für $t_{90\%}$ gezeigt werden soll.

In das logarithmierte Zeitgesetz (Gl.(5)) wird anstelle der Variablen t der Parameter $t_{90\%}$ eingesetzt. Damit wird zugleich festgelegt, daß $At_{90\%}$ gleich $9/10\ A_0$ ist.

$$\ln \frac{9}{10} A_0 = \ln A_0 - {}^1k \cdot t_{90\%}, \quad (6)$$

Die Auflösung von Gl. (6) nach $t_{90\%}$ ergibt Gl. (7).

$$t_{90\%} = \frac{\ln 1{,}11}{{}^1k} = \frac{0{,}104}{{}^1k} \quad (7)$$

Für die Halbwertszeit ergibt sich analog

$$t_{50\%} = \frac{\ln 2}{{}^1k} = \frac{0{,}693}{{}^1k} \quad (8)$$

Dieses Ergebnis besagt, daß die Parameter $t_{90\%}$ und $t_{50\%}$ bei einer Reaktion 1. Ordnung unabhängig von der Menge sind. Deshalb können in Gl. (6) statt A_0 beliebige Größen A_t eingesetzt werden.

Die logarithmierte Form des Zeitgesetzes (Gl. (5)) ermöglicht eine einfache und meist genügend aussagekräftige Prüfung darauf, ob die experimentell verfolgte Reaktion mit Gl. (3) bis Gl. (5) befriedigend beschrieben werden kann. Dies wird angenommen, wenn analog Abb. **3.2** die aus den Meßwerten errechneten Wertepaare (ln A, t)$_i$ zufällig um eine Ausgleichsgerade angeordnet erscheinen.

Dies erlaubt jedoch nicht die Berechnung, sondern nur eine grobe Schätzung der Parameter in A_0 und ^1k mit Hilfe der linearen Regression (Kap. 2.6); diese basiert auf der Annahme, daß Abweichungen zufällig, d. h. um den Mittelwert normalverteilt sind; die Transformation A_t zu ln A_t macht die Abweichungen asymmetrisch und erzeugt damit systematische Fehler (s. Kap. 2, Abschn. 2.1).

Die Kinetik 1. Ordnung ergibt auch außerhalb des Gebietes von chemischen Reaktionen ein brauchbares Modell zur näherungsweisen Beschreibung von Veränderungen, wie am Beispiel der Diffusion gezeigt werden soll:

Die Diffusion eines gelösten Stoffes innerhalb ein und derselben Phase erfolgt grundsätzlich nach einer Kinetik 1. Ordnung, die sich im 1. Fickschen Gesetz (s. Kap. 4, Abschn. 2.3.5) niederschlägt. Danach ist die Diffusionsgeschwindigkeit proportional dem Konzentrationsgradienten, d. h. dem Unterschied der Konzentrationen über die Dicke der Membran, der sich durch den Diffusionsstrom mehr oder minder rasch abbaut. Werden zwei Kompartimente unterschiedlicher Konzentration durch eine dünne Membran voneinander getrennt, welche von den gelösten Molekülen nur schwer durchdrungen

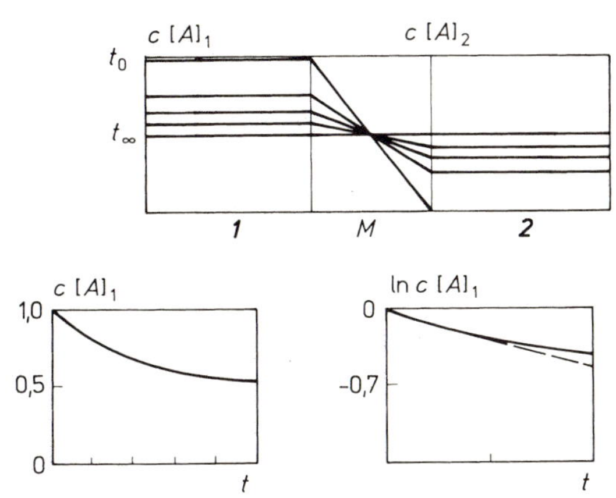

a

Abb. **3.3** Diffusion einer Substanz A durch eine Membran M vom Kompartiment 1 zum Kompartiment 2 in einem geschlossenem System und unter Sinkbedingungen.

a In einem geschlossenen System mit Konzentrationsausgleich ergibt ln $c[A]_1$ *keine* Gerade.

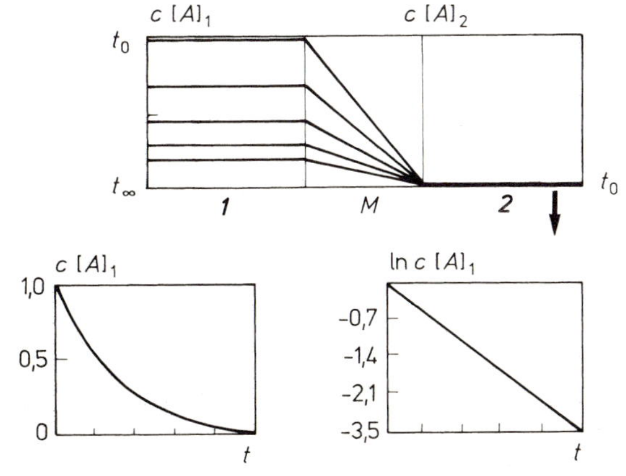

b

b Bei Sinkbedingungen, die im Kompartiment 2 ankommende Substanz A wird sofort abgeführt. ↓ = Sink (Abfluß).

werden kann, wird der Konzentrationsgradient im wesentlichen auf die Membran selbst beschränkt. Die Diffusionsgeschwindigkeit ist dann der Differenz der Konzentrationen in den beiden Kompartimenten proportional. Ist das System in sich geschlossen, kommt der Diffusionsstrom zum Stillstand, wenn in beiden Kompartimenten die gleiche Konzentration herrscht. Kinetisch betrachtet, sind dann die Geschwindigkeiten des Übergangs von Stoff aus den Kompartimenten in das jeweils andere gleich groß, so daß ein Gleichgewicht herrscht.

Einen derartigen Vorgang veranschaulicht die Abb. **3.3a**. Die im Kompartiment **1** vorliegende Konzentration der interessierenden Substanz A sei $c(A)_1$, während die Konzentration im Kompartiment 2 durch $c(A)_2$ symbolisiert wird. Zur Zeit t_0 sei $c(A)_1$ hoch und $c(A)_2 = 0$. Zur Zeit t_∞ ist $c(A)_1 = c(A)_2$. Sind beide Kompartimente gleich groß, so stellt sich zur Zeit t_∞ in beiden Kompartimenten die halbe Ausgangskonzentration des Kompartiments 1 ein. Trägt man die Konzentration des Kompartiments 1 gegen die Zeit auf, erhält man eine fallende, von der Ausgangskonzentration asymptotisch in den Gleichgewichtswert einlaufende Kurve. Das Diagramm ln $c(A)_1$ gegen t ist hier nicht linear, erst ln $(c(A)_{1,\infty} - c(A)_1)$ gegen t stellt eine fallende Gerade dar.

Es ist auch eine zweite Bedingung vorstellbar, daß nämlich die gesamte im Kompartiment **2** auftretende Substanzmenge sofort eliminiert wird, z. B. durch einen raschen Übertritt in ein drittes Kompartiment oder durch chemische Veränderung. In diesem Fall herrscht im Kompartiment **2** nur eine geringe, in ihrem Einfluß auf die Kinetik des Stoffübergangs zu vernachlässigende Konzentration.

Der gesamte Konzentrationsgradient durch die Membran entspricht dann praktisch der Konzentration von A im Kompartiment **1**. Damit ist die Diffusionsgeschwindigkeit direkt proportional $c(A)_1$. Die Diffusionsgeschwindigkeit wird null und der Stoffübergang ist beendet, wenn im Kompartiment 1 die Konzentration 0 erreicht ist. Dieser Vorgang ist schematisch in Abb. **3.3b** wiedergegeben.

Diese Verhältnisse liegen z. B. oft bei der Aufnahme von Wirkstoffen aus Arzneiformen (Invasion) in den lebenden Organismus und bei deren Verteilung (Distribution) in diesem vor (s. Kap. 7, Abschn. 1).

Wenn also Kompartiment **1** das Lumen des Gastrointestinaltraktes simuliert, würde Kompartiment **2** das Volumen der Körperflüssigkeiten bedeuten; der schnelle Abfluß aus **2** in Abb. **3.3b** simuliert dann das Entfernen von A aus den Körperflüssigkeiten, Elimination genannt. Diese ist wieder in der Regel ein Prozeß 1. Ordnung, d. h. ihre Geschwindigkeit ($-dc\,(A)_2/dt$) steigt mit $c(A)_2$. Es ergibt sich also eine Sequenz von zwei Prozessen jeweils 1. Ordnung. Der Konzentrationsverlauf in **2** ist komplex: Im Kompartiment **2** steigt infolge Invasion aus **1** die Konzentration zunächst etwa proportional zur Abnahme in **1**; da $c(A)_2$ noch klein ist, ist auch die Geschwindigkeit der Elimination noch klein. Diese wächst aber mit $c(A)_2$, während die Geschwindigkeit der Invasion aus **1** infolge Abnahme des Gradienten schnell kleiner wird. $c(A)_2$ erreicht also einen maximalen Wert, wenn die Geschwindigkeiten beider Prozesse gleich sind, und wird anschließend abnehmen, wenn die Geschwindigkeit der Invasion schneller abnimmt als die der Elimination (s. Kap. 7, Abschn. 1.2, Bateman-Funktion).

Ein anderes Beispiel ist die Geschwindigkeit, mit der eine Flüssigkeit aus einer Öffnung im Boden eines Behälters ausströmt. Sie ist dem herrschenden hydrostatischen Druck h und damit der jeweiligen Höhe der Flüssigkeitssäule über der Öffnung proportional, d. h. $-dV/dt \sim h$.

Ebenso entlädt sich ein elektrischer Kondensator nach Kurzschließen mit einer Geschwindigkeit, die der jeweiligen restlichen Ladung des Kondensators proportional ist. Beide zuletzt genannten Beispiele werden in der Biopharmazie bei der Simulierung der Konzentrationsabläufe von Wirkstoffen im Organismus verwendet (hydraulisches bzw. elektronisches Analogon).

Das Modell der Reaktion 1. Ordnung wird auch verwendet, um die zeitliche Abnahme der Anzahl Mikroorganismen, N, ausgehend von einem Anfangswert („bioburden"), N_o, in einem kontaminierten Medium unter mikrobiziden Bedingungen zu beschreiben:

$$N = N_o \cdot \exp(-{}^1k\ t) \qquad (9)$$

Daraus kann, analog zur Ableitung des Wertes für $t_{90\%}$) (S. 26, Gl. (6)) ein Zeitraum abgeleitet werden, innerhalb dessen die Zahl Mikroorganismen von 100% auf 10% (oder *um* 90%) abgenommen hat. In der Technologie der Sterilisation mit Hitze wird dieser Wert als D-Wert (Dezimalreduktionswert) mit der Dimension [Zeit] bezeichnet (s. Kap. 5, Abschn. 5.1.1):

$$t_{10\%} = D = \ln 10 / {}^1k \qquad (10)$$

Daneben gibt es allerdings für die Sterilisation mit ionisierenden Strahlen auch einen D-Wert mit der Dimension [Gray], weil hier der keimzahlreduzierende Effekt von der Strahlendosis abhängt (s. Kap. 5, Abschn. 5.1.2)

Reaktionen 2. Ordnung

Wenn die graphische Darstellung der Meßwertpaare zwar im Kurvenverlauf dem Typ in Abb. **3.1** entspricht, die aus den Meßwertepaaren errechneten Wertepaare $(\ln A, t)_i$ jedoch keine Gerade entsprechend Abb. **3.2** ergeben, ist die Reaktionsgeschwindigkeit nicht allein der jeweils vorhandenen Menge proportional (Gl. (2)). Die zutreffende Annahme könnte sein, daß zwei Reaktanden nicht nur an der Reaktion beteiligt sind,

$A + B \rightarrow$ Produkte

sondern gemeinsam die Reaktionsgeschwindigkeit bestimmen.

Die Reaktionsgeschwindigkeit RG ist dann den Mengen beider Reaktanden proportional (Gl. (11)).

$$RG = -\frac{dA}{dt} = -\frac{dB}{dt} \sim A \cdot B \qquad (11)$$

Entsprechend ergibt sich Gl. (12).

$$-\frac{dA}{dt} = -{}^2k \cdot A \cdot B \qquad (12)$$

Die Dimension der Geschwindigkeitskonstanten ist von der Dimension von A und B abhängig, d. h. bei Verwendung von z. B. Mengen (Zeit $^{-1}$ · Menge $^{-1}$). In Gl. (12) stehen für die Geschwindigkeit auf der rechten Seite zwei Mengen-Ausdrücke, jeweils mit dem Exponenten 1. Entsprechend wird die Reaktion eine Reaktion zweiter Ordnung genannt und die Reaktionsgeschwindigkeitskonstante häufig mit dem Präfix 2 gekennzeichnet (${}^2k$).

Die Integration von Gl. (12) ergibt Gl. (13).

$$\ln\frac{B_t}{B_0} - \ln\frac{A_t}{A_0} = (A_0 - B_0) \cdot {}^2kt \qquad (13)$$

Für den Sonderfall, daß zu Beginn der Reaktion die Menge von A gleich der von B ist, vereinfacht sich Gl. (12) zu

$$-\frac{dA}{dt} = {}^2k \cdot A^2, \qquad (14)$$

die Integration von Gl. (14) ergibt Gl. (15)

$$\frac{1}{A_t} = \frac{1}{A_0} + {}^2kt. \qquad (15)$$

Die Halbwertszeit ist umgekehrt proportional der Ausgangsmenge. Die graphischen Darstellungen nach Gl. (13) und Gl. (15) finden sich in Abb. **3.4**.

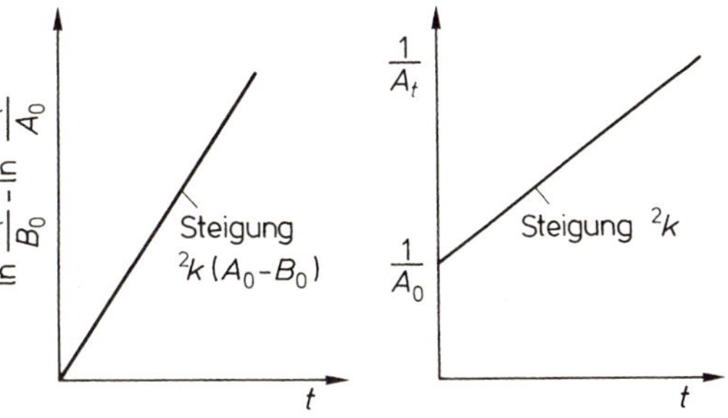

Abb. **3.4** Graphische Darstellung der linearisierten Funktionen für eine Reaktion 2. Ordnung. **a** $A_0 \neq B_0$, **b** $A_0 = B_0$

Die Halbwertszeit $t_{50\%}$ einer Reaktion 2. Ordnung ist für den einfacheren Fall ($A_0 = B_0$) gegeben durch

$$t_{50\%} = \frac{1}{A_0 \cdot {}^2k} \qquad (16)$$

und ist damit umgekehrt proportional zur jeweiligen Anfangsmenge.

Reaktionen 0. Ordnung

Ergibt sich beim Auftragen der Restmenge A gegen die Zeit eine Gerade entsprechend Abb. **3.5**, so ist die Geschwindigkeit der Reaktion konstant, d. h. je Zeiteinheit werden immer gleiche Mengen an Substanz umgesetzt. Dies tritt auf, wenn die Geschwindigkeit z. B. bei einer photochemischen Reaktion durch die Menge des ab-

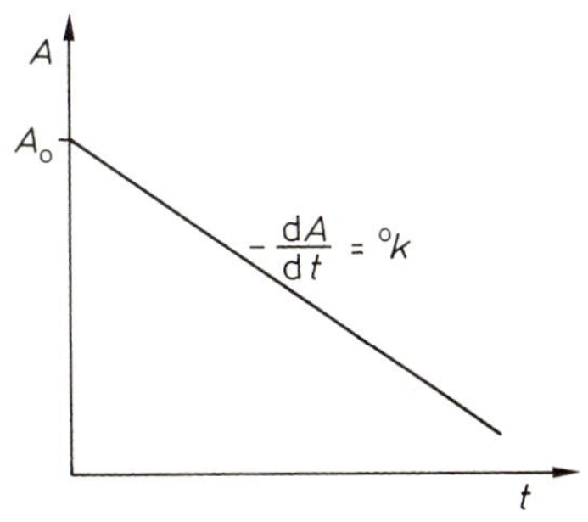

Abb. **3.5** Verlauf einer Reaktion 0. Ordnung

sorbierten Lichtes oder bei einer katalysierten Reaktion durch die begrenzte, stets vollständig mit reagierenden Molekülen belegte Kontaktfläche des Katalysators bestimmt wird.

Entsprechend Abb. **3.5** kann die Geschwindigkeitsgleichung sehr einfach nach Gl. (17) formuliert werden

$$-\frac{dA}{dt} = {}^{0}k. \qquad (17)$$

Die Summe der Exponenten der Ausdrücke für die Menge auf der rechten Seite von Gl. (17) ist null, da die Menge formal als $A^0 = 1$ auftaucht. Entsprechend der Definition für Reaktionsordnungen ist die Ordnung hier null. Die Geschwindigkeitskonstante hat die Dimension (Menge · Zeit^{-1}) für den Fall, daß die Restmenge Stoff gemessen wurde. Durch Integration ergibt Gl. (17) das Zeitgesetz Gl. (18).

$$A_t = A_0 - {}^{0}k \cdot t \qquad (18)$$

Die Halbwertszeit beträgt (Gl. (19))

$$t_{50\%} = \frac{A_0}{2 \cdot {}^{0}k} \qquad (19)$$

und ist somit abhängig von der Anfangsmenge Wirkstoff im Gegensatz zur Reaktion 1. Ordnung.

1.1.2 Reaktionsordnung und -molekularität

Die „Reaktionsmolekularität" gibt an, wieviele Moleküle stöchiometrisch an einer Reaktion beteiligt sind. Da eine Reaktion im allgemeinen in einer Folge von Elementarreaktionen abläuft, von denen eine die langsamste ist und damit die Geschwindigkeit der gesamten Reaktion bestimmt, sagt die Reaktionsordnung meist nichts über die Molekularität der Reaktion aus.

Es ist häufig der Fall, daß in der Elementarreaktion, die als langsamste die Geschwindigkeit der Gesamtreaktion bestimmt, mehr als ein Reaktionspartner in die Geschwindigkeitsgleichung eingeht und die kinetische Untersuchung dennoch die Reaktionsordnung 1 ergibt.

Beispiele sind Reaktionen zwischen einer Substanz A und einem Molekül des überschüssigen Lösungsmittels B oder die Reaktion zwischen einem polarisierten Estermolekül und einem Hydroxyl-Ion in gepufferter alkalischer Lösung. Im ersten Fall wird durch die vollständige Umsetzung von A nur ein verschwindend kleiner Anteil an B verbraucht: $B_0 - B \approx B_0$; im zweiten Fall wird die Konzentration an Hydroxyl-Ionen durch das Säure-Basen-Paar des Puffers konstant gehalten. In beiden Fällen handelt es sich prinzipiell um eine bimolekulare Reaktion, wobei sich jedoch die Konzentration nur eines Reaktionspartners merklich ändert, während die des zweiten konstant bleibt. Gl. (12) für eine Reaktion 2. Ordnung reduziert sich folglich mit

$$B_0 \gg A_0$$

und deshalb $B_t \approx B_0$ zu

$$-\frac{dA}{dt} = {}^{2}k \cdot B_0 \cdot A = {}^{1}k' \cdot A. \qquad (20)$$

Eine solche bimolekulare Reaktion läßt sich nicht von einer monomolekularen durch kinetische Untersuchungen unterscheiden. Früher war der Ausdruck einer „pseudo-1." Ordnung üblich, besser ist die moderne Trennung in Reaktionsordnung für das kinetische Geschehen und die Molekularität für den Vorgang auf der nicht direkt beobachtbaren molekularen Ebene.

Durch Konstanthalten der Menge eines Reaktionspartners kann eine bimolekulare Reaktion eine Kinetik 1. Ordnung aufweisen. Ebenso kann unter bestimmten Voraussetzungen eine monomolekulare oder auch eine bimolekulare Reaktion die Kinetik einer 0. Ordnung zeigen, wenn die am geschwindigkeitsbestimmenden Schritt beteiligten Mengen der reagierenden Substanzen konstant gehalten werden (s. Gl. (3)). Ein Beispiel hierfür ist die Reaktion einer Substanz, die in ihrer gesättigten Lösung im Gleichgewicht mit ungelöster Substanz vorliegt.

Dies ist in einer Suspension unter der entscheidenden Voraussetzung der Fall, daß die Lösungsgeschwindigkeit deutlich größer ist als die Reaktionsgeschwindigkeit. Aus Gl. (3) wird dann Gl. (21).

$$-\frac{dA}{dt} = {}^{1}k \cdot A_s \qquad (21)$$

A_s entspricht der Menge gelöster Substanz einer gesättigten Lösung, wobei diese Menge A_s in einem definierten Volumen der Arzneizubereitung konstant bleibt, solange eine gesättigte Lösung vorliegt. Das Produkt ${}^{1}k \cdot A_s$ kann damit zur Geschwindigkeitskonstanten einer Reaktion 0. Ordnung zusammengefaßt werden (Gl. (22)).

$$-\frac{dA}{dt} = {}^{0}k' \qquad (22)$$

Die Reaktionsgeschwindigkeit ${}^{0}k'$ enthält folglich den Betrag der ständig verfügbaren Menge A_s als Faktor.

Erst wenn der gesamte Feststoff in Lösung gegangen ist, wird A_s unterschritten und damit zu einer Variablen. Die Reaktionsordnung wird nun von 0 in 1 übergehen.

1.1.3 Vergleich der Geschwindigkeiten von Reaktionen 0., 1. und 2. Ordnung

Wie zu Beginn des Kapitels 3 ausgeführt, werden die Gleichungen der Kinetik chemischer Reaktionen in der Pharmazeutischen Technologie vor allem als mathematische Werkzeuge benutzt, um Meßwerte innerhalb einer gegebenen Genauigkeit zu interpolieren. Die Zuordnung zu einer bestimmten Reaktionsordnung hat daher eher formalen, mathematisch-statistischen Charakter.

Nimmt man an, daß Modellreaktionen jeweils 0., 1. und 2. Ordnung numerisch gleiche Geschwindigkeitskonstanten besitzen, so ergeben sich die in Abb. **3.6** gezeigten Kurvenverläufe: die niedrigste Ordnung ergibt die schnellste Änderung.

Ist das Ausmaß der Änderung zu Beginn noch klein, so unterscheiden sich die Kurvenverläufe, wenn auch systematisch, so doch nur wenig; oft wird die fälschliche Annahme einer zu niedrigen Ordnung zu einem tolerierbaren Fehler führen, solange nur der Anfangsbereich von Bedeutung ist. Im Bereich der Stabilität von Arzneimitteln (s. Kap. 22) kann ein anderer Gesichtspunkt zusätzliche Bedeutung gewinnen: Beschreibt der Kurvenverlauf für die Reaktion 2. Ordnung in Abb. **3.6** die Zersetzung eines Wirkstoffes, so führt die fälschliche Annahme einer Reaktion 0. Ordnung bei größeren Werten von t bzw. größerem Verlust an A zwar zu einer systematischen Abweichung zwischen tatsächlichem Restgehalt an Wirkstoff und den nach der entsprechenden Gleichung extrapolierten Werten, die Extrapolation ergibt aber immer zu kleine Restgehalte. Damit wird die Verwendungsfrist für das Arzneimittel verkürzt.

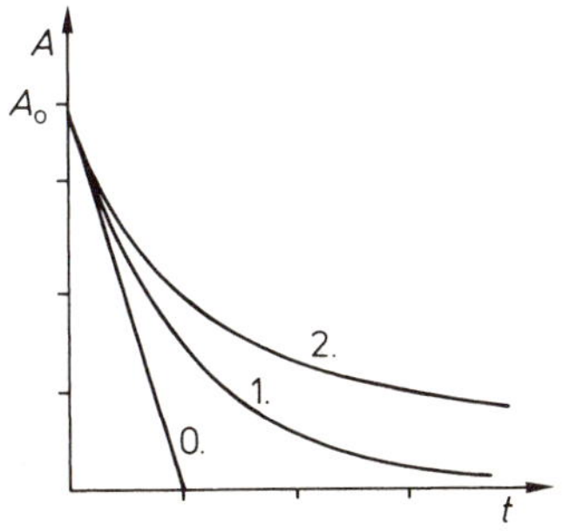

Abb. **3.6** Vergleich der Reaktionsverläufe bei Annahme verschiedener Ordnungen (0., 1., 2.) mit numerisch gleichen Geschwindigkeitskonstanten

1.2 Nichtlineare Kinetik

Ein wichtiger Fall der nichtlinearen Kinetik in homogenen Systemen ist die enzymatische Umsetzung von Wirkstoffen bei unterschiedlichen Verhältnissen zwischen den Konzentrationen an Substrat bzw. Enzym (Michaelis-Menten-Kinetik). Man nimmt an, daß das Enzym E und sein Substrat S miteinander unter Bildung eines instabilen Komplexes ES reagieren, bei dessen Zerfall das Reaktionsprodukt P und freies Enzym E entstehen:

$$E + S \underset{k_{-s}}{\overset{k_s}{\rightleftharpoons}} \mathrm{ES} \underset{k_{-p}}{\overset{k_p}{\rightleftharpoons}} E + P$$

Da $k_{-p} \ll k_p$ ist, wird die Geschwindigkeit υ der Umsetzung von S oder der Bildung von P:

$$\upsilon = -\frac{\mathrm{d}c(S)}{\mathrm{d}t} \approx k_p \cdot c(ES) \qquad (23)$$

Wenn das Substrat gegenüber dem Enzym in großem Überschuß ist, wird das gesamte Enzym als Komplex vorliegen und die Reaktionsgeschwindigkeit ein Maximum erreichen.

$$\upsilon_{\max} = k_\mathrm{p} \cdot c(E) \qquad (24)$$

Aus der Geschwindigkeit der Bildung von ES aus E und S und des Verschwindens von ES in beiden Richtungen ergibt sich im stationären Zustand, d. h. im Fließgleichgewicht:

$$\frac{[c(E) - c(ES)] \cdot c(S)}{c(ES)} =$$

$$\frac{(\upsilon_{\max} - \upsilon) \cdot c(S)}{\upsilon} = \frac{k_{-s} + k_p}{k_s} = K_\mathrm{m} \qquad (25)$$

K_m Michaelis-Konstante

Daraus läßt sich die Reaktionsgeschwindigkeit $\upsilon = -\mathrm{d}c(\mathrm{S})/\mathrm{d}t$ für die Metabolisierung des Substrats in mehreren Schritten durch Umformen erhalten.

$$-\frac{\mathrm{d}c(S)}{\mathrm{d}t} = \frac{\upsilon_{\max}}{K_\mathrm{m} + c(S)} \cdot c(S) \qquad (26)$$

Anstelle der einfachen Reaktionsgeschwindigkeitskonstanten k von Gl. (3) erhält man einen von der Substratkonzentration abhängigen Ausdruck, der zu nichtlinearem Verhalten führt.

Falls $c(\mathrm{S})$ sehr groß ist gegenüber K_m, vereinfacht sich Gl. (26) zu

$$-\frac{\mathrm{d}c(S)}{\mathrm{d}t} = \upsilon_{\max} \tag{27}$$

Gl. (27) ist identisch mit Gl. (17) für Reaktionen 0. Ordnung. Der konstante Abfall nach einer Reaktion 0. Ordnung ist immer bei hohen Substratkonzentrationen bzw. sehr niederen Enzymkonzentrationen zu beobachten, z. B. beim Ethanolabbau im Menschen.

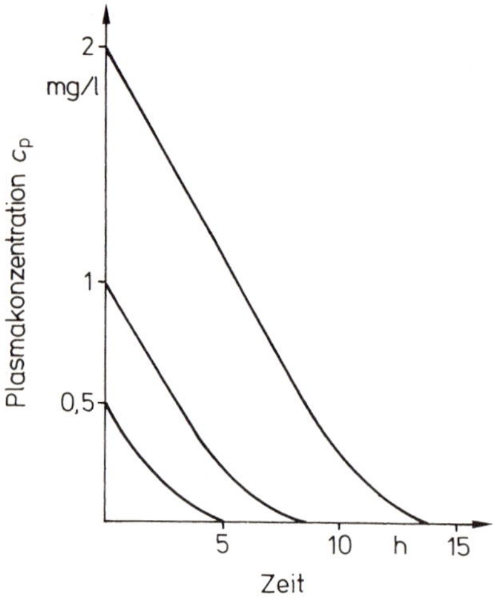

Abb. **3.7** Verlauf der Plasmakonzentrationen von Ethanol bei verschieden hohen Anfangskonzentrationen

Bei sehr kleinen Wirkstoffkonzentrationen im Vergleich zur Enzymkapazität gilt $c(\mathrm{S}) \ll K_\mathrm{m}$

$$-\frac{\mathrm{d}c(S)}{\mathrm{d}t} = \frac{\upsilon_{\max}}{K_\mathrm{m}}\, c(S) = k' \cdot c(S) \tag{28}$$

Gl. (28) ist identisch mit Gl. (3) von Abschn. 1.1.1 für Reaktionen 1. Ordnung. Dies ist der Normalfall bei der Metabolisierung von Wirkstoffen. Aber auch bei sehr kleinen Ethanolkonzentrationen geht der Abbau in den nichtlinearen Bereich über (s. Abb. **3.7**).

Damit erweisen sich in der Pharmakokinetik die Reaktionen 0. und 1. Ordnung als Grenzfälle der Michaelis-Menten-Kinetik.

1.3 Heterogene Reaktionen

Wie bereits erwähnt (s. Abschn. 1), treten heterogene Reaktionen in Mehrphasensystemen auf. Bei Überwiegen des Volumenanteils kohärenter flüssiger Phasen, was z. B. bei Suspensionen der Fall ist, können einfache Reaktionsordnungen resultieren (s. Abschnitt 1.1.1).

Die Anreicherung von Reaktanden oder von Reaktionsmedien, wie Lösungsmitteln an Grenzflächen, und die Verteilung von Reaktanden zwischen verschiedenen Phasen eines Systems können Mechanismus, Geschwindigkeit und Ausmaß einer Reaktion beeinflussen. Bindungskonstanten für Reaktanden an der Grenzfläche, d. h. Konstanten für die Lage der Gleichgewichte zwischen Adsorption und Desorption sowohl bei der Chemisorption wie bei der Physisorption, spielen ebenso eine Rolle wie die Bindungskapazität der Grenzfläche. Bei Pulvern und Komprimaten erfolgt Sorption an der Grenzfläche fest/gasförmig, bei Suspensionen an der Grenzfläche fest/flüssig. Weiterhin können Reaktanden an Emulgatorfilme in Emulsionen und an kolloide, gerüstbildende Komponenten in Gelen in begrenztem Ausmaß, meist reversibel, gebunden werden. In Emulsionen und Cremes wird eine Verteilung der Reaktanden zwischen Phasen stattfinden, so daß Verteilungs-Koeffizienten und Diffusions-Koeffizienten die Kinetik einer Reaktion beeinflussen können. In formal ähnlicher Weise kann die Permeation gasförmiger Reaktanden, z. B. Wasserdampf oder Sauerstoff, durch polymeres Hüllmaterial, Packmittel oder Schichten bereits gebildeter Reaktionsprodukte die Kinetik einer Reaktion mitbestimmen.

Noch weniger übersichtlich wird der Verlauf, wenn sich durch die Reaktion die Art und Zahl der Phasen ändern. Reaktionsprodukte können flüssig sein und ein hohes Lösungsvermögen für ein Edukt haben. Damit kann z. B. eine Hydrolyse, die zunächst in fester Phase mit wenig adsorbiertem Wasser oder mit einzelnen Wassermolekülen aus dem Dampfraum abläuft, in eine Reaktion übergehen, die in hochkonzentrierter oder gesättigter Lösung fortschreitet. Ein Beispiel ist die hohe Löslichkeit von *p*-Aminosalicylsäure in ihrem Decarboxylierungsprodukt *m*-Aminophenol. Ein Produkt kann auch den Schmelzpunkt des Eduktes erniedrigen und über ein Eutektikum eine flüssige Phase mit veränderter Kinetik erzeugen.

Heterogene Reaktionen können während Herstellungsprozessen ablaufen und zur Qualität des Produktes beitragen, z. B. bei der Polymerisation emulgierter Monomere zu dem Zwischenprodukt Latexdispersion. Im Rahmen von Herstellungsverfahren sind sie aber eher auf physikalische Veränderungen beschränkt. Heterogene chemische Reaktionen laufen dagegen häufig während der Lagerung disperser Arzneiformen ab und sind somit für die Haltbarkeit der Produkte von Bedeutung (s. Kap. 22). Wenn dabei nur der chemisch-analytisch bestimmbare Gehalt an Wirkstoff betroffen ist, gelingt es oft in dem nur kleinen interessierenden Umsatzbereich von 10%, die Abnahme der Restmenge Wirkstoff über die Zeit mit einfachen Zeitgesetzen zu beschreiben (vgl. Abschn. 1.1.3). Dies unterstreicht erneut, daß die benutzten mathematischen Funktionen den Mechanismus der Reaktion nicht erfassen können.

2 Einflußgrößen im Rahmen der Reaktionskinetik

Katalyse und log *k*/pH-Profil

Katalysatoren erhöhen die Geschwindigkeiten von chemischen Reaktionen, ohne selbst Bestandteil der Reaktionsprodukte zu werden. Dies gilt sowohl für irreversible, wie auch für beide Schritte reversibler Reaktionen. Von Bedeutung sind die *spezifische* Säure-Basen-Katalyse, d. h. Katalyse durch H_3O^+ und durch OH^-, sowie die *allgemeine* Säure-Basen-Katalyse, z. B. durch konjugierte Säure-Basen-Paare von Puffersubstanzen.

Reaktionen zwischen Ionen in Lösungen werden in ihrer Kinetik auch durch die Ionenstärke und die Polarität des Lösungsmittels beeinflußt.

Viele für die Haltbarkeit wichtige solvolytische Reaktionen von Wirkstoffen in Arzneiformen verlaufen spezifisch Säure-Basen-katalysiert, wie z. B. die Hydrolyse von Estern in wäßriger Lösung. Für die Kinetik ist von den zahlreichen Schritten der Gesamtreaktion derjenige entscheidend, welcher am langsamsten verläuft und damit die Geschwindigkeit der Gesamtreaktion bestimmt.

Dieser geschwindigkeitsbestimmende Schritt ist bei der von Hydroxonium-Ionen katalysierten Reaktion die Protonierung des Esters am Carbonyl-Sauerstoff:

$$-\frac{dc(A)}{dt} = k_{H^+} \cdot c(A) \cdot c(H_3O^+) \qquad (29)$$

Bei der Katalyse durch Hydroxyl-Ionen greift ein solches Ion im geschwindigkeitsbestimmenden Schritt am positiven Kohlenstoff-Atom der polarisierten Carbonyl-Gruppe an:

$$-\frac{dc(A)}{dt} = k_{OH^-} \cdot c(A) \cdot c(OH^-) \qquad (30)$$

Zusätzlich kann eine spontane Hydrolyse ohne Beteiligung der Katalysatoren ablaufen.

$$-\frac{dc(A)}{dt} = k_0\, c(A)$$

In Bereichen in der Nähe des Neutralpunktes addieren sich die einzelnen Reaktionen und Gleichungen

$$-\frac{dc(A)}{dt} = [k_{H^+} \cdot c(H_3O^+) + k_{OH^-} \cdot c(OH^-) + k_0]c(A) \qquad (31)$$

Wenn die Reaktion in saurer Lösung abläuft, ist $c(OH^-)$ nahe null, und damit ist auch das Produkt $k_{OH^-} \cdot c(OH^-)$ in Gl. (31) vernachlässigbar. Wird die Lösung gepuffert, ohne daß durch die Puffersubstanz eine allgemeine Säure-Basen-Katalyse bewirkt wird, bleibt $c(H_3O^+)$ konstant. Die Reaktion läuft dann nach 1. Ordnung ab (s. Abschn. 1.1.1). Entsprechendes gilt für die Hydrolyse in alkalischer Lösung. Die beobachtete Reaktionsgeschwindigkeitskonstante k_{beob} ist gegeben durch die Summe aus dem Produkt der Geschwindigkeitskonstanten der betreffenden Katalyse und der Konzentration der beteiligten Ionenart, wobei vereinfachend angenommen werden soll, daß eine spontane Hydrolyse nicht stattfinden soll.

$$k_{beob} = k_{H^+} \cdot c(H_3O^+) \qquad (32a)$$

$$k_{beob} = k_{OH^-} \cdot c(OH^-) \qquad (32b)$$

Wird in den logarithmierten Gln. (32a) und (32b) $c(H_3O^+)$ durch den pH und $c(OH^-)$ durch pH und pK_w ausgedrückt, ergeben sich Geraden-Gleichungen.

$$\log k_{beob} = \log k_{H^+} - pH \qquad (33a)$$

$$\log k_{beob} = \log k_{OH^-} - pK_W + pH \qquad (33b)$$

Auftragen des Logarithmus der beobachteten Reaktionsgeschwindigkeitskonstanten gegen den pH-Wert ergibt also das **log *k*/pH-Profil,** eine aus zwei Geraden zusammengesetzte Kurve mit negativer Steigung im sauren und positiver Steigung im alkalischen Bereich. Die Steigungen betragen – 1 bzw. + 1, wenn jeweils ein Ion mit einem Ester-Molekül reagiert. Aus dem Unterschied in den Zahlenwerten für k_{H^+} und k_{OH^-}, wobei k_{OH^-} bei Carbonsäureestern und -amiden meist größer ist als k_{H^+}, ergibt sich die Lage des Minimums des log

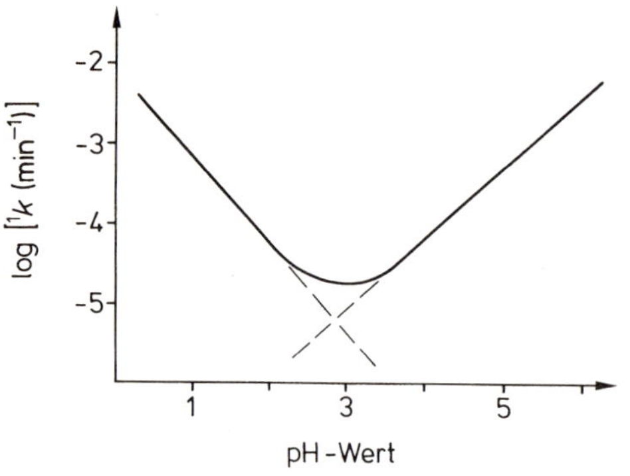

Abb. **3.8** log *k*/pH-Profil der Hydrolyse eines Esters nach 1. Ordnung

k/pH-Profils (s. Abb. **3.8**). Ist k_{OH^-} größer als k_{H^+}, liegt das Minimum für k_{beob} und damit zugleich das Stabilitätsmaximum beipH <7.

Bei ionogenen Substanzen wird der Verlauf des Profils komplizierter (s. Abb. **3.9**), was am Beispiel der Acetylsalicylsäure gezeigt werden soll. Das Anion der Säure ist durch die negative Ladung gegenüber dem Angriff des gleichsinnig geladenen Hydroxyl-Ions stabilisiert. Mit steigendem pH-Wert steigt zwar die Konzentration an OH-Ionen, aber auch diejenige der Wirkstoff-Anionen. Über einen bestimmten, engen Bereich des pH-Werts kompensieren sich diese Effekte. Der mit steigendem pH-Wert folgende, breite Bereich der pH-unabhängigen Hydrolysegeschwindigkeit wird dem Angriff von Wasser zugeschrieben. Dieser Angriff wird intramolekular nukleophil durch die benachbarte Carboxyl-Gruppe katalysiert. Es bildet sich intermediär ein

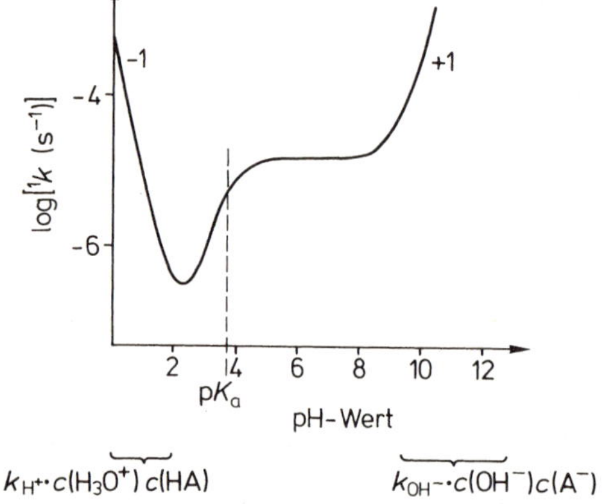

Abb. **3.9** log *k*/pH-Profil für die Hydrolyse von Acetylsalicylsäure

gemischtes Anhydrid der Salicylsäure. Damit wird aber auch die kinetische Kontrolle der Gesamtreaktion verschoben: im geschwindigkeitsbestimmenden Schritt wird das genannte Anhydrid hydrolysiert. Erst bei deutlich höherem pH-Wert zeigt das Profil wieder den erwarteten Anstieg von + 1.

Temperatur

Chemische Reaktionen werden meist durch Erhöhung der Temperatur beschleunigt. Ursache sind dann die Energien, welche die Edukte aufnehmen müssen, um bei Kollision einen aktivierten Komplex bilden zu können, der dann zu den Produkten mit niedrigerem Gehalt an freier Enthalpie reagieren kann, sowie die Aktivierungsentropie. Diese ist negativ, wenn der Ordnungsgrad der Reaktanden im Übergangszustand höher ist, was meistens der Fall ist.

Die Änderung der Reaktionsgeschwindigkeitskonstanten mit der Temperatur lautet in differentieller Darstellung

$$\frac{d \ln k\,(T)}{d\,\frac{1}{T}} = -\frac{E\,(T)}{R} \qquad (34)$$

worin E ein Energiebetrag ($J \cdot mol^{-1}$), T die absolute Temperatur (K) und R die allgemeine Gaskonstante ($J \cdot mol^{-1} \cdot K^{-1}$) ist. Die Integration von Gl (34) ergibt Gl. (35):

$$\ln k = \text{const.} - \left(\frac{E\,(T)}{R \cdot T}\right) \qquad (35)$$

Die Konstante in Gl. (35) besitzt dieselbe Dimension wie k. Sie wird auch als Stoßfaktor bezeichnet; sie berücksichtigt die Energieverteilung der kollidierenden Moleküle und ihre Orientierung, welche die Wahrscheinlichkeit der Reaktion nach einer Kollision bestimmt.

Mit A als Stoßfaktor und $E(T) = E_A$ als näherungsweise, temperaturunabhängige, **molare Aktivierungsenergie** ergibt sich die **Arrhenius-Gleichung** (Gl. (36)), hier gleich in exponentieller Form geschrieben:

$$-k = A \cdot e^{-\frac{E_A}{R \cdot T}} \qquad (36)$$

Nach Logarithmieren von Gl. (35) ergibt ln k, aufgetragen gegen die reziproke Temperatur, eine Gerade, aus deren Steigung die Aktivierungsenergie errechnet werden kann (s. Abb. **3.10a**).

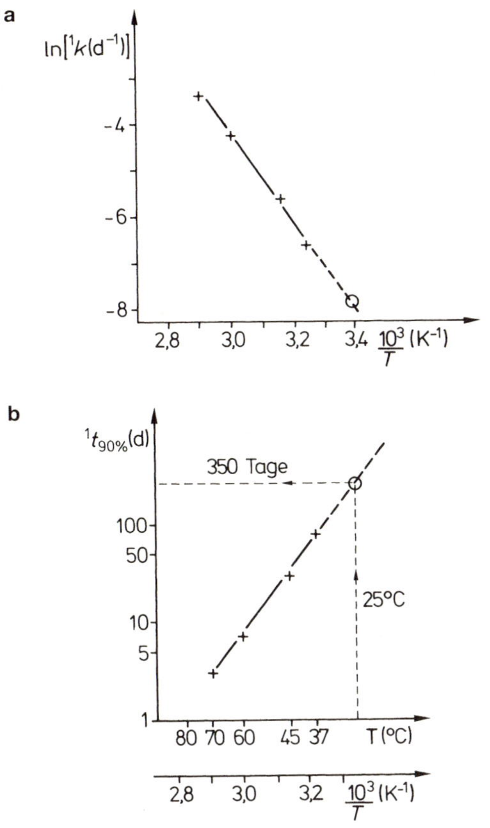

Abb. **3.10** Zusammenhang zwischen Reaktionsgeschwindigkeitskonstanten und Temperatur. Bei linearem Zusammenhang zwischen ln k und $\frac{1}{T}$ (**a**) bzw. log $t_{90\%}$ und $\frac{1}{T}$ (**b**) besteht die Möglichkeit, unter Beachtung der statistischen Sicherheit von erhöhten Temperaturen auf Raumtemperatur zu extrapolieren
In (**b**) wurde die Ordinate logarithmisch geteilt, die Abszisse im unteren Maßstab linear („halblogarithmisches" Funktionspapier). Damit können auf der Ordinate die numeri von $t_{90\%}$ eingetragen und abgelesen werden.

Da bei Reaktionen 1. Ordnung die Halbwertzeit $t_{50\%}$ sowie $t_{90\%}$ der Geschwindigkeitskonstanten umgekehrt proportional sind (s. Abschn. 1.1.1), kann das „Arrhenius-Diagramm" auch mit diesen Parametern gezeichnet werden (s. Abb. **3.10b**), was für Überlegungen zur Laufzeit von Arzneimitteln besonders praktisch ist. Bei Reaktionen 1. sowie 0. Ordnung muß berücksichtigt werden, daß in der Steigung weitere Energiebeträge für die Temperaturänderungen von Parametern enthalten sind, die in die beobachtete Geschwindigkeitskonstante einbezogen wurden, z. B. Lösungsenthalpie bei Suspensionen.

Ist k_{beob} aus mehreren individuellen Geschwindigkeitskonstanten einer komplexen Reaktion zusammengesetzt, sind die Beiträge zur Aktivierungsenergie E_A nicht mehr additiv.

Deshalb wird das Arrhenius-Diagramm hier keine Gerade ergeben. Dieses tritt ebenso auf, wenn innerhalb des beobachteten Temperaturintervalls der geschwindigkeitsbestimmende Schritt der Reaktionsfolge verlagert wird oder sich der Mechanismus ändert. Eine Extrapolation von Geschwindigkeitskonstanten bei höheren Temperaturen, z. B. auf Raumtemperatur, wie sie bei beschleunigten Haltbarkeitsprüfungen vorgenommen wird (s. Kap. 22, Abschn. 5.1.2), ist deshalb nicht frei von Risiken (s. Abb. **3.11**).

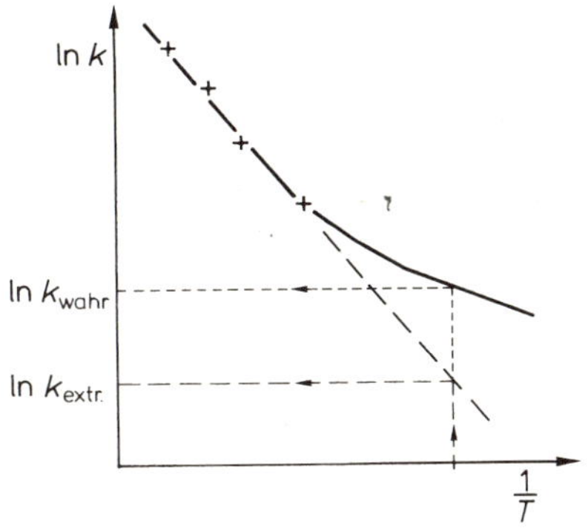

Abb. **3.11** Arrhenius-Diagramm bei Änderung des Mechanismus bzw. des geschwindigkeitsbestimmenden Schrittes im extrapolierten Bereich und Gefahr, ein zu kleines ln k durch Extrapolation zu erhalten.

Weiterführende Literatur

Carstensen, J. Th. (1972), Theory of Pharmaceutical Systems, Vol. II, Aademic Press, New York, London, S. 295 ff.
Frost, A. A., Pearson, R. G. (1973), Kinetik und Mechanismen homogener chemischer Reaktionen, Verlag Chemie, Weinheim.
Karlson, P., Doenecke, D., Koolman, J., (1994), Kurzes Lehrbuch der Biochemie für Mediziner und Naturwissenschaftler, Georg Thieme Verlag, Stuttgart, New York.
Moore, W. J., Hummel, D. O. (1986), Physikalische Chemie, Walter de Gruyter Verlag, Berlin, New York.
Schwetlick, K. (1971), Kinetische Methoden zur Untersuchung von Reaktionsmechanismen, Deutscher Verlag der Wissenschaften, Berlin.
Stricker, H. (Martin, A. N., Swarbrick, J., Cammarata, A., (1987), Physikalische Pharmazie, 3. Aufl., Wissenschaftliche Verlagsgesellschaft mbH, Stuttgart, Kap. 8.
Swinborne, E. S. (1975), Auswertung kinetischer Messungen, Taschentext 37, Verlag Chemie, Weinheim, Deerfield Beach, Florida, Basel.

Kapitel 4

Physikalisch-chemische Grundlagen für Arzneiformen

Die pharmazeutische Technologie wird vorwiegend von physikalischen und physikalisch-chemischen Phänomenen beherrscht, deren Kenntnis für eine moderne, gezielte Entwicklungsarbeit Voraussetzung ist. Sie ermöglicht, langwierige und unökonomische, rein empirische Arbeit zu umgehen und eröffnet erst befriedigende Interpretationen von Produktionsfehlern. Im folgenden sind einige der wesentlichen Grundlagen zusammengestellt.

1 Allgemeines, Definitionen

Systeme sind willkürlich gewählte Betrachtungsräume. So kann man z. B. bei einer Arzneizubereitung, die eine Suspension darstellt, folgende Betrachtungsräume heranziehen:

1 ein einzelnes Suspensionspartikel,
2 die Gesamtheit aller suspendierten Partikel,
3 die Suspension als solche,
4 die Suspension in ihrem Behältnis einschließlich der mit in dem Behältnis eingeschlossenen Luft und
5 die gesamte Zubereitung einschließlich der Verpackung.

Systeme bestehen aus einer oder mehreren **Komponenten.** Auch der Begriff der Komponenten ist durch den Zweck der jeweiligen Betrachtung vorgegeben. So kann eine Suspension als ein *Zweikomponentensystem* angesehen werden, z. B. bestehend aus den Feststoffpartikeln und einer Lösung. Betrachtet man die Lösung bereits als eine Kombination aus 2 oder mehreren Komponenten, so ist die betreffende Suspension als *Mehrkomponentensystem* zu betrachten. Auch kann es zweckmäßig sein, zwischen den Feststoffpartikeln zu differenzieren, z. B. nach der stofflichen Zusammensetzung, dem kristallographischen Zustand oder der Partikelgrößenfraktion.

Der Phasenbegriff wurde von Gibbs eingeführt. Eine **Phase** ist die Gesamtheit aller Volumenelemente eines Systems, die in sich homogen sind und untereinander den gleichen Aufbau besitzen. Dementsprechend ist eine Phase ein Bereich, in dem entlang eines räumlichen Vektors keine sprunghafte Änderung irgendeiner physikalischen oder chemischen Eigenschaft auftritt. Phasenübergänge zwischen unterschiedlichen Phasen sind dagegen durch sprunghafte Veränderungen solcher Eigenschaften in den Phasengrenzen charakterisiert (s. Abschn. 3). Zur Forderung der Homogenität der Phase gehört zwangsläufig, daß die Zahl der im Phaseninneren befindlichen Materiebausteine unverhältnismäßig groß gegenüber der Zahl der Materiebausteine der Phasengrenzfläche sein muß.

Nach dieser Definition stellt die Gesamtheit der Partikel eines Aerosols, einer Emulsion, einer Suspension oder eines Pulvers jeweils nur eine Phase dar. Bei dem eingangs verwendeten Beispiel stellt das einzelne Suspensionspartikel ein Einphasensystem, die Suspension ein Zweiphasensystem und die fertige Arznei in ihrer Verpackung ein Mehrphasensystem dar.

Der Phasenbegriff ist vom Stoffbegriff und vom Aggregatzustand unabhängig. Lösungen sind so gesehen als homogene Mischungen Einphasen-Systeme aus zwei oder mehreren Stoffen, wogegen Systeme aus z. B. Eis und Wasser oder Wasser und Wasserdampf Zweiphasensysteme mit nur einem Stoff sind. Im Tripelpunkt des Wassers, in dem ein Gleichgewicht zwischen Wasserdampf, Wasser und Eis vorliegt, ist sogar ein Dreiphasenzustand aus einem einzigen Stoff gegeben. In den letztgenannten Fällen haben die verschiedenen Phasen unterschiedliche Aggregatzustände und folglich einen unterschiedlichen inneren Aufbau. Es ist aber auch möglich, daß eine Substanz in ein und demselben Aggregatzustand zwei- oder mehrphasige Systeme bildet. Im festen Aggregatzustand wird dies z. B. durch Mischungen verschiedener Modifikationen dieser Substanz verifiziert.

Die Zahl der möglichen Phasen ist durch das **Gibbssche Phasengesetz** vorgegeben. Danach gilt für heterogene thermodynamische Gleichgewichte, an denen N verschiedene Komponenten beteiligt sind und F Freiheitsgrade möglich sind – wie z. B. Variation der Temperatur, Variation des Druckes oder Variation der Zusammensetzung der einzelnen Phasen – zwischen der Zahl der möglichen Phasen P und den genannten Größen die folgende Beziehung:

$$P + F = N + 2$$

Für ein Einstoff-Dreiphasen-System, wie z. B. Wasser im Gleichgewicht mit seinem eigenen Dampf und Eis, ist $P = 3$, $N = 1$ und folglich $F = 0$. Dieses System erlaubt keine Veränderungen in bezug auf Temperatur und Druck. Es wird daher als nonvariant bezeichnet und ist nur im Tripelpunkt in dieser Form existent. Zweiphasige Zustände des Wassers sind auf der Sublimationskurve, der Siedekurve oder der Schmelzkurve existent. Mit $P = 2$ und $N = 1$ ist $F = 1$, d. h. die Systeme sind monovariant. Entweder der Druck oder die Temperatur können frei gewählt werden, ohne daß sich an der Zweiphasigkeit etwas ändert. Entsprechend dem Verlauf der Sublimationskurve, der Siedekurve oder der Schmelzkurve ist mit der freien Änderung der Temperatur der Druck festgelegt, unter dem die Zweiphasigkeit noch bestehen bleibt und umgekehrt. Eine freie Variabilität beider Größen liegt bei einphasigen Systemen vor.

Bei Substanzmischungen tritt neben Temperatur und Druck als weitere variable thermodynamische Größe die Konzentration.

Mischungen aus mehreren Komponenten sind **disperse Systeme.** Unterschiede ergeben sich nur durch den Zerteilungsgrad.

Häufig kann man zwischen einer zerteilten, dispersen bzw. inkohärenten Komponente und einer zusammenhängenden, kohärenten unterscheiden.

Je nach dem Zerteilungsgrad bzw. der Dispersität lassen sich disperse Systeme entsprechend Tab. **4.1** klassifizieren.

Tabelle **4.1** Größenklassifizierung disperser Systeme

System	Partikelgröße
molekulardispers, echte Lösungen	< 1 nm
kolloiddispers	1 nm–ca. 500 nm
grobdispers	> 500 nm
mikroskopisch grobdispers	ca. 500 nm–100 µm
makroskopisch grobdispers	> 100 µm

Die Grenzen dieser Klassifizierung sind willkürlich. Dies wird entsprechend deutlich an der Tatsache, daß Lösungen niedermolekularer Verbindungen als molekulardispers bezeichnet werden, Lösungen aber von Oligomeren und Polymeren dem kolloiddispersen Bereich zugerechnet werden müssen. Ebenso ist der Übergang vom kolloiden in den grobdispersen Bereich willkürlich an der Wellenlänge des sichtbaren Lichtes und damit am Auftreten des Tyndall-Effektes oder an der mikroskopischen Auflösbarkeit orientiert. Näheres zum dispersen Bereich s. Abschn. 5, zum kolloiddispersen Bereich s. Abschn. 4.

Bei verdünnten homogenen Mischungen, bei denen die niedrigkonzentrierte Komponente im zur Verfügung stehenden Raum rein zufallsverteilt ist, wie z. B. bei den verdünnten Lösungen, ist die Unterscheidung zwischen der dispersen und der zusammenhängenden Komponente eindeutig. Diese Eindeutigkeit geht bei höheren Konzentrationen verloren. So ist es nicht sinnvoll, bei einer molekulardispersen 1:1-Mischung zwischen einer dispersen und einer kohärenten Komponente zu unterscheiden.

Anhand der Tab. **4.1** wird die Sinnfälligkeit einer Unterscheidung der Begriffe Komponente und Phase deutlich. Lösungen sind disperse Zwei- oder Mehrkomponentensysteme, nicht aber disperse Zwei- oder Mehrphasensysteme. Ist mindestens eine der Komponenten ein Feststoff, kann das System Bi- oder Trikohärenz annehmen. Die beteiligten Komponenten durchdringen sich in diesen Systemen gegenseitig, aber es bleibt jede für sich zusammenhängend. Hierfür sei als Beispiel aus dem grobdispersen Bereich der feste offene Schaum und aus dem kolloiddispersen das Gel erwähnt. Auch sind kompliziertere Mehrkomponenten-Mischsysteme möglich, in denen z. B. mehrere kohärente und zerteilte Phasen nebeneinander vorliegen (s. Kap. 12, Abschn. 2.3).

2 Einphasen-Systeme

2.1 Flüssigkeiten

Flüssigkeiten sind Körper, die in der Lage sind, unter dem Einfluß der Schwerkraft ihre Form dem zur Verfügung stehenden Raum so anzupassen, daß ihr Schwerpunkt die tiefstmögliche Lage einnimmt. Im Gegensatz zu Feststoffen sind Flüssigkeiten nicht formstabil.

Die Beweglichkeit verdanken ideale Flüssigkeiten ihrem amorphen Aufbau, d. h. der Tatsache, daß ihre Bauelemente (Moleküle) keine Ordnungszustände gegeneinander einnehmen. Dabei können sich durchaus die Molekülabstände bevorzugt innerhalb eines bestimmten Bereiches bewegen, oder es können sogar bestimmte mittlere Abstände bevorzugt auftreten. Die relativ große Toleranz gegenüber räumlichen Verschiebungen gibt den Molekülen die Möglichkeit, völlig unregelmäßige thermische Bewegungen in allen Raumrichtungen durchzuführen.

Die intermolekularen Wechselwirkungen erlauben nur sehr energiereichen Molekülen die Oberfläche zu verlassen und in den Gasraum überzutreten. Im wesentlichen verlassen aber die Moleküle ihre gegenseitige Einflußsphäre nicht, so daß der Charakter einer kondensierten Materie gewahrt bleibt.

Nichtideale Flüssigkeiten sind durch mehr oder minder hohe Ordnungszustände zwischen den Molekülen ausgezeichnet. Zu ihnen gehören die in Abschn. 4 (Kolloide) näher beschriebenen Flüssigkristalle, aber auch das Wasser, das im Abschn. 2.3 (Lösungen) abgehandelt werden soll. Ordnungszustände bewirken im allgemeinen einen Feststoffcharakter. Ist jedoch die intermolekulare Bindung so schwach, daß sie durch äußere mechanische Kräfte leicht überwunden werden kann, nimmt die Materie Flüssigkeitscharakter an. Dies ist auch der Fall, wenn der Aufbau durch kurzlebige, sich ständig verändernde Molekülschwärme (Cluster) gekennzeichnet ist.

2.1.1 Mechanische Eigenschaften von Flüssigkeiten, Viskosität

Flüssigkeiten sind im Gegensatz zu Feststoffen fließfähige Systeme, d. h. sie erleiden unter dem Einfluß äußerer Kräfte irreversible Formveränderungen. Diesen setzen sie einen Widerstand entgegen, der in Analogie zur Festkörperreibung auch als „innere Reibung" bezeichnet wird. Der spezifische, für die Substanz charakteristische Widerstand wird als dessen Zähigkeit oder auch Viskosität bezeichnet. Fließfähigkeit und Zähigkeit bzw. Viskosität sind demnach gegenläufige Begriffe. Die Lehre von den Fließeigenschaften oder Fließfähigkeiten heißt **Rheologie.**

Zur Beschreibung der Viskosität kann die in Abb. **4.1** schematisch dargestellte Modellbetrachtung herangezogen werden, wonach eine Platte 1 gegen eine Unterlage 2 mit der Geschwindigkeit v parallel verschoben wird. Zwischen der festen Unterlage 2 und der Platte 1 befindet sich die zu untersuchende Flüssigkeit mit der Schichtdicke *h*.

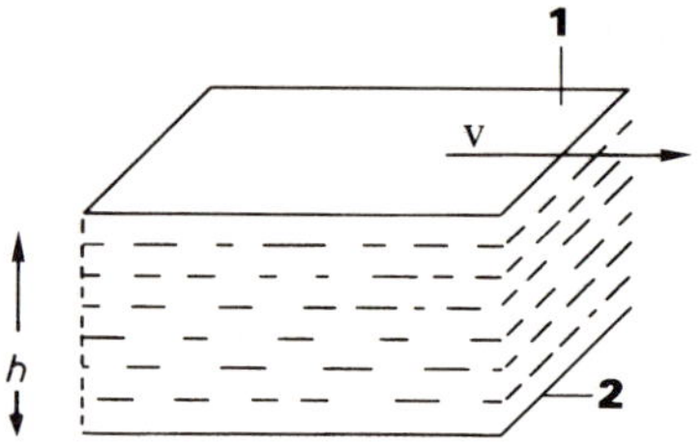

Abb. **4.1** Modellbetrachtung zur Beschreibung der Viskosität.

Für die Vorwärtsbewegung ist eine Kraft F erforderlich, die umso größer ist, je größer die Fläche A der Platte 2 ist. Die Normierung dieser Kraft über die Fläche ist die Schubspannung τ. Diese Schubspannung muß um so größer sein, je zäher die Flüssigkeit, ausgedrückt durch den Viskositätskoeffizienten η, ist. Sie ist ferner proportional zum Geschwindigkeitsgradienten D, d. h. der Relativgeschwindigkeit der Platte 1 gegenüber der Platte 2 und umgekehrt proportional zum Abstand zwischen den beiden Platten.

2.1.2 Idealviskosität

Nach Newton ist die Viskosität einer idealviskosen Flüssigkeit durch die in Gl. (1) dargestellte Beziehung gegeben

$$\frac{F}{A} = \tau = \eta \frac{d\upsilon}{dx} = \eta D \qquad (1)$$

$F/A = \tau$ Schubspannung,
η Viskositätskoeffizient,
$D = d\upsilon/dx$ Schergefälle, Schergeschwindigkeitsgefälle bzw. Geschwindigkeitsgefälle

Flüssigkeiten, die dieser Gesetzmäßigkeit folgen, werden als **Newtonsche Flüssigkeiten** bezeichnet.

Das Schergefälle D hat die Dimension s^{-1}. Die Schubspannung ist dimensionsgleich zu einem Druck mit Nm^{-2} bzw. Pa. Sie unterscheidet sich jedoch von einem Druck dadurch, daß der ihr zugrundeliegende Kraftvektor parallel zur Fläche und beim Druck senkrecht zur Fläche orientiert ist. Der Viskositätskoeffizient η hat die Dimension Pa · s und unterscheidet sich darin als innerer Reibungskoeffizient von Flüssigkeiten von den Reibungskoeffizienten der Festkörperreibung, die dimensionslos sind.

Da die Fließfähigkeit einer Flüssigkeit umgekehrt proportional zu deren Viskosität ist, kann sie in Rheogrammen wiedergegeben werden, die umgekehrte Viskositätsdiagramme darstellen. Hierzu wird wie in Abb. **4.2** das Schergefälle D über der Schubspannung τ aufgetragen.

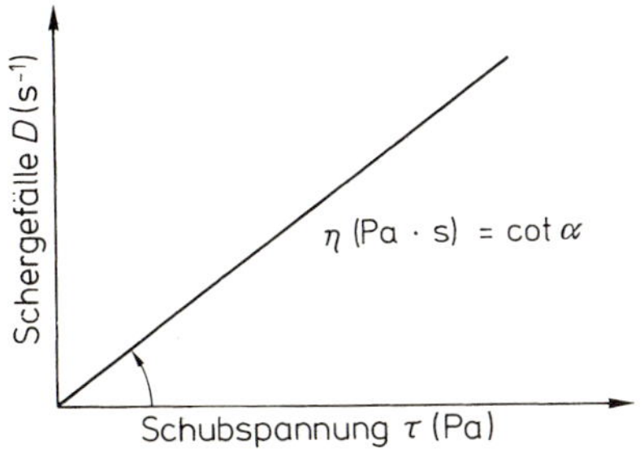

Abb. **4.2** Idealviskoses Fließverhalten.

Im Falle einer idealviskosen Flüssigkeit resultiert eine Gerade, deren Steilheit dem Fließvermögen, die reziproke Steilheit dagegen der Viskosität entspricht. Abweichungen vom geradlinigen Verlauf des Rheogrammes, die bei strukturviskosen Körpern auftreten, werden an späterer Stelle behandelt (s. Abschn. 5.2).

2.1.3 Bestimmungsmethoden für die Viskosität idealviskoser Flüssigkeiten

Die Viskosität idealviskoser Flüssigkeiten läßt sich mit hoher Genauigkeit mit einem **Kapillarviskosimeter** bestimmen. In Abb. **4.3** ist schematisch das Kapillarviskosimeter nach Ubbelohde wiedergegeben.

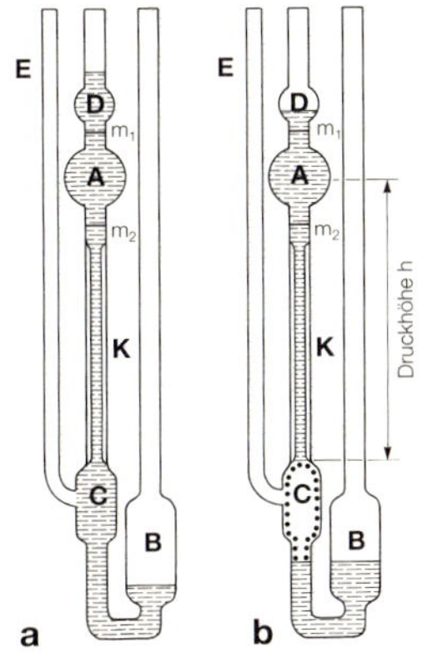

Abb. **4.3** Kapillarviskosimeter nach Ubbelohde
a Viskosimeter nach dem Hochsaugen der Meßflüssigkeit
b Viskosimeter während der Messung

Beim Kapillarviskosimeter macht man sich die Tatsache zunutze, daß die Auslaufgeschwindigkeit einer Flüssigkeit aus einer Kapillare der Viskosität umgekehrt proportional ist. Die Auslaufgeschwindigkeit folgt dem **Hagen-Poiseuilleschen-Gesetz** (Gl. (2)), wonach

$$\frac{V}{t} = \frac{\Delta p \pi r^4}{8 \eta l} \qquad (2)$$

ist.

Hierin bedeuten V das in der Zeit t durch die Kapillare laufende Flüssigkeitsvolumen, Δp die sich aus der Dichte und der Höhe der Flüssigkeitssäule ergebende Druckdifferenz zwischen dem Anfang und dem Ende der Kapillare, l die Länge der Kapillare, r deren Radius und η die Viskosität der Flüssigkeit. In das Vorratsgefäß B am rechten Schenkel des Viskosimeters wird die zu untersuchende Flüssigkeit eingefüllt; anschließend wird die Flüssigkeit durch die Kapillare K bis zur Füllung der beiden Vorratskugeln A und D hochgesaugt. Zur Messung läßt man sie durch die Kapillare K zurücklaufen und mißt die Zeit, die verstreicht, wenn der Meniskus von der oberen Meßmarke m_1 zur unteren Meßmarke m_2 abfällt. Über das Belüftungsrohr E wird die Erweiterung C unterhalb der Kapillare belüftet, so daß in dieser Erweiterung unter der Kapillare ein konstanter Druck, nämlich der Atmosphärendruck herrscht. Auf diese Weise geht in die Messung lediglich die Druckabnahme durch das Abfallen des Meniskus zwischen den beiden Marken ein, nicht aber das Ansteigen der Flüssigkeitssäule in dem im rechten Schenkel der Apparatur befindlichen Vorratsgefäß. Da die Viskosität stark temperaturabhängig sein kann, wird die Messung in einem Temperiergefäß durchgeführt. Die Viskosität kann dann nach Gl. (3) berechnet werden.

$$\eta = \frac{\rho g \pi h r^4 t}{8 l V} \qquad (3)$$

worin V das Volumen der unmittelbar über der Kapillare befindlichen Kugel A zwischen den beiden Meßmarken m_1 und m_2, h die Länge der Kapillare, r der Radius der Kapillare, ρ die Dichte der Flüssigkeit und g die Erdbeschleunigung sind. Im allgemeinen bedient man sich einer Gerätekonstanten k, die mit Hilfe von Flüssigkeiten bekannter Viskosität ermittel wird. Mit dieser vereinfacht sich die Formel zu Gl. (4).

$$\eta = \rho k t \qquad (4)$$

Die Größe η/ρ wird als **kinematische Viskosität** v bezeichnet (Gl. (5))

$$v = \frac{\eta}{\rho} = k \cdot t \qquad (5)$$

Ein zweiter sehr gebräuchlicher Viskosimetertyp für die Bestimmung der Viskosität von idealviskosen Flüssigkeiten ist das **Kugelfallviskosimeter.** In Abb. **4.4** ist schematisch das Kugelfallviskosimeter nach Höppler wiedergegeben.

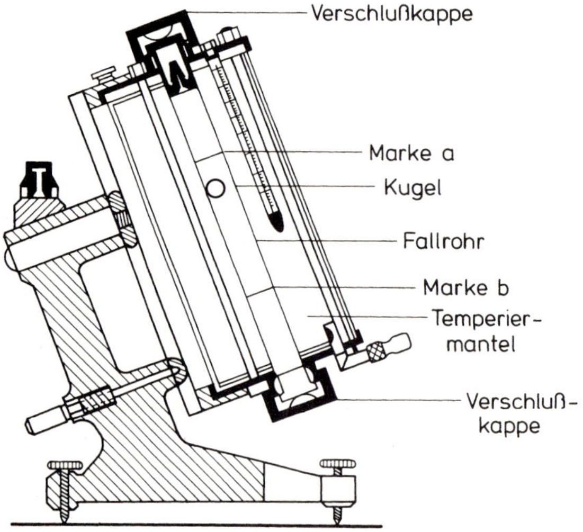

Abb. **4.4** Kugelfallviskosimeter nach Höppler.

Es besteht aus einem in einem Temperiermantel befindlichen schräg stehenden Rohr, in das die zu untersuchende Flüssigkeit eingefüllt wird. Gleichzeitig wird in das Rohr eine Kugel höherer Dichte eingebracht. Das Viskosimeter, das drehbar an einem Stativ befestigt ist, wird zunächst nach oben umgedreht, so daß die Kugel durch die Flüssigkeit in den Oberteil des Viskosimeters fällt. Zur Messung wird das Viskosimeter wieder in die Meßstellung gebracht. Damit fällt die Kugel in umgekehrter Richtung und passiert dabei zwei Meßmarken. Die Kugel wird anfangs eine beschleunigte Bewegung durchführen und schließlich eine Gleichgewichtsgeschwindigkeit erreichen. Die obere Meßmarke ist so angebracht, daß die Kugel sich beim Passieren dieser Meßmarke auf jeden Fall schon im Bereich der konstanten Geschwindigkeit befindet. Es wird dann die Zeit ermittelt, die die Kugel von dieser oberen Meßmarke bis zur unteren Meßmarke benötigt.

Das Meßprinzip lehnt sich an das **Stokessche Gesetz** an (s. Abschn. 5.3), wonach sich die Fallgeschwindigkeit eines Körpers in einem Medium im Gleichgewichtszustand aus der Dichtedifferenz zwischen diesem Körper und dem umgebenden Medium ($\rho_K - \rho_D$), dem Radius des Körpers r, der Erdbeschleunigung g und der Viskosität errechnet (Gl. (6)).

$$v = \frac{2}{9} \cdot \frac{(\rho_K - \rho_D) \cdot r^2 g}{\eta} \qquad (6)$$

Zur Erfüllung des Stokesschen Gesetzes müßte die Kugel frei vertikal fallen, eine Bedingung, die sich nicht ohne weiteres verifizieren läßt. In einem vertikal stehenden Rohr wird ein Fallkörper stets eine unregelmäßige Pendelbewegung durchführen. Aus diesem Grund wird beim Kugelfallviskosimeter das Meßrohr etwas schräg gestellt, so daß die Kugel auf der Innenwand des Rohres abrollt. Dies gewährleistet eine hohe Reproduzierbarkeit der Messung, verursacht aber auch, daß die Fallgeschwindigkeit nicht exakt dem Stokesschen Gesetz folgt. Am einfachsten bedient man sich einer Gerätekonstanten, die mit Hilfe von Flüssigkeiten bekannter Viskosität ermittelt wird. Unter Berücksichtigung dieser Konstanten k läßt sich die Viskosität der zu untersuchenden Flüssigkeit festlegen (Gl. (7)).

$$\eta = k \cdot (\rho_K - \rho_D) \cdot t \qquad (7)$$

ρ_K Dichte der fallenden Kugel
ρ_D Dichte der Flüssigkeit
t Fallzeit der Kugel zwischen den beiden Marken

Sowohl das Kapillarviskosimeter als auch das Kugelfallviskosimeter gestatten nur eine Einpunktmessung mit einer aus der Geometrie und den Dichten resultierenden Schubspannung und dem sich daraus einstellenden konstanten Schergefälle. Beide Größen sind praktisch nicht überschaubar. Dennoch ist es möglich, bei Messungen ein und derselben Flüssigkeit in verschiedenen Kapillarviskosimetern unterschiedlichen Kapillardurchmessers oder in einem Kugelfallviskosimeter mit Kugeln unterschiedlichen Durchmessers bzw. unterschiedlicher Dichte Schubspannung und Schergefälle zu variieren. Da bei diesen Geräten weder die Schubspannung noch das Schergefälle eindeutig bestimmbar sind, ist es nur möglich, über die jeweilige Gerätekonstante die Viskosität zu ermitteln. Unter Variation der Bedingungen muß bei einem idealviskosen Fließverhalten stets der gleiche Viskositätswert resultieren. Treten Abweichungen auf, so ist die betreffende Substanz nicht idealviskos, sondern strukturviskos.

2.1.4 Strukturviskosität

Während beim idealviskosen Fließverhalten das Rheogramm eine Gerade darstellt, deren Steigung das Fließvermögen, die reziproke Steigung dagegen die Viskosität widerspiegelt, zeichnen

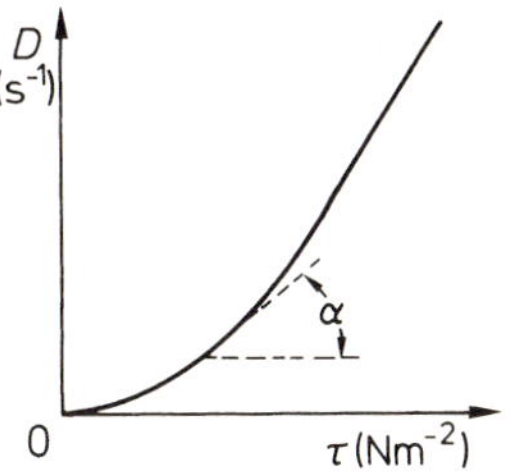

Abb. **4.5** (Casson-Körper). Pseudoplastisches Fließen.

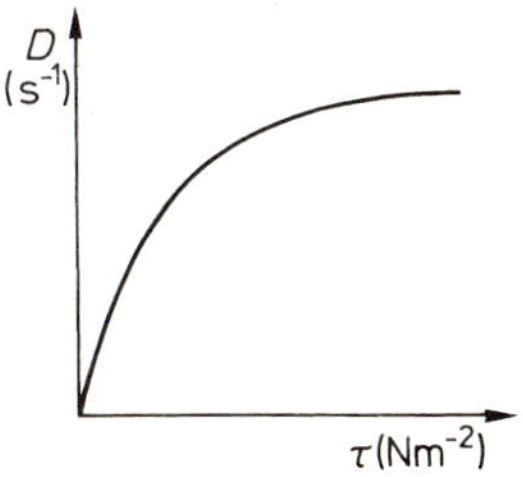

Abb. **4.6** Dilatantes Fließen.

sich strukturviskose Körper durch eine Nichtlinearität im Rheogramm aus, d. h. durch ein veränderliches Fließvermögen bzw. durch eine veränderliche Zähigkeit. Die reziproke Steigung, d. h. der reziproke Differentialkoeffizient der Kurve, ist für jeden Punkt anders und wird daher zur Unterscheidung vom echten Viskositätskoeffizienten η als **Quasiviskositätskoeffizient** bzw. einfach als **Quasiviskosität** η^* bezeichnet. Dies ist also keine Stoffkonstante, sondern eine von der jeweiligen Scherung abhängige Größe.

Ausgehend von steigenden Schubspannungswerten unterscheidet man je nach Art der Änderung die Fließfähigkeit der Systeme drei verschiedene Grundtypen der Strukturviskosität.

Ein **pseudoplastisches Fließen** liegt dann vor, wenn die Flüssigkeit mit zunehmender Scherbeanspruchung eine zunehmende Fließfähigkeit zeigt. Dabei kann durchaus der Anfangsteil des Rheogramms annähernd linear entsprechend einer Idealviskosität sein. Die Veränderlichkeit der Steigung wird dann erst oberhalb einer bestimmten Schubspannung merkbar. Auch bei hohen Schubspannungswerten kann sich wieder annähernd ideales Fließverhalten einstellen. Ein derartiges Diagramm ist in der Abb. **4.5** dargestellt. Pseudoplastische Körper werden auch als **Casson-Körper** bezeichnet.

Pseudoplastisches Fließen wird bei Suspensionen mit anisometrischen Teilchen (Plättchen oder Nadeln) und bei kolloiden Lösungen langkettiger Makromoleküle beobachtet.

Der zweite Typ, das **dilatante Fließen,** zeigt einen umgekehrten Verlauf (s. Abb. **4.6**). Die Steilheit der Kurve nimmt mit zunehmender Scherbeanspruchung immer weiter ab, was einer zunehmenden Viskosität oder einer abnehmenden Fließfähigkeit gleichkommt. Im Extremfall können dilatante Körper Flüssigkeiten darstellen, die bei Einwirkung hoher Scherkräfte zu hochelastischen Festkörpern werden. Dilatante Körper sind hochkonzentrierte Pasten.

Den dritten Typ stellt das **plastische Fließen** dar. In diesem Fall setzt die Fließfähigkeit erst oberhalb einer bestimmten Schubspannung, dem Fließpunkt ein. Bis zu dieser Schubspannung ist das Material formstabil. Dies erkennt man im Rheogramm an der Tatsache, daß der Anfangsteil des Diagramms mit der Abszisse zusammenfällt. Hierbei ist das Fließvermögen demnach 0 und die Viskosität unendlich. Damit liegt bis zu dieser Belastung ein Festkörper vor. Erst oberhalb des Fließpunktes steigt die Kurve an und geht entweder rasch in eine Gerade über oder es zeigt sich eine über einen längeren Bereich allmählich zunehmende Steigung. Im ersten Fall stellt sich eine konstante Fließfähigkeit ein. Ein derartiges Material wird **Bingham-Körper** genannt. Im zweiten Fall nimmt die Fließfähigkeit fortlaufend wie beim Casson-Körper zu. Deshalb und unter

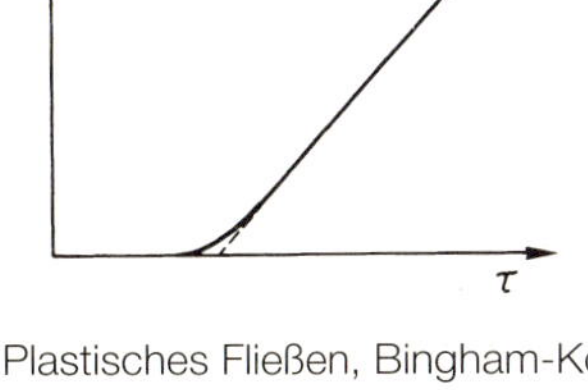

Abb. **4.7** Plastisches Fließen, Bingham-Körper.

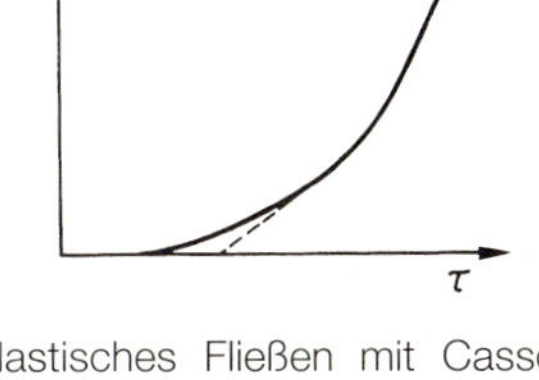

Abb. **4.8** Plastisches Fließen mit Casson-Charakteristik.

Berücksichtigung des Fließpunktes bezeichnet man derartige Materialien als plastische Körper mit Casson-Charakteristik. Die beiden entsprechenden Diagramme sind in den Abb. **4.7** und **4.8** wiedergegeben.

Strukturviskose Materialien verändern ihr Fließvermögen unter der Scherung durch strukturelle Veränderungen, die durch den mechanischen Einfluß ausgelöst werden. Hierzu gehören z. B. Ausrichtungen von Molekülen oder Suspensionspartikeln, Zerstörung des inneren Zusammenhalts eines Festkörpers oder Störung bzw. Verdrängung eines interpartikulären Flüssigkeitsfilms bei hochkonzentrierten Suspensionen. Diese Phänomene werden im einzelnen in nachstehenden Abschnitten und Kapiteln abgehandelt.

Die viskositätsbeeinflussenden Strukturen bauen sich in der Regel nicht spontan, sondern erst mit einiger Verzögerung wieder auf. Wird nach Durchlaufen eines Diagramms mit zunehmenden Schubspannungswerten die Schubspannung allmählich wieder zurückgenommen, so folgt bei starken Verzögerungen im Wiederaufbau des Systems die absteigende Kurve nicht dem Anstiegsdiagramm. Es ist vielmehr eine Hysteresis zu beobachten, die selbstverständlich auch von der Geschwindigkeit abhängt, mit der der gesamte Kurvenzug durchmessen wird. Die Verzögerung im Wiederaufbau eines plastischen Körpers wird als **Thixotropie** bezeichnet (s. Abb. **4.9**). Der Begriff Thixotropie läßt sich sinngemäß auch auf pseudoplastische Körper ausdehnen, obgleich er ursprünglich nur für plastische definiert wurde.

Das Gegenteil der Thixotropie, das einer zeitabhängigen Verflüssigung bei abnehmender Scherbelastung entspricht und von einem dilatanten Fließverhalten ausgeht, wird als **Antithixotropie** bezeichnet.

Der Wiederaufbau des Ruhezustandes eines festeren Systems, wie z. B. eines Gels, läßt sich manchmal durch leichte mechanische Beeinflussungen fördern. Die hierbei eintretende Strukturverfestigung nennt man **Rheopexie.**

Wird ein plastischer Körper durch Scherung irreversibel verflüssigt, dann ist dies eine **Rheodestruktion.**

Häufig zu beobachten ist ein zusammengesetztes Fließverhalten, bei dem z. B. bei geringeren Scherbeanspruchungen ideales Fließverhalten vorliegt, das pseudoplastisch wird, bei höheren Schubspannungswerten in eine leichte Dilatanz übergeht und schließlich in einen geradlinigen idealviskosen Abschluß einmündet. Ein derartiger Kurvenverlauf ist in der Abb. **4.10** dargestellt.

Auch die Abwärtskurve kann einen komplexen Verlauf haben, wie aus der Abb. **4.11** zu ersehen ist, in der ein dilatanter Körper mit einer solchen Charakteristik wiedergegeben ist. Komplexe

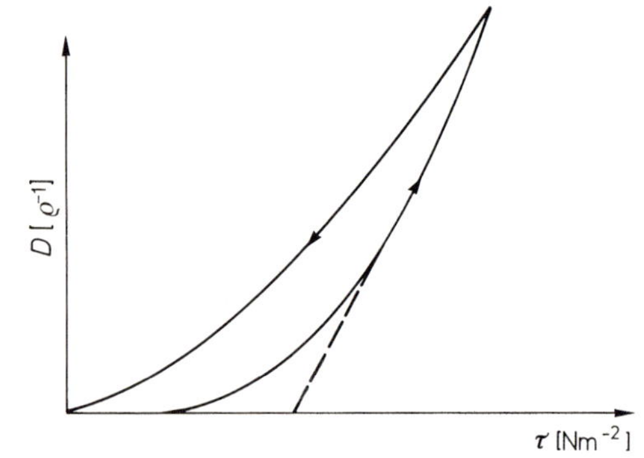

Abb. **4.9** Plastisch thixotroper Körper.

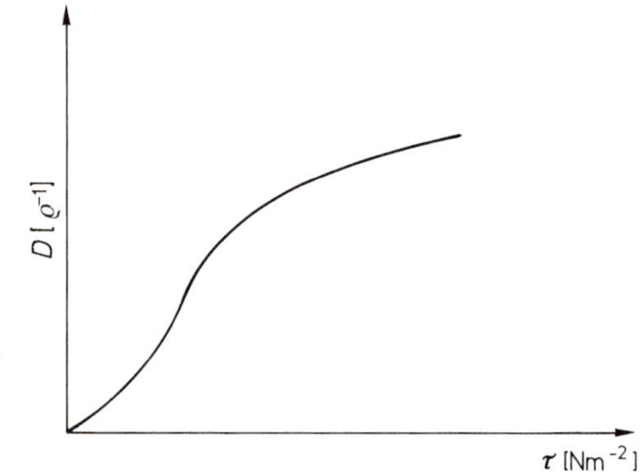

Abb. **4.10** Zusammengesetztes Fließverhalten.

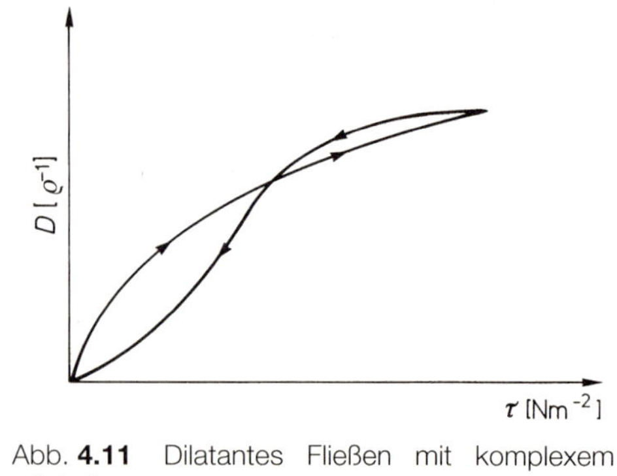

Abb. **4.11** Dilatantes Fließen mit komplexem Abwärtsdiagramm.

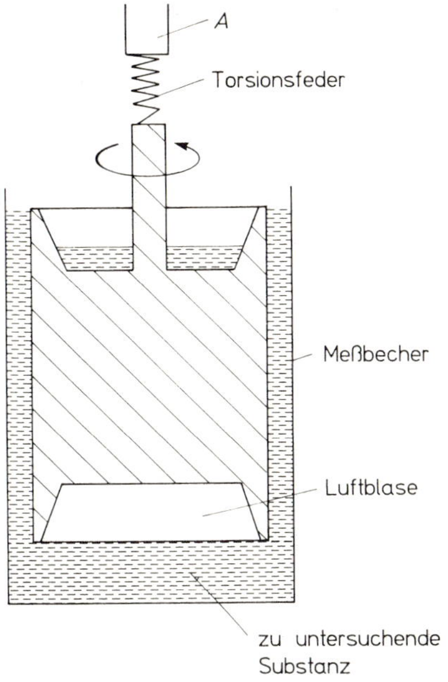

Abb. **4.12** Zylinder-Becher-Einrichtung, beim Searle-Prinzip ist der Probenbecher fest, während der Meßkörper rotiert; beim Couette-Prinzip ist der Meßkörper fest und der Probenbecher rotiert.

Diagramme deuten immer auf mehrfache ineinander übergehende Strukturumwandlungen hin.

2.1.5 Rheologische Untersuchungen strukturviskoser Flüssigkeiten

Strukturviskose Flüssigkeiten, deren Viskositäten von der Scherbeanspruchung abhängen, lassen sich am einfachsten mit einem **Rotationsviskosimeter** untersuchen. Hierzu stehen zwei unterschiedliche Einrichtungen zur Verfügung.

1 Zylinder-Becher-Einrichtung (Abb. **4.12**) und
2 Platte-Kegel-Einrichtung (Abb. **4.13**).

Bei der Zylinder-Becher-Einrichtung befindet sich die zu untersuchende Probe in einem Becher definierten Innendurchmessers, in den ein zylindrischer Meßkörper mit ebenfalls definiertem Durchmesser eintaucht. Zwischen Meßkörper und Becher muß sich ein an allen Stellen absolut gleichmäßig schmaler, konzentrischer Spalt befinden. Der Meßkörper ist entweder über eine Torsionsfeder oder direkt mit der Welle A verbunden.

Die Messungen können nach zwei verschiedenen Prinzipien erfolgen:

1. Nach dem **Couette-Prinzip,** wobei der Probenbecher mit einer vorgegebenen Winkelgeschwindigkeit um seine Achse rotiert, während die Achse A starr am Geräterahmen fixiert ist;

2. Nach dem **Searle-Prinzip,** wobei der Probenbecher fest steht, während die Welle A, die über eine Torsionsfeder mit dem Meßkörper verbunden ist, mit der vorgegebenen Winkelgeschwindigkeit angetrieben wird.

In beiden Fällen stellt sich eine der Zähigkeit der Flüssigkeit proportionale Verdrillung der Torsionsfeder ein. Die Verdrillung dieser Feder läßt sich aus der Winkelverschiebung zwischen der Welle A und dem Probenbecher ablesen. Sie ist bei bekannter Federkonstante ein unmittelbares Maß für das an der Torsionsfeder angreifende Drehmoment.

Die tangential am Zylindermantel des Meßkörpers angreifende Kraft F ergibt sich aus dem Drehmoment M und dem Radius des Meßkörpers nach Gl. (8).

$$F = \frac{M}{r} \text{ (in N)} \qquad (8)$$

Die Schubspannung τ, die als Kraft pro Fläche definiert ist, errechnet sich dann aus der Fläche des Zylindermantels nach Gl. (9)

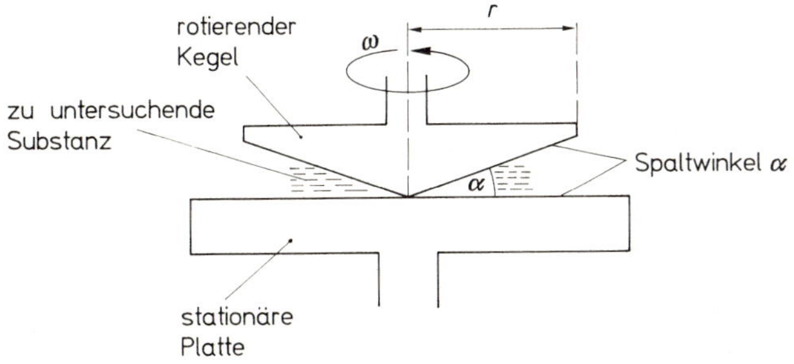

Abb. **4.13** Platte-Kegel-Einrichtung zur Rotationsviskosimetrie.

$$\tau = \frac{F}{2\pi rh} = \frac{M}{2\pi r^2 h} \text{ (in Pa)} \quad (9)$$

Aus der im Bogenmaß angegebenen Winkelgeschwindigkeit ω errechnet sich unter Annahme eines linearen Scherprofils das Gechwindigkeitsgefälle D nach Gl. (10).

$$D = \frac{2\omega r_a^2}{r_a^2 - r_i^2} \text{ (in s}^{-1}\text{)} \quad (10)$$

r_a Radius des Meßgefäßes
r_i Radius des Meßzylinders

Die zweite gebräuchliche Einrichtung ist die **Platte-Kegel-Einrichtung** (Abb. **4.13**).

Die Platte-Kegel-Einrichtung besteht aus einer kreisrunden planen Scheibe, der Platte, auf die die zu untersuchende Substanz ausgestrichen wird. Auf diese ruhende Scheibe wird mit Hilfe einer Feder ein Kegel mit einem gegebenen Öffnungswinkel gedrückt. Der Kegel wird mit bestimmten Umdrehungsgeschwindigkeiten ω in Rotation versetzt und das erforderliche Drehmoment M gemessen. Bei dieser Meßeinrichtung errechnet sich die Schubspannung τ nach Gl. (11).

$$\tau = \frac{3M}{2\pi r^3} \text{ (in Nm}^{-2}\text{)} \quad (11)$$

r Kegelradius

Das Schergefälle D ergibt sich aus der Winkelgeschwindigkeit ω und dem Spaltwinkel zwischen Platte und Kegel α nach Gl. (12)

$$D = \frac{\omega}{\alpha} \text{ (in s}^{-1}\text{)} \quad (12)$$

2.1.6 Strömungsarten

Die vorstehenden Überlegungen zu den Fließeigenschaften von Flüssigkeiten sowie die entsprechenden Meßmethoden setzen eine **laminare Strömung** voraus. Unter einer laminaren Strömung ist eine idealisierte Fließbewegung zu verstehen, bei der sich die einzelnen Schichten des Gutes parallel zueinander ohne gegenseitigen Energieaustausch bewegen. Moleküle in einer Schicht beharren in ihrer Bewegungsrichtung und können sich folglich nicht über die verschiedenen Schichten austauschen.

Der laminaren Strömung steht die ideal **turbulente Bewegung** gegenüber, bei der die Geschwindigkeiten und die Bewegungsrichtungen der Materiebausteine rein zufällig verteilt sind. Damit kommt es zwangsläufig unter Energieaustausch zu häufigen Zusammenstößen. Die Zusammenstöße führen zu Änderungen in Richtung und Intensität der Bewegung der betroffenen Materieteilchen. Einem derartigen Bewegungszustand entspricht die thermische oder auch Brownsche Bewegung in Gasen oder in Flüssigkeiten. In Mischern versucht man solche Materialbewegungen aufzubauen, ohne sie jedoch vollständig verifizieren zu können. Der laminaren Strömung können sich turbulente Bewegungen überlagern. Dies führt zur **turbulenten Strömung.** Die turbulente Strömung einer Flüssigkeit in einem Rohr macht sich durch einen erhöhten Strömungswiderstand, aber auch durch ein besonderes Strömungsprofil bemerkbar. Bei diesem ist der Geschwindigkeitsgradient im Bereich der Rohrwandung besonders steil, während über nahezu dem gesamten übrigen Querschnitt die Strömungsgeschwindigkeit nur geringe Unterschiede aufweist.

Die turbulente Strömung tritt dann auf, wenn die **Reynolds-Zahl *Re*** einen bestimmten Wert überschreitet, der selbst allerdings wiederum von weiteren Faktoren, die die Strömungsbedingungen charakterisieren, abhängt.

Die Reynolds-Zahl Re bei der Durchströmung eines Rohres mit dem Durchmesser d errechnet sich aus

$$Re = \frac{\bar{v} \cdot d \cdot \rho}{\eta} \quad (13)$$

$\bar{v}$ mittlere Fließgeschwindigkeit,
d Partikeldurchmesser
ρ Dichte der Flüssigkeit und
η ihre Viskosität

2.2 Feststoffe

2.2.1 Innere Struktur

Feststoffe sind formstabile, unter dem Einfluß mäßiger mechanischer Kräfte elastische Körper.

Ideale Festkörper sind kristallin, d. h. sie zeichnen sich durch einen hohen Ordnungszustand aus, der sich über alle Bauelemente der Materie, d. h. die Atome und Moleküle, erstreckt. Diese führen thermisch unregelmäßige oszillierende Bewegungen durch. Dabei verlassen sie die durch den Ordnungszustand vorgegebenen Schwerpunktlagen nur geringfügig, so daß ein Platzwechsel wie in Flüssigkeiten nur vereinzelt vorkommt. Mit steigender Temperatur nimmt die

Amplitude der Bewegung zu, bis schließlich der Ordnungszustand am Schmelzpunkt zusammenbricht. Kristalline Feststoffe zeichnen sich gegenüber amorphen Feststoffen durch einen Schmelzpunkt aus. Dieser ist um so schärfer, je störungsfreier das Kristallisat ausgebildet ist. Amorphe Körper erweichen zunehmend mit steigender Temperatur, bis sie schließlich zunächst in eine zähe und dann niedrig viskose Flüssigkeit übergehen.

Viele amorphe Körper zeigen einen Temperaturbereich innerhalb dem sich der Wechsel vom Festkörper zur Flüssigkeit und umgekehrt mehr oder minder deutlich vollzieht. Demzufolge wird amorphen Substanzen eine dem Schmelzpunkt vergleichbare Temperatur zugeordnet, die **Glasübergangstemperatur.** Unterhalb dieser Temperatur liegen amorphe Körper als Gläser vor.

Aus dem Ordnungszustand kristalliner Feststoffe ergibt sich in allen drei Raumrichtungen eine Periodizität, d. h. die kristallografische Struktur stellt ein dreidimensionales Gitter dar. Im Gegensatz zu diesen echt kristallinen Zuständen können die in Abschn. 4.3 und 4.5 beschriebenen flüssigkristallinen Strukturen zwei- bzw. eindimensional sein oder überhaupt keine Periodizität aufweisen.

Alle periodischen Ordnungszustände lassen sich durch eine elementare geometrische Figur beschreiben, die wiederholt aneinandergelagert das betreffende Gitter ausmachen. Der kürzeste Abstand zwischen zwei identischen Gitterbausteinen wird als Identitätsperiode bezeichnet. Identische Gitterbausteine sind die kleinsten Einheiten der Materie, die unter sich gleich sind und die die gleiche Umgebung besitzen. Dies können chemisch identische Moleküle sein, welche die gleiche Anordnung zu ihren Nachbarmolekülen besitzen und deren Umgebung den gleichen chemischen und geometrischen Aufbau aufweist. Aus dieser Bedingung geht zwangsläufig hervor, daß identische Moleküle nur solche sein können, welche die gleiche Konformation und die gleiche Orientierung haben. Einander entsprechende Atome verschiedener identischer Moleküle sind ebenfalls identische Gitterbausteine. Ihr kürzester Abstand ist wiederum die Identitätsperiode.

Bei einem zweidimensionalen Gitter, wie z. B. dem in der Abb. **4.14** wiedergegebenen, ist die kleinste, das Gitter beschreibende geometrische Elementareinheit ein Elementarparallelogramm.

Dreidimensionalen Gittern liegt eine räumliche geometrische Einheit zugrunde, die Elementarzelle, die ein Parallelepiped ist (Abb. **4.15**).

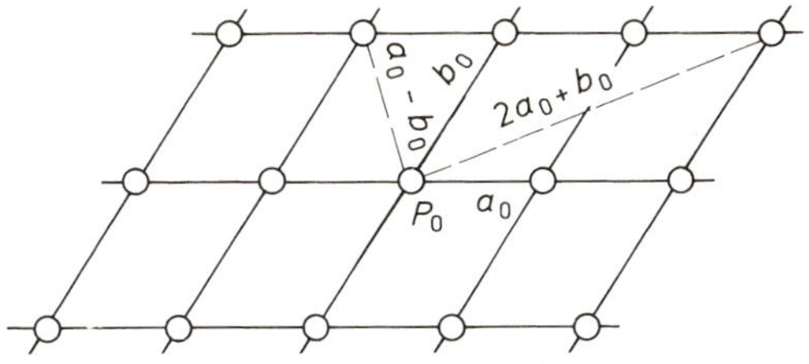

Abb. **4.14** Zweidimensionales Gitter (aus Hellenthal 1988) (Punktnetz oder Netzebene).

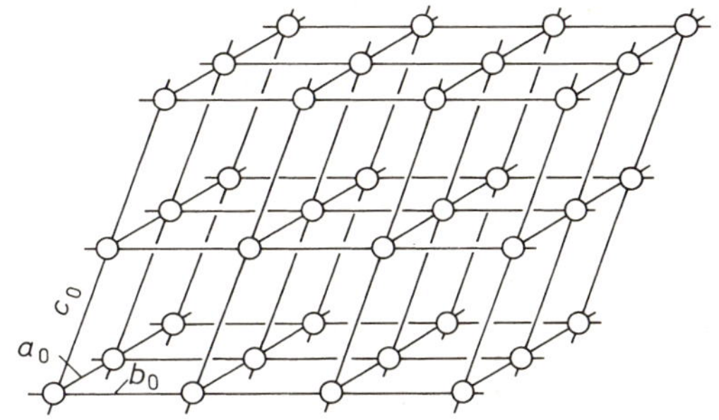

Abb. **4.15** Dreidimensionales Gitter (aus Kleber, 1967) (Raumgitter).

Die Darstellung der Elementarzelle erfolgt rein rationell geometrisch und ist völlig unabhängig von den das Gitter zusammenhaltenden Valenzen. Aus diesem Grund ist es möglich, alle Ordnungszustände in wenigen Gittertypen zusammenzufassen, die sich in den 7 Kristallsystemen und den daraus erweiterten 14 Bravais-Gittern wiederspiegeln. Die Elementarzellen von den 14 verschiedenen Bravais-Gittern sind in der Abb. **4.16** dargestellt.

Häufig ist ein und dieselbe chemische Substanz in der Lage, Festkörper auszubilden, denen verschiedene Ordnungszustände zugrunde liegen. Ist dies der Fall, so bezeichnet man die betreffende Substanz als **polymorph.** Die einzelnen Ordnungszustände sind die verschiedenen polymorphen Formen oder **Modifikationen.** Man beachte: Der Polymorphie-Begriff bezieht sich nur auf die Art des Ordnungszustandes der Atome bzw. Moleküle untereinander, d. h. auf die innere Struktur der Materie, und hat nichts mit der äußeren Form zu tun. Es ist durchaus denkbar, daß eine Substanz in ein und demselben inneren Aufbau je nach den äußeren Gegebenheiten in Form von Nadeln oder in Form von Blättchen kristallisiert. In diesem Fall liegt jedoch immer die gleiche Modifikation vor. Verschiedene Modifikationen ein und derselben Substanz müssen nicht unterschiedlichen Bravais-Gittern entsprechen. Es ist z. B. durchaus möglich, daß eine Substanz zwei oder sogar mehrere verschiedene monokline Modifikationen auszubilden vermag. Die Struktur unterscheidet sich dann im Ausmaß der einzelnen Dimensionen, wie z. B. in der Größe des Neigungswinkels oder in den Längen der Identitätsperioden. Die verschiedenen Modifikationen einer polymorphen Substanz können sich in ihren physikalischen Eigenschaften oft stark voneinander unterscheiden. Besonders deutlich wird dies im Bereich der anorganischen Chemie. Es sei an die Modifikationen des Kohlenstoffs, Graphit und Diamant, an die des Phosphors, Selens, Arsens, Antimons und des Schwefels erinnert.

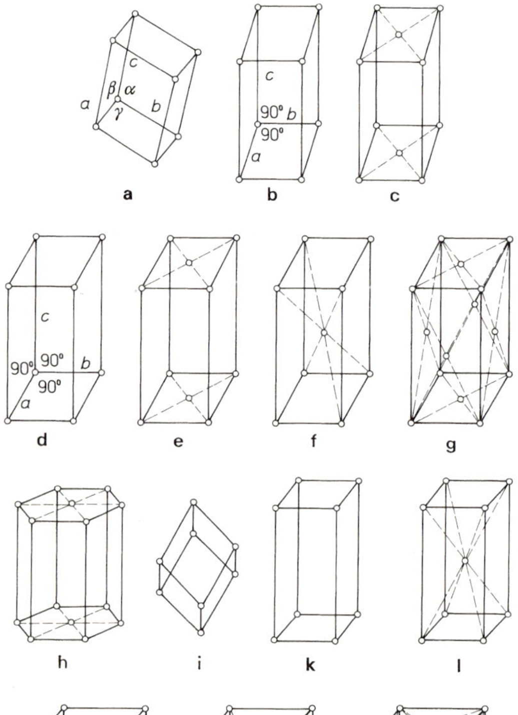

Abb. **4.16** Bravais-Gitter (Translationsgitter)
a triklines (einfach primitives) Gitter, **b** einfach monoklines Gitter, **c** flächenzentriertes monoklines Gitter, **d** einfach rhombisches Gitter, **e** basisflächenzentriertes rhombisches Gitter, **f** innenzentriertes rhombisches Gitter, **g** allseitig flächenzentriertes rhombisches Gitter, **h** hexagonales Gitter, **i** rhomboedrisches Gitter, **k** einfach tetragonales Gitter, **l** innenzentriertes tetragonales Gitter, **m** einfach kubisches Gitter, **n** innenzentriertes kubisches Gitter, **o** flächenzentriertes kubisches Gitter (aus Kleber, 1967).

Je nachdem, ob die Materie sich aus einer einzigen Atomart, aus Ionen oder diskreten Molekülen aufbaut, spricht man von Atom-, Ion- oder Molekülkristallen, denen als Ordnungszustand ein Atom-, Ion- oder Molekülgitter zugrunde liegt. Organische Wirkstoffe kristallisieren demnach in Molekülgittern. Der kristalline Aufbau und damit der Feststoffcharakter gehen bei ihnen ausschließlich auf Nebenvalenzen zurück.

Im allgemeinen kann man davon ausgehen, daß die verschiedenen polymorphen Formen einer Substanz wegen des unterschiedlichen Ordnungszustandes auch durch unterschiedliche Absättigung der Nebenvalenzen der Moleküle ausgezeichnet sind. Ist dies der Fall, so kommt ihnen auch eine unterschiedliche thermodynamische Stabilität zu. Die verschiedenen Modifikationen einer polymorphen Substanz besitzen demnach meistens ein unterschiedliches Energieniveau. Dies führt dazu, daß sie unterschiedliches Schmelzverhalten und einen unterschiedlichen Dampfdruck besitzen.

Besteht die Möglichkeit, zwei Formen thermisch reversibel ineinander umzuwandeln, so verhalten sie sich gegeneinander **enantiotrop.** Ist diese Umwandlung nur in einer Richtung möglich, so liegt **monotropes** Verhalten vor.

Die Modifikation mit dem höchsten Schmelzpunkt ist die Modifikation I, die des nächst tieferen die Modifikation II usw. Daneben sind auch andere ältere Bezeichnungsweisen noch gebräuchlich.

Die Zustandsdiagramme polymorpher Substanzen setzen sich aus den Zustandsdiagrammen der einzelnen Modifikationen zusammen (s. Abb. **4.17a–c**).

Im Diagramm der monomorphen Substanz ist das gasförmige Zustandsgebiet mit V, das Gebiet der Schmelze mit L und das des festen kristallinen Aggregatzustandes mit S gekennzeichnet. Zwischen V und S liegt die Sublimationskurve, zwischen S und L die Schmelzkurve und zwischen L und V die Siedekurve.

Bei den Diagrammen der dimorphen Substanzen sind jeweils zwei Sublimationskurven und zwei Schmelzkurven zu erkennen, die den entsprechenden Modifikationen zuzuordnen sind. Da beide Modifikationen die gleiche Schmelze lie-

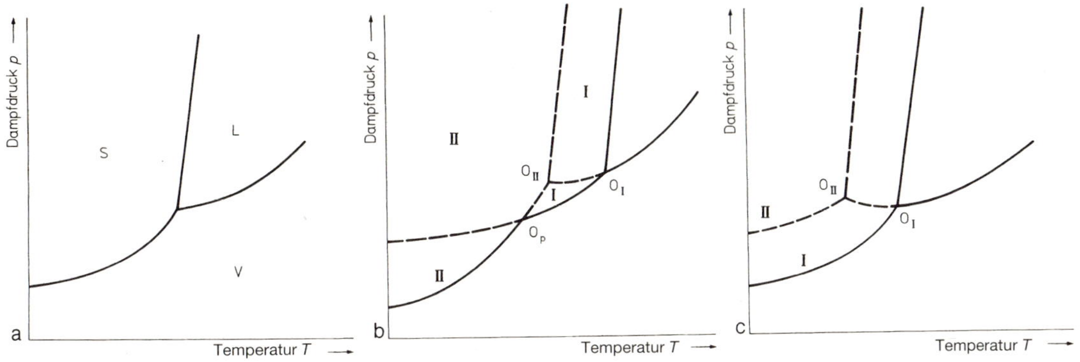

Abb. 4.17 Zustandsdiagramme einer **a** monomorphen Substanz, **b** dimorphen enantiotropen Substanz und **c** dimorphen monotropen Substanz.

fern, gibt es in diesen Diagrammen auch nur eine Siedekurve. Die Modifikation I ist definitionsgemäß diejenige, die den höchsten Schmelzpunkt besitzt. Demnach ist die jeweils weiter rechts liegende Schmelzkurve die der Modifikation I.

Die thermodynamisch stabilste Modifikation ist grundsätzlich diejenige, die den niedrigsten Dampfdruck besitzt. Der Dampfdruck der Substanzen in den verschiedenen Modifikationen läßt sich an den Sublimationskurven ablesen. Das Diagramm der monotropen Substanz zeigt, daß über den gesamten Temperaturbereich, in dem der feste Aggregatzustand möglich ist, die Modifikation I als die stabile Modifikation bezeichnet werden kann. Die Modifikation II ist stets energiereicher. Dagegen zeigt das enantiotrope Verhalten einen Schnittpunkt der beiden Sublimationskurven O_p. Bei Temperaturen oberhalb dieses Schnittpunktes ist die Modifikation I die stabile und die Modifikation II die energiereichere. Unterhalb des Schnittpunktes ist dagegen die Dampfdruckkurve der Modifikation II unter der der Modifikation I, so daß die Modifikation II zur stabilen geworden ist. Der Schnittpunkt repräsentiert die Phasenumwandlungstemperatur von I nach II und umgekehrt. O_I bzw. O_{II} sind die Tripelpunkte der beiden Modifikationen.

Aufgrund des unterschiedlichen thermodynamischen Zustandes kommen den verschiedenen Modifikationen einer Substanz auch unterschiedliche Löslichkeiten in einem gegebenen Lösungsmittel zu. Dabei verhalten sich die Löslichkeiten wie die Dampfdrücke (s. Abschn. 2.3.4). In Tabellenwerken für die Praxis wird oft für jede chemische Verbindung nur eine Löslichkeit unbeschadet einer Polymorphie angegeben. Dabei handelt es sich im allgemeinen um die Löslichkeit der am häufigsten zu beobachtenden Modifikation.

Energiereiche Modifikationen, die auf thermischem Wege oder durch Kristallisation aus bestimmten Lösungsmitteln gewonnen werden, können **metastabil** sein, d. h. sie gehen nicht von selbst unter Energieabgabe in eine energieärmere Form über. Für eine derartige Umwandlung ist eine Aktivierungsenergie erforderlich, die durch Temperaturerhöhung oder andere Anregungen dem System zugeführt werden muß, um die Phasentransformation einzuleiten. Hiervon wird in der Technik häufig Gebrauch gemacht, indem man metastabile Zustände durch **Tempern,** d. h. längeres – teilweise nur geringfügiges – Erwärmen abbaut und in den stabilen Zustand überführt.

Zahlreiche Wirkstoffe kommen in einem metastabilen Zustand in den Handel. Bei einigen ist die Begründung dafür darin zu suchen, daß die betreffende Form zufällig aus der Wirkstoffentwicklung hervorgegangen ist. In neuerer Zeit wurde aber auch versucht, gezielt energiereiche metastabile Formen herzustellen, um deren günstige Lösungseigenschaften für die Wirkstoff-Freigabe nach der Applikation zu nutzen (s. Kap. 7, Abschn. 4.2.2, Polymorphe Formen).

Zu unterschiedlichen kristallographischen Formen gehören auch die **pseudopolymorphen** Formen. Pseudopolymorphe Formen sind solche, an deren Aufbau nicht nur die betreffende Substanz, sondern auch Fremdsubstanzen durch Ausbildung von Mischkristallisaten, Solvaten oder Hydraten beteiligt sind.

Mischkristallisate sind Kristallisate aus zwei oder mehreren chemischen Stoffen, wobei die beteiligten Komponenten eine spezielle gemeinsame kristallografische Struktur aufbauen. **Solvate** und **Hydrate** sind als Sonderfälle aufzufassen, bei denen eine der Mischungskomponenten ein Lösungsmittel darstellt, wobei mit Wasser Hydrate gebildet werden, alle übrigen sind Solvate.

Hydrate sind von besonderer Bedeutung. Sie bauen sich aufgrund der strengen Strukturbedingungen stöchiometrisch auf und zeigen oft ein signifikant schlechteres Lösungsverhalten als die wasserfreien Formen, da das Kristallwasser zusätzliche Sekundärvalenzen im Molekülverband abzusättigen vermag. Diese können unter Umständen aus sterischen Gründen in der wasserfreien Form keine Absättigung erfahren. Dadurch sind die kristallwasserhaltigen Formen thermodynamisch stabiler. Allerdings kann dieser Unterschied häufig nicht unmittelbar beobachtet werden, da die wasserfreien Kristallisate oft bereits beim ersten Kontakt mit Wasser zunächst in die Hydratformen übergehen und sich dann erst lösen, so daß die Lösungseigenschaften der wasserfreien Form durch die der kristallwasserhaltigen diktiert werden.

2.2.2 Spezielle Untersuchungsmethoden für Festkörper

Die Beurteilung, in welchem kristallographischen Zustand pulverförmiges kristallines Material vorliegt, kann eindeutig nur mit Hilfe der **Röntgenfeinstrukturuntersuchung** durchgeführt werden. Hierfür stehen drei verschiedene Methoden zur Verfügung:

- Debye-Scherrer-Methode,
- Guinier-Methode und
- Goniometerverfahren.

Den Untersuchungsmethoden liegt die Tatsache zugrunde, daß beim Durchstrahlen einer geordneten Materie mit Röntgenlicht Interferenzerscheinungen auftreten. Die Winkel, unter denen die Interferenzen beobachtet werden können, hängen von der Wellenlänge des Röntgenlichts und den geometrischen Dimensionen, in denen Periodizitäten im strukturellen Aufbau der Materie vorkommen, ab. Damit ist die gesamte Geometrie regelmäßig vorkommender Anordnungen von Atomen, Atomgruppen oder Molekülen erfaßbar. Unterschiede gegenüber gegebenen Standards lassen sich aus dem Fingerprint des Interferenzbildes leicht erkennen.

Mit Hilfe **thermoanalytischer Methoden** lassen sich Phasentransformationen, d. h. Veränderungen im Zustand der Materie in Abhängigkeit von der Temperatur, beobachten. Sie geben wichtige Hinweise über mögliches Verhalten eines Wirkstoffes während der Verarbeitung.

Die **Differenzthermoanalyse** (DTA) und die **Differentialscanningcalorimetrie** (DSC) erfassen alle Vorgänge, bei denen Energie verbraucht oder abgegeben wird, also endotherme und exotherme Phasentransformationen.

Bei beiden Analysenmethoden wird die zu untersuchende Substanz in einen Tiegel eingeschweißt und zugleich mit einer Vergleichssubstanz oder nur einem Referenztiegel in einen heizbaren Meßkopf eingebracht. Bei der Differenzthermoanalyse wird nun die Heizung so gesteuert, daß die Temperatur des Vergleichstiegels mit konstanter Geschwindigkeit steigt. Dadurch wird auch auf die zu untersuchende Substanz eine pro Zeiteinheit konstante Wärmemenge übertragen. Die Temperaturdifferenz zwischen der Probe und dem Vergleichstiegel wird so lange konstant sein, so lange sich die Wärmekapazität der Probe nicht ändert. Im Augenblick einer Phasentransformation von einer Modifikation in eine andere oder im Augenblick des Schmelzvorganges wird jedoch Wärme für den betreffenden Phasenübergang verbraucht, die für eine weitere Erwärmung nicht mehr zur Verfügung steht. Hieraus resultiert eine zunehmende Temperaturdifferenz zwischen Vergleichstiegel und Probe. Es vergrößert sich aber auch die Temperaturdifferenz zwischen der Probe und dem Ofen, wodurch ein verstärkter Wärmefluß zur Probe zustandekommt. Nach vollendeter Phasentransformation gleicht sich wegen dieses stärkeren Wärmeflusses die Temperaturdifferenz zwischen den beiden Tiegeln wieder aus. Es wird also die Temperaturdifferenz ΔT zwischen den beiden Tiegeln in Abhängigkeit von der Temperatur bei einer vorgegebenen Heizrate beobachtet. Ein entsprechendes Thermogramm ist in der Abb. **4.18** wiedergegeben.

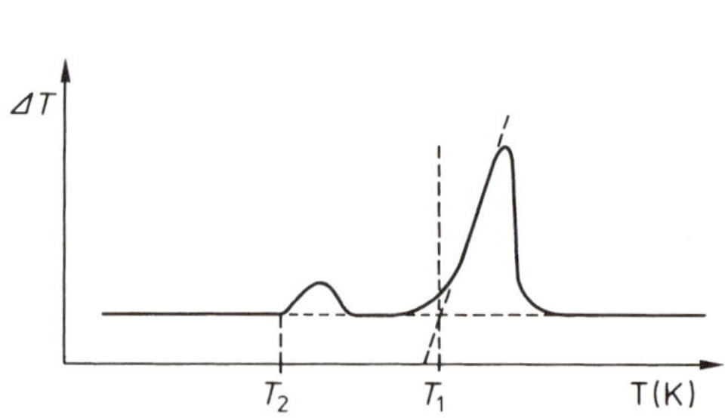

Abb. **4.18** Typisches DTA-Diagramm einer polymorphen Substanz.

Es ist auch denkbar, daß exotherme Phasenumwandlungen auftreten, wie z. B. eine bei höherer Temperatur ausgelöste Rekristallisation oder Umwandlung in eine stabilere Form. In diesem Fall entsteht ebenfalls ein Peak, jedoch nach der umgekehrten Richtung.

Bei der DSC-Methode werden beide Tiegel, der Probentiegel und der Vergleichstiegel, völlig getrennt oder mit entsprechenden Zusatzheizungen so beheizt, daß ihre Temperaturen gleichmäßig ansteigen und die Temperaturdifferenz zwischen beiden Null ist. Dies ist nur dann möglich, wenn im Augenblick der Phasentransformation aus der Zusatzheizung der Probe zusätzlich die für die betreffende Phasenumwandlung erforderliche Wärmemenge zugeführt wird. Es ist nun relativ leicht möglich, die jeweilige Temperatur, bei der die Phasentransformation eintritt, und die für die Umwandlung verbrauchte Wärmemenge in Form der verbrauchten zusätzlichen elektrischen Energie zu bestimmen. Auf diese Weise ist es auch möglich, die quantitative Zusammensetzung der Substanz in Bezug auf ihre verschiedenen kristallographischen Formen zu ermitteln.

Um festzustellen, ob und gegebenenfalls in welchem molaren Verhältnis eine Substanz Kristallwasser oder andere flüchtige Solvatbildner enthält, kann man sich der **Thermogravimetrie** (TG) bedienen. Bei diesem Analysenverfahren wird die zu untersuchende Substanz in eine Mikrowaage eingebracht und mit konstanter Geschwindigkeit aufgeheizt. Da sich das Kristallwasser in kristallwasserhaltigen Substanzen in einem ganz bestimmten Bindungszustand befindet, wird es auch innerhalb eines relativ engen Temperaturbereichs freigegeben. Man beobachtet also in einem Temperaturbereich, der auch durch die DSC- oder DTA-Analyse als Phasentransformation erkennbar ist, eine signifikante Massenveränderung.

Mit Hilfe der thermomechanischen Analyse (TMA), der **Dilatometrie,** wird das Volumen einer Probe und damit indirekt deren Dichte in Abhängigkeit von der Temperatur untersucht. Modifikationsänderungen, Schmelzprozesse und andere Änderungen des Ordnungszustandes, die mit Dichteänderungen einhergehen, können auch dann, wenn sie langsam verlaufen, beobachtet werden. Sie geben sich durch Abweichungen von der aus einer normalen thermischen Ausdehnung zu erwartenden Temperatur-Dichte-Charakteristik zu erkennen. Weitere Verfahren, wie die Festkörper-Kernresonanzspektroskopie und IR-Spektroskopie, ergänzen die Röntgenfeinstrukturuntersuchungen und thermoanalytischen Methoden bei der Identifizierung polymorpher und pseudopolymorpher Formen.

Die Kenntnis des Phasenverhaltens der Wirk- und der Hilfsstoffe ist insofern für die Arzneibereitung von großer Bedeutung, als hierbei auf die bearbeitete Substanz thermische oder mechanische Energie übertragen wird, die unter Umständen unerwünschte Phasentransformationen auslösen kann.

2.2.3 Mechanische Eigenschaften von Festkörpern

Wird ein Körper durch eine mechanische Kraft belastet, so treten in ihm Materialspannungen σ auf. Diese sind als die auf jede Flächeneinheit entfallenden Teilkräfte nach Gl. (14) zu definieren,

$$\sigma = \frac{F}{A} \quad (\text{in Nm}^{-2}) \tag{14}$$

oder bei ungleicher Kraftverteilung:

$$\sigma = \frac{\mathrm{d}F}{\mathrm{d}A} \quad (\text{in Nm}^{-2})$$

σ hat also die Dimension eines Druckes.

Ein elastischer Festkörper deformiert sich dabei nach dem **Hookeschen Gesetz** proportional zur Materialspannung im Sinne einer Längenänderung Δl. Die auf seine ursprüngliche Länge l bezogene relative Längenänderung ist danach nach Gl. (15)

$$\frac{\Delta l}{l} = \frac{1}{E} \cdot \sigma \tag{15}$$

E Konstante (Elastizitätsmodul)

Der Vergleich zwischen einer elastischen Festkörperverformung und dem Fließen einer Flüssigkeit läßt sich unter Berücksichtigung der Gln. (1) und (15) durch folgende Betrachtung durchführen:

Bei Einwirkung einer Schubspannung τ auf einen elastischen Festkörper resultiert eine für die Dauer der Belastung konstante geometrische Verformung γ, ausgedrückt in der Gl. (15) durch die relative Längenänderung $\Delta l/l$. Danach gilt:

$$\tau = E \cdot \gamma \tag{16}$$

Ideale Flüssigkeiten reagieren auf eine mechanische Belastung nicht mit einer konstanten Verformung, sondern mit einer konstanten Verformungsgeschwindigkeit $\dot{\gamma}$. Diese findet ihren Ausdruck im Schergefälle dv/dx. Damit gilt für ideale Flüssigkeiten:

$$\tau = \eta \cdot \dot{\gamma} \qquad (17)$$

Das Hookesche Gesetz besitzt je nach Art des betreffenden Festkörpers einen mehr oder minder breiten Gültigkeitsbereich. Wird die relative Längenänderung so groß, daß dieser Gültigkeitsbereich überschritten wird, so tritt überelastische Verformung auf, bei der zunächst die Materialspannung σ unproportional mit abnehmender Steilheit zunimmt. Schließlich geht die Verformung in eine irreversible Verformung, das plastische Fließen, über oder wird durch einen Bruch abgeschlossen (s. Abb. **4.19**). Man unterscheidet je nach dem Verhalten der Materialien unter der irreversiblen Verformung plastische und spröde Substanzen. Für die Tablettierung wird eine gute **plastische Verformbarkeit** erwartet, dagegen ist für Mahloperationen die spröde Substanz besser geeignet. Unter hohem Druck können spröde Materialien eine plastische Verformbarkeit annehmen, während plastische Materialien bei tiefen Temperaturen spröde werden können.

Festkörper, die durch überelastische Beanspruchungen in den Zustand des plastischen Fließens übergehen, nehmen damit nicht die Eigenschaften von echten Flüssigkeiten an. In einer Flüssigkeit führen die Bausteine der Materie durch die thermische Bewegung einen ständigen Platzwechsel durch, der ihr die Möglichkeit gibt, bereits sehr kleinen auf sie einwirkenden Kräften auszuweichen. Bei der plastischen Verformung der Feststoffe, die normalerweise kristallin sind, bleibt der Ordnungszustand im wesentlichen erhalten. Die Materiebausteine führen thermische Oszillationen um die Gleichgewichtslagen durch, so daß damit Platzwechsel äußerst selten vorkommen dürften. Die Fließbewegung kommt dadurch zustande, daß entlang bevorzugter Gleitebenen des Gitters bei Überschreiten einer bestimmten Materialspannung irreversible Verschiebungen auftreten.

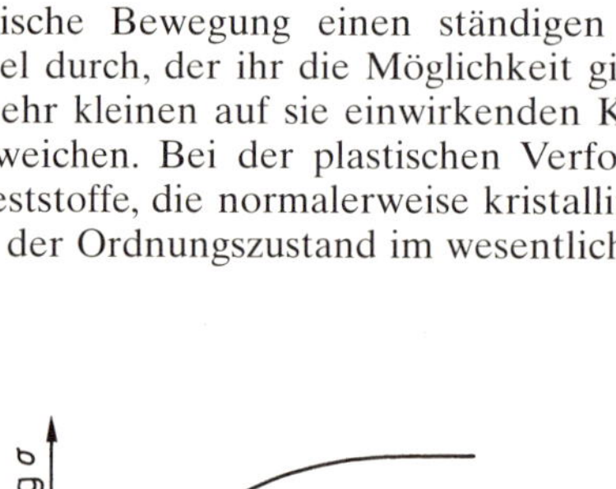

Abb. **4.19** Verformungscharakteristik eines plastischen Festkörpers.

Während bei geringfügigen Beanspruchungen mit elastischer Verformung die aus der Gleichgewichtslage verdrängten Bausteine wieder in ihre alten Positionen zurückfallen können, ist bei größeren Verschiebungen die Möglichkeit gegeben, daß die Materiebausteine der Gleitebene von Gleichgewichtslage zu Gleichgewichtslage sprunghaft verschoben werden. Dabei wird mit jedem Translationsschritt zunächst zur Verdrängung aus der Gleichgewichtslage mechanische Energie in das Gitter eingebracht. Diese wird nach Überschreiten des Potentialmaximums beim Einfallen in die nächste Gleichgewichtsposition als Wärme wieder freigesetzt. Aus diesem Grund ist jede plastische Verformung mit einer Umwandlung mechanischer in thermische Energie verbunden. Der größte Teil der für die Tablettierung aufzuwendenden mechanischen Energie wird in diesem Sinne verbraucht.

In der Abb. **4.20** ist der Vorgang einer plastischen Verformung schematisch wiedergegeben. Der rechte Teil des dargestellten Gitters wird durch Scherung gegenüber dem linken nach unten verschoben. Die gestrichelte Linie stellt die Scherebene dar, entlang der das Gleiten erfolgt. Damit die Übersicht erhalten bleibt, sind die Bindungen nur in der Scherebene eingezeichnet. In Abb. **4.20b** ist eine Auslenkung der der Gleitebene benachbarten Gitterpunkte nur soweit erfolgt, daß sie bei Nachlassen der Beanspruchung in ihre alten Positionen unter elastischer Rückverformung des betreffenden Körpers zurückfallen können. Ist bei stärkerer Beanspruchung die Mittellage wie in Abb. **4.20c**, die die höchste potentielle Energie beinhaltet und daher ein labiles Gleichgewicht darstellt, erreicht, so genügt nur noch ein kleiner Anstoß, um die Gitterpunkte unter Abbau der potentiellen Energie in die nächste stabile Gleichgewichtsposition (Abb. **4.20d**) einfallen zu lassen.

Damit ist die plastische Verformung über einen Translationsschritt abgelaufen. Um die Verformung fortzusetzen, ist für jeden weiteren Translationsschritt ein weiterer Betrag mechanischer Energie erforderlich. Damit ist die für eine plastische Verformung aufzuwendende mechani-

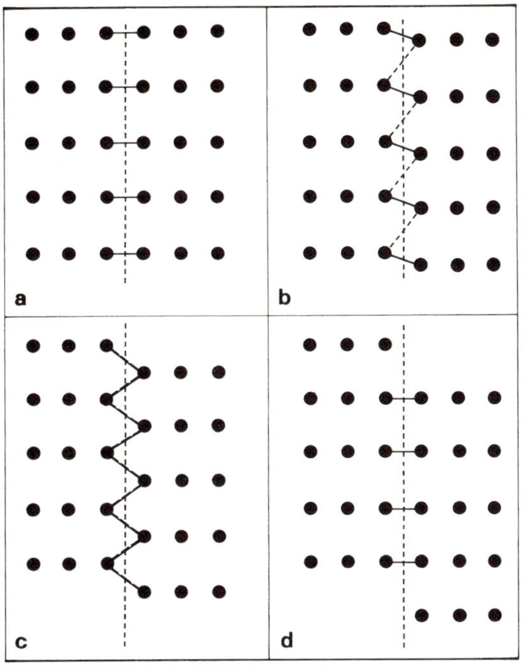

Abb. **4.20a–d** Plastische Verformung, schematisch.

sche Energie vom Ausmaß der Verformung abhängig. Da die bevorzugten Gleitebenen diejenigen Ebenen des Gitters sind, die von den schwächsten Wechselwirkungen geschnitten werden, und nur ein kleiner Teil der Bindungen des Gitters für die Verformung aufgebrochen werden muß, liegt der für eine plastische Verformung erforderliche Energiebetrag im allgemeinen weit unter der Schmelzenthalpie der Substanz.

Diese Darstellung des Vorgangs des plastischen Fließens ist insofern etwas vereinfacht, als dabei von einem störungsfreien Gitter ausgegangen wurde und der Vorstellung, daß alle Gitterpunkte im Bereich der Gleitebene gleichzeitig verschoben werden. Bei Realkristallen kann man aber beobachten, daß die Verschiebungen an Fehlstellen, insbesondere solchen der Oberfläche, beginnen und sich dann schrittweise, tausendfüßlerartig, fortpflanzen. Aus diesem Grund sind auch Kristalle mit einer höheren Fehlstellenkonzentration leichter verformbar als fehlerfreie Idealkristalle.

Auch der spröde Bruch vollzieht sich entlang bevorzugter Spaltebenen. Vereinfachend kann man sich vorstellen, daß im Gegensatz zur plastischen Verformung die Wechselwirkungen nicht gleitend von einer Position zur nächsten übergeben werden, sondern während der Verschiebung abreißen.

2.2.4 Viskoelastizität

Ein idealelastischer Festkörper folgt mit seiner Längenänderung dem Verlauf der auf ihn einwirkenden Kraftänderungen und damit Materialspannungsänderungen trägheitslos. Bei einer nahezu sprunghaften Änderung der Materialspannung, wie im oberen Teil der Abb. **4.21a** dargestellt, tritt demnach auch eine entsprechende sprunghafte Änderung der geometrischen Abmessungen (Abb. **4.21a** unterer Teil) ein.

Häufig ist jedoch eine zeitliche Verzögerung in der Einstellung des mechanischen Gleichgewichts zu beobachten. Hieraus resultiert eine Verformungscharakteristik entsprechend Abb. **4.21b.**

Man beachte, daß die nach einer gewissen Zeit eintretende Verformung derjenigen entspricht, die auch bei idealelastischen Verformungseigenschaften beobachtet werden. Somit stellt sich auch nach vollständiger Entlastung der ursprüngliche Zustand wieder ein. Körper, die eine derartige Charakteristik zeigen, werden als viskoelastische Festkörper bezeichnet. Ganz beson-

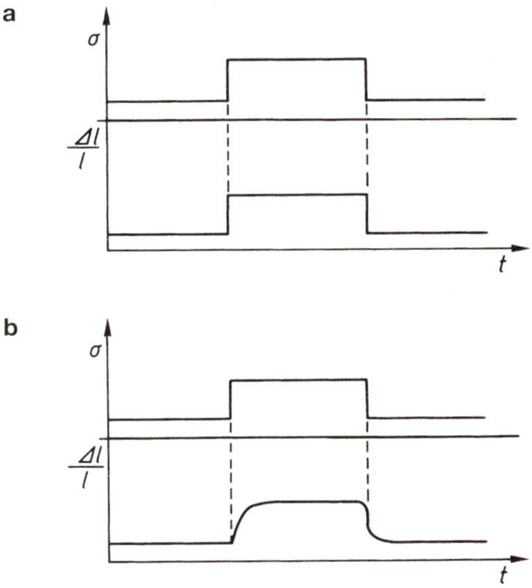

Abb. **4.21a** Zeitlicher Verlauf der idealelastischen Verformung,
b zeitlicher Verlauf der Verformung eines viskoelastischen Festkörpers.

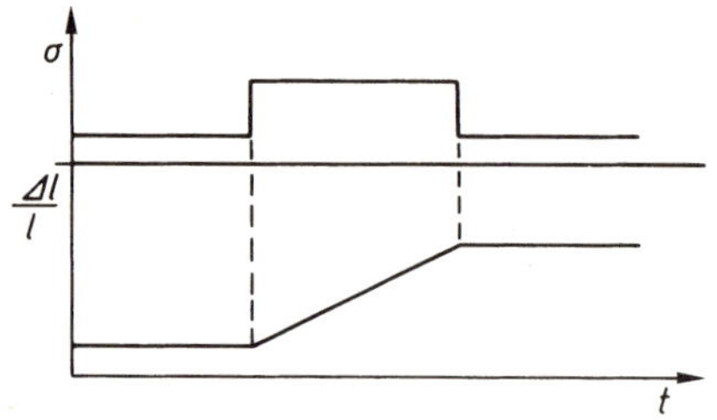

Abb. **4.22a** Zeitlicher Verformungsverlauf einer idealen Flüssigkeit,

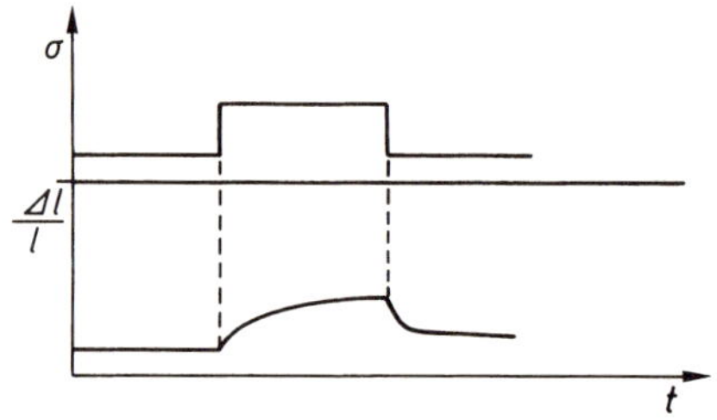

b zeitlicher Verformungsverlauf einer viskoelastischen Flüssigkeit.

ders ist ein derartiges Verhalten bei makromolekularen Substanzen zu beobachten. Die verzögerte Gleichgewichtseinstellung kann unter anderem damit erklärt werden, daß die Moleküle durch die thermische Bewegung in die Lage versetzt werden, die Form des betreffenden Körpers dem Spannungszustand entropisch anzupassen.

Im Gegensatz zum Festkörper antwortet eine Flüssigkeit auf entsprechende innere Spannungen mit einer fortlaufenden irreversiblen Verformung. Wird eine ideale Flüssigkeit einer sprunghaften Schubspannungsänderung ausgesetzt, so wird ein zeitlicher Verformungsverlauf entsprechend Abb. **4.22a** erhalten.

Aber auch Flüssigkeiten können eine Verzögerung im Auslösen des Fließvorgangs und auch eine Rückfederung bei der Entspannung zeigen. Man spricht in diesem Fall von einer viskoelastischen Flüssigkeit. Ein entsprechendes Diagramm ist in Abb. **4.22b** dargestellt.

2.3 Lösungen

2.3.1 Definitionen

Lösungen sind homogene Verteilungen von zwei oder mehreren unterschiedlichen Stoffen ineinander. Man unterscheidet

- echte Lösungen und
- kolloidale Lösungen.

Lösungen im engeren Sinn zeichnen sich durch signifikant unterschiedliche Konzentrationen der Mischungspartner aus, so daß zwischen der gelösten, dispergierten Substanz und dem Lösungsmittel unterschieden werden kann. In echten Lösungen ist die gelöste Substanz molekulardispers im Lösungsmittel zerteilt, d. h., sie liegt in diskreten Einzelmolekülen vor. Bei den kolloidalen Lösungen sind die zerteilten Partikeln von kolloidaler Größe.

Im Gegensatz zu den grobdispersen Systemen zeichnen sich Lösungen dadurch aus, daß viele physikalische Eigenschaften der zu lösenden Substanz mit dem Lösungsvorgang verloren gehen.

Der Begriff „Lösung" wird bei Systemen des gasförmigen Aggregatzustandes nicht angewendet. Dies hat seine Berechtigung, da Gase grundsätzlich als vorwiegend indifferent gegeneinander angesehen werden können. Sie sind dementsprechend auch in jedem Verhältnis miteinander mischbar, wobei sämtliche physikalischen Eigenschaften des Gesamtsystems aus denen der Einzelkomponenten unter Berücksichtigung des Mengenverhältnisses der Mischung abgeleitet werden können. Dagegen wird der Lösungsbegriff bei festen und bei flüssigen Systemen angewandt. Danach läßt sich zwischen festen und flüssigen Lösungen unterscheiden.

2.3.2 Konzentrationsangaben

Die **Konzentration** einer in einer Lösung vertretenen Substanz kann zweckentsprechend auf verschiedene Weise beschrieben werden. Dabei werden die nachfolgend aufgeführten Größen in Anteilen ausgedrückt. Die Anteile aller Komponenten einer Mischung ergänzen sich zu 1, womit zwangsläufig jede einzelne Komponente nur Anteilswerte unter 1 annehmen kann.

Die Komponente 1 einer aus den Substanzen 1, 2, 3, 4 usw. bestehenden Mischung besitzt den **Massenanteil** w_1 (Gl. (18)),

$$w_1 = \frac{m_1}{m_1 + m_2 + m_3 + m_4 + \ldots} \qquad (18)$$

worin m_1 die Masse der in die Mischung eingebrachten Komponente 1, m_2 die Masse der in die Mischung eingebrachten Komponente 2, usw. ist.

Der **Volumenanteil** oder auch Volumenbruch Φ_1 der Komponente 1 errechnet sich entsprechend Gl. (19)

$$\Phi_1 = \frac{V_1}{V_1 + V_2 + V_3 + V_4 + \ldots} \quad (19)$$

worin $V_1, V_2, V_3, V_4, \ldots$ die Volumina der in die Mischung eingebrachten Komponenten sind.

Der **Molenbruch** oder **Stoffmengenanteil** stellt den Molzahlanteil der einzelnen Komponenten dar. Nach Gl. (20) ist der Molenbruch der Substanz 1

$$x_1 = \frac{n_1}{n_1 + n_2 + n_3 + n_4 + \ldots} \quad (20)$$

worin $n_1, n_2, n_3, n_4, \ldots$ die Molzahlen der in die Mischung eingebrachten Komponenten 1, 2, 3, 4, ... sind.

Unter der **Stoffmengenkonzentration** (früher Molarität) wird die in einem Liter Lösung vorhandene Molzahl der betreffenden Komponente verstanden. Die Stoffmengenkonzentration (in mol/l) der Komponente 1, c_1, errechnet sich nach Gl. (21)

$$c_1 = \frac{n_1}{V} \quad (21)$$

worin n_1 die in dem Volumen V der Lösung vorhandene Anzahl der Mol der Komponente 1 ist.

Molalität ist die Molzahl einer Komponente einer Lösung, die in 1000 g Lösungsmittel enthalten ist (in mol/kg). Sind in einer Lösung außer der interessierenden Substanz und dem Lösungsmittel weitere Komponenten enthalten, so werden sie bei der Berechnung der Molalität dem Lösungsmittel zugeschlagen. Die Molalität der Komponente 1, b_1, errechnet sich demnach nach Gl. (22)

$$b_1 = 1000 \cdot \frac{n_1}{m_s} \quad (22)$$

worin unter m_s die Gesamtmasse der Mischung der Komponenten 2, 3, 4 usw. einschließlich des Lösungsmittels mit Ausnahme der der Komponente 1 zu verstehen ist.

Die Konzentration einer Komponente in einer Lösung kann durch vier verschiedene prozentuale Angaben gekennzeichnet werden, die ihren Niederschlag im Arzneibuch gefunden haben.

- Prozent (*m*/*m*) (Prozentgehalt Masse in Masse) bedeutet die Anzahl Gramm einer Substanz in 100 Gramm Endprodukt (SI: Massenanteil);
- Prozent (V/V) (Prozentgehalt Volumen in Volumen) bedeutet die Anzahl Milliliter einer Substanz in 100 Milliliter Endprodukt (SI: Volumenkonzentration);
- Prozent (*V*/*m*) (Prozentgehalt Volumen in Masse) bedeutet die Anzahl Milliliter einer Substanz in 100 Gramm Endprodukt (SI: nicht definiert);
- Prozent (*m*/V) (Prozentgehalt Masse in Volumen) bedeutet die Anzahl Gramm einer Substanz in 100 Milliliter Endprodukt (SI: Massenkonzentration).

Im Kommentar zum Arzneibuch wird allerdings darauf hingewiesen, daß diese Bezeichnungen nicht exakt sind. So müßte es z. B. statt „Prozentgehalt Masse in Masse" richtig heißen „Massenanteil in %".

Unter einer **idealen Lösung** wird eine Mischung von zwei oder mehreren Komponenten verstanden, die nach einem reinen Substitutionsprinzip aufgebaut sind. Das bedeutet, daß die Mischungspartner untereinander sehr ähnlich sind und daher beliebig ausgetauscht werden können.

2.3.3 Thermodynamik der Lösung

Mit der Durchmischung zweier Komponenten geht eine Entropieänderung ΔS einher, die zu einer Änderung der freien Enthalpie ΔG führt.

Danach gilt für **ideale Mischungen** (Gl. (23)):

$$\Delta G = -T\Delta S \quad (23)$$

Die Änderung der freien Enthalpie einer jeden Komponente (1 bzw. 2) ergibt sich bei einer idealen Mischung allein aus der mengenmäßigen Zusammensetzung und der absoluten Temperatur (Gl. (24)).

$\Delta G_1 = n_1 \cdot R \cdot T \ln x_1$ und $\Delta G_2 = n_2 \cdot R \cdot T \ln x_2$.

Mit $\Delta G = \Delta G_1 + \Delta G_2$ gilt:

$$\Delta G = n_1 \cdot R \cdot T \ln x_1 + n_2 \cdot R \cdot T \ln x_2 \quad (24)$$

Da der Stoffmengenanteil stets eine Zahl unter 1 ist, muß dieser Gleichung zufolge bei einer idealen Mischung ΔG grundsätzlich negativ sein. Dies bedeutet, daß der durchmischte Zustand thermodynamisch stabil ist.

Reale Mischungen zeichnen sich dadurch aus, daß mit der Mischung eine Enthalpieänderung ΔH einhergeht, die zwangsläufig auch zu einer Änderung der inneren Energie des Gesamtsystems führt. Die Enthalpieänderung wird dadurch bewirkt, daß die beiden Mischungspartner sich nicht ohne weiteres gegeneinander substituieren lassen bzw. nicht als indifferent gegeneinander bezeichnet werden können. Dies kann z. B. dadurch gegeben sein, daß die beiden Partner eine besonders hohe oder auch eine besonders geringe Affinität zueinander haben. Im ersten Fall tritt mit der Durchmischung ein Energiegewinn, im zweiten Fall ein Energieverlust auf.

Die Änderung der freien Enthalpie ΔG des Gesamtsystems ist dann:

$$\Delta G = \Delta H - T \Delta S \quad (25)$$

Bei hoher Affinität der Mischungspartner zueinander ist ΔH negativ und verstärkt damit die thermodynamische Stabilität der Lösung. Der Lösungsvorgang ist exotherm. Bei einer gegenseitigen Störung der Mischungspartner wird ΔH positiv und schwächt damit den Effekt der freien Enthalpieänderung ab, so daß damit die Lösung zunehmend an Stabilität verliert. Wird ΔG durch eine Überkompensation von $T\Delta S$ durch ΔH positiv, so ist die Lösung thermodynamisch instabil und zerfällt in ein Zweiphasen-System.

Ideale Mischungsbedingungen sind demnach grundsätzlich immer dann zu erwarten, wenn die Mischungsenthalpie null ist. Dies ist dann der Fall, wenn die kohäsiven Wechselwirkungen der Moleküle der an der Mischung beteiligten Ausgangsmaterialien völlig identisch sind, so daß sich mit der Durchmischung am Energiezustand der Moleküle nichts ändert. Diese Bedingung ist nur näherungsweise erfüllbar, da die Mischungspartner grundsätzlich – wenn auch unter Umständen nur in einem sehr geringen Maße – Unterschiede in ihrem Aufbau und damit in ihren Eigenschaften haben müssen. Auch ist die ideale Mischungsbedingung annähernd nur bei amorphen Flüssigkeiten verifizierbar. Bei kristallinen Feststoffen muß vor dem Durchmischungsprozeß das Gitter abgebaut, also eine sich aus der Schmelzenthalpie errechnende Energie zugeführt werden.

Als kohäsive Wechselwirkungen werden alle intermolekularen Kräfte bezeichnet, die den Zusammenhalt der Materie verursachen. Sie finden ein Maß in dem totalen **Kohäsionsparameter** δ_t, der auch als **Löslichkeitsparameter** oder **Hildebrandparameter** bezeichnet wird. Dieser setzt sich aus den verschiedenen partiellen Löslichkeitsparametern für die Dispersionswechselwirkung δ_D, die polare Wechselwirkung δ_p und die Wasserstoffbrückenwechselwirkung δ_H zusammen.

$$\delta_t^2 = \delta_D^2 + \delta_p^2 + \delta_H^2 \quad (26)$$

Der totale Löslichkeitsparameter steht in einem unmittelbaren logischen Zusammenhang mit der Verdampfungswärme bzw. Verdampfungsenthalpie ΔH_v der betreffenden Substanz, ihrem molaren Volumen V und läßt sich nach Gl. (27) berechnen.

$$\delta_t = \sqrt{\Delta H_v - \frac{R \cdot T}{V}} \quad (27)$$

Löslichkeitsparameter über die verschiedensten Verbindungen finden sich bereits in vielen Tabellenwerken.

Sie lassen sich auch aus der chemischen Strukturformel mit Hilfe der an ihrem Aufbau beteiligten Gruppen und dem Molvolumen abschätzen. Dabei kommt den einzelnen Atomgruppierungen eine charakteristische Gruppennummer F zu, von denen einige in der Tab. **4.2** aufgelistet sind.

Aus den Gruppenanziehungskonstanten F und dem Molvolumen V errechnet sich der Löslichkeitsparameter (Gl. (28)).

$$\delta = \frac{\Sigma F}{\mathrm{V}} \quad (28)$$

Das Quadrat des totalen Löslichkeitsparamters wird als die kohäsive Energiedichte bezeichnet.

Werden zwei Komponenten 1 und 2 mit unterschiedlichen totalen Löslichkeitsparametern δ_1 und δ_2 vermischt, tritt eine wechselseitige Störung auf, die sich in der Störungsdichte $(\delta_1 - \delta_2)^2$ niederschlägt. Aus dieser läßt sich die Enthalpieänderung für jede einzelne Komponente bei der Durchmischung nach Gl. (29) berechnen.

$$\Delta H_1 = n_1 \, v_1 \, \Phi_2 \, (\delta_1 - \delta_2)^2 \quad (29)$$

Hierin bedeuten v das Molvolumen der betreffenden Komponente (hier Komponente 1) und Φ_2 den Volumenanteil der Partnerkomponente an der Mischung. Nach Hildebrand-Scatchard errechnet sich für die Komponentne 1 die maximale Molfraktion x_1, die mit der Komponente 2 zu einer homogen Mischung führt aus der Gl. (30).

$$-\log X_1 = \frac{V_1 \, \Phi_2^2 \, (\delta_1 - \delta_2)^2}{2{,}303 \, R \cdot T} \quad (30)$$

Tabelle **4.2** Gruppenanziehungskonstanten *F* verschiedener Atomgruppen (aus Barton, 1983) [molare Gruppenanziehungskonstante *F* ($\sqrt{J\ cm^3/mol}$), 25 °C]

Gruppe	Bindungstyp	F	Gruppe	Bindungstyp	F
$-CH_3$	gesättigt	303,4	$-NH_2$	prim. Amin	463,5
$-CH_2-$	gesättigt	269,0	-NH-	sek. Amin	368,2
>CH-	gesättigt	175,9	>N-	tert. Amin	125,0
>C<	gesättigt	65,5	$-C\equiv N$	Nitril	725,3
$CH_2 =$	Alken	258,8	-NCO	Isocyanat	733,7
-CH =	Alken	248,5	$-CONH_2$	Amid	1134,6
>C =	Alken	172,8	-CONH-	Amid	1206,6
-CH =	Aromat	239,9	-S-	Thioether	428,3
>C =	Aromat	200,7	-Cl	primär	419,5
-O-	Ether	235,2	-Cl	sekundär	426,1
-O-	Acetal	236,3	$-Cl_2$	annelliert	701,0
-COO-	Ester	668,1	-Cl	Aromat	329,3
-CH = O	Aldehyd	598,6	-Br	primär	527,5
>C = O	Keton	538,0	-Br	Aromat	420,6
-COOOC-	Anhydrid	1160,4	-F	primär	84,5
-COOH	Säure	564,8	Konjugation		47,6
-OH->	H-Brücken-OH	485,8	*cis*		–14,6
-OH	primär	673,8	*trans*		–27,6
-OH	sekundär	591,6	4gliedriger Ring		159,1
-OH	tertiär	798,6	5gliedriger Ring		42,9
-OH	Phenol	349,8	6gliedriger Ring		–48,0
ortho-Substitution		19,8	7gliedriger Ring		92,3
meta-Substitution		13,5	Basiswert, ist für jede Aufrechnung einfach zu addieren		276,3
para-Substitution		82,4			

Die Größen x_l und Φ_2 sind keine unabhängigen Größen, da

$$X_1 = 1 - X_2 \quad (31)$$ und

$$X_2 = \frac{\Phi_2 \cdot V_{ges}}{V_2} \quad (32)$$ sind.

Worin V_{ges} das Gesamtvolumen der Mischung und V_2 das Molvolumen der Komponente 2 darstellen.

Um diese Gleichung zu lösen, wird iterativ vorgegangen, d.h. es wird zunächst $\Phi_2 = 1$ gesetzt und aus dem nach der Gl. (30) = resultierenden Wert für x_1 der Wert Φ_2 aus den Gl. (31 und 32) neu berechnet. Dieser wird nun wiederum in die Gl. (31) eingesetzt, so daß nach mehreren Wiederholungen dieser Schritte ein weitgehend angenäherter Wert für x_1 errechnet werden kann.

Durch Umkehrung der Gleichung in bezug auf die beiden Komponenten läßt sich auch die maximale Löslichkeit der Komponente 2 in 1 errechnen und aus beiden Rechnungen eine Voraussage über die Breite der Mischungslücke (s. Abschn. 3.1.2) machen.

Die sichersten Aussagen sind nach dieser Theorie für lipophile Flüssigkeiten möglich. Sie werden mit zunehmender Polarität der Mischungspartner unsicherer. Jedoch sind grobe Abschätzungen grundsätzlich möglich.

Sind Feststoffe in Lösung zu bringen, so erhöht sich die Enthalpie um den Betrag, der für die Zerstörung des Gitters aufgebracht werden muß. Danach ist

$$\Delta H_1 = n_1 \cdot [\Delta H_m{}^1 (T_m{}^1 - T) + V_1 \Phi_2 (\delta_1 - \delta_2)^2] \quad (33)$$

ΔH_m molare Schmelzenthalpie des Feststoffes und
T_m Schmelzpunkt des betreffenden Feststoffes

Mit Hilfe dieser Gleichungen lassen sich für gegebene Substanzen, wie z.B. für Arzneistoffe, optimale Lösungsmittel oder Lösungsmittelgemische auf rationellem Wege finden. Auch eventuelle Instabilitäten homogener Mischungen lassen sich voraussagen.

Eine grobe, aber bereits sehr informative Voraussage liefert allein schon die Bewertung der Differenzen der Löslichkeitsparameter.

2.3.4 Löslichkeit

Nach einer Definition des Arzneibuches versteht man unter **Löslichkeit** das bei Sättigung vorliegende Verhältnis von der Masse der gelösten Substanz zum Volumen des Lösungsmittels bei einer Temperatur von 15–25 °C. Löslichkeitsangaben gehen vorwiegend von der Vorstellung aus, daß ein und derselben chemischen Substanz in einem gegebenen Lösungsmittel bei einer bestimmten Temperatur nur eine bestimmte Löslichkeit zukommen kann. Diese Vorstellung kann akzeptiert werden, sofern es sich bei den Lösungen um Flüssigkeitsmischungen handelt, d. h. daß die zu lösende Substanz und das Lösungsmittel jeweils eine Flüssigkeit darstellen. Der thermodynamische Zustand einer Flüssigkeit ist mit der Temperatur bereits weitgehend beschrieben. Anders verhält es sich dagegen, wenn die zu lösende Substanz ein Gas oder ein Feststoff ist oder das resultierende System eine feste Lösung darstellt.

Die Löslichkeit von Gasen in Flüssigkeiten ist außer von der Temperatur auch vom Druck abhängig. Diese Zusammenhänge beschreibt die **Henrysche Gleichung.**

$$c_a = \frac{\mathring{p}_a \cdot e^{Wu/R \cdot T}}{k_o} \qquad (34)$$

Danach ist die sich in einer Flüssigkeit einstellende Konzentration c_a eines gelösten Gases a dem über der Flüssigkeit herrschenden Partialdruck $\mathring{p}_a$ dieses Gases direkt proportional. Dabei gehen in die Proportionalitätskonstante die Wärmetönung W_u und die absolute Temperatur T mit ein; $1/K_0$ gilt für den Fall $W_u = 0$, d. h. der idealen Lösung. Druck und Temperatur sind dabei gegenläufig, d. h. mit steigendem Druck nimmt die Löslichkeit eines Gases zu, jedoch mit steigender Temperatur nimmt sie ab. Eine grobe Regel besagt, daß die Löslichkeit eines Gases in einer Flüssigkeit mit zunehmender Siedetemperatur des betreffenden Gases zunimmt. So weist Kohlensäure nicht nur in Wasser sondern auch in flüssigem Paraffin eine höhere Löslichkeit auf als Stickstoff oder Sauerstoff.

Wesentlich komplizierter sind die Löslichkeitsverhältnisse dann, wenn sich die Löslichkeitsangabe auf einen Feststoff in einer Flüssigkeit bezieht. Da ein und dieselbe chemische Substanz im festen Zustand in thermodynamisch sehr unterschiedlichen Formen vorliegen kann, kommt ihr zwangsläufig auch eine von ihrem jeweiligen Zustand abhängige unterschiedliche Tendenz zu, in die gelöste Form überzugehen. Energiereichere Formen, wie z. B. der amorphe Zustand oder eine metastabile Modifikation, gehen leichter in den gelösten Zustand über als eine durch hohe Gitterenergie ausgezeichnete stabile Modifikation.

Die Tendenz einer Substanz, in den gelösten Zustand überzugehen, hat Nernst anhand anorganischer Substanzen als Lösungsdruck bezeichnet. Es ist sinnvoll, diesen Ausdruck auch auf organische Substanzen zu übertragen.

Feste Lösungen mit amorphem Aufbau sind mit Flüssigkeiten vergleichbar. Das zumeist polymere Trägermaterial spielt die Rolle eines Lösungsmittels und ist in der Lage, eine bestimmte Menge der zu lösenden Substanz molekulardispers aufzunehmen. Da es nur einen amorphen Zustand gibt, ist mit der Definition des chemischen Zustandes des Trägermaterials und der Temperatur die Lösungsmitteleigenschaft definiert. Anders verhält es sich bei kristallinen festen Lösungen. Kristalline feste Lösungen können sowohl aus niedermolekularen als auch aus makromolekularen Substanzen gebildet werden. Die zu lösende Substanz kann dabei in Störungsbereichen oder aber auch unmittelbar in das Kristallgitter aufgenommen werden. Die Lösungsmitteleigenschaften des Trägermaterials sind demnach von der Art des Gitters, vom Kristallinitätsgrad der Substanz und vom Ausmaß und von der Verteilung eventuell vorkommender amorpher Bereiche abhängig. Auch ist beim Vorkommen von Bereichen unterschiedlicher Beschaffenheit, wie z. B. unterschiedlichen Kristallinitätsgrades, davon auszugehen, daß gelöste Substanzen inhomogen in der Masse verteilt werden. Die Löslichkeit eines Wirkstoffes in einem festen Träger kann also außerordentlich unterschiedliche Werte erreichen und ist aus diesem Grund nicht klar definiert.

Aus diesen Überlegungen folgt, daß man als Löslichkeit einer Substanz in einem bestimmten Lösungsmittel bei einer gegebenen Temperatur exakter die Sättigungskonzentration bezeichnet, die mit noch ungelöstem Ausgangsmaterial ein Gleichgewicht bildet.

Polymorphe Formen (vgl. Abschn. 2.2.1) einer Substanz besitzen in ein und demselben Lösungsmittel unterschiedliche Löslichkeiten, was sich aus der Differenz der freien Enthalpie der betreffenden Formen ergibt. Ist diese zwischen den angenommenen Modifikationen I und II ΔG, so gilt nach Gl. (35):

$$\Delta G = R \cdot T \lg \frac{p_I}{p_{II}} = R \cdot T \lg \frac{C_I}{C_{II}} \qquad (35)$$

worin p_{I} und p_{II} die Dampfdrücke der beiden Modifikationen bei der Temperatur T und C_{I} und C_{II} die entsprechenden Löslichkeiten darstellen. Aus dieser Beziehung folgt Gl. (36)

$$\frac{C_{\mathrm{I}}}{C_{\mathrm{II}}} = \frac{p_{\mathrm{I}}}{p_{\mathrm{II}}}, \qquad (36)$$

d. h. die Löslichkeiten zweier Modifikationen einer Substanz in einem Lösungsmittel verhalten sich zueinander wie die Dampfdrücke der beiden Formen.

Wird die energiereiche Form einer Substanz mit einem Lösungsmittel in Kontakt gebracht, so entsteht in der Umgebung der Partikel, die dieser Form entsprechende Sättigungskonzentration. So lange in dem System kein Keim der stabilen Form vorhanden ist, besteht die Möglichkeit, daß sich diese Konzentration in der gesamten Lösung ausbreitet. Sind aber in der Lösung gleichzeitig Kristalle der stabilen Form suspendiert, so kommt es mit Überschreiten der Sättigungskonzentration der stabilen Form zum weiteren Wachstum dieser Kristalle. Zwischen der Umgebung der metastabilen und der stabilen Form baut sich danach ein Konzentrationsgradient auf, über den solange die gelöste Substanz in Richtung zur stabilen Form diffundiert, bis die gesamte Substanz völlig in die stabile Form überführt worden ist.

Derartige Umlösungsvorgänge spielen bei der Betrachtung der Stabilität von Arzneimitteln eine ganz besondere Rolle. Es ist durchaus möglich, daß durch eine gezielte Behinderung der Keimbildung die Entstehung der stabilen Modifikation völlig unterbunden wird.

2.3.5 Diffusion

Wenn innerhalb einer zusammenhängenden Phase für eine Komponente ein Konzentrationsgefälle existiert, tritt aufgrund der thermischen Bewegung eine Diffusion dieser Komponente im Sinne eines Konzentrationsausgleichs auf. Danach verläuft die Diffusion einer jeden Komponente eines Systems völlig unabhängig von den übrigen Komponenten. Eine Diffusion kann durch äußere Kräfte, wie z. B. im Schwere- oder Zentrifugalfeld, sowie mechanisch durch Zusammenstöße mit anderen Komponenten der Mischung oder durch eine Membran behindert werden.

Verallgemeinernd kann auch von einer Diffusion von grobdispersen Partikeln, z. B. in Suspensionen oder sogar in Pulvern gesprochen werden, wenn durch turbulente Bewegungen Konzentrationsgradienten abgebaut werden. Danach können Mischvorgänge als Diffusionsvorgänge betrachtet werden. Sie folgen den gleichen Gesetzmäßigkeiten.

Ist q der Querschnitt eines Volumenelementes, so ist der zeitliche Massestrom oder auch die Diffusionsgeschwindigkeit durch diesen Querschnitt $\mathrm{d}m/\mathrm{d}t$ abhängig vom Diffusionskoeffizienten D entsprechend dem **1. Fickschen Gesetz** (Gl. (37)).

$$\frac{\mathrm{d}m}{\mathrm{d}t} = -qD \cdot \frac{\mathrm{d}c}{\mathrm{d}x} \qquad (37)$$

Für die Diffusionskonstante D läßt sich unter der Voraussetzung, daß die mittlere freie Weglänge der zur Diskussion stehenden Teilchen vernachlässigbar klein gegenüber dem Partikeldurchmesser ist, die **Beziehung von Einstein** anwenden (Gl. 38).

$$D = \frac{R \cdot T}{N_A \cdot 6\pi\eta r} = \frac{kT}{6\pi\eta r} \ (\text{in m}^2\,\text{s}^{-1}) \qquad (38)$$

D Diffusionskoeffizient
R allgemeine Gaskonstante
T absolute Temperatur
N_A Avogadro-Zahl
η Viskosität des umgebenden Mediums
r Radius des Partikels
k Boltzmann-Konstante

Aus der Dimension der Diffusionskonstanten ist ersichtlich, daß sie von der Dimension der Menge m unabhängig ist und demzufolge sowohl für Partikelzahlen, Molzahlen oder Masseeinheiten gilt. Die Dimension von m und damit von $\mathrm{d}m/\mathrm{d}t$ ist durch die Dimension von c bzw. $\mathrm{d}c/\mathrm{d}x$ festgelegt.

Beispiel

Wäßrige Lösungen:

Substanz	M_r	D (m² s⁻¹)
Natriumchlorid	58,5	$1{,}39 \cdot 10^{-9}$
Maltose	342	$0{,}42 \cdot 10^{-9}$
Lactalbumin	17 400	$0{,}106 \cdot 10^{-9}$
Lactoglobulin	40 000	$0{,}073 \cdot 10^{-9}$
Serumalbumin	70 000	$0{,}061 \cdot 10^{-9}$
Urease	480 000	$0{,}035 \cdot 10^{-9}$
Haemocyamin	$6{,}6 \cdot 10^6$	$0{,}0138 \cdot 10^{-9}$

Die Auswirkung der Molekülmasse auf den Diffusionskoeffizienten bei molekulardispersen echten und kolloiden Lösungen ist nicht sehr groß, da der Partikelradius mit etwa der 3. Wurzel der Molekülmasse korrespondiert.

Partikuläre Dispersionen (wäßrig):

Partikelradius	D ($m^2\ s^{-1}$)
1 nm klar	$2 \cdot 10^{-10}$
10 nm klar	$2 \cdot 10^{-11}$
100 nm klar	$2 \cdot 10^{-12}$
1000 nm trüb	$2 \cdot 10^{-13}$
10 μm trüb	$2 \cdot 10^{-14}$

Die Wanderungsgeschwindigkeit eines in einer klaren Lösung vorhandenen kolloiden Partikels mit einem Radius von 10 nm ist um etwa den Faktor 100 kleiner als die der Natrium- und Chlorid-Ionen. Daraus ergibt sich die für die Praxis bedeutsame Konsequenz, daß kolloide Lösungen, die gleichzeitig in Form einer echten Lösung niedermolekulare Substanzen enthalten, allein aufgrund der unterschiedlichen Diffusionskoeffizienten der Bestandteile zu Entmischungen neigen. Konzentrationsverschiebungen, d. h. Veränderungen der Zusammensetzung, können auch bei einer strömenden Bewegung auftreten.

2.3.6 Lösungsgeschwindigkeit

Die Moleküle der zu lösenden Substanz dringen mit Hilfe ihrer thermischen Bewegung in das Lösungsmittel ein und verteilen sich in diesem zumindest in den der Grenz- bzw. Oberfläche unmittelbar benachbarten Schichten durch Diffusion. Gleichzeitig muß aber auch davon ausgegangen werden, daß energiereiche Moleküle des Lösungsmittels die Grenz- bzw. Oberfläche verlassen und in die zu lösende Materie hineindiffundieren. Wenn auch diese Diffusion normalerweise relativ schwach ist, so ist für das Verständnis der sich beim Lösevorgang abspielenden Prozesse von großer Bedeutung festzustellen, daß während des Lösevorganges die der Grenzfläche benachbarten Volumenelemente sowohl im Lösungsmittel als auch in der zu lösenden Substanz konzentrierte Lösungen enthalten. Die jeweils sich einstellenden Konzentrationen der zu lösenden Substanz im Lösungsmittel und des Lösungsmittels in der zu lösenden Substanz sind, außer von der wechselseitigen Löslichkeit, von den kinetischen Bedingungen abhängig.

Die Kinetik des Lösungsvorganges wird durch eine Kette von Einzelschritten beherrscht, die den Gesetzmäßigkeiten der Diffusion folgen. Sowohl das 1. als auch das 2. Ficksche Gesetz sind für die Beschreibung der Teilvorgänge anwendbar. Daraus folgt, daß auch der Gesamtprozeß der Lösungsgeschwindigkeit über eine relativ einfache Gleichung beschrieben werden kann, die sich aus dem 1. Fickschen Gesetz ableiten läßt (Gl. (39)).

$$\frac{dm}{dt} = \frac{A \cdot D(c_s - c_t)}{\delta} \tag{39}$$

In dieser von **Noyes-Whitney** gegebenen Gleichung bedeutet m die Masse der in Lösung gehenden Substanz, A die Ausdehnung der Grenzfläche zwischen der zu lösenden Substanz und dem Lösungsmittel, δ die Dicke einer angenommenen Diffusionsschicht über der zu lösenden Substanz im Lösungsmittel, D der Diffusionskoeffizient der zu lösenden Substanz im Lösungsmittel, c_s die Sättigungskonzentration der zu lösenden Substanz und c_t die Konzentration der zu lösenden Substanz im Lösungsmittel zum Zeitpunkt t. Gl. (39) geht von der Vorstellung aus, daß der geschwindigkeitsbestimmende Schritt des Lösungsvorganges die Diffusion der bereits gelösten Substanz von der Grenzfläche in das Innere des Lösungsmittels darstellt. Dabei wird angenommen, daß der Übertritt der Moleküle der zu lösenden Phase aus der Grenzfläche in das Lösungsmittel und alle weiteren sich im Bereich der Grenzfläche abspielenden Prozesse keinen Einfluß auf die Gesamtgeschwindigkeit nehmen. Diese Annahme ist durchaus nicht immer berechtigt. Durch entsprechende Korrekturen der Diffusionskonstanten D läßt sich eine Näherung herbeiführen. Es ist jedoch zu berücksichtigen, daß D in diesem Fall dann nicht mehr der echte Diffusionskoeffizient der zu lösenden Substanz in dem betreffenden Lösungsmittel ist.

Erfolgen die Verteilung und der Abtransport der gelösten Substanz nach Passieren der Diffusionsschicht in der Weise, daß die Konzentration im Innern der Lösung konstant ist, d. h. die Größe $c_s - c_t$ einen konstanten Wert annimmt, und erfolgt der Auflöseprozeß in der Weise, daß die Ausdehnung der Grenzfläche sich nicht verändert, dann wird die Größe dm/dt und damit die Lösungsgeschwindigkeit eine zeitlich unveränderte Größe annehmen. In diesem Fall spricht man von **Sinkbedingungen.** Im allgemeinen ist jedoch mindestens eine der beiden Voraussetzungen nicht erfüllt, so daß der Auflösevorgang mit einer zeitlich sich verändernden Geschwindigkeit abläuft.

Wird eine flüssige Substanz in einem Lösungsmittel fein dispergiert, so ist zu berücksichtigen, daß die Lösungsgeschwindigkeit nicht nur infolge der Vergrößerung der Grenzfläche, sondern auch des Innendrucks der dispergierten Teilchen signifikant zunehmen kann. Dies macht sich besonders bemerkbar, wenn die Partikelgröße in die Größenordnung von 1 μm und darunter fällt. Der Innendruck eines Partikels setzt sich aus dem äußeren Druck und dem Krümmungsdruck p_k zusammen, der sich aus der Grenzflächenspannung γ und dem Partikelradius r ableiten läßt (Gl. (40)).

$$p_k = \frac{2\gamma}{r} \tag{40}$$

Je größer der Innendruck eines Partikels ist, um so größer ist die Häufigkeit, mit der Moleküle aus dem Partikelinneren auf die Grenzfläche treffen. Damit steigt auch die Wahrscheinlichkeit des Übertritts der zu lösenden Substanz aus dem Phaseninneren über die Grenzfläche in die Lösung. Die Sättigungskonzentration c_s ist demnach von der Partikelgröße abhängig. Allerdings wirkt sich dies erst im Bereich sehr kleiner Partikelgrößen signifikant aus.

Die Beschreibung des Lösungsvorgangs und damit auch der Lösungkinetik von Kristallen ist erheblich komplizierter als die von Flüssigkeiten oder Gasen. Es ist dabei zu berücksichtigen, daß Kristalle in ihrer Begrenzung nicht nur ebene Flächen, sondern auch Kanten und Ecken, eventuell sogar auch Spitzen, aufweisen können. Moleküle, die sich auf Kanten, Ecken oder Spitzen befinden, zeichnen sich durch ein in der genannten Reihenfolge steigendes Grenzflächenpotential aus. Die Tendenz der Materie, in Lösung zu gehen, steigt demnach von den Flächen über die Kanten und Ecken bis zu den Spitzen. Aus diesem Grund zeichnet sich ein im Lösungsvorgang befindlicher Kristall durch eine zunehmende Abrundung der äußeren Form aus.

Zwischen den einzelnen Flächen ein- und desselben Kristalls bestehen ebenfalls Unterschiede in der Lösungstendenz. Dieser Effekt wird dadurch verursacht, daß aufgrund des unterschiedlichen strukturellen Aufbaus der verschiedenen Kristallflächen diesen auch eine unterschiedliche Grenzflächenspannung zukommt.

Der Lösungsvorgang von Kristallen ist somit als ein sehr komplexer Prozeß zu betrachten, bei dem eine große Zahl mit unterschiedlicher Geschwindigkeit und einer sehr unterschiedlichen Geschwindigkeitsänderung verlaufender Teilprozesse stattfindet. Aus diesem Grund ist es auch nicht möglich, für die Auflösung eines Kristallpulvers eine Gleichung aufzustellen, die die Kinetik der gesamten Auflösung wiedergibt.

2.3.7 Kolligative Eigenschaften

Kolligativ sind Eigenschaften, wenn sie lediglich von der Zahl der gelösten Partikeln, nicht aber von deren Art abhängig sind. Hierbei können unter Partikeln Einzelmoleküle oder aber auch Assoziate verstanden werden. Auch Ionen werden als Einzelpartikeln in diesem Zusammenhang betrachtet. Zu den kolligativen Eigenschaften zählt man die Dampfdruckerniedrigung und die mit ihr unmittelbar zusammenhängende Siedepunkterhöhung, die Gefrierpunkterniedrigung und den osmotischen Druck.

Der Dampfdruck einer Lösung baut sich anteilmäßig aus den Dampfdrücken der Teilkomponenten auf. Im Falle einer aus zwei Komponenten bestehenden Mischung errechnet sich der Dampfdruck nach Gl. (41).

$$\mathring{p}_{\text{gesamt}} = x_1 \mathring{p}_1 + x_2 \mathring{p}_2 \tag{41}$$

Ist die Mischung eine wäßrige Lösung einer Substanz (Komponente 2), die einen im Vergleich zum Wasser (Komponente 1) unverhältnismäßig niedrigen Dampfdruck besitzt, so ist der Gesamtdampfdruck der Lösung entsprechend Gl. (42).

$$\mathring{p}_{\text{gesamt}} = x_1 \mathring{p}_1, \tag{42}$$

da von der gelösten Substanz aufgrund des niedrigen Dampfdruckes praktisch kein Beitrag zum Gesamtdampfdruck geleistet wird. Der Dampfdruck der Lösung ist also niedriger als der des reinen Wassers. Die Dampfdruckerniedrigung errechnet sich nach Gl. (43).

$$\Delta \mathring{p} = \mathring{p}_1 - x_1 \mathring{p}_1 = x_2 \mathring{p}_1 \tag{43}$$

Aus dieser Gleichung geht hervor, daß die Dampfdruckerniedrigung nur von der Zahl der gelösten Teilchen, nicht aber von deren Art abhängig ist, unter der Voraussetzung, daß der Dampfdruck der gelösten Substanz vernachlässigbar klein ist.

Ist die Dampfdruckerniedrigung aber ausschließlich von der Zahl der gelösten Teilchen und nicht von der Art der gelösten Substanz, sondern von der des Lösungsmittels abhängig, so muß bei einer Lösung, die mehrere Substanzen enthält, eine Dampfdruckerniedrigung auftreten, die sich additiv aus allen Komponenten aufbaut. Anstelle x_2 ist dann die Summe der Stoffmengenanteile aller gelösten Komponenten zu setzen, so daß Gl. (43) zu Gl. (44) wird.

$$\Delta \mathring{p} = (x_2 + x_3 + x_4 + \ldots) \cdot \mathring{p}_1 \tag{44}$$

Auf ähnliche Weise kann auch das Phänomen des **osmotischen Druckes** erklärt werden.

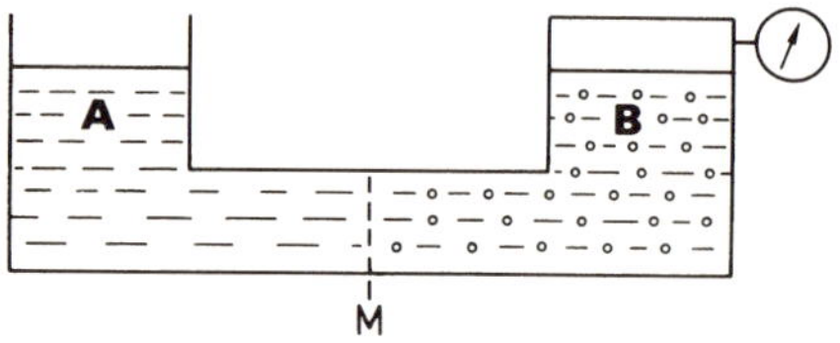

Abb. **4.23** Zur Erklärung des osmotischen Druckes.

In Abb. **4.23** sind zwei Behälter A und B dargestellt, die über eine semipermeable Membran M miteinander in Verbindung stehen. Der Behälter A enthält reines Wasser; er ist nach oben offen, so daß in ihm atmosphärischer Luftdruck herrscht. Der Behälter B enthält eine Lösung, er ist völlig geschlossen und mit einem Manometer versehen. Aufgrund der Natur der semipermeablen Membran können kleine Moleküle, d. h. das Wasser, über die Membran in beiden Richtungen von einem Gefäß zum anderen übertreten. Größere Moleküle, d. h. der gelöste Stoff der in B befindlichen Lösung, sind nicht in der Lage, durch die Membran zu diffundieren. Aufgrund der thermischen Molekularbewegung versuchen die Moleküle einer jeden Substanz sich im Sinne eines Entropiegewinns unabhängig von denen der übrigen Komponenten auf dem Wege der Diffusion vollständig gleichmäßig zu verteilen. Damit gleichen sich innerhalb des Systems ein- und derselben Phase alle Konzentrationsgradienten aus. Man kann nun folgende Betrachtung anstellen.

Sowohl für das Wasser als auch für die gelöste Substanz herrscht zwischen den beiden Gefäßen mit Beginn des Experiments ein Konzentrationsunterschied. Die Konzentration von Wasser ist in A höher als in B. Die Konzentration der in B gelösten Substanz ist in A dagegen Null. Da die semipermeable Membran für die gelöste Substanz undurchlässig ist, kann diese auch nicht nach A unter Einstellung eines Konzentrationsausgleichs diffundieren. Andererseits ist aber das Wasser in der Lage, die Membran zu passieren und in die Lösung im Raum B einzudringen. Dies hat zur Folge, daß bei einem begrenzten vorgegebenen Volumen im Raum B die Flüssigkeitsmenge größer wird, wodurch ein Druck entstehen muß. Mit der Erhöhung des Druckes in B erhöht sich die Wahrscheinlichkeit, daß Wasser-Moleküle des Raums B auf die Membran treffen. Ist die Zahl der pro Zeiteinheit vom Raum B auf die Membran stoßenden Moleküle gleich groß geworden wie die Zahl der Moleküle, die je Zeiteinheit vom Raum A aus auf die Membran stoßen, stellt sich ein Gleichgewicht ein, d. h. die Diffusion des Wassers kommt zum Stillstand. Der im Raum B vorliegende Druck entspricht dann dem osmotischen Druck der Lösung in B.

Auch der osmotische Druck ist eine kolligative Eigenschaft, d. h. er ist lediglich von der Zahl der gelösten Teilchen, nicht aber von deren Art abhängig. Je größer die Zahl der gelösten Teilchen in der Lösung des Gefäßes B ist, um so geringer ist die Konzentration des Wassers, um so geringer wird auch die Zahl der Wasser-Moleküle sein, die pro Zeiteinheit vom Raum B aus auf die Membran treffen. Das Gleichgewicht, bei dem die Diffusion der Wasser-Moleküle zum Stillstand kommt, erfordert demnach in B einen Überdruck.

In stark verdünnten Lösungen gilt näherungsweise die von van't Hoff gefundene Beziehung, wonach der osmotische Druck π einer Lösung gleich dem Druck ist, der sich einstellen würde, wenn die gelösten Moleküle in Form eines idealen Gases das Volumen der Lösung allein ausfüllen würden (Gl. (45)).

$$\pi = \frac{nR \cdot T}{V} \tag{45}$$

bzw.

$$\pi V = nR \cdot T$$

V Volumen der Lösung
n Zahl der im Volumen V gelösten Teilchen
R allgemeine Gaskonstante
T absolute Temperatur

Entsprechend der Dampfdruckerniedrigung setzt sich auch der osmotische Druck π bei einer Mehrkomponentenlösung additiv aus den Werten der einzelnen Komponenten zusammen (Gl. (46)).

$$\pi = \frac{n_1 + n_2 + n_3 + \ldots}{V} \cdot R \cdot T \tag{46}$$

Die kolligativen Eigenschaften sind insbesondere im Zusammenhang mit der Herstellung von Infusions- und Injektionslösungen sowie von Augentropfen interessant. Derartige Lösungen sollen isotonisch gegenüber den Körperflüssigkeiten sein, d. h. sie sollen den gleichen osmotischen Druck aufweisen. Die unmittelbare Messung des osmotischen Druckes stößt auf einige apparative Schwierigkeiten. Aus diesem Grund wird es im allgemeinen vorgezogen, anstelle des osmotischen Druckes die auf die gleichen Gesetzmäßigkeiten zurückgehende **Dampfdruck-**

erniedrigung bzw. **Gefrierpunkterniedrigung** zu bestimmen.

Die Meßanordnung, die mit hoher Präzision eine Bestimmung der Dampfdruckerniedrigung gestattet, ist schematisch in Abb. **4.24** wiedergegeben.

In einem thermostatisierten mit Wasserdampf gesättigten Raum befinden sich zwei Thermistoren, das sind Halbleiterwiderstände mit einem hohen negativen Temperaturkoeffizienten (NTC). Diese NTC-Widerstände erleiden mit steigender Temperatur eine starke Abnahme ihres Widerstandswertes. Aufgrund ihrer kleinen Dimension gestatten sie, die Temperatur eines Tropfens einer Flüssigkeit mit relativ hoher Präzision zu messen. Auf einem dieser beiden Thermofühler wird mit Hilfe einer Spritze ein Tropfen destillierten Wassers aufgebracht, auf dem anderen Thermofühler die zu untersuchende Lösung. Die beiden Thermofühler werden in die Vergleichszweige einer Widerstandsmeßbrücke geschaltet. Aufgrund der Dampfdruckerniedrigung der Lösung, verursacht durch die gelöste Substanz, und der Sättigungskonzentration des Wasserdampfes im Meßraum bildet sich in der unmittelbaren Umgebung des Tropfens ein Konzentrationsgradient aus, der zur Kondensation von Wasserdampf in der Oberfläche des Tropfens und Nachdiffusion aus der Umgebung führt. Bei der Kondensation wird Wärme frei, die zu einer meßbaren Veränderung des Widerstandes des Thermistors führt. Gleichzeitig erfolgt mit der Erwärmung eine Erhöhung des Dampfdruckes der Lösung, die dem gesamten Prozeß entgegenwirkt. Es wird sich also ein thermischer Gleichgewichtszustand einstellen, unter dem nur noch eine langsame Kondensation von Wasserdampf aus der Umgebung in der Tropfenoberfläche stattfindet. Die dabei zu beobachtende Differenztemperatur zwischen den beiden Thermistoren ist direkt proportional zur Dampfdruckerniedrigung der Lösung und damit auch zu ihrem osmotischen Druck. Die Anordnung besitzt den Vorteil, daß man mit sehr kleinen Substanzmengen relativ genaue Messungen durchführen kann.

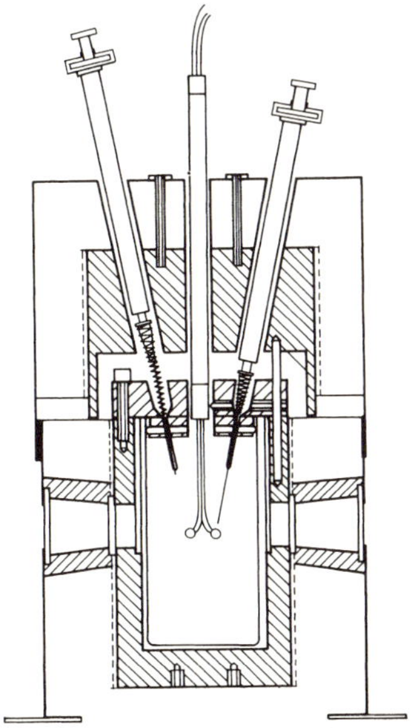

Abb. **4.24** Meßanordnung zur Bestimmung der Dampfdruckerniedrigung (Dr. H. Knauer, Wissenschaftliche Geräte KG, Bad Homburg).

Die zweite gebräuchliche Meßmethode ist die der Erfassung der Gefrierpunkterniedrigung. Hierzu wird in einen kleinen Behälter, in dem sich ein Thermofühler befindet, die zu untersuchende Lösung eingebracht und der Behälter einer langsam fallenden Temperatur ausgesetzt. Dabei wird im allgemeinen aufgrund der Tatsache, daß in der Lösung keine Kristallisationskeime vorhanden sind, der Gefrierpunkt der Lösung unterschritten, ohne daß eine merkbare Veränderung auftritt. Erst bei einer gewissen Unterkühlung setzt, mehr oder minder zufällig ausgelöst, der Gefriervorgang ein, der aufgrund der freiwerdenden Gitterenergie der entstehenden Eiskristalle zu einer Wiedererwärmung der Lösung auf den Gefrierpunkt führt. Die Lösung bleibt dann solange bei der Gefriertemperatur, bis der Gefriervorgang beendet ist, um dann der fortschreitenden äußeren Abkühlung folgend, wieder tiefere Temperaturen anzunehmen. Ein entsprechendes Temperaturdiagramm ist in Abb. **4.25** wiedergegeben.

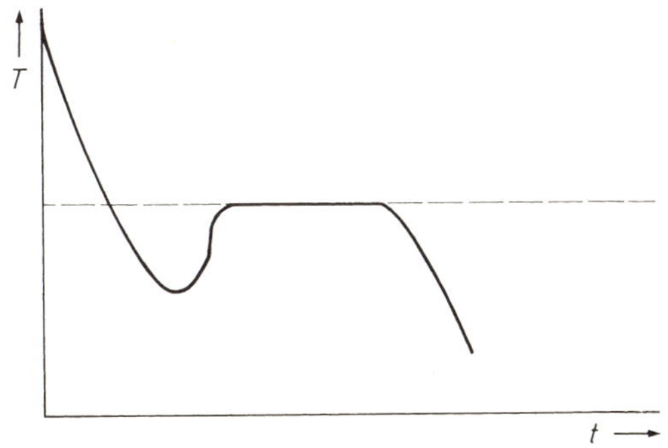

Abb. **4.25** Temperaturverlauf bei der Messung der Gefrierpunkterniedrigung einer Lösung.

2.3.8 Wasser als Lösungsmittel

Wasser ist durch die Ausbildung von Clusterstrukturen ausgezeichnet, d.h. die einzelnen Wasser-Moleküle hängen über Wasserstoff-Brücken zusammen und bilden geordnete Molekülschwärme. Der Ordnungszustand kann verschiedene Modifikationen annehmen, die mit den polymorphen Formen des SiO_2 verwandt sind. Die Clustergröße, d.h. die Größe der Molekülschwärme, ist temperaturabhängig und wird im Mittel mit etwa 300 Molekülen bei 0 °C, 20 Molekülen bei 100 °C und ein bis zwei Molekülen bei der kritischen Temperatur von 350 °C geschätzt. Die Cluster sind dicht gepackt und durch ungeordnete Störbereiche gegeneinander abgegrenzt.

Der strukturelle Aufbau des Wassers ist schematisch in einer zweidimensionalen Darstellung in Abb. **4.26** wiedergegeben.

Mit steigender Temperatur nimmt die mittlere Lebensdauer der den strukturellen Aufbau beherrschenden Wasserstoff-Brückenbindungen einer steilen Funktion folgend ab. Sie liegt bei Raumtemperatur in der Größenordnung von 10^{-4} s. Diese kurze Lebensdauer im Zusammenwirken mit der thermischen Mobilität der Moleküle bewirkt eine hohe Geschwindigkeit struktureller Umwandlungen unter Beibehaltung des generellen Aufbauprinzips. Auf diese Mobilität ist der Flüssigkeitscharakter des Wassers zurückzuführen. Die mit steigender Temperatur abnehmende mittlere Lebensdauer der Wasserstoff-Brückenbindung erklärt auch die starke Dichte- und Viskositätsabnahme bei steigender Temperatur. Im Bereich der kritischen Temperatur geht mit Auflösung aller intermolekularer Wechselwirkungen der Flüssigkeitszustand in den Gaszustand über: Mit dem Verschwinden der Cluster bricht die Viskosität zusammen. Die Dichte fällt dabei auf die des Wasserdampfes ab.

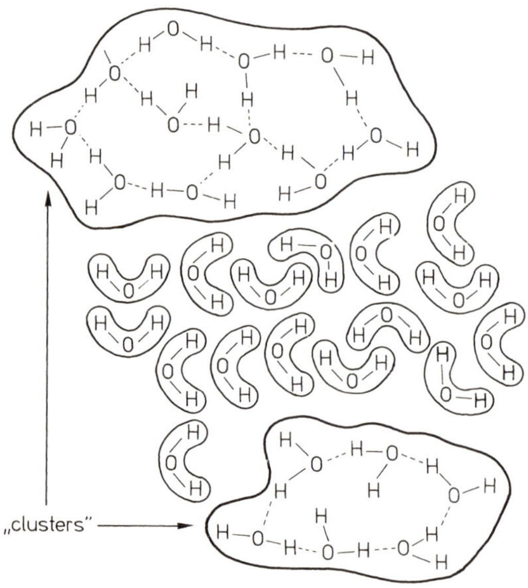

Abb. **4.26** Struktureller Aufbau des Wassers in vereinfachter zweidimensionaler Darstellung (nach Nemethy und Scheraga, 1962).

Die Lösungsmitteleigenschaften des Wassers werden von dessen strukturellem Aufbau stark beherrscht. Sie sind um so besser, je höher die Konzentration an unabgesättigten Nebenvalenzen, d.h. je höher die Fehlstellenkonzentration im strukturellen Aufbau ist. Die abnehmende Clustergröße und mittlere Lebensdauer der Wasserstoff-Brückenbindung mit zunehmender Temperatur erklären daher auch die starke Temperaturabhängigkeit des Lösungsvermögens des Wassers für viele Substanzen.

Gelöste Substanzen treten in Wechselwirkung mit den freien Valenzen der Störbereiche und können von mehr oder minder großem Einfluß auf den Gesamtzustand des Wassers sein. So gibt es ausgesprochene **Strukturbrecher**, d.h. Substanzen, die im gelösten Zustand die mittlere Clustergröße abbauen und damit die Störstellenkonzentration vergrößern. Sie bewirken daher eine Viskositätserniedrigung und stellen durch die Verbesserung der Lösungseigenschaften des Wassers Lösungsvermittler dar. Der Effekt von derartigen Strukturbrechern wird als **Hydrotropieeffekt** bezeichnet. Zu diesen Stoffen zählen z.B. Harnstoff, Thioharnstoff, verschiedene Alkohole und viele hydrophile Polymere, wie PVP und PEG. Zu einer Strukturverfestigung kommt es bei der Lösung vieler Salze. Sie gibt sich in einer Erhöhung der Viskosität und Abnahme der Lösungsmitteleigenschaften des Wassers zu erkennen. Dieser Strukturverfestigung liegen die bekannten Aussalzvorgänge zugrunde.

Die mit steigender Temperatur zu beobachtende Zunahme freier unabgesättigter Nebenvalenzen erklärt auch die starke Zunahme der Löslichkeit vieler Substanzen in Wasser mit steigender Temperatur. Da Wasserstoff-Brückenbindungen jedoch mit steigender Temperatur an Stabilität verlieren, verschiebt sich das Lösungsvermögen des Wassers bei höheren Temperaturen in Richtung zu Substanzen niederer Polarität. Dies macht sich besonders deutlich im Bereich der kritischen Temperatur bemerkbar.

2.3.9 Lösungsvermittlungen

Mit Hilfe von Lösungsvermittlungen ist es möglich, die Löslichkeit von schwerlöslichen Substanzen entscheidend zu verbessern. Dies bezieht sich vor allem auf wäßrige Lösungen. Drei verschiedene Mechanismen können unterschieden werden:

1 Komplexbildung. Hierbei wird aus der schwerlöslichen Substanz und einem Lösungsvermittler in stöchiometrischer Reaktion ein Komplex mit verbesserter Löslichkeit gebildet. Die Komplexbildung ist spezifisch und sollte reversibel sein, um die Arzneistoffwirkung nicht zu beeinträchtigen.

2 Veränderungen der Lösungseigenschaften des Lösungsmittels. Wie im Abschn. 2.3.8 dargelegt, gibt es Substanzen, welche die Clusterstruktur des Wassers stören und damit einen Hydrotropieeffekt bewirken. Derartige Substanzen wirken unspezifisch, da sie nicht von direktem Einfluß auf die zu lösende Substanz sind, sondern auf das Lösungsmittel. Ihr Einsatz ist nicht stöchiometrisch.

3 Solubilisation als Aufnahme der zu lösenden Substanz in Tensidmizellen. Wäßrige mizellare Lösungen von Tensiden nehmen verstärkt schwerlösliche lipophile Substanzen ins Mizellinnere molekulardispers auf. Auch diese Lösungsvermittlung kennt keine Stöchiometrie und ist wenig spezifisch (s. Abschn. 4.4).

Beispiele für Komplexbildner sind Natriumbenzoat, Natriumsalicylat oder Cyclodextrine. Auch bei den als Strukturbrechern des Wassers bekannten Verbindungen, z. B. Povidon und Macrogole, werden zusätzlich Komplexbildungen mit den Wirkstoffmolekülen wirksam.

Bei Beteiligung von zwei Tensiden unterschiedlicher Struktur an der Mizellbildung liegen Mischmizellen vor (s. a. Abschn. 4.4). Ein bekanntes derartiges System, das zur Lösungsvermittlung von Diazepam in einem i. v. zu verabreichenden Fertigarzneimittel eingesetzt wird, besteht aus Lecithin und Glykocholat. Allerdings handelt es sich hierbei um anisometrische, nichtsphärische Mizellen.

3 Phasenübergänge zwischen Zwei- und Mehrphasen-Systemen

3.1 Phasendiagramme von einfachen Stoffmischungen

3.1.1 Phasenübergang flüssig/gasförmig

Gase sind grundsätzlich mischbar. Dagegen kommt je nach Stoffkombination bei Flüssigkeiten sowohl eine vollständige, d. h. eine über den gesamten Bereich aller Mischungsverhältnisse sich erstreckende, als auch eine begrenzte Mischbarkeit vor. Das erste Phasendiagramm (Abb. **4.27**) stellt ein typisches Diagramm dar, das den Phasenübergang flüssig in gasförmig zweier in jedem Verhältnis mischbarer Flüssigkeiten wiedergibt. Auf der Abszisse ist das Mischungsverhältnis der beiden Flüssigkeiten A und B abgetragen und auf der Ordinate die Temperatur. Für die Einteilung der Abszisse sind sowohl der Molenbruch als auch eine prozentuale Skala gebräuchlich. Für die Substanz B verläuft die Skala von links nach rechts und für die Substanz A von rechts nach links.

Die reine Substanz A siedet bei T_A, die Substanz B bei T_B. Geht man von der irrealen idealisierten Vorstellung aus, daß die beiden Substanzen sich gegenseitig echt substituieren, d. h. bei Ersatz eines Moleküls der Substanz A durch die Substanz B sich energetisch überhaupt nichts ändern würde, dann sollte man erwarten, daß die Siedetemperaturen der Gemische sich auf der punktierten Geraden zwischen den Siedetemperaturen der beiden Reinstoffe befinden. Auch wäre zu erwarten, daß jedes Gemisch bei der ihm zu-

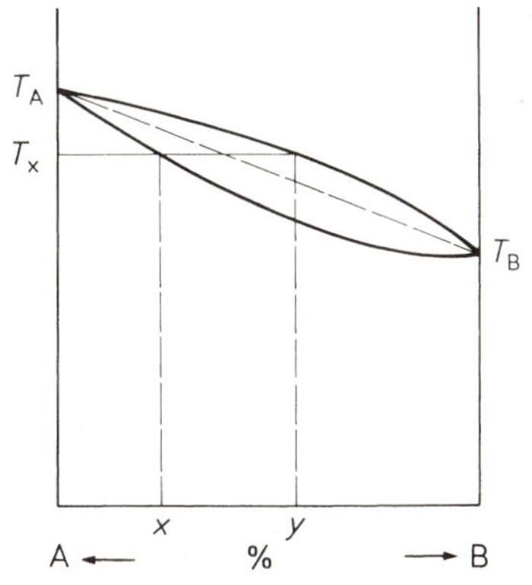

Abb. **4.27** Phasendiagramm zweier in jedem Verhältnis mischbarer Flüssigkeiten A und B mit Siede- und Kondensationskurve.

kommenden Siedetemperatur vollständig in die Gasphase übertritt, so daß die Gasphase in jedem Augenblick die gleiche Zusammensetzung haben müßte wie die flüssige Mischung. Eine Stofftrennung durch Destillation wäre in diesem Fall nicht möglich.

Man beobachtet jedoch, daß die Siedetemperaturen einer unter dieser Gerade liegenden Kurve, der Siedekurve, folgen und daß ferner die quantitative Zusammensetzung des beim Sieden entstehenden Gases nicht der Zusammensetzung der siedenden Flüssigkeit entspricht. Damit muß sich die Zusammensetzung der Flüssigkeit fortlaufend ändern. Die Zusammensetzungen der jeweils entstehenden Gasphase können an der über der gestrichelten Geraden liegenden Kondensationskurve abgelesen werden.

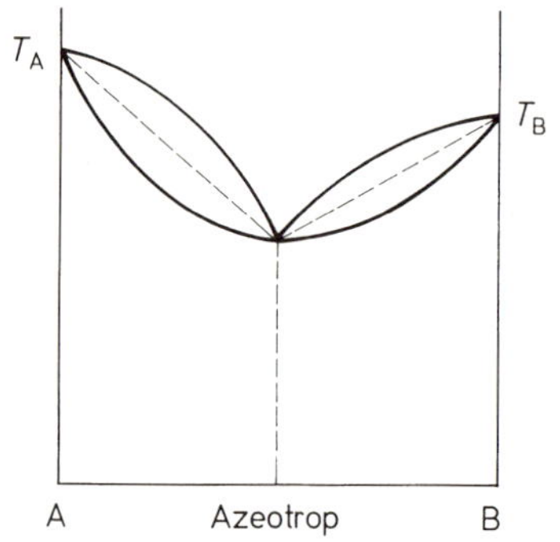

Abb. **4.28** Siedediagramm von Mischungen zweier Flüssigkeiten mit einem Minimum in der Siedekurve.

Gegeben sei eine Mischung der Flüssigkeiten mit der Zusammensetzung x. Diese erreiche bei einer Temperatur T_x die Siedekurve. Da die entstehende Gasmischung die gleiche Temperatur T_x haben muß und auch bei dieser Temperatur rekondensiert, muß sie durch den Punkt der Kondensationskurve gekennzeichnet sein, welcher der Temperatur T_x entspricht. Die Zusammensetzung der Gasphase kann auf der Abszisse am Punkt y abgelesen werden. Da nach diesem Diagramm die Gasphase grundsätzlich eine höhere Konzentration B enthält als die flüssige Phase, muß die Flüssigkeit eine zunehmend höhere Konzentration von A annehmen und damit die Siedetemperatur allmählich steigen. Gleichzeitig verschiebt sich aber auch die Zusammensetzung der Gasphase allmählich in Richtung höherer Konzentrationen von A. Erst dann, wenn alles B übergegangen ist, treffen sich Siede- und Kondensationskurve im Siedepunkt der reinen Substanz A.

Das Diagramm weist aus, daß zu jeder flüssigen Mischung eine korrespondierende Gasmischung gehört, mit der sie in dem für ihr Mischungsverhältnis typischen Siedepunkt im Gleichgewicht stehen kann. Siedediagramme, bei denen die Siede- und Kondensationskurve linsenförmig die gerade Verbindungslinie zwischen den Siedepunkten der reinen Komponenten umschließen, werden als ideale Siedediagramme bezeichnet.

Die eigenartige Aufsplittung der idealisierten gestrichelten Linie in eine Siedekurve und in eine Kondensationskurve kann aus der wechselseitigen Störung der beiden Mischungspartner in der flüssigen Phase abgeleitet werden. Bei stärkerer Zunahme dieser Störung kann sich sogar ein deutliches scharfes Minimum im Siedediagramm abzeichnen. Gleichzeitig ist zu beobachten, daß die Kondensationskurve in zwei Äste aufspaltet, die in ihrem tiefsten Punkt mit dem Minimum der Siedekurve zusammenfallen. Ein solches Beispiel ist in Abb. **4.28** dargestellt.

Entspricht das Mischungsverhältnis exakt dem des Minimums der Siedekurve, geht aufgrund der Tatsache, daß an diesem Punkt Siede- und Kondensationskurve zusammenfallen die Mischung unverändert in diesem Verhältnis in die Gasphase über. Damit ändert sich während der Destillation die Zusammensetzung weder der Flüssigkeit noch die der Gasphase. Die gesamte Flüssigkeit siedet also, ohne sich aufzutrennen, bei konstanter Temperatur. Mischungen, die unverändert destillieren und eine konstante Siedetemperatur besitzen, werden **Azeotrope** genannt.

Bei anderen Mischungsverhältnissen – unabhängig ob die Komponente A oder die Komponente B im Überschuß zum Azeotrop vorhanden ist –, die nicht allzu weit vom azeotropen Mischungsverhältnis entfernt sind, entsteht bevorzugt eine Gaszusammensetzung entsprechend dem Azeotrop. In der Flüssigkeit steigt im weiteren Siedeverlauf die Konzentration der Überschußkomponente. Damit muß zwangsläufig auch die Zusammensetzung der Gasphase zunächst langsam, später aber rasch zu höheren Konzentrationen der Überschußkomponente verschoben werden. Solange, bis schließlich am Ende der Destillation nur noch die reine Überschußkomponente vorhanden ist, die bei ihrem Siedepunkt in die Gasphase wechselt. Das bekannteste Stoffpaar mit azeotropem Siedeverhalten ist Ethanol und Wasser. Das Azeotrop liegt bei 96 Gewichts-% Ethanol. Wesentlich ausgeprägter ist in dieser Hin-

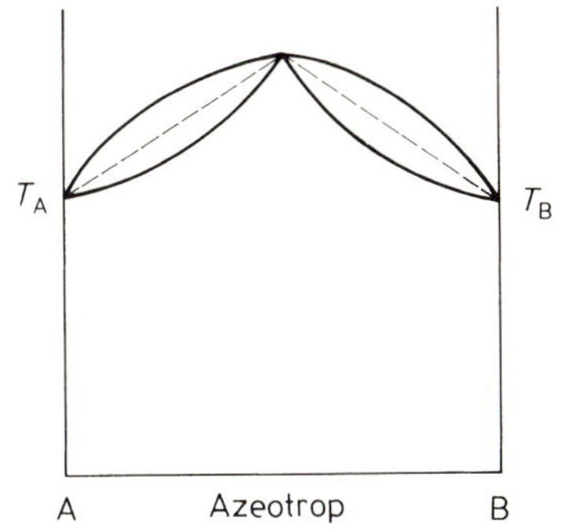

Abb. **4.29** Siedediagramm von Mischungen zweier Flüssigkeiten mit einem Maximum in der Siedekurve.

sicht das Siedediagramm der Mischungen von Ethanol und Benzol. Hier liegt das Minimum bei einem Mischungsverhältnis von etwa 50:50.

Es läßt sich aber auch gelegentlich eine umgekehrte Charakteristik beobachten, die dadurch zustande kommt, daß zwischen den Mischungspartnern besonders starke Wechselwirkungen auftreten, die den Übergang in die Gasphase erschweren. Ein entsprechendes Phasendiagramm ist in der Abb. **4.29** wiedergegeben.

In diesem Fall gibt es ein bestimmtes Mischungsverhältnis mit einem Maximum in der Siedetemperatur, in dem sich allerdings auch die Siede- und Kondensationskurven treffen. Ein Gemisch mit einem Mischungsverhältnis, das dem Maximum entspricht, geht ebenfalls unverändert in die Gasphase über und hat demzufolge über den gesamten Destillationsprozeß eine konstante Siedetemperatur. Auch eine solche Mischung ist ein Azeotrop. Mischungen, die vom Azeotrop abweichen, verhalten sich allerdings anders als die mit einem Minimum in der Siedekurve. Bei ihnen geht in die Gasphase ein Mischungsverhältnis über, das die Überschußkomponente in einer höheren Konzentration enthält als die flüssige Phase, so daß diese sich allmählich in ihrer Zusammensetzung in Richtung auf das Azeotrop hin bewegt, das dann schließlich konstant siedet. Ein derartiges Stoffpaar ist Chloroform/Aceton. Das Azeotrop liegt bei nahezu 35:65.

3.1.2 Begrenzte Mischbarkeit von Flüssigkeiten

Aus den thermodynamischen Betrachtungen über ideale und reale Mischungen (s. Abschn. 2.3) geht hervor, daß der ideale Mischungszustand zweier Komponenten, die molekulardisperse Verteilung, nur dann zustande kommt, wenn in der freien Enthalpieänderung ΔG der auf die reine Entropieänderung ΔS zurückgehende Gewinn nicht durch eine Mischungsenthalpie ΔH überkompensiert wird, $\Delta G = \Delta H - T\Delta S$ (s. Gl. 25). In dem Konzentrationsbereich eines Stoffpaares, in dem eine Überkompensation vorkommt, also ΔG positiv wird, sind die entsprechenden Mischungen instabil. Dieser Konzentrationsbereich wird als **Mischungslücke** bezeichnet. Wird im Bereich der Mischungslücke rezeptiert, entstehen Zwei- oder Mehrphasen-Systeme, die jedoch nicht dispers sein müssen (s. im Gegensatz hierzu Abschn. 4 „Kolloide“ und Abschn. 5 „Disperse Mehrphasen-Systeme“).

Abb. **4.30** zeigt ein typisches Mischungsdiagramm zweier Flüssigkeiten A und B mit begrenzter Mischbarkeit.

Auf der Abszisse dieses Diagramms sind die Mischungsverhältnisse zwischen den Substanzen A und B, und auf der Ordinate ist die Temperatur T abgetragen. Außerhalb des eingezeichneten Kurvenzuges, der **Binodalkurve**, liegen alle Mischungen, die sich als Einphasen-Systeme präsentieren. Innerhalb des Kurvenzuges liegt keine Mischbarkeit vor (Mischungslücke), so daß alle Mischungen dieses Gebietes in zwei korrespondierende Phasen zerfallen. Geht man bei der Betrachtung des Diagramms von der tiefsten dargestellten Temperatur, d. h. der Grundlinie des Diagramms aus, so erkennt man, daß die Substanz B eine relativ geringe Löslichkeit in A, die Substanz A aber auch eine relativ geringe

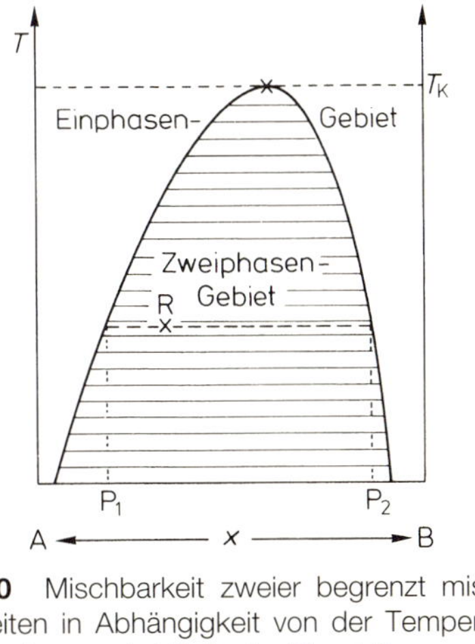

Abb. **4.30** Mischbarkeit zweier begrenzt mischbarer Flüssigkeiten in Abhängigkeit von der Temperatur mit einem Maximum x bei T_K in der Binodalkurve.

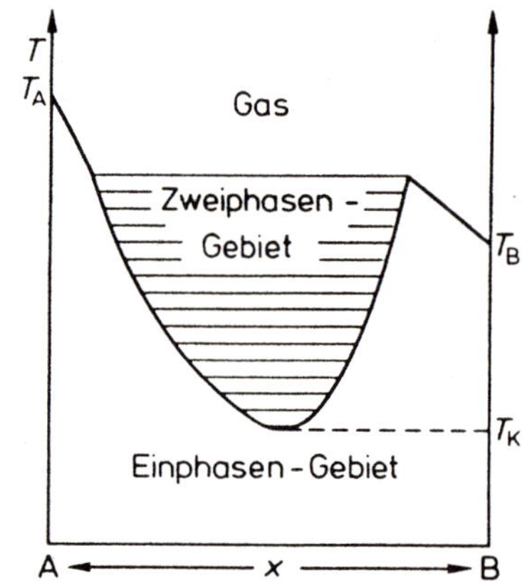

Abb. **4.31** Mischungsdiagramm zweier begrenzt mischbarer Komponenten mit einem Minimum in der Binodalkurve.

Löslichkeit in B aufweist. Grundsätzlich ist allein schon aus Entropiegründen davon auszugehen, daß absolute Unlöslichkeiten nicht existieren. Selbst Paraffin-Wasser-Mischungen zeigen eine – wenn auch sehr begrenzte – Mischbarkeit. Das Diagramm weist ferner aus, daß mit zunehmender Temperatur die Löslichkeiten von B in A und A in B größer werden, d. h. daß die Binodalkurvenäste nach innen laufen, bis sie sich schließlich in der **kritischen Mischungstemperatur** T_K treffen. Oberhalb dieser Temperatur ist eine totale, d. h. lückenlose Mischbarkeit gegeben.

Mischungen innerhalb der Mischungslücke zerfallen in zwei korrespondierende gesättigte Lösungen, deren Zusammensetzung durch die Schnittpunkte der Binodalkurve mit der der Temperatur entsprechenden Horizontalen vorgegeben ist. Die Verbindungslinie dieser beiden Schnittpunkte wird als **Konode** bezeichnet. Alle Mischungen, die auf einer Konode liegen, führen zu den gleichen korrespondierenden Phasen P_1 und P_2, denen allerdings – je nach Lage des Mischungspunktes R auf der Konode – ein unterschiedliches Mengenverhältnis zukommt.

Aus dem Diagramm ist ferner ersichtlich, daß die Konoden mit steigender Temperatur kürzer werden. Grundsätzlich aber zerfallen die Rezepturen innerhalb der Mischungslücke in korrespondierende Lösungen, die mit zunehmender Temperatur einander immer ähnlicher werden. Kurz unter der kritischen Mischungstemperatur besitzen die korrespondierenden Lösungen nahezu die gleiche Zusammensetzung; eine Tatsache, auf die im Abschn. 5.6 noch einmal näher eingegangen werden muß.

In Abb. **4.31** ist ein Phasendiagramm dargestellt, das das Mischungsverhalten zweier begrenzt mischbarer Komponenten mit einem Minimum in der Binodalkurve zeigt. Während das vorherige Diagramm das Mischungsverhältnis der meisten begrenzt mischbaren Substanzen charakterisiert, ist das hier gezeigte Diagramm typisch für Substanzen mit reinen Wasserstoffbrücken-Akzeptorgruppen, wie z. B. Ether-Funktionen mit Wasser. Zu Stoffmischungen diesen Typs gehört auch Wasser/Triethanolamin.

Das Diagramm weist aus, daß unterhalb der kritischen Mischungstemperatur eine totale Mischbarkeit zwischen den beiden Komponenten gegeben ist. Oberhalb dieser Temperatur liegt eine sich mit zunehmender Temperatur verbreiternde Mischungslücke vor, d. h. die Löslichkeiten der Substanz A in B und der Substanz B in A nehmen mit zunehmender Temperatur ab. Entsprechend Abb. **4.31** zerfallen alle Mischungen innerhalb der Mischungslücke in zwei korrespondierende Lösungen, die den gesättigten Lösungen der betreffenden Temperatur entsprechen.

Sind mehrere unterschiedliche funktionelle Gruppen in den Molekülen vorhanden, so kann auch eine Mischungslücke entstehen, die in sich geschlossen ist, d. h. sowohl eine kritische Temperatur als Maximum als auch eine kritische Temperatur als Minimum ausweist. Ein derartiges Diagramm, das erstmals anhand von Nikotin-Wasser-Mischungen beobachtet worden ist, ist in Abb. **4.32** wiedergegeben.

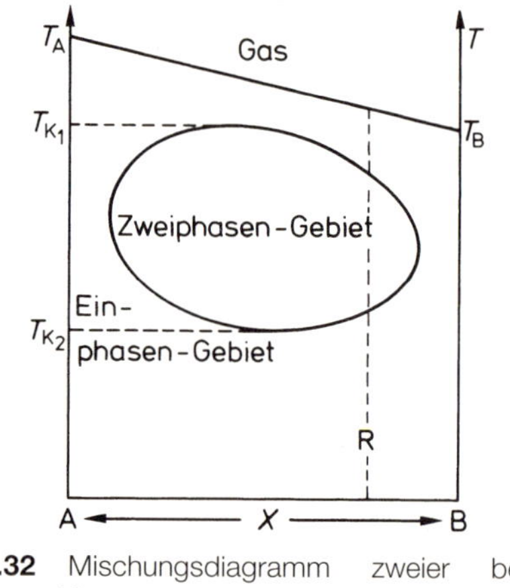

Abb. **4.32** Mischungsdiagramm zweier begrenzt mischbarer Komponenten mit einer in sich geschlossenen Mischungslücke.

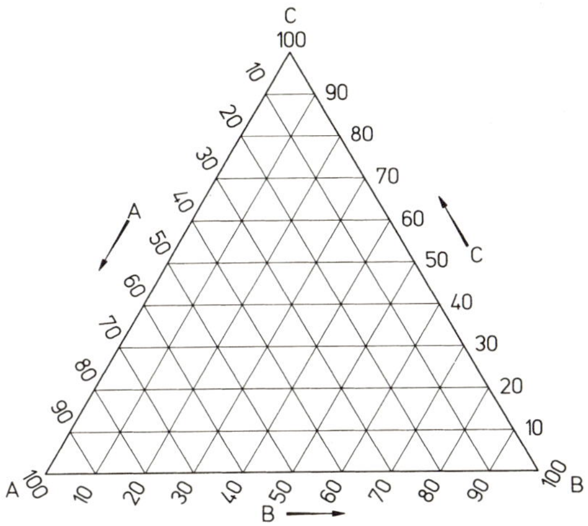

Abb. **4.33** Dreikomponenten-Mischungen in einem Dreiecksdiagramm.

Das Diagramm weist aus, daß oberhalb der kritischen Temperatur T_{K_1} und unterhalb der kritischen Temperatur T_{K_2} jeweils eine totale Mischbarkeit besteht. Man wird also beobachten, daß eine Rezeptur, gekennzeichnet durch R, bei tiefen Temperaturen ein klares Einphasen-System, d.h. also eine homogene Mischung ist, sich im Bereich der Mischungslücke als Zweiphasen-System präsentiert und oberhalb einer bestimmten Temperatur wieder einphasig wird.

Mischungen, zusammengesetzt aus drei Komponenten, lassen sich in **Dreiecksdiagrammen** darstellen (s. Abb. **4.33**).

In dem Diagramm stellen die Eckpunkte die reinen Komponenten (100%) A, B und C dar. Auf den Dreiecksseiten zwischen A und B, B und C sowie C und A liegen alle binären Mischungen, während innerhalb des Dreiecks sämtliche ternären Mischungen der drei Komponenten vertreten sind. Alle Rezepturen, die bei wechselnden Zusammensetzungen zwischen A und B die gleiche Konzentration C aufweisen, befinden sich auf einer Geraden parallel zur Grundlinie A–B. Der Abstand dieser Geraden von der Grundlinie entspricht der Konzentration C, die auf dem Randmaßstab zwischen B und C abgelesen werden kann. Entsprechendes gilt für die anderen Komponenten.

Im Gegensatz zu den bisher gezeigten Phasendiagrammen von Zweikomponenten-Mischungen ist dieses für Dreikomponenten ausgelegte Dreiecksdiagramm nur für eine bestimmte Temperatur und einen bestimmten Druck gültig. Will man die Zusammensetzung einer aus drei Komponenten bestehenden Mischung variieren und zugleich auch die Temperatur variabel darstellen, so kann dies nur in einer dreidimensionalen Darstellung erfolgen, die die Gestalt eines dreiseitigen Prismas annimmt. Dies kommt dadurch zustande, daß die für die einzelnen Temperaturen gültigen Dreiecksdiagramme übereinander geschichtet werden.

Vierkomponentendiagramme, die nur Gültigkeit für eine bestimmte Temperatur haben, sind ebenfalls dreidimensionale Körper. Diese haben die Form eines Tetraeders mit den 4 Ecken für die Reinsubstanzen, den 6 Kanten für die binären Mischungen und den 4 Flächen für die ternären Mischungen, während alle quartäre Mischungen sich im Inneren des Tetraeders befinden. Die Darstellung kann allerdings wiederum zu einem einfachen Dreieck reduziert werden, wenn man von den 4 Komponenten 2 in einem invariablen Mischungsverhältnis einsetzt. Die quantitative Auswertung der Phasendiagramme über Konoden ist allerdings dann nicht mehr möglich. Eine derartige Vorgehensweise wird zwangsläufig notwendig, wenn die Zahl der Variablen so groß wird, daß man über die Dreidimensionalität hinauskommt.

Ein Dreikomponenten-System, bei dem zwischen zwei Komponenten eine Mischungslücke auftritt, zeigt das Phasendreieck in Abb. **4.34.**

Rezepturen innerhalb der Mischungslücke zerfallen in zwei Phasen unterschiedlicher Zusammensetzung. Eine Rezeptur der Zusammensetzung 1 bildet die beiden korrespondierenden Lösungen 2 und 3, die durch eine Konode verbunden sind. Das dargestellte Diagramm gilt nur für eine bestimmte Temperatur. Soll das Mischungsverhalten der drei Komponenten in Ab-

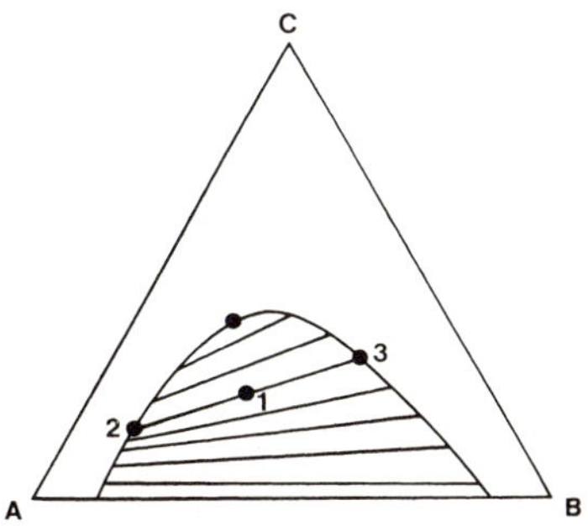

Abb. **4.34** Phasendreieck mit einer Mischungslücke.

hängigkeit von der Temperatur gezeigt werden, so kann dies nur mit einer räumlichen Figur, mit einem Prisma, geschehen.

3.1.3 Mischungslücke bei Feststoffen

Amorphe Feststoffe haben wie Flüssigkeiten ein relativ hohes Lösungsvermögen für Mischungspartner. Mischungsdiagramme amorpher Substanzen ähneln daher denen der Flüssigkeiten.

Der kristalline Zustand verkörpert einen Ordnungszustand und ist erheblich weniger tolerant gegenüber Zumischungen. In geringem Ausmaß können Fremdsubstanzen als Gitterstörungen immer aufgenommen werden. Die meisten Substanzen verhalten sich im festen Aggregatzustand eutektisch. Ein entsprechendes Phasendiagramm kann Abb. **4.35** entnommen werden.

Auf den Ordinatenachsen über A und über B sind die Schmelztemperaturen der Reinkomponenten T_A und T_B aufgetragen. Diese werden durch das Schmelzdiagramm der Mischungen verbunden. Die Schmelzkurve fällt von T_A und von T_B auf den Schmelzpunkt des Eutektikums T_E, einer Mischung mit der Zusammensetzung X_E ab. A und B sind im geschmolzenen Zustand oberhalb des höchsten Schmelzpunktes der Mischungspartner in jedem Verhältnis miteinander mischbar. Im festen Zustand besteht aber keine oder nur eine sehr geringe Mischbarkeit.

Wird eine Mischung R, eine Schmelze der beiden Komponenten A und B, abgekühlt, so findet nach Unterschreiten der Schmelzkurve eine Kristallisation von A statt, wobei sich die Zusammensetzung der Schmelze in Richtung B verschiebt. Mit weiterer Abkühlung kann weiter A kristallisieren, bis die Schmelze die Zusammensetzung X_E erreicht hat. Entsprechend findet eine Kristallisation von B bis zum Erreichen der eutektischen Mischung X_E statt, wenn eine Mischschmelze abgekühlt wird, deren Zusammensetzung mehr B enthält als X_E. Hat die Schmelze die Zusammensetzung X_E, d. h. liegt ein eutektisches Gemisch vor, so kristallisiert die Masse unterhalb der eutektischen Temperatur T_E in der Weise, daß beide Komponenten A und B in getrennten Kristallen nebeneinander auskristallisieren. Das Gebiet I ist durch Kristallisation von A, das Gebiet II durch Kristallisation von B und das Gebiet III durch die Existenz beider Kristalle charakterisiert.

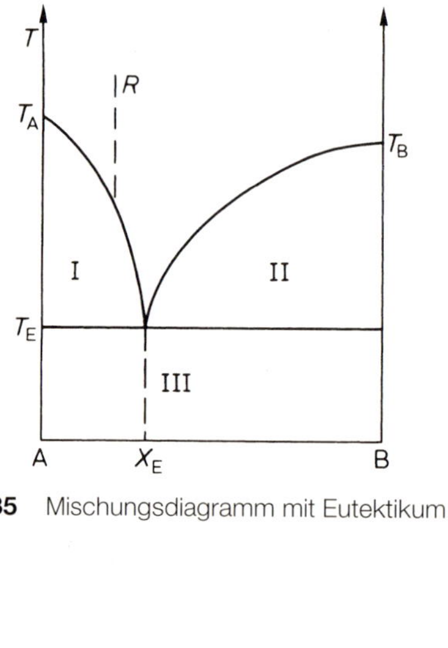

Abb. **4.35** Mischungsdiagramm mit Eutektikum.

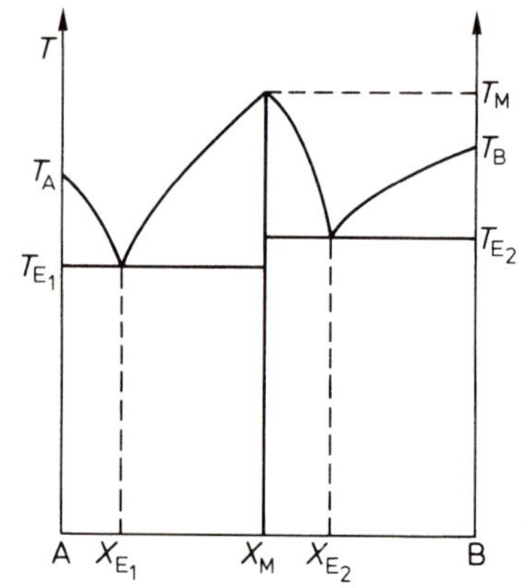

Abb. **4.36** Mischungsdigramm mit stabiler Mischkristallbildung.

Im festen kristallinen Zustand können in besonderen Fällen aber auch gemeinsame Ordnungszustände, in denen beide Komponenten vertreten sind, gebildet werden. Stellen diese nicht eine einfache Substitution gegeneinander dar, sondern ein völlig neues Ordnungsprinzip, so ist das Mischungsverhalten der beiden Komponenten durch eine echte Mischkristallbildung gekennzeichnet. Um diesen Ordnungszustand aufzubauen, ist ein ganz bestimmtes Mischungsverhältnis erforderlich. Ein Überschuß einer Komponente kann in Form von Fehlstellen im Mischkristallisat gelöst werden oder verhält sich mit dem Mischkristallisat eutektisch.

Ein Mischungsdiagramm zwischen den zwei Komponenten A und B, gekennzeichnet durch die Ausbildung eines besonders energiearmen Mischkristallisates, ist in Abb. **4.36** wiedergegeben.

Das Diagramm zeigt zwei Eutektika X_{E1} und X_{E2} mit den Schmelzpunkten T_{E1} und T_{E2}. Dazwischen liegt eine Mischung X_M mit einem besonders hohen Schmelzpunkt T_M. X_M ist die Zusammensetzung des Mischkristallisats. Mischkristallisate, die durch eine deutliche Stöchiometrie und einen deutlich über den der Einzelkomponenten hinausgehenden Schmelzpunkt ausgezeichnet sind, werden als **Molekülverbindungen** bezeichnet. Entsprechend ihrer erhöhten Stabilität haben Molekülverbindungen auch geringere Löslichkeiten als ihre Einzelkomponenten. Definitionsgemäß existieren Molekülverbindungen nur im festen Zustand.

3.2 Grenzflächenphänomene

Jede Phase wird in einem Mehrphasen-System durch eine Phasengrenze gegenüber ihrer Umgebung abgeschlossen. Ist die angrenzende Phase ein Gas, so wird die Phasengrenze als Oberfläche bezeichnet. Zwischen den in der Phasengrenze sich berührenden Phasen bestehen – sofern es sich um kondensierte Phasen, d. h. Flüssigkeiten oder Feststoffe handelt – Wechselwirkungen. Diese fehlen bei Oberflächen, womit deren Sonderstellung im Bereich der Grenzflächen gerechtfertigt werden kann. Alle Grenzflächenphänomene sind um so ausgeprägter, je unterschiedlicher die aneinandergrenzenden Phasen sind.

Mehrphasen-Systeme zeichnen sich durch die technologisch bedeutsame Grenzflächen- bzw. Oberflächenenergie aus. Ein System zerfällt in zwei Phasen, wenn dadurch ein thermodynamisch günstigerer Zustand erreicht wird. Dies kann z. B. dadurch erfolgen, daß durch die Phasentrennung eine höhere Absättigung von Sekundärvalenzen im Gesamtsystem ermöglicht wird. Besonders anschaulich läßt sich dies anhand von Paraffin-Wasser-Mischungen demonstrieren. Paraffin-Moleküle stehen untereinander über Dispersionskräfte in Wechselwirkung. Diese völlig unspezifischen Sekundärbindungen treten auch zwischen den Wasser-Molekülen auf sowie zwischen Wasser und Paraffin. Von diesem Gesichtspunkt aus betrachtet, müßte Paraffin mit Wasser in jedem Verhältnis mischbar sein. Ein großer Teil der Sekundärbindungsenergie des Wassers ist in den die Cluster aufbauenden Wasserstoff-Brückenbindungen zu suchen. Paraffin ist nicht in der Lage, Wasserstoff-Brückenbindungen auszubilden. Jedes Paraffin-Molekül, das sich in einer wäßrigen Phase befindet, vermindert die Anzahl der möglichen Wasserstoff-Brückenbindungen, so daß damit ungesättigte Valenzen mit der Konsequenz einer erhöhten inneren Energie des Systems entstehen. Bei einer Phasentrennung wird es dem Wasser ermöglicht, eine größere Zahl von Wasserstoff-Brückenbindungsvalenzen abzusättigen. Damit ist der Zweiphasen-Zustand energetisch begünstigt. Es ist jedoch zu beobachten, daß der Energiegewinn im wesentlichen durch Verbesserung des energetischen Zustandes des Wassers, nicht aber des Paraffins, zustande kommt. Wasser-Moleküle, die sich in der Phasengrenzfläche befinden, besitzen freie nicht abgesättigte Valenzen, stehen aber auch andererseits mit den Paraffin-Molekülen über Dispersionskräfte in Wechselwirkung. Aufgrund der höheren Konzentration an freien Sekundärvalenzen sind die Moleküle der Grenzfläche in einem energetisch ungünstigeren Zustand als die Moleküle im Inneren der Wasserphase. Dies bedeutet, daß jede Vergrößerung der Phasengrenzfläche eine Erhöhung der inneren Energie des Systems erfordert.

3.2.1 Grenzflächenspannung, Oberflächenspannung

Die an Paraffin-Wasser-Mischungen durchgeführten Betrachtungen lassen sich auf alle Mehrphasen-Systeme übertragen. Grundsätzlich ist eine Phasengrenze Ort eines höheren Potentials. Damit muß zwangsläufig zur Vergrößerung der Grenzfläche bzw. Erhöhung der Dispersität eines gegebenen Systems Energie aufgewendet werden. Diejenige mechanische Energie, die erforderlich ist, um die Grenzfläche eines gegebenen Systems um eine Flächeneinheit zu vergrößern, wird als **Grenzflächenspannung** γ bezeichnet. Ihre Dimension wäre danach Jm^{-2}. Da ein J gleichbedeutend mit ein Nm ist, ergibt sich daraus auch die Dimension Nm^{-1}. Allgemein gebräuchlich ist das mNm^{-1}, das zahlenmäßig mit der früher gebräuchlichen Dimension $dyn \cdot cm^{-1}$ übereinstimmt.

Bei Zweiphasen-Systemen, deren eine Phase ein Gas ist, spricht man anstelle von der Grenzflächenspannung von der **Oberflächenspannung** σ. Tab. **4.3** gibt einige Oberflächenspannungswerte von Flüssigkeiten bei 20 °C wieder.

Tabelle **4.3** Oberflächenspannungen einiger Flüssigkeiten bei 20 °C (in $mN \cdot m^{-1}$)

Substanz	σ	Substanz	σ
Wasser	72,8	Siliconöl	21,0
Ethanol	22,0	Pentan	16,9
Essigsäure	23,5	Tetrachlor-	
Ether	16,5	kohlenstoff	25,7
Glycerol	66,4	Quecksilber	480,0

Tab. **4.3** zeigt, daß Flüssigkeiten mit einem hohen Anteil an Dipol-Dipol-Wechselwirkungen und Wasserstoff-Brückenbindungen sich durch hohe Oberflächenspannungswerte auszeichnen. Besonders auffallend ist der hohe Wert des Wassers.

Die Oberflächenspannungen der Flüssigkeiten fallen mit steigender Temperatur und erreichen den Wert Null in der kritischen Temperatur.

Grenzflächenspannungen zwischen zwei Flüssigkeiten sind aufgrund der Tatsache, daß die Flüssigkeiten zumindest über Dispersionskräfte miteinander in Wechselwirkung treten können, grundsätzlich niedriger als die höchste Oberflächenspannung der beiden Flüssigkeiten.

Die **Oberflächenspannungen von Lösungen** können höher oder niedriger als die des reinen Lösungsmittels sein. Eine Erhöhung der Oberflächenspannung ist z. B. dann zu erwarten, wenn die gelöste Substanz zu einer Erhöhung der inneren Struktur des Lösungsmittels führt. Dies äußert sich im allgemeinen auch in einer Erhöhung der Viskosität. Meist aber wird eine Erniedrigung der Oberflächenspannung gegenüber dem Lösungsmittel beobachtet. Dies kann durch zwei unterschiedliche Effekte zustande kommen

- durch eine Herabsetzung der inneren Struktur des Lösungsmittels und
- durch eine Anreicherung der gelösten Substanzen in der Oberfläche.

Der erstgenannte Effekt ist gleichzeitig an einer deutlichen Verminderung der Viskosität zu erkennen. Viele mit Wasser gut mischbare Substanzen wie Salze, mehrwertige Alkohole, hydrophile kurzkettige Polymere und dergleichen setzen die Tendenz des Wassers zur Clusterbildung herab. Sie üben also einen **Hydrotropieeffekt** auf das Wasser aus, worauf unter anderem auch die verbesserten Lösungseigenschaften des Wassers zurückgeführt werden müssen. Ohne daß sich diese Substanzen in der Oberfläche anreichern, führen sie zu einer deutlichen Erniedrigung der Oberflächenspannung und ebenso auch zu einer Erniedrigung der Grenzflächenspannung einer wäßrigen Lösung gegen mit Wasser nicht mischbare Öle. Die Erniedrigung der Grenz- bzw. Oberflächenspannung erfordert bei diesen Substanzen allerdings signifikant höhere Konzentrationen als ein vergleichbarer Effekt, der durch Substanzen hervorgerufen wird, die sich in der Phasengrenzfläche anreichern.

Die Mehrzahl wasserlöslicher organischer Substanzen zeichnet sich dadurch aus, daß sie neben den hydrophilen funktionellen Gruppen, die mit den Wasser-Molekülen über Wasserstoff-Brükkenbindungen in Wechselwirkung treten können, einen mehr oder minder ausgedehnten unpolaren Rest aufweisen. Aufgrund dieser Tatsache kann die Oberflächenenergie der Lösung durch Anreicherung der gelösten Moleküle in der Oberfläche herabgesetzt werden. Dieser Effekt wird um so größer, je positiver die Lösungsenthalpie ist. Lösungen von Substanzen, die im Mischungsdiagramm eine breite Mischungslücke aufweisen, werden sich also bevorzugt in den Phasengrenzflächen anreichern. Durch diese Anreicherung wird die Grenzflächenspannung, im Falle der Oberfläche die Oberflächenspannung, erniedrigt. Substanzen, bei denen dieser Effekt sehr stark ausgeprägt ist, werden als Tenside bezeichnet (s. Abschn. 5.6.2).

Die Grenzflächenenergie eines Systems ist diejenige Energie, die aufgewendet werden müßte, um die bestehende Grenzfläche zwischen den beiden Phasen herzustellen. Sie zerfällt in zwei Komponenten, eine mechanische und eine thermische. Die mechanische Grenzflächenenergie ist das Produkt aus der Grenzflächenspannung zwischen den beiden Phasen und der Größe der bestehenden Grenzfläche. Da mit Vergrößerung einer Grenzfläche auch eine Abkühlung des Systems stattfindet, muß für eine isotherme Grenzflächenvergrößerung dem System noch Wärme zugeführt werden. Im allgemeinen wird jedoch dieser Term vernachlässigt.

Hochdisperse Systeme mit einer großen Grenzfläche sind entsprechend diesen Überlegungen energiereicher als niedrigdisperse.

3.2.2 Meßtechniken

Bei Flüssigkeiten ist die Oberflächenspannung meßtechnisch auf einfachem Wege zugänglich. Die einfachste Meßanordnung für die Bestimmung der Oberflächenspannung ist die **Drahtbügelmethode** (s. Abb. **4.37**)

Bei der Drahtbügelmethode bedient man sich eines rechteckigen Drahtrahmens mit einer beweglichen Seite a. Aus der zu untersuchenden Flüssigkeit wird zwischen der beweglichen Seite a und den übrigen Seiten des Rahmens eine Flüssigkeitslamelle ausgebildet. Mit einer Verschiebung der Seite a um den Weg dx wird die Lamelle auf beiden Seiten des Rahmens um die Fläche adx vergrößert. Nach Gl. (47) ist die hierzu erforderliche Arbeit W

$$dW = \sigma \cdot 2a dx. \qquad (47)$$

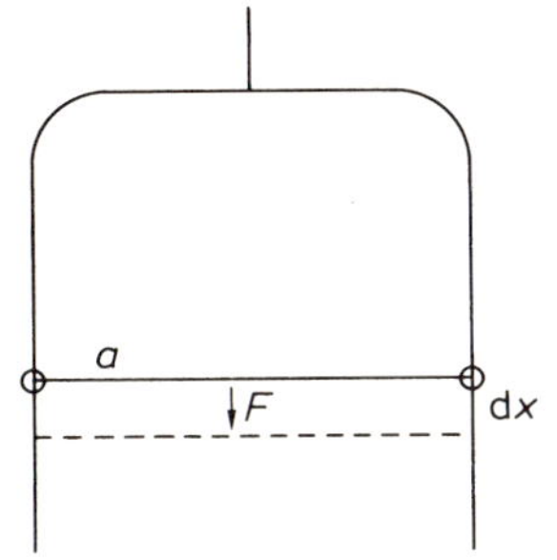

Abb. **4.37** Schematische Darstellung des Drahtbügelmodells zur Bestimmung der Oberflächenspannung.

Diese Arbeit wird von der Kraft F längs des Weges dx geleistet. Für die Verschiebung des beweglichen Teils des Drahtrahmens ist eine Kraft erforderlich, die sich aus Gl. (48) ergibt.

$$F = 2a\sigma \qquad (48)$$

Solange eine ausreichende Flüssigkeitsmenge für die Ausbildung der Lamelle zur Verfügung steht, ist für ihre Vergrößerung eine konstante Kraft erforderlich, die mit Hilfe z. B. einer Torsionswaage bestimmt werden kann. Bei bekannten Dimensionen des Drahtbügels errechnet sich dann die Oberflächenspannung nach Gl. (49) zu

$$\sigma = \frac{F}{2a}\,. \qquad (49)$$

Aus diesem einfachen Verfahren läßt sich die **Tensiometer-Methode** nach Lecomte du Noüy ableiten (s. Abb. **4.38**).

Das Gerät besteht im wesentlichen aus einer Torsionswaage und einem Platin-Iridium-Ring, der durch die zu untersuchende Oberfläche bzw. Grenzfläche bewegt wird. Der Platin-Iridium-Ring 1 mit dem Radius r hängt an einem Gestänge mit dem Hebelarm 2, dessen Position über ein optisches System 3 beobachtet werden kann. Der Hebelarm 2 ist am Torsionsdraht 4 befestigt, dessen Verdrillung an seinen beiden Enden mit Hilfe der Nullpunktjustierung 5 und der Meßskala 6 eingestellt werden kann.

Der Meßvorgang kann folgendermaßen vorgenommen werden: Die zu untersuchende Flüssigkeit wird in ein vertikal verschiebbares temperierbares Gefäß gebracht. Das Gefäß wird so justiert, daß bei waagerechter Lage des Hebelarms, die mit der Nullpunktjustierung nachgestellt werden kann, der Platin-Iridium-Ring in die zu untersuchende Flüssigkeit eintaucht. Durch Absenken des Gefäßes gelangt der Ring in die Oberfläche. Bei weiterem Absenken hebt der Ring, der sich nunmehr über dem Niveau der Oberfläche befindet, eine Flüssigkeitslamelle an, deren Gewicht die Waage zur Auslenkung bringt. An der Skala wird eine vergrößerte Torsion des Torsionsdrahtes eingestellt, die ausreichend ist, die Gleichgewichtslage der Waage wieder herzustellen. Bei weiterem Absenken des Gefäßes vergrößert sich die angehobene Flüssigkeitsmenge, so daß wiederum ein Nachstellen der Torsion erforderlich wird. Dieser Vorgang wird so lange fortgesetzt, bis die angehobene Flüssigkeitssäule in ihrem oberen Teil die Form eines Hohlzylinders angenommen hat. Jede weitere Absenkung

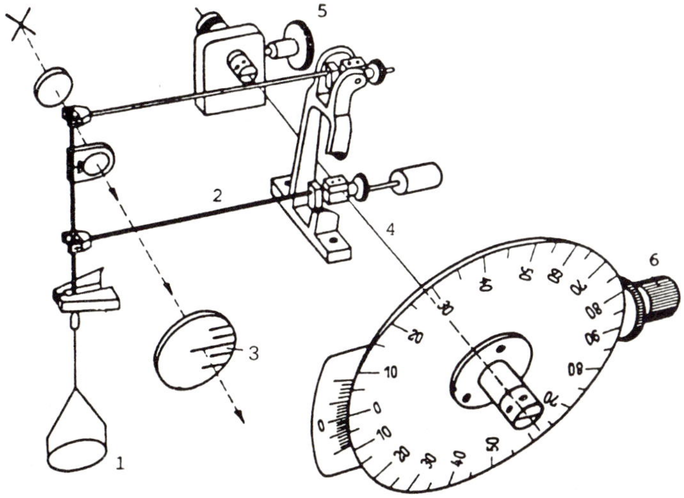

Abb. 4.38 Meßgerät zur Bestimmung der Oberflächenspannung nach Lecomte du Noüy.

des Gefäßes führt dann zu einer Dehnung der Lamelle, wie sie bei der Drahtbügelmethode beschrieben worden ist (s. Gl. (47) und Abb. **4.37**). Dies bedeutet, daß in dieser Phase der Messung die Torsionswaage im Gleichgewicht bleibt, d. h. die am zylindrischen Teil der Flüssigkeit angreifende Kraft konstant ist. Infolge der Dehnung der zum Hohlzylinder ausgebildeten Flüssigkeitslamelle kommt es rasch zu einer Querschnittsveränderung und damit zum Abriß. Die gegen Ende der Messung an der Skala der Torsionswaage ablesbare Kraft entspricht dann der bei der Bügelmethode für die Dehnung der Lamelle angewendeten (Gl. (50)).

$$F = \frac{dW}{dx} = \frac{\sigma \cdot 4\pi r dx}{dx} = \sigma \cdot 4\pi r \qquad (50)$$

Daraus folgt Gl. (51)

$$\sigma = \frac{F}{4\pi r} \qquad (51)$$

Die Kraft F wird mit der Torsionswaage auf indirektem Wege über das am Torsionsdraht angreifende Drehmoment gemessen. Das Drehmoment ist das Produkt aus der am Ring angreifenden Kraft und der Länge des Hebelarms. Es ist also bei unverändertem Hebelarm direkt proportional zur Kraft F. Der tatsächlich am Torsionsdraht angreifende Hebelarm ist nur solange identisch mit der Länge des Hebelarms 2 des Gestänges, solange sich das Gestänge in exakt waagerechter Position befindet, so daß die vom Platin-Iridium-Ring ausgehende Kraft senkrecht am Gestänge angreift.

Dieses Verfahren gestattet ohne Schwierigkeit nicht nur die Messung der Oberflächenspannung σ, sondern auch die von Grenzflächenspannungen γ zwischen zwei Flüssigkeiten. Dabei werden die beiden Flüssigkeiten übereinandergeschichtet und das Meßgefäß so bewegt, daß das Niveau der Grenzfläche durch die Gleichgewichtslage des Ringes gezogen wird.

Eine wesentlich einfachere Meßmethode ist die **Stalagmometer-Methode.** Man bedient sich der Tatsache, daß die an einer Abtropffläche entstehende Tropfengröße einer Flüssigkeit direkt proportional zur Oberflächenspannung dieser Flüssigkeit ist. In Abb. **4.39** ist schematisch das Stalagmometer nach Traube wiedergegeben.

Das Stalagmometer besteht im wesentlichen aus einem vertikalen Rohr, das im oberen Teil zur Aufnahme eines bestimmten Volumens der Flüssigkeit kugelförmig erweitert ist und das an seinem unteren Ende in eine definierte Abtropffläche ausläuft. Oberhalb und unterhalb der kugelförmigen Erweiterung ist eine Graduierung zur Feinablesung des Volumens angebracht. Man läßt nun ein bestimmtes Flüssigkeitsvolumen abtropfen und bestimmt die diesem Flüssigkeitsvolumen entsprechende Tropfenzahl. Mit Hilfe der beiden Skalen ist es möglich, das gewählte Flüssigkeitsvolumen so zu vergrößern oder zu verkleinern, daß es exakt einer ganzen Zahl von Tropfen entspricht. Das Volumen des Einzeltropfens ist dann gemäß Gl. (52).

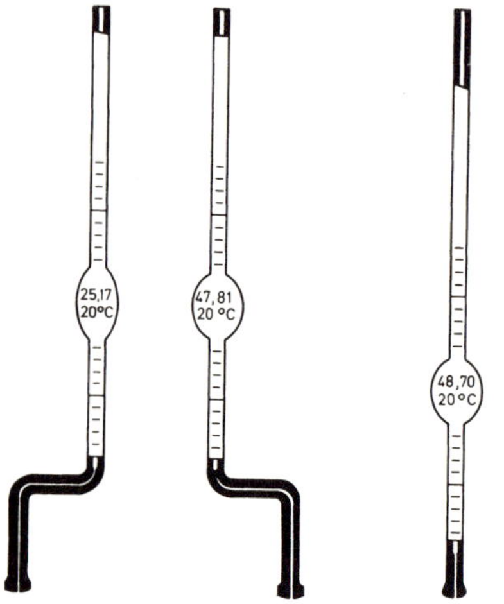

Abb. **4.39** Stalagmometer nach Traube.

$$V_i = \frac{V}{n}, \qquad (52)$$

V Volumen der abgetropften Flüssigkeit
n ermittelte Tropfenzahl

Unter Berücksichtigung der Dichte ρ der Flüssigkeit sind dann die Masse eines jeden Tropfens und damit die im Augenblick des Abrisses im Abrißbereich angreifende Kraft gleich (Gl. (53))

$$F = V_i \rho g. \qquad (53)$$

Die Verformung eines Tropfens während der Tropfenbildung bis zum Abriß geht so vonstatten, daß sich zunächst eine flache Kalotte bildet, die in einem relativ flachen Winkel in die Abtropffläche übergeht. Mit Vergrößerung des Volumens vergrößert sich dieser Winkel bis auf 90° unmittelbar vor dem Abriß des Tropfens an der Abrißstelle. Die Oberfläche nimmt die Form eines senkrechten Zylinders an. Die Tropfenmasse reicht dann aus, ohne weitere Volumenvergrößerung an dieser Stelle die zylinderförmige

Oberfläche zu vergrößern. Damit muß eine Verringerung des Durchmessers unter Einschnürung einhergehen, die schließlich zum Abfall des Tropfens führt. Der Zylinderumfang unmittelbar vor der Einschnürung entspricht etwa dem Umfang der Abtropffläche. Damit ist $F = V_i \rho g = 2\pi r \sigma C$, worin C ein Korrekturfaktor bedeutet. Damit wird Gl. (53) zu Gl. (54).

$$\sigma = \frac{V_i \rho g}{n \cdot 2\pi r C} \qquad (54)$$

Die Tropfenzählmethode läßt sich im Prinzip auch für die Messung von Grenzflächenspannungen verwenden, indem man ein gegebenes Volumen der spezifisch schwereren Flüssigkeit in der spezifisch leichteren abtropfen läßt.

Feststoffe zeigen wie Flüssigkeiten das Phänomen der Oberflächen- und Grenzflächenspannung. Während jedoch bei Flüssigkeiten Oberflächen- und Grenzflächenspannungen einer unmittelbaren Messung zugänglich sind, ist dies bei Feststoffen nicht möglich. Die entsprechenden Werte können nur indirekt, z. B. über die Verdampfungsenthalpie oder andere Größen ermittelt werden. Die entsprechenden Werte sind oft erheblich höher als bei Flüssigkeiten. Die Ober- und Grenzflächenspannungsphänomene von Festkörpern spielen eine besondere Rolle bei der Partikelentstehung, aber auch bei der Agglomeration, Auflösung und Benetzung.

Amorphe Festkörper stehen in bezug auf ihre Grenzflächeneigenschaften den Flüssigkeiten sehr nahe. Sie weisen in ein und demselben Partikel in jedem Flächenelement die gleiche Grenzflächenspannung auf. Die niedrigste Grenzflächenenergie ist daher bei einem gegebenen Volumen dann zu erwarten, wenn das Partikel eine Kugelform besitzt. Auch ist bei amorphen Körpern der Aufbau der Materie in einer Grenzfläche in allen ihren Flächenelementen gleich.

Kristalle zeigen demgegenüber die Besonderheit, daß die einzelnen verschieden orientierten Teilflächen sich im allgemeinen durch unterschiedliche Grenzflächen- oder Oberflächenspannungen auszeichnen. Dies kommt auch in der besonderen Form der Kristalle zum Ausdruck. Im Sinne einer möglichst geringen Grenzflächenenergie wächst ein Kristall in der Weise, daß Flächen hoher Grenzflächenspannung möglichst klein, Flächen geringer Grenzflächenspannung dafür um so größer ausfallen. So kann man die Entstehung von Nadeln, Plättchen, Prismen und dergleichen verstehen. Dies ist auch der Grund für die Entstehung völlig unterschiedlicher Formen von Kristallen ein und desselben Materials bei Kristallisation aus verschiedenen Lösungsmitteln. Polare Lösungsmittel führen zur bevorzugten Ausbildung polarer Flächen, während die unpolaren Flächen bevorzugt in unpolaren Lösungsmitteln entstehen.

3.2.3 Benetzungswinkel

Ein für die Technologie besonders wichtiges Grenzflächenphänomen der Feststoffe ist die Benetzbarkeit.

Ein Dreiphasen-System, bestehend aus einer Gasphase, einer Flüssigkeit und einer festen Phase, bildet in dem Bereich, in dem die drei Phasen miteinander in Kontakt stehen, einen **Benetzungswinkel** (Kontaktwinkel) aus. Der Benetzungswinkel ist von großer Bedeutung für die Tablettentechnologie, für die Technologie der Suspensionen und für das Auflösungsverhalten von Feststoffen. Er läßt sich am einfachsten anhand der Gestalt, die ein Flüssigkeitstropfen auf einer

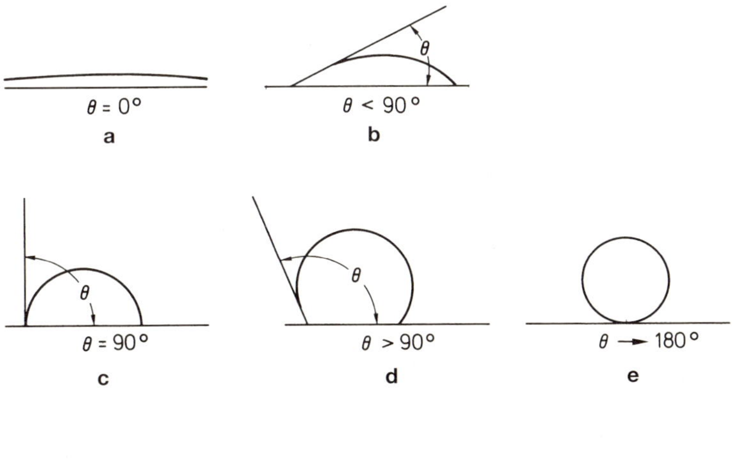

Abb. **4.40** Verschiedene Tropfenformen auf einer ebenen Unterlage.

ebenen, festen Unterlage einnimmt, beobachten (Abb. **4.40**).

Je nach Affinität der betreffenden Flüssigkeit zum Feststoff, der Oberflächenspannung der Flüssigkeit und der Oberflächenspannung des Feststoffes sind die in Abb. **4.40** wiedergegebenen Tropfenformen denkbar.

Im Fall **a** liegt eine vollständige und im Fall **b** eine gute Benetzbarkeit vor. Der Fall **c** stellt den Übergang zur schlechten Benetzbarkeit, die in **d** vorliegt, dar. Bei **e** ist eine vollständige Nichtbenetzbarkeit gegeben. Die Abbildung zeigt zugleich, daß es mit Hilfe des Kontaktwinkels zur Unterlage möglich ist, quantitativ die Benetzung zu beurteilen. Dabei bedeuten ein Benetzungswinkel unter 90° eine gute und ein solcher über 90° eine schlechte Benetzung.

In Abb. **4.41** ist der Kontaktbereich der Flüssigkeit mit der Unterlage vergrößert wiedergegeben.

Im Berührungspunkt der drei Phasen besteht in den dargestellten Fällen ein Gleichgewicht zwischen, σ_S, der Oberflächenspannung des Feststoffes, σ_L, der Oberflächenspannung der Flüssigkeit, und γ_{SL}, der Grenzflächenspannung zwischen Feststoff und Flüssigkeit. Dieses Gleichgewicht ist dadurch charakterisiert, daß die vektoriell aufzufassenden jeweils tangentialen Kräfte in den verschiedenen Grenzflächen sich im Berührungspunkt der drei Phasen gegenseitig kompensieren. Daraus folgt (Gl. (55).

$$\sigma_S = \gamma_{SL} + \sigma_L \cdot \cos\Theta \qquad (55)$$

Ist γ_{SL} kleiner als σ_S muß für den Gleichgewichtszustand $\sigma_L \cdot \cos\Theta$ einen positiven Wert annehmen. Da σ_L immer positiv ist, muß folglich Θ unter 90° sein. Es liegt eine positive Benetzung vor. Der umgekehrte Fall, nämlich daß γ_{SL} größer ist als σ_S, repräsentiert mit einem Θ-Winkel größer als 90° eine negative Benetzung. Eine vollständige Benetzung ist dann gegeben, wenn $\sigma_S = \sigma_L + \gamma_{SL}$ ist, d. h. $\cos\Theta = 1$ bzw. $\Theta = 0°$ ist. In diesem Fall breitet sich die Flüssigkeit unter dem Einfluß der Eigenmasse vollständig auf der Feststoffoberfläche aus. Es besteht aber auch die Möglichkeit, daß σ_S größer als $\sigma_L + \gamma_{SL}$ ist. Dies

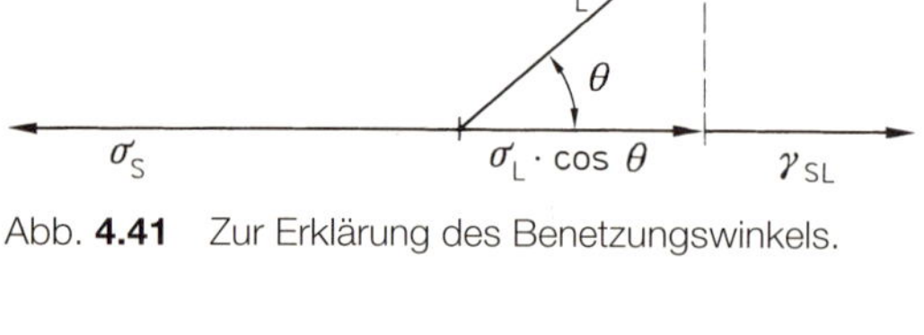

Abb. **4.41** Zur Erklärung des Benetzungswinkels.

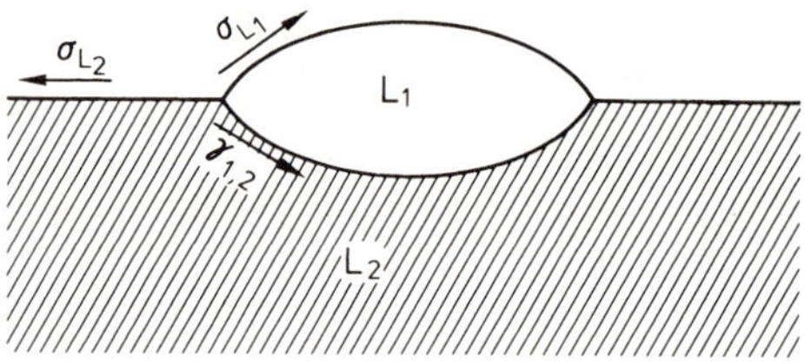

Abb. **4.42** Ableitung der Benetzungsverhältnisse eines Dreiphasen-Systems, bestehend aus zwei Flüssigkeiten und einem Gas.

bedeutet, daß sich kein Gleichgewichtszustand einstellt, sondern daß die Flüssigkeit auf der Unterlage spreitet. Die Differenz zwischen σ_S und $\sigma_L + \gamma_{SL}$ wird mit σ_{SP} als **Spreitungsdruck** bezeichnet. Der Spreitungsdruck ist diejenige mechanische Energie, die je Flächeneinheit der Feststoffoberfläche gewonnen wird, wenn sich eine spreitende Flüssigkeit auf ihr ausbreitet. Der Spreitungsdruck ist keine Konstante, die für eine Substanz charakteristisch ist. Sie hängt vielmehr von dem Zusammenwirken aller beteiligten Phasen ab.

Entsprechende Betrachtungen können auch bei Dreiphasen-Systemen gemacht werden, die aus zwei Flüssigkeiten (L_1 und L_2) und einem Gas bestehen. Aufgrund der Tatsache, daß alle drei Phasen eine Verformbarkeit aufweisen, ist die Beschreibung der auftretenden Phänomene komplizierter. Die Benetzungsverhältnisse lassen sich aus Abb. **4.42** ableiten.

Bezeichnet man mit σ_{L1} die Oberflächenspannung der flüssigen Phase 1, mit σ_{L2} die der flüssigen Phase 2 und mit $\gamma_{1,2}$ die Grenzflächenspannung zwischen den beiden Flüssigkeiten, so gilt Gl. (56)

$$\sigma_{L2} = \sigma_{L1} \cos\delta + \gamma_{1,2} \cos y \qquad (56)$$

3.2.4 Gewölbte Grenzflächen

Infolge des Phänomens der Benetzung bilden Flüssigkeiten im allgemeinen gewölbte Lamellen aus. Ein Flüssigkeitstropfen nimmt in einem Gas oder einer anderen Flüssigkeit bevorzugt eine Kugelgestalt an. Ebenso sind Gasblasen in Flüssigkeiten vorzugsweise kugelförmig. Die sich mit einer gewölbten Grenzfläche berührenden Phasen besitzen grundsätzlich einen unterschiedlichen Innendruck. Die Druckdifferenz Δp wird als Krümmungsdruck bezeichnet und errechnet sich aus der Grenzflächenspannung γ und dem Krümmungsradius r nach Gl. (57):

$$\Delta p = \frac{2\gamma}{r} \qquad (57)$$

Entsprechend dieser Gleichung herrscht in allen in einer Flüssigkeit befindlichen Gasblasen ein höherer Druck als in der Flüssigkeit und ebenso in allen Flüssigkeitströpfchen, die sich in einem Gas oder in einer Flüssigkeit befinden, ein höherer Druck als in ihrer Umgebung. Dabei ist die Druckdifferenz um so größer, je kleiner das betreffende Partikel ist.

Das gleiche Phänomen beherrscht auch die Kapillarität. Eine in einer Kapillare befindliche Flüssigkeit bildet bei guten Benetzungsverhältnissen einen nach unten gewölbten Meniskus aus. Nach der oben angeführten Gleichung muß sich damit zwischen dem über der Flüssigkeit befindlichen Gas und der Flüssigkeit selbst eine Druckdifferenz aufbauen, die zum Ansteigen der Flüssigkeitssäule führt. Umgekehrt stellt sich eine Kapillardepression ein, wenn durch schlechte Benetzung der Meniskus nach oben gewölbt ist.

4 Kolloide

4.1 Allgemeines, Definitionen

Kolloide sind disperse Systeme, in denen Elemente, d. h. Moleküle, Assoziate oder Feststoffpartikeln vorkommen, die in den Größenordnungsbereich etwa zwischen 1 nm und 500 nm fallen. Die obere Grenze wird durch den Schwerpunkt der Wellenlängen des weißen sichtbaren Lichtes vorgegeben. In Partikeln, die kleiner als die Wellenlänge des sichtbaren Lichtes sind, kann naturgemäß keine Lichtbrechung auftreten. Da die normale lichtmikroskopische Abbildung ein unterschiedliches Lichtbrechungsverhalten in den abzubildenden Objekten gegenüber der Umgebung voraussetzt, ist eine unmittelbare Darstellung derartig kleiner Partikeln im Lichtmikroskop nicht möglich.

Dagegen treten an kolloiden Teilchen Beugungserscheinungen auf, die dazu führen, daß jedes kolloide Partikel, das von einem Lichtstrahl getroffen wird, ein diffuses Licht abstrahlt, also selbst eine Leuchterscheinung zeigt. Diese kann besonders gut beobachtet werden, wenn die Beobachtungsrichtung nicht mit der Einstrahlrichtung des Beleuchtungsstrahls übereinstimmt. Kolloide Lösungen zeigen daher bei rechtwinkliger Betrachtung zu ihrer Beleuchtung eine Opaleszenz, die von der Teilchengröße und der Konzentration abhängig ist. Man bezeichnet diese Erscheinung als **Tyndall-Effekt.** Aufgrund dieser Tatsache ist es möglich, kolloide Teilchen indirekt mikroskopisch abzubilden, indem die zu untersuchende Probe unter einem so flachen Einfallswinkel beleuchtet wird, daß ein normales partikelfreies Präparat ein dunkles Gesichtsfeld liefert. Dies wird mit Hilfe eines Dunkelfeldkondensors erreicht. Kolloide Teilchen treten dann als Leuchtpunkte auf, deren Form und Größe die wahren Verhältnisse nicht widerspiegeln. Diese Mikroskopie wurde als Ultramikroskopie bezeichnet. Mit Hilfe des Elektronenmikroskops sind kolloide Teilchen unmittelbar darstellbar.

Kolloide lassen sich unter den verschiedensten Gesichtspunkten klassifizieren. Einige besondere Begriffe seien in diesem Zusammenhang erläutert.

In einem **lyophoben Kolloid,** das auch **Dispersionskolloid** genannt wird, liegen kolloide Teilchen vor, die praktisch keine Affinität zu ihrer Umgebung haben. Es handelt sich dabei meist um Metall- oder Metalloxidsole, die durch Fällung oder durch Zerstäubung, z. B. im elektrischen Lichtbogen, hergestellt werden. Beispiele sind Gold-, Silber-, Eisenoxid- oder Aluminiumhydroxidsol. Auch die kolloidale Kieselsäure, das Aerosil, ist diesem Typ der Kolloide zuzurechnen. Die Stabilisierung dieser Kolloide erfolgt auf rein physikalischem Wege insbesondere über elektrostatische Kräfte. Lyophobe Kolloide sind metastabile Systeme.

In **lyophilen Kolloiden** dagegen liegt eine intensive Wechselwirkung zwischen den kolloiden Teilchen und ihrer Umgebung vor. Zu ihnen gehören vor allem die Molekülkolloide wie wäßrige Stärkelösungen, Celluloseetherschleime, Gelatinelösungen, Polyacrylatlösungen sowie die entsprechenden Gele. Lyophile Kolloide können thermodynamisch stabil sein. Mit Hilfe eines lyophilen Kolloids lassen sich lyophobe Kolloide stabilisieren. Die Umhüllung lyophober kolloider Teilchen mit Hilfe einer kolloidalen lyophilen Schicht führt zu einem Schutzkolloid.

Der Übergang zwischen den lyophoben und den lyophilen Kolloiden wird durch die aus Tensiden entstehenden **Assoziationskolloide** verkörpert, bei denen amphiphile Moleküle so zusammentreten, daß die lyophilen Molekülteile einen möglichst intensiven Kontakt mit dem umgebenden Medium erhalten, während die lyophoben Molekülteile weitgehend vom umgebenden Medium ferngehalten werden.

Eine weitere Einteilungsmöglichkeit ergibt sich aus der Form der Kolloidteilchen. Danach unterscheidet man **Sphärokolloide** mit kugeligen Partikeln, **Linearkolloide** mit lang gestreckten Teilchen und **Lamellarkolloide,** die einen geschichteten Aufbau besitzen.

4.2 Molekülkolloide

Makromolekulare langkettige Verbindungen, die sich in einem Lösungszustand befinden, führen mit ihren Kettensegmenten im Rahmen der gegebenen Freiheitsgrade thermische Bewegungen durch. Diese unregelmäßigen peitschenartigen Bewegungen geben den Molekülen die Gestalt eines statistischen Knäuels. Der Knäueldurchmesser ist dabei abhängig von der Wechselwirkung der betreffenden makromolekularen Substanz und dem umgebenden Lösungsmittel. Sind diese Wechselwirkungen von ähnlicher Qualität wie die der Molekülsegmente des Makromoleküls untereinander, spricht man von Indifferenz. In diesem Falle läßt sich die Verknäuelung dadurch charakterisieren, daß das mittlere Abstandsquadrat zwischen dem Anfang und dem Ende der Molekülkette durch Gl. (58) wiedergegeben werden kann:

$$\bar{h}^2 = l^2 n \qquad (58)$$

worin $\bar{h}^2$ den Mittelwert des Abstandsquadrates der Kettenenden, l die Länge eines freibeweglichen Kettengliedes, oft identisch mit der Länge einer monomeren Einheit in der Kette, und n die Anzahl der Kettenglieder darstellen (s. Abb. **4.43**).

Im Falle einer geringeren Affinität des Makromoleküls zum Lösungsmittel ist das Makromolekül nur geringfügig solvatisiert, so daß sich der Knäuel zusammenzieht und sich die freien Sekundärvalenzen innerhalb des Moleküls absättigen. Im umgekehrten Fall, bei einer zunehmenden Solvatation, kommt es zu einer stärkeren Entfaltung des Moleküls und damit zu einer Vergrößerung des Knäueldurchmessers. Je stärker die Solvatation ist, um so stärker wird die Entfaltung, die auch gleichzeitig die Beweglichkeit des Moleküls erheblich einschränken kann.

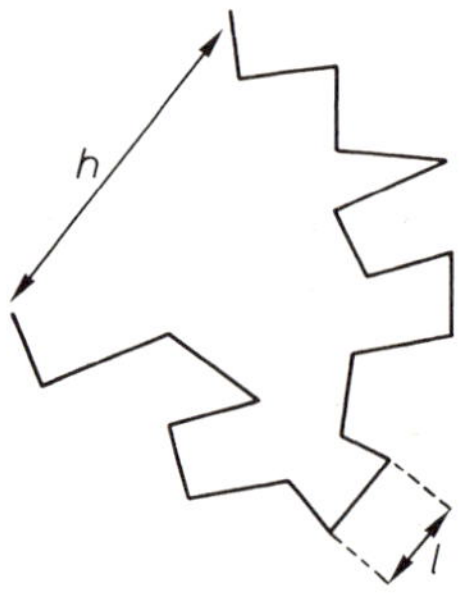

Abb. **4.43** Schematische Darstellung der Verknäulung eines langkettigen Makromoleküls in Lösung.

Lösungen langkettiger Makromoleküle zeigen im Bereich niedriger Konzentrationen pseudoplastisches Fließverhalten. Dies wird im allgemeinen auf die Möglichkeit zurückgeführt, daß sich die Moleküle unter der Scherung, je nach dem Grad der mechanischen Beanspruchung, in Fließrichtung orientieren können.

Je höher die Konzentration des Molekülkolloids, desto größer ist die Wahrscheinlichkeit von mechanischen Verflechtungen, die auch als Verhängungen bezeichnet werden. Ebenso wird auch die Zahl der intermolekularen Wechselwirkungen der Makromoleküle über Sekundärvalenzen zunehmen, bis schließlich ein mechanisch stabiles kohärentes Netzwerk ausgebildet ist, das das betreffende Lösungsmittel durchzieht. Damit ist der Übergang von einer pseudoplastischen Flüssigkeit zum Gelzustand vollzogen. Aus diesen Überlegungen folgt, daß dieser Übergang gleitend sein muß. Dies macht sich im Rheogramm dadurch bemerkbar, daß das pseudoplastische Fließverhalten allmählich in ein plastisches übergeht.

Unter Scherung zerreißt das kohärente Gerüst, wobei das Gel in ein Sol übergeht. Das Aufbrechen des Gerüstes geschieht in den mechanischen Verhängungsstellen bzw. in den Bereichen, in denen die verschiedenen Moleküle über Sekundärbindungen verknüpft sind. Die Art der Sekundärbindungen ist von hohem Einfluß auf die Gestalt des Rheogramms.

Gele, deren Gerüst in erster Linie über Wasserstoff-Brückenbindungen zusammengehalten wird, zeigen häufig wegen der relativ hohen Sekundärbindungsenergie einen deutlichen Fließpunkt bei einer hohen Schubspannung. Die aufgebrochenen Strukturen werden durch den weiteren Fließvorgang nur noch geringfügig abgebaut, so daß diese Substanzen häufig auch eine Bingham-Charakteristik zeigen. Läßt man ein derartiges Sol zur Ruhe kommen, so können die intermolekularen Verknüpfungsstellen nur durch thermische Bewegungen wieder hergestellt werden. Dabei ist die Wahrscheinlichkeit der Rückbildung des Gelzustandes bei Gelen, die über Wasserstoff-Brückenbindungen zusammengehalten werden, oft recht gering. Ein typisches Beispiel hierfür sind das Gelatinegel und das Agar-Agar-Gel. Hierfür ist die Tatsache verantwortlich zu machen, daß Wasserstoff-Brückenbindungen spezifische Sekundärbindungen sind, die auf bestimmte Atomgruppierungen zurückgehen, wobei als Voraussetzung für ihre Bildung das Zusammentreffen einer Donatorgruppe und einer Akzeptorgruppe zu einer ganz bestimmten sterischen Anordnung angesehen werden kann. Diese Wahrscheinlichkeit läßt sich durch Temperaturerhöhung infolge der damit verbundenen stärkeren Molekularbewegung steigern. Mechanisch zerstörte Gelatine- und Agar-Agar-Gele lassen sich nur auf dem Wege über erhöhte Temperaturen reparieren.

Je höher die Konzentration freier Sekundärvalenzen in den Molekülen ist, und je unspezifischer die für die Ausbildung des Gelgerüstes erforderlichen Sekundärvalenzen sind, um so größer ist bei einer gegebenen Temperatur die Wahrscheinlichkeit, daß nach der Scherung Molekülsegmente verschiedener Moleküle in Wechselwirkung treten und damit sich das Gelgerüst wieder ausbildet.

4.3 Assoziationskolloide

Assoziationskolloide enthalten kolloide Einheiten, die durch eine Zusammenlagerung zahlreicher Moleküle oder Molekülsegmente zu größeren Verbänden, den Assoziaten oder Mizellen, zustande kommen. Entsprechend der Zahl der Moleküle, die am Aufbau eines Assoziates beteiligt sind, wird wie in der Chemie der Makromoleküle zwischen Monomeren, Dimeren, Trimeren usw., den Oligomeren und schließlich den Polymeren unterschieden. Kolloide Dimensionen werden im allgemeinen von Oligomeren oder Polymeren gebildet. So enthalten aus Tensiden gebildete Kugelmizellen je nach Art des Tensids etwa 50 bis 200 Moleküle. Bei flüssig-kristallinen Strukturen ist die Zahl der Moleküle, die sich am Aufbau eines Strukturelements wie etwa einem zylindrischen Assoziat bei der Hexagonalphase oder einer einzelnen Schicht bei der Lamellarphase beteiligen, unverhältnismäßig größer. Im Extrem können die Assoziate über die kolloiden Dimensionen weit hinauswachsen.

Assoziationskolloide können durch die Art der Assoziation der Moleküle sehr unterschiedliche Ordnungszustände enthalten. Neben echtkristallinen gibt es auch flüssigkristalline Strukturen. Im Gegensatz zu den echtkristallinen, bei denen jedes Atom strukturbedingt eine bestimmte räumliche Position einnimmt, beziehen sich die Ordnungszustände bei flüssigkristallinen Strukturen lediglich auf die Lage der Moleküle oder Molekülgruppen. Dabei führen kleinere Einheiten, d. h. Atome oder Atomgruppen, bei Ketten die Kettensegmente, unregelmäßige thermische Bewegungen innerhalb der möglichen Konformationen der Moleküle durch. Die Atome pendeln also nicht wie im echtkristallinen Zustand um eine Gleichgewichtslage, die durch ein scharfes Minimum potentieller Energie ausgezeichnet ist. Entsprechend der hohen thermischen Beweglichkeit ist die Materie im flüssigkristallinen Zustand nicht oder nur sehr begrenzt formstabil. Sie bildet im Gegensatz zum echtkristallinen Zustand keine Körper mit durch die Struktur vorgegebenen planen Begrenzungsflächen, d. h. keine Kristalle aus. Aus diesem Grund ist die häufig benutzte Bezeichnung „Flüssigkristalle" für den flüssigkristallinen Zustand irreführend. Aufgrund der Mittelstellung des flüssigkristallinen Zustandes zwischen dem völlig ungeordneten amorphen und dem hochgeordneten kristallinen wird er auch als **Mesophase** bezeichnet. Systeme, die eine derartige Struktur aufweisen, sind **mesomorph.**

4.3.1 Thermotrope Assoziationskolloide

Der geschichtlichen Entwicklung entsprechend unterscheidet man zwischen thermotrop-flüssigkristallin und lyotrop-flüssigkristallin. **Thermotrop-flüssigkristallin** ist eine Materie, wenn ihr Ordnungszustand als thermischer Übergang zwischen dem echt kristallinen Zustand und der Schmelze aufzufassen ist.

Die einfachste Form ist die **nematische.** Hierbei handelt es sich um ein Ordnungsprinzip, das lediglich darin besteht, daß die Moleküle des Systems parallel orientiert sind (s. Abb. **4.44a**).

Man beachte, daß die Moleküle in bezug auf die Lage ihrer Endgruppen nicht gegeneinander synchronisiert sind. Auch besteht ein unregelmäßiger seitlicher Abstand. Nematische Flüssigkristalle repräsentieren den einzigen kristallinen Zustand, in dem keine periodische Ordnung vor-

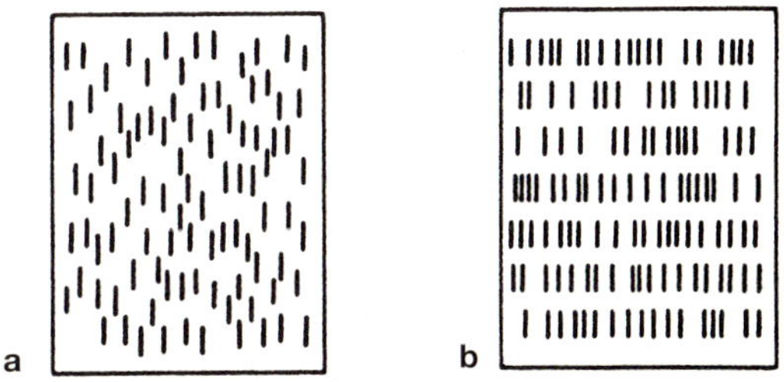

Abb. **4.44** **a** Nematischer flüssigkristalliner Zustand, schematisch **b** Smektischer flüssigkristalliner Zustand.

liegt und der daher auch keine Röntgeninterferenzen bewirkt. Dagegen ist aus Abb. **4.44a** deutlich die für kristalline Zustände – mit Ausnahme des kubischen – charakteristische Anisotropie zu erkennen. **Anisotropie** bedeutet, daß bestimmte physikalische Eigenschaften eine Richtungsabhängigkeit aufweisen. In Längsrichtung der parallel liegenden Molekülachsen sind eine andere optische Brechzahl, eine andere Wärmeleitfähigkeit sowie eine andere mechanische Festigkeit als in Querrichtung zu erwarten. Eine ungeordnete Materie und auch eine Materie im kubischen Zustand sind dagegen **isotrop** (Isotropie). Die optische Anisotropie gibt sich im Polarisationsmikroskop durch Drehung der Polarisationsebene zu erkennen.

Ein zweiter thermotroper flüssigkristalliner Zustand ist der **smektische** Zustand. Dieser unterscheidet sich vom nematischen dadurch, daß die Moleküle in ihrer Lage zueinander weitgehend synchronisiert sind, so daß die Endgruppen in bestimmten Ebenen zu liegen kommen. Damit ist der smektische Zustand als ein höherer Ordnungszustand anzusehen als der nematische. Auch ist eine Periodizität durch den Abstand der Ebenen der Endgruppen gegeben (s. Abb. **4.44b**).

Smektische und nematische flüssigkristalline Materialien werden in der Technik für elektronische Displays verwendet, wobei die Tatsache ausgenutzt wird, daß die Moleküle bestimmter Substanzen sich im elektrischen Feld auszurichten vermögen. Sobald das Feld zusammenbricht, stellt sich dagegen der Unordnungszustand wieder ein.

Als dritter thermotrop flüssigkristalliner Zustand ist der **cholesterische** zu erwähnen. Er läßt sich aus dem nematischen Zustand folgendermaßen ableiten: In parallel übereinander gelagerten äquidistanten Ebenen befinden sich die Moleküle im nematischen Zustand, wobei die einzelnen Ebenen in bezug auf die Richtung der Vorzugsachse der Molekülanordnung um jeweils einen bestimmten Winkel gegeneinander versetzt sind. Der Abstand x der Ebenen, deren Moleküle die gleiche Orientierungsrichtung haben, ist temperaturabhängig und kann bei einer bestimmten Temperatur in die Größenordnung der Wellenlängen des sichtbaren Lichtes fallen. Damit besitzt die Materie eine von der Temperatur abhängige Eigenfarbe. Der cholesterische Aufbau ist schematisch in Abb. **4.45** wiedergegeben.

Aufgrund der Temperaturabhängigkeit der Eigenfarbe eignen sich derartige Systeme für den

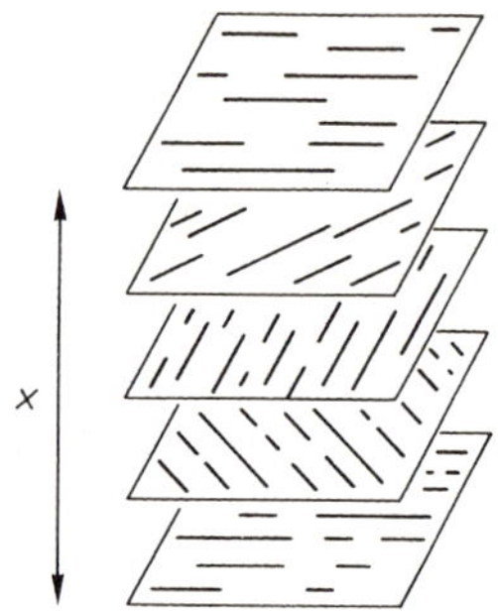

Abb. **4.45** Cholesterisch flüssigkristalliner Zustand.

Aufbau von Flüssigkristall-Thermometern. Die Bezeichnung cholesterisch geht auf die Tatsache zurück, daß derartige Aufbauprinzipien sich vorzugsweise mit Cholesterolestern verifizieren lassen.

In den Abb. **4.44** und **4.45** sind die Moleküle nur als gerade Striche symbolisiert. Dies soll nicht darüber hinwegtäuschen, daß die Moleküle im Gegensatz zu denen, die in echten Kristallen verankert sind, alle thermischen Konformationsänderungen frei ausführen können, da die Lage der Einzelatome im flüssigkristallinen Ordnungszustand nicht festgelegt ist. Damit sind sogar bei langkettigen Molekülen ständig wechselnde Kinkenbildungen oder Verschlaufungen in diesen Ordnungszuständen durchaus möglich. Thermotrope Flüssigkristall-Zustände kommen bei den verschiedenartigsten chemischen Substanzen vor. Sie können auch bei Wirkstoffen beobachtet werden. Flüssigkristalline Zustände spielen insbesondere als Übergangszustände bei der Herstellung von Salben und Cremes eine bedeutende Rolle. Sie werden im allgemeinen während der Abkühlphase durchlaufen. Auch die fertigen Salben und Cremes können Mesophasen enthalten. Ihre oft vorteilhaften Eigenschaften können im Fertigprodukt genutzt werden, wenn sichergestellt ist, daß sie nicht aufgrund einer ungünstigen Metastabilität während der Lagerung zur Phasentransformation in echtkristalline Ordnungszustände neigen. Auch ist sicherzustellen, daß die Produkte eine den Anforderungen entsprechende Temperaturtoleranz aufweisen.

4.3.2 Lyotrope Assoziationskolloide

Eine größere pharmazeutische Bedeutung haben dagegen die **lyotropen** Assoziationskolloide. Hierunter versteht man Assoziate, die sich in Mischungen konzentrationsabhängig aus amphiphilen Substanzen bilden.

4.4 Mizellbildung

Amphiphile Substanzen bilden im allgemeinen energiereiche instabile molekulardisperse Lösungen. Die Anreicherung der Moleküle aus dem Phaseninneren an irgendwelchen Grenzflächen wie auch in der Oberfläche ist daher stets mit einem Energiegewinn verbunden. Dieser führt gleichzeitig zu einer Erniedrigung der Grenzflächenspannung sowie der Oberflächenspannung. Ebenso kann ein Energiegewinn dadurch entstehen, daß die gelösten Moleküle sich im Innern der Lösung zu kugelförmigen Assoziaten, den **Kugelmizellen,** zusammenlagern. In Abb. **4.46** ist schematisch eine wäßrige Tensidlösung mit ihrer Oberfläche wiedergegeben.

Die Tensidmoleküle ordnen sich in der Oberfläche einer wäßrigen Phase in der Weise an, daß die mehr oder minder stark hydratisierten polaren Gruppen in die wäßrige Phase eintauchen, während der unpolare Rest bei geringer Besetzung der Oberfläche mit Tensidmolekülen auf der Oberfläche liegt und mit dieser über Van der Waals-Londonsche Wechselwirkungen verbunden ist. Bei höherer Konzentration der Tensidmoleküle in der Oberfläche richten sich die unpolaren Gruppen auf und treten untereinander in Wechselwirkung.

Eine Kugelmizelle kommt dadurch zustande, daß eine größere Zahl von Tensidmolekülen sich zu einem kugelförmigen Gebilde assoziiert. Die Zahl der am Aufbau der Kugelmizelle beteiligten Moleküle liegt in der Größenordnung zwischen 50 und 200. Dabei ordnen sie sich so an, daß die hydratisierten polaren Kopfgruppen auf der Kugeloberfläche, die in unmittelbarem Kontakt mit der wäßrigen Phase steht, zu liegen kommen und die unpolaren Reste völlig ungeordnet im Inneren dieser Kugel sind. Die unpolaren Reste stehen dabei untereinander über Dispersionskräfte in Wechselwirkung. Aufgrund der relativ hohen Beweglichkeit der Moleküle sowohl in der Grenzfläche als auch in den Kugelmizellen und der thermischen Anregung ist es möglich, daß sich zwischen der Konzentration der Einzelmoleküle, eventuell vorkommender Dimere, der Konzentration der Moleküle in der Oberfläche und der Mizellkonzentration ein Gleichgewichtszustand aufbaut. Die Mizellbildung folgt dem Massenwirkungsgesetz. Dabei kann man zunächst vereinfachend nur die Gleichgewichtseinstellung zwischen den freien einzelnen Tensidmolekülen im Phaseninneren und den Mizellen berücksichtigen.

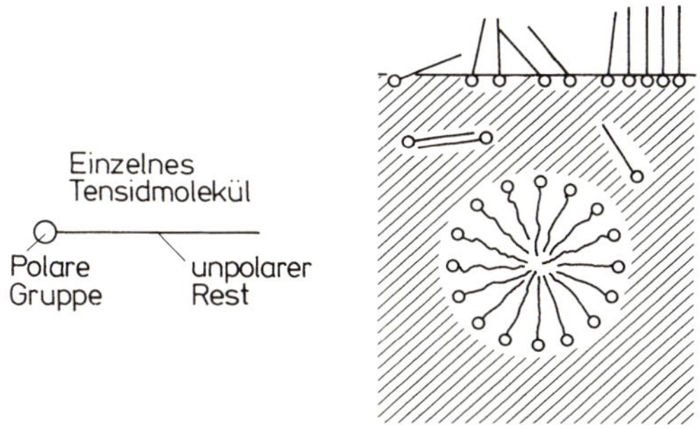

Abb. 4.46 Schematische Darstellung einer verdünnten wäßrigen Tensidlösung.

Bezeichnet man x_y den Molenbruch aller im Phaseninneren befindlichen Tensidmoleküle, x_1 den Molenbruch aller Einzelmoleküle und mit x_M den Molenbruch aller aus J Molekülen bestehenden Mizellen, so gilt die folgende Gesetzmäßigkeit:

$$x_y = x_1 + Jx_M$$

und

$$\frac{x_1^J}{x_M} = e^{\frac{\Delta\mu}{2{,}3\,R \cdot T}} \qquad (59)$$

$\Delta\mu$ ist die Änderung des chemischen Potentials der Tensidmoleküle unter der Mizellbildung. Aus dieser Gleichung ist ersichtlich, daß die Mizellbildung stark konzentrationsabhängig ist. Während in niedrigen Konzentrationen nur wenige Mizellen vorhanden sind, nimmt die Zahl der Mizellen mit zunehmender Konzentration überproportional zu. Dies bedeutet, daß innerhalb eines relativ kleinen Konzentrationsbereiches die Mizellbildung plötzlich nachweisbar wird. Die Konzentration, oberhalb der deutlich eine Mizellbildung nachgewiesen werden kann, wird als **kritische Mizellbildungskonzentration CMC** bezeichnet.

Aufgrund der Gleichgewichtseinstellung mit der Belegung der Oberfläche und der Tatsache, daß die Anreicherung der Tensidmoleküle in der Oberfläche thermodynamisch günstiger ist als die Mizellbildung, hat im Bereich der CMC die Oberflächenbelegung bereits einen relativ hohen Sättigungsgrad erreicht. Die Oberflächenspannung fällt in Abhängigkeit zur Tensidkonzentration zunächst relativ steil ab, um schließlich in den Verlauf einer langsamen Abnahme überzugehen. In dem Übergangsbereich, oberhalb dem nur noch eine geringfügige Abnahme der Oberflächenspannung zu beobachten ist, wird die kritische Mizellbildungskonzentration angenommen. Die Tatsache, daß auch oberhalb der kritischen Mizellbildungskonzentration die Oberflächenspannung noch abfällt, kann damit begründet werden, daß oberhalb dieser Konzentration noch keine vollständige Sättigung der Oberfläche erreicht ist.

Der normalen mizellaren Lösung steht das umgekehrte mizellare System gegenüber. Der Zustand der **umgekehrten Mizelle** (Inversmizellen) tritt dann auf, wenn ein Tensid hinreichender Öllöslichkeit in einem Öl dispergiert wird. Dabei bilden sich ebenfalls kugelförmige Mizellen, die jedoch dadurch charakterisiert sind, daß die polaren Gruppen der verschiedenen Moleküle untereinander in Wechselwirkung treten und damit den Kern der Mizelle ausbilden, während die unpolaren Reste mit dem dispergierenden Öl in Wechselwirkung treten. Bevorzugt bilden sich inverse Mizellen, wenn es sich um ein Tensid handelt, bei dem an einer relativ kleinen polaren Kopfgruppe zwei oder drei Paraffinreste verankert sind, so daß die Gestalt des Moleküls etwa keil- oder kegelförmig ist. Gleichzeitig kann man aber auch in Ölen das Auftreten niederer Assoziate bis herab zu Dimeren beobachten. Abb. **4.47** zeigt schematisch den Zustand einer öligen Tensidlösung. Man erkennt, daß der Durchmesser der inversen Mizellen nicht so eindeutig definiert ist wie der der normalen Mizellen. Im wesentlichen kann man in der Bildung der inversen Mizellen lediglich eine Konzentrierung der polaren Gruppen verschiedener Moleküle auf engstem Raum sehen.

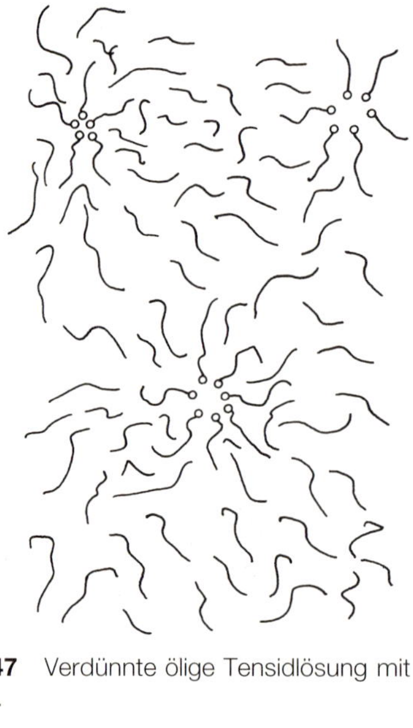

Abb. **4.47** Verdünnte ölige Tensidlösung mit inversen Mizellen.

Es ist das besondere Merkmal von Assoziationskolloiden, daß sie in der Lage sind, in relativ großem Umfang Fremdmoleküle aufzunehmen. Mizellen gehen dabei in **Mischmizellen** über, in denen die verschiedenen an der Mizelle beteiligten Moleküle mehr oder minder statistisch verteilt vorliegen. Mischmizellen können sich beim Vorliegen einer Lösung eines Tensidgemisches verwandter oder aber auch sehr unterschiedlicher Tenside ausbilden. Extrem lipophile wasserunlösliche Wirkstoffe können in eine Mizelle aufgenommen werden. Sie werden dadurch kolloidal löslich. Diese Art der Lösungsvermittlung wird als **Solubilisation** bezeichnet. Die Solubilisation spielt im Rahmen der Pharmazeutischen Technologie eine bedeutsame Rolle. Die Ausbildung von Mischmizellen kann aus verschiedenen Gründen thermodynamisch begünstigt sein. Sofern sterisch für einen derartigen Effekt überhaupt die Voraussetzungen gegeben sind, wird eine Aufnahme von Fremdsubstanzen oder Verunreinigungen in den mizellaren Zustand eines Tensids allein schon aus Entropiegründen stattfinden müssen. Darüber hinaus kann häufig insbesondere bei ionogenen Tensiden die Einlagerung neutraler lipophiler Moleküle zu einer signifikanten Stabilisierung des mizellaren Zustands führen. Kugelmizellen, gebildet z. B. aus einem anionenaktiven Tensid, besitzen in ihrer Oberfläche in hochkonzentrierter Form die gleichsinnig negativ geladenen Ionengruppen der Tensidmoleküle. Hierduch werden starke tangentiale Repulsionskräfte ausgelöst, die verhindern, daß sich die Gruppen zu nahe kommen. Da der Durchmesser einer Mizelle etwa der doppelten Moleküllänge der Tensidmoleküle entspricht und damit weitgehend festgelegt ist, bewirken die tangentialen Repulsionskräfte, daß sich am Aufbau einer derartigen Mizelle nur relativ wenig Moleküle beteiligen können, um einen möglichst großen Abstand zwischen den polaren Endgruppen einzuhalten. Es ist somit verständlich, daß aus einem Gemisch eines ionogenen Tensids mit einem schwachpolaren, d. h. vorwiegend lipophilen nichtionogenen Tensid, bevorzugt Mischmizellen gebildet werden, bei denen die Moleküle des nichtionogenen Tensids sich zwischen die des ionogenen einlagern und somit einen größeren Abstand zwischen den geladenen Endgruppen gewährleisten. In Abb. **4.48** ist schematisch der mizellare Zustand eines anionenaktiven Tensids dem des mischmizellaren Zustands

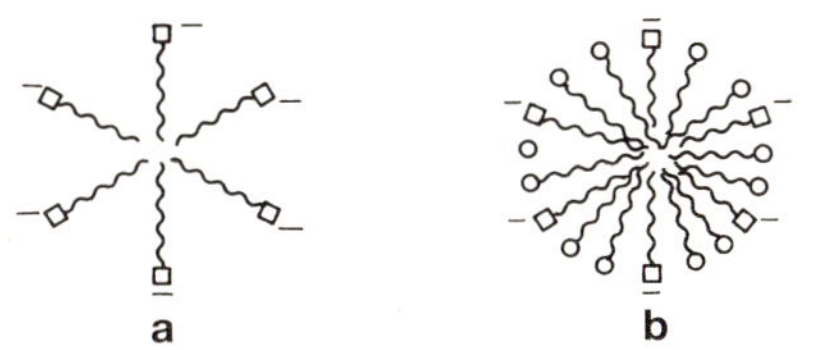

Abb. **4.48** **a** Mizelle eines anionenaktiven Tensids **b** Mischmizelle eines anionenaktiven und eines nichtionogenen Tensids.

des gleichen Tensids mit einem nichtionogenen Tensid niedrigeren HLB-Wertes gegenübergestellt.

Aus dieser Überlegung wird auch verständlich, daß am Aufbau von Mischmizellen durchweg erheblich mehr Moleküle beteiligt sind als am Aufbau von Mizellen reiner Tenside, insbesondere dann, wenn es sich um ionogene Tenside handelt.

Daß der Assoziationszustand einer Substanz in Gestalt einer Mizelle ein hohes Lösungsvermögen für lipophile Fremdsubstanzen hat, läßt sich auch auf die Assoziationszustände in der Oberfläche und den anderen Grenzflächen übertragen. Aus Tensidlösungen, in denen sich verschiedene amphiphile Substanzen ähnlicher oder auch sehr unterschiedlicher Lipophilie befinden, reichern sich in den Grenzflächen und in der Oberfläche in statistischer Verteilung alle amphiphilen Moleküle an und tragen mit zur Erniedrigung der Grenzflächen- bzw. Oberflächenspannung bei. Daß das Auftreten einer gemischten Oberflächenbelegung energetisch günstiger ist als die Belegung der Oberfläche mit einem Reintensid, spiegelt sich besonders darin wider, daß die mit Mischungen amphiphiler Substanzen erreichbaren Oberflächenspannungen signifikant tiefer liegen als bei Verwendung eines reinen Tensids.

Aus diesem Grund und da sich außerdem zwischen der Oberfläche, den in Lösung befindlichen Molekülen und den Mizellen sehr rasch Gleichgewichtszustände einstellen, ist verständlich, daß bei steigender Konzentration einer aus verschiedenen amphiphilen Substanzen bestehenden Tensidmischung die Oberflächenspannung ein je nach Zusammensetzung mehr oder minder deutlich ausgeprägtes Minimum durchläuft. Abb. **4.49** zeigt die Oberflächenspannungsänderung einer wäßrigen Lösung eines unreinen Tensids in Abhängigkeit von dessen Konzentration.

Die Ausbildung dieses Minimums läßt sich in folgender Weise erklären: Das Tensid reichert sich zunächst in der Oberfläche der Lösung an und führt damit zu einer Erniedrigung der Oberflächenspannung. Dabei stellt sich bei der Besetzung der Oberfläche eine Zusammensetzung der verschiedenen Komponenten der Mischung der amphiphilen Substanzen ein, die dem energetisch günstigsten Zustand gerecht wird. Im Bereich der CMC setzt nun merkbar die Mizellbildung ein, wobei zwangsläufig entsprechend den vorstehenden Überlegungen Mischmizellen gebildet werden. Die Wölbung der Oberfläche der Mizelle bedingt, daß die Tensidmoleküle in der Mizelle in einem anderen Zustand vorliegen müssen als in der ebenen Oberfläche. Damit wird die energetisch günstigste Zusammensetzung der einzelnen Mischungskomponenten in der Oberfläche auch anders sein müssen als in den Mizellen. Mit steigender Mizellkonzentration muß sich daher bei einer raschen Gleichgewichtseinstellung auch die Tensidzusammensetzung in der Oberfläche zugunsten einer optimalen Zusammensetzung der Mizellen verändern und damit die Oberflächenspannung wieder steigen. Das Oberflächenspannungsminimum ist unter Zugrundelegung des beschriebenen Mechanismus repräsentativ für die CMC.

Die Möglichkeit der Ausbildung von Mischmizellen sowie Solubilisationseffekte sind für die lebende Natur, aber auch für die Arzneizubereitung von außerordentlicher Bedeutung. Mizellare Lösungen sind wegen ihrer hohen Dispersität als kolloidale Einphasensysteme zu betrachten. Wegen der fehlenden Periodizität und der fehlenden Anisotropie gehören sie nicht zu den flüssigkristallinen Systemen.

Lyotrope flüssigkristalline Zustände

Im Gegensatz zu thermotropen Mesophasen, die aus Einstoffsystemen in einem bestimmten Tem-

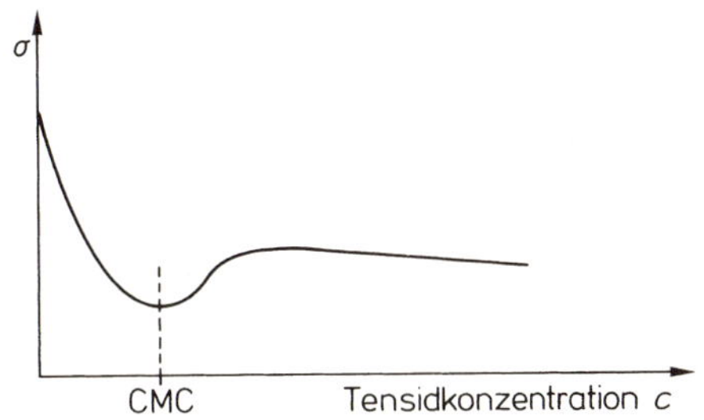

Abb. **4.49** Oberflächenspannung einer wäßrigen Tensidlösung eines unreinen Tensids in Abhängigkeit von dessen Konzentration.

peraturbereich gebildet werden, versteht man unter hyotropen flüssigkristallinen Zuständen Mesophasen, die in Mehrstoffsystemen in bestimmten Konzentrationsbereichen entstehen. Die Mehrstoffsysteme enthalten meist Wasser, das als Hydratwasser in die polaren Bereiche des Gemisches eingelagert ist. Beide Begriffe lassen sich nicht scharf gegeneinander abgrenzen. So sind lyotrope Mesophasen an bestimmte Temperaturbereiche gebunden. Andererseits sind viele thermotrope Mesophasen nicht wasserfrei.

Zum Verständnis lyotroper flüssigkristalliner Zustände stelle man sich zunächst den noch nicht flüssigkristallinen Zustand einer mizellaren Lösung vor. Die aus zahlreichen Molekülen gebildeten kugelförmigen Assoziate sind aufgrund des Verdünnungszustandes noch relativ unabhängig voneinander und führen ungeordnete thermische Bewegungen durch. Sie haben keinerlei Ordnungszustand untereinander. Mit höherer Konzentration der Tenside findet eine zunehmende wechselseitige Beeinflussung der Mizellen statt, die ab einer bestimmten Packungsdichte zu einer Verformung führen kann bis hin zum hexagonalen flüssigkristallinen Zustand. Der hexagonale flüssigkristalline Zustand ist in Abb. **4.50** wiedergegeben.

Er ist dadurch ausgezeichnet, daß die Tensidmoleküle zylinderförmige Assoziate in dichter Pakkung ausbilden. Dabei befinden sich polare Kopfgruppen der Moleküle in der Oberfläche der Zylinder, während die unpolaren Reste ungeordnet dem Zylinderinneren zugewandt sind. Die Anordnung der polaren Gruppen in den Zylindermänteln ist rein statistisch. Das Wasser der Mischung befindet sich als Hydratwasser an den polaren Kopfgruppen und in den Zwischenräumen zwischen den Zylindern. Legt man durch die

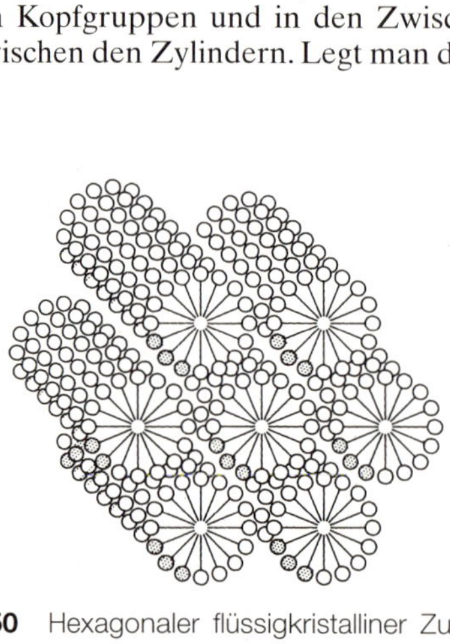

Abb. **4.50** Hexagonaler flüssigkristalliner Zustand eines O/W-Tensids.

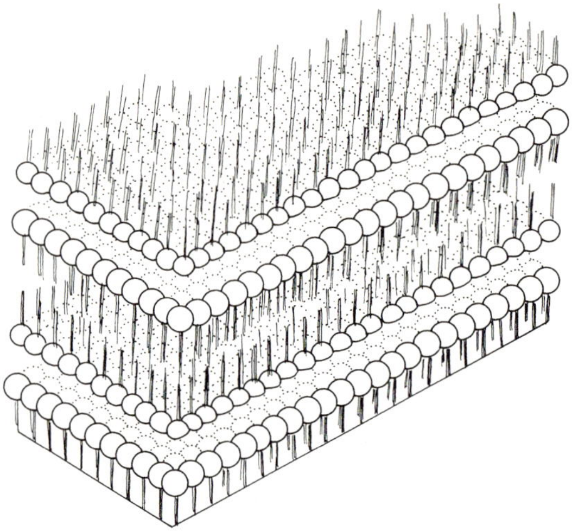

Abb. **4.51** Flüssigkristalliner Lamellarzustand.

Zylinder senkrecht zur Zylinderachse eine Schnittebene, so wird der periodische Aufbau mit der Hexagonalstruktur deutlich. Die Länge der Zylinder ist ungleich. Damit liegt ein zweidimensionales Gitter vor. Der periodische Aufbau und die Anisotropie der Materie bei einem relativ geringen Ordnungsgrad der Moleküle bedingen den Charakter einer flüssigkristallinen Mesophase.

Bei weiterer Steigerung der Konzentration der Tenside kommt man schließlich in den Bereich der **Lamellarstruktur.** Dieser Bereich zeichnet sich durch einen geschichteten palisadenartigen Aufbau, wie er in Abb. **4.51** gezeigt ist, aus.

Man erkennt aus der Abbildung, daß die Moleküle in Doppellagen ein Schichtgitter aufbauen mit alternierenden polaren und unpolaren Schichten. Zwischen den einander gegenüberstehenden Kopfgruppen ist das Wasser der Mischung als Hydratwasser eingelagert. Dabei kann diese Hydratwasserschicht je nach Wasserangebot und Polarität der Gruppen sehr unterschiedliche Dicken erreichen. Die polaren Kopfgruppen der Moleküle sind lateral nicht äquidistant. Die unpolaren Molekülreste sind bevorzugt – aber nicht streng – parallel angeordnet. In einer unpolaren Ebene stoßen die unpolaren Reste gegenüberliegender Moleküle aufeinander. Hier sind nur relativ schwache intermolekulare Wechselwirkungen gegeben, die es bewirken, daß diese Ebene eine bevorzugte Gleitebene des Systems ist.

Der lamellare Zustand ist durch eine Periodizität entlang *einer* Achse gegeben und repräsentiert damit ein eindimensionales flüssigkristallines Gitter.

Der Lamellarzustand spielt in der Natur eine sehr große Rolle. Ein ihm ähnliches Aufbauprinzip weisen z.B. biologische Membranen auf. Ihnen wird fälschlicherweise oft eine Flüssigkristallinität zugeschrieben. Da es sich bei ihnen jedoch nur um eine Doppelschicht handelt, d. h. eine Periodizität nicht vorliegt, ist definitionsgemäß die Bezeichnung flüssigkristallin in diesem Zusammenhang unrichtig. Korrekter sollte von einem quasi-flüssigkristallinen Zustand gesprochen werden. Die Moleküle der Membranen besitzen wie in einem Lamellarzustand einen geringen Ordnungszustand sowie eine relativ hohe laterale Beweglichkeit und Austauschwahrscheinlichkeit. Damit sind Membranen – wie auch die flüssigkristallinen lamellaren Strukturen – in der Lage, die verschiedenartigsten Fremdsubstanzen mit geeignetem Verteilungskoeffizienten aufzunehmen und auch in benachbarte Bereiche wieder abzugeben. Naturgemäß bestehen für diese Stoffe in lateraler und in transversaler Richtung völlig unterschiedliche Diffusionsbedingungen.

So wie der normalen Mizelle die umgekehrte Mizelle gegenübersteht, steht der Hexagonalphase der umgekehrte Hexagonalzustand oder die umgekehrte Hexagonalphase gegenüber. In öligen Lösungen ist es also möglich, daß Tenside zylinderförmige Assoziate ausbilden, die sich zu einer dichtesten Packung, also hexagonal, zusammenlagern, wobei allerdings die polaren Kopfgruppen sich bevorzugt in unmittelbarer Nähe der Zylinderachsen gruppieren, während die unpolaren Reste nach außen gerichtet sind. Die invers hexagonale Anordnung ist aus Abb. **4.52** zu erkennen.

Wenn die Tensidmoleküle stark polare Kopfgruppen aufweisen, die sehr viele Wassermoleküle an sich zu binden vermögen, kann bei der Konzentrierung der mizellaren Lösung die Deformation der Mizellen zu länglichen Assoziaten ausbleiben. Die Kugelform wird sich also bis zu höheren Konzentrationen behaupten, sodaß sich anstelle der flüssigkristallinen Hexagonalphase im einfachsten Fall eine geordnete Kugelpackung einstellt. Die Kugeln bauen dabei einen kubisch flächenzentrierten Zustand auf. Daneben gibt es noch die Möglichkeit geringfügiger Verformungen der Mizellen, die aber ebenfalls zu kubischen Anordnungen führen. Die kubisch flüssigkristallinen Zustände sind optisch isotrop, daher glas-

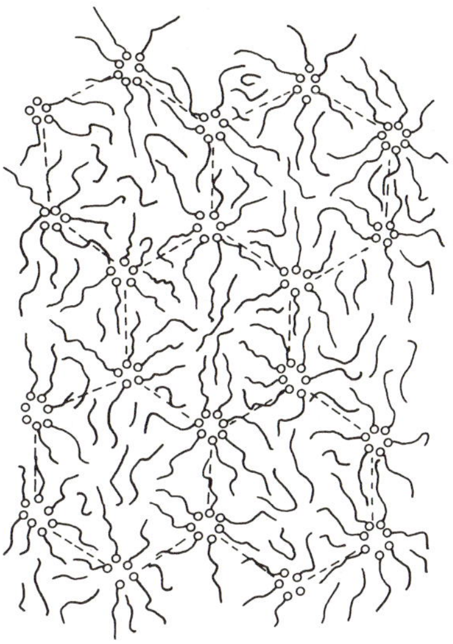

Abb. **4.52** Invers hexagonaler Zustand.

klar und weisen im Röntgen-Weitwinkelbereich ein für kubische Strukturen typisches Interferenzmuster auf. Aufgund ihres dreidimensionalen regelmäßigen Aufbaus zeigen derartige Mischungen interessante mechanisch-akustische Resonanzerscheinungen, die ihnen die Bezeichnungen „ringing gels“ oder auch Brummgele eingebracht haben. Sie werden auch als isotrope Gele, gelegentlich auch als Mikroemulsionsgele bezeichnet. Ihre Konsistenz ist selbst bei Verwendung ausschließlich flüssiger Rezepturkomponenten auffallend hoch.

4.5 Dreikomponenten-Mischungen, Dreikomponenten-Phasendiagramme

Mischungen aus den drei Komponenten Wasser, Tensid und Öl lassen sich bequem mit Hilfe eines Dreikomponenten-Diagramms (s. a. Abschn. 2.1, Abb. **4.33**) beschreiben. Dabei können immer wiederkehrende charakteristische Phasenverteilungen beobachtet werden.

Im folgenden seien einige typische Diagramme dargestellt. Abb. **4.53** zeigt ein Diagramm eines sehr hydrophilen Tensids, d. h. eines Tensids mit einem hohen HLB-Wert.

Man erkennt, daß zwischen dem Tensid und dem Öl keine bzw. nur eine durch das Diagramm nicht mehr darstellbare Mischbarkeit besteht. Dagegen löst sich das Tensid in Wasser unter Ausbildung einer mizellaren Lösung. In dieser mizellaren Lösung kann die ölige Komponente solubili-

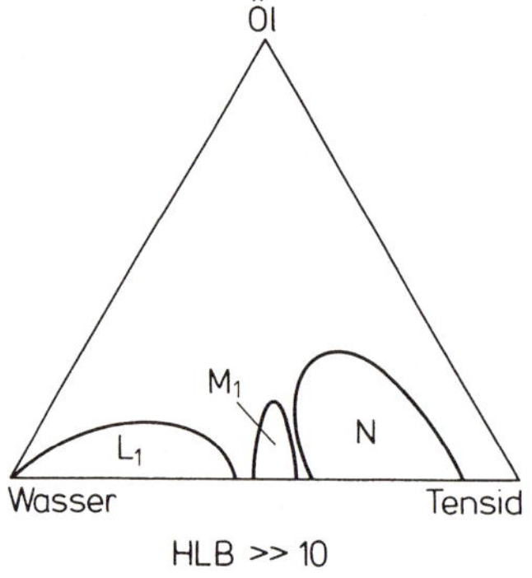

Abb. **4.53** Phasendiagramm einer Wasser-Tensid-Öl-Mischung mit einem Tensid mit hohem HLB-Wert.

siert werden. Der Mischungsbereich, in dem homogene einphasige mizellare Lösungen vorkommen, ist mit L_1 bezeichnet. Mit M_1 (middle phase) ist der Hexagonalzustand dargestellt. Man erkennt, daß auch der Hexagonalzustand in der Lage ist, das Öl zu solubilisieren. Das Gebiet des reinen einphasigen M_1-Zustandes umschreibt einen Bereich von Dreikomponenten-Mischungen mit einem signifikanten Anteil des Öls. Mit N (neat phase) wird das einphasige Gebiet des Lamellarzustandes beschrieben. Dieser weist die größte Toleranz in bezug auf die Zusammensetzung aus. Wegen der hohen Hydrophilie kann das Auftreten inverser kolloidaler Zustände nicht beobachtet werden.

Das Diagramm mit einem Tensid eines etwas niedrigeren HLB-Werts (15 > HLB > 10) läßt erkennen, daß bereits eine merkbare Mischbarkeit zwischen dem Tensid und dem Öl gegeben ist, obgleich der HLB-Wert noch deutlich über 10 liegt (s. Abb. **4.54**). Dieser Bereich, in dem eine Mischbarkeit vorliegt, trägt die Bezeichnung L_0. In ihm kommen verschiedene Assoziationszustände, vor allem aber der umgekehrt mizellare Zustand vor. Die Tatsache, daß dieser einphasige L_0-Bereich Gebiete des Phasendreiecks überstreicht, die eine signifikante Wasserkonzentration enthalten, zeigt an, daß von dem betreffenden Tensid im invers mizellaren Zustand Wasser solubilisiert werden kann. Die Gebiete zwischen den umgrenzten Einphasenbereichen sind mehrphasig. Der Bereich zwischen der L_1-Phase und dem reinen Öl repräsentiert Emulsionen vom Typ O/W. Diese Emulsionen besitzen als äußere Phase eine wäßrige mizellare Lösung und als innere Phase Öl, das mit einer geringen Menge Tensid bereits gesättigt ist. Auch wird man annehmen müssen, daß sich in dem Öl etwas Wasser solubilisiert befindet. In der Grenzfläche zwischen den Öltröpfchen und dem umgebenden Wasser befindet sich das Tensid. Emulsionen sind aber auch in den übrigen Bereichen zu suchen, die zweiphasig sind, da entsprechend der IUPAC-Definition (= International Union for Pure and Applied Chemistry) unter einer Emulsion nicht nur ein aus zwei nicht mischbaren Flüssigkeiten bestehendes disperses System, sondern auch ein disperses System verstanden werden kann, an dem flüssigkristalline Phasen beteiligt sind.

Mit zunehmender Lipophilie des Tensids erreicht schließlich immer noch oberhalb des HLB-Wertes 10, d. h. immer noch im Bereich der vorwiegenden Hydrophilie, das Phasendiagramm ein Aussehen entsprechend Abb. **4.55.**

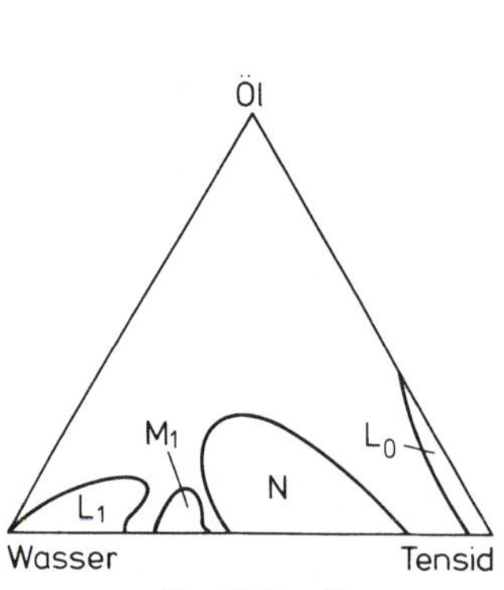

Abb. **4.54** Phasendiagramm entsprechend Abb. **4.53** jedoch mit einem Tensid etwas niedrigeren HLB-Wertes.

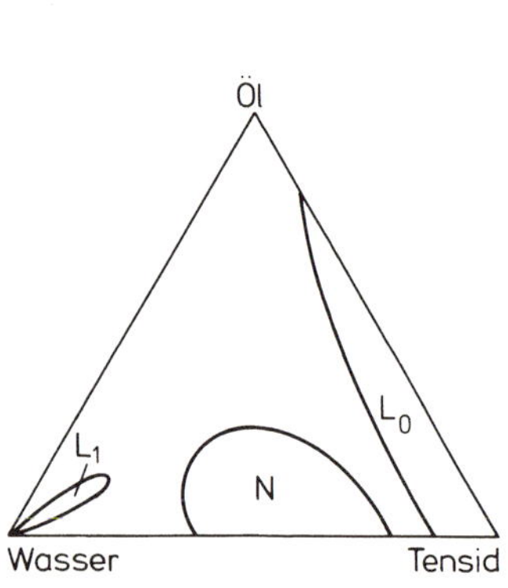

Abb. **4.55** Phasendiagramm entsprechend den vorstehenden Abbildungen, jedoch mit einem Tensid mit einem HLB-Wert knapp über 10.

Das Diagramm weist aus, daß das Tensid nur noch eine geringfügige Löslichkeit im Wasser besitzt, die jedoch durch Zumischung von Öl erheblich verbessert wird. Die mizellare Lösung des reinen Tensids ist offenbar von nur geringer Stabilität, während die Mischmizellzustände, in denen das Öl solubilisiert ist, bevorzugt vorkommen. Obgleich der HLB-Wert noch über 10 liegt, besteht bereits eine weitgehende Mischbarkeit zwischen Tensid und Öl. In diesem umgrenzten, mit L_0 bezeichneten Bereich liegen bevorzugt umgekehrte Mizellen neben anderen inversen Assoziationszuständen vor.

Nun wird deutlich, daß das Emulsionsgebiet zwischen der L_1- und der L_0-Phase Emulsionen charakterisiert, in denen in beiden Phasen alle drei Mischungskomponenten vorkommen, wobei die wäßrige äußere Phase eine wäßrige mizellare Lösung mit solubilisiertem Öl und die innere Phase eine ölige invers mizellare Lösung mit solubilisiertem Wasser verkörpert.

Der Bereich der Hexagonalzustände hat sich stark verkleinert oder fehlt völlig; der Bereich der Lamellarzustände (N) hat sich signifikant vergrößert. Zwischen dem Lamellarbereich und dem L_0-Gebiet liegen O/W-Emulsionen, in denen als innere Phase die L_0-Phase und als äußere Phase ein flüssigkristalliner Lamellarzustand auftreten. Da der Lamellarzustand selbst als ein Assoziat zu betrachten ist, in dem das Tensid in hoher Konzentration vorkommt und mit den unpolaren Resten des Tensids gegen die L_0-Phase abgegrenzt sein kann, repräsentieren sich hier Emulsionen, die nicht durch eine besondere Anreicherung der Tensidmoleküle in der Phasengrenzfläche stabilisiert sind.

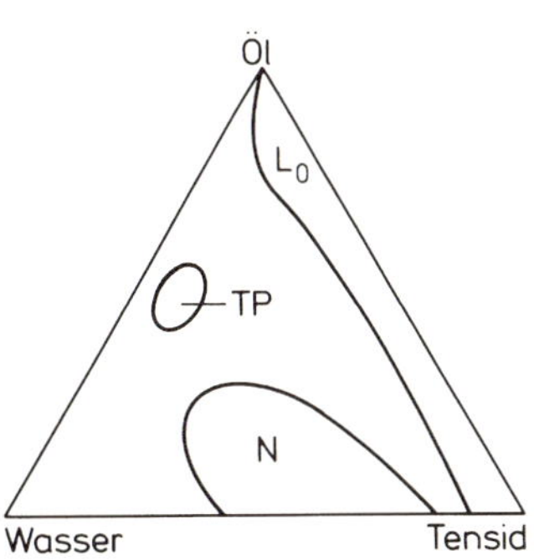

Abb. **4.56** Phasendiagramm entsprechend den vorhergehenden, jedoch mit einem Tensid des HLB-Werts von 10.

Das nächste Diagramm (s. Abb. **4.56**) ist ein typisches Phasendiagramm, bei dem das Tensid den HLB-Wert 10 erreicht hat. Das Tensid besitzt also eine ebenso große Hydrophilie wie Lipophilie.

Man erkennt, daß bei einer durchgehenden Mischbarkeit zwischen dem Tensid und dem Öl nur noch eine signifikante Löslichkeit von Wasser im Tensid, nicht aber vom Tensid in Wasser gegeben ist. Die L_1-Phase existiert nicht mehr. Ebenso ist auch die Hexagonalphase verschwunden. Es kann ein kleines invers hexagonales Gebiet entstehen. Dieses ist jedoch nicht eingezeichnet. Auffallend ist aber ein Einphasen-Bereich, der mit TP (Tensid phase) gekennzeichnet ist und eine Zusammensetzung von etwa 20% Tensid, 40% Öl und 40% Wasser hat.

Dieses Gebiet repräsentiert klare, auffallend niedrig viskose, stark tyndallisierende kolloidale Lösungen. Aus der Vorstellung, daß es sich hierbei um feinste Dispersionen von Öl-in-Wasser oder Wasser-in-Öl handeln muß, wurde die Bezeichnung **Mikroemulsion** geprägt. Diese Bezeichnung ist irreführend, da es sich hierbei nicht um einen Emulsionszustand handeln kann. Man versteht unter einer Emulsion grundsätzlich ein Mehrphasen-System, während in diesem Zustand eine kolloidale Lösung vorliegt. Dementsprechend ist für die Dispergierung der beiden Phasen bei einer Emulsion eine entsprechende Grenzflächenenergie aufzuwenden, während sich der kolloidale Lösungszustand der Mikroemulsion ohne Energieaufwand von selbst einstellt. Über das Wesen der Mikroemulsion ist mit Ausnahme der Tatsache, daß es sich nicht um eine Emulsion und nicht um einen flüssigkristallinen Zustand handeln kann, noch nicht sehr viel bekannt. Sie besitzt jedoch in der Technik ein großes Interesse. Die Tatsache, daß das Öl und das Wasser gleichberechtigt in hohen Konzentrationen in diesem Einphasen-System vertreten sind, verleiht den Mikroemulsionen ideale Eigenschaften als Universallösungsmittel. So ist es durchaus möglich, daß in Mikroemulsionen – ganz im Gegensatz zu normalen Emulsionen – Elektrolyte bis zu einer gewissen Konzentration gelöst werden können, gleichzeitig sind sie aber auch in der Lage, extrem lipophile Substanzen in signifikanten Konzentrationen aufzunehmen.

Der HLB-Wert ist insbesondere bei nichtionogenen Tensiden stark temperaturabhängig. Bei nichtionogenen Tensiden kann man beobachten, daß der HLB-Wert mit steigender Temperatur abnimmt. Dies beruht auf der Tatsache, daß Wasserstoff-Brückenbindungen, die für die Hydration des polaren Tensidteils Voraussetzung sind, eine wesentlich höhere Temperaturempfindlichkeit zeigen als die unpolaren Wechselwirkungen. Ein Tensid mit einem hohen HLB-Wert kann also mit steigender Temperatur den HLB-Wert 10 durchlaufen, um schließlich bei noch höheren Temperaturen zu einem lipophilen Tensid zu werden. Die Temperatur, bei der das betreffende Tensid den HLB-Wert 10 erreicht, bei der also das Tensid vom O/W-Charakter zum W/O-Charakter umschlägt, wird als **Phaseninversionstemperatur,** abgekürzt PIT, bezeichnet.

Es ist das besondere an Tensiden, daß durch Zumischung anderer amphiphiler Substanzen der HLB-Wert verändert werden kann. Es kommt also einer Mischung von zwei oder mehreren Tensiden ein für die Mischung charakteristischer HLB-Wert zu. Damit ist es auch möglich, mit einem stark hydrophilen nichtionogenen Tensid, wie z. B. einem langkettigen Macrogolfettalkoholether, durch Zumischung eines lipophilen Tensids, wie z. B. eines Fettalkohols, eine Tensidmischung mit einem mittleren HLB-Wert herzustellen. Man kann die Phaseninversionstemperatur durch entsprechende Tensidmischungen auf Raumtemperatur oder jede beliebige andere Temperatur einstellen.

Ein Phasendiagramm, das für Tenside mit niedrigem HLB-Wert – also eine bevorzugte Lipophilie – typisch ist, ist in Abb. **4.57** dargestellt.

Das Diagramm zeigt lediglich noch eine geringe Wechselwirkung zwischen dem Tensid und dem Wasser in der Weise, daß nur noch geringe Mengen Wasser im Tensid löslich sind. Dagegen kann Wasser in bedeutender Menge im invers mizellaren Zustand des Tensids solubilisiert werden. Auffallend ist, daß sich über alle Bereiche der HLB-Skala der Lamellarzustand erhalten hat.

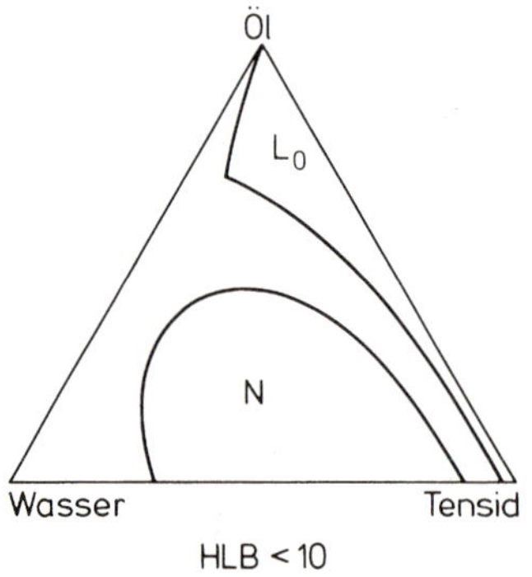

Abb. **4.57** Phasendiagramm entsprechend dem vorhergehenden, jedoch mit einem Tensid mit niedrigem HLB-Wert.

5 Disperse Mehrphasen-Systeme

5.1 Allgemeines, Definitionen

Disperse Mehrphasen-Systeme sind mikroskopisch oder makroskopisch dispers bzw. grobdispers, je nachdem, ob die dispersen Einheiten mit dem bloßen Auge oder mit Hilfe eines Lichtmikroskops erkennbar sind (s. Abschn. 1). Sie können sowohl aus verschiedenen Substanzen, wie z. B. bei einer Emulsion, aber auch aus verschiedenen Phasen ein- und derselben Substanz, z. B. einer festen und einer flüssigen Phase oder verschiedenen Modifikationen, gebildet werden.

Grobdisperse Systeme lassen sich nach dem Aggregatzustand der beteiligten Phasen entsprechend Tab. **4.4** klassifizieren.

Tabelle **4.4** Klassifizierung grobdisperser Systeme

disperse Phase	Dispersionsmittel	Bezeichnung
1 flüssig	Gas	Aerosol, Tröpfchenaerosal, Nebel
2 fest	Gas	Aerosol, Feststoffaerosol, Rauch
3 gasförmig	Flüssigkeit	Schaum
4 gasförmig	Feststoff	fester Schaum
5 flüssig	Flüssigkeit	Emulsion
6 flüssig	Feststoff	feste Emulsion
7 fest	Flüssigkeit	Suspension
8 fest	Feststoff	Gemenge

Der Aggregatzustand der betreffenden Systeme richtet sich nach dem des Dispersionsmittels. Jede Phasengrenze ist grundsätzlich ein Ort erhöhter potentieller Energie, die sich in der Phasengrenzflächenspannung niederschlägt. Zwei- oder Mehrphasen-Systeme nehmen daher bevorzugt Formen an, bei denen die Grenzflächen so klein wie möglich ausgebildet sind. Die Vergrößerung der Grenzfläche, z. B. durch Zerteilung einer Phase in einer anderen, einer Dispergierung, ist mit einer Erhöhung der Grenzflächenenergie des Systems verbunden. Grobdisperse Systeme sind daher grundsätzlich instabil oder metastabil. Die Grenzflächenenergie steigt mit zunehmender Dispergierung. Bei sehr kleinen Partikelgrößen jedoch, d. h. im molekulardispersen aber auch noch bis hinein in den kolloiddispersen Bereich, existiert keine Phasengrenzflächenspannung, so daß die Partikelgrößen in diesen Bereichen von anderen Phänomenen beherrscht werden.

Nach der Form wird grob zwischen **isometrischen** und **anisometrischen** Partikeln unterschieden. Unter Isometrie versteht man eine Form, die in allen Raumrichtungen etwa die gleiche Ausdehnung hat. Synonym wird hierfür auch der Ausdruck **isodimensional** verwendet. Isometrisch sind kugelförmige und würfelförmige Partikeln, anisometrisch sind dagegen Prismen, Nadeln und Blättchen. Anisometrisch ist synonym zum Begriff **anisodimensional.**

5.2 Viskosität disperser Mehrphasen-Systeme

Für die folgenden Betrachtungen wird ein disperses System angenommen, bei dem das Dispersionsmittel eine idealviskose Flüssigkeit darstellt und der Dispersitätsgrad während des Fließvorganges sich nicht wesentlich ändert (s. a. Abschn. 2.1.1–2.1.6). Als Modell kann hierfür zunächst eine **verdünnte Suspension** dienen.

Unter der Voraussetzung, daß die Partikeln der Suspension sich gegenseitig nicht beeinflussen, d. h. die Partikeln soweit voneinander getrennt vorliegen, daß die interpartikuläre Flüssigkeitsschicht die gleiche Beweglichkeit besitzt wie die reine Flüssigkeit selbst, und unter der Voraussetzung, daß die Partikeln sphärisch sind, gilt die von Einstein abgeleitete Gl. (60) für die Viskosität des Gesamtsystems:

$$\eta = \eta_0 (1 + 2{,}5\Phi_2) = \eta_0 + \eta_0 \cdot 2{,}5\Phi_2 \qquad (60)$$

η Viskosität des Gesamtsystems
η_0 Viskosität des reinen Dispersionsmittels
Φ_2 Volumenanteil der dispergierten Substanz

Der Volumenanteil am Gesamtsystem Φ_2 ist gegeben durch Gl. (61).

$$\Phi_2 = \frac{V_2}{V_1 + V_2} \qquad (61)$$

Aus dieser einfachen Gesetzmäßigkeit für die Viskosität eines verdünnten dispersen Systems ergeben sich einige zunächst überraschende Konsequenzen.

- Verdünnte disperse Systeme zeigen Newtonsches Fließverhalten, wenn das Dispersionsmittel eine idealviskose Flüssigkeit ist.
- Die Viskosität des Gesamtsystems ist vom Zerteilungsgrad der dispersen Phase unabhängig. Feine Suspensionen und grobe Suspensionen haben die gleiche Viskosität, wenn die Zusammensetzung – bezogen auf den Volumenanteil – gleich ist.
- Die Viskositätserhöhung, die das System durch die dispergierte Substanz erleidet, ist unabhängig von der Art dieser Substanz.

Dagegen ist sie von der Viskosität des Dispersionsmittels und dem Mischungsverhältnis abhängig (Gl. (62)).

$$\Delta\eta = 2{,}5\eta_0\Phi_2 \qquad (62)$$

Die letztgenannte Konsequenz läßt sich erweitern: Ist die Viskositätsänderung von der Art der dispergierten Substanz unabhängig, so sollte diese Gleichung auch für verdünnte Emulsionen und sogar Schäume gelten, bei denen der dispergierte Gasanteil klein im Verhältnis zur Menge des Dispersionsmittels ist. Tatsächlich kann man beobachten, daß disperse Systeme grundsätzlich eine signifikant höhere Viskosität besitzen als ihr reines Dispersionsmittel. Wasser mit Gasblasen hat eine höhere Viskosität als reines Wasser. Die Erklärung für dieses Phänomen ist relativ einfach (s. Abb. **4.58**).

Bringt man ein disperses System zum Fließen, so wird die eigentliche Fließbewegung, d. h. die laminare Strömung, nur vom Dispersionsmittel übernommen. Die disperse Phase selbst fließt nicht, d. h. sie erleidet selbst keine irreversible Verformung, bzw. in den dispergierten Partikeln finden keine fortlaufenden Relativbewegungen statt. Die Partikeln werden lediglich im Strom des Dispersionsmittels transportiert. Dem Dispersionsmittel kommt auch im Zustand einer Suspension oder Emulsion der gleiche Viskositätskoeffizient η_0 zu wie im reinen Zustand. Durch die disperse Phase wird jedoch der für den Fließvorgang und damit die verschiedenen Relativgeschwindigkeiten im Dispersionsmittel zur Verfügung stehende Raum um den Betrag der

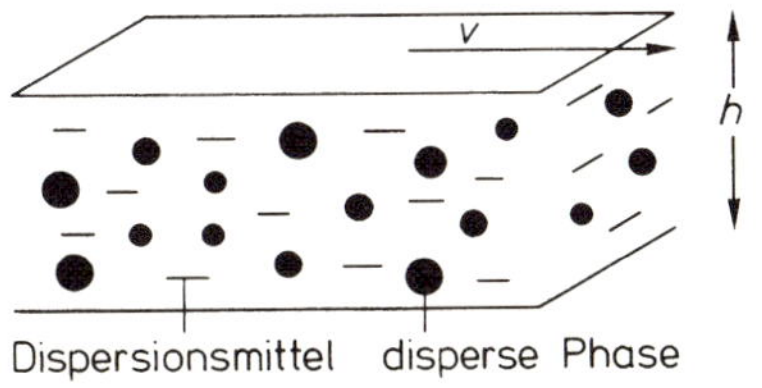

Abb. **4.58** Modell zur Erklärung des Fließverhaltens verdünnter disperser Systeme.

dispersen Phase eingeengt. Die effektive Höhe *h*, die für den Aufbau des Geschwindigkeitsprofils zur Verfügung steht, verringert sich. Damit muß zwangsläufig der Geschwindigkeitsgradient im Dispersionsmittel steiler werden. Die bei einer gegebenen äußeren Geometrie für die Verformung des Systems mit einer bestimmten Geschwindigkeit *v* erforderliche Kraft ist demnach zwangsläufig größer.

Aus der Einsteinschen Gleichung (Gl. (60)) verallgemeinernd für alle dispersen Systeme wurden folgende Begriffe abgeleitet.

- Die **relative Viskosität**

$$\eta_{REL} = \frac{\eta}{\eta_0} \text{ (dimensionslos!)} \quad (63)$$

Sie gibt den Faktor an, um den die Viskosität des dispersen Systems größer ist als die des reinen Dispersionsmittel

- Die **spezifische Viskosität**

$$\eta_{SP} = \frac{\eta - \eta_0}{\eta_0} \quad (64)$$

Der Ausdruck ist in der Literatur allgemein gebräuchlich. Besser und anschaulicher wäre es gewesen, die Größe als „relative Viskositätserhöhung" zu bezeichnen.

Unter der Voraussetzung der Gültigkeit der Gl. (60) müßte bei der graphischen Darstellung der spezifischen Viskosität in Abhängigkeit vom Anteil der inneren Phase an der Gesamtmischung Φ_2 (s. Abb. **4.59**) eine Gerade mit der Steigung 2,5 resultieren, die durch den Koordinatenursprung geht. Je höher jedoch der Anteil der dispersen Phase wird, umso größer wird die Abweichung von dieser Geraden in Richtung höherer η_{SP}-Werte.

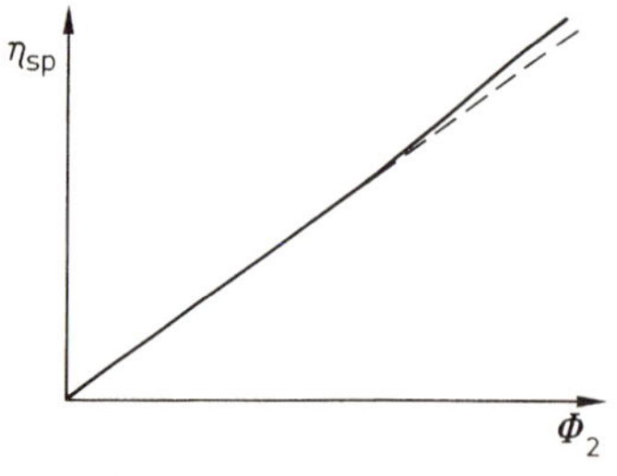

Abb. **4.59** Zur Erklärung der Einsteinschen Gleichung.

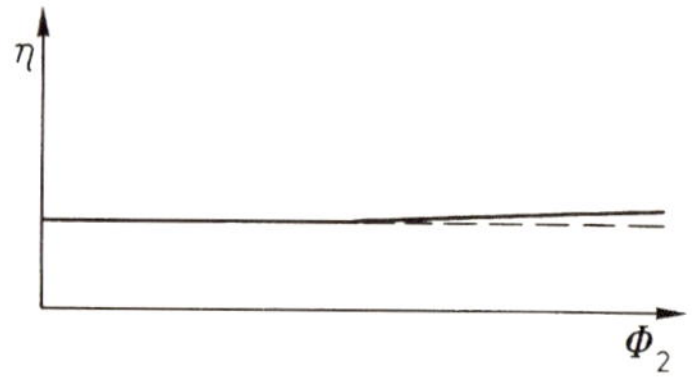

Abb. **4.60** Die graphische Darstellung von $[\eta]$ in Abhängigkeit von Φ_2.

Der Quotient aus spezifischer Viskosität und Volumenanteil der inneren Phase wird als **Viskositätszahl** bezeichnet $[\eta]$ (Gl. (65)) und sollte in dem geschilderten Idealfall 2,5 betragen.

$$[\eta] = \frac{\eta_{SP}}{\Phi_2} \quad (65)$$

Die graphische Darstellung von $[\eta]$ in Abhängigkeit von Φ_2 (s. Abb. **4.60**) wäre demnach im Idealfall eine Gerade im Abstand 2,5 parallel zur Abszisse. Mit zunehmender Konzentration der dispersen Phase wird die Abweichung immer größer.

Für die höheren Werte von Φ_2 sind verschiedene Korrekturglieder angegeben worden (Gl. (66)),

$$\eta_{SP} = 2{,}5\Phi_2 + a\Phi_2^2 + b\Phi_2^3 + c\Phi_2^4 \ldots \quad (66)$$

worin *a*, *b* und *c* ganze Zahlen sind.

Die Abweichung von der idealen Gleichung bei höheren Werten von Φ_2 zeigt an, daß die mechanische Verfestigung des Systems durch die eingearbeitete disperse Phase stärker ist als es die Einsteinsche Gleichung erwarten läßt. Dieser verstärkte Effekt geht vor allem auf die veränderten Strömungsprofile, die mit zunehmendem Φ_2 zunehmend von der laminaren Strömung abweichen, zurück.

Im wesentlichen ist festzustellen, daß verdünnte flüssige disperse Systeme idealviskoser Dispersionsmittel idealviskos sind und einen höheren Viskositätskoeffizienten als das reine Dispersionsmittel aufweisen. Disperse Systeme mit sphärischen Partikeln sind Emulsionen und verdünnte Schäume, treten aber auch allgemein im kolloiden Bereich bei festen dispersen Phasen und Mizellarphasen sehr häufig auf.

Die Strömungsmechanik disperser Systeme mit nichtsphärischen Partikeln wird von der Orientierung bzw. den Orientierungsmöglichkeiten zur Strömungsrichtung entscheidend beherrscht. Im

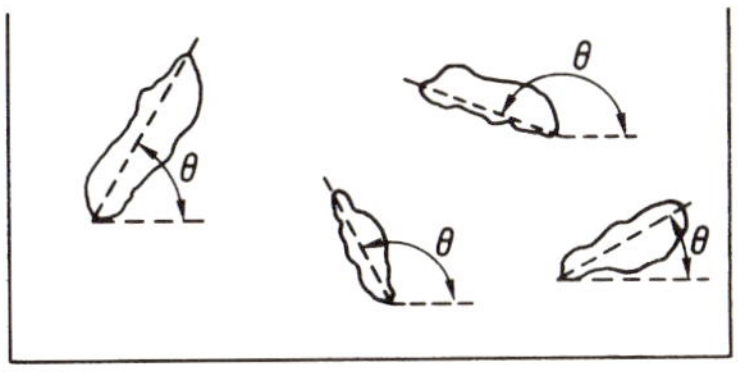

Abb. **4.61** Erklärung zur Orientierung von Partikeln im Ruhezustand.

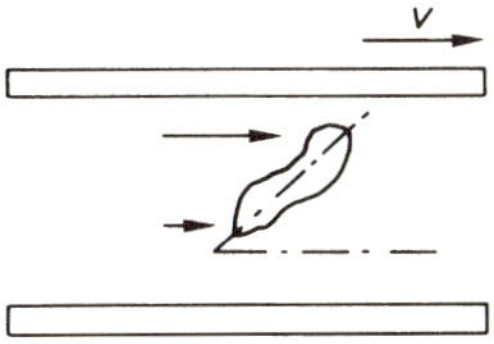

Abb. **4.62** Erklärung zur Vorzugsorientierung eines anisometrischen Partikels durch eine Strömung.

Ruhezustand ist die Anordnung rein statistisch (s. Abb. **4.61**). Das ergibt sich aus den thermischen Rotationsbewegungen, die – wie die thermische Translation – allen Vorzugsorientierungen entgegenwirken. Die Wahrscheinlichkeit f, in einem derartigen Ruhesystem ein Teilchen mit einer Orientierung, gekennzeichnet durch den Winkel θ gegen eine gedachte Achse anzutreffen, ist für alle θ-Werte, d. h. Winkel, gleich.

Damit gilt

$$\frac{\mathrm{d}f(\theta)}{\mathrm{d}\theta} = 0. \tag{67}$$

Unter dem Einfluß eines Schergefälles wirken auf die nicht in Strömungsrichtung liegenden Partikeln Richtkräfte ein, die um so größer sind, je steiler der Geschwindigkeitsgradient ist und je größer der Winkel der Partikeln zur Strömungsrichtung ist (s. Abb. **4.62**).

Die statistisch angeordneten Teilchen werden durch die Strömung des Dispersionsmittels zur Fließrichtung hin verdreht. Die Folge ist, daß die Wahrscheinlichkeit, Partikeln bestimmter Orientierung anzutreffen, nicht für alle Winkel gleich ist (Gl. (68)).

$$\frac{\mathrm{d}f(\theta)}{\mathrm{d}\theta} \neq 0 \tag{68}$$

Die Größe $\mathrm{d}f(\theta)/\mathrm{d}\theta$ wird als der Winkelgradient des Systems bezeichnet.

Durch eine **Rotationsdiffusion** wirkt die thermische Rotationsbewegung der Vorzugsorientierung entgegen. In einem dispersen System, bei dem für längliche Partikeln ein Winkelgradient vorliegt, ist die Zahl der Partikeln, die pro Zeiteinheit durch die Rotationsdifussion in eine andere Lage gebracht werden

$$\frac{\mathrm{d}n}{\mathrm{d}t} = -\mathrm{D_r}\,\frac{\mathrm{d}f(\theta)}{\mathrm{d}\theta}. \tag{69}$$

Gl. (69) entspricht dem Fickschen Diffusionsgesetz mit $\mathrm{D_r}$, der Rotationsdiffusionskonstanten.

Die Rotationsdiffusion und die Strömungsorientierung werden sich demnach in einer Scherbeanspruchung eines entsprechenden Systems die Waage halten, d. h. je größer das Schergefälle ist, um so mehr werden die Partikeln in Strömungsrichtung orientiert sein.

Aus der Diskussion über die rheologischen Eigenschaften disperser Systeme mit sphärischen Partikeln kann entnommen werden, daß die Viskosität eines dispersen Systems mit anisometrischen Partikeln um so kleiner sein muß, je mehr die Partikeln eine Vorzugsorientierung in Strömungsrichtung einnehmen. Partikeln in Strömungsrichtung orientiert belegen einen kleineren Teil des Querschnitts. Daraus ergibt sich, daß der Viskositätskoeffizient η keine Konstante sein kann, sondern sich mit der Orientierung der Partikeln, verursacht durch die Scherbeanspruchung, ändert. Das Rheogramm weist mit zunehmender Schubspannung eine zunehmende Fließfähigkeit aus. Das Fließverhalten ist **pseudoplastisch,** wobei sowohl die zunehmende Steilheit der Kurve als auch der unmittelbare Anstieg im Koordinatenursprung charakteristisch sind.

Die von Einstein gegebene Beziehung in Gl. (70)

$$\eta = \eta_0 (1 + 2{,}5\Phi_2) \tag{70}$$

gilt bei verdünnten dispersen Systemen mit verformbaren sphärischen Partikeln der inneren Phase annähernd nur im Bereich derjenigen Scherbeanspruchungen, in denen keine signifikante Verformung auftritt. Mit zunehmender Scherbeanspruchung ziehen sich die Partikeln (Gasblasen oder Emulsionstropfen) in Richtung der Scherung in die Länge. Sie fließen jedoch nicht, sondern erleiden lediglich eine elastische Deformation. Bei gleichbleibendem Volumen muß sich damit zwangsläufig der Querschnitt parallel zum Schergradienten verkleinern. Damit setzen die Partikeln der Fließbewegung der äußeren Phase einen abnehmenden Widerstand entgegen. Das Rheogramm zeigt demnach nach einem anfänglich annähernd idealviskosen Verlauf eine pseudoplastische Charakteristik.

Hochkonzentrierte Suspensionen, die als **Pasten** bezeichnet werden, zeigen im Übergangsbereich von der Suspension zum feuchten Pulver, d. h. wenn eine vollständige Trennung der Feststoffpartikel durch die flüssige Phase nicht mehr gewährleistet ist, **dilatantes** Fließen (s. Abb. **4.6**).

Das Rheogramm **4.6** beginnt im Koordinatenursprung mit einem nahezu linearen Verlauf. Systeme dieser Art sind also echte Flüssigkeiten. Mit zunehmender Scherung nehmen die Steilheit und damit das Fließvermögen ab. Es wird angenommen, daß unter der Scherung der interpartikuläre Flüssigkeitsfilm des Dispersionsmittels abreißt, so daß der mechanische Widerstand zunehmend von einer Festkörperreibung beeinflußt wird. Bei extremen Scherbeanspruchungen ist es sogar möglich, daß das Diagramm in eine Horizontale ausläuft, d. h. keine Fließfähigkeit mehr existiert. Die mechanischen Eigenschaften entsprechen dann unter diesen Scherungen denen eines hochelastischen Festkörpers.

5.3 Sedimentation und Aufrahmung

Die Gewichtskraft eines kugelförmigen Partikels mit der Dichte ρ_K und dem Radius r beträgt (Gl. (71))

$$F_G = \frac{4}{3}\pi r^3 \rho_D g \qquad (71)$$

Der Auftrieb, der dieser Kraft entgegensteht, entspricht der Gewichtskraft des verdrängten Dispersionsmittels mit der Dichte ρ_D (Gl. (72)).

$$F_A = \frac{4}{3}\pi r^3 \rho_K g \qquad (72)$$

Aus den Gln. (71) und (72) resultiert nach Gl. (73) die scheinbare Gewichtskraft

$$F_S = F_G - F_A = \frac{4}{3}\pi r^3 (\rho_K - \rho_D) g. \qquad (73)$$

Je nachdem, ob die Dichte der inneren Phase ρ_K größer oder kleiner als die der äußeren ρ_D ist, ergibt sich eine positive oder eine negative scheinbare Gewichtskraft. Eine positive scheinbare Gewichtskraft ist gleichbedeutend einer nach unten gerichteten Kraft, die die Partikeln im Sinne einer Fallbewegung, einer Sedimentation, beschleunigt. Die negative Sedimentation wird als Aufrahmung bezeichnet. Mit der zunehmenden Geschwindigkeit der Partikeln der inneren Phase tritt ein zunehmender Widerstand auf, der als eine der Bewegung entgegengerichtete Kraft F_W definiert wird nach Gl. (74).

$$F_W = 6\pi r \eta v \qquad (74)$$

Die Beschleunigung wird daher mit zunehmender Geschwindigkeit geringer und erreicht den Wert Null, wenn

$$F_W = F_S,$$

d. h. Gl. (74) wird zu Gl. (75).

$$6\pi r \eta v = \frac{4}{3}\pi r^3 (\rho_1 - \rho_2) g. \qquad (75)$$

Die sich dann einstellende konstante Sedimentation oder Aufrahmungsgeschwindigkeit beträgt nach Gl. (76)

$$v = \frac{2}{9} \cdot \frac{(\rho_1 - \rho_2) \cdot r^2 g}{\eta} \qquad (76)$$

Gl. (76) wird als **Stokessches Gesetz** bezeichnet (s. Abschn. 2.1.3, Gl. (6), und Abschn. 5.7).

Das Stokessche Gesetz gilt in dieser Form nur bis zu einer Reynolds-Zahl (s. Abschn. 2.1.6) Re <0,2 bis 0,5. Diese errechnet sich für ein umströmtes und damit auch für ein sedimentierendes Partikel nach:

$$Re = \frac{v \cdot d \cdot \rho}{\eta} \qquad (13)$$

v die Sinkgeschwindigkeit des Partikels,
d Partikeldurchmesser,
ρ Dichte des Dispersionsmediums und
η Viskosität der Flüssigkeit

Ein Wirkstoff mit der Dichte $\rho = 1{,}5$ müßte unter der Annahme kugelförmiger Partikeln in einer wäßrigen Suspension mit einer äußeren Phase von $\rho = 1{,}0$ und $\eta = 1$ mPa · s entsprechend Gl. (76) die folgenden Sedimentationsgeschwindigkeiten erreichen:

grobe Suspension

r = ca. 1 mm $v = 1{,}08$ m · s^{-1}

r = ca. 150 µ m $v = 10{,}8$ mm · s^{-1}

übliche Suspension einer Arzneizubereitung

r = ca. 10 µ m $v = 108$ µ m · s^{-1} bzw. 390 mm · h^{-1}

mikronisiertes Material

r = ca. 1 µ m $v = 1{,}08$ µm · s^{-1} bzw. 3,9 mm · h^{-1}

Durch die Sedimentation entsteht ein sich ständig vergrößernder Konzentrationsgradient, der zwangsläufig über die thermische Bewegung eine Diffusion in entgegengesetzter Richtung auslösen muß. Mit abnehmender Partikelgröße nimmt einerseits die Sedimentationsgeschwindigkeit ab, andererseit der Diffusionskoeffizient zu.

Unterhalb der Grenze zum kolloiden Bereich, d.h. unter 500 nm, sind die Verhältnisse so viel zugunsten der Diffusionskoeffizienten verschoben, daß eine Sedimentation praktisch nicht mehr beobachtet werden kann. Sie tritt erst wieder im Zentrifugalfeld in Erscheinung.

5.4 Elektrostatische Erscheinungen

Im allgemeinen stabilisieren sich disperse Systeme über elektrostatische Ladungen, die über gleichsinnige Potentiale zu Abstoßungserscheinungen der Partikeln der dispersen Phase untereinander führen.

Auf positive bzw. negative Ladungsüberschüsse des Partikelinneren beruht das **Galvani-Potential.** Von größerer Bedeutung ist das **Nernst-Potential,** das durch einen Ladungszustand in der Grenzfläche A (s. Abb. **4.63**) zustande kommt.

Elektrostatische Ladungen in der Grenzfläche können verschiedene Ursachen haben. Besonders hervorzuheben sind freie unabgesättigte Valenzen der Grenzfläche, die ihr bevorzugt je nach Entstehungsbedingungen des Partikels polykationische oder polyanionische Eigenschaften geben. Ein polyanionischer oder polykationischer Aufbau der Grenzfläche kann auch nach Chemisorption von z.B. Wasser an den freien Valenzen oder durch Physisorption von z.B. ionogenen Tensidmolekülen entstehen.

Gleichsinnig geladene Partikeln stoßen sich gegenseitig ab. Werden sie einander angenähert, wächst ihre potentielle Energie. Die Wahrscheinlichkeit einer wechselseitigen Berührung fällt daher mit ihrer Ladung. Dies führt zur Stabilisierung disperser Zustände.

Aerosole sind disperse Systeme, bei denen eine Flüssigkeit oder ein Feststoff in einem Gas zerteilt sind. Da Gase nur eine relativ geringe Dichte besitzen und im allgemeinen praktisch keine Ladungsträger enthalten, können die elektrostatischen Ladungen verschiedener Partikeln unmittelbar aufeinander einwirken. Geladene Aerosole werden sich daher so verhalten, daß bei einem begrenzten Volumen die innere Phase sich homogen über alle Volumenelemente verteilt. Eine freie Aerosolwolke wird sich mindestens so weit ausdehnen, daß die elektrostatischen interpartikulären Wechselwirkungen praktisch nicht mehr zur Auswirkung kommen.

Dementsprechend kann auch bei Pulvern eine Aufblähung im Sinne einer Abnahme der Dichte beobachtet werden. Bei Pulvern und Stäuben sind elektrostatische Aufladungen im allgemeinen unerwünscht, da sie zu erheblichen technologischen Komplikationen führen können. So bewirken z.B. inhomogene Ladungsverteilungen Dichteschwankungen, die hinreichende Dosierungsgenauigkeiten bei volumetrischer Dosierung unmöglich machen. Hohe elektrostatische Ladungen können zu Spannungen im Pulverbett oder in aufgewirbelten Stäuben führen, die Funkenentladungen und damit das Auftreten von **Staubexplosionen** ermöglichen. Durch Ionisierung der Gasphase oder hohe Feuchtigkeit können elektrostatische Aufladungen vermieden werden.

In Pulvermischungen ist es möglich, daß es zu einer Ladungsdisproportionierung kommt, d.h. eine Komponente sich positiv und die andere Komponente sich negativ auflädt. Derartige Ladungsdisproportionierungen können genutzt werden, um bei Mischungen Homogenitäten zu erreichen, die über das statistische Optimum hinausgehen.

In wäßrigen Suspensionen und Emulsionen umgeben sich geladene dispergierte Partikeln mit den entsprechenden Gegenionen. So ist z.B. bei Vorliegen eines positiven Grenzflächenpotentials die Aufenthaltswahrscheinlichkeit negativer Ladungsträger in den unmittelbar angrenzenden Schichten der wäßrigen Phase erhöht. Es entsteht damit in der Phasengrenze eine elektrostatische Doppelschicht. Die an der Grenzfläche angereicherten Gegenionen reichen jedoch nicht aus, um die Ladung der Grenzfläche vollständig zu kompensieren, so daß in den nächstfolgenden Schichten der wäßrigen Phase noch eine weitere Anreicherung von Gegenionen erfolgt. Mit zunehmendem Abstand wird die Abschirmung immer effektiver. In der Umgebung des Partikels ist damit ein mit zunehmender Entfernung abnehmendes Potential zu beobachten, das als **Volta-Potential** bezeichnet wird (s. Abb. **4.63**).

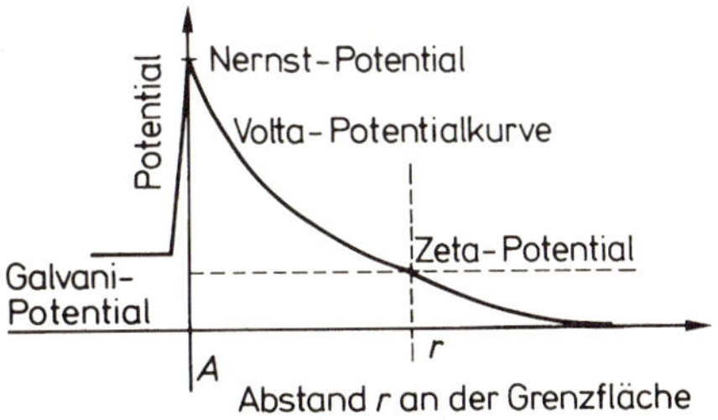

Abb. **4.63** Elektrische Potentiale eines dispersen Partikels und seiner Umgebung, die Position A entspricht der Oberfläche des Partikels.

Bewegt sich ein Partikel der dispersen Phase im Dispersionsmittel z. B. in Form der Brownschen Bewegung oder duch Sedimentation, so nimmt es einen Teil des umgebenden Dispersionsmittels mit. Das Partikel verhält sich mechanisch so, als ob es einen größeren Durchmesser hätte. Je stärker die Relativgeschwindigkeit zwischen der dispersen Phase und dem Dispersionsmittel ist, um so weniger Dispersionsmittel wird mitgerissen, um so näher kommt der scheinbare Durchmesser dem wahren Partikeldurchmesser. Das Volta-Potential, das an der Grenze *r* zwischen der mit dem Partikel wandernden und der ruhenden äußeren Phase herrscht, wird als elektrokinetisches oder **Zeta-Potential** bezeichnet. Das Zeta-Potential ist die für die elektrostatische Stabilisierung disperser Systeme entscheidende Größe.

Das Zeta-Potential ist um so höher, je höher das Nernst-Potential ist. Mit zunehmender Scherung des Systems nimmt die Dicke der an den Partikeln haftenden Schicht ab und damit das Zeta-Potential zu. Die Abschirmung des Nernst-Potentials kann um so leichter erfolgen, je höher die Ionenkonzentration des Dispersionsmittels ist. Damit fällt die Volta-Potentialkurve steiler ab, so daß im Abstand *r* ein niedrigerer Wert für das Zeta-Potential resultiert. Aus diesem Grund werden disperse Systeme im allgemeinen bei Elektrolytzusatz instabil. Es ist allerdings möglich, durch mehrwertige Gegenionen eine Überkompensation des Nernst-Potentials und damit eine Vorzeichenumkehr herbeizuführen. So können durch Citrate in der Umgebung von Partikeln mit positivem Nernst-Potential relativ hohe negative Zeta-Potentiale verursacht werden, die trotz hoher Elektrolytkonzentration eine hohe Stabilität der Dispersion erlauben. Die Stabilisierung disperser Systeme durch Überkompensation des Nernst-Potentials wird als **Peptisation** bezeichnet.

5.5 Koagulation

Disperse Mehrphasen-Systeme sind aufgrund ihrer großen Grenzfläche thermodynamisch instabil. Durch die Brownsche Bewegung und Sedimentation bzw. Aufrahmung kommt es zu zufälligen Zusammenstößen der Partikeln der dispersen Phase, wodurch eine unmittelbare Wechselwirkung ermöglicht wird. Haben sich die Partikeln unter einem bestimmten Abstand einander genähert, so bewirken Kapillarkräfte bereits eine aktive wechselseitige Anziehung. Mit Verringerung des Abstandes beginnen schließlich die an den Grenzflächen adhärierenden Schichten sich einander anzunähern oder sogar zu durchdringen. Bei genügend hohem Zeta-Potential wird die Annäherung abgebremst, so daß ein unmittelbarer Kontakt der Partikeln der inneren Phase verhindert wird. Eine derartige Abbremsung findet auch dann statt, wenn durch Sorptionsschichten, wie z. B. von adsorbierten Makromolekülen oder Tensiden, eine mechanische Behinderung eines umittelbaren Kontaktes vorliegt.

Erfolgt die Abbremsung der Annäherung bereits bei noch relativ großen Abständen, so ist die wechselseitige Anziehung noch schwach, so daß geringe Anstöße genügen, um die Partikeln wieder vollständig voneinander zu trennen. Hierfür können unter Umständen sogar schon die Anregungen durch die Brownsche Bewegung ausreichen.

Bei stärkeren Wechselwirkungen sind für eine Trennung Rühr- oder Schüttelbewegungen erforderlich. Erfolgt die Abbremsung erst bei einem geringen Abstand, so bilden sich **Agglomerate**, bei denen die Individualität der Partikeln erhalten bleibt. Die größeren trauben- oder kettenförmigen übergeordneten Einheiten der Partikeln flüssiger Dispersionen werden auch allgemein als **Koagulate**, speziell die der Emulsionen als **Flocculate** bezeichnet.

Durch kettenförmige Aneinanderlagerung oder kartenhausähnliche Agglomerate wird der inneren Phase eine Kohärenz verliehen, die sich je nach Festigkeit der interpartikulären Bindungen auf die mechanischen Eigenschaften des Gesamtsystems auswirkt.

In Abb. **4.64** ist ein kohärentes kettenförmiges Koagulat dargestellt. Derartige Strukturen treten vor allem bei isometrischen Partikeln auf. Demgegenüber bilden nadel- oder plättchenförmige Partikeln mit Vorzug kartenhausähnliche Strukturen (s. Abb. **4.65**)

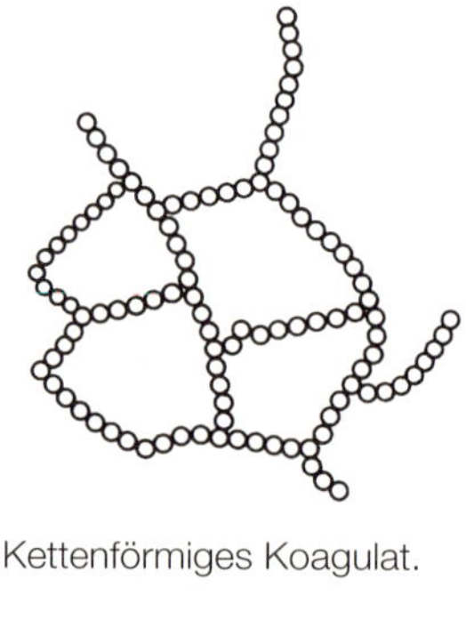

Abb. **4.64** Kettenförmiges Koagulat.

Derartige kohärente Agglomerate sind in allen dispersen Systemen mit fester innerer Phase zu erwarten, wie z. B. bei Pulvern und Suspensionen. Bei Pulvern bewirken sie eine geringe Dichte und zugleich aber auch ein schlechtes Fließvermögen. Ein extremes Beispiel in diesem Zusammenhang liefert die hochdisperse Kieselsäure. Die sehr niedrige Partikelgröße im Nanometerbereich verleiht dieser Substanz eine hohe Oberflächenenergie, die eine hohe Agglomerationstendenz zur Folge hat. Die an der Oberfläche vorhandenen polaren Silanol-Gruppen bewirken eine Wasserphysisorption und haben damit starke interpartikuläre physikalische Bindungen zur Folge. Hochdisperse Kieselsäure (Aerosil®) besitzt im Pulverzustand eine extrem niedrige Dichte. Durch mechanische Bearbeitung kann sie nicht vollständig, d. h. in ihre Primärpartikeln, desagglomeriert werden. Dementsprechend besitzt diese Substanz sehr schlechte Fließeigenschaften.

In Suspensionen tritt an die Stelle der Oberflächenenergie die im allgemeinen erheblich niedrigere Grenzflächenenergie. Prinzipiell kann man aber auch hier die gleichen Phänomene beobachten. Bei starken interpartikulären Wechselwirkungen und einer geringen Wechselwirkung zwischen der Flüssigkeit und dem suspendierten Material, d. h. hohen Grenzflächenspannungen, bilden sich ebenfalls stabile Gerüste, deren mechanische Zerstörung größere Scherbeanspruchungen erfordert. Primär wird sich ein derartiges System wie ein elastischer Festkörper verhalten. Erst wenn das Gerüst zerstört ist, treten die Fließeigenschaften der Suspensionen in den Vordergrund.

Körper, die durch ein kohärentes Gerüst, das eine Flüssigkeit durchzieht, elastische Eigenschaften besitzen und bei Scherung in den Flüssigkeitszustand übergehen, werden als **Gele** bezeichnet. Der Gelzustand ist allerdings im fließfähigen System während der Scherung nicht mehr gegeben. Im vorliegenden Fall bildet sich aus dem Gel eine Suspension mit inkohärenter innerer Phase. Sind die unter der Scherbeanspruchung auftretenden dispersen Partikeln von kolloidaler Dimension, so wird das fließfähige System als **Sol** bezeichnet.

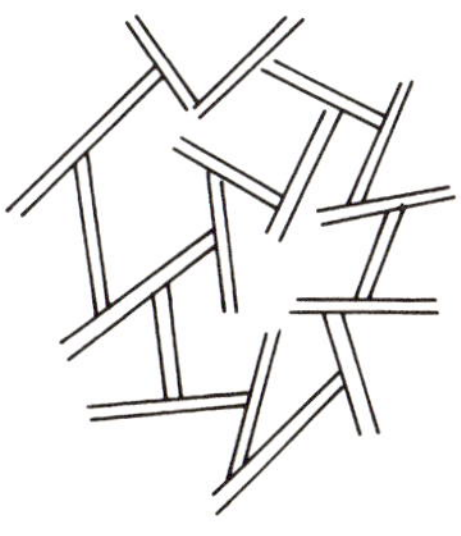

Abb. **4.65** Kartenhausstruktur eines Koagulates.

Eine Substanz, die bei geringen Scherbeanspruchungen Formstabilität, d. h. elastisches Verhalten, zeigt und oberhalb einer Fließgrenze fließfähig wird, ist ein **plastischer Körper** (s. Abschn. 2.1.4). Da ein Gel grundsätzlich durch die Kohärenz seines Festkörpergerüstes ausgezeichnet ist, kann ein Gel nicht fließen. Wird das System fließfähig, ist es demnach kein Gel mehr.

Der lineare Anstieg des Rheogramms eines Bingham-Körpers ist dann zu erwarten, wenn mit Überschreiten der Fließgrenze das kohärente Gerüst vollständig desagglomeriert wird oder sich in annähernd sphärische Agglomerate auflöst, die gegenüber weiterer Scherung stabil sind. Die Casson-Charakteristik ist dann zu erwarten, wenn zunächst nur grobe Bruchstücke des ursprünglich kohärenten Agglomerates entstehen, die sich entweder in Strömungsrichtung ausrichten oder allmählich weiter abgebaut werden.

Entsprechend diesen Überlegungen ist es verständlich, daß hochdisperse Kieselsäure in Ölen, zu denen sie eine hohe Grenzflächenspannung besitzt, relativ feste Gele bildet, in Wasser dagegen nur Gele mit geringer Festigkeit aufbaut. Andererseits ist die mechanische Festigkeit von steifen, wäßrigen Gelen sehr empfindlich gegenüber Zusätzen, die zu Veränderungen in den Grenzflächenspannungsverhältnissen führen können, wie Alkoholen oder Tensiden.

Als Beispiel für eine Suspension, die zur Ausbildung von Gelen mit Kartenhausstruktur neigt, ist die Bentonit-Suspension zu nennen. Bentonit ist ein Tonmineral, das blättchenförmige geschichtete Kristalle bildet. In Wasser suspendiert quellen die Schichten auseinander und agglomerieren sich entsprechend Abb. **4.65**.

Nach Zerstörung der Kohärenz durch Scherung findet im Ruhezustand eine allmähliche Regenerierung des Gelzustandes statt. Da die Wiederherstellung des kohärenten Agglomerates erst durch die Brownsche Bewegung ermöglicht wird, erfolgt sie nicht spontan, sondern verzögert. Ein verzögerter Wiederaufbau eines Gelzustandes wird als **Thixotropie** bezeichnet.

Bei einer nur wenig abgebremsten oder gar ungehinderten interpartikulären Annäherung der inneren Phase eines dispersen Systems kommt es zur unmittelbaren Berührung. Flüssigkeitstropfen werden dabei spontan zusammenfließen. Dieser Vorgang wird **Koaleszenz** genannt. Bei einer Emulsion bezeichnet man eine vollständige Koaleszenz der inneren Phase und damit Zerstörung der Dispersität als **Brechen der Emulsion.**

Feststoffpartikeln können nicht zusammenfließen. Sie bilden zunächst ein noch loses Agglomerat. Über die Berührungsstelle ist es möglich, daß durch Diffusion der Moleküle des Feststoffes innerhalb der Grenzfläche, die als **zweidimensionale Diffusion** bezeichnet wird, ein interpartikulärer Stoffaustausch stattfindet. Dabei wachsen die Partikeln zusammen und verlieren ihre Individualität. Dies führt zu einer Verfestigung des Zusammenhalts der inneren Phase. Dieser Vorgang kann bei Suspensionen durch Umlösungsvorgänge, bei Pulvern durch Mikrosublimationen unterstützt werden. Eine derartige Verfestigung eines Sedimentes einer Suspension wird **Caking** genannt.

5.6 Emulsionen

5.6.1 Allgemeines, Definitionen

Emulsionen sind disperse Systeme zweier nichtmischbarer Flüssigkeiten oder flüssigkristalline Phasen. Dabei wird zwischen der inneren oder dispergierten Phase, die in diskrete Tröpfchen zerteilt ist, und der äußeren Phase, dem Dispersionsmittel unterschieden. Die Partikelgröße der dispersen Phase fällt meist in den grobdispersen, seltener in den kolloiden Bereich. Unter der Voraussetzung, die im allgemeinen erfüllt ist, daß die beiden Phasen eine unterschiedliche Brechzahl besitzen, erscheinen die Emulsionen daher als weiße Flüssigkeit. Wie alle dispersen Systeme, so zeichnen sich auch Emulsionen grundsätzlich durch eine dem Dispersionsmittel gegenüber signifikant erhöhte Viskosität aus (s. a. Abschn. 5.2). Man unterscheidet **Öl-in-Wasser-(O/W-)** und **Wasser-in-Öl-(W/O-) Emulsionen** je nach Phasenlage der betreffenden Systeme.

Emulsionen zeigen die Tendenz einer Instabilität. Hierfür können verschiedene Phänomene verantwortlich gemacht werden. Ohne weitere Zusätze weisen Öle gegenüber Wasser eine hohe Grenzflächenspannung auf. Das Produkt der Grenzflächenspannung und der Größe der Grenzfläche, die Grenzflächenenergie, wächst mit zunehmender Dispersität. Ein Zusammenfließen der Tröpfchen der inneren Phase, das mit **Koaleszenz** bezeichnet wird, führt demnach zu einem Energiegewinn. Es ist möglich, durch Erniedrigung der Grenzflächenspannung in einen Bereich zu kommen, in dem der Emulsionszustand weitgehend stabilisiert ist. Dies erreicht man mit **Tensiden,** die in diesem Fall die Funktion von **Emulgatoren** übernehmen. Emulsionen, deren Dispersität sich bei Lagerung nicht ändert, sind metastabil.

Ein zweiter, die Stabilität von Emulsionen beeinträchtigender Effekt ist die **Flocculation.** Flocculation ist ein Vorgang, bei dem die Tröpfchen der inneren Phase einer Emulsion sich zu traubenförmigen Aggregaten aneinanderlagern, ohne dabei ihre Individualität zu verlieren, d. h. ohne zu koaleszieren. Ein derartiger Vorgang kann dadurch ausgelöst werden, daß die Partikeln der inneren Phase aufgrund thermischer Bewegung in den Bereich gegenseitiger Wechselwirkungen kommen. Bei Fehlen oder zu geringer elektrostatischer Abstoßungskräfte, d. h. bei einem zu geringen Zetapotential (s. Abschn. 5.4), kann die Potentialschwelle der Abstoßung leicht überwunden werden, so daß die Teilchen in den Bereich gegenseitiger Anziehung gelangen. Die nun zu erwartende Koaleszenz wird bei der Flocculation durch Fremdsubstanzen mit beschränkter Beweglichkeit in der Phasengrenzfläche der Partikeln verhindert. Derartige Fremdsubstanzen können Tenside, makromolekulare Verbindungen, wie z. B. Eiweiß, aber auch kleine Feststoffpartikeln sein. Langkettige makromolekulare Verbindungen, die an der Phasengrenzfläche verschiedener Emulsionstropfen adsorbiert sind, können sich dabei so stark ineinander verfilzen, daß sich die Flocculate auch durch intensive mechanische Bearbeitung nicht mehr dispergieren lassen.

5.6.2 Stabilisierung

Emulsionen lassen sich auf verschiedene Weise stabilisieren. Zunächst sei die Wirkungsweise von **Emulgatoren** besprochen.

Emulgatoren gehören zu den grenzflächenaktiven Substanzen, den Tensiden. Tenside sind amphiphile Stoffe, die aufgrund ihres Molekülbaus sowohl eine Affinität zu Wasser als auch zu unpolaren organischen Lösungsmitteln aufweisen. Dies verdanken sie der Tatsache, daß sie neben einem ausgesprochen unpolaren, lipophilen Molekülteil einen polaren Teil mit entsprechenden funktionellen Gruppen besitzen (s. Kap. 6, Abschn. 2.3).

Die günstigste Methode, um die Amphiphilie von Tensiden zu charakterisieren, wäre es, die Verteilungskoeffizienten zu bestimmen. Dies ist jedoch wegen der starken Schaumbildung oder Emulgierwirkung praktisch nicht machbar. Deshalb führte Griffin zur Charakterisierung von Tensiden die **HLB-Werte** ein. HLB bedeutet Hydrophilic Lipophilic Balance (hydrophiles lipophiles Gleichgewicht). Die HLB-Werte sollen in etwa das Verhältnis von hydrophilen und lipophilen Gruppen in einem Tensidmolekül angeben. Es wurde willkürlich festgelegt, daß sie ein fünftel des prozentualen Molekülmassenanteils der polaren Molekülteile darstellen sollen. Ihre Zahlenwerte reichten daher von 0–20. Diese HLB-Werte galten zunächst nur für nichtionische Tenside. Inzwischen wurde die HLB-Skala von Davies auch für ionische Tenside durch experimentellen Vergleich der charakteristischen Tensideigenschaften erweitert. Damit sind ionischen Tensiden wesentlich höhere Zahlenwerte als 20 zuzuordnen. HLB-Werte lassen sich durch spezielle Formeln berechnen, werden aber auch durch experimentelle Methoden, wie z. B. die Verteilungschromatographie oder HPLC, ermittelt.

Die gesamte HLB-Skale umfaßt Tenside, die sich nicht nur als Emulgatoren einsetzen lassen, sondern den verschiedensten Zwecken dienen. Sie erlaubt das Substanzverhalten in Systemen unterschiedlicher Polarität und damit die Hilfsstoffeigenschaften abzuschätzen. Mischungen von Tensiden unterschiedlicher HLB-Werte kann ein gemeinsamer HLB-Wert zugeordnet werden. Die Abb. **4.66** gibt einen Überblick über die Einsatzmöglichkeiten von Tensiden entsprechend ihrem HLB-Wert.

Emulgatoren als grenzflächenaktive Substanzen reichern sich wie alle amphiphilen Substanzen in allen Grenzflächen an (s. Abschn. 3.2.1). Sie führen damit zu einem doppelten Effekt, was die Stabilisierung von Emulsionen anbelangt. Zum einen bewirken sie eine Grenzflächenspannungserniedrigung, ein Effekt, der übrigens von allen Substanzen ausgeht, die sich in den Grenzflächen anreichern. Zum anderen verteilen sie sich in den beiden Phasen und führen bei einer geeigneten Komposition der Gesamtrezeptur zu einer wechselseitigen Solubilisierung der Bestandteile. Bei richtiger Emulgatorwahl wird die Emulsion also nicht mehr dadurch gebildet, daß reine Flüssigkeiten ein disperses System aufbauen, in deren Grenzfläche der Emulgator angereichert ist. Es wird sich vielmehr ein System aus zwei kolloiden Flüssigkeiten bilden, in denen alle Bestandteile der Rezeptur vertreten sind, jedoch mit einem unterschiedlichen Mengenanteil. Daraus resultiert, daß die beiden Phasen einer solchen Emulsion eine niedrige Grenzflächenspannung aufweisen müssen und infolge dieser Tatsache auch erheblich weniger Tensid in der Grenzfläche angereichert wird. Die Phasen können soweit aneinander angeglichen werden, daß auch ihre Dichten sich nur geringfügig unterscheiden. Ist ein derartiges Ziel erreicht, erhält man – auch aus thermodynamischen Gründen – sehr stabile Emulsionen. Bei näherer Untersuchung zeigt sich auch, daß der größte Teil der im Handel befindlichen stabilen pharmazeutischen und kosmetischen Emulsionen diesem Aufbauprinzip folgt. Man erkennt sie vor allem daran, daß sie eine stabile hohe Dispersität aufweisen. Mikroskopisch liefern sie nur schwach erkennbare Kontraste, da auch die optische Dichte der beiden Phasen weitgehend aneinander angeglichen ist. Sie gestatten kaum eine Differenzierung zwi-

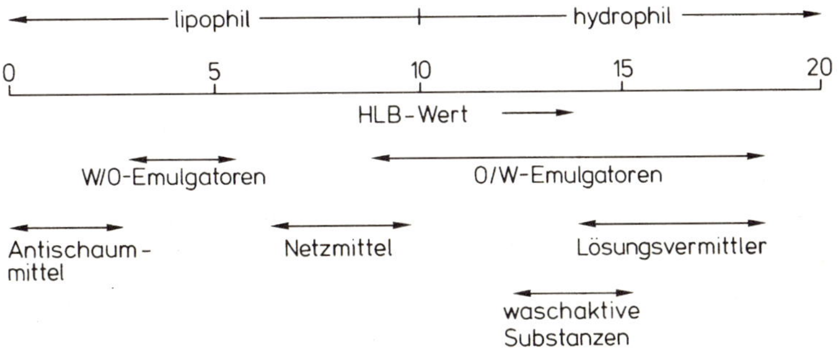

Abb **4.66** Technologische Eigenschaften von Tensiden mit unterschiedlichen HLB-Werten.

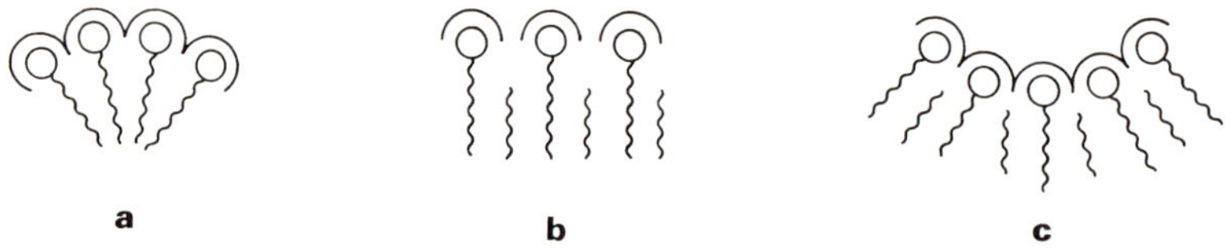

Abb **4.67a–c** Zur Erklärung der Bancroft-Regel (Näheres im Text).

schen dem Öl-in-Wasser- und dem Wasser-in-Öl-Typ und sind schließlich sogar gegen extreme mechanische Beanspruchungen, wie die hochtourige Zentrifugation, beständig. Diese für die pharmazeutische und kosmetische Praxis idealen Emulsionen unterscheiden sich daher signifikant vom klassischen Emulsionsbild.

Die Phasenlage einer Emulsion wird im wesentlichen durch den Typ des Emulgators vorgegeben. Hier gilt die **Bancroft-Regel,** wonach diejenige Phase zur äußeren Phase wird, in der sich der Emulgator am besten löst. Man kann sich dies am besten anhand der in Abb. **4.67** schematisch dargestellten Tensidassoziate veranschaulichen.

In Abb. **4.67a** sind die polaren Kopfgruppen stark hydratisiert, während praktisch keine Solvatation der unpolaren Reste zu verzeichnen ist. Die palisadenartige Anordnung des Assoziates wird durch das große Volumen, das die Kopfgruppen beanspruchen, eine mit den polaren Gruppen nach außen gerichtete gewölbte Form annehmen müssen. In Abb. **4.67b** halten sich der Volumenbedarf der hydratisierten Kopfgruppen und der unpolaren Reste die Waage, so daß ebene geschichtete Lamellen entstehen. Der Fall Abb. **4.67c** dagegen verkörpert ein Assoziat eines schwach polaren Tensids mit geringer Hydratation. Der Platzbedarf der solvatisierten unpolaren Gruppen ist in diesem Fall größer als der der hydratisierten polaren Gruppen. Damit wölbt sich das Assoziat in umgekehrter Richtung, d. h. mit den polaren Gruppen nach innen.

Tenside des Typs a sind O/W-Tenside, sie bilden O/W-Emulsionen, die des Typs c sind dagegen W/O-Tenside und bilden W/O-Emulsionen. Zur Stabilisierung von W/O-Emulsionen eignen sich Emulgatoren des HLB-Wertes 4 bis 5; für O/W-Emulsionen werden HLB-Werte von etwa 10 bis 18 benötigt.

Im allgemeinen werden zur Stabilisierung von Emulsionen Tensidmischungen verwendet, wobei jeder Mischung ein sich aus den Teilkomponenten zusammensetzender HLB-Wert zukommt. Die Kombinationen werden so gewählt, daß ausgesprochene W/O- und O/W-Tenside oft sogar mit Übergangstensiden gemischt werden. Dies führt nicht nur zu einer gemischten Besetzung der Grenzfläche, sondern vor allem auch zu einer wechselseitigen Solubilisierung aller Bestandteile der Emulsionen in den sich bildenden korrespondierenden Phasen.

Je größer die Zahl der verwendeten Tenside und je breiter ihre Streuung in bezug auf die HLB-Werte ist, umso ähnlicher werden sich die korrespondierenden Phasen. Dies kann auch als Grund dafür angesehen werden, daß hochstabile Industrieprodukte oft aus einer breiten Palette verschiedener Rezepturkomponenten aufgebaut sind. Dies wird in besonderem Maße dadurch unterstützt, daß Tenside in der Praxis bereits Gemische verschiedener Verbindungen sind, die sich zumindest in bezug auf die unpolaren Gruppen, oft aber auch in bezug auf die polaren Kopfgruppen, unterscheiden.

Mischungen aus W/O- und O/W-Emulgatoren werden in der Praxis gewöhnlich als Emulgatorkomplexe bezeichnet, obgleich keine echte Komplexbildung gegeben ist.

Schließlich ist noch als Instabilitätserscheinung bei Emulsionen die **Aufrahmung** oder **Sedimentation** zu erwähnen. Eine Sedimentation tritt ein, wenn die Partikeln der inneren Phase eine größere Dichte besitzen als das Dispersionsmittel. Zu ihrer Beschreibung wird oft das Stokessche Gesetz (s. Abschn. 2.1.3) herangezogen. Es ist jedoch zu bemerken, daß dieses Gesetz nur dann seine völlige Gültigkeit hat, wenn die Partikeln völlig unbehindert im Dispersionsmittel fallen können, ohne daß es zu einem gegenseitigen Energieaustausch kommt. In Emulsionen üblicher Art sowie in Suspensionen ist aufgrund der relativ hohen Konzentration der inneren Phase diese Bedingung praktisch nie erfüllt. Dennoch kann für grobquantitative Betrachtungen dieses Gesetz herangezogen werden. Die Aufrahmung kann als eine Sedimentation mit negativem Vorzeichen betrachtet werden. Sie tritt dann auf, wenn die Dichte der inneren Phase geringer ist als die Dichte des Dispersionsmittels, so daß es zu einer Anreicherung der inneren Phase im oberen Teil des Systems kommt.

Nach dem Stokesschen Gesetz (Gl. (76)) ist die Fallgeschwindigkeit v unter der Erdbeschleunigung g eines in einem Medium freifallenden Partikels

$$v = \frac{2}{9} \cdot \frac{(\rho_1 - \rho_2) \cdot r^2 g}{\eta} \qquad (76)$$

Aus der Formel lassen sich einige Parameter erkennen, die die Sedimentationsgeschwindigkeit v unterbinden oder entscheidend vermindern können. Vermindern läßt sich die Sedimentationsgeschwindigkeit signifikant durch eine Erhöhung der Viskosität η der äußeren Phase und in erheblich höherem Maße durch Verminderung der Partikelgröße, ausgedrückt durch den Radius r. Der Erhöhung der Viskosität der äußeren Phase sind durch die Zweckbestimmung des Arzneimittels Grenzen gesetzt. Auch kann eine Partikelgrößenverminderung nicht beliebig erfolgen. Eine völlige Unterbindung der Sedimentation oder Aufrahmung ist jedoch möglich, wenn die Rezeptur so durchgeführt wird, daß beide Phasen die gleiche Dichte ρ besitzen. Bei Rheumalinimenten wurde zu diesem Zweck früher der öligen Phase Chloroform zugesetzt und diese damit auf die Dichte des Wassers eingestellt. Abgesehen von der Tatsache, daß Chloroform aus toxikologischen Gründen nicht mehr verwendet wird, ist ein derartiges Vorgehen auch aus physikalischer Sicht problematisch, da dies nur sinnvoll ist, wenn die so eingestellten Phasen den gleichen thermischen Ausdehnungskoeffizienten besitzen.

Es besteht aber auch die Möglichkeit, der äußeren Phase ein plastisches Fließverhalten zu geben. Dieses ist so einzustellen, daß die durch den Dichteunterschied zwischen der inneren Phase ρ_2 und der äußeren Phase ρ_1 auftretenden Schubspannungen noch unterhalb des Fließpunktes liegen. Damit ist im Ruhezustand die Emulsion nicht fließfähig. In bezug auf die Sedimentation oder auch auf die Aufrahmung verhält sie sich dann wie ein System der Viskosität unendlich, d. h. eine Sedimentation oder Aufrahmung findet überhaupt nicht statt. Allerdings müssen derartige Emulsionen vor ihrer Verwendung kräftig geschüttelt werden, um die Fließfähigkeit herzustellen. Handelt es sich dabei um Mehrdosenarzneimittel, wie z. B. Emulsionen, die aus einer Flasche eßlöffelweise appliziert werden, sollte eine geringe Thixotropie gegeben sein. Während der gesamten Applikationszeit müßte also die Fließfähigkeit erhalten bleiben, jedoch sollte unmittelbar danach der ursprüngliche Zustand wieder aufgebaut werden, um dann wiederum Sedimentation bzw. Aufrahmung zu verhindern. Substanzen, die man verwendet, um der äußeren Phase ein derartiges Verhalten zu geben, sie also in einen Gelzustand mit entsprechender Fließgrenze und geringer Thixotropie zu versetzen, um damit Emulsionen zu stabilisieren, werden in der Praxis als **Quasiemulgatoren** bezeichnet. Bei wäßrigen Emulsionen handelt es sich dabei durchwegs um makromolekulare hydrogelbildende Hilfsstoffe, wie Cellulose-Derivate. Bei plastischem Fließverhalten werden infolge der Unbeweglichkeit der inneren Phase auch die Flocculation und Koaleszenz verhindert oder zumindest stark eingeschränkt. Aus diesem Grund werden gelbildende Zusätze bevorzugt zur Herstellung peroraler Emulsionen verwendet, wodurch der Einsatz der seifig schmeckenden Tenside vermieden werden kann.

5.6.3 Ermittlung der Phasenlage

O/W- und W/O-Emulsionen lassen sich, wenn beide Phasen deutliche Unterschiede aufweisen, auf verschiedene Weise unterscheiden. Bei der **Färbemethode** setzt man der betreffenden Emulsion in einer Probe einen lipophilen, in einer anderen Probe einen hydrophilen Farbstoff (z. B. Methylenblau, verdünnt mit Lactose, Talkum, Stärke etc.) zu und beobachtet das Anfärbeverhalten. Im Falle einer W/O-Emulsion wird die Emulsion von einem öllöslichen Farbstoff (z. B. Sudanrot, mit einem geeigneten Verdünnungsmittel angerieben) intensiv gefärbt, während der wasserlösliche Farbstoff nur schwache Färbeeffekte hervorruft. Ebenso kann man bei einer O/W-Emulsion eine intensive Färbung bei Anwendung eines wasserlöslichen Farbstoffes beobachten, während in diesem Fall der öllösliche Farbstoff nur geringe oder überhaupt keine Färbeeffekte hervorbringt. Besitzt die wäßrige Phase eine ausreichende Leitfähigkeit, so läßt sich auch mit Hilfe der **Leitfähigkeit** des Systems die Phasenlage ermitteln. Bildet die wäßrige Phase das Dispersionsmittel, so weist die Emulsion selbst eine hohe Leitfähigkeit auf, während im umgekehrten Fall nur eine sehr geringe Leitfähigkeit zu beobachten ist. Es ist durchaus möglich, daß der Leitfähigkeitsunterschied mehrere Zehnerpotenzen überspannt. Gerade diese Untersuchungsmethode gestattet es auch, Phasenumkehrungen, die während der Emulsionszubereitung auftreten können, zu beobachten, da bei einer Phasenumkehr vom O/W- zum W/O-Typ oder umgekehrt ein deutlicher Leitfähigkeitssprung zu verzeichnen ist. Schließlich ist es möglich, mit einer **Verdünnungsmethode** die

Phasenlage zu ermitteln. O/W-Emulsionen lassen sich bequem mit Wasser verdünnen; dies gelingt aber nicht mit W/O-Emulsionen. Es ist jedoch festzustellen, daß alle diese Untersuchungsmethoden um so unklarere Aussagen liefern, je mehr sich die betreffende Emulsion dem Zustand annähert, bei dem die beiden Phasen in bezug auf Zusammensetzung und Eigenschaften einander weitgehend angeglichen sind. Es ist daher nicht zu verwundern, daß bei vielen im Handel befindlichen hochstabilen Emulsionen die Ermittlung der Phasenlage auf große Schwierigkeiten stößt oder gar unmöglich ist.

Gelegentlich lassen sich **Doppelemulsionen** vom Typ O/W/O bzw. W/O/W nachweisen, wobei im ersten Fall in der inneren kohärenten Wasserphase kleine Öltröpfchen beobachtet werden können, während im zweiten Fall eine kontinuierliche Wasserphase Öltropfen enthält, in denen wiederum kleine Wassertropfen vorkommen. Oft sind diese Formen Übergangsformen, die während des Herstellungsprozesses entstehen und nur eine relativ geringe Stabilität besitzen. Bei bestimmten Emulgatorkombinationen können sie jedoch den Charakter des Fertigarzneimittels bestimmen.

5.6.4 Herstellung

Emulsionen können nach den folgenden Verfahren hergestellt werden.

- **Englische Methode:** Der Emulgator wird in der äußeren Phase gelöst und die innere Phase zur äußeren zugegeben.
- **Kontinentale Methode:** Der Emulgator wird in der inneren Phase dispergiert und die äußere Phase portionsweise hinzugefügt.
- **Aufschaukelmethode:** Es wird ein Emulsionskern aus je einem Teil der inneren und der äußeren Phase und dem gesamten Emulgator gebildet. Dann wird abwechselnd innere und äußere Phase eingearbeitet.
- **Paste-Methode:** Für sehr hydrophile Tenside: Es wird eine 25%ige Lösung des Tensids in Wasser hergestellt. In die Lösung wird eine vierfache Menge Öl eingearbeitet und homogenisiert. Die Paste wird dann mit Wasser auf den gewünschten Gehalt verdünnt.
- **PIT-Methode:** Die Mischung der beiden Phasen erfolgt im Bereich der Phaseninversionstemperatur (PIT). Es erfolgt eine Abkühlung aus einem Mikroemulsionszustand, wobei die innere Phase der Emulsion über einen hochdispersen Zustand gebildet wird (s. Abschn. 4.5).

Die Englische Methode ist universell einsetzbar, die kontinentale Methode wird mit Vorzug bei der Verwendung von quellenden, hydrophilen Emulgatoren angewendet.

5.7 Suspensionen

Suspensionen sind grobdisperse Systeme des Typs fest in flüssig. Die Partikelgröße pharmazeutischer Suspensionen liegt im allgemeinen zwischen 1 und 100 μm. Suspensionen mit Partikeln > 1–5 μm neigen zur Sedimentation. Zur Abschätzung der Gesetzmäßigkeiten, denen die Sedimentation einer Suspension unterliegt, kann das Stokessche Gesetz (s. Abschn. 2.1 und 5.3) zu Hilfe genommen werden. Dabei ist aber zu bedenken, daß die Voraussetzungen für die volle Gültigkeit dieses Gesetzes im allgemeinen bei pharmazeutischen Suspensionen nicht erfüllt sind. Dies ergibt sich allein schon aus der Konzentration, die es unmöglich macht, daß die Partikeln voneinander unabhängige freie Fallbewegungen ausführen. Dennoch zeigt dieses Gesetz, daß mit abnehmender Partikelgröße die Sedimentationsgeschwindigkeit deutlich abnehmen muß. Unterhalb der oben aufgeführten Grenze von etwa 1 μm kann darüberhinaus sogar beobachtet werden, daß praktisch keine Sedimentation mehr stattfindet, da der Sedimentation eine Rückdiffusion entgegensteht. Die Rückdiffusion wird durch das Stokessche Gesetz nicht berücksichtigt. Sie wird durch den sich bereits mit Einsetzen der Sedimentation aufbauenden Konzentrationsgradienten ausgelöst und ist der Partikelgröße umgekehrt proportional.

Das Stokessche Gesetz zeigt auch, daß durch eine Erhöhung der Viskosität des Dispersionsmittels die Sedimentation verlangsamt werden kann. Hiervon kann man durch Verwendung von viskositätserhöhenden Zusätzen Gebrauch machen. Das Gesetz demonstriert auch, daß nichtfließfähige Systeme, denen ein Viskositätskoeffizient ∞ zugeordnet werden muß, keine Sedimentation zeigen dürfen. Dementsprechend läßt sich die Sedimentation durch die Verwendung von Gelgerüstbildnern, die den Systemen plastisches Fließverhalten (s. Abschn. 2.1.4, 2.1.5 und 5.2) verleihen, vollständig unterbinden. Die Fließgrenze sollte so eingestellt werden, daß die Schubspannungen, die durch die zur Sedimentation neigenden Partikeln in der Suspension auftreten, nicht ausreichen, das Gelgerüst zu zerstören. Damit sind die Partikeln durch das Gelgerüst weitgehend immobilisiert. Andererseits soll möglichst leicht durch Schütteln des Gefäßes das Gel in ein Sol überführt werden können, sodaß das System zur Applikation fließfähig wird. Die Einstellung der thixotropen Eigenschaften richtet sich einerseits nach der Art der Anwendung und andererseits nach der Sedimentationsgeschwindigkeit der Partikeln im Solzustand. Ist letztere sehr klein, so kann mit Rücksicht auf eine bequeme Applikation das thixotrope Verhalten so eingestellt werden, daß nach dem Aufschütteln der Solzustand noch längere Zeit erhalten bleibt.

Schließlich zeigt das Stokessche Gesetz, daß eine Sedimentation unterbleibt, wenn die beiden Phasen der Suspension, der Feststoff und die Dispergierflüssigkeit, die gleiche Dichte besitzen. In der Regel läßt sich bei Suspensionen ein Dichteangleich nur über eine Variation der Dichte des Dispersionsmittels erreichen. Hiervon wird gelegentlich Gebrauch gemacht. Jedoch ist diese Maßnahme nur von beschränktem Wert, da die thermischen Ausdehnungskoeffizienten der beiden Phasen durchwegs ungleich sind und somit die Dichteangleichung nur für die Temperatur gelten kann, bei der sie ausgeführt worden ist. Bei Suspensionen macht sich dieser Effekt besonders bemerkbar, da der Unterschied der thermischen Ausdehnungskoeffizienten bei Flüssigkeiten und kristallinen Feststoffen sehr groß ist.

Besondere Probleme für die Technologie der Suspensionen ergeben sich aus der Partikelgröße und der Partikelgrößenverteilung der inneren Phase wie auch aus der Frage, welchen Habitus die Partikeln haben und welche kristallografischen Flächen am Aufbau der suspendierten Partikeln beteiligt sind. Suspensionen befinden sich grundsätzlich nicht im thermodynamischen Gleichgewicht und unterliegen fortlaufenden Veränderungen. Bei der Präparateentwicklung muß sichergestellt werden, daß die entsprechenden Umwandlungen so langsam wie möglich erfolgen. Aufgrund der Tatsache, daß sich in der Dispergierflüssigkeit grundsätzlich eine kleine Menge der dispergierten Substanz löst, sind Umlösungsvorgänge möglich. Dabei wird das Material energiereicher Flächen bevorzugt in Lösung gehen und in der Nähe dieser Flächen höhere Konzentrationen aufbauen als in der Nähe der energiearmen Flächen. Der sich dadurch zwangsläufig ausbildende Konzentrationsgradient sucht sich durch Diffusion auszugleichen, d. h. es findet ein Stofftransport in Richtung zu den energiearmen Zentren statt. Damit wird in diesen Bereichen die Gleichgewichtskonzentration überschritten, und es kommt zur Rekristallisation.

Die Umlösungsprozesse sind also dadurch charakterisiert, daß energiereiche Bereiche der Grenzfläche abgebaut werden und sich das entsprechende Material an den energiearmen Zentren ablagert. Da dieser Prozeß durch eine Diffusion ermöglicht wird, kann zur Abschätzung der Bedeutung der einzelnen Parameter, die für die Geschwindigkeit dieses Vorganges verantwortlich sind, das 1. Ficksche Gesetz (s. Abschn. 2.3.5) herangezogen werden. Danach wird der Prozeß um so schneller verlaufen, je größer der Konzentrationsgradient ist, d. h. je kleiner der interpartikuläre Abstand ist, und je größer der Energieunterschied der in der Grenzfläche vertretenen Flächenelemente ist. Aus diesem Grund liefern Mahlprodukte, die in der Regel eine breite Partikelgrößenverteilung und Flächen unterschiedlichster Oberflächenspannung besitzen, ungünstige Voraussetzungen für die Suspensionsbereitung. Wesentlich günstiger verhalten sich in dieser Hinsicht Fällungsprodukte.

Kleine Partikeln (1 μm) lassen sich nur mit speziellen, meist aufwendigen Technologien, wie z. B. unter speziellen Fällungsbedingungen oder durch Verwendung einer Luftstrahl- oder Kolloidmühle, herstellen (s. Kap. 5, Abschn. 2.1). Pulver mit kleinen Partikeln neigen infolge ihrer großen spezifischen Oberfläche durch Aneinanderlagerung zur Agglomeration. Aber auch im suspendierten Zustand können kleine Partikeln zu Agglomeraten unter Kompensation eines kleinen Teils der Grenzflächenenergie zusammentreten. Eine derartige Agglomeration wird als **Flockung** bezeichnet.

Gleichzeitig können die Partikeln miteinander zu größeren Aggregaten unter Verlust ihrer Individualität verwachsen. Sowohl die Flockung als auch die interpartikuläre Verwachsung führt zur Bildung größerer schneller sedimentierender Partikeln. Diese Tatsachen fordern Maßnahmen, die die Agglomerationstendenz vermindern oder die gewährleisten, daß unmittelbar vor oder während der Suspensionsbereitung die Agglomerate so weit wie möglich dispergiert werden.

Allerdings können anisometrische Partikeln, wie z. B. Nadeln oder Plättchen, sperrige Flocken bilden, die zu sehr großen Sedimentvolumina führen oder sogar aufgrund ihrer Raumerfüllung überhaupt nicht sedimentieren können. Eine derartige Erscheinung ist insbesondere dann zu erwarten, wenn die Hauptflächen der Partikeln zur Dispergierflüssigkeit eine hohe Affinität besitzen, während die kleineren Randflächen sich durch eine höhere Grenzflächenspannung auszeichnen, sodaß die Agglomeration bevorzugt nur an den Rändern bzw. Endflächen erfolgt. Im Idealfall bauen sich lockere Kartenhausstrukturen auf, die die gesamte Suspension wie ein Gelgerüst durchziehen sich aber sehr leicht durch Schütteln zerstören lassen. Unter dieser Bedingung kann die Flockung sogar erwünscht sein und sollte keinesfalls durch grenzflächenspannungserniedrigende Zusätze gestört werden.

Die Sedimentation führt zur Sedimentbildung. Im Sediment ist der Zustand erreicht, daß die Partikeln der inneren Phase über gegenseitige Berührungspunkte eine Kohärenz annehmen, d. h. ein zusammenhängendes Gerüst aufbauen. Die Packung kann dabei sehr locker, aber auch sehr dicht ausfallen. Das **Sedimentvolumen** ist das Gesamtvolumen des sedimentierten Feststoffanteils einschließlich der im Sediment enthaltenen Flüssigkeit.

Zur Beurteilung der technologischen Qualität einer Suspension empfiehlt sich die Beobachtung des Sedimentationsverhaltens. Dabei ist grundsätzlich zwischen zwei verschiedenen Typen der Sedimentbildung zu unterscheiden.

Die **aufstockende Sedimentation** gibt sich dadurch zu erkennen, daß das erste Sediment sich am Boden des Gefäßes ansammelt und sich jedes weitere Sediment auf diesem ablagert. Der sich bildende Sedimentkuchen enthält bei einer breiten Partikelgrößenverteilung infolge der unterschiedlichen Sedimentationsgeschwindigkeiten der Partikel unterschiedlichen Durchmessers von unten nach oben deutlich abnehmende Partikelgrößen. Man beobachtet also ein wachsendes Sedimentvolumen. Der Überstand klärt sich dabei sehr langsam. Eine aufstockende Sedimentation kann man bei Suspensionen beobachten, deren Partikeln nicht flocken.

Die **absetzende Sedimentation** zeigt bereits mit Einsetzen des Vorganges im obersten Teil der Suspension die Entstehung eines klaren Überstandes, unter dem sich das Sediment befindet. Während der weiteren Sedimentation verlagert sich die Grenze zwischen dem klaren Überstand und dem Sediment allmählich nach unten. Bei dieser Art der Sedimentation nimmt das Sedimentvolumen allmählich ab. Der Vorgang kann allerdings bei guten Suspensionen relativ früh, d. h. bei noch großen Sedimentvolumina, zum Stillstand kommen. Die Wiederherstellung des homogenen Zustandes ist durch Aufschütteln wegen der geringen interpartikulären Wechselwirkungen leicht möglich. Eine absetzende Sedimentation wird vorzugsweise dann beobachtet, wenn die Feststoffpartikeln flocken.

Feste Sedimente mit kleinem Sedimentvolumen werden auch als Sedimentkuchen bezeichnet. Diese können durch falsche Wahl von makromolekularen Hilfsstoffen verkleben oder durch Umlösungsvorgänge interpartikular verwachsen und damit jegliche Aufschüttelbarkeit verlieren (**Caking**).

Wenn bei Stabilitätsuntersuchungen zur Beschleunigung der Sedimentionsvorgänge Schwerkraft (Erdbeschleunigung) durch Zentrifugalbeschleunigung ersetzt wird, sind die Untersuchungsergebnisse nur bedingt aussagefähig. So können aufgrund der im allgemeinen erheblich größeren Schubspannungen z. B. stabilisierende Gelgerüste zerrissen oder auch Flockungen verändert werden.

Voraussetzung für die Bildung einer Suspension ist die Benetzbarkeit der Partikeln. Dabei ist zu beachten, daß bei kristallinen Feststoffen die Oberfläche in der Regel aus kristallographisch unterschiedlichen Flächen aufgebaut ist, die sich alle in bezug auf ihre Benetzbarkeit unterschiedlich verhalten. Die Benetzungseigenschaften des Pulvers werden also entscheidend von dem Flächengrößenverhältnis der an dem Aufbau der Oberfläche beteiligten Flächen beherrscht. Dieses Flächengrößenverhältnis resultiert aus dem letzten technologischen Prozeß der Pulvergewinnung. So gilt für Kristallisate die grobe Regel: je polarer die Mutterlauge, desto polarer die Oberfläche des Kristallisats. Fremdsubstanzen, die sich gleichzeitig neben der zu kristallisierenden Substanz in Lösung befinden, können ebenfalls von erheblichem Einfluß auf die Oberflächenverhältnisse des Kristallisats sein, da sie das Verhältnis der Grenzflächenspannungen der verschiedenen kristallografischen Flächen zueinander verändern können. Ferner ist zu berücksichtigen, daß Gleit- und Spaltebenen bevorzugt unpolare Ebenen sind, so daß mechanisch verformte Partikeln, insbesondere aber Mahlprodukte, bevorzugt unpolare Flächen in der Oberfläche besitzen. Aus diesem Grund beobachtet man oft bei Mahlprodukten deutlich schlechtere Benetzungseigenschaften als bei entsprechenden Kristallisaten oder Fällungsprodukten.

Die Benetzungseigenschaften eines Pulvers lassen sich nur summarisch beurteilen. Unbeschadet der vielen verschiedenen kristallographischen Flächen, die am Aufbau der Oberfläche eines Pulvers beteiligt sein können, kann man zur Abschätzung der technologischen Eigenschaften bei feinen Pulvern unter leichter Verdichtung Preßlinge herstellen und mit der für die Suspensionsbereitung vorgesehenen Flüssigkeit den Benetzungswinkel bestimmen. Dieser stellt dann eine aus den Eigenschaften der vorhandenen Teilflächen integrierte Größe dar.

Der so ermittelte Benetzungswinkel sollte möglichst $\ll 90°$ liegen, um auch die Gewähr zu geben, daß die flüssige Phase der Suspension rasch und vollständig das Partikel umschließt und in das gesamte Porenvolumen eindringt. Bei Benetzungswinkeln $>90°$ flotiert das Pulver nach Dispergierung in der Flüssigkeit der äußeren Phase. Dabei wird von jedem Partikel ein Luftbläschen gebunden. Die aus jedem Partikel mit dem daranhängenden Luftbläschen resultierende Dichte unterschreitet die der umgebenden Flüssigkeit, so daß sich die Luftblasen mit den Feststoffpartikeln als **Flotationsschaum** im oberen Teil der Flüssigkeit ansammeln.

Zur Verbesserung der Benetzung sowie zur Vermeidung einer Flockung dienen Netzmittel. **Netzmittel** sind hydrophile Tenside (s. Abschn. 2.3.6, 3.2.1 und 5.6.2) mit sehr hohem HLB-Wert. Allerdings steht bei oralen Präparaten der Anwendung von Tensiden häufig deren seifiger Geschmack entgegen. In ähnlicher Weise wie bei Emulsionen sollte auf die elektrostatischen Ladungsverhältnisse geachtet werden. Ein hohes Zetapotential (s. Abschn. 2.3.4) führt zur Abstoßung und verhindert damit das Zusammentreffen von Partikeln. Dies kann durch eine hohe Oberflächenladung (Nernst-Potential) und eine geringe Elektrolytkonzentration gewährleistet werden. Suspensionen, die eine hohe Elektrolytkonzentration erfordern, sollten durch Peptisatoren stabilisiert werden. Diese bewirken eine Ladungsumkehr in der Voltapotentialkurve und damit eine umgekehrte Ladung des Zeta-Potentials gegenüber dem Nernst-Potential.

Weiterführende Literatur

Hellenthal, W. (1988), Physik für Pharmazeuten, Mediziner und Biologen, 4. Aufl., Georg Thieme Verlag, Stuttgart.
Ross, B. (1988), Allgemeine und Physikalische Chemie für Pharmazeuten und Naturwissenschaftler, Georg Thieme Verlag, Stuttgart.
Stricker, H. (Martin, Swarbrick, Cammarata) (1987), Physikalische Pharmazie, 3. Aufl. Wissenschaftliche Verlagsgesellschaft mbH, Stuttgart.
Ubbelohde, L. (1965), Zur Viskosimetrie, 7. Aufl., S. Hirzel Verlag, Stuttgart.

Abbildungsnachweise

Barton, A. F. M. (1983), Handbook of Solubility Parameters and Other Cohesion Parameters, S. 70, CRC Press Inc., Boca Raton, Florida.
Kleber, W. (1967), Einführung in die Kristallographie, 10. Aufl., VEB Verlag Technik Berlin.
Nemethy, G., Scheraga, H. A. (1962), J. Chem. Phys. *36*, 3382 und 3401.

Kapitel 5

Verfahren und Grundoperationen

1. Allgemeines, Definitionen

In diesem Kapitel werden grundlegende Verfahren und Verfahrensschritte behandelt, die in der pharmazeutischen Technologie ständig gebraucht werden und die sich nicht nur auf Herstellungsverfahren von einzelnen Arzneiformen beschränken lassen. Immer wiederkehrende physikalische oder physikalisch-chemische Grundvorgänge, die bei der Vorbereitung und bei der Aufbereitung chemischer Produkte Anwendung finden, werden in der chemischen Verfahrenstechnik als **Grundoperationen** (Unit Operations) bezeichnet.

- **Stoffvorbereitung** zur chemischen Reaktion (Vorstufe)
- **Stoffumwandlung** (chemische Reaktion oder chemisch-technologisches Verfahren)
- **Aufbereitung** der Reaktionsprodukte (Nachstufe)

Die Verfahrensabläufe zur Herstellung chemischer Produkte beginnen mit der Vorbereitung der Ausgangsmaterialien. Diese physikalischen Vorbereitungen sind als Vorstufe der eigentlichen chemischen Umwandlung oder der chemischen Reaktion anzusehen, während die zuletzt erfolgende Aufbereitung der Reaktionsprodukte die Nachstufe ist.

Bei den Grundoperationen, die sich nicht auf die chemischen Reaktionen selbst erstrecken, treten die rein chemisch-stofflichen Gesetzmäßigkeiten hinter die physikalischen und physikalisch-chemischen zurück. Da es sich bei pharmazeutisch-technologischen Verfahren in der Regel ebenfalls nicht um chemische Umsetzungen handelt, kommen nur die Vor- und Aufbereitungsschritte der chemischen Verfahrenstechnik (s. Tab. **5.1**) den pharmazeutisch-technologischen Prozessen nahe. In vielen Fällen sind sie sogar identisch, so daß die Übernahme dieser Begriffe und Techniken in die pharmazeutische Technologie die logische Folge war.

Nach Art des Energieaustausches werden **mechanische, elektromagnetische** und **thermische Grundoperationen** unterschieden. Die pharmazeutische Technologie benützt aus dem großen Gebiet der chemischen Verfahrenstechnik nur eine begrenzte Auswahl von Grundoperationen.

Neben den mechanischen Grundoperationen, denen mechanische Einwirkungen zugrunde liegen, gibt es auch noch elektromagnetische und thermische. Bei den elektromagnetischen Grundoperationen werden differierende elektrische Materialeigenschaften, wie Influenz, piezoelektrische Effekte oder Ionisation genutzt. Bei der Elektrofiltration oder Elektroabscheidung übertragen beispielsweise die umgebenden Luft- oder Gasmoleküle, die durch eine negative Sprühdrahtelektrode ionisiert wurden, ihre Ladungen an Staubteilchen, die dann von positiv geladenen Niederschlagselektroden angezogen werden. Zu den thermischen Grundoperationen sind die zu rechnen, die durch Wärme oder Wärmeaustausch bewirkt werden, z. B. Verdampfen, Kondensieren, Destillieren oder Trocknen.

Bei der Entwicklung von pharmazeutisch-technologischen Herstellungsverfahren kommen die einzelnen Grundoperationen in wechselnder Folge zum Einsatz. Eine Grundoperation kann in einem Herstellungsverfahren auch mehrfach zum Einsatz gelangen. Ein Feuchtgranulierverfahren kann beispielsweise aus den Grundoperationen Mischen, Kneten, Zerkleinern (Feuchtgranulieren), Trocknen, Sieben und nochmals Mischen (Vermengen mit der äußeren Phase) bestehen.

Zur Herstellung von Arzneizubereitungen werden von den Verfahren der Stofftrennung die Grundoperationen Filtrieren, Zerkleinern, Sieben und Trocknen, sowie von den Stoffvereinigungsverfahren die Grundoperationen Mischen, Homogenisieren und Versprühen am häufigsten eingesetzt.

Tabelle **5.1** Systematik der Grundoperationen

Grundoperationen	mechanisch	elektromagnetisch	thermisch
Trennen der Stoffe	Sedimentieren Filtrieren Auspressen Zentrifugieren Zerkleinern Sieben Klassieren Sortieren Flotieren	Elektroabscheiden Magnetscheiden Elektroscheiden Elektrodialyse Elektroosmose Elektrophorese	Kondensieren Verdampfen Kristallisieren Trocknen Destillieren Extrahieren Sorbieren Permeieren Dialysieren
Vereinigen der Stoffe	Versprühen Begasen Rühren Mischen Kneten Homogenisieren Dosieren Kompaktieren	–	Auflösen Extrahieren Sorbieren

2. Stofftrennung

Die Stofftrennungsverfahren sind in der Übersicht der Grundoperationen (s. Tab. **5.1**) zusammengefaßt. Sie erlauben die Trennung von dispersen Systemen vom Typ fest/flüssig, flüssig/flüssig und fest/gasförmig mittels physikalischer Methoden.

Die Schwerkraft ist z. B. bei der Sedimentation, ebenso wie beim Klassieren durch Windsichten, das physikalische Prinzip oder der Antrieb der Trennung. Als Berechnungsgrundlage für die Sedimentationsgeschwindigkeit wird das Stokessche Gesetz (s. Kap. 4, Abschn. 2.1.3, 5.3 und 5.6.2) herangezogen. Die Trennung nach einer Sedimentation kann durch Dekantieren der überstehenden Flüssigkeit vom Sediment erreicht werden. Bei der Windsichtung wirken Schwerkraft und Beschleunigung durch Luftströmung zusammen. Bei Zentrifugierverfahren und bei der Abscheidung in Zyklonen tritt die Zentrifugalkraft an die Stelle der Schwerkraft. Das Funktionieren dieser physikalischen Trennverfahren beruht auf Unterschieden in den physikalischen Eigenschaften der zu trennenden Stoffe (s. Tab. **5.2**).

Die Grundoperation Zerkleinern oder Zerteilen wird den Stofftrennungsverfahren als vorbereitender Schritt für weiterführende oder nachfolgende Trennungen zugeordnet.

Tabelle **5.2** Physikalische Unterschiede, die zur Durchführung von Grundoperationen der Stofftrennung benutzt werden. Die Pfeile geben die Richtung zu den Verfahren an, welche die Trennung feinerer Partikeln erlauben

Unterschiede	Grundoperationen
Spezifische Gewichte, Dichten	Sedimentieren, Zentrifugieren → Ultrazentrifugieren
Löslichkeiten	Extrahieren
Temperaturen	Kristallisieren
Dampfdrücke	Destillieren
Ionenladungen	Elektrophorese, Elektrodialyse
Molekülgrößen, Partikelgrößen	Sedimentieren, Filtrieren → Ultrafiltrieren → Hyperfiltrieren → Dialysieren

2.1 Zerkleinern

Unter der Grundoperation Zerkleinern versteht man das Zerteilen fester Körper in kleinere Partikeln unter Einsatz von mechanischen Kräften, z. B. durch Brechen, Mahlen oder Zerschneiden. In der pharmazeutischen Technologie dient die Zerkleinerung hauptsächlich der Homogenisierung von Wirk- und Hilfsstoffen auf ein in der Regel vorgegebenes Partikelgrößenspektrum.

Diese Homogenisierung verfolgt vor allem im Hinblick auf die Arzneimittelsicherheit eine

Reihe von Zielen, die nachfolgend aufgezählt werden:

- die Ermöglichung einer zweckmäßigen und einfachen Applikation, z. B. Pulverisierung von Drogen (s. Kap. 18, Abschn. 3.2),
- die Gewährleistung der geforderten Dosierungsgenauigkeit von Einzeldosis zu Einzeldosis durch entsprechende Grenzpartikelgrößen (s. Abschn. 3.1.2),
- eine bestmögliche Weiterverarbeitung, beispielsweise durch Optimierung der Fließeigenschaften, der Tablettierbarkeit oder der Dispergierbarkeit in Salben oder Suppositorien, sowie eine gleichmäßigere Trocknung durch Vereinheitlichung der Partikelgrößen,
- die Gewährleistung einer geforderten Auflösungsgeschwindigkeit und hiermit einer optimalen Bioverfügbarkeit.

Die Zerkleinerung ist ein komplexer, wissenschaftlich schwer faßbarer Vorgang. Es spielen nicht nur die durch die Zerkleinerungsgeräte ausgeübten mechanischen Krafteinwirkungen, wie Reib- oder Scherbeanspruchungen durch Druck oder Schub zwischen zwei Flächen, Prall- oder Schlagbeanspruchung gegen eine Fläche sowie Schneideeffekte eine Rolle. Auch der Zerkleinerungswiderstand des zu zerkleinernden Materials, wie Festigkeit, Härte, Zähigkeit, Elastizität und Sprödigkeit sind zu beachten. Diese Materialeigenschaften hängen mit der Ordnung oder Unordnung des strukturellen Aufbaues zusammen. Kristallgitterfehler können, genauso wie ein Sprung in einer Vase, eine leichtere Zerkleinerung zur Folge haben. Ebenso wirken Hohlräume oder Fremdstoffeinschlüsse. Das Verformungs- oder Zerkleinerungsverhalten eines Stoffes ist aber keine konstante Materialeigenschaft, sondern durch Temperatur, Feuchtigkeit, Beanspruchungsgeschwindigkeit der Geräte, Mahlgutmenge und ähnliche äußere Faktoren beeinflußbar.

Das Zerkleinern ist ein energetisch aufwendiger Prozeß. Je mehr neue Oberflächen geschaffen werden oder je höher der Zerkleinerungsgrad ist, desto mehr Zerkleinerungsarbeit ist notwendig.

Der weitaus größte Teil der für die Zerkleinerung aufzuwendenden mechanischen Energie wird über plastische Verformungsvorgänge in Wärme umgewandelt. Nur ein geringer Anteil kommt der eigentlichen Oberflächenarbeit zugute.

Der Zerkleinerungsgrad Z wird in der Regel durch Gl. (1) definiert.

$$Z = \frac{x_0}{x_1} \qquad (1)$$

Dabei stellen x_0 und x_1 jeweils Partikeldurchmesser vor bzw. nach dem Zerkleinern dar.

Je nachdem, wie es praktisch zweckmäßiger ist, kann in Gl. (1) auch die mittlere Partikelgröße $\bar{x}$, die maximale Partikelgröße x_{max} oder die Partikelgröße x_{80} eingesetzt werden. x_{80} ist dabei eine Partikelgröße, die sich auf diejenige Siebmaschenweite bezieht, bei der dieses Sieb von 80% des Materials passiert wird. Wichtig ist hierbei nur, daß die Partikelgrößen mit Bestimmungsmethoden erhalten werden, die vergleichbare Ergebnisse liefern (s. Kap. 14, Abschn. 2.1.2).

Zerkleinerungstechniken und Zerkleinerungsgeräte

Die Unterteilung in **Trockenzerkleinerungen** (s. Tab. **5.4**) und in **Naßzerkleinerungen** (s. Tab. **5.5**) ist eine einfache systematische Ordnung. Sie richtet sich danach, ob die Feststoffe in einer Gasatmosphäre oder in flüssiger Phase zerkleinert werden. Der **Feinheitsgrad** wird üblicherweise durch die vier in Tab. **5.3** aufgeführten Feinheitsbereiche grob charakterisiert.

Tabelle **5.3** Feinheitsbereiche

Charakterisierung	Partikelgröße	Beispiele
grob	> 10 mm	Vorzerkleinern von pflanzlichen oder tierischen Drogen, z. B. Wurzeln, Kräuter etc.
mittel	1–10 mm	Zerkleinern von Briketts nach Trockenkompaktierung, Raspeln von Feuchtgranulat
fein	ca. 100 µm	viele ausreichend lösliche Wirkstoffe, Drogen
feinst	< 20 µm	schwerlösliche oder niedrig zu dosierende Wirkstoffe, Farbpigmente, Mikronisierungen

Zur Auswahl der zweckmäßigsten Zerkleinerungstechnik sind nicht nur der angestrebte Zerkleinerungsgrad und die erforderliche Leistung bzw. Kapazität Voraussetzung. Genauso wichtig sind auch die Stabilität und die speziellen Zerkleinerungseigenschaften des Mahlgutes. Härte, Sprödigkeit, Faserigkeit, Elastizität, Klebrigkeit etc. sind für die Zerkleinerung entscheidende

Tabelle **5.4** Trockenzerkleinerung

Zerkleinerungs-maschine	Mahlwerkzeuge	Erreichbarer Feinheitsbereich	Zerkleinerungs-prinzip	Eigenschaften des Mahlgutes
Walzenbrecher	gegeneinanderlaufende glatte oder stachelige Walzen	mittel/grob ca. 1–2 mm	Druck, Reibung	weich
Schneidemühle	rotierende Messerwalze, stationäre Schneidekante	mittel/grob ca. 1–5 mm	Schneiden	faserig
Hammermühle	rotierende Schlagwerkzeuge (Rotor), stationäre Backen (Stator)	mittel 0,3–2 mm	Prall, Schlag	faserig, spröde/weich
Kugelmühle	zylindrisches, in der Horizontalen rotierendes Gefäß mit kugelförmigen Mahlkörpern	fein/feinst ca. 20 μm	Druck, Schlag, Reibung	spröde/weich
Stiftmühle	rotierendes Scheibenpaar mit ineinandergreifenden Stiften (Rotor-Stator-Prinzip)	fein ca. 20–200 μm	Prall, Schlag	weich
Mörsermühle	Reibschale, stationär beweglicher Pistill	fein	Druck	spröde/weich
Luftstrahlmühle	keine beweglichen Teile, mahlgutbeladene Gasströme	feinst ca. 1–30 μm	Prall, Reibung	weich

Stoffeigenschaften, die jedoch auch noch von äußeren Faktoren, wie Temperatur und Luftfeuchtigkeit, abhängen. Durch Aufnahme von Wasser können hygroskopische Stoffe bei hoher Luftfeuchtigkeit noch klebriger werden. Weiche oder niedrigschmelzende Materialien sowie Stoffe, die flüchtige oder thermolabile Bestandteile enthalten, sind am besten mit Gefrierzerkleinerungsverfahren zu mahlen. Hierbei wird im einfachsten Fall das Mahlgut durch Eindüsen von flüssigem Stickstoff oder Kohlendioxid in die Mahlzone der Mühle gekühlt. Das zugeführte Kühlmedium geht hierbei verloren. In modernen Kaltmahlanlagen befindet sich das Kühlmedium im Kreislauf. Das Zerkleinern erfolgt meist bei Temperaturen zwischen –5 °C und +10 °C. Naßzerkleinerung ist für brennbare oder sich leicht elektrostatisch aufladbare Stoffe besonders geeignet. Wenn durch Reaggregation nach der Naßzerkleinerung Probleme auftreten, müssen die gemahlenen Suspensionen getrocknet werden. Brennbare Stoffe können auch unter Inertbegasung vermahlen werden.

Die mit Mahlgut in Berührung kommenden Mühlenteile müssen inert sein. Hierfür kommen keramische Materialien wie Steatit in Kugelmühlen oder noch besser Achat, Korundscheiben in Rotor-Stator-Mühlen und V_4A-Stahl in Frage. Trotzdem ist ein Übergang von Abrieb in das Mahlgut nicht völlig auszuschließen. Aus GMP-Gründen müssen Mühlen einfach und gründlich zu reinigen sein.

Das Mahlprinzip von **Stiftmühlen** (s. Abb. **5.1a**) ist die Prall- und Schlagzerkleinerung, eine Trockenzerkleinerung zwischen zwei mit ineinandergreifenden Stiften besetzten Scheiben. Von diesen beiden Scheiben kann die eine als Stator feststehen, während sich die andere als Rotor mit hoher Geschwindigkeit dreht. Stiftmühlen können aber auch so konstruiert sein, daß sich die beiden Stiftscheiben im entgegengesetzten Drehsinn als gegenläufige Rotoren drehen. Hierbei erhöhen sich die Aufprallgeschwindigkeiten.

Scheibenmühlen mit veränderlichem Mahlspalt dienen zur Naßzerkleinerung und beruhen ebenfalls auf dem Rotor-Stator-Prinzip (s. Abb. **5.1b**). Die Mahlflächen von Rotor und Stator können verschiedenartig ausgebildet bzw. profiliert sein. Die Mahlung erfolgt durch Reib- und Scherwirkungen.

Bei den **Perl- und Sandmühlen** handelt es sich um Rührwerkskugelmühlen (s. Abb. **5.1c**). Das in einem zylindrischen Mahlbehälter sitzende Rührwerkzeug besteht aus einer mit mehreren Scheiben besetzten Rotationsachse. Als Mahlkörper werden in diese Mühle suspendierter Seesand oder Glas- bzw. Keramikkügelchen gegeben. Siebeinsätze vor dem Zu- und Ablauf hindern diese Mahlkörper am Verlassen der Mühle.

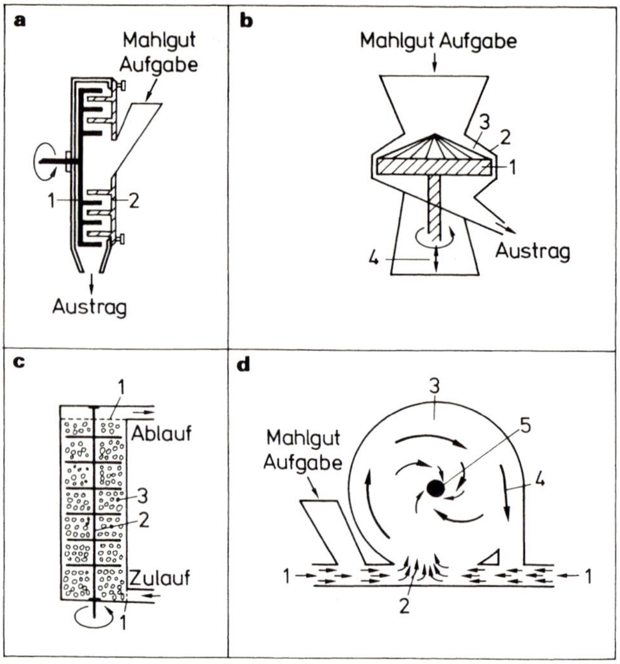

Abb. **5.1** Schematische Darstellung einiger Typen von Zerkleinerungsgeräten

a Stiftmühle
  1 Rotorscheibe mit Stiften besetzt
  2 Stator mit Gegenstiften, gleichzeitig Deckel zum Öffnen
b Rotor-Stator-Scheibenmühle
  1 Rotor
  2 Stator (Gehäuse)
  3 Mahlspalt, verstellbar
  4 Mahlspaltenverstellung durch Anheben und Senken
c Rührwerkskugelmühle
  1 Siebe
  2 Rotor mit Mahlscheiben
  3 Mahlkörper
d Luftstrahlmühle
  1 Preßluftzuführung
  2 Mahlzone
  3 Sichterzone
  4 Grobgut
  5 Feingutaustrag

Tabelle **5.5** Naßzerkleinerung

Zerkleinerungs-maschine	Mahlwerkzeuge	Erreichbarer Feinheitsbereich	Zerkleinerungs-prinzip	Eigenschaften des Mahlgutes
Raspel, Reibschnitzler (Feuchtgranulator)	Flügelrad drückt das zu zerkleinernde Gut durch Lochzylinder	mittel/grob 1–5 mm	Druck, Schneiden	weich, plastisch (etwas elastisch)
Dreiwalzenstuhl	drei gegeneinanderlaufende verstellbare Walzen	fein ca. 50–200 μm	Druck, Reibung	weiche suspendierte Materialien
Rührwerks-kugelmühle (Perlmühle, Sandmühle)	schnellaufendes Scheibenrührwerk zusammen mit abriebfesten Mahlperlen oder Sand in einem zylindrischen Mahlbehälter	feinst 1–30 μm	Reibung, Scherung	fließfähige Suspensionen (suspendierte weiche und klebrige Materialien)
Kolloidmühle	schnellaufende Naßmühlen mit kegelförmigen oder scheibenförmigen Rotor-Stator-Anordnungen (Lochscheiben, Korundscheiben, Zahnscheiben), Mahlspalt verstellbar	feinst 1–30 μm	Reibung, Scherung (Schneiden)	fließfähige Suspensionen (suspendierte weiche und klebrige Materialien)

Die schnell um die Rotationsachse rotierenden Scheiben erzeugen zwischen den Mahlkörpern hohe Scher- und Reibkräfte. Die Mühle kann diskontinuierlich arbeiten; es ist jedoch auch möglich, das Mahlgut in einer Suspension kontinuierlich oder im Kreislauf mehrfach durch die Mühle zu pumpen. Da das Mahlgut hierbei flüssig ist, gehört dieser Prozeß zu den Naßzerkleinerungen.

Die in Abb. **5.1d** schematisch dargestellte Gegenstromstrahlmühle zählt zu den verbreitetsten

Luftstrahlmühlen. Mit zwei gegeneinander gerichteten Gasstrahlen wird das Mahlgut im Mahlbereich mit hoher Geschwindigkeit aufeinandergeschossen. Nach dem Zusammenprall werden die Mahlgutpartikeln in den Sichterbereich geleitet, wo sie durch Zentrifugalwirkung in Fein- und Grobgut getrennt werden. Das Feingut wird durch den zentralen Auslaß ausgetragen, das Grobgut wiederum dem Mahlprozeß zugeführt, solange bis alles den geforderten Zerkleinerungsgrad erreicht hat. Die Zerkleinerung mit Strahlmühlen zählt zu den Trockenzerkleinerungsverfahren.

Zur Prüfung der durch Zerkleinerungsverfahren erhaltenen Partikelgrößen gibt es eine Reihe von Methoden, die in Kap. 14, Abschn. 2.1.2, beschrieben werden.

2.2 Versprühen und Zerstäuben

Zur Grundoperation Zerkleinern wird auch das Versprühen und Zerstäuben von Stoffen gerechnet. Diese Operationen werden bei der Sprühtrocknung (Abschn. 2.5.6), bei der Wirbelschichtgranulation (Abschn. 2.5.5), bei der Sprühumhüllung (s. Kap. 14, Abschn. 5.3) und in der Aerosoltechnik angewandt (s. Kap. 11).

Versprühen ist das Zerteilen oder Verdüsen von Flüssigkeiten. Im Gegensatz hierzu wird das Zerteilen von Feststoffen **Zerstäuben** genannt. Das Versprühen kann mit Hilfe von schnellrotierenden Sprühscheiben, Einstoff-, Zweistoff- und Dreistoffsprühdüsen erreicht werden (s. Abb. **5.2**).

Zum Versprühen mit **Einstoffsprühdüsen** ist die Anwendung eines hohen Massedruckes (5–15 MPa = 50 – 150 atm) erforderlich, während das Versprühen in **Zweistoffsprühdüsen** mit Hilfe eines Preßluftstromes (bei 0,15–0,3 MPa) erfolgt. Die Versprühung mit Zweistoffsprühdüsen ist besonders im Hinblick auf eventuelle Verstopfungen der Düse günstiger, aber durch den hohen Preßluftverbrauch aufwendiger. Als moderne Weiterentwicklung gibt es jetzt auch noch **Dreistoffsprühdüsen** (System Hüttlin). Diese besitzen neben dem Preßluftstrom zur Zerstäubung ein weiteres Luftführungssystem, das Verstopfungen und Tropfenbildung an der Düse verhindern soll. Außerdem kann ein solches zusätzliches Luftführungssystem zur Erzeugung eines Sekundärklimas verwendet werden, damit beispielsweise Filmbildner mit einer höheren MFT (Mindestfilmbildetemperatur) nicht zu rasch trocknen. Dies bedeutet, daß mit Hilfe eines Sekundärklimas die Trockentemperatur in Düsennähe besser adaptiert werden kann.

Bei der Versprühung mittels **rotierender Scheiben** wird die zufließende Sprühflüssigkeit durch Zentrifugalkräfte zum Scheibenrand transportiert. Sie reißt dort je nach Rotationsgeschwindigkeit der Scheibe und der Zuflußmenge der Flüssigkeit in Tropfen bestimmter Größe ab.

Das Zerteilen einer Flüssigkeitsoberfläche hängt vom Durchmesser des Flüssigkeitsstrahles (Düsenquerschnitt) bzw. von der Zuflußgeschwindigkeit bzw. vom Sprühdruck der Sprühflüssigkeit ab. Ferner haben Oberflächenspannung, Viskosität, Dichte und Relativgeschwindigkeit zwischen Flüssigkeit und Gas einen Einfluß. Für diese Relativgeschwindigkeit ist es gleichgültig, ob das Gas beschleunigt wird, wie bei einer Zweistoffdüse, oder die Flüssigkeit, wie bei Einstoffdüsen und Sprühscheiben. Durch Steuerung dieser Parameter lassen sich die Partikelgrößen des Sprühproduktes in gewissen Grenzen variieren.

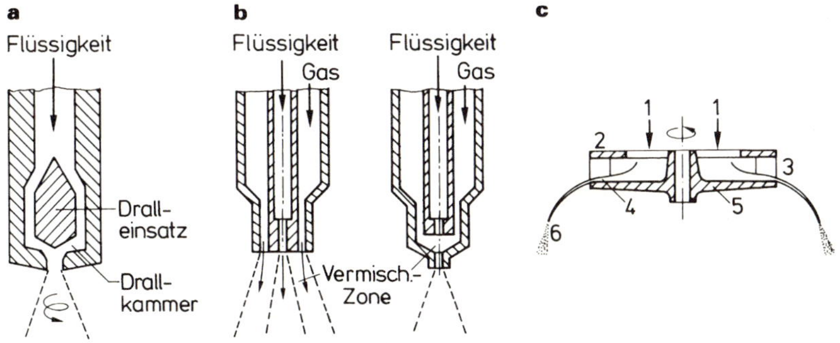

Abb. **5.2** Sprühdüsen und Sprühscheiben; **a** Prinzip einer Einstoffsprühdüse, **b** Prinzip einer Zweistoffsprühdüse, links äußere Vermischung, rechts innere Vermischung, **c** Prinzip einer Sprühscheibe, 1 Flüssigkeitseintritt, 2 Deckplatte, 3 radiales Leitblech, 4 Flüssigkeitsfilm, 5 Zerstäuberscheibe, 6 Tropfen.

2.3 Sieben

Die Grundoperation Sieben zählt zu den Stofftrennungsverfahren. Sie wird in der Praxis zum **Klassieren,** d. h. zum Auftrennen eines Haufwerks in zwei oder mehrere Fraktionen definierter Partikelgrößen eingesetzt.

Siebleistungen sind nicht allein von den Durchmessern der einzelnen Sieböffnungen abhängig, sondern auch vom Verhältnis der offenen Siebflächen zur Gesamtsiebfläche. Bei Sieben aus Drahtgeweben kann dieses Verhältnis aus den lichten Maschenweiten und den Drahtstärken errechnet werden. Kleine lichte Maschenweiten und stärkere Drähte ergeben im Verhältnis zur Gesamtsiebfläche nur eine kleine offene Siebfläche und eine dementsprechend niedrige Siebleistung. Dies steht in einer gewissen Analogie zur Leistung von Filtern oder zur Filtriergeschwindigkeit.

Es gibt aber auch noch weitere Faktoren, welche die Siebleistung beeinflussen. Siebschwingungen erzeugen als Siebantriebe zusammen mit Trägheits- und Gravitationseinwirkungen eine Relativbewegung des Siebgutes zum Sieb. Die einzelnen Partikeln des Siebgutes bewegen sich auf annähernd ballistischen Bahnen und führen insgesamt dauernde Umwälzbewegungen aus. Dadurch erhalten die feineren Siebgutanteile immer wieder Gelegenheit zur Siebpassage. Werden die Umwälzungen durch Intensivierung der Schwingungen beschleunigt, dann lassen sich die Siebleistungen in gewissen Grenzen erhöhen. Die Siebleistung kann auch durch die Verwendung von Rührwerkzeugen mit geringer Scherwirkung oder durch Zugabe von Gummiwürfeln verbessert werden. Bei diesen Manipulationen ist jedoch darauf zu achten, daß die mechanische Belastung nicht zu stark wird. Sonst könnten unerwünschte Mahleffekte einen zu hohen Abrieb zur Folge haben.

Für die Klassenabgrenzung sind die lichten Maschenweiten oder die Stanzöffnungen ausschlaggebend. Einen bestimmten Einfluß üben auch die Formen der Sieböffnungen aus. Bei quadratischen Sieböffnungen ist zu bedenken, daß nicht nur die Maschenweite, sondern auch die etwas längere Diagonale (Maschenweite · $\sqrt{2}$) für die Grenzpartikelgröße bestimmend sein kann. Unter **Grenzpartikelgröße** ist die Partikelgröße zu verstehen, die ein Sieb eben noch passiert. Der Siebrückstand besteht im Vergleich zur Grenzpartikelgröße aus gröberen, der Siebdurchgang aus feineren Partikeln.

Für den analytischen Einsatz schreibt das Arzneibuch die Siebe mit quadratischen Öffnungen vor. Zu anderen Zwecken sind auch Rundlochsiebe verwendbar, doch soll im Vergleich zu den entsprechenden quadratischen Sieben ein 1,25mal größerer Lochdurchmesser gewählt werden. Dies hängt mit den längeren Diagonalen der quadratischen Sieböffnungen zusammen. In Haufwerken auftretende Haftkräfte, seien sie durch Verhakungen ungünstiger Partikelformen, durch Flüssigkeitsbrücken oder durch elektrostatische Aufladung verursacht, wirken der Siebleistung entgegen.

Siebtypen

Pharmazeutisch verwendete Siebe bestehen in der Regel aus Metall- oder Textilgeweben mit unterschiedlichen lichten Maschenweiten, aus gestanzten Lochblechen und seltener aus Gitterrosten. Es sind stets Siebmaterialien auszuwählen, die mit dem jeweiligen Siebgut kompatibel sind.

Um die Abstufungen zwischen den einzelnen Siebgrößen bzw. zwischen Durchmessern der Sieböffnungen zu normen, wurden in das Arzneibuch Standardsiebgrößen aufgenommen (s. Tab. **5.6**).

Die Liste der genormten Standardsiebe benutzt als Siebnummerierungen die lichten quadratischen Maschenweiten in μm. Daneben gibt sie die zulässigen Toleranzen *X, Y* und *Z* an, die nach den angegebenen Gleichungen berechnet werden können (Tab. **5.6**). Keine Dimension der Maschenweite darf die nominelle Dimension um mehr als *X* überschreiten. Die mittlere Maschenweite darf um nicht mehr als $\pm Y$ abweichen, und höchstens 6% aller Maschenweiten dürfen Dimensionen zwischen den Grenzwerten „nominal $+X$" und „nominal $+Z$" haben. Bei der Wahl der Abstände zwischen den einzelnen Siebgrößen wurden die Empfehlungen der International Standard Organisation (ISO) befolgt. In angelsächsischen Ländern werden die Siebgrößen in mesh/inch (Maschen pro Zoll) angegeben.

Geräte zum Sieben gibt es in einer großen Typenauswahl von einfachen Handsieben mit auswechselbaren Siebeinsätzen bis zu Siebmaschinen, wie Rüttel- oder Schwingsiebe, und Rührwerks- oder Oszillatorsiebe.

2.4 Filtrieren

Unter **Filtrieren** ist im Gegensatz zum Sieben das vollständige Abtrennen von festen Partikeln aus

Tabelle **5.6** **Siebtabelle** (Zahlenangaben in μm) der Standardsiebe DAB/Ph. Eur.

nominelle Siebnummer	Maschenweite			Drahtdurchmesser		
	Höchsttoleranz der Maschenweite $+X$	Toleranz der mittleren Maschenweite $\pm Y$	Zwischenraum-toleranz $+Z$	Empfohlene nominelle Dimension d	zulässige Grenzen d_{max}	d_{min}
11 200	770	350	560	2500	2900	2100
8 000	600	250	430	2000	2300	1700
5 600	470	180	320	1600	1900	1300
4 000	370	130	250	1400	1700	1200
2 800	290	90	190	1120	1300	950
2 000	230	70	150	900	1040	770
1 400	180	50	110	710	820	600
1 000	140	30	90	560	640	480
710	112	25	69	450	520	380
500	89	18	54	315	360	270
355	72	13	43	224	260	190
250	58	9,9	34	160	190	130
180	47	7,6	27	125	150	106
125	38	5,8	22	90	104	77
90	32	4,6	18	63	72	54
63	26	3,7	15	45	52	38
45	22	3,1	13	32	37	27
38	–	–	–	30	35	24

Gleichungen zum Berechnen der Toleranzen X, Y und Z:

$$X = \frac{2\,(w^{0,75})}{3} + 4\,(w^{0,25}) \qquad Y = \frac{w^{0,98}}{27} + 1,6 \qquad Z = \frac{X+Y}{2}$$

w = Maschenweite

Flüssigkeiten oder aus Gasen mit geeigneten Filtern zu verstehen.

In der pharmazeutischen Technologie wird die Grundoperation Filtrieren vielfältig angewandt. Hauptsächlich sind es Klärfiltrationen bei Tropfen oder anderen flüssigen Arzneiformen. Besondere Bedeutung hat die Entkeimungsfiltration als Sterilisationsverfahren (s. Abschn. 5.1.2), das unter aseptischen Bedingungen durchgeführt werden muß.

Bei trockenen Zerkleinerungsverfahren, z. B. in Wirbelschichttrocknern, oder in Laminar-Flow-Geräten werden feste Partikeln aus der Luftströmung herausfiltriert. Partikelzählungen mit Luftfiltern in reinen Räumen sind zu den analytischen Filtrationen zu rechnen.

Filter oder **Filtermittel** sind Trennschichten oder -flächen, die nur *eine* Komponente eines zu trennenden dispersen Systems passieren lassen. Früher diente vorwiegend Filz (lat. filtrum) als Filtermittel und begründete so die Bezeichnung dieser Grundoperation.

Von Filtrierhilfsmitteln, z. B. Kieselgur, Aktivkohle und Cellulose, erwartet man, daß sie nach Zusatz zur Trübe nicht nur gewisse Adsorptionskräfte entfalten, sondern auch noch Schleimstoffe abbinden und auf diese Weise den Filterkuchen auflockern. **Filterkuchen** werden die auf dem Filter zurückbleibenden Komponenten genannt, während die noch nicht filtrierte oder über dem Kuchen bzw. Filter stehende Flüssigkeit **Trübe** genannt wird. Die durch den Filter gelaufene oder von den dispergierten Partikeln befreite, meist klare Flüssigkeit wird als **Filtrat** bezeichnet.

2.4.1 Filtriermethoden

Je nachdem, welche Phase bei einer Filtration eines dispersen Systems gewonnen werden soll, unterscheidet man zwischen Klärfiltration und Trennfiltration bzw. Scheidefiltration. Bei der

Klärfiltration kommt es nur auf die Erzielung und quantitative Gewinnung eines klaren Filtrates an. Im Gegensatz hierzu wird bei der **Trennfiltration** entweder eine quantitative Gewinnung des Filterkuchens oder die Gewinnung von beiden, des Filterkuchens und des Filtrates, angestrebt.

Nach Art des verwendeten Filtertypes bzw. nach Art der Abscheidungsmechanismen werden zwei Filtrierverfahren unterschieden, die Sieb- bzw. Oberflächenfiltration und die Tiefenfiltration. Sie können jede für sich alleine, aber auch gemeinsam ablaufen.

Bei der **Siebfiltration** (Oberflächenfiltration), zu der auch die Ultrafiltration (umgekehrte Osmose) und die Membranfiltration gehören, werden feststoffarme Trüben filtriert und dazu dünnschichtige Filter benutzt. Die Siebfiltration läßt sich deshalb als kontinuierliches Verfahren einsetzen.

Sind feststoffreiche Trüben zu filtrieren, bauen sich im Verlaufe der Filtration Filterkuchen auf den Oberflächenfiltern auf. Eine Filtration durch Oberflächenfilter und Filterkuchen heißt **Kuchenfiltration** (s. Abb. **5.3**). Die Filterkuchen können einen erheblichen Einfluß auf den Verlauf der Filtration nehmen.

Bei der modellartigen Vorstellung, daß es sich bei den einzelnen Filterkanälen oder Poren annäherungsweise um zylindrische Kapillaren handelt, kann das Hagen-Poiseuillesche Gesetz zur Beschreibung der Kapillardurchlässigkeit mit einiger Annäherung herangezogen werden (s. Kap. 4, Abschn. 2.1.3).

$$\frac{dV}{dt} = \frac{\pi r^4 \cdot \Delta p}{8\eta \cdot l} \qquad (2)$$

Das Durchflußvolumen pro Zeiteinheit dV/dt ist hierbei um so größer, je größer der Kapillar- bzw. Porendurchmesser r (4. Potenz!) und je höher der

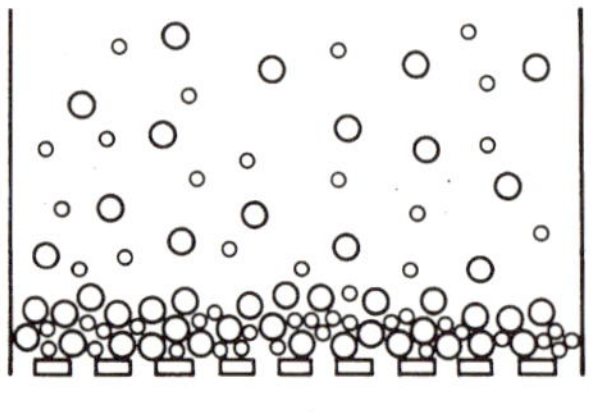

Abb. **5.3** Prinzip der Kuchenfiltration. Über einem Siebfilter baut sich der Filterkuchen auf.

Druckunterschied Δp zwischen Zulauf und Ablauf ist. Ohne Druckunterschied ist ein Durchlauf nicht möglich. Weiterhin gehen die dynamische Viskosität η des Dispersionsmittels bzw. des Filtrates und die Länge l der Kapillaren in Gl. (2) ein. Höher viskose Flüssigkeiten laufen langsamer durch die Filter, und außerdem wird der Durchlauf durch längere Poren verringert. Da sich das Hagen-Poiseuillesche Gesetz (Gl. (2)) nur auf eine Kapillare bezieht, ist bei der Verwendung als Filtergleichung eine leichte Modifikation erforderlich. Wegen der Komplexität der Filtrierverfahren gibt es eine Reihe von Modifizierungsvorschlägen. Am pragmatischsten erscheint es, πr^2 als Filterfläche A zusammenzuziehen und gleichzeitig die Porosität ε der Filterschicht in die modifizierte Gleichung (Gl. (3)) mit aufzunehmen. Hierdurch erhält man eine recht gute Beschreibung der Filtration unter der Annahme, daß das Filtrat durch die vielen kleinen Poren ebenso schnell durchläuft wie durch eine Kapillare und sich kein Kuchen aufbaut.

$$\frac{dV}{dt} = \varepsilon \cdot A \cdot \frac{r^2 \cdot \Delta p}{8\eta \cdot l} \qquad (3)$$

Bei Kuchenfiltrationen oder wenn die Porosität einer Filterschicht nicht exakt genug erfaßbar ist, empfiehlt es sich, auf Gleichungen zurückzugreifen, die mehr experimentell zugängliche Werte bringen, wie z. B. die Darcysche Gleichung (Gl. (4)).

$$\frac{dV}{dt} = A \cdot \frac{\Delta p}{R_s + R_k} = A \cdot \frac{\Delta p}{\beta_s \cdot h_s + \beta_k \cdot h_k} \qquad (4)$$

Diese Gleichung basiert auf experimentell ermittelten hydraulischen Widerständen der Filterschicht R_s und des Filterkuchens R_k. In diesen hydraulischen Widerständen ist unter anderem die dynamische Viskosität η des Filtrates enthalten.

β_2 und β_k geben den spezifischen Widerstand der Filterschicht oder des Filterkuchens und h_s bzw. h_k die Höhe der Filter- bzw. Kuchenschichten an. In etwa entspricht h also der fiktiven Kapillarenlänge l.

Der **Trenneffekt oder die Trennschärfe** bei der Filtration für ein bestimmtes disperses System wird, wenn man von den Kuchenfiltrationen und von Adsorptionseffekten absieht, durch die Porendurchmesser des Filters bewirkt. Der maximale Porendurchmesser eines Filters ist also für Trennschärfe bzw. den Rückhalteeffekt ausschlaggebend. Da mit einer Vergrößerung des

Porendurchmessers die Trennschärfe verschlechtert wird, ist diese Maßnahme kein geeignetes Mittel zur Verbesserung der Filtriergeschwindigkeit. Zur Verbesserung der Filtrierleistung oder der Wirtschaftlichkeit bieten sich auf Grund der Gln. (2), (3) und (4) folgende Änderungen an:

- Vergrößerung der Filterfläche *A*, z. B. durch Faltung;
- Erhöhung der Druckdifferenz Δp, z. B. durch Druck- oder Vakuumfiltration;
- Erniedrigung der Viskosität η, z. B. durch Temperaturerhöhung;
- Reduktion des hydraulischen Widerstandes der Filterschicht R_s, z. B. durch Minimierung der Filterdicke;
- Reduktion des hydraulischen Widerstandes des Filterkuchens, z. B. durch Einsatz eines geeigneten Filtrierhilfsmittels.

Je lockerer der Filterkuchen aufgebaut wird oder je weniger sich die Porendurchmesser verändern, desto weniger wird auch die Filtriergeschwindigkeit beeinträchtigt. Ist das Filtrat zu Beginn der Filtration infolge des zunächst noch fehlenden Filterkuchens nicht völlig klar, ist es noch einmal auf das Filter zu geben.

Die Kuchenfiltration dient in der Regel als Trennfiltration zur Gewinnung des Kuchens und ist als diskontinuierliches Verfahren einzustufen. Zur einwandfreien Gewinnung des Filterkuchens ist auf die Auswahl eines stabilen Filters mit einer glatten Oberfläche zu achten.

Als Scheidefiltrationen sind Kuchenfiltrationen nicht geeignet, da die Kuchen erhebliche Mengen Flüssigkeit zurückhalten können. Der Trennwirkungsgrad wird bei Kuchenfiltrationen nicht allein durch die Porendurchmesser des Oberflächenfilters, sondern auch durch die Beschaffenheit des Filterkuchens bestimmt.

Bei der **Tiefenfiltration** (s. Abb. **5.4**), auch Bettfiltration genannt, werden im Gegensatz zur Siebfiltration nicht nur die Porendurchmesser des Filters, sondern auch Adsorptionseffekte innerhalb von Filterschüttungen oder innerhalb der dickeren bzw. tieferen Filterschichten zur Trennung wirksam. Deshalb können hierbei erheblich feinere Partikeln abgetrennt werden als es durch die Siebfiltration möglich ist. Die feineren Partikeln können allerdings wieder passieren, wenn alle Adsorptionsstellen besetzt sind. Dieses Problem ist bei der Entkeimungsfiltration zu beachten (s. Abschn. 5.1.2 und 5.2).

Eine Verengung des Porendurchmessers durch die adsorbierten Schichten hat in der Regel eine proportionale Abnahme der Filtrierleistung zur Folge. Deshalb ist die Tiefenfiltration ebenso wie die Kuchenfiltration, bei der sich die Filtriergeschwindigkeit mit der Kuchenhöhe und der Kuchendichte in ähnlicher Weise verlangsamen kann, nur als diskontinuierliches Verfahren anwendbar.

Alle diese Filtriermethoden können nicht nur unter Normaldruck ablaufen, sondern auch bei größeren Druckdifferenzen, wenn höhere Filtriergeschwindigkeiten erzielt werden sollen. Die bei Normaldruck ablaufenden Filtrationen werden als **hydrostatische Filtrationen** bezeichnet. Die Durchströmung der Filter wird hierbei einzig und allein durch die Drücke von über den Poren stehenden Flüssigkeitssäulen bewirkt. Ist der hydraulische Widerstand der Filterschichten zu groß, verringern sich die Filtriergeschwindigkeiten erheblich. Dann ist es ratsam, die Filtriergeschwindigkeit durch Vergrößerung der Druckdifferenz Δp zu verbessern. Dies kann durch Umstellung auf **Druck-** oder **Saugfiltrierverfahren** (Vakuumfiltration) erreicht werden. Naturgemäß kann Δp bei der Saugfiltration 1 bar im Gegensatz zu der Druckfiltration nicht übersteigen.

Druckfiltrierverfahren können sowohl mit Preßluft als auch mit Inertgas durchgeführt werden.

Je nach Trennwirkungsgrad bzw. nach Porendurchmesser des Filters lassen sich die in Tab. **5.7** aufgeführten Filtrierverfahren unterscheiden. Da diese Einteilung maßgeblich von der Filterqualität und vom Filtertyp abhängt, ist sie willkürlich, und die Abgrenzungen überschneiden sich zum Teil. Zu den größeren Porendurchmessern hin ist die Abgrenzung der Filter gegen Siebe offen gelassen. Auch die Übergänge zwischen den

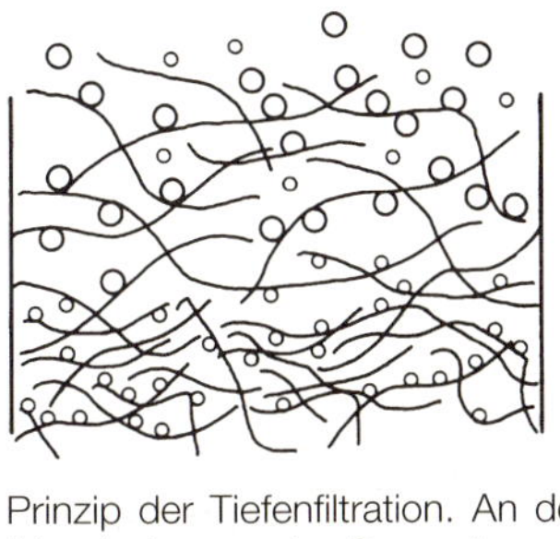

Abb. **5.4** Prinzip der Tiefenfiltration. An den Wänden und in den Verwindungen der Porengänge werden die Trübepartikeln durch Adsorption zusätzlich festgehalten.

Tabelle **5.7** Systematik von Filtrierverfahren

Filtrierverfahren	zu trennende Systeme	Art der Filterschicht	Porendurchmesser Technische Anwendung
Grobfiltration Vorfiltration Kolieren	grobe bis feine Partikeln oder Suspensionen	Schütt- oder Anschwemmfilter, Filtergewebe, grobporige Fritten, Filze, Vliese	$> 50\,\mu m$, Tiefenfilter Siebfilter
Feinfiltration	sehr feine Partikeln oder Suspensionen	feinporige Glas- oder Plastikfritten, Keramikmassen, Filze, grobporige Membranen	5–50 μm, Siebfilter Tiefenfilter
Mikrofiltration	Kolloidale Partikeln	Membranen, dichte Filze	0,1–5 μm, Entkeimungsfiltration
Ultrafiltration	Kolloidlösungen makromolekularer Stoffe	Porenmembran	5–300 nm, Trennen und Anreichern kolloidaler Stoffe wie Proteine, Polypeptide, Enzyme, Viren u. a. Biokolloide
Hyperfiltration, Umkehrosmose	echte Lösungen niedermolekularer Stoffe	Porenmembran	0,3–10 nm, Siebwirkung und molekulare Diffusion Abwasseraufbereitung Dialyse
		Lösungsmembran	homogener Polymerfilm, Trinkwasserbereitung aus Meerwasser

Grundoperationen Filtrieren und Sieben (s. Abschn. 2.1) sind praktisch fließend. Es empfiehlt sich jedoch, die Grenze in den Bereich der feinen Siebe zu legen (ca. 100 μm).

Grob- und Feinfiltrationen kann man unter dem Begriff Normalfiltrationen zusammenfassen. Normalfiltrieren lassen sich alle Sedimente, also Partikeln bis zu 5 μm. Kolloide passieren Normalfilter und werden nur von Membranfiltern zurückgehalten. Die Mikrofiltrationen stellen den Übergang zu den Ultra- und Hyperfiltrationen dar. Filter aus Lösungsmembranen sind homogene Polymerfilme, die im Gegensatz zu den größeren Membranfiltern (s. Abschn. 2.4.2) ohne Phasentrennung aus Polymerlösungen hergestellt werden.

Die Dialyse, die in gleicher Flüssigkeit enthaltene nieder- und höhermolekulare Stoffe mit Hilfe einer Membran (Diaphragma) trennt, ist mit Hyperfiltrationen vergleichbar.

Gasfiltrationen, also Trennungen von festen und gasförmigen Stoffen, kommen in der Pharmazie hauptsächlich bei Wirbelschichtverfahren (s. Abschn. 2.5.5), bei der Zerkleinerung als Mühlenfilter (s. Abschn. 2.1) und bei der Laminar-Flow-Technik zum Einsatz.

2.4.2 Filtertypen und Filtermaterialien

In der Technik unterscheidet man lose geschüttete Filterschichten (Schüttfilter), z. B. aus Sand, Kieselgur, Aktivkohle oder Cellulosepulver, und Flächenfilter. In der Pharmazie finden **Schüttfil-**

Tabelle **5.8** Filtertypen und Filtermaterialien

Gewebefilter	Filtertücher in unterschiedlichen Webarten aus Baumwolle, Leinen, Wolle, Synthetikfasern (Polyamid, Polyester, Polypropylen, Teflon usw.) Siebe aus rostfreien Stahldrähten oder anderen Metalldrähten mit kleinsten Maschenweiten um 50 μm
Schichtenfilter	Papiere (< 150 g/m^2), Kartone (250–450 g/m^2), Pappen (> 600 g/m^2), Filze, Vliese aus Zellstoff, Synthetikfasern, erforderlichenfalls Zusatz von Bindemitteln und von Füll- bzw. Filtrierhilfsmitteln
Poröse Filter	Glasfritten, Sintermetalle, Keramik, Kunststoffe
Membranfilter	Cellulosenitrat, Celluloseacetat, Polyvinylchlorid, Polyamid, Polyester, Polyacrylnitril, Polytetrafluorethylen, Polycarbonat, Polyethylen usw.

ter höchstens als Vorfilter Verwendung. **Flächenfilter** werden dagegen sehr häufig verwendet. Entsprechend ihrem Aufbau werden sie in verschiedene Filtertypen unterteilt (s. Tab. **5.8**).

Von den Flächenfiltern sind zunächst die **Gewebefilter** zu nennen, die vorwiegend der Grobfiltration dienen und deren Trennschärfen sich durch Änderung der Textilfaden- oder Metalldrahtstärke sowie durch die Webart von 10 μm bis 100 μm variieren lassen. Textilgewebe oder Filtertücher sind gegenüber Metallgewebefiltern flexibler, aber von geringerer mechanischer Festigkeit.

Die **Schichtenfilter** sind Flächenfilter, deren Schicht aus einem einheitlichen Material besteht, z. B. Papierfilter, Filterkartone, Kunststoffvliese. Ihre Schichtdicken reichen von Zehntelmillimetern bis zu mehreren Millimetern. Es kann sich deshalb bei diesen Filtertypen sowohl um Oberflächen- als auch um Tiefenfilter handeln.

Aufgrund dieser unterschiedlichen Durchlässigkeiten decken sie ein breites Spektrum von der Grob- über die Fein- bis zur Mikrofiltration hin ab (s. Tab. **5.7** und **5.8**). Da die Porendurchmesser dieser Filtertypen infolge zahlreicher Verwinkelungen und Verästelungen oder anderer Inhomogenitäten nicht immer genau genug definiert werden können (s. Abb. **5.5**), wird zur Charakterisierung des Rückhaltevermögens bzw. der Trennschärfe in diesen Fällen das Verhältnis Hohlraumvolumen zu Feststoff angegeben.

Verbundfilter sind Schichtenfilter aus mehreren Schichten verschiedener Materialien. Sie können

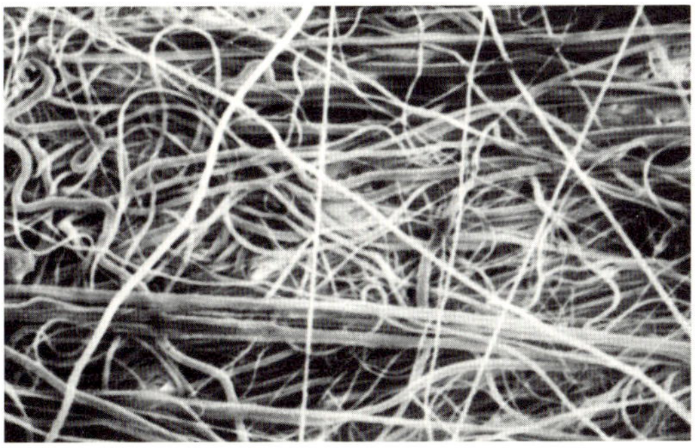

Abb. **5.5** Rasterelektronenmikroskop-Aufnahme (REM) eines Schichtenfilters aus Fasermaterial (Polypropylenvlies). Exakte Porendurchmesser sind nicht erkennbar, deshalb werden die Durchlässigkeiten experimentell bestimmt und durch entsprechende Herstellungsmethode und Inprozeß-Kontrollen qualitätskonstant gehalten (Sartorius, Göttingen).

sich auch noch in der Struktur unterscheiden (Abb. **5.6**). Es können aber auch mehrere Filter unterschiedlicher Materialien und/oder Strukturen in einer Filterkerze oder in einer Filterpatrone integriert sein. Sie sind in der Regel asymmetrisch aufgebaut. Die Schicht, die zuerst durchströmt wird, besteht aus einem Tiefenfilter, darauf folgt ein Membranfilter, und den Abschluß bildet ein Stützgewebe. Aus diesem Grunde ist bei ihrem Einsatz auf die richtige Lage der An- und Abströmseite zu achten.

Verbundfilter aus Filz-, Membran- und Gewebeschichten (s. Abb. **5.6**) werden zur Erzielung sehr hoher Trenneffekte eingesetzt, z. B. bei der Entkeimungsfiltration (s. Abschn. 5.1 und 5.1.2). Filterschichten, aus denen Fasern während des Filtrierens herausgeschwemmt werden können, z. B. Asbestfasern, dürfen zur Filtration von Parenteralia, von Zubereitungen zur Anwendung am Auge oder von Zubereitungen zur innerlichen Einnahme nicht verwendet werden. Ist die Verwendung solcher Filterschichten nicht zu umgehen, muß in jedem Fall ein Membranfilter als Faserfänger nachgeschaltet werden.

Poröse Filter werden durch Sintern von sphärischen oder sphäroiden Glas-, Kunststoff- oder Metallteilchen sowie aus porösen Keramikmassen durch Einwirkung von höheren Temperaturen oder von Druck hergestellt. Zu diesen porösen Filtern zählen Kunststoff-, Glas-, Quarz- oder Edelstahlfritten, sowie keramische Filtertiegel und Berkefeld-Filterkerzen. Sinterfilter aus Polyethylen oder Polytetrafluorethylen werden auch den Membranfiltern zugeordnet.

Membranfilter werden heute in der pharmazeutischen Technologie häufig eingesetzt. Es handelt sich um dünne Folien, die in der Hauptsache zu den Oberflächenfiltern zu rechnen sind. Mit Hilfe unterschiedlicher Techniken werden sie aus möglichst inerten, membranbildenden Polymeren hergestellt.

Die schon erwähnten Sintermembranen werden aus pulverförmigen Polymeren in die Form von Folien gepreßt oder gesintert. In den meisten Fällen werden Membranfilter durch Phaseninversion hergestellt. Dabei werden homogene Membranbildnerlösungen oder -schmelzen durch Änderung thermodynamischer Zustandsgrößen, z. B. durch Temperaturänderungen oder durch Zugabe eines Nichtlösemittels, in eine polymerreiche, feste Phase und eine flüssige Phase getrennt. Die feste Phase bildet das spätere Membranfiltergerüst, die flüssige hinterläßt nach ihrem Verdampfen die Poren. Auf diese Weise

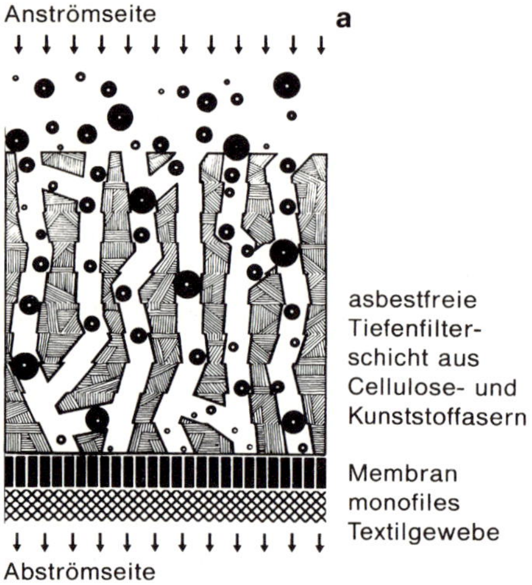

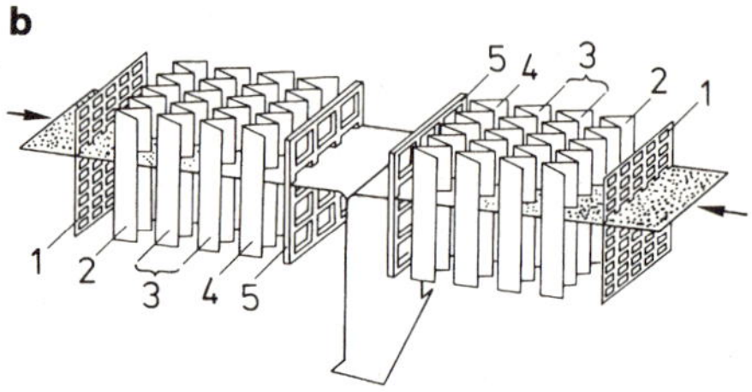

Abb. **5.6** Mehrschichtenverbundfilter; **a** plattenförmig aus verschiedenen Schichten zusammengesetzt (SEITZ-Filterwerke, Bad Kreuznach) **b** mehrere Filterschichten, integriert in einer Kerze, die für Gehäusefilter bestimmt ist. 1 = Außenstützrohr, 2 = Vorfilter- und Schutzkarton, 3 = heterogene Doppelmembran-Kombination, 4 = Stützgewebe (keine Filterwirkung), 5 = Stützkern (Sartorius, Göttingen).

entstehen Membranfilter mit schwammartiger oder trockengelartiger Struktur (s. Abb. **5.7a**).

Geätzte Membranfilter werden durch Bestrahlen von Polymerfilmen mit hochenergetischen Strahlen, z. B. α-Strahlen, und anschließendem Herauslösen des Strahlenkanals in einem Säure- oder Laugenbad gefertigt. Die so gewonnenen Porengänge sind sehr homogen (s. Abb. **5.7b**).

Die Porendurchmesser von Membranfiltern können durch Strecken von Folien quer zur Auswalz- oder Extrusionsrichtung verändert werden (s. Abb. **5.7c**). Diese Filtertypen werden gereckte Membranen genannt.

Um Membranfilter zu verstärken, werden Cellulosefasern oder Vliesfäden (s. Abb. **5.8**) in die Polymermasse eingearbeitet.

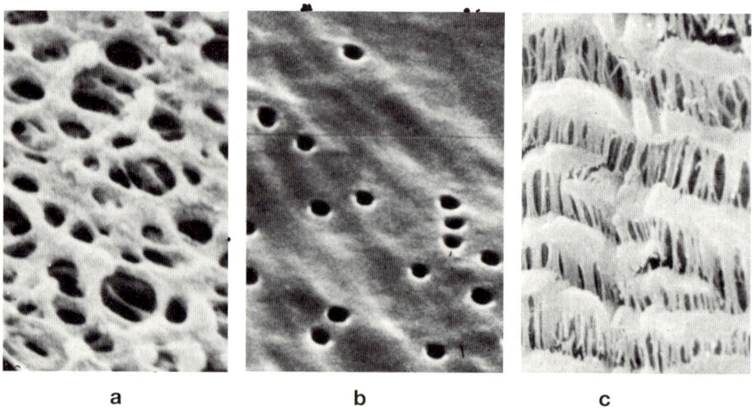

Abb. **5.7** Rasterelektronenmikroskop-Aufnahmen (REM) von Membranfiltern.
a Membranfilter mit schwammartiger Struktur aus Celluloseacetat, durch Phaseninversion hergestellt, Porendurchmesser 0,2 μm (Sartorius, Göttingen); aus Karbachsch (1983).
b Geätzte Polycarbonat-Membran, 0,4 μm Porendurchmesser, 10 000fach vergrößert (Nuclepore, Berghof GmbH, Tübingen) aus Strathmann (1978)
c PTFE-Membran (Polytetrafluorethylen), 1:4 gereckt, 900fach vergrößert (Berghof GmbH, Tübingen).

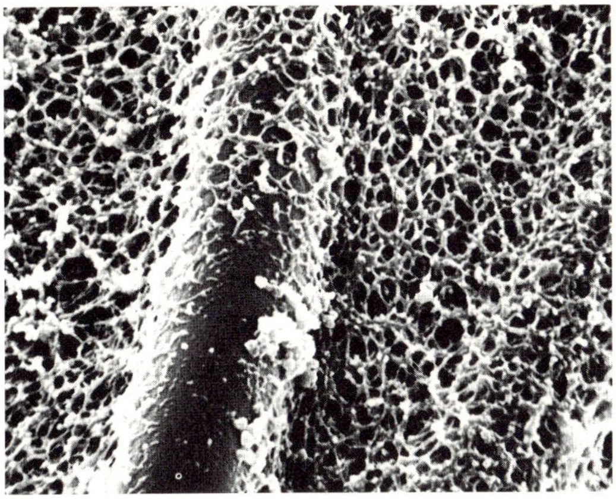

Abb. **5.8** Faserverstärkte Membranfilter 1400fach vergrößert (Seitz, Bad Kreuznach).

Je nachdem, ob Filter zur einmaligen oder mehrmaligen Anwendung bestimmt sind, unterscheidet man Einwegfilter, die meist in Kunststoffgehäusen untergebracht sind (s. Abb. **5.9**), und wiederverwendbare Filter bzw. Wechselfilter (s. Abb. **5.10**) in Permanentfiltergehäusen. Bei den Einwegfiltern garantiert der Hersteller die Unversehrtheit und die Sterilität. Die Wechselfilter müssen vor jeder neuen Anwendung auf ihre Unversehrtheit geprüft und sterilisiert werden. Viele Einweg- und Wechselfilter sind Verbundfilter.

Kriterien für die Auswahl von Filtertypen und Filtriermethoden.

- Die geforderte Trennschärfe ist das Hauptkriterium. Sie wird in erster Linie vom Porendurchmesser des Filters bzw. vom Verhältnis Hohlraumvolumen zu Feststoffmasse bestimmt; zum Teil hängt sie aber auch von der Adsorption an die Porenwandungen ab.
- Die erforderliche Stabilität und Widerstandsfähigkeit des Filters. Diese müssen auf die chemische Aggressivität des Filtriergutes sowie auf die mechanischen und thermischen Beanspruchungen durch die Filtrierbedingungen abgestimmt sein. Jegliche unerwünschte Wechselwirkung zwischen Filtriergut und Filter muß ausgeschlossen sein. Sie dürfen auch keine Filterbestandteile abgeben.
- Die Filtrierbarkeit des Gutes. Sie hängt von der Viskosität der Flüssigphase sowie von der Dispersität und vom Mengenanteil der Feststoffphase (Kuchenbildung) ab.

Aufgrund dieser Kriterien ist zu entscheiden,

- ob eine Sieb- oder eine Tiefenfiltration zweckmäßiger ist,
- ob eine einfache hydrostatische Methode durchgeführt werden kann,
- ob es sinnvoller ist, auf ein Druck- oder Vakuumverfahren überzugehen oder
- ob Filtrierhilfsmittel eingesetzt werden sollen.

2.4.3 Filtriergeräte

Die Auswahl geeigneter Filtriergeräte richtet sich hauptsächlich nach dem Filtrierziel und nach dem zweckmäßigsten Filtrierverfahren. Wichtige Voraussetzungen bei der Auswahl eines Filtrierverfahrens sind

- die Menge der zu filtrierenden Trübe und
- die Eigenschaften dieser Trübe, vor allem ihre Viskosität sowie ihr Feststoffgehalt.

Die einfachsten Geräte zum Filtrieren unter Normaldruck sind Trichter, in die Rundfilter oder Faltenfilter aus Papier eingelegt, und Tenakel (Holzrahmen), in die Flächenfilter oder Koliertücher eingespannt werden.

Schneller und durch feineres Filtermaterial wird mit Hilfe höherer Druckdifferenzen filtriert. In den einfachsten Fällen werden hierzu bei Trennfiltrationen Nutschen, Fritteneinsätze oder keramische Filtertiegel eingesetzt, die auf Saugflaschen aufgesetzt werden. Für Klärfiltrationen steht eine große Auswahl von Druck- oder Vakuumfiltriergeräten zur Verfügung. Sie reichen von kleinen, handlichen Geräten, die sich auf Injektionsspritzen aufstecken lassen (s. Abb. **5.9a** und **c**) bis zu vielfältig kombinierbaren Vorrichtungen mit Einweg- oder Wechselfiltern (s. Abb. **5.10**).

Alle diese Einweg- oder Wechselfilter müssen sich nicht nur durch hohe Qualität ihrer Filtermaterialien und durch eine hohe Präzision bei ihrer Herstellung auszeichnen, sondern auch durch eine große Oberflächenausdehnung, z. B. durch Faltungen (Abb. **5.6b**).

Sehr vielseitig sind **Filterpressen,** die sich aus nahezu beliebig vielen Einzelelementen zusammenschrauben lassen (s. Abb. **5.11**). Auf diese Weise kann die zum Filtrieren erforderliche Filterfläche der jeweiligen Problematik angepaßt werden. Je mehr Einzelelemente parallel zusammengeschaltet werden, desto größer wird die Filterfläche und damit die Filtrierleistung. Durch den Einbau einer Umleitkammer kann ein Teil

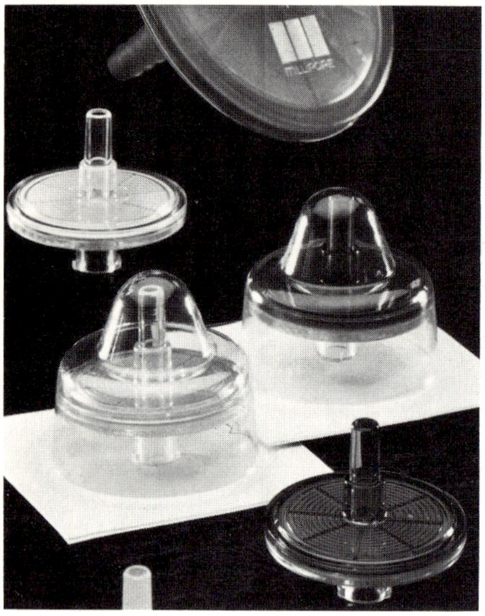

a

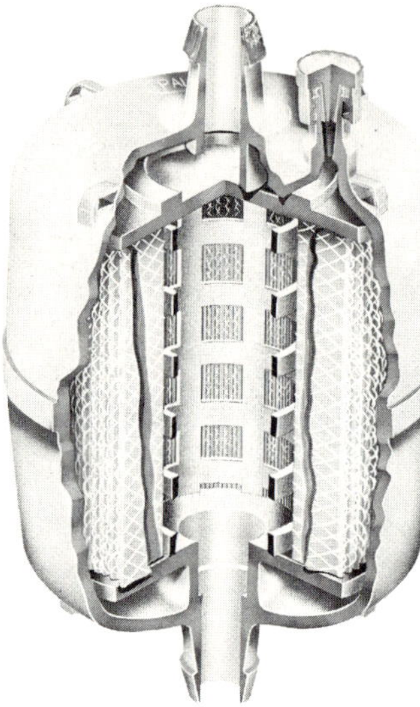

b

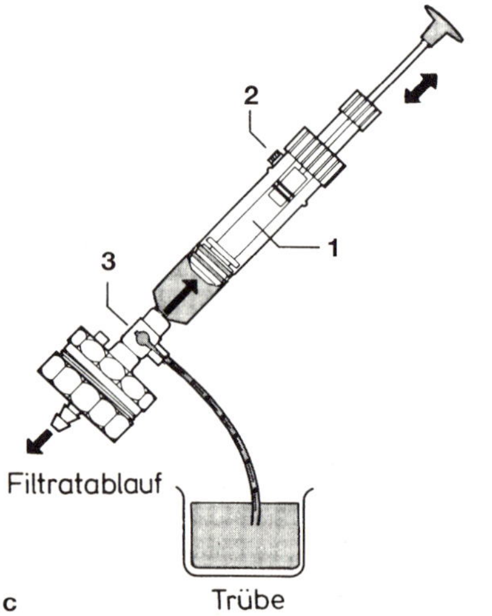

c

Abb. **5.9** Einwegfilter.

a Einzeln verpackte Einweg-Membranfilter zum Aufstecken auf Standardspritzen (Millipore, Eschborn)

b In Plastikgehäuse integrierter Verbundfilter (Pall Filtrationstechnik, Dreieich)

c Spezialpumpspritze mit Doppelkolben und Sicherheitsventil zum Vermeiden von Überdrucken **1**, Entlüftungsventil **2**, Dreiwegehahn **3** zum kontinuierlichen Aufsaugen und Filtrieren und mit einem aufgesteckten Permanentfiltergehäuse. – Durch Pumpenstöße mit dem inneren Kolben wird auf den äußeren Kolben ein Druck von maximal $7 \cdot 10^5$ Pa aufgebaut (Schleicher & Schüll, Dassel).

der Elemente einer Filterpresse aber auch in Reihe hinter den anderen Teil geschaltet werden. Auf diese Weise lassen sich zwei Filtrierverfahren, z.B. Vor- und Feinfiltration, in einem Arbeitsgang durchführen. Die kleinste Einheit einer Filterpresse besteht aus den drei Einzelelementen Kopfplatte, Filterplatte und Fußplatte. Je nach Druckdifferenz bei Druck- und/oder Vakuumfiltrationen sind Filtermaterialien unterschiedlicher Stärken einzusetzen. Nach Bauart der Einzelelemente werden Rahmen- oder Kammerfilterpressen unterschieden (s. Abb. **5.11**). **Rahmenfilterpressen** sind besonders zum Filtrieren leicht filtrierbarer Trüben mit niederen bis mittleren Feststoffgehalten geeignet. Das Filtrieren von Trüben mit hohen Feststoffgehalten wird mit **Kammerfilterpressen** durchgeführt. Prinzipiell arbeiten beide Typen gleich, doch erlauben die großvolumigen Kammern oder Hohlrahmen in den Kammerfilterpressen die Aufnahme von mehr Filterkuchen. Die Kammern können aber auch mit Filtrierhilfsmitteln beschickt werden, wenn es gilt, den Trenneffekt zu verbessern. Die Filter oder Fil-

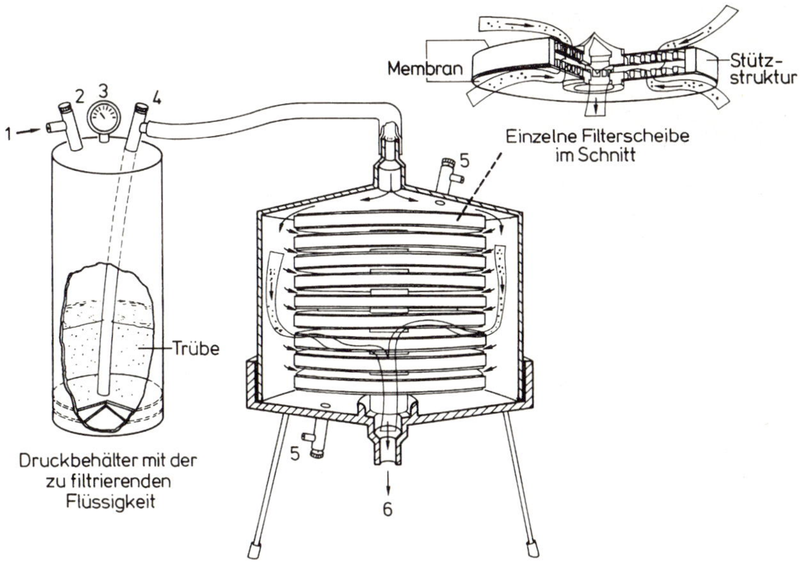

Abb. **5.10** Permanentfiltriervorrichtung für Wechselfilter
1 Von einer Druckquelle (Preßluft oder Stickstoff) über einen Druckregler, 2 Zuflußhahn, 3 Manometer, 4 Sperrhahn, 5 Entlüftungsventile, 6 zum Auffanggefäß.
Das Auffanggefäß kann unter Normaldruck stehen oder im Falle einer Vakuumfiltration unter Vakuum. Anstelle von Filtergehäuse mit Wechselfilter können auch Einwegfilter eingesetzt werden (Millipore, Eschborn).

tertücher werden derart zwischen die einzelnen Elemente eingespannt, daß sie auf den geriffelten oder perforierten Oberflächen aufliegen. Nach Passieren der Filterschicht kann das Filtrat leicht über die Riffelungen oder durch die Perforationen abfließen. Von den parallel geschalteten Filterschichten wird jede nur einmal passiert. Filterpressen sind unkompliziert und rasch auf- und abzubauen. Sie sind leicht zu reinigen und zu sterilisieren.

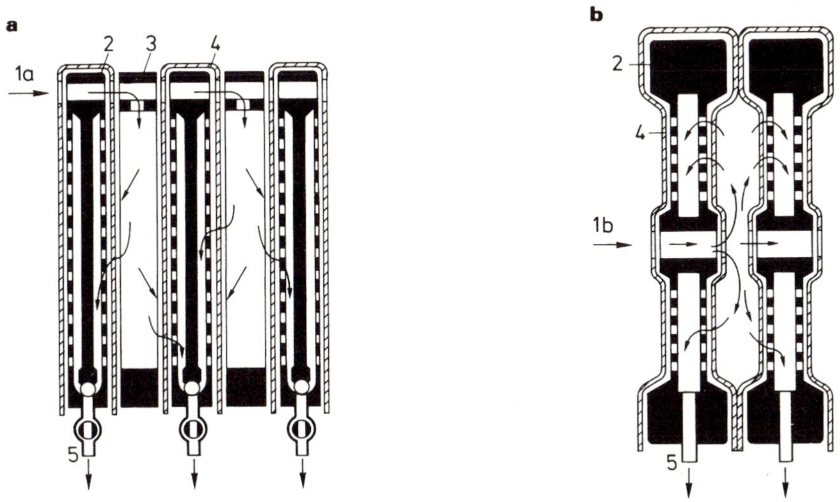

Abb. **5.11** Filterpressen **a** Rahmenfilterpresse, **b** Kammerfilterpresse 1a Trübezulauf, oben, 1b Trübezulauf, zentral, 2 Plattenelement, perforiert, 3 Rahmenelement, 4 Filter, 5 Filtratablauf.

2.4.4 Filterprüfungen

Die Funktionsfähigkeit und die Sicherheit eines Filtersystems, insbesondere bei der Mikro- oder Entkeimungsfiltration, hängen vor allem von folgenden Faktoren ab:

- der qualitativ guten Beschaffenheit des Filtermaterials, z. B. Homogenität der Porendurchmesser bzw. Fehlen größerer Poren,
- der einwandfreien Funktion der Filtriergeräte, z. B. dichte Gehäuse, dichte Schweiß- und Verbindungsstellen bei Filterkerzen.

Zur Bestimmung der Porendurchmesser bzw. der Unversehrtheit von Filtern, was besonders bei Entkeimungsfiltrationen von Bedeutung ist, werden der Bubble-Point-Test (Blasendrucktest) und der Diffusionstest am häufigsten eingesetzt.

Beim **Bubble-Point-Test** (Blasendruck-Test) wird ein in ein Druckfilter eingespannter Membranfilter mit Wasser befeuchtet. Dabei füllen sich die Poren mit der Flüssigkeit und bilden feine Wassersäulen aus. Sollen diese aus den Poren herausgedrückt werden, ist eine Druckdifferenz zwischen beiden Mambranseiten Δp notwendig, der vom Porendurchmesser abhängig ist und durch Gl. (5) beschrieben wird.

$$\Delta p = \frac{2\,\sigma \cdot \cos\theta}{r} \qquad (5)$$

Δp Bubble-Point-Druckdifferenz
σ Oberflächenspannung der Flüssigkeit ($\sigma_{H_2O} = 72{,}75\ \text{mN} \cdot \text{m}^{-1}$)
θ Benetzungswinkel
r Porenradius

Steigert man vorsichtig den Druck in dem Druckfiltergerät, dann ist in dem Augenblick der Bubble-Point-Druck am Manometer abzulesen, in dem der erste kontinuierliche Blasenstrom auftritt. Da aus der Pore mit dem größten Durchmesser die Flüssigkeit zuerst verdrängt wird, läßt sich auf diese Weise der maximale Porendurchmesser ermitteln.

Gewisse Unsicherheiten ergeben sich daraus, daß die Poren in der Regel keine homogenen runden Kapillaren sind. Da auch die Oberflächenspannung und Grenzflächenphänomene eine Rolle spielen, können aus unterschiedlichen Materialien gefertigte Membranfilter durchaus verschiedene Bubble-Point-Resultate liefern, obwohl ihre Porendurchmesser praktisch gleich sind.

Bei Verbundfiltern addiert sich diese Problematik, so daß die erhaltenen Informationen über die Unversehrtheit und das richtige Funktionieren des Filters nicht sicher genug sind. Deshalb mußten Verbesserungen des Bubble-Point-Testes entwickelt werden, z. B. der **Diffusionstest,** die diesen Umständen gerecht werden und zuverlässigere Ergebnisse liefern.

Bei der Durchführung des Diffusionstestes werden die Poren des zu prüfenden Membranfilters zunächst ebenfalls durch Benetzen mit Flüssigkeit gefüllt. Dann wird auf der einen Seite der Membran ein Gasdruck ausgeübt und die Diffusion des Gases, als Folge des Druckgradienten, durch die Membran gemessen. Die Grundlage dieses Testes ist das Ficksche Gesetz unter zusätzlicher Berücksichtigung der Henryschen Gleichung (s. Kap. 4 Abschn. 2.3.4).

$$\frac{dM}{dt} = \frac{D_G \cdot K_G \cdot A_F(p_1 - p_2)}{d} \qquad (6)$$

dM/dt diffundierte Gasmenge (in mol) pro Zeiteinheit
D_G Diffusionskoeffizient des Gases
K_G Löslichkeitskoeffizient des Gases in der Flüssigkeit
A_F tatsächliche Durchflußfläche, entsprechend etwa der Summe der Porendurchmesser
p_1 Druck des Gases über dem Flüssigkeitsfilm
p_2 Druck des Gases unter dem Flüssigkeitsfilm
d Dicke der Flüssigkeitsschicht, entsprechend etwa der Dicke der Membran

Nach Gl. (6) ist das Volumen des diffundierten Gases, das sich nach dem Avogadroschen Gesetz berechnen läßt, direkt proportional zum Differenzdruck Δp, zu den Koeffizienten D_G und K_G sowie angenähert zur Summe der Porendurchmesser A_F und umgekehrt proportional zur Dicke der Membran bzw. zur Höhe der Flüssigkeitssäulen d in den Poren. Diese Prüfmethode, die praktisch die Gasdiffusion durch die mit Flüssigkeit gefüllten Poren in Abhängigkeit von deren Querschnittsfläche und Höhe ermittelt, sollte bei einer Druckdifferenz Δp ausgeführt werden, die etwa 20% unter dem Bubble-Point-Druck liegt. Beim Erreichen oder Überschreiten des Bubble-Point-Druckes wird die Flüssigkeitssäule zumindest aus den Poren mit den größten Durchmessern herausgedrückt, und der Gasdurchgang wird schlagartig erhöht. Auch ungenügende Benetzung der Filterflächen, die besonders bei Mehrschichtenfiltern ein Problem darstellt, führt zu Fehlmessungen oder zu Unsicherheiten.

Weitere Varianten dieser Prüfmethoden zur Feststellung der Unversehrtheit von Filtern sind der **Druckhaltetest** und der **„Forward-Flow"-Test.** Sie sind Varianten des Diffusionstestes und beruhen auf demselben Prinzip. Nach dem Stand der Technik sind sie zur Prüfung kompliziert zusammengesetzter Filter geeignet. Die kombinierte Durchführung von Bubble-Point-Test und Druckhaltetest oder „Forward-Flow"-Test bringt eine höhere Sicherheit der Aussage. In Abb. **5.12** ist der charakteristische Testverlauf der Kombination von Bubble-Point-Test und Druckhaltetest graphisch dargestellt. Eine Prüfung auf Porendurchmesser sowohl vor als auch nach einer Entkeimungsfiltration erhärtet die Sicherheit, daß die Filtration mit Erfolg durchgeführt wurde.

Eine weitere Methode zur Bestimmung des Rückhalteeffektes von Mikrofiltern zur Entkeimungsfiltration ist der **„Bacterial Challenge"-Test.** Hierbei werden die kleinsten verfügbaren Bakterien, und zwar *Pseudomonas diminuta,* in Wasser suspendiert. Wird diese Suspension durch ein zu prüfendes Filter filtriert, muß das Filtrat bei positivem Ausgang dieser Prüfung bakterienfrei sein.

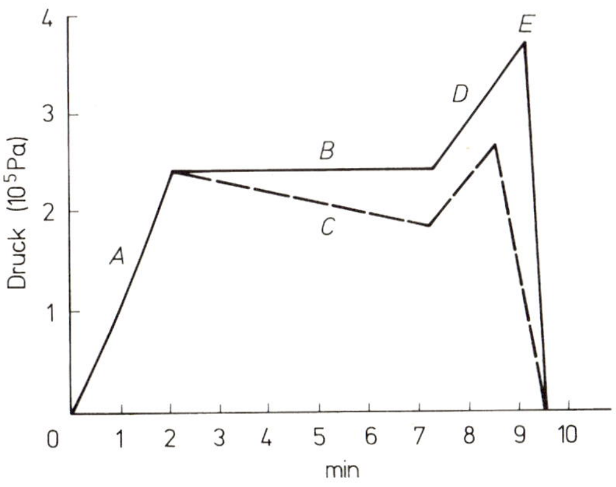

Abb. **5.12** Graphische Darstellung charakteristischer Druckverläufe bei einem Filter-Integrationstest bestehend aus Druckhaltetest und Blasendrucktest (Bubble-Point-Test). Der Druckhaltetest wird am günstigsten bei einem Druck durchgeführt, der etwa 60% des Bubble-Point-Drucks beträgt.

A = Druckanstieg bis zum Druck des Druckhaltetests ($2{,}5 \cdot 10^5$ Pa),

B = Eine waagrechte Linie bei $2{,}5 \cdot 10^5$ Pa für die Dauer von 5 min zeigt an, daß das Filtersystem intakt ist,

C = Die gestrichelte Linie zeigt einen Druck- bzw. Kurvenverlauf bei nicht intaktem Filter (Druckabfall),

D = Druckanstieg zum Bubble-Point; ein geringerer Anstieg zeigt ein undichtes Filtersystem an,

E = Bubble Point (Blasendruck) = $3{,}9 \cdot 10^5$ Pa.

2.5 Trocknen

Die Grundoperation Trocknen ist ein Stofftrennungsverfahren, bei dem hauptsächlich an Feststoffen anhaftende Flüssigkeiten abgetrennt werden. In der pharmazeutischen Technologie handelt es sich hierbei mehrheitlich um Wasser. Dieses Wasser ist jedoch nicht nur als Haftwasser, sondern auch als Kapillar-, Hydratations-, Adsorptions-, Hydrat- und Konstitutionswasser an die Feststoffe gebunden. Die Bindungskräfte sind unterschiedlich. Sie sind bei Haftwasser am niedrigsten und bei Konstitutionswasser am stärksten (s. Tab. **5.9**). Da die Bindungskräfte mehr oder weniger kontinuierlich ineinander übergehen, sind diese einzelnen Bindungsarten des Wassers nicht immer ganz klar voneinander abzugrenzen, obwohl sie sich bei den Trocknungsprozessen durch langsamere oder schnellere Trocknungsabläufe unübersehbar bemerkbar machen (s. Abb. **5.16**).

Trocknen ist wegen seiner qualitätsbestimmenden Funktion eine außerordentlich wichtige pharmazeutisch-technologische Grundoperation. Bei festen Arzneiformen können beispielsweise nach ungenügender Trocknung zu hohe Wassergehalte die Stabilität nachteilig beeinflussen. Andererseits kann aber auch der Erfolg vieler technologischer Verfahren, z. B. die Tablettenkomprimierung, von ganz bestimmten Restwassergehalten maßgeblich abhängen (s. Abschn. 2.5.1).

Im englischen Sprachgebrauch besteht ein Unterschied zwischen „moisture X" = Gutfeuchte oder Nässe und „humidity Y" = Luftfeuchte. Im folgenden wird auf diese strenge Unterscheidung verzichtet, da sie sich im deutschen Sprachgebrauch noch nicht allgemein durchgesetzt hat.

In der Regel wird die Gutfeuchte X auf die Trockensubstanz und die Gutfeuchte w auf das Naßgut bezogen. Bei Angabe der Gutfeuchte bzw. des Wassergehaltes in Mengenprozenten ergeben sich folgende Zusammenhänge:

$$X = \frac{100\,w}{100 - w}\ [\%]$$

$$w = \frac{100\,X}{100 + X}\ [\%]$$

Im Gegensatz zum Einengen oder Konzentrieren, z. B. von Flüssigextrakten zu Trockenextrakten, werden beim Trocknen nur geringe Flüssigkeitsmengen aus einem Trocknungsgut abgedampft oder verdunstet.

In der pharmazeutischen Technologie werden unter **Trocknungsgut** üblicherweise wasserbela-

Tabelle **5.9** Bindung des Wassers an und in festen Stoffen (aus Ebel, 1987)

Bezeichnung	Haftwasser	Kapillarwasser Grobkapillarwasser	Kapillarwasser Mikrokapillarwasser	Hydratationswasser Quellungswasser	Adsorbiertes Wasser	Hydratwasser Kristallwasser	Konstitutionswasser
Bindungsart			physikalisch			chemisch	
Bindungsverhältnis			nichtstöchiometrisch (kontinuierlich)			stöchiometrisch (diskontinuierlich)	
Beweglichkeit	frei	frei	abnehmend			ortsfest	
Bindungswärme kJ/mol H_2O	0	0	0...5	0...20	2...60	5...40	20...105
Beispiele	nasse Festkörperoberflächen	Kapillarporöse Körper Gebrannter Ton Glasfritten	Kieselgel Molekularsiebe	Gele Gelatine Tone Carboxymethylcellulose	alle hydrophilen Festkörperoberflächen an feuchter Luft	Kristallhydrate $Na_2CO_3 \cdot 10H_2O$ $CaCl_2 \cdot 6H_2O$	Oxidhydrate $Ca(OH)_2$ Kovalente Hydrate

dene Haufwerke bzw. Feststoffmassen verstanden, die nicht mehr so naß sind, daß das Wasser abtropfen kann. Größere Flüssigkeitsmengen werden meist nicht durch thermische Methoden aus Feststoffen abgetrennt, sondern auf mechanischen Wegen durch Abpressen oder Zentrifugieren.

Findet beim Trocknen der Übergang der Nässe bzw. des Wassers im Gut in den Dampfzustand bei höheren Temperaturen oder sogar oberhalb des Siedepunktes der Flüssigkeit statt, wird von einer **Verdampfung** gesprochen. Findet dieser Übergang jedoch bei normalen Temperaturen statt, spricht man von **Verdunstung.** Unterhalb ihrer Siedetemperatur geht eine Flüssigkeit so lange in den Dampfzustand über bis das Feuchtigkeitsgleichgewicht mit dem Gasraum erreicht ist. Über solche Feuchtigkeitsgleichgewichte geben die Sorptionsisothermen Auskunft.

2.5.1 Wasserdampf-Sorptionsisothermen und *h, x*-Diagramm

Werden trockene Feststoffe mit wasserdampfbeladener Luft in Berührung gebracht, nehmen sie bis zum Eintreten eines bestimmten Gleichgewichtszustandes Dampf auf. Das Feuchtigkeitsgleichgewicht hängt vom Feuchtigkeitsgehalt der Luft und von den hygroskopischen Eigenschaften des Feststoffes ab. Der Vorgang der Dampfaufnahme wird Sorption genannt. Der aufgenommene Dampf wird als Adsorptionswasser, als Hydratations- bzw. Quellungswasser oder als Kapillarwasser im Feststoff gebunden. Hat ein Feststoff einen höheren Wassergehalt, so daß das Gleichgewicht auf die andere Seite verschoben ist, gibt er Wasser bzw. Dampf an den Gasraum ab. Es findet eine Desorption statt. Durch ständige Sorption und Desorption wird das Feuchtigkeitsgleichgewicht zwischen einem Feststoff und dem ihn umgebenden Gasraum eingestellt und aufrecht erhalten. Ein Feuchtigkeitsgleichgewicht liegt vor, wenn der Partialdampfdruck im Gasraum dem im Inneren des Feststoffes herrschenden Partialdampfdruck gleich geworden ist. Der Zusammenhang zwischen dem Wassergehalt von Feststoffen und dem ihm entsprechenden Gleichgewichtsdampfdruck, ausgedrückt durch die relative Luftfeuchtigkeit im umgebenden Gasraum, wird für eine bestimmte Temperatur durch Sorptionsisothermen dargestellt (s. Abb. **5.13**). Die relative Luftfeuchtigkeit (*rF*) kann auch als φ-Wert = $rF/100$ ausgedrückt werden.

Der Begriff Sorptionsisotherme bedeutet Sorption von Stoffen verschiedener Aggregatzustände bei gleicher bzw. konstanter Temperatur. **Sorptionen** sind Stoffaustauschvorgänge, mit denen Konzentrationsänderungen an Grenzflächen verbunden sind. Sie zählen deshalb zu den Grenzflächenphänomenen (Kap. 4, Abschn. 3.2). Da die relative Luftfeuchtigkeit temperaturabhängig ist, muß die Temperatur hierbei konstant gehalten werden.

Der sigmoide Kurvenverlauf von Wasserdampf-Sorptionsisothermen läßt sich in unterschiedlich ausgeprägte Sorptionsabschnitte einteilen. Bei beginnender Sorption, also im Bereich niederer Wassergehalte im Gut, spielen die molekularen Anziehungskräfte die entscheidende Rolle. Es werden auf den Substanzoberflächen zunächst einige Molekülschichten durch **Adsorption** gebunden. Hierbei weisen die monomolekular adsorbierten Wasserschichten die stärksten Bindungskräfte auf. Mit zunehmenden Schichten nehmen diese Bindungskräfte immer mehr ab. Je höher die Wassergehalte im Gut bzw. die φ-Werte werden, desto dicker wird der Flüssigkeitsfilm. Schließlich wird das Wasser als Kapillarwasser gebunden.

Es können auch andere Stoffe als Wasser adsorbiert werden. Hier handelt es sich nur um Wassersorptionen.

Von **Absorption** wird gesprochen, wenn das Wasser in die Masse von Feststoffen eindringt, wie dies bei vielen organischen und anorganischen Polymeren, z. B. bei Stärke, bei Celluloseethern, bei kolloidalem Siliciumdioxid oder bei Bentonit, beobachtet werden kann.

Die jeweiligen Gleichgewichtszustände, unter denen sich eine Substanz in ihrem Wassersorptionszustand gegenüber der atmosphärischen Feuchte bei einer gegebenen Temperatur befinden kann, sind durch die Punkte auf der Sorptionsisotherme gekennzeichnet. Dabei ist zu beachten, daß bei Aufspaltung der Sorptionsisotherme in zwei unterschiedlich verlaufende Teilkurven, den Sorptions- und den Desorptionszweig, zwei verschiedene Gleichgewichtszustände möglich sind.

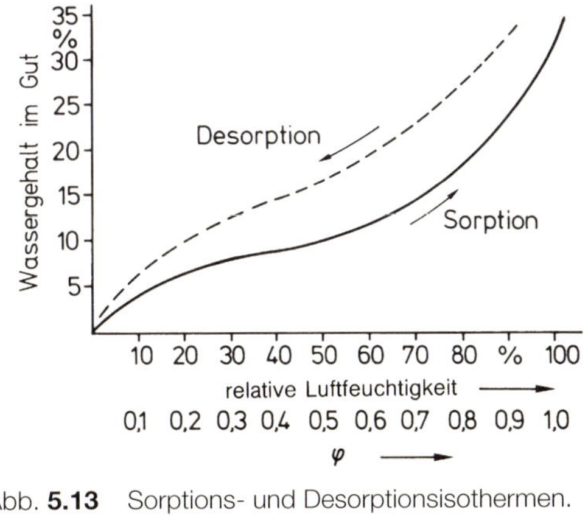

Abb. **5.13** Sorptions- und Desorptionsisothermen.

Der Sorptionszustand von Pulvern oder Haufwerken hat einen entscheidenden Einfluß auf ihre Kohäsivität und damit auch auf die Fließeigenschaften und das Kompaktierungsverhalten. Er läßt sich relativ einfach mit Hilfe eines Probenhygrometers bestimmen. Dabei wird das zu untersuchende Pulver in einen geschlossenen Behälter eingebracht und die sich in dem über dem Pulver befindlichen kleinen Luftraum einstellende Gleichgewichtsfeuchte mit Hilfe eines im Deckel eingebauten Hygrometers bestimmt. Weist die Sorptionsisotherme der Substanz in dem Bereich der abgelesenen relativen Luftfeuchte eine Hysteresis auf, d. h. eine Spaltung in eine Sorptions- und eine Desorptionskurve, so ist ohne Vorkenntnis der Art der Vorbehandlung der betreffenden Substanz keine eindeutige Aussage über den Sorptionszustand möglich.

Wird eine Substanz in eine Atmosphäre gebracht, die eine höhere relative Feuchte besitzt, als die, die sich mit dem Sorptionszustand der Substanz im Gleichgewicht einstellen würde, so nimmt sie aus dieser feuchten Atmosphäre Wasser auf. Sie ist damit hygroskopisch. Die gleiche Substanz kann in einer trockeneren Atmosphäre als der dem Gleichgewichtszustand entsprechenden dagegen Wasserdampf an diese abgeben und damit trocknen. Der Ausdruck Hygroskopizität ist demnach ein relativer Begriff. Im allgemeinen wird dann von hygroskopischen Substanzen gesprochen, wenn diese einen geringeren Wassergehalt besitzen als unter Gleichgewichtsbedingungen klimatisch üblicher Luftfeuchten. Die Berücksichtigung dieser Tatsache kann für extreme klimatische Bedingungen große Bedeutung haben. So ist es durchaus möglich, daß eine Feuchtigkeitscreme unter extrem trockenen klimatischen Bedingungen dadurch, daß sie Wasser an die trockene Luft abgibt, eine Wirkungsumkehr zeigt und daher auf die Haut austrocknend wirkt.

Der Bereich in den Sorptionsisothermen, der die am häufigsten vorkommenden klimatischen Feuchtigkeiten umfaßt, liegt zwischen 20 und 80% *rF.* Sind die Kurven in diesem Bereich flach, bedeutet dies, daß die mit diesen Sorptionsisothermen beschriebenen Stoffe in diesem Bereich ihre Wassergehalte nicht oder nur wenig ändern. Deshalb sind unter solchen normalen klimatischen Bedingungen auch keine wasserbedingten Änderungen von pharmazeutisch-technologischen Eigenschaften zu erwarten. Steilere Sorptions- oder Desorptionskurven zeigen eine höhere Empfindlichkeit der betreffenden Substanz gegenüber klimatischen Veränderungen an. Abb. **14.52** (s. Kap. 14, Abschn. 6.2) zeigt Sorptionsisothermen von Gelatinekapseln. Aus diesen Sorptionsisothermen ist zu entnehmen, daß der Anstieg der Sorptionskurve bei Weichgelatinekapseln deutlich früher erfolgt als bei Hartgelatinekapseln. Deshalb muß zur Herstellung von Weichgelatinekapseln ein erheblich höherer Klimatisierungsaufwand betrieben werden. Soll in diesem Fall eine unerwünschte Wasseraufnahme vermieden werden, muß bei 20–30%*rF* bei RT gearbeitet werden.

***h,x*-Diagramm nach Mollier.** Zur übersichtlichen Darstellung der Zusammenhänge zwischen Temperatur und Feuchtigkeits- bzw. Wasserdampfgehalt der Luft führte zunächst Mollier das in Abb. **5.14** gezeigte und später durch den schiefwinkligen Einbau der Wärmeinhalte bzw. Enthalpien modifizierte *h,x*-Diagramm ein. In diesem Diagramm fällt besonders die Kurve der Wasserdampfsättigungslinie bei 100% *rF* (φ = 1,0) auf. Darüber verlaufen die Linien niederer relativer Feuchtigkeit. Die relative Luftfeuchtigkeit gibt den Sättigungsgrad der Luft mit Wasserdampf an. Es ist darunter das Verhältnis des vorhandenen Wasserdampfpartialdruckes p_D zu dem bei der gegebenen Temperatur entsprechenden Sättigungswasserdampfdruck p_S in % zu verstehen (Gl. (7). Dies entspricht dem Verhältnis der vorhandenen Wasserdampfkonzentration c_D der Luft zu der Temperatur bei der gegebenen maximal möglichen Konzentration c_S.

$$rF = \frac{p_D}{p_S} = \frac{c_D}{c_S} \tag{7}$$

In der Praxis wird die relative Feuchtigkeit meist in Prozent bei einer bestimmten Temperatur angegeben (%*rF*/°C).

Unterhalb der Wasserdampfsättigungskurve im *h,x*-Diagramm kondensiert Wasserdampf aus. Die waagrechten Linien stellen Isothermen dar, also Linien gleicher Temperatur (*T* = konstant), die senkrechten Linien konstante oder gleiche absolute Wassergehalte (*x* = konstant). Die schräg nach unten verlaufenden Linien sind die Adiabaten, Linien gleicher Enthalpie (*h* = konstant). Aus dem *h,x*-Diagramm können alle Zu-

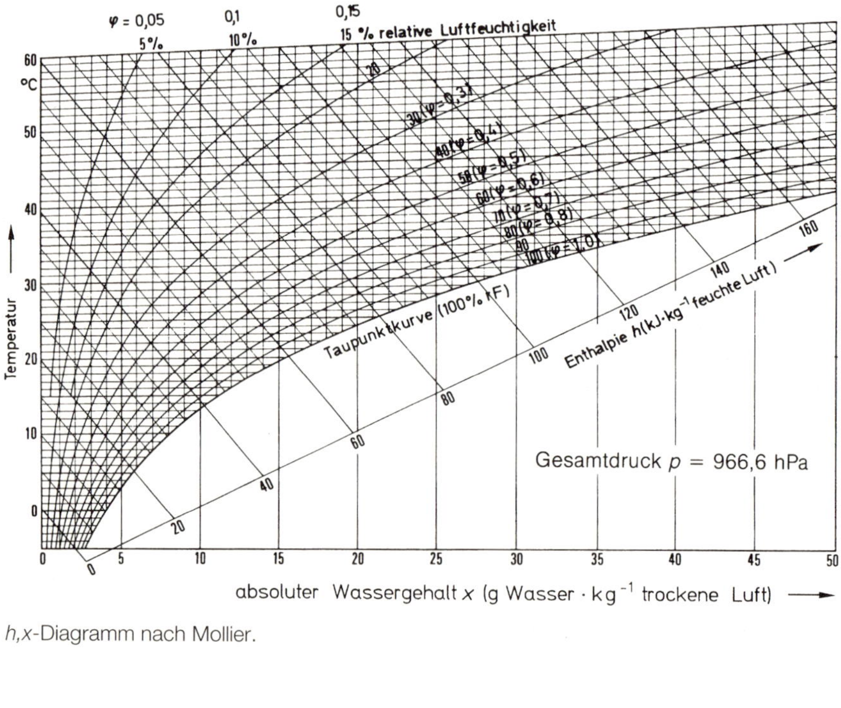

Abb. **5.14** *h,x*-Diagramm nach Mollier.

standsänderungen feuchter Luft entnommen werden, die ohne gleichzeitige Druckänderung ablaufen.

Beispiele

- Zur Bestimmung der relativen Feuchtigkeit eines Luft-Wasserdampf-Gemisches kann u. a. zunächst der Taupunkt dieses Gemisches ermittelt werden, beispielsweise mit einem Taupunkt-Hygrometer (s. Kap. 14, Abschn. 8). Der ermittelte Taupunkt ist auf der 100% *rF*-Kurve zu suchen. Geht man von diesem Taupunkt auf der senkrechten *x*-Linie nach oben bis zur Temperatur des Luft-Wasserdampf-Gemisches, kann an der Schnittstelle der *x*-Linie und der entsprechenden Temperaturlinie die relative Feuchtigkeit abgelesen werden. Bei einem angenommenen Taupunkt von 3 °C und einer Temperatur des Luft-Wasserdampf-Gemisches von 22 °C wird eine relative Feuchtigkeit von 30% abgelesen.
- Ein Luft-Wasserdampf-Gemisch in einem geschlossenen Raum, z. B. in einem Trockner, hat bei einer Temperatur von 21 °C eine relative Feuchtigkeit von 60%. Wird dieses Gemisch auf 55 °C aufgeheizt, erhöht sich seine Feuchtigkeitsaufnahmekapazität, obwohl der absolute Feuchtigkeitsgehalt konstant bleibt (x = 10 g $H_2O \cdot kg^{-1}$ trockene Luft). Die Ursache für die bessere Wasseraufnahme ist, daß die relative Feuchtigkeit auf 10% absinkt und die Enthalpie von 47 kJ · kg^{-1} auf 82 kJ · kg^{-1} steigt.
- Wird das auf 55 °C erwärmte Luft-Wasserdampf-Gemisch des vorhergehenden Beispieles zum Trocknen eines nassen Granulates in einem Trockner verwendet, ohne daß weitere Wärme zugeführt wird, sättigt sich dieses Gemisch auf 100% relative Feuchtigkeit. Da keine Energie mehr zugeführt wird, bleibt der Wert der Enthalpie von 82 kJ · kg^{-1} unverändert (s. Abb. **5.15**). Deshalb muß hier bei der Aufsättigung auf 100% relative Feuchtigkeit die Zustandsänderung auf der Adiabate erfolgen, wenn man die Wärmeabstrahlung vernachlässigt, um das Beispiel nicht zu komplizieren. Die erforderliche Verdampfungswärme wird also alleine der Luft entzogen, die sich dabei auf die Kühlgrenztemperatur von 25,5 °C abkühlt. Dabei erhöht sich der absolute Feuchtigkeitsgehalt des Luft-Wasserdampf-Gemisches von 10 auf 22 g $H_2O \cdot kg^{-1}$, bezogen auf trockene Luft. Sobald die Kühlgrenztemperatur an der Wasserdampf-Sättigungskurve erreicht wird, ist keine Feuchtigkeitsaufnahme mehr möglich. Auf diese Weise lassen sich die Grenzen von Trocknungsverfahren bestimmen. Die Kühlgrenztemperatur ist auch die Temperatur, die sich bei einem Psychrometer an der mit einem wasserhaltigen Gewebe umhüllten Quecksilberkugel einstellt (s. Kap. 14, Abschn. 8).
- An einem Kühler kann nur Wasser kondensiert werden, wenn seine Temperatur unter der Taupunkttemperatur des betreffenden Luft-Wasserdampf-Gemisches liegt.

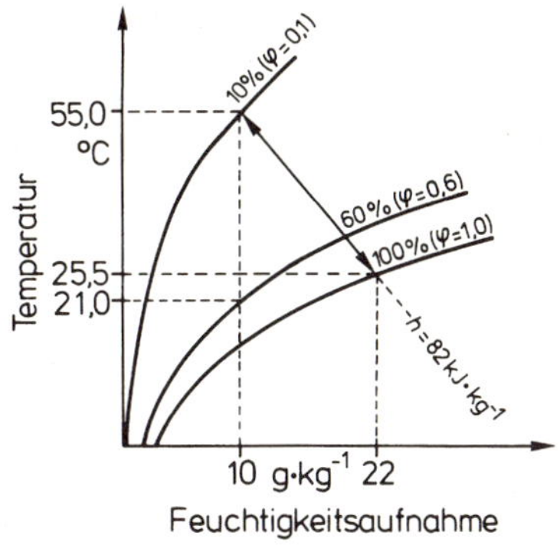

Abb. **5.15** Zustandsänderung eines Luft-Wasserdampf-Gemisches bei adiabatischer Feuchtigkeitsaufnahme.

2.5.2 Trocknungsverlauf und Trocknungsabschnitte

Ein Trocknungsvorgang setzt an den Oberflächen der Feststoffpartikeln des Trocknungsgutes ein. Ist die an den Oberflächen anhaftende Nässe vollständig verdampft oder verdunstet, setzt sich dieser Vorgang in den Kapillaren fort. Um das Gutfeuchtigkeitsgefälle zwischen dem Inneren der Trocknungsgutpartikeln und den Oberflächenbezirken wieder auszugleichen, müßte Wasser aus dem Inneren nachdiffundieren. Dieser Vorgang ist allerdings meist so langsam, daß sich die Trocknungsfront stattdessen immer weiter von den Partikeloberflächen ins Innere vorschiebt. Der weitere Vorgang der Trocknung ist dann in hohem Maße von den Dicken der getrockneten Schichten und ihren Eigenschaften, insbesonders der Wärmeleitfähigkeit und Dampfdurchlässigkeit, abhängig.

Im zeitlichen Verlauf der Trocknung sind in der Regel drei Trocknungsabschnitte zu erkennen (s. Abb. **5.16**). Im **ersten Trocknungsabschnitt** verdunstet das nicht sehr fest anhaftende Oberflächenwasser und das Grobkapillarwasser mit

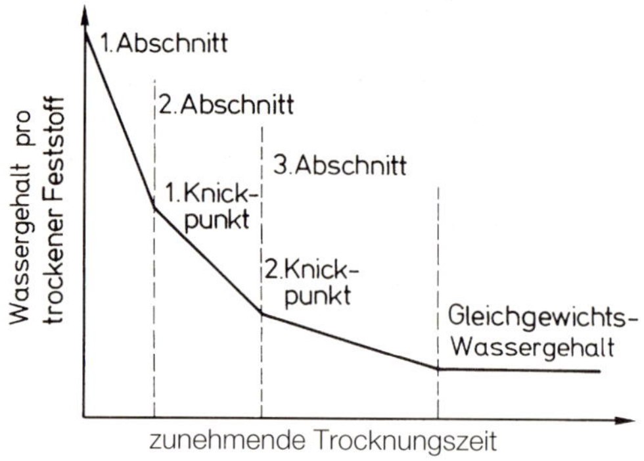

Abb. **5.16** Trocknungsverlauf mit drei verschiedenen Trocknungsabschnitten.

gleichbleibender Trocknungsgeschwindigkeit. Mit abnehmender Trocknungsgeschwindigkeit wird im **zweiten Trocknungsabschnitt** das restliche Oberflächen- und Kapillarwasser abgetrocknet. Im **dritten Trocknungsabschnitt** sinkt die Trocknungsgeschwindigkeit beim Abtrocknen der im Inneren adsorbierten Gutfeuchtigkeit bis auf ein Minimum ab.

Im zweiten und dritten Trocknungsabschnitt diffundieren zum Ausgleich auch bestimmte Wasseranteile aus den inneren Feststoffregionen nach außen. Je stärker die Wasserbindung ist, desto mehr Widerstand wird der Diffusion entgegengesetzt. Die Wasserbindung eines Materials ist aus seinen Sorptionsisothermen gut zu erkennen (s. Abschn. 2.5.1). Sorptionsisothermen zeigen in graphischer Darstellung, welche Gleichgewichtswassergehalte sich für bestimmte Materialien bei verschiedenen relativen Luftfeuchtigkeiten und bei konstanter Temperatur einstellen. Materialien mit starker Wasserbindung nehmen schon bei niedrigen relativen Luftfeuchtigkeiten größere Wassermengen auf.

Verdunstendes Wasser erzeugt über dem Trockengut einen höheren Partialdampfdruck. Der maximale Partialdampfdruck bzw. der Sättigungsdampfdruck liegt um so höher, je höher die Temperatur ist. Da nicht nur die Temperatur, sondern auch ein starkes Partialdampfdruckgefälle zwischen Trocknungsgut und dem umgebenden Gasraum ein wichtiger Antrieb für die Trocknung ist, müssen die Partialdampfdrücke in der Umgebung ständig abgebaut werden. Dies geschieht durch Abtransport des verdunsteten Wassers. Auf diese Weise wird das Gefälle zur Erzielung möglichst hoher Trocknungseffekte groß gehalten. Die Reduktion der Partialdampfdrücke in der Umgebung der Trocknungsgüter kann durch Abtransport des Wassers mit strömender, möglichst trockener Luft durch Evakuieren oder durch den Einsatz von Trocknungsmitteln bzw. durch Kondensation erreicht werden.

Wird die Gutfeuchte vor dem Verdunsten eingefroren und geht dann beim Trocknen vom festen, gefrorenen Zustand direkt in den dampfförmigen über, spricht man von einer **Sublimationstrocknung.** Die Sublimationstrocknung wird beispielsweise bei der Gefriertrocknung praktiziert. Da die Gutfeuchte hierbei in gefrorenem Zustand vorliegt, wandert die Sublimationsgrenze nur in einer Richtung, ins Innere des Gutes. Bei der normalen Trocknung zieht sich die Trocknungsgrenze ebenfalls ins Innere zurück, gleichzeitig kann jedoch auch das noch bewegliche Wasser zur Oberfläche diffundieren. Beim Verdunsten oder Verdampfen wird Wärme verbraucht, die wieder zugeführt werden muß, wenn der Trocknungsvorgang nicht abgestoppt werden soll. Der **Wärmeübergang** an das Trocknungsgut kann durch

- Konvektion, d.h. über umströmendes Gas oder Dampf,
- Kontakt, d.h. durch direkte Berührung von Heizflächen und
- Strahlung, z.B. durch IR- oder Mikrowellenstrahlung erfolgen.

Diese Betrachtungen zeigen, welch komplexe Zusammenhänge zur Beherrschung der Grundoperation Trocknen berücksichtigt werden müssen.

Zusammenfassend läßt sich feststellen, daß zur Erzielung **optimaler Trocknungseffekte** oder **Trocknerleistungen** folgende Faktoren beachtet werden müssen:

Gutabhängige Trocknungsfaktoren

- Bindung des Wassers an das Gut. Je stärker die Bindung ist, desto wirksamer und aufwendiger müssen die Trocknungsbedingungen sein.
- Partikelgröße, Kapillarität und Oberflächenausdehnung des Trocknungsgutes. Feiner zerkleinerte, porenreiche oder in dünnerer Schicht ausgebreitetes Trocknungsgut ist leichter zu trocknen.

Trocknerabhängige Trocknungsfaktoren:

- Je besser der Wärmeübergang durch Konvektion, Kontakt oder Strahlung erfolgt, desto günstiger und rationeller ist der Trocknungseffekt.

- Je größer die Differenz zwischen dem Dampfdruck des Wassers in dem zu trocknenden Material und dem Wasserdampfpartialdruck in der Gasphase ist, desto besser ist der Trocknungseffekt.

Die Auswahl der optimalen Trocknungsverfahren und der geeignetsten Trockner hängt von den Eigenschaften des Trocknungsgutes, insbesondere von dessen Stabilität sowie vom angestrebten Trocknungsgrad und von wirtschaftlichen Erwägungen ab.

2.5.3 Schrank- oder Hordentrockner

Zur Trocknung in Trockenschränken wird das Trocknungsgut in nicht zu hohen Schichten auf Horden gleichmäßig ausgebreitet. Diese werden übereinander in den Trockenschrank eingeschoben. Trockenschränke werden deshalb auch Hordentrockner genannt.

In den Trockenschränken wird Luft durch einen Ventilator so umgewälzt, daß sie gleichmäßig über alle Horden strömt. Über ein thermostatgesteuertes Heizaggregat wird die Trocknungsluft auf eine bestimmte Temperatur aufgeheizt. Die warme Luft überträgt Wärme an das zu trocknende Gut und bewirkt hierdurch das Verdunsten der Gutfeuchtigkeit. Gleichzeitig hat der Luftstrom die Aufgabe, das verdunstete Wasser aufzunehmen und durch den kaminartigen Entlüfter abzutransportieren. Durch regulierbare Luftklappen werden die Mengen der anzusaugenden und aufzuheizenden Frischluft sowie die Mengen der auszutreibenden, mit Feuchtigkeit beladenen Luft gesteuert.

Bei diesem Konvektionstrockner ist der Trocknungseffekt in erster Linie von der Temperatur der Trocknungsluft abhängig. Diese Trocknertypen bieten sich vorwiegend zum Trocknen von wärmestabilen Materialien an.

2.5.4 Vakuumtrockner

Vakuumtrockenschränke unterscheiden sich in der Konstruktion von den normalen Trockenschränken durch ein stabiler gebautes Druckgehäuse mit einer hermetisch verschließbaren Tür. Über einen Absaugstutzen wird der Gasraum evakuiert. Durch den niederen Luftdruck im Vakuum wird die Temperatur, bei der die Gutfeuchtigkeit verdunstet, entsprechend abgesenkt. Vakuumtrockner eignen sich deshalb besonders zum Trocknen von nicht ausreichend temperaturstabilen Stoffen. Falls zum Trocknen Hitze zugeführt werden soll, geschieht dies bei den Vakuumtrocknern üblicherweise durch Kontakt mit den Stellflächen, die gleichzeitig als Wärmeüberträger ausgebildet sind. Außerdem sind Vakuumtrockner praktisch unabhängig von klimatischen Gegebenheiten, z. B. von hohen Luftfeuchtigkeiten bei feuchtwarmem Klima, da sie nicht wie die meisten anderen Trockner größere Trocknungsluftmengen benötigen. Die Vakuumtrocknung läßt sich noch etwas effektiver gestalten, wenn man bei angelegtem Vakuum geringe Mengen vorgetrockneter Spülluft über das Trocknungsgut strömen läßt. Durch diese Manipulation werden die Partialdampfdrucke über dem Trocknungsgut beträchtlich reduziert. Die Spülluft wird in der Regel durch den Belüftungshahn eingeleitet, der zugleich dazu dient, nach Beendigung des Trocknungsprozesses den Druckausgleich zum Öffnen des Schrankes herbeizuführen.

Bei der Hochvakuumtrocknung ist auch daran zu denken, daß die Wärmeleitfähigkeit umso geringer wird, je höher das Vakuum ist. Bei Vakuum-Taumeltrocknern wird das Trocknungsgut durch eine Rotationsbewegung laufend umgeschichtet.

2.5.5 Wirbelschichttrockner und Wirbelschicht

Wirbelschichttrockner (s. Abb. **5.17**) bestehen aus einem Trocknungsbehälter mit Siebboden, in dem sich das Trocknungsgut befindet.

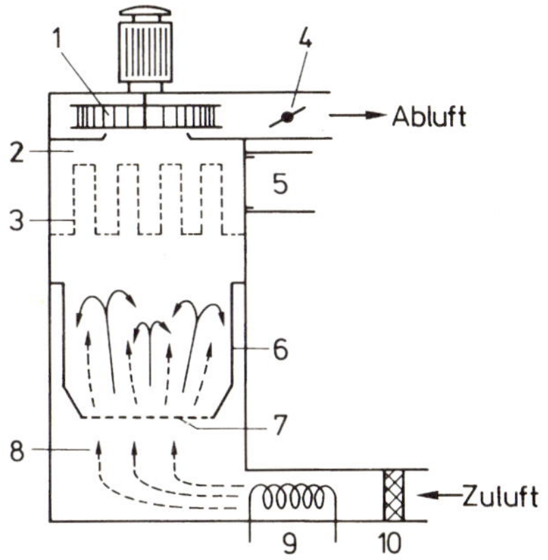

Abb. **5.17** Wirbelschichttrockner. 1 Ventilator, 2 Ablufttemperaturfühler, 3 Abluftfilter, 4 Abluftklappen, 5 Druckentlastung (Ex-Schutz), 6 Trockenbehälter, 7 Siebboden, 8 Zulufttemperaturfühler, 9 Heizung, 10 Zuluftfilter

Die Trocknungsluft, die durch einen starken Ventilator von unten nach oben durch den Trockner gesaugt wird, umströmt die Trocknungsgutpartikeln und erzeugt bei Erreichen einer bestimmten Strömungsgeschwindigkeit ein Wirbelbett. Bevor die Trocknungsluft das Trocknungsgut durchströmt, wird sie filtriert und auf die erforderliche Trocknungstemperatur aufgeheizt. Ein großflächiger Abluftfilter über dem Trocknungsbehälter, der Feststoffpartikeln und Trocknungsluft trennt, verhindert den Austritt des Trocknungsgutes aus dem Trockner.

Vorteile der Wirbelschichttrocknung sind die raschen und günstigen Wärme- und Stoffübergänge durch Konvektion und Diffusion, die sehr kurze Trocknungszeiten erlauben.

Nachteilig sind die erforderlichen hohen Luftmengen, die mehr der Gutbewegung dienen als der Trocknung. Es muß demnach sehr viel mehr Luft durch den Trockner strömen als zur Wärmeübertragung und zum Abtransport der Feuchtigkeit, also für die erforderlichen Wärme- und Stoffübergänge, gebraucht wird.

Aus diesen Gründen ist die Wirbelschichttrocknung heute auf Grund von Energie- und Umweltüberlegungen nicht mehr unumstritten.

Wenn die auf hohe Temperaturen aufgeheizte Trocknungsluft durch das Trocknungsgut strömt,

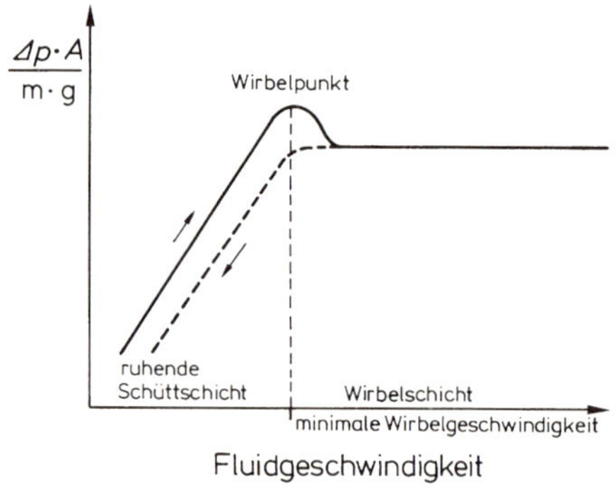

Abb. **5.18** Graphische Darstellung der Druckverluste über den Fluidgeschwindigkeiten in der Wirbelschicht.

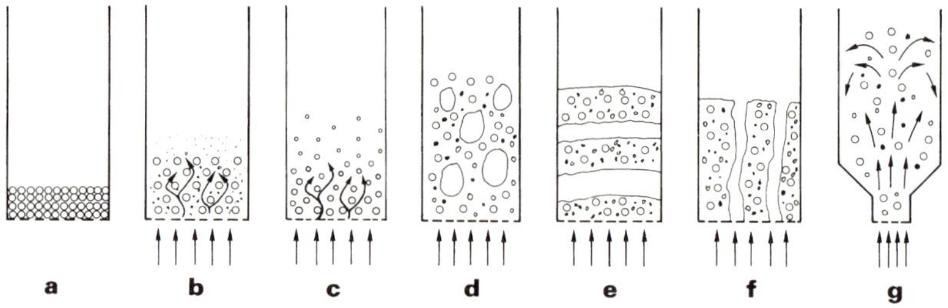

Abb. **5.19** Schütt- und Wirbelschichten.

a Bei der ruhenden oder schwach durchströmten Schüttschicht strömt das Fluid durch die Schüttschichtporen. Die Fluidgeschwindigkeit liegt noch unterhalb der minimalen Wirbelgeschwindigkeit und die einzelnen Feststoffteilchen stehen noch in dauernder Berührung

b Das homogene Fließbett ist der technologisch ideale bzw. angestrebte Zustand. In diesem Zustand verhält sich das Material wie eine Flüssigkeit. Die einzelnen Feststoffteilchen bewegen sich ständig, berühren sich jedoch höchstens kurzzeitig

c Eine klassierende Wirbelschicht bildet sich bei Gemischen mit unterschiedlicher Dichte oder unterschiedlichen Teilchengrößen

d Brodelnde Wirbelschichten entstehen bei zu hohen Geschwindigkeiten des Fluids. Durch die aufsteigenden Blasen werden die Wärme- und Stoffübergänge eingeschränkt und zwar umso stärker je größer die Blasen sind

e Stoßende Wirbelschichten bilden sich ebenfalls bei zu hohen Fluidgeschwindigkeiten. Die sich aufwärts bewegenden feststoffarmen Fluidfronten behindern die Wärme- und Stoffübergänge in Abhängigkeit von den Grenzflächen ähnlich wie die Blasen

f Durch Kanalbildung durchbrochene Schüttschichten sind praktisch wirkungslos. Das Feststoffbett bleibt in Ruhestellung, während das Fluid nutzlos durch die Kanäle strömt

g Sprudel- oder Strahlschichten zeigen als Auswirkung der breiteren Entspannungszone, die sich durch die stark konische Erweiterung des Behälters im Bereich der Luftströmung ausbildet, eine umwälzende Gutbewegung mit gutem Mischeffekt. Die Luftströmung wird nach oben zu, wegen der beträchtlichen Querschnittsvergrößerung, erheblich langsamer.

kühlt sie sich durch Abgabe von Verdunstungswärme ab und verläßt mit Feuchtigkeit beladen das Gerät. So lange Wasser aus dem Gut verdunstet, wird Wärme verbraucht und die Temperaturen der Wirbelschicht sowie die der Abluft liegen tiefer als die Temperaturen der aufgeheizten Zuluft.

Es ist günstiger, den Trocknungvorgang über die Temperatur des Trocknungsgutes in der Wirbelschicht zu steuern als über die Temperatur der Abluft. Denn die Temperatur der Abluft läuft zeitlich und in der Höhe der Anzeige stets hinter der Temperatur des Trocknungsgutes her, da der Temperaturfühler für die Abluft zu weit vom eigentlichen Trocknungsprozeß entfernt liegt. Außerdem kann bei Undichtigkeiten der Apparatur die Ablufttemperatur durch hierbei angesaugte Fremdluft verfälscht werden. Eine weitere Möglichkeit, diese Trocknungsvorgänge zu steuern, wäre noch die Beobachtung und Aufzeichnung der Abluftfeuchtigkeit. Allerdings wirkt sich bei dieser Methode der hohe Staubgehalt der Abluft nachteilig aus. Auch die nicht unerhebliche Abhängigkeit dieser Messung von der Temperatur erschwert die Auswertungen.

Die Temperatur des Trocknungsgutes in der Wirbelschicht beginnt in dem Augenblick zu steigen, in dem kein verdunstbares Wasser mehr vorhanden ist (s. Abb. **14.12**). Ein Temperaturanstieg zeigt hierbei das Ende der Trocknung an. Ein bestimmter Endwassergehalt kann angesteuert werden, wenn bis zu einer entsprechenden Endtemperatur getrocknet wird.

Wirbelschichten. Ruhende Schüttschichten bzw. Festbetten, die von unten nach oben mit einem Fluid, d.h. einem Gas oder einer Flüssigkeit, durchströmt werden, beginnen sich zunächst aufzulockern bzw. auszudehnen, wenn die Geschwindigkeit der Fluidströmung erhöht wird. Nach Überschreiten der minimalen Wirbelgeschwindigkeit entstehen Wirbelschichten (s. Kap. 14, Abschn. 3.1 Granuliertechniken, Wirbelschichtgranulierung und Abschn. 5.3 Geräte zum Überziehen, Wirbelschichtumhüllung) oder ein Fließbett. Dies ist der Fall, wenn der Druckverlust des strömenden Fluids in der Wirbelschicht (Δp) gleich des Gewichts des Festbettes (Masse m · Gravitationskonstante g) pro Fläche des Anströmsiebbodens (A) ist (Gl. (8)).

$$\Delta p = \frac{m \cdot g}{A} \quad \text{oder} \quad \frac{\Delta p}{m \cdot g/A} = 1 \qquad (8)$$

Fließbetten verhalten sich ähnlich wie schwach bewegte Flüssigkeiten; Wirbelschichten wie stark sprudelnde Flüssigkeiten. Die einzelnen Feststoffpartikeln sind in der Wirbelschicht praktisch vollständig vom Fluid umströmt. Sie berühren sich gegenseitig immer nur ganz kurz, da sie sich ständig bewegen oder im Fluß sind.

Zur Lösung der Anfangsverfestigung der Schüttschicht wird der Wert $\Delta p/(m \cdot g/A)$ zunächst größer 1, wie der Peak im Wirbelpunkt zeigt (s. Abb. **5.18**). In der pharmazeutischen Praxis ist es außerordentlich schwierig, homogene Wirbelschichten zu erzeugen. Das Material ist infolge unterschiedlicher Partikelgrößen, Dichten und Oberflächen meist heterogen. Es können verschiedene Arten von Wirbelschichten beobachtet werden (s. Abb. **5.20**).

2.5.6 Sprühtrockner

Sprühtrockner bestehen aus einem Turm, in dessen oberem Teil die zu trocknenden Lösungen, Suspensionen oder Emulsionen in feine Tröpfchen versprüht werden (s. Abschn. 2.2). Gleichzeitig strömt heiße Trocknungsluft entweder von oben nach unten – Gleichstromverfahren – oder von unten nach oben – Gegenstromverfahren – durch den Turm und trocknet die fein zerteilten Tröpfchen aufgrund ihrer großen Oberfläche fast augenblicklich (s. Abb. **5.20**).

Dieses Trocknungsverfahren könnte auch als Schnellverdunstungs- oder Verdampfungsverfahren bezeichnet werden. Durch Sprühtrocknung lassen sich flüssige Zubereitungen, wie Lösungen, Suspensionen oder Emulsionen, zu pulverförmigen Endprodukten trocknen. Mit diesem Trocknungsverfahren werden Milchpulver, Instant-Teepulver, Pulveraromen und Multivitaminpräparate hergestellt. Physikalisch oder chemisch instabile Emulsionen oder Suspensionen können durch Sprühtrocknen stabilisiert werden.

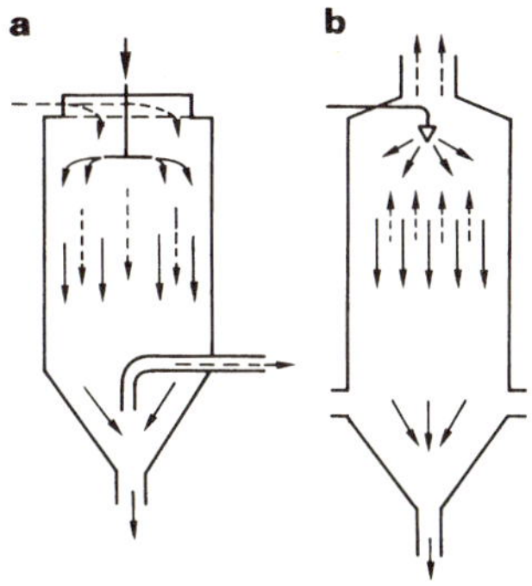

Abb. **5.20** Sprühtrockner; **a** mit Sprühscheibe, Gleichstromprinzip; **b** mit Sprühdüse, Gegenstromprinzip → Sprühflüssigkeit, ---→ Luftstrom.

Solche sprühgetrockneten Emulsionen oder Suspensionen zeichnen sich besonders dadurch aus, daß sie sich mit Wasser wieder leicht zu gebrauchsfertigen Zubereitungen anrühren lassen.

2.5.7 Gefriertrockner

Die Gefriertrocknung wird dadurch ermöglicht, daß Wasser in gefrorenem Zustand noch einen zur Gefriertrocknung ausreichenden Dampfdruck besitzt (Abb. **5.23**). Dieser Dampfdruck, der im Tripelpunkt des Wassers noch 6,11 mbar beträgt, ist darauf zurückzuführen, daß zwischen Eis und seinem umgebenden Gasraum noch ein reger Austausch von Wassermolekülen zwischen fester Phase und Gasphase herrscht. Werden die in den Gasraum übertretenden dampfförmigen Wasser-Moleküle laufend entfernt, z. B. durch Kondensation an Kühlflächen oder durch Adsorptions- bzw. Trockenmittel, nimmt die Eismenge immer mehr ab.

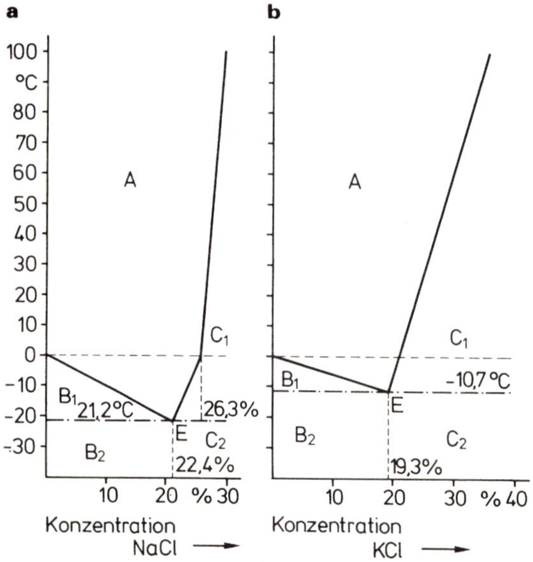

Abb. **5.21** Zustandsdiagramme von wäßrigen Natriumchlorid-Lösungen (**a**) und Kaliumchlorid-Lösungen (**b**);
A nicht gesättigte homogene Salzlösungen
B_1 nicht gesättigte Salzlösungen + Eis
B_2 gefrorene eutektische Gemische + Eis im Überschuß
C_1 gesättigte Salzlösungen + Salzkristalle (bei NaCl liegt unter 0 °C NaCl · $2H_2O$ vor, über 0 °C NaCl)
C_2 gefrorene eutektische Gemische + Salzkristalle im Überschuß
E eutektischer Punkt
–·–·–·– eutektische Temperatur

Solche Sublimationstrocknungen werden in Gang gehalten, indem Verluste an Sublimationswärme durch Zufuhr entsprechender Wärmemengen ausgeglichen werden. Beim Absenken des Luftdruckes über dem Eis tritt eine weitere Steigerung dieser Sublimationsvorgänge durch Vergrößerung der mittleren freien Weglänge der H_2O-Moleküle in der Gasphase und damit eine Vergrößerung des Diffusionskoeffizienten ein.

Die Einfriertemperatur bei einer Gefriertrocknung muß tiefer als die eutektische Temperatur (s. Kap. 4, Abschn. 3.1.3) des zu trocknenden Gemisches sein. Bei reinen KCl- oder NaCl-Lösungen ist es einfach, die entsprechenden eutektischen Temperaturen z. B. aus ihren Zustandsdiagrammen abzulesen. Solche Zustandsdiagramme werden erhalten, wenn Salzlösungen unterschiedlicher Konzentration abgekühlt werden und das Einfrieren beobachtet wird (s. Abb. **5.21**). Die meisten Lösungen zeigen ein eutektisches Verhalten, d. h. beim Einfrieren tritt eine vollkommene Phasentrennung ein. Die einzelnen Komponenten, die gelösten Feststoffe und die Lösungsmittel kristallisieren hierbei getrennt. Die Lösungen mit den niedrigeren Konzentrationen scheiden nach Unterschreiten der Kristallisations- oder Einfriertemperatur zunächst Eis aus (B_1). Die höher konzentrierten Lösungen scheiden dagegen zunächst Feststoffe aus (C_1). Sowohl die niedriger als auch die höher konzentrierten Lösungen verändern bei diesen Vorgängen ihre Konzentrationsverhältnisse derart, daß sich ihre Zusammensetzung derjenigen einer eutektischen Mischung annähert. Im Falle des Natriumchlorids liegt die eutektische Mischung bei 22,4%, bei Kaliumchlorid bei 19,3%. Die jeweiligen Kristallisationstemperaturen fallen bei niedriger konzentrierten Lösungen immer weiter ab, bis zum Erreichen des eutektischen Mischungsverhältnisses, um dann wieder anzusteigen. Im Wendepunkt (E), der eutektischer Punkt heißt, liegt der Phasenübergang bei der eutektischen Temperatur. Unter den Bedingungen der eutektischen Temperatur kristallisieren die Bestandteile einer Lösung nebeneinander in getrennten Kristallen gleichzeitig aus.

Gefriertrocknung pharmazeutischer Zubereitungen. Die meisten pharmazeutischen Lösungen, die gefriergetrocknet werden, sind keine einfachen Lösungen, sondern Mehrstoff-Systeme mit komplizierten Phasendiagrammen. Dies ist der Grund, weshalb die eutektische Temperatur als wichtige Basiskennzahl für einen Gefriertrocknungsprozeß nicht so einfach wie bei reinen Salzlösungen ermittelt werden kann. In komplexen

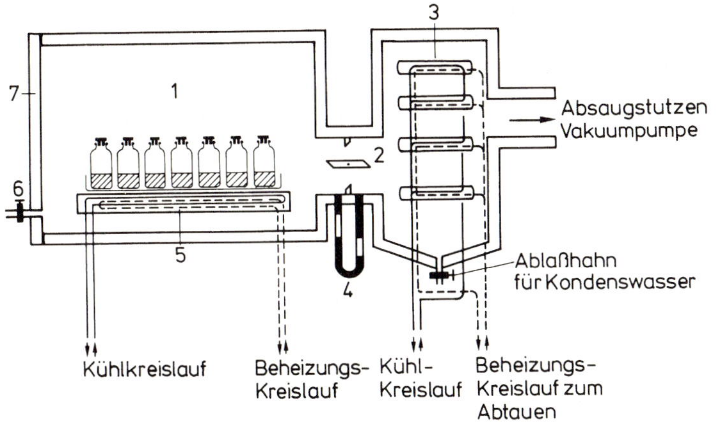

Abb. **5.22** Schema eines Gefriertrockners; 1 Trocknungskammer, 2 Absperrklappe, 3 Kondensator, 4 Differenzdruck-Manometer, 5 Kühl- und heizbare Stellfläche, 6 Be- und Entlüftungshahn, 7 Beschickungstüre (Edwards, Kniese & Co., Marburg).

Zubereitungen wird der Vorgang des Gefrierens durch Temperatur- und Leitfähigkeitsfühler verfolgt. Weil im Augenblick des Festwerdens der letzten flüssigen Zone die elektrische Leitfähigkeit sprungartig abnimmt, erweist sich die kontinuierliche Leitfähigkeitsmessung als gutes Kriterium für die Einfriertemperatur.

Nur eine zuverlässig bestimmte Einfriertemperatur kann sicherstellen, daß keine Flüssigkeitsnester mehr vorhanden sind. Komplex zusammengesetzte pharmazeutische Lösungen, die gefriergetrocknet werden sollen, ergeben wenn sie genügend hoch konzentriert sind, Endprodukte in Form von porösen Kuchen mit sehr großer innerer Oberfläche. Diese Kuchen lassen sich nach Zusatz von Wasser augenblicklich wieder in die ursprüngliche flüssige Zubereitung überführen. Wegen dieser außergewöhnlichen Lösungsgeschwindigkeit wird diese Sonderform der Gefriertrocknung auch als Lyophilisation bezeichnet. Der Ausdruck **Lyophilisieren** bedeutet „lösungsfreundlicher machen".

Kollabiert das Gefriertrocknungsprodukt im Verlaufe der Trocknung und bilden sich keine ausreichend porösen Kuchen aus, sind Gerüstbildner, wie Mannit oder Glycin, zuzusetzen.

Gefriertrocknungsverfahren oder Lyophilisationen bieten sich wegen ihrer schonenden Trocknungsbedingungen für die Trocknung temperaturempfindlicher Materialien aller Art an. Als Beispiele sind die parenteralen Trockenzubereitungen von Penicillinen, Enzymen oder Vitaminen, sowie von Blutzubereitungen, Seren, Impfstoffen und Liposomen zu nennen.

Arbeitsweise der Gefriertrockner. Gefriertrockner (s. Abb. **5.22**) bestehen aus der Trocknungs-

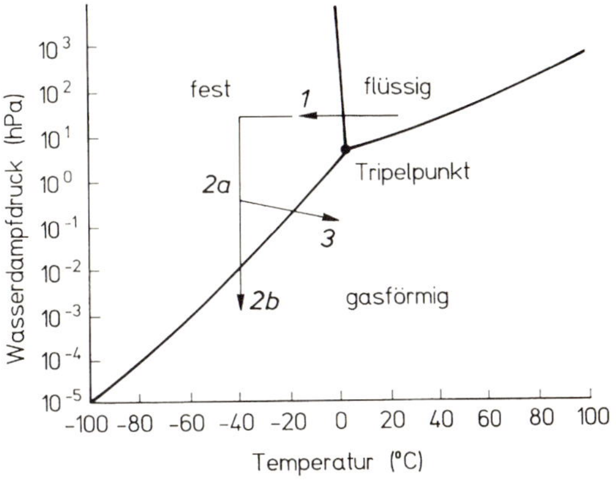

Abb. **5.23** Die drei Schritte der Gefriertrocknung im Phasendiagramm des Wassers; **1** Einfrieren, **2a** und **2b** Primärtrocknung im Vakuum, **3** Sekundärtrocknung durch Temperaturerhöhung (nähere Erklärungen im Text und Kap. 4, Abschn. 3.1).

kammer, einem Kondensator zum Abscheiden des sublimierten Lösungsmittels, einer Pumpe zum Erzeugen des Vakuums und der elektrischen Ausrüstung. Wird die Anlage zum Herstellen von parenteralen Arzneiformen verwendet, wird die Trocknungskammer so installiert, daß sie vom aseptischen Arbeitsbereich zugänglich ist. Der Kondensator, die Pumpe und die elektrische Ausrüstung befinden sich im Bereich mit niedrigeren Reinheitsanforderungen, damit die Wartung nicht behindert wird.

In der Trocknungskammer befinden sich die Stellflächen für die zu gefriertrocknenden Produkte. Diese Stellflächen sind so konstruiert, daß sie einen Kühl- und einen Beheizungskreislauf besitzen und demzufolge das Trocknungsgut sowohl abkühlen bzw. einfrieren, als auch aufheizen können. Der Wärmeaustausch findet durch Kontakt statt.

Der **Ablauf eines Gefriertrocknungsprozesses** im Phasendiagramm des Wassers ist durch folgende Schritte gekennzeichnet (s. Abb. **5.23**).

Im **ersten Schritt** werden die flüssigen Zubereitungen oder das Trocknungsgut durch **Abkühlung unter die eutektische Temperatur** des betreffenden Gemisches eingefroren. Die Geschwindigkeit des Einfrierens kann erheblichen Einfluß auf die Qualität des Endproduktes nehmen. Bei pflanzlichen Zubereitungen, Liposomen oder bei Früchten (z. B. Erdbeeren) können bei zu langsamem Eingefrieren große Eiskristalle entstehen, welche die Gewebe und Zellen sprengen. In Abhängigkeit vom Produkt oder seiner Zusammensetzung führen verschiedene Einfriergeschwindigkeiten zu unterschiedlichen Gefügen, welche die Qualität des getrockneten Kuchens bestimmen. Deshalb muß für jedes Produkt nicht nur die optimale Einfriertemperatur, sondern auch die günstigste Einfriergeschwindigkeit ermittelt werden.

Der **zweite Schritt,** die **Primärtrocknung,** wird durch Evakuieren eingeleitet. Das sublimierte Wasser wird am Kondensator abgeschieden und auf diese Weise laufend aus der Trocknungskammer abgezogen. Während der Primärtrocknung, die als Haupttrocknung dieses Verfahrens einzustufen ist, muß die Temperatur so niedrig gehalten werden, daß weder ein vollständiges noch ein teilweises Auftauen oder Sintern möglich ist.

Im **dritten Schritt,** der **Sekundärtrocknung,** wird die Trocknungstemperatur auf eine für das betreffende Trocknungsgut vertretbare Höhe angehoben und so durch Steigerung der Trocknungsgeschwindigkeit die Trocknung verbessert. Auf diese Weise kann auch stärker gebundenes oder adsorbiertes Wasser entfernt werden.

3 Stoffvereinigung

Die wichtigsten Stoffvereinigungsverfahren in der pharmazeutischen Technologie sind Mischen, Versprühen, Homogenisieren und Kompaktieren. Ziel ist das homogene Vereinigen verschiedener Stoffe durch die Einwirkung mechanischer Kräfte, z. B. durch den Einsatz von Rühr-, Misch- oder Knetwerkzeugen. Es ist zu berücksichtigen, daß zwischen den zu vermischenden Komponenten wirkende Kräfte, wie intermolekulare Wechselwirkungen, elektrostatische Anziehung oder Abstoßung, sowie unterschiedliche Partikelgrößen oder Dichten, den Vereinigungseffekt oder die Qualität der Endprodukte erheblich beeinflussen können.

Endprodukte von Stoffvereinigungsverfahren sind Lösungen, Emulsionen, Suspensionen, Pasten, Aerosole und viele andere komplex zusammengesetzte Gemische.

Die **Kompaktierung** wird bei den festen Arzneiformen Granulate und Tabletten abgehandelt (s. Kap. 14, Abschn. 3.1 und 4.5).

3.1 Mischen

Arzneiformen bestehen in der Regel aus Mehrkomponentensystemen unterschiedlicher Konsistenz, wie Lösungen, Emulsionen, Suspensionen, Salben, Pasten, aber auch Feststoffgemischen, wie Pulvern, Granulaten oder Tabletten. Die Vereinigung der Komponenten erfolgt durch **Mischoperationen.** Diese sollen unter dem Einfluß turbulenter Bewegungen ein möglichst intensives gegenseitiges Durchdringen der Mischungspartner erreichen. Im Prinzip handelt es sich bei jedem Mischvorgang um einen Diffusionsprozeß der Komponenten ineinander. Dementsprechend läßt sich die Mischkinetik bei einer gegebenen konstanten Bewegungsintensität mit dem Fickschen Diffusionsgesetz (s. Kap. 4, Abschn. 2.3.4 Gl. (37)) beschreiben. Der Diffusionskoeffizient D beinhaltet die Intensität der turbulenten Bewegung. Offensichtlich ist dies bei der Herstellung einer molekulardispersen Mischung zweier Flüssigkeiten, bei der für die Durchmischung bereits die thermisch bedingte turbulente Brownsche Molekularbewegung für eine Durchmischung ausreicht. In der Diffusionskonstante ist die absolute Temperatur enthalten. Bei mechanischen Zwangsmischungen, z. B. von Pulverpartikeln, müssen in die Diffusionskonstante die entsprechenden mechanischen Daten der Bewegung eingesetzt werden. Prinzipiell sind also alle Mischvorgänge wesensgleich.

3.1.1 Mischung als entropischer Prozeß

Mit dem Fortschreiten eines Mischungszustandes erhöht sich die Verzufälligung der Lage der Komponentenpartikel gegeneinander. Der Mischprozeß ist beendet, wenn der dem Zerteilungsgrad der Komponenten entsprechende höchste Unordnungszustand, d. h. die maximale Entropie, erreicht ist. Dementsprechend ist der Mischprozeß auch als ein entropischer Prozeß zu bezeich-

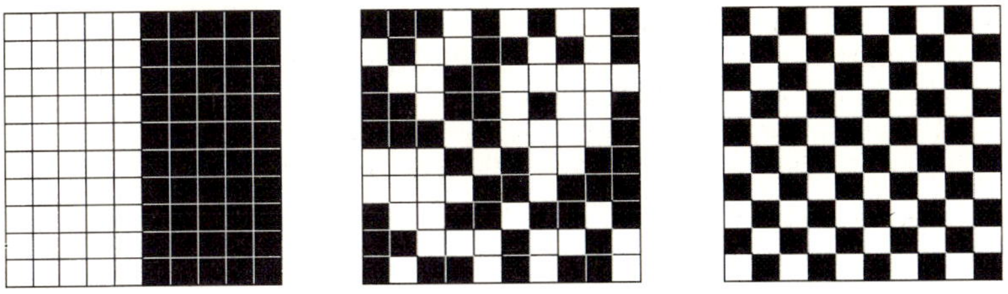

Abb. **5.24** Schematische Darstellung von Mischungszuständen.

nen. **Ideale Mischungspartner** liegen vor, wenn die Komponenten sich in Form, Größe und ihren mechanischen Eigenschaften nicht unterscheiden und gegeneinander indifferent sind. In diesem Fall tritt bei der Durchmischung keine Enthalpieänderung auf (s. Kap. 4, Abschn. 2.3.3). Eine ideale Mischung folgt dem reinen Substitutionsprinzip, bei dem der energetische Zustand der Materie nicht verändert wird, wenn die Partikeln der Mischungskomponenten in ihrer Lage gegeneinander ausgetauscht werden. Damit gelten die Gleichungen (23) und (24) aus Kap. 4, Abschn. 2.3.3. Die Komponenten streben grundsätzlich bei jeder Bewegung nach dem Zustand einer optimalen **Zufallsmischung.** Entmischungen können bei idealen Mischungspartnern mechanisch nicht ausgelöst werden.

In der Abb. **5.24** sind in **a** der vollständig getrennte Zustand, in **b** eine Zufallsmischung sowie in **c** eine geordnete Mischung dargestellt. Die geordnete Mischung **c** strebt wie die vollständige Trennung **a** aus Entropiegründen bei allen Bewegungen in Richtung Zufallsmischung.

Als homogen wird ein Zustand dann bezeichnet, wenn jede Teilmenge der Mischung die gleiche Zusammensetzung und den gleichen Aufbau hat. Es ist leicht einsichtig, daß danach die Aussage der Homogenität eng mit der Größe der betrachteten Teilmengen verknüpft ist. Homogenität und Mischungsgüte sind demnach keine absoluten, sondern relative Begriffe, die nur dann sinnvoll angewendet werden, wenn die Größe der betrachteten Teilmengen in einer sinnvollen Relation zu den technologischen Ansprüchen steht, die an die Mischung gestellt werden müssen.

3.1.2 Beurteilung der Mischungsgüte

Die Mischungsgüte bzw. die Homogenität einer wirkstoffhaltigen Pulvermischung läßt sich über die relative Standardabweichung $\sigma\%$ beschreiben, die angibt, wie stark der Gehalt des Wirkstoffes bei einer Aufteilung der Mischung in gleichgroße Teilmengen streut. Die Größe der Teilmengen der Mischung sollte der zur einzelnen Applikation gelangenden Pulvermenge entsprechen. Das bedeutet beispielsweise bei einer Pulvermischung, die für die Herstellung von Tabletten vorgesehen ist, sollten die Teilmengen der Pulvermenge entsprechen, die einzeln zur Applikation gelangt, d. h. zu einer Tablette komprimiert wird.

Die Standardabweichung, die der Wirkstoffverteilung in einem stochastischen (zufallsverteilten) Pulver entspricht, kann unter bestimmten vereinfachenden Annahmen mit Hilfe der Binominalverteilung berechnet werden. Unter der Voraussetzung, daß es sich um eine Zweikomponentenmischung handelt, Wirk- und Hilfsstoff die gleiche einheitliche Korngröße besitzen und kugelförmig sind, gilt für die Standardabweichung der stochastischen Verteilung:

$$\sigma_{S\,(abs)} = \sqrt{n \cdot p \cdot q} \qquad (9)$$

worin p der Wirkstoffanteil, q der Hilfsstoffanteil und n die Zahl der Partikel je Teilmenge darstellen.

Die relative Standardabweichung für den Wirkstoff in der stochastischen Verteilung bezieht sich auf die Zahl der Wirkstoffpartikel je Teilmenge. Sie ist

$$\sigma_{S\%} = 100 \cdot \frac{\sqrt{n \cdot p \cdot q}}{n \cdot p} = 100 \cdot \sqrt{\frac{q}{n \cdot p}} \qquad (10)$$

Bei kleinem Wirkstoffanteil läßt sich die Formel in einer Näherung zur Poissonverteilung vereinfachen (11 a) und unter Berücksichtigung der Partikelmasse des Wirkstoffes m und der Wirkstoffmasse G je Teilmenge (Dosierung) in die Johnson-Egermann-Gleichung (11 b) überführen.

Liegt kein Isokorn vor, so ist für m, die mittlere Partikelmasse $\overline{m}$, die für die Mischungsgüte repräsentativ ist, zu setzen.

Die Gl. (11) zeigt die wichtigsten Zusammenhänge:

$$\sigma_{S\%} = \frac{100}{\sqrt{p \cdot n}} \quad (11a); \qquad \sigma_{S\%} = 100\sqrt{\frac{m}{G}} \quad (11b)$$

Damit die relative Standardabweichung der Wirkstoffdosierung selbst bei optimaler, d. h. stochastischer Mischung den Zulässigkeitsbereich nicht überschreitet, muß die Partikelmasse des Wirkstoffs um so kleiner sein, je niedriger der Wirkstoffgehalt und damit die Dosierung ist. Gl. (9) läßt daher eine Abschätzung zu, welche Wirkstoffpartikelgröße zur Einhaltung der Arzneibuchforderungen nicht überschritten werden darf.

Die von Ph.Eur/DAB geforderte Stichprobenprüfung der Gleichförmigkeit des Gehaltes ist in Kap. 2, Abschn. 6.2 beschrieben. Ihr Ziel ist es sicherzustellen, daß Abweichungen des Einzelgehalts x_i vom Mittelwert μ, $|x_i - \mu|$ den Wert von 15% höchstens ausnahmsweise überschreiten. Nach der 3σ Regel umfaßt bei einer Normalverteilung der dreifache Wert der Standardabweichung (s. Kap. 2, Abschn. 2.4) praktisch alle – nämlich 99,7% – der Einzelabweichungen. Unterstellt man also, daß eine Abweichung von 15% in 0,3% der Teilmengen der Grundgesamtheit die Grenze des Tolerierbaren darstellt, so ist damit die maximal zulässige relative Standardabweichung des Wirkstoffgehaltes auf 5% festgelegt. Im allgemeinen werden für die Herstellung von Pulvermischungen Partikelgrößen der Mischungspartner angestrebt, die einer stochastischen Homogenität mit einer relativen Standardabweichung von 1–2% entsprechen. So sind bei Dosierungen über 2 mg Partikelgrößen von 100 μm durchaus noch tolerierbar. Bei Partikelgrößen von 200 μm und größer sind allerdings selbst unter den idealen Bedingungen einer reinen Zufallsverteilung die Arzneibuchanforderungen nicht mehr erfüllbar.

Die Gl. (11) läßt sich vereinfachend aus der Gl. (10) ableiten: Die Wirkstoffkonzentration im Verhältnis zur Hilfsstoffkonzentration sehr niedrig. Unter dieser Voraussetzung gilt dann auch, daß entscheidend für die Gleichförmigkeit der Dosierung nur die Wirkstoffdosierung ist und nicht die Größe einer Tablette. So ist es bei einer Dosierung eines Wirkstoffes von 1 mg je Tablette belanglos, ob die Tablette nur ein Gewicht von 20 mg hat oder eine Brausetablette mit mehreren g darstellt.

Unvollständige Mischungen besitzen eine größere relative Standardabweichung als ideale stochastische Mischungen. Zur Beschreibung, wie weit sich in einem Pulver der Zustand der idealen stochastischen Mischung eingestellt hat, bedient man sich des **Mischungsindexes** I_m. Ebenso kann man die Frage stellen: Wie weit liegt in einem Pulver eine Trennung der Pulverkomponenten vor? Diese werden mit dem **Segregationsindex** beschrieben.

Es gibt die verschiedenartigsten Definitionen für den Mischungsindex und den Segregrationsindex. Einleuchtend ist die Vorstellung, daß die relative Standardabweichung sich während der Zufallsmischung von einer Standardabweichung σ_0, die man ermitteln würde, wenn man das überschichtete, vollständig getrennte Pulver in Teilmengen unterteilt und analysiert, in Richtung zu der idealen Zufallsverteilung σ_r verändert. Bei kleinem Wirkstoffgehalt gilt näherungsweise:

$$\sigma_0 = \frac{100}{\sqrt{p}} \qquad (12)$$

Unter Berücksichtigung der Tatsache, daß der Mischungsprozeß einer Kinetik erster Ordnung folgt, ist es zweckmäßig, die Logarithmen der Standardabweichungen in den entsprechenden Formeln einzusetzen. Der Mischungsindex I_m läßt sich dann entsprechend der Gl. (13) definieren:

$$I_m = \frac{\lg \sigma_0 - \lg \sigma}{\lg \sigma_0 - \lg \sigma_r} \qquad (13)$$

Entsprechend gilt für den Segregationsindex:

$$I_S = \frac{\lg \sigma - \lg \sigma_r}{\lg \sigma_0 - \lg \sigma_r} \qquad (14)$$

Entsprechend diesen Gleichungen ist der Mischungsindex 1 bei Vorliegen einer kompletten Zufallsmischung und der Segregationsindex 1 bei einer vollständigen Trennung der beiden Komponenten. Unvollständige Mischungen zeigen einen Mischungsindex zwischen 0 und 1.

Vereinfacht kann man aber auch als den Mischungsindex den Quotienten aus der relativen Standardabweichung $\sigma_{\%}$ der Mischung und der des idealen stochastischen Zustandes $\sigma\%$ bilden, wonach

$$I_m = \frac{\sigma_{\%}}{\sigma_{r\%}} \quad (15)$$

Bei dieser Definition des Mischungsindex ist im vollständig gemischten Zustand der Mischungsindex 1, in unvollständigen Mischungen über 1.

3.1.3 Entmischungen

Entmischungserscheinungen können verschiedenartigsten Mechanismen folgen. Ihr Auftreten ist grundsätzlich dann zu erwarten, wenn beim Mischvorgang neben der Entropieänderung ein die Entropie überkompensierender positiver Enthalpieterm gegenübersteht (s. Kap. 4, Abschn. 3.1.2). Der Zustand der Materie in einem sich bewegenden Mischer ist mit dem einer gemeinsamen Schmelze zweier Substanzen, die unter der intensiven Turbulenz der thermischen Bewegung stehen, durchaus vergleichbar. Die Masse ist in einem Unordnungszustand, wobei die Partikeln einen ständigen Platzwechsel vollführen, aber im wesentlichen im Kontakt untereinander bleiben. Der Zustand entspricht dem einer amorphen Flüssigkeit. Verlangsamt man die Mischbewegung, nimmt die Intensität der turbulenten Bewegung ab – entsprechend der Abnahme der Brownschen Bewegung in einer Flüssigkeit bei einer Temperaturerniedrigung. Dabei kann unterhalb einer bestimmten Bewegungsintensität diese Überkompensation durch den mechanischen Energieeintrag nicht mehr ausgeglichen werden, so daß es wieder zu einer Trennung der Komponenten kommt. Entmischungen sind wesensgleich mit Phasentrennungen.

Es genügt z. B., daß die beiden Komponenten eine unterschiedliche ungünstige Partikelgrößenverteilung haben. Hierbei beobachtet man folgende Erscheinungen:

Ist eine der Komponenten im Verhältnis zu der anderen sehr feinkörnig, kann sie zwischen den größeren Partikeln der anderen Komponente hindurchrieseln und sich im unteren Teil des Behältnisses anreichern. Damit wird der Schwerpunkt des Systems und somit auch die potentielle Energie des Systems erniedrigt. Gelegentlich bezeichnet man das sich so verhaltende Feinkorn als Schlupfkorn.

Besteht eine der Komponenten, die in einer geringen Menge in der Mischung vertreten ist, aus besonders großen Partikeln, oder enthält eine der Komponenten eine geringe Konzentration besonders großer Partikeln, so schwimmen diese Partikeln bei der Entmischung auf und reichern sich auf der Oberfläche der Masse an. (Grobe Steine wandern in jedem Acker an die Oberfläche und ebenso die gröberen Pellets beim Pelletieren im Pelletierteller).

Ist eine der beiden Komponenten ein sphärisches Isokorn, so bildet es leicht Ordnungszustände, deren Struktur durch Bravaisgitter (s. Kap. 4, Abschn. 2.2.1) beschrieben werden können. In der Regel verifizieren sich hier die dichtesten Kugelpackungen, die beiden energiegleichen Formen, hexagonal und kubisch-flächenzentriert. Diese bilden sich, bei langsamen Bewegungen rein zufällig, in Form kleiner Inseln (Keime). Die geordneten Bereiche vereinigen sich und sedimentieren infolge ihrer erhöhten Dichte unter Abbau der potentiellen Energie des Gesamtsystems nach unten. Je enger eine Partikelgrößenverteilung sphärischer Partikel ist, um so größer ist die Gefahr von Entmischungserscheinungen dieser Art bei Zumischung einer Komponente, deren Partikelform oder auch deren Partikelgrößenverteilung nicht mit dieser übereinstimmt. Neigt eine Komponente zum Aufbau hoher Ordnungszustände, wird diese jede Fremdkomponente, die diesen Ordnungszustand stören könnte, nach oben absondern, um den Zustand höchster Dichte aufzubauen und damit den tiefstmöglichen Schwerpunkt für das System zu ermöglichen.

Grundsätzlich sind daher als Mischungskomponenten Pulver von Vorteil, die selbst aufgrund ihrer breiteren lückenlosen Kornverteilung und evtl. auch einer leichten Anisometrie nur ein ungeordnetes (amorphes) Pulverbett bilden können. Ideal sind Mischungen, bei denen die Komponenten eine gemeinsame lückenlose Kornverteilung mit nur einem gemeinsamen Maximum aufbauen.

Schließlich besteht auch die Möglichkeit, daß eine der Komponenten während des Mischvorganges oder während der Lagerung zu einer Veränderung der Oberflächeneigenschaften z. B. durch Aufnahme von Sorptionswasser und damit zu einer erhöhten Kohäsion neigt. Dadurch können sich sogar schon während des Mischprozesses verstärkt Agglomerate dieser Komponente ausbilden. Handelt es sich dabei um den Wirkstoff, wirkt sich dieser Prozeß wie eine Wirkstoffpartikelvergrößerung aus. Damit verschlechtert sich während des Mischvorgangs die Standardabweichung des stochastischen Mischzustandes. Die Folge ist, daß die Mischgüte während der Mischung ein Maximum durchläuft.

3.1.4 Geordnete Mischungen

Aus den bisherigen Vorstellungen ist zu erwarten, daß auch Mischungszustände möglich sein müssen, die eine bessere Homogenität besitzen als die einer idealen Zufallsverteilung. Dies erfordert zwangsläufig einen geordneten Zustand, der dadurch ausgezeichnet ist, daß die beiden Mischungspartner bevorzugt alternierend auftreten. Dies könnte z. B. durch ungleiche und hohe elektrostatische Oberflächenladungen der beiden Komponenten erreicht werden. Dabei werden sich die Partikel ein und derselben Komponente gegenseitig abstoßen. Dagegen ziehen sich Partikel ungleicher Komponenten an. Ein derartiger Effekt kann schon mit dem bloßen Auge in Mischbettionenaustauscherharzen beobachtet werden – insbesondere dann, wenn diese zur Erkennung ihres Ladungszustandes ungleich angefärbt sind. Sind die Ionenaustauscherharze frisch regeneriert und werden gemischt, so baut sich ein Ordnungszustand auf, der auffallend eine alternierende Folge der beiden Harze erkennen läßt.

Es wurde versucht, dieses Phänomen für die Arzneiformung zu nutzen. Geordnete Mischungen mit kleinerer Standardabweichung als die der reinen Zufallsverteilung lassen sich aber nur unter sehr extremen Voraussetzungen bilden und konnten bisher experimentell nicht eindeutig nachgewiesen werden:

- Die Partikel sollten sphärisch sein.
- Die Partikelgrößenverteilung sollte so eng wie möglich sein – am besten sollte ein Isokorn vorliegen.
- Die beiden Mischungspartner müßten in einer vergleichbaren Konzentration vorkommen.
- Die Oberflächen der beiden Komponenten sollten die entsprechenden Anziehungs- und Abstoßungskräfte dauerhaft bereitstellen.

Die ersten beiden Bedingungen sind Grundvoraussetzungen für die geometrische Verifizierung einer geordneten Pulverpackung. Die dritte Bedingung gewährleistet erst einen hinreichend alternierenden Aufbau. Selbst wenn die übrigen drei Bedingungen erfüllt sind, ist bei einer niedrigen Wirkstoffkonzentration keine signifikante Erhöhung der Homogenität zu erwarten. Da aber gerade Mischungen mit niedrigen Arzneistoffkonzentrationen aus statistischen Gründen problematisch sind, dürften nur in speziellen Fällen Vorteile bei der Arzneiformung zu erwarten sein. Als Anziehungs- bzw. Abstoßungskräfte kommen wegen ihrer Fernwirkung nur elektrostatische Wechselwirkungen in Betracht. Vorzugsweise sollten diese – wie im Falle der Ionenaustauscherharze – durch in der Oberfläche plazierte Ionen verursacht werden, da derartige Ladungen im Gegensatz zur Reibungselektrizität dauerhaft sind.

3.1.5 Mechanismen des Mischprozesses

Beim Feststoffmischen sind drei Mechanismen simultan wirksam: die **Konvektion** besteht in einer relativen Lageverschiebung von Partikelgruppen gegeneinander. Die zunächst getrennt vorliegenden Komponenten werden stufenweise in kleinere Portionen aufgeteilt und vermengt. Durch **Diffusion** kommt es zu einer gegenseitigen Durchdringung dieser Partikelgruppen mit den Einzelteilchen der jeweils anderen Komponente. Voraussetzung für die Konvektion und Diffusion ist eine ausreichende **Scherung.** Bei kohäsiven Massen sind für das Zerteilen der Pulverklumpen in die Einzelteilchen höhere Scherkräfte erforderlich. Bei freifließenden Feststoffen genügt die Schwerkraft.

3.1.6 Mischgeräte

Entsprechend der Einleitung (Abschn. 3.1) sind Mischer Maschinen, die so konstruiert sind, daß sie im Gutbett eine Bewegung mit einem möglichst hohen Anteil an Turbulenz erzeugen. Diese ist dadurch charakterisiert, daß insbesondere benachbarte Partikel Bewegungen in unterschiedliche Raumrichtungen und mit unterschiedlicher Geschwindigkeit ausführen, die das Erreichen einer zufälligen Lage aller Partikeln gegeneinander begünstigen. Dabei ist es in vielen Fällen wünschenswert, die kinetische Energie der Partikeln in Grenzen zu halten, um zu vermeiden, daß bei den naturgemäß unvermeidlichen Kollisionen, die bei dieser Bewegung auftreten, größere Energieumsätze auftreten. Bei jedem unelastischen Stoß wird Energie freigesetzt, die zum Bruch oder anderen Partikelveränderungen führen kann.

Zum Feststoffmischen steht eine Vielzahl von Mischgeräten mit unterschiedlichen Konstruktionsprinzipien zur Verfügung; die in der pharmazeutischen Technologie üblichen lassen sich nach ihrer Scherwirkung in drei Gruppen einteilen:

Wälzmischer, für die auch andere Bezeichnungen gebräuchlich sind, z. B. Fall-, Trommel-, Rotationsmischer. Die Gutbewegung beruht vorwiegend auf der Rotation und dem Einfluß der Schwerkraft. Es handelt sich um schonend mi-

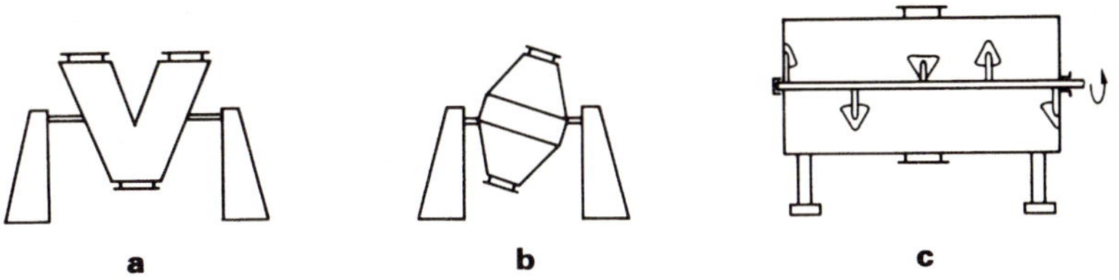

Abb. **5.25** Rotationsmischer zum Mischen von Haufwerken. **a** V-Mischer, **b** Taumelnder Doppelkonusmischer, **c** Pflugscharmischer.

schende, rotierende Hohlkörper mit unterschiedlicher geometrischer Form. Um Entmischungen zu verhindern, sollen die drei Raumachsen eine ähnliche Ausdehnung besitzen. Für eine gute Durchmischung ist weiterhin eine dreidimensionale Gutbewegung erwünscht. Sie wird durch schräggestellte Seitenwände erreicht, wie z. B. beim V-Mischer und beim Taumelmischer (s. Abb. **5.25**). In modernen Pharmabetrieben werden zunehmend Container- oder Faßmischer eingesetzt. Die Produktionscontainer sind so gestaltet, daß sie auch die Aufgabe eines Mischbehälters erfüllen. Diese Fässer werden in einen rhönradähnlichen Rahmen (Rhönradmischer) oder in einen Taumelantrieb (Taumelmischer) diagonal eingespannt. Die taumelnde Bewegung wird durch die Rotation des Fasses um die Diagonalachse erzeugt.

Diese Gruppe von Mischern ist vornehmlich für freifließende und wenig kohäsive Stoffe geeignet. Erfolgt die Agglomeratzerstörung durch Sieben einer Vormischung, dann können auch mit stark kohäsiven Wirkstoffen gute Resultate erzielt werden. Der Füllungsgrad ist mit maximal 30–40% kleiner zu halten als bei den anderen Typen.

Der **Schüttelmischer** übt etwas stärkere Scherkräfte aus. Der austauschbare Mischbehälter wird von dem Mischgerät unter Schütteln in alle drei Raumrichtungen bewegt. Er ist für mäßig kohäsive Pulver noch geeignet.

Schermischer oder **Zwangsmischer** werden für stark kohäsive Güter eingesetzt. In den stillstehenden Behältern befinden sich rasch rotierende, verschieden geformte Mischwerkzeuge. Bei hoher Korngröße und guter Rieselfähigkeit sind sie weniger geeignet. Hohe Partikelbeschleunigungen können auch Entmischungen bewirken, zu starke Scherkräfte Partikelzerkleinerungen. Solche Veränderungen sind bei der Weiterverarbeitung zu beachten.

Der **Pflugscharmischer** besteht aus einem waagerecht liegenden Zylinder, in dem pflugscharähnliche Mischwerkzeuge rotieren (s. Abb. **5.25 c**).

Ein anderes Gerät zur Einarbeitung von Flüssigkeiten ist der **Planeten-Mischkneter.** Ein Planetenmischarm, der sich auf einer Kreisbahn um die Hauptachse bewegt und dabei gegenläufig um die eigene Achse rotiert, taucht von oben in einen Mischbehälter ein. Er erzeugt ausgewogene Misch- und Kneteffekte. Auf der anderen Seite des Planetenmischraums läuft ein Abstreifer auf der Kreisbahn um die Hauptachse und wirft nach außen geschleudertes Mischgut wieder ins Zentrum zurück (s. Abb. **5.26 a**). Zum Kneten zäher Massen werden **Z- oder Sigma-Kneter** verwendet. Sie besitzen trogartige, meist waagerecht liegende Behälter mit zwei ineinandergreifenden Z- oder S-förmigen Knetarmen. Sie entwickeln hohe Scherkräfte bei wenig Konvektion und zeichnen sich deshalb durch eine starke Knetwirkung aus. Ihr Mischeffekt ist dagegen weniger ausgeprägt.

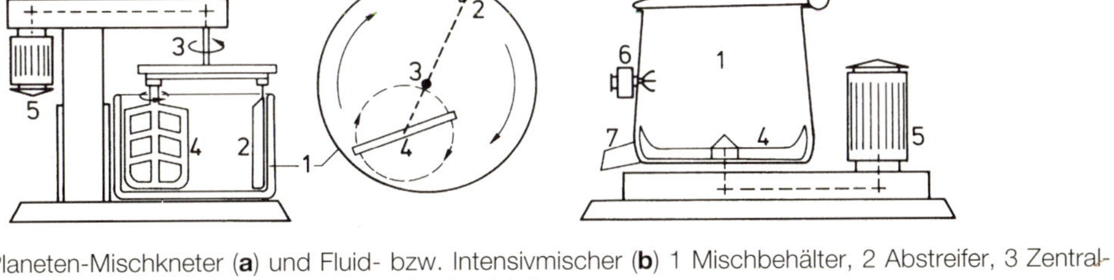

Abb. **5.26** Planeten-Mischkneter (**a**) und Fluid- bzw. Intensivmischer (**b**) 1 Mischbehälter, 2 Abstreifer, 3 Zentralachse, 4 Rührwerkzeug, 5 Antrieb, 6 Zerhacker, 7 Bodenablaß.

Beim **Fluid- oder Intensivmischer** rotiert ein schnellaufendes Rührwerkzeug am Boden des kesselförmigen Mischbehälters, welches das Mischgut praktisch fluidisiert. An der Behälterwand besitzt dieser Mischer einen rotierenden Zerhacker, der eine gute desagglomerierende Wirkung aufweist (s. Abb. **5.26 b**). Diese Mischer werden wegen ihrer hohen Scherwirkung auch als **Mischgranulatoren** eingesetzt. Die Granulierflüssigkeit wird nach dem Mischen der Pulver zugegeben.

3.2 Rühren

In der pharmazeutischen Technologie finden die verschiedenartigsten Rührwerke Verwendung. Je nach Form des Rührers werden sie **Propeller-, Scheiben-, Blatt-, Balken- oder Gitterrührer** genannt. Ihre Umdrehungsgeschwindigkeit muß wegen der unterschiedlichen Konsistenz der Mischgüter regulierbar sein. Am wirkungsvollsten sind die schnellaufenden Rotor-Stator-(Turbinen)Rührwerke (s. Abb. **5.27**).

Diese Rührwerkzeugtypen sind nur für flüssige Systeme geeignet. Der äußere Teil des Rührkopfes ist der Stator mit seinen schlitzartigen Öffnungen. Im Inneren läuft ein genau eingepaßter propellerartiger und gegen die Schlitze des Stators messerartig wirkender Rotor. Dieser propellerförmige Rotor saugt durch die Zulauföffnungen an der Oberseite des Rührkopfes das Mischgut an. Zwischen den Kanten des Rotors und dem Stator (seitliche Rührkopfwand) wird das Mischgut geschert, dispergiert und durch Schlitze im Stator aus dem Rührkopf herausgeschleudert. Solche schnellaufende Rotor-Stator-Mischer werden auch als Turbinenmischer bezeichnet.

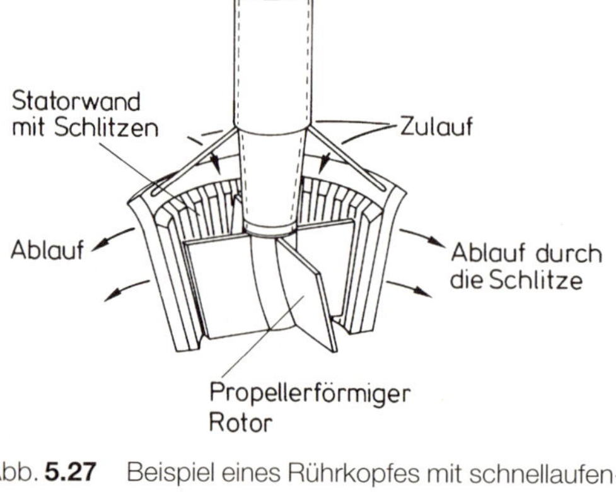

Abb. **5.27** Beispiel eines Rührkopfes mit schnellaufendem Rotor-Stator-(Turbinen)Rührwerk.

Besonders intensive Mischoperationen, bei denen gleichzeitig signifikante Zerkleinerungen der Einzelpartikel der zu durchmischenden Komponenten stattfinden, werden als **Homogenisierung** bezeichnet. Die Operation der Homogenisierung wird demnach gelegentlich bei Feststoff-Feststoffmischungen vor der Granulierung, aber auch bei kolloiden Arzneiformen angewendet. Hierzu gehört auch die Behandlung eines Salbenansatzes mit einem Ultraturrax oder einer kolloiden Lamellarphase bzw. einer multilamellaren Vesikeldispersion zum Zwecke der Gewinnung unilamellarer Vesikel mit Ultraschall.

4. Wasseraufbereitung

Wasser ist bei der Herstellung von Arzneimitteln, von Wirkstoffen und von Hilfsstoffen der mengenmäßig wichtigste Hilfsstoff. Darüber hinaus ist Wasser bei der Reinigung von Behältnissen, von Produktions- und Abfüllanlagen sowie von Produktionsräumen unentbehrlich.

Die Qualitätsanforderungen an Wasser sind den verschiedenen Einsatzzwecken angepaßt und in Monographien des Arzneibuchs bzw. entsprechenden Spezifikationen festgelegt. Für die Herstellung der verschiedenen Wasserqualitäten gibt es geeignete Wasseraufbereitungsanlagen. Wasser kann eine Reihe von Verunreinigungen enthalten (s. Tab. **5.10**). An Wasser für pharmazeutische Zwecke werden besonders hohe Anforderungen gestellt. Es wird aus Trinkwasser hergestellt.

Tabelle **5.10** Verunreinigungen des Ausgangsstoffes Wasser

Lösliche Verunreinigungen
1. Mineralsalze
2. Organische Verbindungen aus dem Stoffwechsel und abgestorbenem Zellmaterial von Organismen
3. Gase (z. B. CO_2)

Partikuläre Verunreinigungen
1. Partikeln aus anorganischem Material
2. Partikeln aus organischem Material
   - abgestorbenes Zellmaterial
   - vermehrungsfähige Organismen

4.1 Trinkwasser

Die Trinkwasserqualität wird durch die Trinkwasserverordnung (TV) geregelt. Für den Einsatz im pharmazeutischen Bereich sind besonders die mikrobiologischen Parameter von Bedeutung. Trinkwasser muß frei von Krankheitserregern einschließlich *Escherichia coli* sein (s. Tab. **5.11**).

Tabelle **5.11** Die mikrobiologischen Anforderungen für Trinkwasser

Parameter	Trinkwasserverordnung
Krankheitserreger	n.n.
E. coli (20 °C) (fäkale Coliforme)	in 100 ml n.n.
Coliforme (RZ)	in 100 ml n.n.
Koloniezahl (KBE/ml)	
bei 37 °C	
bei 22 °C	$\leqslant$ 100/ml (RZ)

n.n. nicht nachweisbar
RZ Richtzahl
E. coli *Escherichia coli*
KBE/ml Anzahl der *K*olonie-*b*ildenden *E*inheiten pro ml

Die Koloniezahl belegt lediglich den momentanen Zustand im Zeitpunkt der Probenentnahme und unter der Voraussetzung, daß die Probe sofort untersucht wurde. Längere Verweilzeiten zwischen Entnahme und Prüfung verfälschen durch weiteres Wachstum das Ergebnis. Der Einfluß von Mikroorganismen auf das Trinkwasser kann auch durch Desinfektionsmaßnahmen, z. B. mit Chlor oder mit Ozon, verfälscht werden. Die Desinfektionsmaßnahmen führen zwar zu einer Verminderung der Keimzahl, lassen jedoch eine ganze Reihe von Stoffwechselprodukten, die ein Arzneimittel beeinträchtigen können, unbeeinflußt, z. B. Toxine, Pyrogene oder Enzyme. Besonders bei Lagerung von Wasser jeglicher Qualität ist im Kontakt mit Luft und bei Temperaturen zwischen 25 und 38 °C mit einer raschen Keimvermehrung zu rechnen. Die Bezeichnung Keime wird gleichbedeutend mit vermehrungsfähigen Mikroorganismen mit Ausnahme von Viren gebraucht. Zu erwähnen bleibt, daß sich einige im Trinkwassernetz vermehrende Bakterien, z. B. Caulobacter- und Seliberia-Arten, bisher nicht züchten lassen. Sie sind somit auf den gebräuchlichen Nährmedien zur Keimzahl-Bestimmung nicht nachzuweisen. Die Überwachung der Keimzahl (KBE/ml = **K**olonie-**b**ildende **E**inheiten pro ml) gehört bei allen Wasserspezifikationen zu den wichtigsten Anforderungen.

4.2 Wasser für pharmazeutische Zwecke

Das Arzneibuch unterscheidet folgende Wasserqualitäten:

- **Gereinigtes Wasser, Aqua purificata.** Es wird aus Trinkwasser durch Destillation, mit Hilfe von Ionenaustauscher-Verfahren gewonnen. Mikrobiologische Reinheitskriterien werden bisher vom Arzneibuch nicht gefordert.
- **Wasser für Injektionszwecke, Aqua ad iniectabilia.** Die Herstellung erfolgt aus Trinkwasser oder gereinigtem Wasser durch Destillation. Das resultierende Produkt muß frei von Pyrogenen sein.

  Das Arzneibuch unterscheidet zwischen dem Wasser für Injektionszwecke in Großgebinden (Bulk-Produkt), das so gelagert werden soll, daß es zu keiner Keimvermehrung kommt und dem im Abgabebehältnis sterilisierten Wasser für Injektionszwecke, das steril sein muß und bei Mengen über 15 ml keine nachweisbaren Pyrogene enthalten darf.
- **Wasser zur Verdünnung konzentrierter Hämodialyselösungen.** Grundsätzlich soll hierzu frisch destilliertes Wasser eingesetzt werden. Steht dieses nicht zur Verfügung, so kann im Ausnahmefall ersatzweise gereinigtes Wasser benutzt werden, wenn dieses die mikrobiologischen Forderungen an Trinkwasser erfüllt. Besonderes Augenmerk ist dabei auf den Pyrogengehalt zu richten. In Notfällen, wenn die vorgenannten Wasserqualitäten nicht zur Verfügung stehen, kann auch Trinkwasser verwendet werden, wenn dieses frei von Chlor bzw. Ozon ist.

  Die eingeschränkte oder fehlende renale Exkretion bei Hämodialysepatienten ist der Grund für die grundsätzliche Forderung nach Verwendung von destilliertem Wasser. Die in Hämodialyselösungen vorhandenen Ionen können leicht ins Blut übergehen und wegen der problematischen Exkretion ernste Nebenwirkungen hervorrufen, z. B. durch Aluminium sogar Encephalopathie, Osteomalazie, Anämie oder Alzheimer Krankheit.

4.3 Anlagen zur Wasseraufbereitung

Einen Überblick über die Verfahren zur Gewinnung von Wasser für pharmazeutische Zwecke gibt Abb. **5.28**.

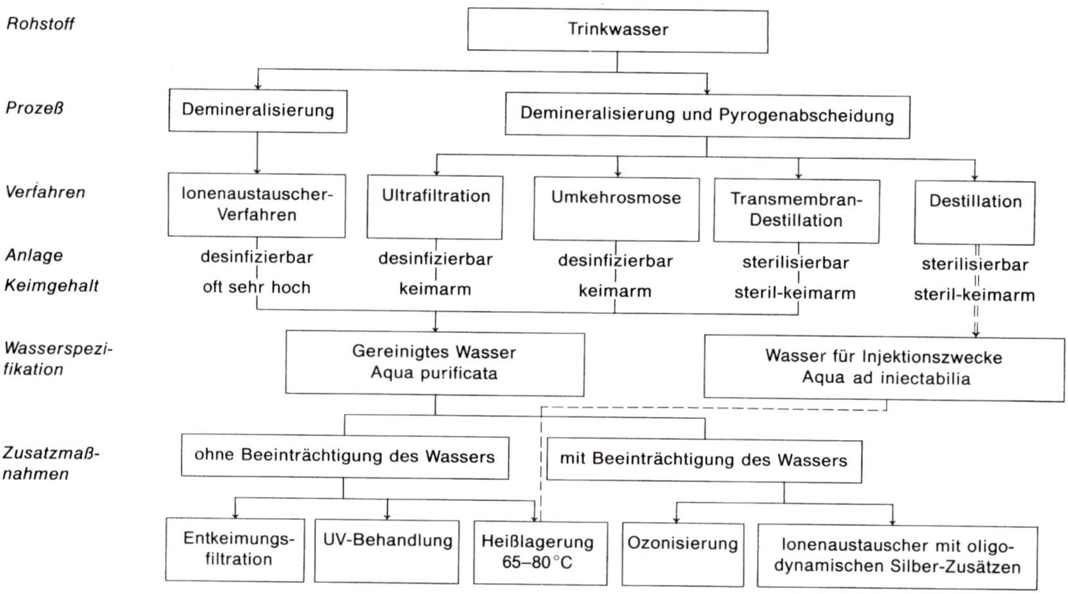

Abb. **5.28** Verfahren zur Gewinnung von Wasser für pharmazeutische Zwecke.

Je nach seiner Herkunft besitzt Trinkwasser unterschiedliche Härtegrade, die in dH (deutsche Härtegrade) angegeben werden. Für die Härte des Wassers sind die gelösten Erdalkalien verantwortlich, meist Ca^{2+}- und Mg^{2+} -Ionen, wobei zusätzlich zwischen Carbonat-Ionen, CO_3^{2-} und HCO_3^- und Nichtcarbonat-Ionen, SO_4^{2-} und NO_3^- unterschieden wird. Bei der Carbonathärte entspricht ein deutscher Härtegrad einer Konzentration von 1 Teil CaO in 100 000 Teilen Wasser. Bei der Gesamthärte wird die Summe der Calcium- und Magnesium-Salze berücksichtigt.

1° Gesamthärte = 10 mg CaO/l bzw. 7,19 mg MgO/l

Die Härtegrade werden neuerdings auch in Millimol (mmol) angegeben. 1 mmol bedeutet, daß in 1 l Wasser 1 Millimol des betreffenden Stoffes enthalten ist. Zur Umrechnung auf mmol werden die Härtegrade durch 5,6 dividiert.

Durch Entfernen der härtebildenden Ionen kann Trinkwasser enthärtet werden. Für pharmazeutische Einsatzzwecke müssen alle Salze bzw. alle Ionen, auch Eisen, Mangan, Aluminium etc., durch geeignete Demineralisierungsverfahren aus dem Trinkwasser entfernt werden. Das so aufbereitete Wasser wird als

- E-Wasser (entmineralisiertes Wasser) bzw.
- VE-Wasser (vollentsalztes Wasser)

bezeichnet.

4.3.1 Anlagen zur Enthärtung und Demineralisierung von Wasser

Für die **Ionenaustauscher-Verfahren** macht man sich die Tatsache zu nutze, daß unlösliche Polysäuren und Polybasen, die Ionenaustauscher, entsprechende Gegenionen an sich binden und damit immobilisieren können. Als Ionenaustauscher finden mit Vorzug körnchenförmige, quervernetzte Polymerisate Verwendung, die entweder saure Gruppen wie z.B. Carboxylgruppen oder Sulfonsäuregruppen oder basische Gruppen tragen. Das Grundgerüst geht oft auf ein mit Divinylbenzol quervernetztes Polystyrol zurück. Der Quervernetzungsgrad ist so eingestellt, daß die sphärischen Partikeln eine gewisse Quellbarkeit aufweisen. Die Polysäure hat Kationenaustauschereigenschaften, während die Polybasen den Anionenaustauscher darstellen. Die Salzbildung sowohl der Säuren als auch der Basen folgt dem Massenwirkungsgesetz. Dementsprechend erfolgt die Bindung der Gegenionen nach ihrer Art und Konzentration. Der Kationenaustauscher läßt sich demzufolge mit konzentrierten Säuren regenerieren, d.h. in die saure Form zurückführen. Nach Auswaschen mit reinem, möglichst ionenarmen Wasser ist er gebrauchsfertig. In entsprechender Weise läßt sich der Anionenaustauscher mit konzentrierten Basen – vorzugsweise Natronlauge – regenerieren und anschließend auswaschen.

Enthärtung mit Hilfe von Ionenaustauschern. Aufgrund der Tatsache, daß der Ionenaustausch dem Massenwirkungsgesetz folgt, ist es möglich, Kationenaustauscherharze mit Hilfe einer konzentrierten Kochsalzlösung mit Natriumionen zu beladen. Läßt man Rohwasser über einen so vorbehandelten Austauscher laufen, wird das Natrium mit Vorzug gegen alle Ionen, die mit dem Harz weniger dissoziierende Salze bilden, ausgetauscht. Die Säule entzieht somit dem Rohwasser alle mehrwertigen Kationen und damit auch die Härtebildner Calcium und Magnesium. Auf diese Weise läßt sich eine nahezu vollständige Enthärtung des Wassers erreichen. Für technische Zwecke ist ein derartiges Wasser nur begrenzt verwendbar, da es zu einer erhöhten Korrosionsgefahr führt. Aus diesem Grund wird in technischen Wasserenthärtungsanlagen dem enthärteten Wasser eine bestimmte Menge Rohwasser zugemischt, um optimale Härtegrade einzustellen.

Vollentsalzung bzw. Demineralsierung von Wasser. Für die Demineralisierung ist zwischen dem Getrenntbett- und dem Mischbettverfahren zu unterscheiden. Bei beiden Verfahren werden die Austauscherharze in Säulen eingeschlämmt, die im allgemeinen von oben nach unten von dem zu entsalzenden Wasser durchlaufen werden.

Bei dem **Getrenntbettverfahren** passiert das Rohwasser zunächst den Kationenaustauscher. Die Kationen der im Rohwasser gelösten Salze werden nach dem Massenwirkungsgesetz an den Austauscher gebunden und dafür Wasserstoffionen freigesetzt. Diese Freisetzung verschiebt den pH-Wert des Wassers in den sauren Bereich und verhindert den vollständigen Austausch. Der erniedrigte pH-Wert bewirkt aber auch gleichzeitig die Freisetzung von Kohlensäure, die durch entsprechende Entgasungsvorrichtungen entfernt werden kann. Danach passiert das von den Kationen weitgehend befreite saure Rohwasser den Anionenaustauscher, der sich in entsprechender Weise mit den Anionen belädt. Der Austausch der Anionen gegen Hydroxylionen führt wieder zu einer Anhebung des pH-Wertes. Aufgrund der restlichen Kationen, die den Kationenaustauscher passiert haben, führt der Anionenaustausch nunmehr zu einem alkalischen Wasser. Das alkalische Milieu verhindert allerdings auch den vollständigen Anionenaustausch. Grundsätzlich wäre auch eine umgekehrte Passage möglich, doch besteht die Gefahr, daß schwerlösliche Hydroxide ausfallen, wenn das Rohwasser erst den Anionenaustauscher passiert. Das aus einer einfachen Getrenntbettanlage resultierende Wasser ist schwach alkalisch und noch mit einer geringen Salzkonzentration verunreinigt. Zur weiteren Reinigung kann man noch weitere Austauschersäulen nachschalten, wobei zunächst eine Kationenaustauschersäule und anschließend eine Anionenaustauschersäule, gegebenenfalls auch noch weitere Säulenpaare folgen. Mit jedem weiteren Säulenpaar nimmt die Restionenkonzentration weiter ab und gleicht sich der pH-Wert demzufolge immer weiter an den Neutralpunkt pH 7 an.

In einer **Mischbettsäule** liegen Kationen- und Anionenaustauscherharze gleichmäßig miteinander vermischt vor. Dabei kommen die unterschiedlichen Ladungszustände bei den regenerierten Harzen der Mischoperation entgegen. In Mischbettsäulen laufen Anionen- und Kationenaustausch unmittelbar nacheinander bzw. nebeneinander ab. Extreme pH-Werte werden vermieden und die Folge davon ist, daß das aus Mischbettsäulen erhaltene Wasser einen sehr niedrigen Ionengehalt aufweist. Deshalb kann die Messung der Leitfähigkeit, die sich mit relativ einfachen elektronischen Meßeinrichtungen erfassen läßt, zur Bestimmung der Wasserqualität herangezogen werden. Die Leitfähigkeit von Mischbett-Ionenaustauscherwasser ist allgemein kleiner als 1 μS (Mikro-Siemens), d.h. der spezifische Widerstand liegt über 1 $M\Omega \cdot cm$.

Die Regeneration eines Mischbett-Ionenaustauschers ist etwas kompliziert, da dies ohne Trennung der beiden Ionenaustauschersorten nicht möglich ist. Die Anionenaustauscherpartikel weisen im Gegensatz zu den Kationenaustauscherpartikeln eine erheblich geringere Dichte auf. Deshalb können sie in durchströmendem Wasser durch Aufwirbeln leicht in zwei farblich gut unterscheidbare Schichten getrennt werden. Die schweren Kationenaustauscherpartikeln bilden hierbei die untere Schicht. Anschließend können die beiden Harze beide für sich optimal regeneriert und schließlich zur erneuten Verwendung wieder vermischt werden.

Das makromolekulare Ionenaustauscher-Material und die während des Prozesses daran festgehaltenen organischen Verunreinigungen können zu einer raschen Verkeimung der Anlage und einer dadurch bedingten erheblichen mikrobiellen Kontamination des demineralisierten Prozeßwassers führen. Besonders empfindlich reagieren Anionenaustauscher auf mikrobiellen Befall. Mikroorganismen können nämlich aus den Anionenaustauschern Amine freisetzen, die sich dann durch ihren charakteristischen Geruch bemerkbar machen. Bei den kontinuierlich betriebenen Anlagen läßt sich beim häufigen Rückspülen und Regenerieren infolge der hohen Turbulenz die Keimzahl zwar drastisch vermindern, jedoch das Problem des Keimgehaltes keineswegs zufriedenstellend lösen. Hierzu sind weitere Eingriffe, vor allem durch geeignete Desinfektionsmaßnahmen, erforderlich. Dabei werden Hypochlorite, Wasserstoffperoxid, Peressigsäure und neuerdings auch oligodynamisch wirkende Silberzusätze eingesetzt. Durch diese Maßnahmen können jedoch weitere Nachteile heraufbeschworen werden, nämlich das Anfallen von hierbei entstehenden Nebenprodukten im entsalzten Wasser. Diese Nachteile haben in jüngster Zeit zu einem Anlagenkonzept geführt, das ganz auf den Einsatz von Ionenaustauschern verzichtet. Nach vorausgegangener Enthärtung durch Konditionieren mit Säure wird eine Entsalzung über ein bis zwei nachgeschaltete Umkehrosmose-Anlagen vorgenommen.

4.3.2 Wasserreinigung mit Hilfe von Membranen

Die **Umkehrosmose** bzw. **Reversosmose** (RO) setzt sich zögernd für die Herstellung gereinigten Wassers im Pharmabereich durch. In anderen Bereichen der chemischen Technologie wie z. B. bei der Herstellung kosmetischer Präparate ist sie weitaus gebräuchlicher. In den USA wird sie sogar als Alternativmethode für die Herstellung von Wasser für Injektionszwecke herangezogen.

Beim Osmosevorgang sind reines Wasser und eine wäßrige Lösung durch eine semipermeable Membran getrennt. Durch diese Membran kann lediglich Wasser entsprechend seinem eigenen Konzentrationsgradienten in die Lösung diffundieren. Für die Moleküle der gelösten Substanz ist die Membran dagegen unpassierbar. Ist der Lösungsraum geschlossen, so entsteht in ihm durch das eindiffundierende Wasser ein ansteigender Druck. Die Wasserdiffusion kommt dann zum Stillstand, wenn der Druck auf den osmotischen Druck der Lösung angewachsen ist. Erhöht man den Druck über der Lösung über diesen Betrag, so findet eine Rückdiffusion des Wassers in den Reinwasserraum unter gleichzeitiger Konzentrierung der Lösung statt. Der Prozeß kommt zum Stillstand, wenn der mit der Konzentrierung angestiegene osmotische Druck der Lösung den hydrostatischen Druck auf der Lösungsseite der Membran erreicht hat. Auf diesem Prinzip beruhen die Umkehrosmoseanlagen.

Zur Reinigung von Rohwasser (Trinkwasser) wird dieses mit einem Druck, der höher ist als der osmotische Druck des betreffenden Rohwassers, über eine semipermeable Membran geleitet. Dabei tritt Wasser über die im allgemeinen aus Celluloseacetat oder Polyamiden bestehende Membran in den Reinwasserraum. Die Membranen sind als Membranfasermodule ausgebildet, in denen sich zur Vergrößerung der Oberfläche viele feine Hohlfasern mit einem Durchmesser von 0,2 mm parallelgeschaltet befinden. Der Permeatfluß, der vom Arbeitsdruck, der Strömungsgeschwindigkeit ($1–2\ m \cdot s^{-1}$) sowie von der Temperatur abhängig ist, wird mit $1\ l \cdot m^{-2} \cdot h^{-1}$ angegeben. Der Abscheidungsprozeß von gelösten anorganischen Substanzen ist von der Wertigkeit der Ionen abhängig. Einwertige Ionen werden zu 80–90%, polyvalente zu 90–99% abgeschieden. Auch organische Materialien und selbstverständlich partikuläre Verunreinigungen werden zurückgehalten.

Das konzentrierte Rohwasser wird verworfen. Aufgrund der Tatsache, daß Niederschläge, die infolge der Konzentrierung auftreten könnten, wegen der Verstopfungsgefahr des Filters unbedingt vermieden werden müssen, kann die Konzentrierung nur über einen kleinen Bereich betrieben werden. Wenn auch das Verfahren relativ wenig Energie erfordert und im Gegensatz zum Ionenaustauscher-Verfahren keine Chemikalien eingesetzt werden, ist doch der Wasserdurchsatz im Vergleich zur Ausbeute relativ hoch. Leistungsfähige Anlagen lassen sich auf kleinem Raum erstellen. Die Gefahr der Vermehrung durch Kontamination in die Anlage eingebrachter Keime ist erheblich geringer als bei den Ionenaustauscher-Verfahren. Dennoch sollte die Anlage von Zeit zu Zeit desinfiziert werden.

Bei der **Transmembran-Destillation** wird das Wasser zunächst verdampft und durch eine hydrophobe Membran mit einem Porendurchmesser von 0,3 bis 1,0 μm mit einem Druck von $2{,}5–3{,}0 \cdot 10^5$ Pa gepreßt. Das Verfahren verbindet die Vorteile der Destillation mit denen der Membranfiltration.

Bei der **Ultrafiltration** lassen sich die asymmetrischen Ultrafilter (s. Verbundfilter Abschn.

2.4.2), auch Molekularfilter genannt, ebenfalls zur Eliminierung von Pyrogenen aus Wasser und anderen pharmazeutischen Ausgangsstoffen einsetzen. Sie haben vieles mit den Umkehrosmose-Membranen gemeinsam. Sie sind ebenfalls nicht sterilisierbar, sondern müssen desinfiziert werden. Bei richtiger Wartung der Anlage resultiert jedoch ein keimarmes und pyrogenfreies Produkt. Von Vorteil gegenüber der Umkehrosmose ist, daß der erforderliche Betriebsdruck je nach Anlage im Bereich von $1{,}4 \cdot 10^5$ bis $3{,}4 \cdot 10^5$ Pa liegt, d.h. er stimmt praktisch mit dem bei der Entkeimungsfiltration überein.

4.3.3 Anlagen zur Destillation von Wasser

Diese Anlagen dienen in der Pharmazie vor allem zur Gewinnung von Wasser für Injektionszwecke. Das Arzneibuch erlaubt für diesen Zweck bisher nur die Destillation.

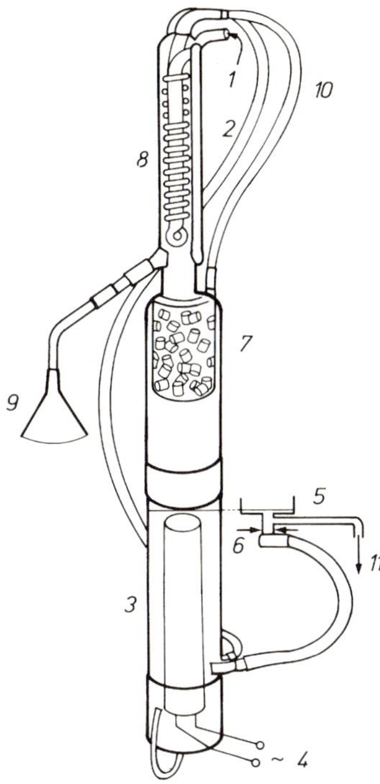

Abb. **5.29** Labor-Wasserdestilliergerät. Kühlwasserzulauf **1**, der Kühlwasserablauf **2** ist gleichzeitig der Zulauf für das vorgewärmte Speisewasser des unteren Verdampfer-Kolbens **3**, der mittels Quarzheizer **4** beheizt wird. Ein Niveaureglergefäß **5** mit Lichtschranke **6** sorgt für den erforderlichen Speisewasserstand und einen geregelten Zulauf. Der mit Raschigringen beschickte obere Verdampferkolben **7** verhindert das Übergehen von nicht verdampftem Wasser. Kühler **8** mit Destillatablauf **9** und Entgasungsöffnung **10**. Speisewasserablauf **11** (Muldestor, Wagner & Munz, München).

Destillationsanlage. Wasser für Injektionszwecke kann durch Destillation von Trinkwasser oder von gereinigtem Wasser gewonnen werden.

Bei jeder Destillation entsteht grundsätzlich durch den Siedevorgang ein Aerosol, in dem alle Bestandteile des Ausgangsmaterials enthalten sind. Dies bezieht sich auch auf die praktisch nichtflüchtigen Bestandteile des Rohwassers wie z.B. Salze, makromolekulare Verbindungen wie Proteine und dergleichen. Selbst kleine suspendierte Partikeln, also auch abgetötete oder nicht abgetötete Keime, können im Dampfraum als Aerosolpartikeln nachgewiesen werden.

Wird das aufgefangene Kondensat erneut destilliert, so verringert sich der durch den Aerosolübergang auftretende Verunreinigungsgrad. Aus diesem Grund werden für die Herstellung von Augentropfen und Iniektabilia Bidestillationsanlagen empfohlen. Sie sind allerdings nicht vorgeschrieben.

Das Aerosol folgt dem Dampfstrom und kann durch entsprechende Schikanen, wie in den Dampfraum eingebrachte Füllkörper, Glockenböden oder dergleichen, wirksam abgesondert werden.

In Abb. **5.29** ist eine einfache Apparatur zur Herstellung von destilliertem Wasser guter Qualität wiedergegeben, deren Dampfraum mit einer kurzen Füllkörpersäule versehen ist.

Sowohl das an den Füllkörpern niedergeschlagene Aerosol als auch zurücklaufendes Kondensat müssen von den übergehenden Dämpfen passiert werden. Dabei kommt es zu einem Energieaustausch, der die Wahrscheinlichkeit des Übergangs von reinem Wasser zuungunsten aller höher siedenden Bestandteile des Rohwassers entscheidend erhöht. Ebenso werden Aerosoltröpfchen beim Passieren des Kondensats abgefangen. Ein entsprechender Vorgang spielt sich bei der Destillation durch eine Glockenbodenkolonne ab. In Abb. **5.30** ist eine derartige Kolonne schematisch wiedergegeben.

Der Dampfraum dieser Kolonne ist durch Böden unterteilt, wobei der jeweils unter einem Boden liegende Raum mit dem darüber liegenden durch in die Böden eingearbeitete Röhren verbunden ist. Die Röhren münden nach oben in glockenförmige Hauben, deren unterer Rand sich dicht über dem jeweiligen Boden befindet. Von den aufsteigenden Dämpfen wird beim Betrieb im

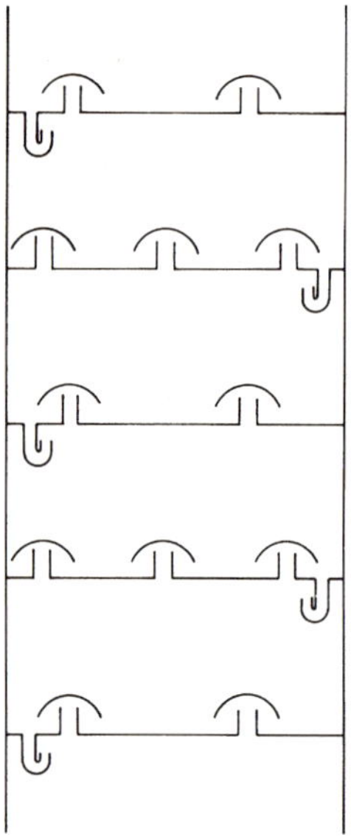

Abb. **5.30** Glockenbodenkolonne (schematisch).

oberen Teil der Kolonne ein Teil kondensiert. Das Kondensat füllt die einzelnen Böden bis über die Glockenränder. Durch die Art der Konstruktion ist der aufsteigende Dampf gezwungen, am unteren Rand aus den Glocken auszutreten und damit das Kondensat zu passieren. Dabei kommt es an jedem Boden zu einem Energieaustausch zwischen Dampf und Kondensat. Der Dampf wird demnach um so reiner in seiner Zusammensetzung sein, je größer die Zahl der Böden ist, die von ihm passiert wurden. Wegen ihrer relativ einfachen Konstruktion läßt sich die Glockenbodenkolonne gut normieren. Aufgrund dieser Tatsache wird die Trennleistung und damit die Qualität von Destillationsanlagen durch die Zahl der theoretischen Böden gekennzeichnet, die der Zahl der Böden einer Glockenbodenkolonne gleicher Trennleistung entspricht.

Aufgrund des wiederholten Energieaustausches zwischen Kondensat und aufströmendem Dampf sind die Destillationen über Füllkörper und über Glockenbodenkolonnen durchaus geeignet, Destillate zu liefern, welche die Qualität von nicht nur einem Bidestillat, sondern darüberhinaus von Vielfachdestillaten erreichen.

Da die einfache Destillation, das klassische Verfahren für die Gewinnung von Wasser für Injektionszwecke, hohe Energiemengen benötigt (2255 kJ/kg bzw. 0,626 kW/kg), wird es hauptsächlich nur noch im Labor eingesetzt. Im technischen Bereich werden vorzugsweise moderne energiesparende Konstruktionen verwendet, wie z.B. das

- Thermokompressions-Verfahren,
- Cyclodest-Verfahren oder
- Thermojet-Verfahren.

Bei einer **Thermokompressionsanlage** (s. Abb. **5.31a**) wird das über einen Wärmetauscher **1** bei einem Druck von $2 \cdot 10^5$ bis $3 \cdot 10^5$ Pa (2–3 bar) zugeführte Speisewasser in dieser Anlage zunächst verdampft **2**, der Dampf anschließend unter Temperaturerhöhung von 105 °C auf 120 °C in einem mechanischen Kompressor **3** verdichtet und als Heizmedium wieder in der Verdampferstufe **2** eingesetzt. Während weiteres Speisewasser auf diese Weise verdampft, kondensiert der Dampf zu Destillat, das wiederum über den Wärmetauscher bei etwa 30 °C abgeleitet wird. Alle dampf- und destillatberührenden Teile der Anlage bestehen aus Edelstahl und der Kompressor aus Bronze. Sie können dampfsterilisiert werden. Der Energiebedarf dieser Anlage beträgt ca. 0,03 kW/kg Destillat.

Bei dem hier stellvertretend für alle energiesparenden Methoden abgehandelten **Zyclodest-Verfahren** (s. Abb. **5.31b**) geht es in erster Linie darum, die Qualität des Destillates noch weiter zu verbessern. Dies wurde erreicht, indem der Destillatkreislauf so konstruiert wurde, daß er nicht mehr mit dem einzigen beweglichen Teil dieser Apparatur, dem Kompressor, in Berührung kommt. Die Anlage arbeitet mit zwei völlig getrennten Kreisläufen. Im ersten Kreislauf wird das Speisewasser nach Vorwärmung im Wärmetauscher durch das ablaufende Destillat bei Überdruck und ca. 135 °C im Verdampfer verdampft. Der Dampf wird anschließend im Zyklonabscheider von mitgerissenen Wassertröpfchen oder Keimen gereinigt und danach im Kondensator als Destillat abgeschieden. Dieses kann unter Überdruck wahlweise heiß oder kalt entnommen werden. Außerdem wurde der Energiebedarf abgesenkt und eine vorteilhafte Energiebilanz durch den getrennten zweiten Kreislauf mit dem Kompressor (Wärmepumpe) erreicht. Das Wasser wird hierbei mit Hilfe der im Kondensator freiwerdenden Wärme verdampft, anschließend verdichtet und schließlich der Heizstufe zugeführt. In dieser kondensiert der Dampf gegen verdampfendes Speisewasser, und das Kondensat wird über ein Drosselventil in den Kreislauf zurückgeführt. Der Energiebedarf dieser Anlage beträgt bei Kaltablauf ca. 0,03 kW/kg.

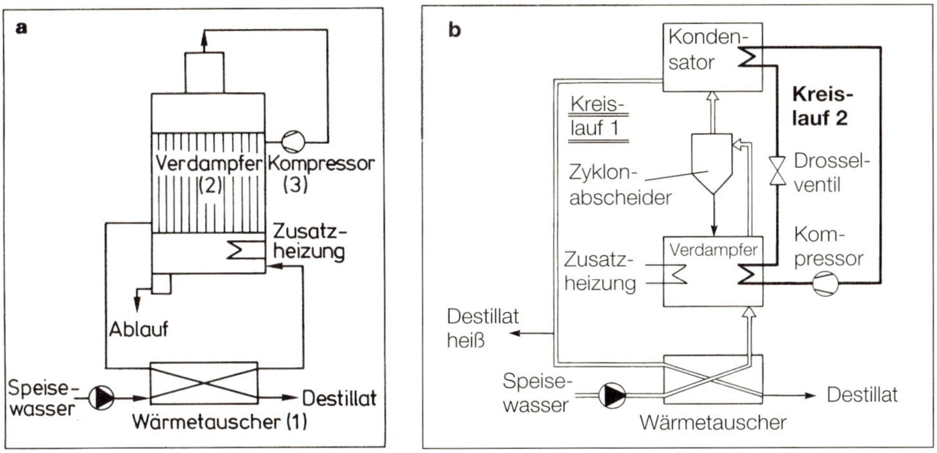

Abb. **5.31** Funktionsschema einer Thermokompressionsanlage (**a**) und des Zyclodest-Verfahrens (**b**) zur Wasseraufbereitung nach der Zweikreismethode.

Dies entspricht etwa 1/20 der zur konventionellen Destillation erforderlichen Energiemenge. Bei Heißablauf ($\Delta t = 70$ °C) beträgt der Energiebedarf ca. 0,11 kW/kg.

4.3.4 Zusätzliche Maßnahmen zur Verminderung der Keimzahl

Die Anlagen zur Aufbereitung von Trinkwasser zu einem bestimmten pharmazeutisch nutzbaren Wasser sind stets nur Bestandteil eines Versorgungssystems, zu dem vor allem auch Lagerbehältnisse und Versorgungsleitungen gehören. Alle Teile dieses Systems leisten ihren Beitrag zur Qualität des Wassers. Die Lagerbehältnisse sollten aus Edelstahl und sterilisierbar sein. Grundsätzlich unterscheidet man zwischen

- Heißlagerung bei 65 bis 80 °C und
- Kaltlagerung (bei Raumtemperatur).

Bei der Heißlagerung kann die Wasserqualität über mehrere Tage gehalten werden. In der Regel werden dabei alle vegetativen Keime und die meisten Viren abgetötet. Mesophile Sporen werden an der Auskeimung gehindert, jedoch nicht abgetötet. Gelegentlich vorkommende thermophile Sporenbildner können sich bei 65 bis 70 °C noch vermehren, sie können durch Keimzahlkontrollen bei Bebrütungstemperaturen von 55 °C ermittelt werden. Durch nachgeschaltete Entkeimungsfilter lassen sie sich eliminieren. Die Kaltlagerung ist bei destilliertem Wasser nur dann bis zu einem Arbeitstag möglich, wenn Lagerbehältnisse und Versorgungsleitungen dampfsterilisierbar sind. Nicht verbrauchte Vorräte sind zu verwerfen.

Entkeimungsfilter (s. Abschn. 2.4 und 5.1.2) erfüllen nur dann ihren Zweck, wenn sie in geeigneten Abständen sterilisiert werden. Bei der Herstellung von destilliertem Wasser sind sie täglich zu sterilisieren, während sie zur Herstellung von gereinigtem Wasser auch desinfiziert werden können. Geschieht das nicht rechtzeitig, wachsen die Filter zu oder die Keime durchwachsen die Filter und gelangen auf die Sterilseite. Bei Inbetriebnahme einer z. B. über das Wochenende abgestellten Anlage kommt es zu einem „Durchblaseffekt", bei dem ebenfalls Keime oder deren Stoffwechselprodukte auf die Sterilseite gelangen können.

Vielfach werden UV-Reaktoren zur UV-Behandlung und Verbesserung der Wasserqualität in Versorgungssystemen für gereinigtes Wasser installiert. Dabei werden je nach Strahlungsleistung und Kontaktzeit 90 bis 95% der vorhandenen Keime abgetötet. In der Regel läßt sich jedoch kein steriles Wasser erzielen. Neben resistenten Formen ist besonders auf temporär geschädigte Keimarten infolge von Reparaturmechanismen bei der Erfassung der Keimzahl (KBE = *K*olonie-*b*ildende *E*inheiten pro ml) zu achten. UV-Reaktoren werden außerdem zur Inaktivierung von Ozon in gereinigtem Wasser eingesetzt.

5 Sterilität und Sterilisation

Bestimmte Arzneimittel, z. B. Parenteralia und Ophthalmika, dürfen nur in steriler Form abgegeben werden.

Die Sterilität ist als absoluter Begriff zu verstehen und bedeutet ein Freisein von vermehrungsfähigen Keimen.

Bisher verlangen alle Arzneibücher eine Prüfung auf Sterilität, wenn diese in einer Monographie oder allgemeinverbindlich vorgeschrieben ist. Wie bei allen analytischen Methoden sind auch der Prüfung auf Sterilität Grenzen gesetzt. Sie liegen vor allem in der selektionierenden Wirkung der benutzten Nährmedien, der Bebrütungstemperatur und -zeit. Es gibt kein Universalmedium, auf dem alle Mikroorganismen anwachsen. Eine weitere Einschränkung ist durch die Größe der zu prüfenden Stichprobe gegeben. Statistisch läßt sich unter diesen Bedingungen eine mikrobielle Kontamination einer Produktionscharge nur dann nachweisen, wenn sie breit gestreut ist. In Anbetracht dieser Tatsache wird heute auf die ständige Überwachung des gesamten Produktionsablaufes in Form von Inprozeß-Kontrollen größerer Wert gelegt als auf die Sterilitätsprüfung selbst. Sterilität läßt sich nicht in ein Produkt hineinprüfen, sie muß vielmehr von Anfang an in die Produktion eingeplant werden.

Nach dem Stand der wissenschaftlichen Erkenntnis ist eine Kontaminationsrate bei sterilisierten Produkten von 10^{-6} zu akzeptieren. Das bedeutet, daß von 1 Million Einheiten, z. B. Ampullen, ein Behältnis kontaminiert sein kann. In der Praxis dürfte dieser Anteil, z. B. durch Haarrisse in Ampullen bedingt, oft noch höher sein. Bei aseptischen Zubereitungen ist eine Kontaminationsrate von 10^{-3} in Diskussion. Diese liegt bei der Sterilitätsprüfung im Bereich von 10^{-2} und unterstreicht die Schwierigkeiten hinsichtlich der Aussagekraft einer solchen Methode.

5.1 Sterilisationsverfahren

5.1.1 Definitionen und Grundlagen

Die Sterilisation hat die Abtötung *aller* in einem Gut vorhandener Mikroorganismen sowie die Inaktivierung aller anwesenden Viren zum Ziel.

Das Gut wird durch ein Behältnis oder durch eine geeignete Verpackung, z. B. Ampulle, Injektionsflasche, Sterilisierpapier usw., vor einer Rekontamination nach der Behandlung geschützt. Als Standard- oder Referenzverfahren wird vom Arzneibuch eine Behandlung bei 121 °C bei $2 \cdot 10^5$ Pa über 15 min im Autoklaven genannt. Andere Kombinationen von Temperatur und Zeit können gewählt oder mit Hilfe der D- und F-Werte berechnet werden. Ihre ausreichende Wirksamkeit muß jedoch nachgewiesen werden. Dies setzt voraus, daß an jeder Stelle des Gutes diese Bedingungen eingehalten werden. Die kritischste Stelle der Autoklavenbeschickung ist der Kältepunkt. Dieser ist meist geräteabhängig und wird vor allem durch die Dampfverteilung beim Einströmen beeinflußt. Weiterhin wird er durch die Art der Beladung beeinträchtigt, die zu einer Behinderung der Dampfverteilung durch verbleibende Luftpolster führen kann (s. Abschn. 5.1.2). Das Standardverfahren bietet eine höhere Sicherheit als die geforderte Überlebenswahrscheinlichkeit von 10^{-6} und wird deshalb auch als overkill-Verfahren bezeichnet.

Bei kalkuliertem Verfahren ist die **Effektivität** F eines Sterilisationsverfahrens diejenige Zeit bzw. diejenige Dosis bei einer Strahlensterilisation, die erforderlich ist, um die Kontaminationsrate

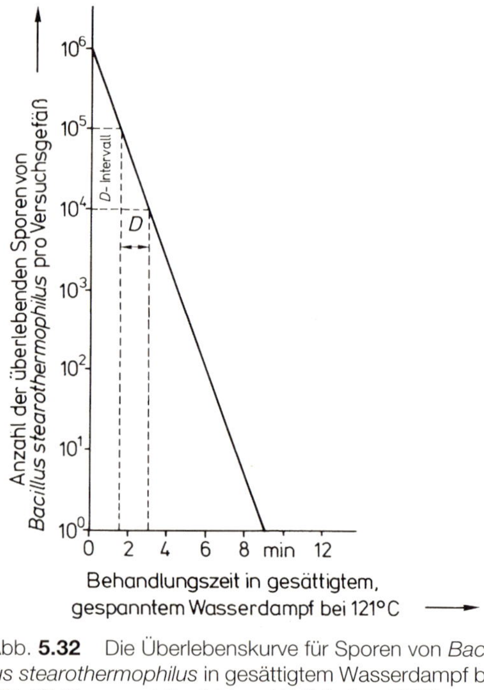

Abb. **5.32** Die Überlebenskurve für Sporen von *Bacillus stearothermophilus* in gesättigtem Wasserdampf bei 121 °C ($D_{121\,°C}$ = 1,5 min) (aus Wallhäußer, 1988).

eines mit einem bestimmten Keim kontaminierten Produktes unter die maximal tolerierbare Kontaminationsrate abzusenken. Sie hängt stets von einer Reihe von Faktoren ab, vor allem von der mikrobiologischen Ausgangslage, d. h. von den vorhandenen Keimarten und deren Menge. Bei der Herstellung von Parenteralia wird ganz allgemein erwartet, daß die Keimzahl in der zu sterilisierenden Lösung 10^2 Keime pro ml nicht überschreitet. Von diesen 10^2 Keimen pro ml sind in der Regel weniger als 10% Sporenbildner, die anderen 90% werden bereits bei Temperaturen über 80 °C abgetötet. Die als Indikatorsporen bei der Autoklavensterilisation und zur Berechnung der Effektivität des Sterilisationsverfahrens bzw. des *F*-Wertes eingesetzten Sporen von *Bacillus stearothermophilus* gehören mit einem $D_{121\,°C}$-Wert von 1,5 bis 4 min zu den widerstandsfähigsten. Normalerweise sind im Sterilisiergut mesophile Sporen enthalten, z. B. von *Bacillus subtilis*, die weniger widerstandsfähig sind und nach Tab. **5.12** einen $D_{121\,°C}$-Wert von nur 0,5 min haben.

Unter dem ***D*-Wert,** dem Dezimalreduktions- oder Destruktionswert, versteht man die Zeit bzw. Dosis, die erforderlich ist, um die Ausgangskeimzahl für einen bestimmten Mikroorganismus in einem bestimmten Funktionszustand unter genau festgelegten Verfahrensbedingungen um eine Zehnerpotenz, d. h. auf 10%, herabzusetzen.

Die verfahrensspezifischen *D*-Werte lassen sich aus Tabellen (s. Tab. **5.12**) oder aus experimentell ermittelten Überlebenskurven (s. Abb. **5.32**) entnehmen. Für die Sporen von *Bacillus stearothermophilus* beträgt der *D*-Wert $D_{121\,°C}$ ca 1,5 min. Der Index 121 °C weist auf die Objekttemperatur von 121 °C unter dem Einfluß von gesättigtem Wasserdampf hin.

Tabelle **5.12** *D*- und *z*-Werte für einige sporenbildende Bakterienarten unter dem Einfluß von gesättigtem, gespanntem Dampf. Die *z*-Werte geben die Temperaturdifferenz an, bei der sich der *D*-Wert um den Faktor 10 verändert. Sie stellen also neben dem *D*-Wert eine weitere spezifische Maßzahl für die Empfindlichkeit eines bestimmten Keimes dar.

Mikroorganismus (Sporen)	*D*-Wert (min) bei 115 °C	*D*-Wert (min) bei 121 °C	*z*-Wert (°C)
Bacillus stearothermophilus	10–24	1,5–4,0 (1,5)	6–7
Bacillus subtilis	2,2	0,4–0,7 (0,5)	8–13
Clostridium sporogenes	2,8–3,6	0,8–1,4	12
Clostridium botulinum		0,2	10

Ganz allgemein gilt für die Effektivität *F* eines Sterilisationsverfahrens Gl. (16).

$$F = n \cdot D \qquad (16)$$

Hierbei charakterisiert *n* die jeweilige mikrobiologische Ausgangslage, d. h. die vorhandene Keimzahl im Gut, unter Berücksichtigung des angestrebten Endzustandes, z. B. einer Kontaminationsrate von 10^{-6}. Sind beispielsweise in einer zu sterilisierenden Ampulle mit 10 ml Füllung maximal 10^2 Keime pro ml, d. h. 10^3 Keime pro Ampulle vorhanden, errechnet sich *n* aus der Differenz der dekadischen Logarithmen dieses Wertes und der angestrebten Kontaminationsrate:

$$\log 10^3 - \log 10^{-6} = 3 + 6 = 9.$$

In diesem beispielhaften Fall soll also die Keimzahl um mindestens neun Zehnerpotenzen vermindert werden. Der Begriff Keimzahl sagt jedoch nichts über die Empfindlichkeit der jeweils vorhandenen Mikroorganismen gegen das gewählte Verfahren aus. Diese wiederum wird aber entscheidend von der vorliegenden Keimart und dem jeweiligen Funktionszustand der vorhandenen Keime beeinflußt. So sind beispielsweise die Dauerformen bzw. Sporen wesentlich widerstandsfähiger als die vegetativen Zellen. Deshalb wird bei der Berechnung der Effektivität zweckmäßigerweise von dem *D*-Wert eines verhältnismäßig widerstandsfähigen Keimes, in der Regel dessen Sporen, ausgegangen. Dies sind die Sporen von *Bacillus stearothermophilus*.

Setzt man die Werte für *n* und *D* in Gl. (16) ein, ergibt sich

$$F = n \cdot D_{121\,°C} = 9 \cdot 1{,}5 \text{ min} = 13{,}5 \text{ min}.$$

Die Sterilisationszeit bei 121 °C in gesättigtem Wasserdampf ist in diesem Fall 13,5 min.

Das Arzneibuch verlangt bei dem diesbezüglichen Standardverfahren 15 min Sterilisationszeit, so daß zu dem errechneten *F*-Wert für die Sporen von *Bacillus stearothermophilus* von 13,5 min noch eine weitere kleine Sicherheitsmarge dazukommt. Werden der *F*-Wert von 15 min und ein $D_{121\,°C}$-Wert von 0,5 min für *Bacillus subtilis* eingesetzt, ergibt sich $n = 30$, d. h. eine Verminderung der Keimzahl um dreißig Zehnerpotenzen.

Normalerweise wird von Sterilisationsverfahren eine Reduktionsquote von nur zwölf Zehnerpotenzen erwartet. Dafür würde schon ein *F*-Wert von 6 min ausreichen. Mit Hilfe von Prozeßsteuerungsgeräten und Rechnern läßt sich der integrierte *F*-Wert ständig verfolgen und die Sterilisationszeit optimieren. Solchen Gegebenheiten wird bei den kalkulierten Sterilisationsverfahren Rechnung getragen, während bei den Äquivalenzverfahren, die wegen Thermolabilität des zu sterilisierenden Gutes bei niedrigerer Temperatur arbeiten, die gleiche Effektivität beibehalten wird, wozu lediglich andere Temperatur-Zeit-Relationen verhelfen (s. S. 144). Die kalkulierten Verfahren erlauben eine flexiblere Handhabung der Sterilisationsverfahren. Die eingesetzten Verfahren werden mehr auf die Erfordernisse abgestimmt, so daß unter Schonung des Gutes eine höchstmögliche Sicherheit erzielt wird. Dabei wird zweifellos der Hersteller von Arzneimitteln mehr gefordert, denn bei ihm liegt nun die Beweislast; er muß in einem Validierungsverfahren die Eignung der gewählten Methode darlegen.

5.1.2 Die Sterilisationsverfahren der Pharmakopöen

Das Arzneibuch führt folgende Sterilisationsverfahren auf:

- Sterilisation mit gesättigtem, gespanntem Dampf,
- Sterilisation mit Heißluft,
- Sterilisation mit mikrobiziden Gasen (Ethylenoxid, Wasserstoffperoxiddampf)
- Sterilisation mit ionisierenden Strahlen,
- Sterilisation mit Entkeimungsfiltern innerhalb aseptischer Produktions- und Abfüllprozesse.

Die Auswahl eines geeigneten Sterilisationsverfahrens richtet sich in erster Linie nach dem zu sterilisierenden Gut. Dabei ist zunächst zwischen

- thermostabilen und
- thermolabilen Produkten

zu unterscheiden.

Bei den thermostabilen Produkten werden vor allem wäßrige Lösungen mit gespanntem Dampf sterilisiert. Bei Pulvern ist das nicht möglich; sie können jedoch, sofern sie ausreichend thermostabil sind, mit Heißluft sterilisiert werden. Eine Behandlung von Pulvern mit Ethylenoxid ist oft problematisch, da bei diesen Verfahren das Gas und die Feuchte (Wasserdampf) in das Pulver eindringen müssen, was meistens nur unvollkommen geschieht. Einige Pulver, so auch Talkum, Enzympulver u. a., lassen sich mit ionisierenden Strahlen behandeln. Hinsichtlich der Effektivität und der erzielten Sicherheit rangieren die Hitzesterilisationsverfahren vor allen anderen Methoden und sind nach dem Arzneibuch zu verwenden, sofern dies möglich ist.

Das gesamte Temperaturprogramm aller thermischen Sterilisationsverfahren läßt sich in die folgenden Perioden unterteilen:

1 Die Anheizzeit, d. i. diejenige Zeit, die verstreicht, bis der Autoklavenraum die Sterilisationstemperatur erreicht hat.

2 Die Ausgleichszeit, d. i. diejenige Zeit, die nach Abschluß der Anheizzeit verstreicht, bis das Gut die Sterilisationstemperatur angenommen hat.

3 Die Sterilisationszeit, d. i. diejenige Zeit, während der das Sterilisationsgut die Solltemperatur des betreffenden Sterilisationsverfahrens hat.

4 Die Abkühlzeit, d. i. diejenige Zeit, die nach Beendigung der Sterilisationszeit verstreicht, bis das Gut die Raumtemperatur wieder erreicht hat.

Sterilisation mit gesättigtem, gespanntem Dampf

Bei der Sterilisation mit gesättigtem gespanntem Wasserdampf wird die Tatsache ausgenutzt, daß die molare Verdampfungsenthalpie des Wassers mit 40,66 kJ · mol^{-1} (≙ 9,71 kcal · mol^{-1}) um etwa den Faktor 500 größer ist als die molare Wärmekapazität. Die Bedingungen der Dampfsterilisationsverfahren sind daher so ausgelegt, daß Druck und Temperatur jeweils Punkten der Siedekurve des Dampfdruckdiagramms des Wassers entsprechen. Gleichzeitig werden durch die Anwesenheit des Wasserdampfes insbesondere bei der erhöhten Temperatur der Sterilisation erleichterte Abtötungen der Keime wegen der Begünstigung hydrolytischer Eiweißdenaturierungen erzielt.

Beim Erhitzen von Wasser in einem geschlossenen Gefäß erhöhen sich Wasser- und Dampftemperatur auf über 100 °C, und der Dampfdruck steigt an. Wasser von 100 °C hat einen Dampfdruck von 1 bar (≙ $1 \cdot 10^5$ Pa oder genauer 1013 mbar), der bei einer Dampftemperatur im Autoklaven von 121 °C auf 2 bar (≙ $2 \cdot 10^5$ Pa) ansteigt. Gesättigter Dampf entsteht stets dann, wenn ausreichend Wasser zur Verfügung steht, um den vorhandenen Raum, z. B. den Beschikkungsraum eines Autoklaven, mit Dampf zu versorgen. Die vorher im Raum und im Sterilisiergut vorhandene Luft muß jedoch zunächst durch Verdrängungsströmung oder fraktionierte Evakuierung beseitigt werden. Nach dem Daltonschen Gesetz entspricht der herrschende Gesamtdruck der Summe der Partialdampfdrücke. Bei Dampf-Luft-Gemischen liegt die Temperatur bei 2 bar ($\triangleq 2 \cdot 10^5$ Pa) deshalb niedriger. Wird die Temperatur vorgegeben, so ist der sich einstellende Totaldruck zu hoch. Auch die Luft im Kopfraum, z. B. von Infusionsflaschen, mindert die Effektivität.

Besteht das Sterilisationsgut aus geschlossenen Behältnissen, wie Ampullen, Vials oder Infusionsflaschen, so ist auf das sich im Inneren der Behältnisse während der Sterilisation einstellende Milieu zu achten. Wäßrige Lösungen führen auch im Inneren der Behältnisse zu einer Wasserverdampfung und damit zu einer Druckerhöhung. Bei gleicher Temperatur des Gutes und des Autoklavenraums stellt sich im allgemeinen eine – wenn auch geringe – Druckdifferenz ein, die sich aus der Dampfdruckerniedrigung der Lösung im Inneren und der Erhöhung des Totaldruckes infolge der über der Lösung befindlichen Luft ergibt. Die Wärmeübertragung im Gasraum der Behältnisse ist zwangsläufig schlechter als im Gasraum des Autoklaven, da Druck und Temperatur nicht auf der Siedekurve liegen. Die Bedingungen der Sterilisation im Inneren der Lösungen werden jedoch durch die im Vergleich zum Wasserdampf hohe Dichte des Wassers begünstigt. Aus dieser ergeben sich eine hohe Wärmeleitfähigkeit und ein hohes hydrolytisches Potential.

Aus den vorstehenden Überlegungen ergibt sich auch, daß in geschlossenen Gefäßen abgefüllte wasserfreie Güter nicht mit diesem Verfahren sterilisiert werden können. Ebenso ist dieses Verfahren für Güter ungeeignet, die sich im Kontakt mit Wasserdampf irreversibel verändern.

Der im Autoklaven herrschende Druck schützt die mit wäßrigen Lösungen gefüllten Ampullen oder Infusionsflaschen vor dem Bersten. Dementsprechend ist nach der Sterilisation in der Abkühlphase dafür Sorge zu tragen, daß mit der fallenden Temperatur des Autoklaven der Überdruck im Inneren der Gefäße nicht allzu groß wird. Nach Möglichkeit ist die dem Gut vorlaufende Abkühlung des Autoklaven durch Applikation eines entsprechenden Stützdruckprogramms auszugleichen. Der Autoklav darf erst geöffnet werden, wenn die Abkühlung des Gutes so weit vorangeschritten ist, daß die Behältnisse nur einen geringfügig vom Normaldruck abweichenden Druck aufweisen.

Geräte. Autoklaven sind Druckgefäße, bei denen der Druckkessel, der das Sterilisiergut aufnimmt, mit einem Deckel dicht verschließbar ist. Bei den einfachsten Geräten wird der Dampf direkt im Behälter erzeugt, so daß der untere Teil zur Wasseraufnahme dient. Weitere unverzichtbare Bestandteile sind ein Sicherheitsventil, das vor Überdruck schützt, ein Strömungsventil zur Luftentfernung, eine Wasserstandsanzeige sowie Manometer und Thermometer als Kontrollinstrumente.

Moderne Geräte werden heute mit Regel- und Meßeinrichtungen geliefert, die es sogar gestatten, mit Thermofühlern unmittelbar im Gut den Prozeß nach der schwächsten Stelle im Gut zu steuern. Sollen poröse Materialien, z. B. Verbandstoffe, Arbeitskleidung u. a., sterilisiert werden, so muß mit einem Vorvakuum-Verfahren bzw. mit fraktionierter Evakuierung gearbeitet werden, um störende Luftmengen aus dem Sterilisiergut zu beseitigen.

Bioindikatoren. Das Arzneibuch nennt Bezugskeime, die zugleich auch als Bioindikatoren zur Validierung des gewählten Verfahrens eingesetzt werden. Jeder Bezugskeim hat verfahrensspezifische Kenndaten, die normalerweise für den Funktionszustand der Sporen angegeben werden. Für die Dampfsterilisation schreibt das Arzneibuch (Anhang) die Benutzung von Sporen von *Bacillus stearothermophilus* mit einem *D*-Wert von 1,5 min vor. Jede Indikatorcharge ist durch Erhitzen im Ölbad bei 121 °C zu validieren. Der Umschlagbereich sollte dabei zwischen $3 \cdot D$ (= 4,5 min) und $10 \cdot D$ (= 15 min) liegen. Das heißt, nach einem Erhitzen bei 121 °C dürfen nach 4,5 min noch überlebende Sporen nachweisbar sein, jedoch nicht mehr nach einer Behandlungszeit von 15 min.

Die Sporen von *Bacillus stearothermophilus* werden als Bioindikatoren in standardisierter Nährlösung suspendiert. Nach Zusatz von Bromkresolpurpur als pH-Indikator wird die Suspension in Ampullen abgefüllt und zugeschmolzen. Diese Bioindikatoren werden mit einer zu sterilisierenden Charge in den Sterilisator gegeben, und zwar möglichst im Kältepunkt deponiert. Nach dem Autoklavieren werden die Bioindikatoren bebrütet. Waren die Sterilisationsbedingungen nicht ausreichend, vermehren sich die noch lebenden Sporen. Dabei wird die Nährlösung sauer und der pH-Indikator schlägt entsprechend um.

Sichtindikatoren. Sie stehen meistens als Klebestreifen zur Verfügung und werden am Sterilisiergut befestigt. Durch Hitzeeinfluß kommt es zu einem Indikatorumschlag, der lediglich anzeigt, daß das Gut behandelt wurde, jedoch keine Aussage über die Effektivität des Verfahrens erlaubt.

Sterilisation mit Heißluft

Dieses Verfahren eignet sich zur Sterilisation von Metallgeräten, Behältnissen aus Glas zur Aufnahme von aseptisch hergestellten Sterilprodukten, pulverförmigen hitzestabilen Ausgangsstoffen, z. B. Talkum, Bolus alba, sowie Paraffin und Glycerol. Im Vergleich zu Dampf sind zur Abtötung von Sporen erheblich höhere Temperaturen und, je nach dem gewählten Verfahren, oft auch längere Zeiten erforderlich (s. Tab. **5.13**).

Dies hängt mit dem schlechteren Wärmeübergang unter diesen Bedingungen zusammen. Die geringe Wärmeübertragung von trockener Luft macht man sich u. a. bei der Sauna zunutze, bei der verhältnismäßig hohe Temperaturen angewandt werden.

Geräte:

1. Heißluftsterilisationsschränke mit Sterilluft-Umwälzung zur Sterilisation von Rohstoffen, Geräten und Behältnissen. Die Arbeitstemperatur beträgt 160 bis 180 °C.
2. Kontinuierlich arbeitende Heißluftsterilisationstunnels zur Sterilisation von Leerampullen und leeren Injektionsflaschen
   - mit konventioneller Heizung und Temperaturen zwischen 240 bis 320 °C, sowie
   - nach dem Laminar-flow-Heißluftprinzip bei Temperaturen von 240 bis 320 °C.

Tabelle **5.13** *D*-Werte und *z*-Werte für einige Sporen unter dem Einfluß von Heißluft

Organismus (Sporen von)	*D*-Wert (s) bei 160 °C	180 °C	200 °C	240 °C	*z*-Wert (°C)
Bacillus subtilis	100	30	1		18–23
Bacillus stearothermophilus	20	10	1		14–24
Clostridium sporogenes	120	10	1		18–33

Das Arzneibuch empfiehlt bei den Heißluftsterilisationsverfahren drei Methoden, und zwar

Bei 180 °C	mindestens 30 min lang
bei 170 °C	mindestens 1 h lang
bei 160 °C	mindestens 2 h lang

Andere validierte Temperatur-Zeit-Kombinationen können eingesetzt werden. Wichtig ist jedoch auch hierbei, daß eine ausreichende Luftbewegung zur Sicherstellung der Wärmeübertragung gewährleistet ist und störende Kaltluftpolster im Sterilisiergut vermieden werden. Berechnung der Effektivität des Verfahrens erfolgt nach Gl (16) (s. Abschn. 5.1.1).

Als Bioindikator dienen nach dem Arzneibuch (Herstellungsmethoden) die Sporen von *Bacillus subtilis var. niger.* Für die Heißluftsterilisation bei 180 °C, einer Ausgangskeimzahl 10^6 Keime pro Objekt und einer Kontaminationswahrscheinlichkeit von 10^{-6}, d. h. $n = 12$, und einem *D*-Wert von 0,5 min errechnet sich eine Effektivität von 6 min.

$$F = n \cdot D_{180\,°C}$$

$$F = 12 \cdot 0{,}5 = 6 \text{ min}$$

Das Standardverfahren nennt hier 30 min. Doch auch dabei rechnet die eigentliche Sterilisierzeit erst von dem Augenblick an, zu dem an jedem Punkt des Gutes eine Temperatur von 180 °C (Sterilisierzeit oder Haltezeit) erreicht wird. Lange Anheizzeiten können jedoch, wie bei der Sterilisation im Autoklaven, in die Effektivität einbezogen werden.

Bioindikatoren. *Bacillus subtilis var. niger.* Die USP nennt für 160 ± 5 °C einen *D*-Wert von 1,3 bis 1,9 min sowie eine Überlebenszeit von mindestens 3,9 min und eine Abtötungszeit von nicht mehr als 19 min. Der Umschlagsbereich soll zwischen 3 *D* und 10 *D* liegen.

Sichtindikatoren dienen lediglich der Behandlungskontrolle.

Sterilisation mit Ethylenoxid (EO)

Die Sterilisation von Arzneimitteln mit Ethylenoxid ist aus toxikologischen Gründen nicht mehr erlaubt. Die Sterilisation von Kunststoff-Einweggeräten mit Ethylenoxid ist nur noch aufgrund einer von der Kommission der Europäischen Gemeinschaft erlassenen Regelung für eine Übergangsfrist erlaubt.

Voraussetzung für den Einsatz dieses Verfahrens ist, daß das Sterilisiergas (Ethylenoxid plus inertes Gas) in einer ausreichenden Konzentration,

z. B. 1,25 g EO pro 1 Kammervolumen, bei ausreichender relativer Luftfeuchtigkeit (optimal sind hierbei 60 bis 70%) durch die rekontaminationssichere Verpackung in das zu sterilisierende Gut eindringt. Das Sterilisiergas darf das zu sterilisierende Gut nicht über ein vertretbares Maß hinaus schädigen und muß sich anschließend, d. h. während einer akzeptablen Desorptionszeit, wieder so weit entfernen, daß die verbleibenden Rückstände, auch an Zerfallsprodukten, kein Risiko für den Verbraucher darstellen.

Die Effektivität des Verfahrens wird von der Ethylenoxid-Konzentration, der vorhandenen relativen Luftfeuchtigkeit, dem vorhandenen Druck und der vorhandenen Temperatur – jeweils im Gut – beeinflußt. Sie üben einen erheblichen Einfluß auf die Sterilisierzeit aus. So arbeitet beispielsweise das Sterivit-Verfahren bei 30 bis 65 °C, einem Druck von 500–700 kPa, einer relativen Luftfeuchtigkeit von 70 bis 80% und einer Sterilisierzeit von 20 bis 40 min. Die einzelnen Parameter lassen sich im Gut jedoch nur schwer kontrollieren. Daher schreibt das Arzneibuch vor, daß jede zu sterilisierende Charge mit Bioindikatoren überwacht werden muß.

Zur rekontaminationssicheren Verpackung eignen sich 50 bis 150 μm starke Folien aus Weich-PVC, Polyamid und Hochdruckpolyethylen (s. Kap. 21, Abschn. 2.2).

Es stehen Geräte in den verschiedensten Dimensionen für die verschiedensten Verfahren zur Verfügung, und zwar für das

- Vakuumverfahren,
- Gleichdruckverfahren,
- Überdruckverfahren,
- konventionelles Druckkammerverfahren und
- Sterivitverfahren

Entgasungszeiten. Wegen der hohen Sorptionsrate von Ethylenoxid bei Geräten und Utensilien, vor allem aus Kunststoff und Gummi, ist auf ausreichende Desorptionszeiten zu achten. Bei der Rückstandsbestimmung wird das Ergebnis sowohl durch die Extraktionsmethode für das Ethylenoxid und seine Abbauprodukte, als auch durch die Analysenmethode, z. B. Gaschromatographie, selbst beeinflußt.

Sterilisation mit ionisierenden Strahlen

Dieses Verfahren wird vom Arzneibuch angeführt. In der Bundesrepublik Deutschland ist die Strahlensterilisation unter den in der „Verordnung über radioaktive oder mit ionisierenden Strahlen behandelte Arneimittel" vom Januar 1987 aufgeführten Voraussetzungen erlaubt. Hiernach müssen Arzneimittel im Hinblick auf die Sterilisation mit ionisierenden Strahlen zugelassen werden. Die Zulassung wird in der Regel nur erteilt, wenn der beabsichtigte Zweck mit keinem anderen Sterilisationsverfahren erreicht wird und nachgewiesen wird, daß durch die Behandlung mit ionisierenden Strahlen keine toxischen Abbauprodukte entstehen. Einer solchen Zulassung bedarf es nicht, wenn es sich um medizinische Einmalartikel, um Implantate, sofern sie ausschließlich aus metallischen oder keramischen Werkstoffen bestehen, um Verbandstoffe, um chirurgisches Nahtmaterial und um Diagnostika handelt.

In unseren europäischen Nachbarstaaten können dagegen Enzympulver, Antibiotika und andere Rohstoffe zum Zwecke der Verminderung der Keimzahl bestrahlt werden. Auch im Endbehältnis bestrahlte Augensalben sind in den USA auf dem Markt.

Der Erfolg einer Behandlung mit ionisierenden Strahlen hängt wie bei den anderen Verfahren ebenfalls entscheidend von den vorhandenen Keimarten und der Keimzahl ab. Auch hier läßt sich die Effektivität des Verfahrens nach Gl. (16) (s. Abschn. 5.1.1) berechnen.

Arzneimittel, die mit ionisierenden Strahlen sterilisiert werden oder die auf solche Art sterilisierte Ausgangsstoffe enthalten, müssen im Hinblick auf diese Behandlung von den Gesundheitsbehörden (BfArM) zugelassen werden.

Die Dimension des *D*-Wertes ist bei diesem Verfahren jedoch die Dosis, in Mrad (= Megarad) bzw. KGy (= Kilo-Gray*) und nicht die Zeit (min) wie bei den anderen Verfahren (Tab. **5.14**).

Geht man davon aus, daß die Überlebensrate bei Sterilisationsverfahren 10^{-6} sein soll und

Tabelle **5.14** *D*-Werte für einige Mikroorganismen unter dem Einfluß von ionisierenden Strahlen

Mikroorganismus	*D*-Wert (Mrad)	(10^{-2}Ci · kg^{-1})
Bacillus-pumilus-Sporen	0,3	7,74
Bacillus-subtilis-Sporen	0,06	1,55
Clostridium botulinum	0,12–0,33	3,10–8,51
Clostridium sporogenes	0,16–0,22	4,13–5,68

* Die Einheiten rad bzw. Mrad waren bis zum 31. 12. 1985 gültig. 1 Gy (Gray) = 1 J · kg^{-1} (SI-Einheit) = 100 rad bzw. 0,1 Mrad; Ci = 1 Curie.

daß das Standardverfahren einen *F*-Wert von 0,645 Ci · kg^{-1} (2,5 Mrad) vorschlägt, so kann, bei Benutzung der vom Arzneibuch angegebenen Indikatorsporen von *Bacillus pumilus* mit einem *D*-Wert von $7{,}74 \cdot 10^{-2}$ Ci · kg^{-1} (0,3 Mrad), die Produktkontamination höchstens bei 10^2 liegen, denn

$$F = n \cdot D$$

$$F = 8 \cdot 7{,}74 \cdot 10^{-2}\ \text{Ci} \cdot \text{kg}^{-1} = 0{,}619\ \text{Ci} \cdot \text{kg}^{-1}.$$

Von den meisten Pharmakopöen wird als Standardverfahren eine Behandlung mit 0,645 Ci · kg^{-1} (2,5 Mrad) genannt. Wenn möglich, sollen jedoch geringere Dosen eingesetzt werden.

Zur Bestrahlung von Arzneimitteln und Utensilien werden Betastrahlen (Elektronenstrahlen), die mit Hilfe von Elektronenbeschleunigern erzeugt werden, sowie Gammastrahlen, die von radioaktiven Elementen ausgestrahlt werden, hauptsächlich unter Verwendung von ^{60}Co-Quellen, eingesetzt. Die hohen Anschaffungs- und Unterhaltungskosten solcher Anlagen haben dazu geführt, daß solche Bestrahlungen von bestimmten Firmen im Lohnverfahren durchgeführt werden.

Entkeimungsfiltration

Nach dem Arzneibuch ist die Entkeimungsfiltration (s. a. Abschn. 2.4.2–2.4.4) stets Bestandteil eines aseptischen Verfahrens, denn das Sterilfiltrat muß in der Regel in vorher sterilisierte Abgabebehältnisse unter aseptischen Bedingungen, die eine Einschleppung von Keimen verhindern sollen, abgefüllt werden.

Die Entkeimungsfiltration, die heute fast ausschließlich mit Membranfiltern und Filterschichten (Porendurchmesser 0,22 μm) arbeitet, eignet sich zur Abtrennung von Keimen aus hitzelabilen wäßrigen und öligen Lösungen, geschmolzenen Fetten und Paraffinen sowie aus Luft und sonstigen Gasen, bei denen Sterilität gefordert wird. Viren werden von diesen Filtern in der Regel nicht sicher eliminiert. Hierzu eignen sich in einigen Fällen und unter bestimmten Voraussetzungen Ultrafilter sowie Adsorptionsfilter besser.

Die Keimabscheidung erfolgt bei diesen Filtern durch

- Siebwirkung (Membranfilter) oder durch
- Siebwirkung mit Adsorptionseffekt (einige Tiefenfilter sowie Membranfilter mit Zetapotential).

5.2 Aseptische Herstellungsverfahren

Ein erheblicher Teil der in parenteralen Lösungen eingesetzten Wirkstoffe ist thermolabil und kann daher nicht im Endbehältnis sterilisiert werden. Für diese Produkte bleibt nur die Möglichkeit der aseptischen Herstellung und Abfüllung in die Endbehältnisse (s. a. Frischpflanzensäfte, Kap. 18, Abschn. 2).

> Unter aseptischer Herstellungspraxis wird eine Arbeitstechnik verstanden, die aus mehreren aufeinander abgestimmten, notwendigen Verfahrensschritten besteht, von denen jeder einzelne – unter Nutzung der optimalen Möglichkeiten zur Verminderung der Keimzahl und Vermeidung einer Kontamination – zu dem angestrebten Endziel, einem sterilen Produkt, seinen Beitrag leistet.

Bei einer aseptischen Herstellung werden die Wirkstoffe zunächst, soweit möglich, keimzahlvermindernden Verfahren ohne die Anwendung von Hitze unterworfen und gelegentlich auch Konservierungsmittel zugesetzt. Anschließend werden mit vorher sterilisierten Geräten und mit vorher ebenfalls sterilisierten Hilfsstoffen die Zubereitungen hergestellt, in sterile Behältnisse abgefüllt und verschlossen.

So wird beispielsweise eine Insulinlösung, die bereits den für Mehrfachentnahme-Behältnisse vorgeschriebenen Zusatz eines geeigneten Konservierungsmittels enthält, zunächst sterilfiltriert und anschließend in einer aseptischen Abfüllanlage in Räumen höchster Reinheit (Reinraumklasse A) und unter dem Schutz von Laminar Flow-Belüftung in die mit Heißluft sterilisierten Injektionsflaschen abgefüllt und mit dampfsterilisierten Durchstechstopfen verschlossen. In Räumen oder in Bereichen von Räumen, die bestimmten Reinraumklassen zugeordnet werden, wird die Reinheit der Luft durch Umwälzung und Filtration mit Hochleistungsfiltern auf sehr niedrige Zahlen von Staub- oder Schwebstoffpartikeln gebracht. Üblicherweise werden nach PIC (s. Kap. 1, S. 2) mehrere Reinraumklassen unterschieden (s. Tab. **5.15**).

Aseptische Herstellungsgänge sind in der Reinraumklasse A, mindestens aber in der Reinraumklasse B durchzuführen. Produkte, die in ihren Endbehältnissen sterilisiert werden können, sind in der Reinraumklasse C herzustellen. Die Anfertigung von Zwischenstufen für sterile Produkte sollte mindestens in der Reinraumklasse D erfolgen.

Tabelle **5.15** PIC-Klassen für Reinräume zur Herstellung steriler Produkte

Klasse	Endfilterwirksamkeit (nach BS 3928)[a]	Luftwechsel/h	Maximal zulässige Partikelzahl/m³ [b, c] 0,5 μm	5 μm	Maximal zulässige Zahl von lebensfähigen Keimen/m³ [c]
A	99,997	Vertikalstrom 0,3 m/s Horizontalstrom 0,45 m/s	≦ 3 500	0	< 1
B	99,995	5–20	≦ 3 500	0	5
C	99,95	5–20	≦ 350 000	≦ 2 000	100
D	95,0	5–20	≦ 3 500 000	≦ 20 000	500

[a] Natriumflammentest für Luftfilter (British Standard Institution, London, 1969).
[b] Diese Bedingungen sollten im gesamten, nicht mit Personal besetzten Reinraumbereich erreicht und innerhalb einer kurzen Reinigungsperiode wieder erreicht werden, wenn das Personal den Reinraumbereich verlassen hat. In der unmittelbaren Umgebung, in der ein Produkt unter sterilen Bedingungen bearbeitet wird, sollen diese Bedingungen stets aufrecht erhalten werden, z. B. mit Hilfe von Laminar Flow-Kabinen.
[c] Mittelwerte, die mit Hilfe von Luftsammel- bzw. Luftfiltermethoden erhalten wurden.

Bei den aufwendigen sterilen Arbeitstechniken wird versucht, alle Kontaminationsmöglichkeiten auszuschalten. Wo immer es möglich ist, wird das Personal, das nur zur Überwachung und zum Eingriff bei Störungen erforderlich ist, aus den kritischen Zonen herausgehalten. Sterile Reinraumkleidung mit möglichst geringer Partikelabgabe, die bei jedem Verlassen des unter leichtem Überdruck stehenden Raumes in Schleusen gewechselt wird, sowie Überwachung von Luftkeimzahl und Fußbodenkeimzahl, die unter dem Einfluß geeigneter Reinigungs- und Desinfektionsmaßnahmen in den gesteckten Grenzen gehalten werden, ergänzen die steril auszuführenden Arbeitsschritte.

Das Arzneibuch und andere Pharmakopöen verlangen eine Validierung aseptischer Anlagen. Diese beziehen in erster Linie

- laufende mikrobiologische Umgebungskontrollen,
- die Überprüfung aseptischer Abfüllanlagen durch Abfüllungen steriler Kulturmedien bzw. Pulver sowie
- die periodische Überprüfung der HEPA-Filter* bzw. Laminar Flow-Anlagen mit ein.

Die Abfüllkontrolle sollte jährlich ein- bis zweimal bei jeder Anlage durchgeführt werden. Kontaminationslimits werden von den Pharmakopöen nicht genannt. Nach WHO-Vorschlag sollte jedoch eine Kontaminationsquote von 0,3% nicht überschritten werden. Für die Luftkeimzahl gibt die PIC Grenzwerte an. Danach muß die Fußbodenkeimzahl in aseptischen Räumen unterhalb von 20 pro 26 cm² Abklatschplatte liegen.

* **H**igh **E**fficiency **P**articulate **A**ir-Filter

6. Desinfektion

Die Desinfektion ist eine der wichtigsten in den PIC-Regeln integrierten Maßnahmen. Definitionsgemäß soll durch Desinfektion ein Gegenstand in einen Zustand versetzt werden, in dem er nicht mehr infizieren kann. Diese Definition ist aus der medizinischen Praxis übernommen, wo es in erster Linie um die Ausschaltung von Krankheitserregern geht. Die Desinfektion in der pharmazeutischen Praxis soll nicht nur pathogene Keime, die den Verbraucher schädigen können, sondern im Hinblick auf die Produkte auch andere Keime inaktivieren oder abtöten. Für diese Erweiterung wird häufig der Begriff Sanitation gebraucht.

Es sollte jedoch nicht vergessen werden, daß Sterilisationsmethoden stets die besseren Desinfektionsverfahren sind, denn sie töten alle Keime ab und inaktivieren auch alle Viren. Diese besseren Desinfektionsverfahren sind jedoch nicht überall einsetzbar.

Die Desinfektion verwendet als chemische Desinfektionsmittel antimikrobiell wirksame Stoffe. Die Desinfektion ist daher als Fortsetzung des Kampfes gegen Mikroorganismen mit anderen Mitteln zu verstehen; mit Mitteln, die im Hinblick auf Personal und Material vertretbar sind.

Definition. Unter Desinfektionsmitteln sind antimikrobiell wirksame Stoffe oder Stoffkombinationen zu verstehen, die in einer vom Arzneibuch oder vom Hersteller vorgeschriebenen Konzentration, normalerweise bei Raumtemperatur, innerhalb einer vertretbaren Kontaktzeit, unter Praxisbedingungen, Mikroorganismen und Viren mit einer Wahrscheinlichkeit von 99,9 bis 99,999% abtöten oder inaktivieren.

Bei den unter Laborbedingungen durchgeführten Eignungsprüfungen wird von einem Desinfektionsmittel erwartet, daß es in der zur Verwendung vorgesehenen Konzentration die Keimzahl von fünf bestimmten Testkeimen nach einer Einwirkungszeit von 5 min um wenigstens fünf Zehnerpotenzen herabsetzt.

Unter Praxisbedingungen liegen jedoch die Abtötungs- bzw. Inaktivierungsquoten weit niedriger. Dies wird von den oft vorhandenen Schmutzhüllen verursacht, die eine Schutzfunktion ausüben. Hinzu kommt, daß bei der Flächendesinfektion die theoretische Kontaktzeit von 1 bis 4 h durch das rasche Verdunsten des Lösungs- und Transportmittels, in der Regel Wasser, stark herabgesetzt und die Wirkung eingeschränkt wird.

Der Einsatz von Desinfektionsmitteln im Bereich der pharmazeutischen Technologie. Der Einsatz von Desinfektionsmitteln ist in der pharmazeutischen Technologie unumgänglich. Doch sollten diese Mittel nicht willkürlich, sondern gezielt und nur dort eingesetzt werden wo es notwendig ist. Beim Einsatz von handelsüblichen Desinfektionsmitteln ist es empfehlenswert, nur für den vorgesehenen Einsatzzweck empfohlene Präparate zu verwenden. Einsatzkonzentration und Einwirkungszeit sind genauestens einzuhalten. Bei zu niedriger Konzentration des desinfizierenden Wirkstoffes reicht es oft nicht mehr zur Abtötung der Keime in der vorgegebenen Zeit. Nur bei hohen Konzentrationen, z. B. von Ethanol zur Händedesinfektion, wird eine Kurzzeitwirkung erreicht. Wie Abb. **5.33** zeigt, reicht 20 bis 30%iges Ethanol nur noch zur Konservierung aus, wobei eine Abtötung von vegetativen Bakterien, wenn überhaupt, erst nach Tagen erfolgt.

Sporen werden in der Regel von den handelsüblichen Desinfektionsmitteln im Bereich der empfohlenen Einsatzkonzentrationen nicht abgetötet.

Faktoren, die einen Einfluß auf die Desinfektion haben. Bei der Auswahl eines geeigneten Desinfektionsmittels sind folgende Gesichtspunkte zu berücksichtigen (s. Tab. **5.16**):

- zur Verfügung stehende Zeit,
- Einsatzkonzentration,
- relative Luftfeuchtigkeit,
- pH-Wert der Desinfektionslösung,
- Unverträglichkeiten; eine Reihe von Desinfektionsmitteln, vor allem quartäre Ammoniumbasen, werden durch Wechselwirkungen mit Eiweiß, z. B. Blut, Serum, Casein etc., Detergentien oder anderen amphiphilen Stoffen in ihrer Wirksamkeit erheblich beeinflußt,
- Temperatureinfluß und
- Wirkungsspektrum.

Ein Desinfektionsmittel soll in der Regel ein breites Wirkungsspektrum haben. Es soll Bakterien und Pilze abtöten sowie Viren inaktivieren (s. Abb. **5.34**). Die Wirkung auf Hepatitis-B-Viren reicht dazu meist nur in wenigen Fällen aus und ist selbst dann noch umstritten. Durch die Kombination verschiedener desinfizierender Wirkstoffe können oft Lücken im Wirkungsspektrum geschlossen werden. Diese Arbeiten obliegen den Entwicklungslaboratorien der Desinfektionsmittel-Hersteller.

Überwachungsmaßnahmen. Wenn Desinfektionsmittel eingesetzt werden, sollte in vertretbaren Zeitabständen dessen Typ gewechselt werden, um ein Herauszüchten von resistenten Keimen zu verhindern. Bei der Lagerung von Desinfektionsmitteln, besonders von Gebrauchsverdünnungen in Versorgungs- bzw. Nachschubsystemen, muß regelmäßig durch Keimzahlbe-

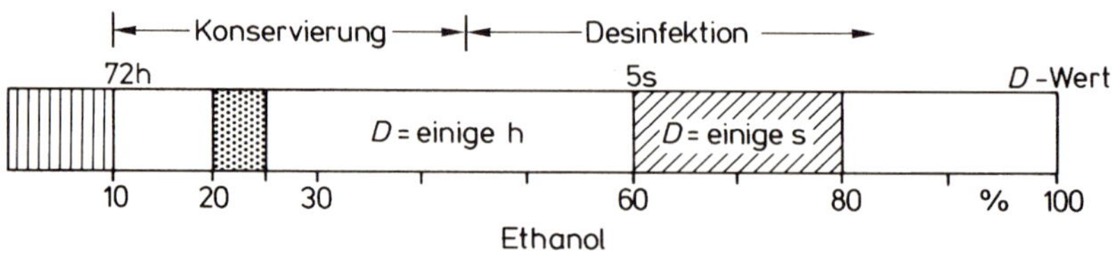

Abb. **5.33** Konzentrationsabhängige Wirkungsweise von antimikrobiellen Wirkstoffen, hier von Ethanol.

Tabelle **5.16** Einsatzbereiche für Desinfektionsmittel

Einsatzbereich	Verfahren	Einwirkungszeit	Eingesetzte antimikrobielle Wirkstoffe
Personalhygiene	Händedesinfektion	0,5 min (5 min)[c]	Ethanol 70% Isopropanol 60% *n*-Propanol 50% Quats[c, d], Amphotere Verbindungen[c]
Produktions- und Abfüllräume in aseptischen bzw. Reinraumbereichen	Raumdesinfektion	6–16 h	Formaldehyd Triethylenglykol
	Flächendesinfektion, Scheuerdesinfektion	1–4 h (Einsatzkonzentration 2–5%)	– Aldehydbasis (Formaldehyd, Glutaraldehyd, Glyoxal) – Phenolbasis – Quats[c] – Amphotere Verbindungen – Kombinationspräparate
Anlagen für Produktion und Abfüllung	Apparate-Desinfektion mit gasförmigen Wirkstoffen	6–16 h	Formaldehyd-Wasserdampf bei 25–30 °C
	mit flüssigen Wirkstoffen	1–4 h	
	Ionenaustauscher-Anlagen	6–16 h	Formaldehyd 0,5% Peressigsäure
	Reversosmose-Anlagen[a]		Formaldehyd Peressigsäure Natriumhypochlorit Wasserstoffperoxid 1–2%
	Ultrafilter[a]		Wasserstoffperoxid 1–2% Natriumhypochlorit
	Wasserkreislaufsysteme		Formaldehyd 0,5–1% Ozon (aus Ozonisatoren)
Gerätedesinfektion	Einlegen in Gerätedesinfektionsmittel; Einsatzkonzentration 1–4%	1 h	Aldehyde Quats[d] Phenole
Wäschedesinfektion	Desinfektion von vollsynthetischer Reinraumkleidung in Waschmaschinen, Trocknung unter Laminar Flow[b]		

[a] In jedem Fall die Angaben des Herstellers beachten, da sonst Materialschädigung eintreten kann.

[b] Bei Reinraumkleidung, die nicht im Autoklaven sterilisiert werden kann.

[c] Bisher nicht oder nicht mehr in Händedesinfektionsmitteln eingesetzt, die vom früheren Bundesgesundheitsamt (BGA) oder von der Deutschen Gesellschaft für Hygiene und Mikrobiologie (DGHM) zugelassen sind, da Kontaktzeiten von mehr als 2 min erforderlich sind.

[d] Quats ist die Kurzbezeichnung für quartäre Ammonium-Verbindungen.

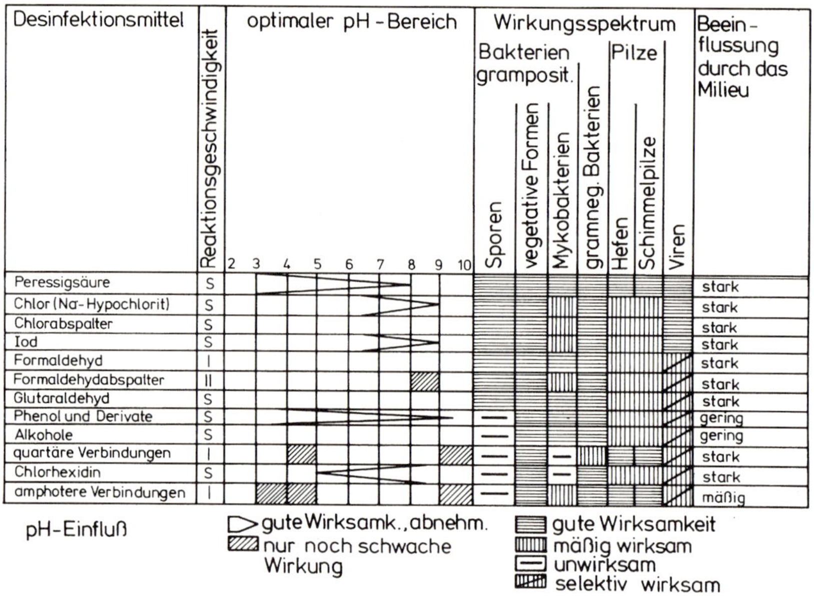

Abb. **5.34** Wirkungsspektrum und pH-Abhängigkeit der wichtigsten Desinfektionsmittel (aus Wallhäußer, 1988).

stimmungen auf mikrobiologische Kontaminationen geprüft werden. Auf die Gegenwart gramnegativer Keime, z. B. Pseudomonaden und Enterobacteriaceen, ist hierbei besonders zu achten. Einige Sporen, die nicht abgetötet werden können, werden stets anzutreffen sein.

7. Konservierung und mikrobielle Reinheit

Unter Konservierung ist der Schutz eines Produktes gegenüber mikrobiellem Verderb zu verstehen. Mikrobielle Kontaminationen können sowohl bei der Herstellung als auch bei oder nach der Anwendung zustande kommen.

Konservierungsmittel sind chemische Stoffe, die bereits in sehr niedrigen Dosen angewandt, eine Vermehrung von Keimen verhindern (Bakteriostase) oder bakterizid wirken. Sie sollen sich durch eine so weitgehende Verträglichkeit auszeichnen, daß die Anwendbarkeit des konservierten Arzneimittels nicht beeinträchtigt wird. In der Regel wird erwartet, daß sie bereits in Konzentrationen von weniger als 5 mg $\cdot$ g^{-1} bzw. ml^{-1} bakteriostatisch oder bakterizid wirken.

7.1 Mikrobielle Reinheit

An Arzneimittel werden bestimmte Forderungen hinsichtlich der mikrobiellen Reinheit gestellt. Dabei werden grundsätzlich zwei Gruppen unterschieden:

- Arzneizubereitungen, die steril sein müssen und
- Arzneizubereitungen, bei denen eine begrenzte Keimzahl toleriert wird, wobei die Begrenzung bereits darauf hinweist, daß sich die in dem betreffenden Produkt geduldeten Keime nicht vermehren dürfen.

In letzterem Falle wird häufig die Abwesenheit von bestimmten Keimen, z. B. von Pseudomonaden oder Salmonellen, gelegentlich auch noch von *Escherichia coli* und *Staphylococcus aureus* gefordert. Das Arzneibuch stellt an die mikrobiologische Reinheit von Fertigarzneimitteln die in Tab. 5.17 aufgeführten Forderungen.

7.2 Konservierungsmittel

Konservierungsmittel werden sowohl in Arzneimitteln, die steril sein müssen, als auch in solchen, die nicht steril sein müssen, eingesetzt. In der Gruppe der sterilen Zubereitungen ist ihr Einsatz von den meisten Pharmakopöen zwingend vorgeschrieben, wenn Injektionszubereitungen oder Augentropfen in Mehrfachdosenbehältnissen abgefüllt werden. In diesen Fällen sind die Konservierungsmittel nach Art und Menge auf dem Etikett zu deklarieren.

Tab. **5.17** Mikrobiologische Reinheitsforderungen für Fertigarzneimittel

Kategorie	Zubereitung	Anforderungen (auszugsweise)/ Angaben je g bzw. ml
1	Parenteralia, Ophthalmica, sonstige Zubereitungen, die laut Arzneibuch steril sein müssen	Müssen der „Prüfung auf Sterilität entsprechen“
2	Zubereitungen zur topischen oder andersartigen lokalen Anwendung, die laut Arzneibuch nicht steril sein müssen	– höchstens 10^2 aerob wachsende Mikroorganismen – Abwesenheit von Enterobakterien, Pseudomonas aeruginosa,Staphylococcus aureus
3	Zubereitungen zur oralen, rektalen und transdermalen Anwendung	– höchstens 10^3 bzw. 10^4 aerob wachsende Bakterien – höchstens 10^2 Hefen und Schimmelpilze – Abwesenheit von Escherichia coli und Salmonellen
4 a	Drogen und Drogenmischungen für Arzneitees, die vor Anwendung eine Keimzahlverminderung erfahren (z. B. durch Überbrühen mit siedendem Wasser), und äußerlich anzuwendende, ganze oder zerkleinerte Droge enthaltende Zubereitungen.	– höchstens 10^7 aerob wachsende Bakterien, 10^4 Hefen und Schimmelpilze, 10^2 Escherichia coli, 10^4 andere Bakterien – keine Salmonellen
4 b	Sonstige innerlich anzuwendende, ganze oder zerkleinerte Droge enthaltende Zubereitungen.	– höchstens 10^5 aerob wachsende Bakterien, 10^3 Hefen und Schimmelpilze, 10^1 Escherichia coli, 10^3 andere Enterobakterien – keine Salmonellen

Injektionspräparate in Einzeldosisbehältnissen können konserviert werden, wenn die Dosis 15 ml nicht überschritten wird bzw. andere Ausnahmeregelungen nicht vorliegen. Die Konservierung kann erforderlich sein, wenn der Wirkstoff thermolabil ist und eine andere Methode zur Keimzahlverminderung bzw. zur Vermeidung des Einschleppens von Keimen nicht gegeben ist.

Wirkungsweise. Konservierungsmittel greifen Mikroorganismen entweder an der Membran oder im Zellinneren an, nachdem sie die Membran permeiert haben. In der erstgenannten Weise wirken die quartären Ammonium-Verbindungen oder Invertseifen, in der letzteren die meisten übrigen Konservierungsmittel. Für die Permeation der Zellwand ist eine entsprechende Lipoidlöslichkeit erforderlich. Ein hoher Lipoid/Wasser-Verteilungskoeffizient ist deshalb günstig für die Wirkung.

Besteht die Arzneiform aber aus mehreren Phasen, wie eine Emulsion, führt ein an sich günstiger hoher Verteilungskoeffizient dazu, daß sich das Konservierungsmittel in der Lipoidphase anreichert. Seine Wirkung ist aber vor allem in der Wasserphase erforderlich. Deshalb muß die Gesamtkonzentration im System entsprechend erhöht werden.

Tensidhaltige Präparate können zu nicht leicht zu überschauenden Solubilisierungseffekten führen, die eine empirische Ermittlung der optimalen Konzentration erforderlich machen.

Ionogene Konservierungsmittel haben bei ihrer Anwendung entsprechend ihrem pH-abhängigen Verteilungskoeffizienten einen optimalen pH-Bereich.

In der Pharmazie eingesetzte Konservierungsmittel. Insgesamt werden zur Konservierung von Arzneimitteln der Kategorie 1 und 3 (s. Tab. **5.17**) kaum mehr als 15 Verbindungen verwendet. Die Parabene werden als Gruppe aufgeführt.

Tabelle **5.18** Von älteren Pharmakopöen* empfohlene Konservierungsmittel und Richtkonzentrationen

Konservierungsmittel	Nach Angaben in der USP XXI (1985)					PH. I. (1985)					
	Richt-konzentrat. in %	Iniectabilia S. 1138	Iniectabilia multidose cont.	Ophthalmika-Lösg. S. 1337	Emulsionen S. 1336	Richt-konzentrat. in %	Iniectabilia S. 1336	Dermatika S. 514	Oralia S. 514	Löslichkeit in Wasser (%)	pH-Optimum
Alkohole											
Ethanol					+	10–15			+	∞	–
Chlorbutanol	0,5	+	+	+		0,3–0,5		+		~0,75	<4,5
Phenylethylalkohol	0,5			+						~2	<4,5
Benzylalkohol			+			0,5–1,0	+	+		~4	<4
Säuren											
Sorbinsäure						0,1–0,15			+	0,15	<5
Benzoesäure					+	0,1–0,15			+	0,3	<4
*PHB-Ester***			+		+	0,1–0,15			+	0,03–0,2	8
Phenolderivate											
Phenol	0,5	+	+							~8	<9
Kresol	0,5	+				0,3	+			~2	<9
Chlorkresol						0,1	+			~0,4	<9
Quartäre Verbindungen	0,01	+		+	+			+		>50	>6
Organo-Hg-Verbindungen											
Phenylmercurinitrat	0,01–0,002	+	+	+		0,002	+	+		0,07–0,2	7–9
Thiomersal	0,002	+	+							>50	4–7

* In moderneren Pharmakopöen werden Konservierungsmittel durchweg nicht mehr empfohlen, sondern nur aufgelistet oder in Monographien beschrieben, da sich ihr Einsatz nicht verallgemeinern läßt und sich die gesetzlichen Anforderungen oft zu schnell ändern.

** p-Hydroxybenzoesäureester.

Anstelle von Phenol sollten eher die besser wirksamen Derivate, z. B. *m*-Kresol oder *p*-Chlor-*m*-kresol, eingesetzt werden. Organoquecksilber-Verbindungen sollten so weit wie möglich vermieden werden. Tab. **5.18** zeigt einige gebräuchliche Konservierungsmittel mit ihren Einsatzkonzentrationen.

Zum Schutze von Dermatika werden mehr Konservierungsmittel eingesetzt, doch liegt deren Gesamtzahl mit rund 40 Substanzen erheblich niedriger als im kosmetischen Bereich, wo die EG-Vorschlagliste etwa 70 Konservierungsmittel umfaßt. Bei den flüssigen peroralen Arzneizubereitungen beschränkt man sich größtenteils auf die im Lebensmittelbereich eingesetzten Konservierungsmittel. Daneben werden noch Alkohole, wie Benzylalkohol, vor allem aber Ethanol eingesetzt. Bei letzterem ist eine Konzentration $\geqq 20\%$ erforderlich. Auch hohe Zuckerkonzentrationen in sirupösen Darreichungsformen wirken konservierend.

Prüfung einer Arzneizubereitung auf ausreichende Konservierung. Nach dem Arzneibuch werden 10^5 bis 10^6 KBE (**K**olonien-**b**ildende **E**in-

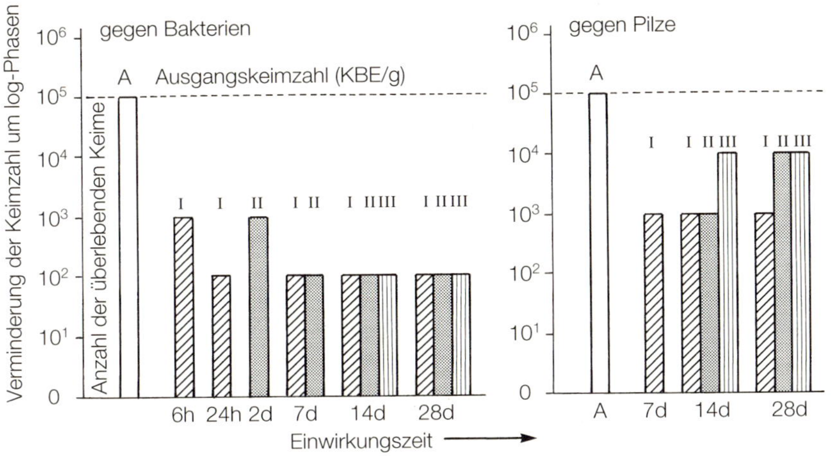

Abb. **5.35** Die vom Arzneibuch erwartete Wirkung von Konservierungsmitteln in den verschiedenen Einsatzbereichen, I Parenteralia, Ophthalmika, II Dermatika, III Peroralia.

heiten) pro ml bzw. g von 4 bis 5 vorgeschriebenen Testorganismen (s. Tab. **5.19**) in das zu prüfende Produkt homogen eingemischt und die Anzahl der überlebenden Keime nach bestimmten Zeiten bestimmt. Die Beurteilungskriterien sind aus Abb. **5.35** ersichtlich.

Tabelle **5.19** Testorganismen für die Prüfung auf ausreichende Konservierung

Testorganismus	Anzucht-medium	Stammbezeichnung ATCC
A *Staphylococcus aureus*	CSA	6538
B *Escherichia coli*	CSA	8739
C *Pseudomonas aeruginosa*	CSA	9027
D *Candida albicans*	SDA	10231
E *Aspergillus niger*	SDA	16404

eingebrachte Keimzahl pro g bzw. ml Prüfpräparat 10^5

CSA = Caseinpepton-Sojapepton-Agar (Ph. Eur.)
SDA = Sabouraud-Dextrose-Agar

Der Test auf ausreichende Konservierung wird üblicherweise in der Entwicklungsphase eines neuen Arzneimittels durchgeführt. Er sollte jedoch für Stabilitätsprüfungen in gewissen Zeitabständen wiederholt werden, um die Effektivität des eingesetzten Konservierungsmittels zu überprüfen.

7.3 Qualitätskontrollen

Flüssige und halbfeste Arzneimittel, für die keine Sterilität vorgeschrieben ist, unterliegen immer der Gefahr, daß einige wenige vorhandene Mikroorganismen, die mit den Ausgangsstoffen eingeschleppt werden und die nach Art und Menge meistens variieren, sich darin – trotz eines zugesetzten Konservierungsmittels – vermehren und das Produkt verderben können. Deshalb ist es erforderlich, die laufende Produktion stets stichprobenweise zu überwachen. Dazu eignen sich Keimzahlbestimmungen. Als Grenzzahlen für die Beurteilung können die in Tab. **5.17** aufgeführten Richtzahlen des Arzneibuches herangezogen werden.

8. Steuerungs- und Regelungstechnik

8.1 Grundlagen, Allgemeines

In der Pharmazeutischen Technologie werden in zunehmendem Maße Steuerungs- und Regelungstechnik eingesetzt. Dies gilt insbesondere für die industrielle Arzneifertigung. Die Anwendung automatischer Prozeßsteuerungen ist heute bereits allgemein üblich. Es seien in diesem Zusammenhang nur einige Beispiele herausgegriffen:

- Regelung der Temperaturen und des Luftdurchsatzes bei der Wirbelschichtgranulation sowie die Programmsteuerung des Prozeßablaufes einschließlich der Dosierung der Granulierflüssigkeit.
- Programmsteuerung bei der Dragierung, Regelung oder Steuerung von Luftdurchsatz, Lufttemperatur, Temperatur der Dragiersirupe, Dosierungsmengen und Dosierungsintervalle.

- Einstellung von Hochleistungs-Tablettiermaschinen nach Erfahrungswerten aus früheren Chargen, Optimierung der Einstellung nach den Eigenschaften des aktuellen Preßgutes, Regelung von Preßdruck und Dosierung von Tablettiermaschinen während der laufenden Fabrikation.
- Temperaturregelungen bei der Herstellung halbfester Zubereitungen, wie insbesondere Gewährleistung eines exakten Temperaturprogramms bei der Produktion von Salben und Cremes, Temperaturregelung der Einzelkomponenten und Steuerung des Zeitpunktes der Zumischung zum Ansatz.
- Automation in der Wasseraufbereitung.
- Automation der Sterilisation.
- Steuerungs- und Regelungsprozesse in der Verpackungstechnik.

Automation oder **Automatisierungen** sind Maßnahmen, die es gestatten, Prozesse ohne menschlichen Eingriff ablaufen zu lassen. Dabei kann es sich um relativ einfache Vorgänge oder aber auch um eine ganze Produktion handeln.

Grundlage für jede Automation sind Steuerungen oder Regelungen. Die Begriffe der Steuerungs- und Regelungstechnik sind genormt.

Ein einfaches Beispiel einer Automation mit Hilfe einer mechanischen Steuerung ist die Tablettiermaschine. Während der Produktion wird das Preßgut aus einem Vorratsbehälter der Matrize zugeführt, dosiert, gepreßt, die fertigen Tabletten werden ausgestoßen, entstaubt und gesammelt. Der Vorgang wiederholt sich ständig und solange, wie die Maschine läuft. Die Art der Steuerung ist eine Programmsteuerung.

8.2 Steuerung

Die Steuerung ist ein Vorgang, bei dem in einem bestimmten System eine oder mehrere Größen nach bestimmten Gesetzmäßigkeiten andere Größen beeinflussen.

Nach dieser Definition liegt immer dann eine Steuerung vor, wenn eine Beeinflussung einer Größe oder eines Vorgangs nur in einer Richtung von einer steuernden Größe ausgeht, wobei die gesteuerte Größe selbst keinerlei Beeinflussung auf die steuernde Größe ausübt. Es liegt also kein Kreislauf der wechselseitigen Beeinflussungen, wie bei der Regelung vor, sondern ein offenes System – eine Steuerkette.

Um dies zu erläutern sei ein zweites Beispiel einer Programmsteuerung vorgestellt. Die Automation der Dragierung im klassischen Dragierkessel erfolgt häufig nach einem vorher in Laborversuchen empirisch optimierten zeitgesteuerten Programm, in dem Dauer und Wechsel von Sirupaufgabe und Trocknung festgelegt sind. Das Programm kann vorsehen, daß die Intervalle der einzelnen Schritte im Laufe des Prozesses nach einem vorgegebenen Schema modifiziert werden. Jeder einzelne Schritt während der Dragierung hat eine bestimmte Gutbeschaffenheit zum Ziel. Da die einzelnen Zeitintervalle starr festgelegt sind und nicht von der aktuellen Gutbeschaffenheit beeinflußt werden, ist für die Qualitätssicherung eine sehr gute Normierung der Herstellungsbedingungen Voraussetzung. Die Trocknung des aufgetragenen Sirups muß mit einer ganz bestimmten Geschwindigkeit erfolgen, die sicherstellt, daß unmittelbar vor Aufgabe der jeweils nächsten Portion Sirup die Kerne weder zu feucht oder klebrig sind, noch trocken gelaufen sind. Dies setzt voraus, daß eine ganze Reihe von Faktoren unbedingt eingehalten werden. Hierzu gehören u. a. die angebotene Trocknungsluftmenge, die relative Feuchte und die Temperatur der Trocknungsluft, die Luftverteilung im Kessel, die spezifische Oberfläche und Menge der Kerne, die Zusammensetzung, Viskosität und Oberflächenspannung des Sirups und vieles andere mehr. Werden diese Bedingungen nicht eingehalten oder verändern sich irgendwelche Daten während der Fertigung, d. h. treten **Störgrößen** auf, ist es durchaus möglich, daß die Charge unbrauchbar wird oder die Herstellung sogar unterbrochen werden muß. Eine Steuerung korrigiert sich nicht selbst und eliminiert keine Störungen.

So läuft auch eine einfache Tablettenpresse unverändert weiter, wenn Störgrößen auftreten, d. h. wenn sich z. B. die Dichte des Tablettiergutes ändert und damit die Dosierung falsch wird oder wenn aufgrund einer Änderung der Beschaffenheit des zugeführten Gutes die Kompressionseigenschaften eine Variation erfahren und dadurch der Tablettierdruck sinkt, so daß zu weiche Tabletten entstehen. Sie läuft sogar unverändert weiter, wenn die Materialzufuhr durch Brückenbildung im Füllschuh oder im Fülltrichter völlig unterbrochen wird.

Steuerungen laufen also grundsätzlich nur in einer Richtung ab. Die Größe oder der Vorgang, auf welche die Steuerung einwirken soll, ist die **zu steuernde Größe.** Die Größe, die die Steuerung beherrscht, d. h. den Ablauf der Steuerung bestimmt, ist die **Führungsgröße.** Wenn sie unveränderlich ist, stellt die Steuerung eine **Festwertsteuerung** dar. Die Führungsgröße kann sich nach einem logisch oder zeitlich festgelegten Programm verändern. Dann liegt eine **Programmsteuerung** vor. Es ist aber auch möglich, daß die Führungsgröße von irgendeinem Meßwert ausgeht, der nicht unmittelbar aus der zu steuernden Größe hervorgeht. Dies ist dann eine **Steuerung mit variabler Führungsgröße.** Die Führungsgröße wirkt über einen **Fühler** oder **Schalter** auf ein **Stellglied,** z. B. ein Ventil ein, das unmittelbar auf die zu steuernde Größe einwirkt. Die Stelle, an der die Einwirkung erfolgt, ist der **Stellort.** Oft wird die volle Auswirkung auf das gesamte zu steuernde System erst nach einer gewissen Zeit auftreten. Dies kann z. B. durch eine verzögerte Gleichgewichtseinstellung bedingt sein oder ganz einfach dadurch, daß eine größere örtliche Differenz zwischen dem Stellort und der Stelle sich befindet, an der die **gesteuerte Größe** oder **Steuergröße** erwartet wird. In jedem Fall liegt die Ursache der Verzögerung in der **Stellstrecke.**

Ein einfacher Fall einer Festwertsteuerung ist die elektrische Heizung eines Wasserbades, indem an das Heizelement eine konstante Spannung gelegt wird. Die Führungsgröße für die Temperatur des Wassers ist die elektrische Spannung. Die zu steuernde Größe ist die Temperatur. Diese stellt sich mit einer gewissen Trägheit aufgrund der relativ großen Steuerstrecke ein, die nicht nur geometrisch zu verstehen ist. Die gesteuerte Größe, die Temperatur, ist unter der Voraussetzung einer konstanten Spannung nur dann konstant, wenn keine variablen Störgrößen auftreten. Die Konstanz der Temperatur ist die Konsequenz einer Gleichgewichtseinstellung zwischen der zugeführten Wärme entsprechend der Heizleistung und der abfließenden Wärme durch Wärmeverlust an die Umgebung. Die zugeführte Wärme kann sich durch Veränderung des Widerstandes des Heizelementes, aber auch durch Veränderung der Übergangswiderstände ändern. Die Wärmeabgabe des Systems an die Umgebung ändert sich mit Änderung der Umgebungstemperatur, der Füllmenge des Wasserbades, der Luftbewegung über dem Wasser und vieles andere mehr. Auch in diesem Fall erfolgt keine Korrektur der Steuerung nach der zu steuernden Größe.

Die Installation einer Steuerung mit variabler Führungsgröße wurde z. B. bei der Dragierung aufgrund der folgenden Überlegung durchgeführt. Klimaschwankungen führen dazu, daß Temperatur und relative Feuchte der Ansaugluft, die für die Trocknung verwendet werden soll, großen Variationen unterliegen. Danach kann der absolute Wassergehalt große Unterschiede aufweisen. Wird die Luft erwärmt, so stellt sich eine neue relative Luftfeuchte entsprechend der Temperatur und der absoluten Feuchte ein. Die resultierende relative Feuchte und damit auch die Spanne der entstehenden Schwankungen sind um so kleiner, je höher die gewählte Trocknungstemperatur ist. Aus diesem Grund können bei hohen Trocknungstemperaturen die Klimaschwankungen praktisch vernachlässigt werden. Ist es dagegen erforderlich, die Trocknungstemperatur niedrig zu halten, wirken sich Klimaschwankungen auf die Trocknung mehr oder minder entscheidend aus, da die Aufnahmekapazität der Luft für Wasserdampf sowohl von der Temperatur als auch von der relativen Feuchte abhängen. Um eine automatische Dragierung dennoch zu gewährleisten, kann man über die Messung von Temperatur und relativer Feuchte der Ansaugluft variable Führungsgrößen gewinnen, die die Trocknungszeiten im Rahmen des Programms steuern. Das optimale Ausmaß der Einwirkung der genannten Größen muß allerdings experimentell empirisch ermittelt werden. Auch hier korrigieren sich die Trocknungszeiten nicht weiter, wenn z. B. andere Störgrößen zusätzlich auftreten oder der Laborversuch nicht repräsentativ für die Fabrikation war.

8.3 Regelung

Die Regelung ist folgendermaßen definiert:
Eine Regelung ist ein Vorgang, bei dem der vorgegebene Wert einer Größe fortlaufend durch Eingriff aufgrund von Messungen dieser Größe hergestellt und aufrecht erhalten wird.

Bei der Regelung findet also ein ständiger Vergleich des aktuellen Zustandes des Systems mit dem erstrebten Zustand statt. Das Ergebnis dieses Vergleiches bestimmt einen entsprechenden korrigierenden Eingriff.

Fabrikationstablettiermaschinen können Dosierungsregelungen enthalten. Die **Regelgröße** bzw. der **Ist-Wert** ist das aktuelle Tablettengewicht. Dieses kann auf einer automatischen Waage ermittelt werden. Die Wägefrequenz von vollautomatischen elektronischen Waagen ist wesentlich geringer als die Herstellungsfrequenz der Tabletten. Dennoch sei zunächst von der idealen Vorstellung ausgegangen, daß jede Tablette einzeln unmittelbar nach Verlassen der Maschine gewogen wird. Die Waage ist der **Meßgeber** oder Meßwertaufnehmer, der die Massen der einzelnen Tabletten in ein elektrisches oder elektronisches Signal überführt. Vorrichtungen, die physikalische Größen ineinander umwandeln, werden auch als *Wandler* bezeichnet.

Das dem Ist-Wert proportionale Signal wird mit einem entsprechenden Signal des **Soll-Werts** verglichen. Ist der Soll-Wert eine unveränderliche Größe, so liegt eine **Festwertregelung** vor. Wird der Soll-Wert nach einem zeitlichen Programm oder anderen logischen Zusammenhängen verändert, spricht man von einer **Folgeregelung.**

Der Soll-Wert ist in dem gegebenen Beispiel eine fest vorgegebene Größe, nämlich das gewünschte Tablettengewicht. Die Differenz zwischen den Signalen des Soll-Werts und des Ist-Werts wird dem Regler zugeführt, der diese und eventuell auch ihre Veränderungsgeschwindigkeit mit einer für den Regler typischen Charakteristik in elektrische Signale zur unmittelbaren Ansteuerung des **Stellgliedes** umwandelt. Das Stellglied für die Dosierung bei der Rundlaufpresse ist die Dosierschiene oder Dosiernocke, an der die Feindosierung vorgenommen wird. Der **Stellort** ist die Station des Umlaufs der Matrizen, an dem die Dosierung erfolgt. An dieser Stelle wirken sich auch die Störgrößen aus. Dies kann z. B. eine Veränderung der Pulverdichte sein. Die in die Matrize eingefüllte Masse wird komprimiert, ausgestoßen und erst nach dem Verlassen der Maschine gewogen. In diesem Falle ist die **Regelstrecke,** die der Steuerstrecke der Steuerung entspricht, deutlich erkennbar. Sie ist hier der Weg zwischen dem Stellort, d. h. der Dosierstation der Maschine bis zur Waage.

Eine zweite Möglichkeit der Dosierungsregelung eröffnet sich über die kontinuierliche Messung der Preßkräfte. Bei konstanter Geometrie der Kompressionsbedingungen und konstanten Materialeigenschaften sind die bei den einzelnen Kompressionen auftretenden Preßkräfte einzig von der Dosierung abhängig. Aus diesem Grund ist unter Berücksichtigung der Möglichkeit anderer Störgrößen die Preßkraft eine Meßgröße für die Dosierung. Sie besitzt die folgenden Vorzüge:

sie kann mit relativ einfachen Vorrichtungen elektronisch trägheitslos gemessen werden,

es kann jede einzelne Kompression beobachtet werden,

bei der Abhängigkeit der Preßkraft von der Dosierung handelt es sich um eine sehr steile Funktion, so daß kleine Schwankungen der Dosierung relativ kräftige Signale geben können und schließlich

die Regelstrecke ist wesentlich kürzer als bei der Wägung.

Die Nachteile sind, daß die Dosierung-Preßkraft-Funktionen nicht linear sind und stark von den mechanischen Eigenschaften des Preßgutes abhängen, so daß andere Störgrößen, wie z. B. die Werkzeugtoleranzen, in die Preßkraft mit einfließen. Obgleich die Druckmessung nur zu einer indirekten Aussage über die Dosierung führt, handelt es sich auch hierbei um eine echte Regelung, da sich die Stellgröße unmittelbar auf die Meßgröße und diese auf den Regler auswirkt. Es ist also ein echter Regelkreis vorhanden.

Eine optimale Regelung bei der Tablettierung liegt dann vor, wenn die in einer Waage ermittelten Tablettengewichte für die Dosierungsregelung und die Preßkraftmessungen nur für die Regelung der Preßkraft verwendet werden. Derartige Regeleinrichtungen werden bereits serienmäßig in einigen Hochleistungstablettenpressen eingebaut. Dabei wirkt die Preßkraftregelung unmittelbar auf den Druckrollenabstand ein. Dies kann nach dem gesagten natürlich nur sinnvoll sein, wenn die Regelung der Preßkraft der Dosierungsregelung nachgeschaltet wird, da vor der Korrektur der Preßkrafteinstellung die Störgröße Dosierung minimiert sein muß und damit praktisch nicht mehr in das Regelkriterium der Preßkraft eingeht.

Das Problem, das einer Regelung mit großer Regelstrecke zugrunde liegt, ist aus dem Beispiel der Gewichtskontrolle erkennbar. Der Regler führt eine Veränderung der Dosierung durch. Diese trifft aber in der Regel nicht sofort den gewünschten Wert. Bis die Tablette, die aus diesem ersten Regelvorgang hervorgeht, gewogen wird und dem Regler eine neue Information über die Auswirkung der Regelung liefert, sind schon eine ganze Reihe von weiteren Tabletten hergestellt worden, die noch aus der ursprünglichen Einstellung der Maschine hervorgegangen sind. Damit sind die dem Regler in dieser Zeit zugegangenen Informationen bereits überholt und nicht repräsentativ für die tatsächliche momentane Dosierung. Dieses Problem wird noch erheblich weiter vergrößert, wenn aufgrund der langsamen Wägegeschwindigkeit entweder nur Stichproben gewogen werden oder die Tabletten in größeren Portionen zusammengefaßt zur Wägung gelangen. Ferner überlagern sich diesem Problem die unvermeidlichen statistischen Dosierungsschwankungen sowie die Werkzeugtoleranzen der Maschine. Aus den letztgenannten Gründen wird man bei einer Dosierungsautomation grundsätzlich von Mittelwertbestimmungen ausgehen müssen.

Die Regelstrecke ist der Teil des Regelkreises, der sich in dem zu regelnden Prozeß selbst befindet, also Teil dieses Prozesses ist. Wird z. B. die Temperatur eines Wasserbades geregelt, so befinden sich in dem Wasserbad der Thermofühler und die Heizung. Alle Eigenschaften des Systems, die charakteristisch für den Bereich zwischen Heizung und Thermofühler sind, z. B. Wärmekapazität des Gesamtsystems, Wärmeleitfähigkeit, Umgebungstemperatur, Wärmeabstrahlung, gehen in die Charakteristik der Regelstrecke ein. Diese gibt vor, wie die Regelung erfolgen soll. Die Aufgabe des Reglers ist es, eine optimale Anpassung der Regelung an die Erfordernisse der Regelstrecke zu gewährleisten.

Die verschiedenen Reglercharakteristiken sollen im folgenden anhand eines Wasserbades mit Temperaturregelung erklärt werden. Dem Regler wird durch den Soll-Ist-Wertvergleich lediglich die Information gegeben, wie groß die Abweichung der Regelgröße – in diesem Fall der Temperatur – von der gewünschten Größe, dem Soll-Wert, ist. Ist die Temperatur zu niedrig, hat der Regler die entsprechende Heizleistung für die Korrektur zur Verfügung zu stellen. Dies kann nun im einfachsten Fall mit Hilfe einer **Zweipunktregelung** erfolgen. Danach wird mit der Feststellung einer Regelabweichung die Heizung mit einer fest vorgegebenen Leistung eingeschaltet und mit Erreichen der Soll-Temperatur wieder abgeschaltet. Aufgrund einer gewissen Trägheit des Heizelements, die sich aus der Wärmekapazität und der Wärmeleitfähigkeit ergibt, sowie der Tatsache, daß im Inneren des Heizelementes während der Aufheizung Temperaturen vorliegen, die weit höher sind als die Badtemperatur, erwärmt sich das Bad auch nach Abschalten der Heizleistung bis zu einem Temperaturausgleich weiter. Die Temperatur schießt also über den Soll-Wert hinaus. Dieses Überschießen ist um so stärker, je höher die fest vorgegebene Heizleistung ist. Nach dem Abschalten der Heizung fällt die Temperatur des Bades aufgrund der unvermeidlichen Wärmeabgabe an die Umgebung wieder ab. Sie unterschreitet den Soll-Wert, und erst bei Erreichen einer bestimmten minimalen Regelabweichung schaltet sich die Heizung wieder ein. Vom Augenblick der Einschaltung bis zum Wiederanstieg der Temperatur am Thermofühler vergeht aber noch eine gewisse Zeit, so daß die Temperatur bis dahin zunächst noch weiter sinkt.

Zweipunktregelungen sind **unstetige Regelungen.** Sie führen zu einem Pendeln des Ist-Wertes um den Soll-Wert mit meist sägezahnartiger Charakteristik. Die Schwingung ist im allgemeinen nicht symmetrisch, da die Anheiz- und die Abkühlphase nicht den gleichen Gesetzmäßigkeiten unterliegen. Dementsprechend muß auch die mittlere Temperatur, die z. B. der Inhalt eines größeren Gefäßes in dem Wasserbad einnimmt, nicht der Soll-Temperatur entsprechen. Das Ausmaß der Regelabweichungen in den Maxima und Minima der Sägezahnkurve, die Frequenz des Pendelns zwischen den Extremwerten und die Regelabweichung des Mittelwertes sind abhängig von der Höhe der zu regelnden Temperatur, der vorgewählten Heizleistung, der Ansprechempfindlichkeit des Reglers und den Merkmalen der Regelstrecke selbst.

Den unstetigen Reglern stehen die **stetigen Regler** gegenüber.

Der **Proportional-Regler** oder kurz **P-Regler** führt zu einer Stellgröße, die proportional zur Regelabweichung ist.

Für eine Heizungsregelung ist folgende Anordnung möglich. Die mit einem Thermoelement gemessene Ist-Temperatur wird als Thermospannung mit einer Festspannung, die der Soll-Temperatur entspricht, verglichen. Die Differenz, die Regelabweichung, wird dem eigentlichen Regler zugeführt. Dieser besteht aus einem Verstärker, dessen Ausgang direkt die elektrische Energie für die Heizung zur Verfügung stellt. Die Heizleistung ist dann der Regelabweichung proportional. Dabei geht man von der Vorstellung aus, daß die Ist-Temperatur bei einer Regelabweichung normalerweise unter der Soll-Temperatur liegt. Um dieses sicherzustellen, wird z. B. bei Thermostaten, deren Soll-Temperatur nur wenig über der Raumtemperatur liegt, mit Hilfe einer Wasserkühlung eine über die allgemeine Wärmeabstrahlung hinausgehende weitere möglichst konstante Störgröße eingebracht. Bei tieferen Temperaturen wird die Wärme durch ein Kühlaggregat abgeführt. Das Verhältnis zwischen Heizleistung und Wärmeverlust gibt vor, ob die Temperatur steigt, sinkt oder infolge einer Gleichgewichtsbedingung in ihrem aktuellen Wert beharrt. In diesem letzten Fall ist die Regelabweichung stabilisiert.

Ist die Heizleistung aber größer, steigt die Temperatur. Damit wird die Regelabweichung kleiner und die Heizleistung gedrosselt. Gleichzeitig steigt der Wärmeverlust. Aufgrund der Gegenläufigkeit der Veränderungen von Heizleistung und Wärmeverlust wird sich auch unter dieser Bedingung ein Gleichgewicht einstellen. Allerdings ist hierbei die bleibende Regelabweichung kleiner als in dem vorgenannten Fall.

Entsprechend umgekehrt verhält es sich, wenn die Heizleistung von vornherein zu gering ausgeregelt war. Dann fällt die Temperatur. Mit ihr nimmt die Wärmeabgabe ab. Die Regelabweichung nimmt jedoch zu und damit auch die Heizleistung. Auch hier kann sich ein Gleichgewicht einstellen, das allerdings bei einer größeren Regelabweichung liegt.

Bei einer großen Steilheit des Reglers, d. h. in diesem Fall bei einem großen Proportionalitätsfaktor, besteht die Gefahr, daß sich eine Regelschwingung aufschaukelt. Es ist also nicht möglich, Proportionalregelungen so auszulegen, daß keine bleibenden Regelabweichungen auftreten. Der optimale Proportionalitätsfaktor ist von den Störungen – im vorliegenden Beispiel von der Wärmeabgabe und damit auch der Soll-Temperatur – abhängig.

Dem Proportional-Regler steht der **Integral-Regler** oder kurz **I-Regler** gegenüber. Der I-Regler ändert die Stellgröße mit einer Geschwindigkeit, die der Regelabweichung proportional ist.

Für eine Heizungsregelung würde dies bedeuten, daß bei einer gegebenen Regelabweichung die Heizleistung immer weiter vergrößert wird. Ab einer bestimmten Heizleistung, die größer sein muß als der Wärmeverlust, z. B. durch Kühlung, steigt die Temperatur. Damit nimmt die Regelabweichung ab. Dies führt zu einer Verlangsamung der Steigerung der Heizleistung.

Mit der fortlaufenden Steigerung der Heizleistung steigt die Temperatur mit abnehmender Geschwindigkeit. Ist die Soll-Temperatur erreicht, findet keine weitere Veränderung der Heizleistung statt. Sie entspricht dann den Gleichgewichtsbedingungen dieser Temperatur.

Der Integral-Regler regelt also so lange, bis die Regelabweichungen verschwunden sind. Der Regelvorgang ist aber verhältnismäßig langsam.

Der **Differential-Regler** oder **D-Regler** stellt eine Stellgröße ein, die proportional zur Änderungsgeschwindigkeit der Regelabweichung ist. Da die Größe der Regelabweichung selbst keinen Einfluß auf die Stellgröße hat, regelt der D-Regler keine vorgewählten statischen Gleichgewichtslagen an. D-Regler sollen vor allem die Wirkung rasch auftretender Störgrößen unterdrücken.

Für die Heizungsregelung wirkt sich ein derartiger Regler in der Weise aus, daß ein rascher Temperaturabfall abgebremst wird.

Um eine optimale Anpassung des Reglers an das zu lösende Problem zu erreichen, werden **Regler mit gemischtem Verhalten** zusammengestellt, z. B. PI, PD oder PID-Regler. Die Regelcharakteristik des gesamten Regelkreises ergibt sich aus der Abstimmung des Zeitverhaltens aller Glieder zueinander, insbesondere von Regler und Regelstrecke.

Weiterführende Literatur

Alt, Ch. (1972), in Ullmanns Enzyklopädie der technischen Chemie. Bd. 2. Verfahrenstechnik I, Filtrieren, Verlag Chemie, Weinheim, S. 154–196.

Ebel, T. (1987), Regelungstechnik. B. G. Teubner, Studienskripten.

Egermann, H., in Hagers Handbuch der Pharmazeutischen Praxis, (1991), 5. Auflage, Band 2, Methoden: Mischen von Feststoffen, S. 565–582, und Gleichförmigkeit einzeldosierter Arzneizubereitungen, S. 1091–1101, Springer Verlag.

Gassmann, H. (1986), Einführung in die Regelungstechnik, Verlag Harri Deutsch.

Merz, L., und Jaschek H. (1985), Grundkurs der Regelungstechnik. 8. Aufl., R. Oldenbourg Verlag, München.

Schauß, H. (1964), Einfluß von Luftdruck auf die Gleichgewichtsfeuchtigkeit (Spülluft), Chem. Ing. Tech. *36,* 470.

Stahl, P. H. (1980), Feuchtigkeit und Trocknen in der pharmazeutischen Technologie, Dietrich Steinkopff Verlag, Darmstadt.

Vauck, W. R. A., Müller, H. A. (1982), Grundoperationen chemischer Verfahrenstechnik, Verlag Chemie, Weinheim, Deerfield Beach, Florida, Basel.

Abbildungsnachweise

Hoiß, J. (1982), Zyclodest-Anlagen, Pharm. Ind. *44,* 524–528.

Johnson, M. C. R. (1972), Pharm. Acta Helv. *47,* 546.

Karbachsch, M. (1983), Pharm. Ind. *45,* 540–544.

Pall, D. P. (1973), Bull. Parenter. Drug Assoc. *29,* 182.

Strathmann, H. (1978), Chem. Tech. (Leipzig) *7,* 333–347.

Wallhäußer, K. H. (1988), Praxis der Sterilisation – Desinfektion – Konservierung, Georg Thieme Verlag, Stuttgart, New York.

Kapitel 6

Hilfsstoffe

1 Allgemeines

Hilfsstoffe sind wichtige Bestandteile von Arzneizubereitungen, denn die Wahl der Hilfsstoffe ist wie die Art der Herstellung qualitätsbestimmend. Insbesonders können die Bioverfügbarkeit bzw. die Wirksamkeit sowie die Haltbarkeit von Wirkstoffen in diesen Zubereitungen erheblich beeinflußt werden.

Zu den Aufgaben der Hilfsstoffe in den Arzneizubereitungen gehören

- das Ermöglichen oder Verbessern der Herstellung von einfach und sicher anzuwendenden Arzneiformen (deshalb vgl. auch zutreffende Arzneiformen, Kap. 8–16),
- das Steuern der Wirkstoff-Freigabe im Hinblick auf eine verzögerte bzw. verlängerte Wirkstoff-Freigabe (s. Kap. 16) oder auf die Freigabe des Wirkstoffes an einem bestimmten Ort, z. B. im Dünndarm, wenn Unverträglichkeiten im sauren Magenmilieu zu erwarten sind,
- das Gewährleisten einer ausreichenden Haltbarkeit, z. B. durch Vermeiden von Wechselwirkungen mit anderen Bestandteilen der Rezepturen.

Hilfsstoffe kommen aus verschiedenen chemischen Stoffklassen. Sie lassen sich deshalb nur schwierig systematisch einordnen. Ebenso vielfältig sind ihre Einsatzgebiete, und nicht selten können sie zur Erfüllung mehrerer Aufgaben herangezogen werden. So sind native Stärken sowohl Spreng- und Füllmittel, in verkleisterter Form aber auch Binde- oder Verdickungsmittel.

Die kolloidale Kieselsäure hat als Fließregulierungsmittel, Verdickungsmittel, Adsorptionsmittel oder Trocknungsmittel einen breiten Anwendungsbereich.

Die folgende Übersicht soll die Vielfalt der Verwendungsmöglichkeiten von pharmazeutischen Hilfsstoffen zeigen.

- Lösungsmittel, Lösungsbeschleuniger,
- Emulgatoren, Lösungsvermittler oder Solubilisatoren, Netzmittel, Antischaummittel usw. (s. Kap. 12–13),
- Salzbildner, Puffer,
- Gelbildner, Verdickungsmittel, Filmbildner (als Umhüllungs- oder Einbettungsmaterial), Bindemittel (s. Kap. 14–16),
- Gleitmittel, Schmiermittel (bzw. Antiklebmittel), Formentrennmittel, Fließregulierungsmittel,
- Zerfallsbeschleuniger oder Sprengmittel,
- Sorptionsmittel (Feuchthalte- bzw. Trockenmittel),
- Füllstoffe bzw. Füllmittel,
- Hilfsstoffe, die besondere Funktionen übernehmen können, z. B. Antioxidantien (s. Kap. 22, Abschn. 6.2.2), Konservierungsmittel (s. Kap. 5, Abschn. 7.2), Geschmacks- und Geruchskorrigentien sowie Färbemittel.

2 Anforderungen an Hilfsstoffe

An Hilfsstoffe, die zur Herstellung von Arzneimitteln bestimmt sind, werden folgende Anforderungen gestellt.

- Sie müssen bis auf ihre als Hilfsstoff beabsichtigte Funktionsfähigkeit möglichst inert sein;
- sie müssen physiologisch gut verträglich sein;
- sie müssen von Charge zu Charge eine stets gleiche chemische und physikalische Qualität aufweisen und
- sie müssen eine anwendungsbezogene mikrobiologische Reinheit besitzen.

Dies bedeutet, daß ihre mikrobiologische Reinheit durch die Einhaltung bestimmter Keimzahlgrenzwerte für tolerierbare Mikroorganismen sichergestellt ist. Diese Grenzwerte sind flexibel und sinnvoll abgestuft. An Hilfsstoffe, die für sterile oder aseptisch herzustellende Arzneimittel bestimmt sind, z. B. Parenteralia und Zubereitungen zur Anwendung am Auge, werden höhere Anforderungen gestellt als an peroral oder topisch zu applizierende Hilfsstoffe. Pathogene Keime sind nicht tolerierbar und dürfen in pharmazeutischen Hilfsstoffen nicht enthalten sein. Die mikrobiologische Reinheit ist deswegen so wichtig, weil Arzneimittel bei Kranken zur Anwendung kommen und das Risiko besonders hoch ist.

Nach dem AMG 1976 sind die Hilfsstoffe den Wirkstoffen im Hinblick auf den Nachweis der Qualität, Wirksamkeit und Unbedenklichkeit gleichgestellt. Dies bedeutet, daß Hilfsstoffe nicht nur denselben Qualitätssicherungsmaßnahmen zu unterwerfen sind, sondern daß für völlig neue Hilfsstoffe praktisch dieselben pharmakologisch-toxikologischen Untersuchungen durchzuführen sind wie für neue Wirkstoffe. Da Wirkstoffe und Hilfsstoffe notwendigerweise nicht mit gleich guter Verträglichkeit peroral, parenteral und kutan einsetzbar sind, ist es Voraussetzung, daß die pharmakologisch-toxikologischen Untersuchungen dem Verwendungszweck und dem Applikationsweg entsprechend wirklichkeitsnah geplant und durchgeführt werden. Als bekannt werden Hilfsstoffe angesehen, die in Arzneibuchmonographien beschrieben sind, die schon jahrelang ohne Zwischenfälle in Gebrauch sind oder deren Verwendung lebensmittelrechtlich geregelt ist. Für die Anwendung von Farbstoffen gilt die Arzneimittel-Farbstoffverordnung.

3 Beschreibung wichtiger Hilfsstoffe

In den folgenden Abschnitten werden Hilfsstoffe und Hilfsstoffgruppen unter Angabe ihrer Arzneibuchbezeichnungen und ihrer Synonyma aufgeführt, ihre Einsatzgebiete in der Arzneiformung umrissen sowie ihre Eigenschaften, die für den pharmazeutisch-technologischen Einsatz wichtig sind, beschrieben.

3.1 Zucker und Zuckeralkohole

Milchzucker, Lactose, Saccharum lactis

Füllstoff, Grundlage für homöopathische Verreibungen

Milchzucker, ein Disaccharid aus Glucose und Galactose, ist ein weißes, kristallines, wenig süß

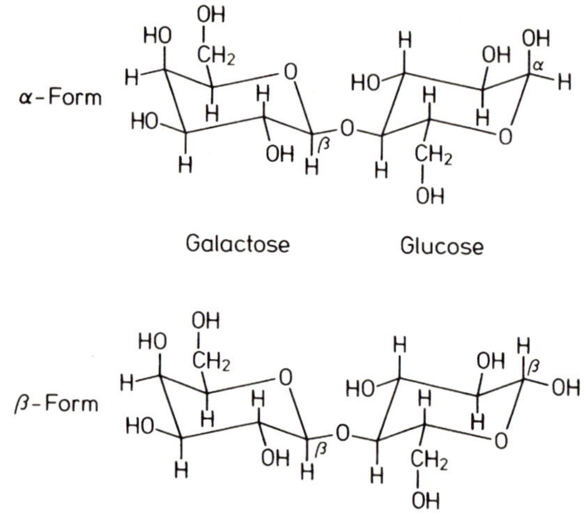

Abb. **6.1** α- und β-Konfigurationen des Milchzuckers.

schmeckendes Pulver. Ein Massenanteil Milchzucker löst sich in fünf Massenanteilen Wasser, in Ethanol ist er unlöslich. Es gibt eine α- und eine β-Modifikation (s. Abb. **6.1**). Die β-Modifikation wird durch Auskristallisieren aus Lösungen bei über 90 °C hergestellt. Die vorwiegende Handelsform ist das α-Lactose-monohydrat. Die Monohydrate geben beim Erhitzen auf 110–120 °C ihr Kristallwasser ab und gehen in die wasserfreie Form über. Von den wasserfreien Formen schmilzt die der α-Lactose bei 202 °C und die der β-Lactose bei 254 °C. α-Lactose ist nicht hygroskopisch gut zu tablettieren. Zur Direkttablettierung sind vorteilhafterweise Partikelformen mit gutem Fließverhalten oder sprühgetrocknete Lactose einzusetzen. Lactose ist wegen der Reaktivität ihrer Carbonyl-Gruppe bzw. ihrer Hydroxy-Gruppe am anomeren C-Atom der cyclischen Halbacetalform nicht vollkommen inert. Deswegen muß auf Inkompatibilitäten bzw. Instabilitäten durch die charakteristischen Carbonyl-Reaktionen geachtet werden. Nicht selten treten z. B. Maillard-Reaktionen auf. Das sind Braunfärbungen, die auf Wechselwirkungen zwischen Aminen oder Eiweißverbindungen und Zuckern mit reaktiven Carbonyl-Gruppen beruhen. Bei der Lebensmittelherstellung, insbesondere bei Backprozessen, ist die Maillard-Reaktion ein ganz normaler Bräunungsvorgang. Zucker mit reaktiven Carbonyl-Gruppen können auch mit hydrazinhaltigen Wirkstoffen, wie Hydralazin, schwerlösliche Osazone bilden.

Rohr- oder Rübenzucker, Saccharose, Saccharum

Füllstoff, hauptsächlich für Tabletten, die nicht zerfallen sollen, wie Lutschtabletten usw., *Süßmittel, Umhüllungsmaterial, Bindemittel.*

Saccharose ist das Disaccharid aus Glucose und Fructose. Ein Massenanteil dieses weißen, schwach hygroskopischen, kristallinen, süß schmeckenden Pulvers löst sich bereits in einem halben Massenanteil Wasser oder in acht Massenanteilen Ethanol 70% (Volumenkonzentration) auf. In wasserfreiem Ethanol ist Saccharose praktisch nicht löslich. Im Gegensatz zu Lactose hat Saccharose keine reaktive Carbonyl-Gruppe, da die Monosaccharide an den beiden anomeren C-Atomen miteinander verbunden sind. Saccharose bildet deshalb keine Osazone und ist nicht reduzierend. Inkompatibilitäten oder Instabilitäten, die von Carbonyl-Reaktionen ausgelöst werden, können deshalb erst nach Spaltung der Saccharose-Moleküle, z. B. durch Säuren oder Invertase, in Glucose und Fructose eintreten. Saccharose ist besser wasserlöslich, aber auch hygroskopischer als Milchzucker. Deswegen ist seine Einsatzfähigkeit insbesondere als Füllmittel bei Tabletten eingeschränkt. Saccharosehaltige Tabletten neigen bei längerer Lagerung zur Nachhärtung. Dies spielt jedoch bei Tabletten, die nicht zerfallen müssen, keine Rolle.

Tabelle **6.1** Übersicht über die Süßkräfte verschiedener Zucker, Zuckeralkohole und Süßstoffe

Rohr- bzw. Rübenzucker, Saccharose	1,0
Milchzucker, Lactose	0,23
Traubenzucker, Glucose	0,74
Fruchtzucker, Fructose	1,2
Mannit	0,57
Sorbit	0,48
Saccharin-Natrium (Natrium-*o*-benzoesäure-sulfinid)	550
Natriumcyclamat (Natrium-cyclohexylsulfamat)	30
Aspartame (*N*-L-*α*-Aspartyl-L-phenylalanin-1-methylester)	160

Die Süßkraft von verschiedenen Zuckern, Zuckeralkoholen oder Süßstoffen ist sehr unterschiedlich. Setzt man die Süßkraft der Saccharose gleich eins, ergeben sich die in Tab. **6.1** dargestellten Vergleichswerte oder Faktoren.

Traubenzucker, wasserfreie Glucose, Dextrosum anhydricum, Glucosemonohydrat, Dextrosum monohydricum

Füllstoff, zur Isotonisierung von Parenteralia

Das weiße kristalline Pulver des Monosaccharids mit süßem Geschmack löst sich im Verhältnis 1:1 in Wasser. In Ethanol ist Traubenzucker praktisch nicht löslich. Traubenzucker hat eine reaktive Carbonyl-Gruppe und gibt deshalb ähnliche Inkompatibilitäten wie Milchzucker. Die Tablettiereigenschaften sind nicht so gut wie die des Milchzuckers. Besser tablettierbar dagegen ist das aus Stärke durch enzymatischen Abbau hergestellte Produkt Celutab®, das aus 92% Glucose, 5% Maltose und 3% Oligosacchariden besteht.

Mannit, Mannitol

Füllmittel, Zuckeraustauschstoff, Trockenbindemittel

Mannit ist ein sechswertiger Zuckeralkohol (Hexit) mit einem Schmelzpunkt von 165–168 °C. Ein Massenanteil des weißen, nadelförmigen Kristallpulvers mit kühlend süßem Geschmack löst sich in 5,5 Massenanteilen Wasser. In Ethanol ist Mannit praktisch unlöslich.

Im Handel ist Mannit meist in gemahlener Form erhältlich. In diesem Zustand ist er leicht agglomerierbar bzw. klumpend. In ungemahlenem Zustand ist er dagegen lockerer und besser schüttfähig. Mannit ist nicht hygroskopisch, seine Gleichgewichtsfeuchte ist praktisch gleich Null. Zuckeralkohole können anstelle von Zuckern eingesetzt werden, wenn deren Carbonyl-Gruppe Ursache von Inkompatibilitäten oder Instabilitäten ist.

Zur Herstellung zuckerfreier Arzneiformen wird Mannit als Zuckeraustauschstoff verwendet. In sprühgetrockneter Form wird er auch als Trokkenbindemittel zur Direkttablettierung eingesetzt. Er ist jedoch teurer als Milchzucker und Saccharose.

Sorbit, Sorbitol

Weichmacher für Weichgelatinekapseln, *Zuckeraustauschstoff, Feuchthaltemittel*

Sorbit ist ein extrem gut wasserlöslicher sechswertiger Zuckeralkohol. Er ist ein Isomeres des Mannit und kommt in zwei Modifikationen mit Schmelzpunkten von 91–93 °C bzw. 96–98 °C vor. Die höher schmelzende Modifikation ist die stabilere und wird deshalb vorzugsweise zur Tablet-

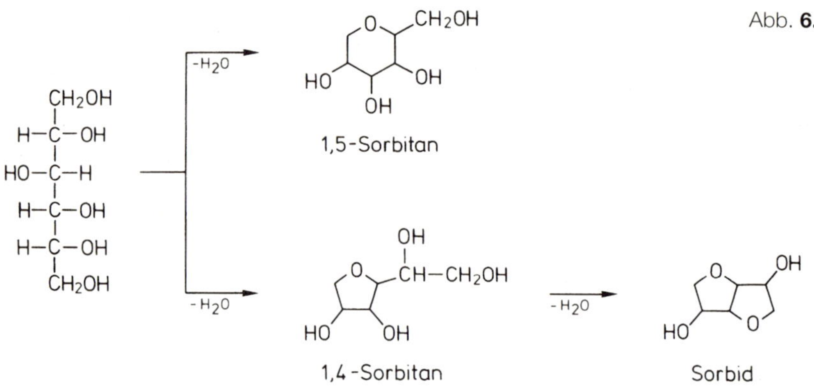

Abb. **6.2** Anhydride des Sorbits.

tenherstellung herangezogen. Bis zu vier Massenanteile des weißen kristallinen Pulvers mit kühlend süßem Geschmack lösen sich in einem Massenanteil Wasser.

Beim Erhitzen von angesäuerten Sorbit-Lösungen, beispielsweise bei der Sterilisation solcher Lösungen, bilden sich in kleinen Mengen cyclische Anhydride oder cyclische Ether, z. B. 2,5-Anhydrosorbit. In der Bezeichnung Sorbit**an** steckt der Begriff **An**hydrid und in der Bezeichnung Sorb**id** das Dianhydr**id**.

Der Sorbitan-Zentralbaustein der Emulgatoren Span® und Tween® besteht ebenfalls aus solchen cyclischen Sorbitanhydriden. Diese cyclischen Ether-Derivate kommen häufiger in der Tetrahydrofuran-, weniger in der Tetrahydropyran-Struktur vor. Bei weiterem Wasserentzug kann auch noch das bicyclische Anhydrid Sorbid entstehen (s. Abb. **6.2**).

Wegen seiner Hygroskopizität ist Sorbit ein gutes Feuchthaltemittel, doch neigen sorbithaltige Tabletten zur Nachhärtung. Wegen der Inkompatibilität von Milchzucker mit Aminen wird der Milchzucker in solchen Formulierungen durch Sorbit oder Mannit ersetzt. Bei den flüssigen, hochprozentigen Sorbit-Lösungen des Handels ist zu beachten, daß es sich hierbei meist nicht um Lösungen aus reinem Sorbit handelt. Diese Lösungen werden durch katalytische Hydrierung von Stärkehydrolysaten hergestellt. Sie enthalten als Hauptprodukt Sorbit und stereoisomere Hexite. Daneben sind noch bestimmte Mengen an hydrierten Disacchariden und Oligosacchariden aus dem Vorprodukt Stärkesirup enthalten. Diese Nebenprodukte sind in den hochprozentigen Sorbit-Lösungen als Kristallisationsverzögerer zur Stabilisierung erwünscht. Sorbitpulver besteht weitgehend aus Sorbit sowie stereoisomeren Hexiten und enthält praktisch keine Oligomere.

3.2 Makromolekulare Hilfsstoffe

Sicherlich sind die beinahe nach Plan herstellbaren vielfältigen Eigenschaften der Makromoleküle der Grund, weshalb sie auch in der pharmazeutischen Technologie vor allem als Hilfsstoffe und als Packmaterial gerne verwendet werden.

Üblicherweise heißen die aus zwei, drei oder einigen Bausteinen bzw. Monomereinheiten aufgebauten Produkte **Dimere, Trimere** oder **Oligomere.** Erst Produkte mit relativen Molekülmassen $>10^4$ werden **Makromoleküle** oder **Polymere** genannt. Die einzelnen Bausteine der Makromoleküle sind durch kovalente Bindungen linear bzw. kettenförmig, verzweigt oder vernetzt miteinander verknüpft.

Makromoleküle oder Polymere können synthetisch aus Monomeren durch **Polymerisation, Polykondensation** oder **Polyaddition** hergestellt werden. Typische Polymerisate sind Polyethylene, Polyacrylate, Polyvinylpolymere und Polystyrole. Die Polyurethane sind Polyaddukte, und die Polyester sowie Polyamide sind Polykondensate.

Es werden **Polymerisationen in homogener** und **in heterogener Phase** unterschieden. Zu den Polymerisationen in homogener Phase gehört die **Substanzpolymerisation** (Blockpolymerisation), bei der das reine, unverdünnte Monomere polymerisiert wird. Bei der **Lösungsmittelpolymerisation** wird das Monomere erst in einem Lösungsmittel gelöst, in dem auch das entstehende Polymere löslich ist, und dann polymerisiert.

Zu den **Polymerisationen in heterogener Phase** gehören Fällungspolymerisationen, Perlpolymerisationen, Emulsionspolymerisationen und Gasphasenpolymerisationen. Bei der **Fällungspolymerisation** wird in einem Lösungsmittel polymerisiert, in dem sich zwar das Monomere, nicht aber das Polymere löst. Eine Substanzpolymerisation kann auch eine Fällungspolymerisation sein, wenn das entstehende Polymere im Monomeren nicht löslich ist und ausfällt.

Bei der **Perl- oder Suspensionspolymerisation** findet die Polymerisation des Monomeren in Form kleiner Tröpfchen statt, die vorher durch starkes Rühren in einer flüssigen Phase, meist Wasser, suspendiert werden. Durch Zugabe von Dispergiermitteln oder von Schutzkolloiden können die hierbei entstehenden festen Polymerisatperlen in Suspension gehalten werden.

Unter **Emulsionspolymerisation** wird die Polymerisation von wasserunlöslichen Monomeren verstanden, die mit Hilfe eines Emulgators in Wasser emulgiert vorliegen. Da sich der Polymerisationsinitiator in der Wasserphase befindet, startet die Polymerisation in der Peripherie der Monomertröpfchen oder -mizellen. Mit dieser Polymerisationsmethode werden Latices oder Dispersionen mit sehr feinen Polymerisationspartikeln (40–400 nm) erhalten (s. Kap. 14, Abschn. 5.2).

Bei der **Gasphasenpolymerisation** wird das Monomere in der Gasphase polymerisiert, z. B. Ethylen bei hohem Druck und hohen Temperaturen.

Polymere sind **homopolymer,** wenn sie nur aus einem einzigen Monomeren synthetisiert werden und aus Bausteinen bzw. gleichartigen Monomereinheiten bestehen, die sich regelmäßig wiederholen. **Heteropolymer** sind sie, wenn sie aus einem Monomeren und einem Comonomeren oder aus mehreren verschiedenen Monomerbausteinen aufgebaut sind. Werden beispielsweise zwei verschiedene Monomere wie Acrylsäureethylester und Methacrylsäure miteinander polymerisiert, entsteht ein **binäres Copolymerisat,** das Polyacrylsäureethylesterpolymethacrylat. Sind in einem copolymeren Produkt die Monomerbausteine A und B in regelmäßig abwechselnder oder in statistisch gemischter Folge miteinander verbunden, werden alternierende (A–B–A–B–A–B) oder statistische Copolymerisate (A–B–B–A–B–A–A–B–) unterschieden. Werden die Monomeren dagegen blockweise miteinander verknüpft, ergeben sich **Blockcopolymere** (A–A–A–A–B–B–B–B–) oder **Pfropfcopolymere.**

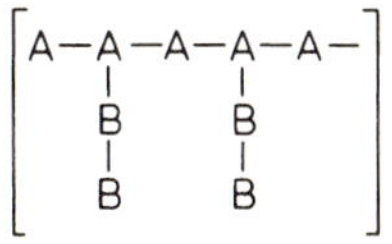

Unterschiedliche Molekülgrößen oder Copolymerisationen sind bei weitem nicht die einzigen Variationsmöglichkeiten von Makromolekülen gleicher chemischer Konstitution.

Bei **eindimensionaler Polymerisation** entstehen lineare Makromoleküle. Unter bestimmten Bedingungen oder durch Zusatz von bestimmten Mengen bifunktioneller Verbindungen kann es zu **Verzweigungen** kommen. Je nach Länge der Seitenketten werden dabei Kurzketten- und Langkettenverzweigungen unterschieden, z. B. Hochdruck- und Niederdruckpolyethylen. Wer-

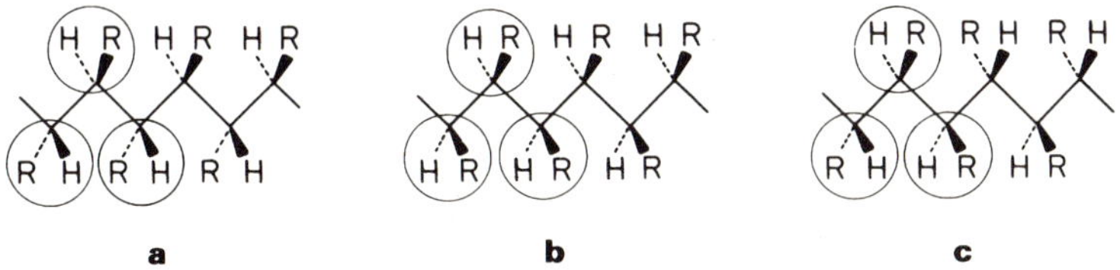

Abb. **6.3** Beispiele für verschiedene Taktizitäten.
a Bei **isotaktischen Strukturen** sind die Grundbausteine so miteinander verknüpft, daß jedes Kettenatom mit allen seinen Substituenten die gleiche sterische Anordnung hat. Für den Betrachter ragen die Substituenten abwechselnd einmal aus der Ebene heraus, und einmal zeigen sie nach unten.
b Bei **syndiotaktischen Strukturen** hat jedes Kettenatom mit seinen Substituenten eine entgegengesetzte sterische Anordnung zu seinen Nachbarkettenatomen. Für den Betrachter ragen alle Substituenten aus der Ebene heraus.
c Bei **ataktischen Strukturen** sind diese Anordnungen regellos.

den größere Mengen bifunktioneller oder mehrfunktioneller Verbindungen zugesetzt, ergeben sich mehr oder minder starke **Vernetzungen.** Die hierbei erhaltenen Produkte sind unlöslich, oder sie quellen nur.

Weitere Möglichkeiten für die Veränderung der Eigenschaften von Makromolekülen mit gleicher chemischer Konstitution ergeben sich durch verschiedene **Isomerien.** Bestimmte Monomere können bei der Polymerisation in Grundeinheiten bzw. in einzelne Bausteine mit je einem Isomeriezentrum übergehen. Dies kann selbst bei strukturregulären Polymeren zu verschiedenen sterischen Ordnungen entlang der Hauptkette führen. Diese sterischen Ordnungen in der Hauptkette werden **Taktizitäten** genannt. Lineare Polymere zeigen z. B. isotaktische, syndiotaktische und ataktische Strukturen (s. Abb. **6.3**). Die Molekülgröße von Makromolekülen resultiert aus der Anzahl der Grundbausteine im Molekül und wird durch den **Polymerisationsgrad** (*n* oder DP) charakterisiert. Dieser sagt aus, wie viele Grundbausteine oder Monomereinheiten in einem Makromolekül vorkommen.

Die Bestimmung oder Angabe der relativen Molekülmassen ist bei den Makromolekülen nicht so einfach wie bei niedermolekularen Stoffen. Die konventionellen Molekülmassenbestimmungen sind nicht geeignet, so daß für Makromoleküle spezielle Methoden erforderlich sind. In Abhängigkeit von der angewandten Methode werden bei Makromolekülen meist die relativen Molekülmassen M_n und M_m benutzt. M_n ist das arithmetische Mittel der Molekülzahlenverteilung und daher durch Methoden bestimmbar, die auf die Zahl der Moleküle ansprechen. Dabei werden die kleinen Massen überbewertet. M_m ist das arithmetische Mittel der Molekülmassenverteilung. Meist differieren diese beiden Angaben erheblich. Die Angaben mittlerer Molekülmassenverteilungen ist darauf zurückzuführen, daß in einem Polymerprodukt meist Moleküle der unterschiedlichsten Größen vorliegen. Auch in der Natur gibt es zahlreiche makromolekulare Stoffe, auch Biopolymere genannt, z. B. Kohlenhydrate und Eiweißverbindungen. Sie können chemisch abgewandelt werden, so daß halbsynthetische Makromoleküle wie Celluloseether oder Carboxymethylstärke entstehen.

Die für die pharmazeutische Technologie wichtigen Eigenschaften der Makromoleküle hängen mit diesen vielfältigen Möglichkeiten ihres chemischen Aufbaues, z. B. der Art ihrer funktionellen Gruppen, ihrer Konstitution, Konfiguration und Konformation, sehr eng zusammen. Eine große Bedeutung kommt der Fähigkeit von Makromolekülen zu, innerhalb ihrer Molekülverbände übermolekulare Strukturen auszubilden. In Lösungen oder auch in Schmelzen liegen lineare Makromoleküle bevorzugt in Form **statistischer Knäuel** vor (s. Kap. 4, Abschn. 4.2). Es können jedoch auch teilkristalline Ordnungen durch Faltungen oder parallele Zusammenlagerungen neben amorphen Bereichen beobachtet werden, z. B. Fransenmizellen, Gelgerüste usw.

Ob ein makromolekularer Hilfsstoff ein Quell-, Verdickungs-, Binde- oder Sprengmittel sein kann, hängt von solchen Strukturen bzw. von den sich daraus ableitenden Eigenschaften ab.

Im Gegensatz zu niedermolekularen Stoffen ist bei makromolekularen Produkten ein **Quellungszustand** als Übergangsstadium vor dem Lösen zu beobachten. Makromoleküle lagern hierbei unter erheblicher Volumenzunahme Lösungsmittelmoleküle in das chemische Gefüge ihrer Partikeln ein, d. h. sie sorbieren Lösungsmittel. Sind diese Gefüge stabil genug, ist die Quellung der Endzustand. Sind sie dagegen instabil bzw. trennbar, gehen die Sorbate bei weiterer Lösungsmittelaufnahme in ein bikohärentes System, in ein Gel, über. Wird darüber hinaus noch weiter mit Lösungsmittel verdünnt, bildet sich ein Sol bzw. eine kolloide Lösung. Ob ein makromolekularer Stoff als **Quellmittel** oder als **Verdickungsmittel** wirkt, hängt nicht nur von seiner Struktur und Molekülgröße ab, sondern auch von den verwendeten Konzentrationen. Verdickungsmittel lösen sich in einer Flüssigkeit und erhöhen dabei deren Viskosität. Nimmt ein Stoff unter Volumenzunahme größere Lösungsmittelmengen auf, ohne sich zu lösen, ist er ein Quellmittel.

Ob ein Quellmittel ein **Tablettensprengmittel** sein kann, hängt eng mit seinen Löslichkeitseigenschaften zusammen. So wird z. B. lösliches Polyvinylpyrrolidon vorzugsweise als Bindemittel eingesetzt, das quervernetzte, unlösliche, aber stark quellende Polyvinylpyrrolidon dagegen als Sprengmittel. Ein Vorteil bei der Verwendung von Makromolekülen in der Pharmazie ist, daß sie wegen ihrer Molekülgröße praktisch nicht resorbiert werden und toxikologische Bedenken mehr in den Hintergrund treten. Zu achten ist in dieser Beziehung allerdings auf Spaltprodukte oder niedermolekulare Beimengungen.

Stärken, Amyla

- Maisstärke, Amylum Maydis,
- Reisstärke, Amylum Oryzae,

- Kartoffelstärke, Amylum Solani,
- Weizenstärke, Amylum Tritici.

Füllstoff, Sprengmittel, Bindemittel, Pudergrundlage

Die Stärken gehören zur großen Gruppe der Kohlenhydrate. Es sind keine chemisch einheitlichen Stoffe; sie lassen sich in der Hauptsache in zwei Polysaccharid-Fraktionen, nämlich in 15 bis 25% Amylose und 75 bis 85% Amylopektin zerlegen. Daneben enthalten Stärken geringe Mengen Kleber, das sind Pflanzenproteine sowie Zellreste, anorganische Verbindungen und bis zu 20% Wasser. Amylose und Amylopektin sind Polysaccharide, die wie Cellulose aus Glucose-Molekülen aufgebaut sind. Im Gegensatz zur Cellulose sind jedoch in diesen Polysacchariden die Glucose-Moleküle α-glykosidisch miteinander verbunden. Amylose ist ein lineares Makromolekül aus 300 bis 1000 D-Glucopyranose-Einheiten, das zur Ausbildung von Helixstrukturen befähigt ist. Amylopektin dagegen ist ein verzweigtkettiges Makromolekül und besteht aus 9 000 bis 10 000 1,4-α-glykosidisch verknüpften D-Glucopyranose-Einheiten. Die Verzweigungen bei den Amylopektinen erfolgen durch 1,6-α-Seitenverbindungen von etwa je 20 bis 25 D-Glucopyranose-Einheiten. In den meist annähernd kugelförmigen Stärkekörnern liegen Amylose und Amylopektin in radialen Schalen assoziiert vor. Diese Schichtenstrukturen werden durch intermolekulare Wasserstoff-Brücken verfestigt.

Die Stärken sind feine weiße Pulver, die beim Reiben zwischen den Fingern knirschen. Sie sind unlöslich in kaltem Wasser und in Alkoholen. In kaltem Wasser sind Stärken bei nur leichter Quellung gleichmäßig und ohne Klumpenbildung suspendierbar. Beim Erwärmen dieser Suspensionen quellen sie zunächst stärker; sobald die für jede Stärkesorte charakteristische Verkleisterungstemperatur (s. Tab. **6.2**) überschritten wird, beginnt ein Verkleisterungsvorgang. Dabei werden die Bindungen der Amylose- und Amylopektin-Strukturen aufgeweitet und teilweise irreversibel gelöst. Die Spaltprodukte gehen zum Teil kolloidal in Lösung. Je länger die Verkleisterungstemperatur überschritten wird, desto weiter schreitet die Verkleisterung bzw. der Abbau fort.

Während Amylose keine Gelformen ausbilden kann, ist Amylopektin ein guter Gelbildner. Dies zeigt sich beispielsweise bei der Kartoffelstärke, die im Gegensatz zu den anderen Stärkesorten weniger Amylopektin enthält und deshalb dünnflüssigere Kleister ergibt.

Tabelle **6.2** Charakteristische Eigenschaften verschiedener Stärkearten

Stärkesorte	Quelltemperatur (°C)	Verkleisterungstemperatur (°C)	Größe der Stärkekörner (μm)
Maisstärke	64	73	10–25
Reisstärke	72	77	2–10
Kartoffelstärke	63	72	20–185
Weizenstärke	55	64	20–40

Stärken zeigen ein gutes Absorptionsvermögen z. B. für Wasser, Öle und Farbstoffe. Die einzelnen Stärkesorten können mikroskopisch unterschieden bzw. identifiziert werden.

Modifizierte Stärken. Die einfachste Modifizierung einer Stärke kann durch Einwirkung hoher mechanischer Drücke erreicht werden, z.B. durch Walzenkompaktierung, erforderlichenfalls mit Stärken unterschiedlicher Feuchtigkeitsgehalte. Hierbei entstehen, durch zumindest teilweise Zerstörung von Stärkestrukturen, kaltlösliche und direkt tablettierbare Stärkeprodukte, z.B. Sta-RX®. Neben solchen physikalischen Modifizierungen gibt es auch chemische Abwandlungsprodukte.

Die freien Hydroxy-Gruppen der Glucosebausteine erlauben Veretherungen ähnlich wie dies auch bei der Cellulose der Fall ist. Ein Beispiel dafür ist die Hydroxyethylierung mit Ethylenoxid zu Hydroxyethylstärke, die als Bindemittel, Verdickungsmittel und außerdem für Plasmaersatzflüssigkeiten verwendet wird. Auch Quervernetzungen mit bi- oder polyfunktionellen Verbindungen werden durchgeführt. Bei der Vernetzung von Maisstärke mit Epichlorhydrin wird auf diese Weise ein nicht quellendes, sterilisierbares und resorbierbares Stärke-Derivat hergestellt. Hierbei müssen Restmengen an Epoxid in Kauf genommen werden. Solche Probleme stellen sich bei phosphatierten Stärken, die ebenfalls nicht quellen und sterilisierbar sind, nicht. Durch Einwirkung von Natriumhydroxid und Monochloressigsäure auf Stärke erhält man Carboxymethylstärken, die als Zerfallsbeschleuniger verwendet werden, z. B. Primojel®, das aus Carboxymethylstärke und Carboxymethylcellulose besteht.

Cyclodextrine

Wirtsmoleküle für Einschlußverbindung, Komplexbildner

Cyclodextrine sind natürliche 1→4-α-glykosidisch verknüpfte, ringförmige Oligosaccharide, die sich biotechnologisch durch den Abbau von Stärken mit Cyclodextrin-Glycosyl-Transferasen gewinnen lassen. Je nach Reaktionsführung und je nachdem, welche Enzyme eingesetzt werden, bilden sich vorwiegend α-, β- oder γ-Cyclodextrine, deren Ringe aus 6, 7 oder 8 Glucose-Einheiten bestehen. Sie können deshalb auch als Cyclohexa-, -hepta- oder -octaamylose bezeichnet werden (s. Abb. **6.4**).

Am meisten fasziniert ihre Fähigkeit, im gelösten wie auch häufig bereits im festen Zustand, durch einfaches, intensives Mischen, andere Moleküle in ihren Hohlraum aufzunehmen. Auf diese Weise lassen sich in der pharmazeutischen Technologie Solubilisierungen von schlecht löslichen Wirkstoffen, kontrollierte Freisetzungen oder sogar verbesserte Stabilitäten erzielen.

Gelatine, Gelatina

Bindemittel, Verdickungsmittel, Hilfsstoff bei der Gelatinekapselherstellung

Gelatine ist ein Polypeptid und in Form von weißlichen bis schwach gelblichen Blättchen, als Blattgelatine, oder in gekörnter Form im Handel. Sie ist in kaltem Wasser und in Glycerol quellbar. In Wasser von 80 °C ist sie gut löslich. Gelatine ist ein Polypeptid, das mindestens zu 95% aus Aminosäuren besteht. Beim vollständigen Abbau durch Hydrolyse findet man

- ca. 27% Glycin,
- ca. 19% saure Aminosäuren, wie Glutamin- und Asparaginsäure,
- ca. 15% basische Aminosäuren, wie Lysin und Arginin,
- ca. 17% cyclische Aminosäuren, wie Prolin und Oxyprolin, sowie
- ca. 22% andere Aminosäuren.

Wichtige Kennzahlen:		α-	β-	γ-Cyclodextrin
Summenformel:		$C_{36}H_{60}O_{30}$	$C_{42}H_{70}O_{35}$	$C_{48}H_{80}O_{40}$
M_r:		972,9	1135	1297
Ringabmessungen	$\varnothing_{innen}$:	0,57 nm	0,78 nm	0,95 nm
	$\varnothing_{außen}$:	1,37 nm	1,53 nm	1,69 nm
	Höhe h:	0,78 nm	0,78 nm	0,78 nm

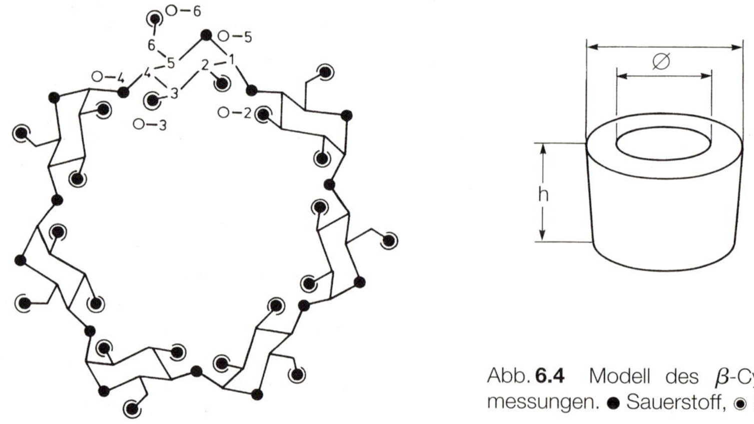

Abb. **6.4** Modell des β-Cyclodextrins und Ringabmessungen. ● Sauerstoff, ◉ Hydroxy-Gruppe.

Diese Aminosäuren sind als Monomere der Gelatine aufzufassen. Für die Reihenfolge ihrer Verknüpfungen gibt es keine festen Regeln. Nach den Resultaten des hydrolytischen Abbaues ist naheliegend, daß jede dritte Aminosäure in den Peptidketten Glycin ist.

Die Gewinnung der Gelatine erfolgt durch hydrolytischen Abbau von Kollagen, einem Gerüsteiweiß oder Skleroprotein, das im Bindegewebe vorkommt. Die natürlichen Ausgangsmaterialien sind tierische Häute, Knochen und Schweineschwarten. Der Abbau der Kollagenfibrillen bei der Gelatineherstellung erfolgt im wesentlichen in drei Schritten.

1. Abbau der Quartärstruktur durch Verkürzung der Kollagenpeptidfasern durch Hydrolyse zum Tropokollagen.
2. Abbau der Tertiärstruktur durch Spaltung der Quervernetzungen zwischen den Dreierhelices des Tropokollagens.
3. Auflösungen der Sekundärstrukturen, der Überhelices, in einfache Polypeptidketten (s. Abb. **6.5**).

Der hydrolytische Abbau des Kollagens erfolgt entweder nach einem sauren oder nach einem basischen Verfahren. Nach dem sauren Verfahren entsteht der Gelatine-Typ A (**a**cid) mit einem isoelektrischen Punkt (IP) zwischen pH 7,0 und 8,5, nach dem basischen Verfahren der Gelatine-Typ B (**b**asic) mit einem isoelektrischen Punkt zwischen pH 4,5 und 5,0 (s. Abb. **6.6**). Die unterschiedliche Lage der isoelektrischen Bereiche ist damit zu erklären, daß beim alkalischen Aufschluß Amid-Seitengruppen von Asparagin- und Glutaminbausteinen, die nicht an der Peptidbindung der Ketten beteiligt sind, in Carboxy-Gruppen überführt werden. Beim sauren Aufschluß bleiben diese Amidgruppen erhalten und erklären so den höheren isoelektrischen Punkt des Gelatine-Typs A.

Werden die beiden Gelatinetypen miteinander vermischt, treten Wechselwirkungen auf, und zwar Trübungen, Viskositätserhöhungen oder Koazervation (Mikrokapseln durch Koazervation, s. Kap. 15, Abschn. 2.1).

Dieses Verhalten ist auch im Hinblick auf Inkompatibilitäten zu beachten.

Bei der Verwendung von Knochen als Ausgangsmaterial zur Herstellung von Gelatine werden diese zunächst mit Lösungsmitteln entfettet und anschließend mit Säuren entkalkt. Nach dieser Vorbehandlung bleibt das elastische, fast gummi-

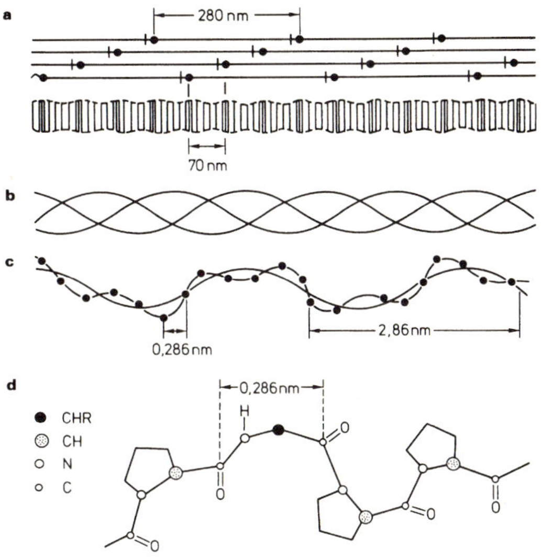

Abb. **6.5** Feinstruktur und chemischer Aufbau von Kollagen (aus Kühn, 1962).
a Kollagenfibrille (Quartärstruktur).
b Tropokollagenmolekül, Dreikettenschraube (Tertiärstruktur).
c Peptidschraube (Sekundärstruktur).
d Peptidspirale, Aminosäuresequenz (Primärstruktur).

artige Gerüsteiweiß Ossein übrig. Das Ossein entspricht dem Gerüsteiweiß Kollagen der Hautgewebe. Deshalb kann ab hier im Herstellungsprozeß wieder in gleicher Weise wie bei der Verwendung von Häuten oder ähnlichen bindegewebehaltigen Rohstoffen verfahren werden. Ossein oder die gewaschenen Häute werden dem Äscherprozeß unterworfen, einem ein- bis dreimonatigem Einlegen in Kalkmilch. Mit dem Äscherprozeß beginnt der Abbau des Kollagens, der mit dem Verkochen bzw. mit dem Sieden fortgesetzt wird. Schließlich wird das geäscherte und verkochte Material extrahiert, die so gewonnene Gelatine-Lösung intensiv gereinigt, im Vakuum eingeengt und mit Hilfe von Band- oder Wirbelschichttrocknern getrocknet. Das Ascherverfahren ist der alkalische oder basische Herstellungsprozeß. Weniger aufwendig ist der einstufige saure Prozeß, der jedoch nur bei jüngeren oder weniger festen Kollagengeweben, z. B. bei Schweineschwarten einsetzbar ist. Die gereinigten Schweineschwarten werden dabei mit Mineralsäuren 10 bis 30 h lang gequollen und durch Verkochen, Extrahieren, Reinigen und Trocknen ähnlich aufgearbeitet wie nach dem vorher beschriebenen Äscherverfahren.

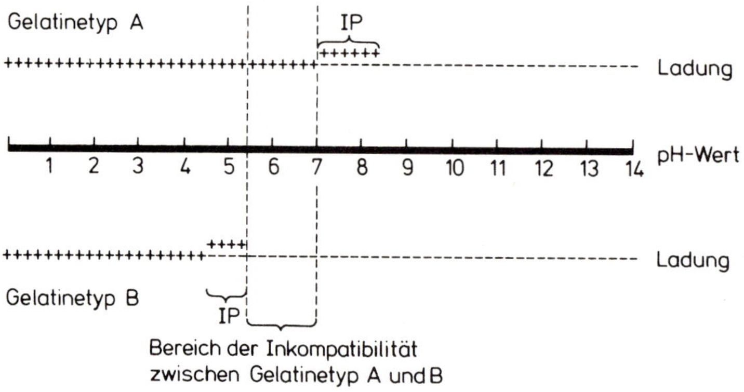

Abb. **6.6** Gegenüberstellung der Ladungsverteilungen in den Gelatinetypen A und B (IP = isoelektrischer Punkt).

Das Gelbildungsvermögen ist ein wesentliches Qualitätsmerkmal der Gelatine. Gelatinehersteller benutzen zur Charakterisierung oder Bestimmung des Gelbildungsvermögens ein spezielles Penetrometer, das Bloom-Gelometer. Die Ergebnisse dieser Konventionsmethode werden in Bloom-Werten angegeben.

Tragant, Tragacantha

Verdickungsmittel, Bindemittel

Tragant besteht aus einem Gemisch hochpolymerer Kohlenhydrate. Der wasserlösliche Anteil des Gemisches ist 15 bis 40% Tragacanthin oder Tragantin, ein Arabinolactan und Tragantsäure. Der nicht wasserlösliche Anteil wird als Bassorin bezeichnet und ist für die extremen Quelleigenschaften verantwortlich.

Tragant ist die an der Luft erhärtete gummiartige Ausscheidung von Astragulus-Arten. Es ist ein fast weißes Pulver. Die Zusammensetzung kann je nach Erntezeit und Herkunft erheblich schwanken. Für pharmazeutische Zwecke sind besonders gereinigte und sprühgetrocknete Qualitäten zu verwenden. Zur Inaktivierung von Peroxidbasen, die durch Oxidationsreaktionen Inkompatibilitäten verursachen können, ist Tragant einer Hitzebehandlung oder einer anderen entsprechend wirkenden Maßnahme zu unterwerfen.

Wegen seiner starken Quell- oder Schleimbildungseigenschaften wird Tragant auch zur Überdeckung eines schlechten Geschmacks verwendet oder in Lutschtabletten eingesetzt, um die überaus hohe Sensibilität der Zunge bzw. der Zungenpapillen abzumildern und glatte glitschige Oberflächen vorzutäuschen.

Pektin

Verdickungsmittel

Pektin gehört ebenfalls zur Gruppe der Kohlenhydrate.

Es ist ein lineares Polysaccharid mit mittleren Molekülmassen von 50 000 bis 150 000. Sein Hauptbaustein ist die D-Galacturonsäure. Ein Teil der Carboxy-Gruppen in der D-Galacturonsäure ist mit Methyl-Gruppen verestert, teilweise sind sie auch mit Natrium-, Kalium- oder Ammonium-Ionen neutralisiert. Pektine sind in fast allen grünen Pflanzen enthalten. In der Regel werden sie aus Citrusfrüchten oder aus Äpfeln gewonnen.

Pektine zeigen ein außerordentlich starkes Quellvermögen. Es sind zahlreiche Typen im Handel, die als Lebensmittelzusatz zugelassen bzw. üblich sind.

Cellulosepulver, Cellulosi pulvis

Füllmittel, Trockenbindemittel

Cellulose ist in unterschiedlichen Qualitäten im Handel. Native Cellulose besteht je nach Herkunft aus rund 3000 bis 10 000 β-glykosidisch in 1,4 verknüpften Glucose-Bausteinen. Es handelt sich demnach um ein Polysaccharid, und nach der Summenformel $(C_6H_{10}O_5)_n$ errechnen sich hieraus Molekülmassen von rund 500 000 bis 1 600 000 (s. Abb. **6.7**).

Der Polymerisationsgrad n gibt an, in wieviele Glucose-Bausteine die Cellulose bei vollständiger Hydrolyse zerfällt. Bei unvollständiger Hydrolyse entsteht das Disaccharid Cellobiose, welches der beim Stärkeabbau entstehenden Maltose entspricht, im Gegensatz zu dieser in 1,4-Stellung jedoch β-glykosidisch verknüpft ist. Wird der Polymerisationsgrad auf Basis der Cellobiose errechnet, ist den unterschiedlichen Molmassen der Bausteine Rechnung zu tragen.

Die pharmazeutisch verwendeten Cellulosepulver bestehen zur Hauptsache aus α-Cellulosen. Hierunter sind die in Natronlauge nicht mehr löslichen Cellulosen zu verstehen, deren Polymerisationsgrad über 200 und deren mittlere Molekülmassen demnach über 30 000 liegen. Die Polymerisationsgrade der β- und γ-Cellulosen liegen darunter. Deshalb sind diese niedrigmolekularen Cellulosen in Natronlauge löslich. Cellulose ist weitgehend inert und in den meisten Lösungsmitteln unlöslich.

Die mikrokristalline Cellulose wird aus Zellstoff oder Rohcellulose durch Erwärmen mit Mineralsäuren und durch eine anschließende mechanische Zerkleinerung der Cellulose-Aggregate hergestellt. Die Säurebehandlung bewirkt hierbei eine begrenzte Hydrolyse, wodurch der Polymerisationsgrad auf etwa 200 bis 300 reduziert wird. Außerdem wird eine Zunahme der Kristallinität beobachtet, die auf eine Erhöhung des Ordnungsgrades zurückzuführen ist. Die mikrokristalline Cellulose zeichnet sich durch eine besonders gute plastische Verformbarkeit aus. Während Cellulosepulver in Tabletten für mehr formschlüssige Bindungen durch Verhakungen verantwortlich ist, trägt die mikrokristalline Cellulose vor allem durch ihre außergewöhnliche Plastizität zur Erzielung hoher Tablettenhärten bei. Bestimmte Typen der mikrokristallinen Cellulose mit geringen Anteilen an Carboxymethylcellulose-Natrium sind so gut quellbar, daß sie auch als Suspensionsstabilisatoren verwendet werden.

Synthetische bzw. halbsynthetische makromolekulare Hilfsstoffe

Filmbildner und Überzugsmaterialien
s. Kap. 14, Abschn. 5.2

Methylcellulose

Verdickungsmittel, Überzugsmaterial, Bindemittel

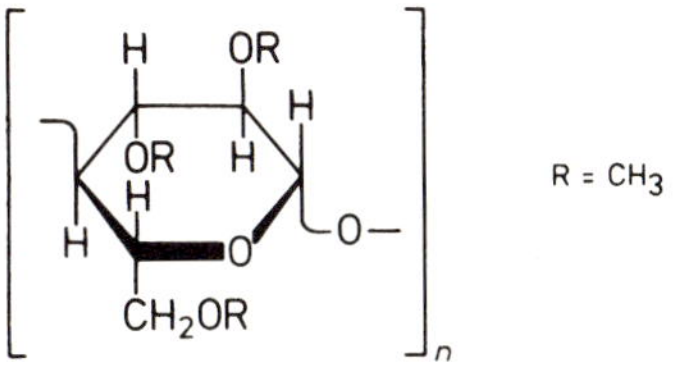

Methylcellulosen (MC) sind nichtionogene Celluloseether mit mittleren Molekülmassen von 20 000 bis 150 000. Je höher der durchschnittliche Polymerisationsgrad (DP*) ist, desto länger sind die Cellulose-Ketten und desto höher sind die Molekülmassen sowie die Viskositäten der Lösungen. Bei den handelsüblichen Methylcellulose-Typen liegen die Viskositäten in 2%igen wäßrigen Lösungen zwischen 10 und 10 000 mPa · s. Da jeder Glucose-Baustein im Cellulose-Molekül nur noch drei freie OH-Gruppen besitzt, können bis zu drei Substituenten pro Baustein eingeführt werden. Der durchschnittliche Substitutionsgrad (DS**) kann demnach theoretisch höchstens den Wert drei erreichen. Die Einführung von Substituenten bewirkt bei den Cellulose-Derivaten durch Aufbrechen der intermolekularen Wasserstoffbrücken im Vergleich zu reiner Cellulose größere Molekularabstände. Diese sind dann dafür verantwortlich, daß bei den Cellulose-Derivaten Lösungsvorgänge ermöglicht bzw. gefördert werden.

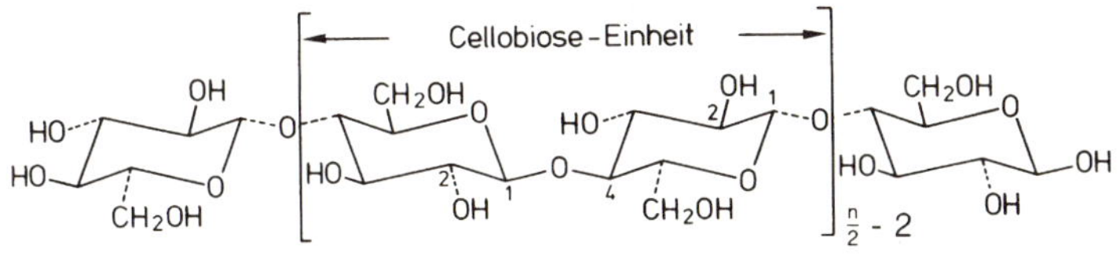

Abb. **6.7** Konfiguration der Cellulose. In der Summenformel der Cellulose $(C_6H_{10}O_5)_n$ wird meist eine Glucose-Einheit als Grundbaustein und *n* als Polymerisationsgrad verwendet. Zur wirklichkeitsnahen Wiedergabe der sterischen Verhältnisse der Konfiguration wird jedoch besser die Cellobiose als Grundbaustein benützt. Der Polymerisationsgrad wird dann $\frac{n}{2}$, weil eine Cellobioseeinheit aus zwei Glucose-Bausteinen besteht. „–2" bezieht sich auf die beiden Endglieder dieser Strukturformel.

* *D*egree of *p*olymerisation
** *D*egree of *s*ubstitution

Die niedrig substituierten Methylcellulose-Typen sind nur in Wasser löslich, die höher substituierten auch in Wasser/Ethanol-Gemischen. In organischen Lösungsmitteln sind sie unlöslich. Werden Methylcellulose-Lösungen über 50 °C erwärmt, finden Dehydratationen statt, die sich durch Trübung oder durch Ausflockungen bemerkbar machen. Dieser Vorgang wird umgekehrt bei der Auflösung von Methylcellulosen ausgenutzt, denn in warmem Wasser lassen sich Methylcellulosen knollenfrei suspendieren. Bei der nachfolgenden Abkühlung entstehen nahezu klare kolloidale Lösungen.

Methylcellulosen werden als wasserlösliche Bindemittel sowie für wasserlösliche Überzüge und Einbettungen eingesetzt.

Methylhydroxypropylcellulose

Verdickungsmittel, Überzugsmaterial

Hydroxypropylmethylcellulosen (HPMC) sind nichtionogene Celluloseether mit mittleren Molekülmassen von 10 000 bis 150 000. Die Viskositäten der handelsüblichen Typen in 2%iger wäßriger Lösung reichen von 3 bis 30 000 mPa · s. Im Gegensatz zu Methylcellulose wird nicht nur ein, sondern es werden zwei verschiedene Substituenten eingeführt.

Durch verschiedene Substitutionsgrade und unterschiedliche Verhältnisse der Methoxy- zu den Hydroxypropoxy-Gruppen lassen sich verschiedene HPMC-Typen herstellen.

Bei Temperaturen über 60 °C sind bei HPMC-Lösungen ebenso wie bei Methylcellulose-Lösungen thermoreversible Dehydratationen zu beobachten, die sich durch Gelierung, Trübung oder Ausflockung bemerkbar machen. HPMC findet als wasserlösliches Überzugs- und Einbettungsmaterial, als Binde- und Verdickungsmittel Anwendung.

Hydroxypropylmethylcellulosen sind nicht nur in Wasser, sondern auch in binären Lösungsmittelgemischen, z. B. aus einwertigen Alkoholen und Ketonen oder chlorierten Kohlenwasserstoffen, löslich. Diese Eigenschaft erlaubt es, wasserlösliche HPMC-Filme bei vermindertem Inkompatibilitätsrisiko aus nichtwäßrigen Lösungen auf feuchtigkeitsempfindliche Kerne aufzutragen.

Hydroxypropylcellulose

Verdickungsmittel, Bindemittel, Überzugsmaterial

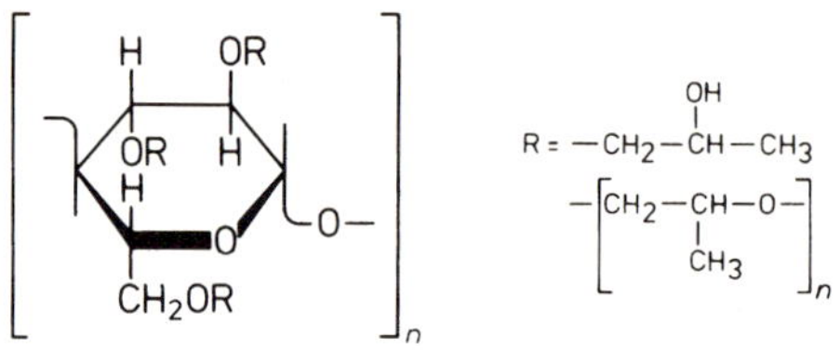

Hydroxypropylcellulose (HPC) ist ein nichtionischer Celluloseether mit mittleren Molekülmassen von 60 000 bis 1,2 Millionen. Die Viskositäten der handelsüblichen Typen liegen in 2%igen wäßrigen Lösungen zwischen 6 und 20 000 mPa · s. Bei der Substitionsreaktion reagiert das Propylenoxid nicht nur mit den Hydroxy-Gruppen des Cellulosemoleküls, sondern auch mit Hydroxy-Gruppen von Hydroxypropoxy-Gruppen, die bereits an das Cellulose-Molekül gebunden sind. Aus diesem Grunde kann bei diesen Celluloseethern kein eindeutiger Substitutionsgrad angegeben werden.

Die thermoreversible Dehydratation der wäßrigen Lösungen tritt bei den Hydroxypropylcellulosen bereits bei Temperaturen von 40 °C aufwärts ein. Hydroxypropylcellulosen sind gut in Wasser, Ethanol und Propylenglykol löslich. In Glycerol, Kohlenwasserstoffen und Pflanzenölen sind sie nicht, in Aceton, höheren Alkoholen und Estern sind sie wenig oder nicht klar löslich. Sie sind schwach hygroskopisch.

Carboxymethylcellulose-Natrium

Bindemittel, Verdickungsmittel, Überzugsmaterial

Natrium-Carboxymethylcellulosen (Na-CMC) sind anionische Celluloseether mit mittleren Molekülmassen von 80 000 bis 600 000.

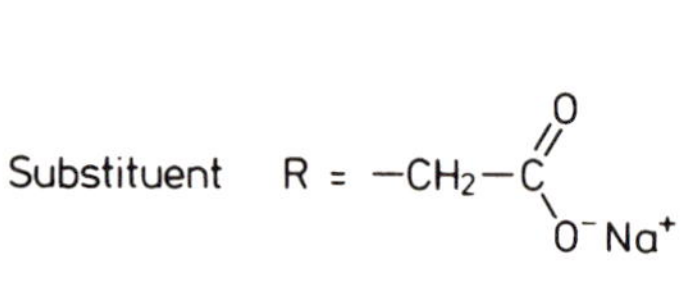

Die Viskositäten der handelsüblichen Typen in 2%iger wäßrigen Lösungen liegen zwischen 30 und 20 000 mPa · s. Na-CMC ist nur in Wasser, nicht in organischen Lösungsmitteln löslich. Die Löslichkeit steigt wie auch bei den anderen Celluloseethern mit steigendem Substitutionsgrad. Na-CMC-Typen mit einem Substitutionsgrad <0,3 sind unlöslich in Wasser, aber löslich in Natronlauge. Wegen ihrer Unlöslichkeit können sie als Sprengmittel verwendet werden. Der Substitutionsgrad der wasserlöslichen, handelsüblichen Typen liegt in der Regel zwischen 0,4 und 1,5.

Ethylcellulose

Filmbildner, Überzugs- und *Einbettungsmaterial*

Ethylcellulose (EC) ist ein nichtionischer, nicht in Wasser löslicher Celluloseether mit mittleren Molekülmassen zwischen 150000 und 300000. Die Viskositätsskala reicht von 3 bis über 5000 mPa·s. Da Ethylcellulose wasserunlöslich ist werden die Viskositäten überlicherweise an 5%igen Ethylcellulose-Lösungen in einem Gemisch aus Toluol und Ethanol 80 + 20 bestimmt. Ethylcellulosen sind in einer großen Zahl organischer Lösungsmittel, z. B. einwertigen Alkoholen, Ethern, Ketonen, Prophylenglykol und chlorierten Kohlenwasserstoffen löslich. Die Löslichkeit nimmt mit steigendem Substitutionsgrad zu. Wegen ihrer Unlöslichkeit in Wasser können Ethylcellulosen für Überzüge oder Einbettungen verwendet werden, aus denen die Wirkstoffe durch Diffusion freigesetzt werden.

Methylhydroxypropylcellulosephthalat

Filmbildner, Überzugs- und *Einbettungsmaterial*

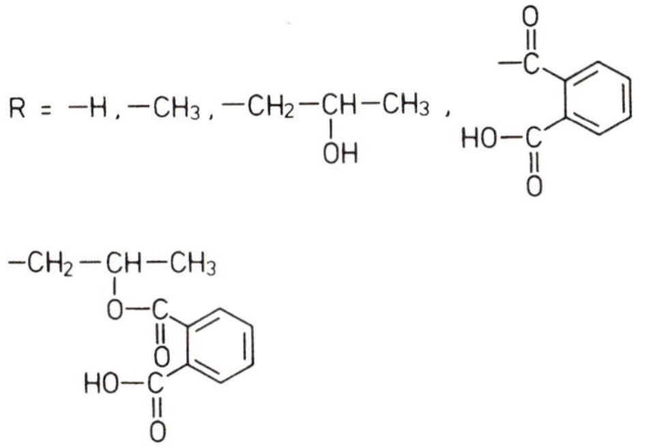

Methylhydroxypropylcellulosephthalat (HPMCP) ist ein anionisches Cellulose-Derivat, bei dem ein Teil der freien OH-Gruppen Phthalsäure als Halbester gebunden enthält, während die anderen mit Methyl- und Hydroxypropyl-Gruppen verethert sind. Ähnlich wie bei CAP ist die freie Carboxy-Gruppe für die Löslichkeit dieses Filmbildners nach Deprotonierung in schwach saurem Milieu verantwortlich. Durch eine gezielte Veränderung der Mengenverhältnisse der Substituenten ist es möglich, Typen dieses Filmbildners herzustellen, die sich bei verschiedenen pH-Werten zu lösen beginnen. So lösen sich die Typen HP-45, HP-50 und HP-55 bei pH >4,5, >5,0 bzw. >5,5. Bei pH <4,5 ist HPMCP in Wasser unlöslich. Es ist löslich in Methanol, Aceton plus Ethanol und in Methylenchlorid. Auch dieser Filmbildner wird für magensaftresistente, dünndarmlösliche Überzüge eingesetzt.

HPMCP-Typen, die sich bereits bei niedrigeren pH-Werten zu lösen beginnen, sind für solche Überzüge geeignet, die sich bereits in den obersten Dünndarmabschnitten lösen sollen. Die Esterbindungen im HPMCP sind etwas weniger hydrolyseempfindlich als die im CAP.

Celluloseacetatphthalat

Filmbildner

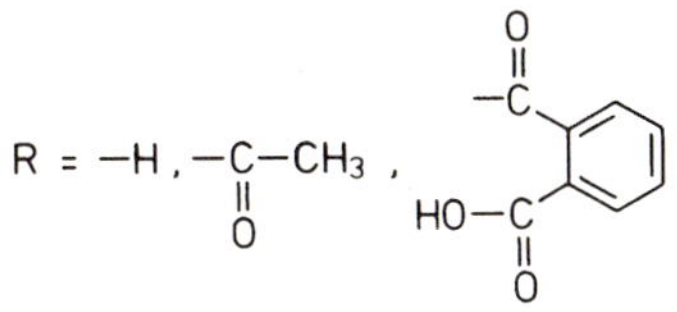

Celluloseacetatphthalat (CAP) ist ein anionischer Celluloseester mit mittleren Molekülmassen um 40000. Von den freien OH-Gruppen des Cellulose-Moleküls ist ein Teil mit Acetyl-Resten verestert. Der andere Teil bildet mit Phthalsäure einen Halbester, so daß eine Carboxy-Gruppe noch protonierbar ist. Durch Deprotonierung wird CAP in wäßrigem Milieu ab pH 6 löslich. CAP wird deshalb für magensaftresistente, dünndarmlösliche Filmüberzüge eingesetzt. Ein Nachteil ist die Hydrolyseempfindlichkeit der Esterbindungen in alkalischem Milieu. CAP ist in Estern, Ketonen, cyclischen Kohlenwasserstoffen sowie in binären Gemischen mit Alkoholen löslich.

Polyacrylate, Eudragite®, Kollicoat®

Filmbildner, Überzugs- und *Einbettungsmaterialien*

Eudragite® und Kollicoats® sind Copolymerisate aus Methacrylsäure und Methacrylsäureestern (s. Abb. **6.8** und **6.9**).

Eudragit E® ist kationisch und in Wasser bei pH >5 unlöslich. Die tertiären Amino-Gruppen in den Seitenketten des Eudragit E® werden im sauren Milieu in die Salzform überführt. Hierbei wird dieses Copolymerisat löslich. Eudragit E® ist deshalb für Filmüberzüge geeignet, die sich in

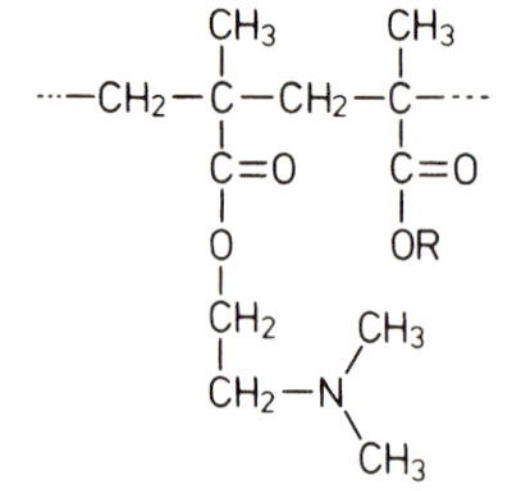

R = CH_3, C_4H_9

Abb. **6.8** Copolymerisat aus Dimethylaminoethylmethacrylat und Methacrylsäuremethyl- und -butylestern. Bei Eudragit E® liegen die mittleren Molekülmassen um 150 000.

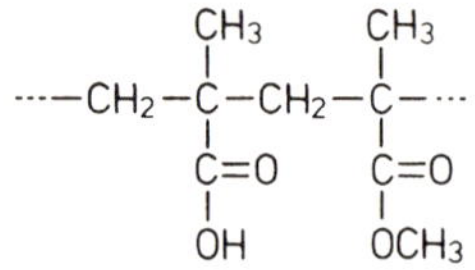

Abb. **6.9** Copolymere aus Methacrylsäure und Methacrylsäuremethylestern, Eudragit L und S®. Bei Eudragit L® ist das Verhältnis 1:1, bei Eudragit S® 1:2. Die mittleren Molekülmassen liegen um 135 000.

Wasser oder Speichel nicht lösen dürfen, die aber im sauren Magensaft löslich sein sollen. Es ist in polaren organischen Lösungsmitteln und in Ethanol/Wasser-Gemischen bis zu einem Wassergehalt von maximal 40% löslich. Eudragit NE ist nichtionogen, wasserunlöslich und ergibt Diffusionsüberzüge.

Die Eudragite L® und S® enthalten Carboxy-Gruppen und sind anionisch. In wäßrigen Lösungen mit einem pH <5,5 sind sie unlöslich. Bei höheren pH-Werten, wie sie im Darminhalt physiologisch üblich sind, lösen sie sich auf. Deshalb werden die L- und S-Typen des Eudragits für magensaftresistente, dünndarmlösliche Filmüberzüge herangezogen. Da die Carboxy-Gruppen der Eudragit®-Typen L und S direkt an den C-Atomen der Polymerketten hängen, sind sie im Gegensatz zu CAP und HPMCP praktisch nicht hydrolysegefährdet.

Eudragite RL und RS besitzen als funktionelle Gruppen 5% bzw. 10% endständige quartäre Ammoniumgruppen. Sie werden zur Herstellung von unterschiedlich quellenden Diffusionsüberzügen eingesetzt.

Polyvinylpyrrolidon, Polyvidon (Povidone)

Bindemittel, Verdickungsmittel, Einbettungsmaterial

Bei den Polyvinylpyrrolidonen (PVP) handelt es sich um Polymerisationsprodukte des Vinylpyrrolidons. Handelsüblich ist eine Reihe von Fraktionen mit unterschiedlichen Molekülgrößen bzw. -kettenlängen. Insgesamt reicht das Molekülmassenspektrum von 10 000 bis 350 000.

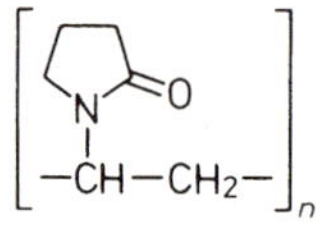

Eine hervorstechende Eigenschaft der Polyvinylpyrrolidone ist die gute Löslichkeit sowohl in Wasser als auch in polaren organischen Lösungsmitteln wie Alkoholen, Glykolen, Glycerol und chlorierten Kohlenwasserstoffen. Nicht löslich ist PVP in Ether und Kohlenwasserstoffen. Zu beachten ist, daß PVP leicht Komplexe, vor allem Elektronenakzeptor-Donator-Komplexe bildet. Bei diesen Komplexbildungen ist PVP der Elektronenakzeptor, während z. B. Verbindungen mit aromatischen Systemen die Elektronendonatoren sind. PVP wird auch als Einbettungsmaterial für Wirkstoffe eingesetzt.

Die niedermolekularen Polyvinylpyrrolidone sind hygroskopisch. Als hochaktives Sprengmittel wird ein durch Quervernetzung unlöslich gemachtes PVP (Crospolyvidon, Crospovidone) verwendet.

Polyvinylalkohol

Verdickungsmittel

Polyvinylalkohol (PVAl) wird durch Verseifung von Polyvinylacetat (PVAc) hergestellt. Pharmazeutisch werden besonders gereinigte Qualitäten mit mittleren Molekülmassen von 22 000 bis 220 000 als Verdickungsmittel vor allem in Ophthalmika und in Pflegemitteln für Haftschalen eingesetzt.

Polyacrylsäuren, Carbopole®

Verdickungsmittel, Suspensionsstabilisatoren

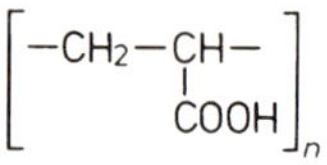

Polyacrylsäuren sind sehr starke Verdickungsmittel und besonders zur Herstellung von Hydrogelen geeignet. Nach der Neutralisation mit Alkalien, z. B. Natronlauge, Triethanolamin usw., erreicht die Verdickungswirkung ihr Maximum. Bereits in 0,5%iger Konzentration in Wasser ergibt neutralisierte Polyacrylsäure glasklare, pseudoplastische Gele mit einem Fließpunkt. Mit höheren Konzentrationen (0,6–2,5%) entstehen salbenartige Gele. Falls es erforderlich sein sollte, Wirkstoffe in Alkohol gelöst einzuarbeiten, sind diese Polyacrylsäuregele in der Lage, bis zu 30% Ethanol aufzunehmen. Ein Nachteil der Polyacrylsäuregele ist ihre Elektrolytempfindlichkeit. Mit Erdalkali- und Schwermetallionen entstehen Fällungen oder die Gelstruktur bricht zusammen. Zur Herstellung von Polyacrylsäuregelen wird pulverförmige Polyacrylsäure mit einem schnelllaufenden Rührer homogen in Wasser dispergiert, kurze Zeit stehen gelassen und anschließend bis zu einem für die betreffende Zubereitung optimalen pH-Wert neutralisiert.

Macrogole, Polyethylenglykole (INN), **Polyethylenoxide** (Abkürzungen PEG oder PEO).

Lösungsmittel, Einbettungsmittel, hydrophile Salben- und Suppositoriengrundlagen, Überzugsmaterial, Weichmacher, Gleitmittel.

Macrogole oder Polyethylenglykole sind Polykondensationsprodukte des Ethylenoxids der allgemeinen Formel

$$HO{-}(CH_2{-}CH_2{-}O)_n{-}CH_2{-}CH_2{-}OH$$

Macrogol ist die europäische offizinelle Bezeichnung für PEG, je nach Reaktionsbedingungen entstehen nieder- oder hochmolekulare Macrogole. Der Polymerisationsgrad *n* der offizinellen Macrogole reicht von 3 bis etwa 200.

Ein Macrogole oder PEG mit dem Polymerisationsgrad 3 könnte auch als Tetraethylenglykol bezeichnet werden. In der Regel werden die Macrogole durch Angabe der mittleren Molekülmassen gekennzeichnet. Je nach Polymerisationsgrad haben die Macrogole flüssige (PEG 200–600), vaselinartige (PEG 800–1500) oder wachsartige Konsistenz (PEG 2000–6000). Die Konsistenz wird mit steigendem Polymerisationsgrad immer fester. Im Gegensatz hierzu nehmen die Wasserlöslichkeit und die Hygroskopizität mit steigendem Polymerisationsgrad ab. Macrogole sind mischbar mit Wasser, Ethanol und anderen einwertigen Alkoholen, Glykolen, Glycerol, Estern, Aceton, aromatischen Kohlenwasserstoffen, Chloroform und anderen chlorierten Kohlenwasserstoffen. Sie sind nicht mischbar mit Petrolether und anderen aliphatischen Kohlenwasserstoffen, Ethern, Pflanzen- und Mineralölen.

Die Konsistenz, die Viskositäten, Erstarrungspunkte und die Hydroxylzahlen der verschiedenen Macrogole sind in Tab. **6.3** aufgelistet.

Wegen ihrer guten Löslichkeit in Wasser werden Macrogole zur Herstellung abwaschbarer Salben eingesetzt. Die Macrogole zeigen ein gutes Spreit- und Haftvermögen auf der Haut, sind gut verträglich, behindern die Hautatmung und die Transpiration praktisch nicht, und sie nehmen wegen ihrer Hygroskopizität leicht Sekrete auf. Diese Hygroskopizität kann bei der Anwendung wasserfreier Macrogol-Salben oder -Suppositoriengrundlagen auf der Haut bzw. im Rektum die Bioverfügbarkeit nachteilig beeinflussen, indem ein osmotisches Gefälle bzw. ein Fluxus erzeugt

Tabelle **6.3** Kennzahlen der Macrogole

Macrogole	Molekülmassen, berechnet aus der Hydroxylzahl	Viskosität (mPa·s bei 20 °C)		Erstarrungspunkt (°C) (Erstarrungstemperatur)	Hydroxylzahl
		flüssige Substanz	50%ige Lösung (Massenanteil)		
200	190–210	58–85			535–590
300	285–315	78–112			356–394
400	380–420	105–152			267–295
600	570–630		15–20	15–25	178–197
1000	950–1050		21–31	30–40	107–118
1500	1400–1600		34–50	40–50	70–80
2000	1800–2200		47–75	45–50	51–63
3000	2700–3300		75–125	48–53	34–42
4000	3500–4500		113–252	50–58	25–32
6000	5000–7000		201–506	55–62	16–23

wird, welcher der Penetration entgegengerichtet ist. Andererseits werden Macrogole zur Verbesserung der Wirkstoffabgabe aus Arzneiformen eingesetzt, die ihre Wirkung im Magen-Darm-Trakt entfalten sollen. Dies geschieht durch feindisperse Einbettung insbesondere schlecht löslicher Wirkstoffe in Macrogolen. Werden Macrogole als Lösungsvermittler für parenterale Zubereitungen verwendet, ist zu beachten, daß diese wegen ihrer Hygroskopizität bei Konzentrationen von mehr als 20% bei der Applikation Schmerzen verursachen.

Die lösungsvermittelnden und hydrophilen Eigenschaften der Macrogole gehen hauptsächlich von der Fähigkeit ihrer zahlreichen Ether-Gruppierungen aus, Wasserstoff-Brücken und Oxonium-Verbindungen zu bilden. Diese Reaktivitäten sind nicht nur nützlich, sie sind auch Ursache für zahlreiche Inkompatibilitäten. So können Alkaloide als Oxoniumsalze ausgefällt werden, Silbersalze werden zu kolloidalem Silber reduziert, aus verschiedenen schwefelhaltigen Wirkstoffen entsteht Schwefelwasserstoff, Penicilline und Bacitracin werden inaktiviert, und phenolische Verbindungen werden verflüssigt.

Macrogole stellen die hydrophilen Molekülteile vieler oberflächenaktiver Verbindungen, wie Emulgatoren und Netzmittel.

3.3 Amphiphile oder oberflächenaktive Hilfsstoffe

Das Attribut amphiphil bedeutet „beide Seiten lieben" und beschreibt Moleküle mit ausgeprägten hydrophilen und lipophilen Molekülteilen. Aufgrund dieser Bauweise besitzen sie gute Affinitäten sowohl zu hydrophilen wie auch zu lipophilen Phasen. Sie reichern sich bevorzugt an den Grenzflächen zwischen den unterschiedlichen Phasen an, entfalten dabei Ober- bzw. Grenzflächenaktivitäten und werden deshalb Tenside genannt (s. Kap. 4, Abschn. 5.6 und 5.6.2).

Die Tenside werden in ionische und nichtionische Verbindungen unterteilt. In der Pharmazie werden kationische Tenside nur als Konservierungs- oder Desinfektionsmittel eingesetzt (s. Kap. 5, Abschn. 6 und 7).

In Tab. **6.4** sind Tenside, die in Arzneibuchmonographien beschrieben sind und die deshalb gegenüber den Gesundheitsbehörden als bekannt eingestuft werden können, mit ihren wichtigsten pharmazeutisch-technologischen Eigenschaften und mit ihren Arzneibuchbezeichnungen aufgeführt.

Die hydrophilen und lipophilen Molekülteile der Tenside weisen unterschiedliche chemische Strukturen auf; die sich hiervon ableitenden Eigenschaften sind bei der Auswahl und beim Einsatz von Tensiden zu berücksichtigen. So sind beispielsweise Fettalkoholether stabiler oder weniger gut abbaubar als die Fettsäureester und dürfen deshalb für innerliche Arzneizubereitungen nicht verwendet werden; die nichtionischen Tenside sind ganz allgemein pH-unabhängig einsetzbar, während die anionischen leicht mit kationischen Arzneistoffen Wechselwirkungen eingehen können.

Tenside können als W/O- oder O/W-Emulgatoren, Netzmittel, Lösungsvermittler (Solubilisatoren), Schaumstabilisatoren oder Antischaummittel eingesetzt werden. Ihre Anwendungsmöglichkeiten und damit ihre Auswahl für bestimmte Aufgaben können sowohl nach der chemischen Konstitution ihrer hydrophilen und lipophilen Gruppen erfolgen, da diese die Affinitäten zu den vorliegenden Phasen bestimmen, als auch nach den HLB-Werten (s. Kap. 4, Abschn. 5.6.2); desweiteren aber auch nach den Schmelz- bzw. Erstarrungstemperaturen und nach den Viskositäten.

In den Arzneibuchmonographien werden für Tenside, wie dies auch für andere pharmazeutische Grundsubstanzen üblich ist, Identitäts- und Reinheitsprüfungen aufgeführt. Die Charakterisierung der Tenside erfolgt in der Regel mit Hilfe der Fettkennzahlen.

Tenside aus der Klasse der Saccharosefettsäureester sind noch nicht in den Arzneibüchern beschrieben, obwohl sie infolge ihres Aufbaus aus physiologischen Grundbausteinen für den Einsatz in der Pharmazie als geradezu prädestiniert angesehen werden können.

Tabelle **6.4** Amphiphile bzw. ober- oder grenzflächenaktive Hilfsstoffe (Tenside)

Bezeichnung, Struktur	Eigenschaften, Haupteinsatzgebiete
Anionische Tenside	
Natriumdodecylsulfat (DAB/Ph. Eur.) Natriumlaurylsulfat (Sodium Lauryl Sulfate, NF) [n–$C_{12}H_{25}$–O–SO_3^- Na^+]	Weißes Pulver, Smp. 204–207 °C, gut wasserlöslich, H_2O-Gehalt < 5%, HLB ca. 40, Netzmittel, Emulgator
Natriumcetylstearylsulfat (DAB/Ph. Eur.) [$C_{16}H_{33}$–O–SO_3^- Na^+] + [$C_{18}H_{37}$–O–SO_3^- Na^+]	Weißes Pulver oder Granulat, gut wasserlöslich, besteht aus gleichen Teilen Natriumcetylsulfat (M_r = 344,5) und Natriumstearylsulfat (M_r = 372,5). HLB ca. 37, Netzmittel und hydrophiler Emulgator, Zusatz zu nicht wasserlöslichen Emulgatoren zur Herstellung von selbstemulgierenden Emulgatoren
Natriumdioctylsulfosuccinat (DAC) Docusate Sodium (USP) (auch Kalium- und Calciumsalze) 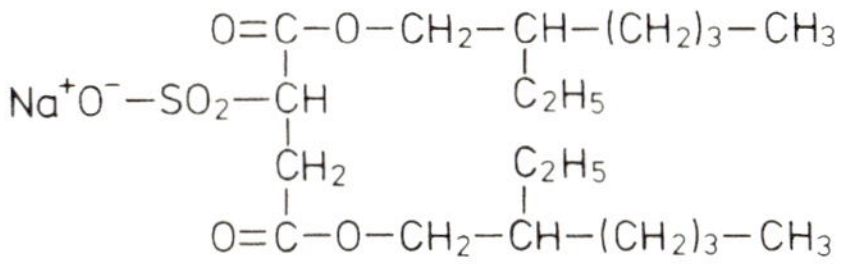	Weiße, wachsartige Substanz, Smp. 153–157 °C, H_2O-Gehalt < 2%, in H_2O schwer löslich (1:70), in Alkoholen und Glycerol besser und in Triglycerid- und Paraffinölen gut löslich; Solubilisator und Emulgator, in Abführmitteln auch als Stuhlerweicher
Amphotere Tenside	
Lecithin (NF) 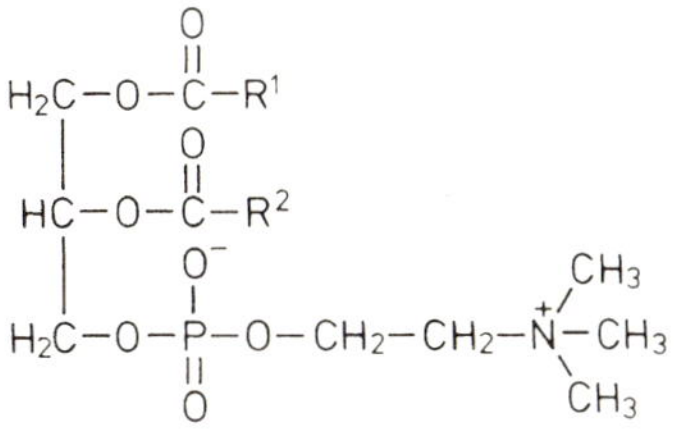	Gelbliche bis bräunliche, wachsartige Substanz, zählt zur Gruppe der Phospholipide. Sehr gut löslich in Alkoholen, löslich in Glycerol, Ether und Kohlenwasserstoffen, dispergierbar und quellend in H_2O. Bei den Phospholipiden sind Phosphorsäure, verschiedene Fettsäuren, ein Alkohol (meistens Glycerol) und eine stickstoffhaltige Komponente miteinander verbunden. Sie sind in menschlichen und tierischen Organismen sowie im pflanzlichen Bereich weit verbreitet, insbesondere als Zellwandmaterial. Die USP-Monographie bezieht sich auf Soja- und Eilecithine, die als Hauptbestandteile Difettsäure-Glycerolphosphatidylcholine enthalten
Nichtionische Tenside *Fettalkohole und Sterole*	
Cetylalkohol (DAB/Ph. Eur.) Cetyl Alcohol (NF) [$C_{16}H_{33}OH$]	Wachsartige, weiße Masse, Flocken oder Pulver, Smp. 45–45 °C, in Wasser unlöslich, in Alkohol löslich, Emulsionsstabilisator, Konsistenzgeber in Salben
Stearyl Alcohol (DAB/Ph. Eur.) [$C_{18}H_{37}OH$]	Wachsartige, weiße Masse, Flocken oder Pulver, Smp. 55–60 °C, in Wasser unlöslich, in Alkohol und Ether löslich, Emulsionsstabilisator, Konsistenzgeber in Salben
Cetylstearylalkohol (DAB/Ph. Eur.) Cetostearyl Alcohol (NF)	Wachsartige, weiße Masse oder sprüherstarrte Pulver, bestehend aus etwa gleichen Teilen Cetyl- und Stearylalkohol, Smp. 43–53 °C, in Wasser unlöslich, in Alkohol schwer löslich und in Ether leicht löslich

Bezeichnung, Struktur	Eigenschaften, Haupteinsatzgebiete
Cetylstearylalkohol, Emulgierender (Typ A bzw. Typ B, DAB/Ph. Eur.)	Wachsartige, weiße Masse oder sprüherstarrte Pulver, bestehend aus mindestens 90 Teilen Cetylstearylalkohol und mindestens 7 Teilen Natriumcetylstearylsulfat (Typ A) mindestens 7 Teilen Natriumdodecylsulfat (Typ B)
Cholesterol (NF) 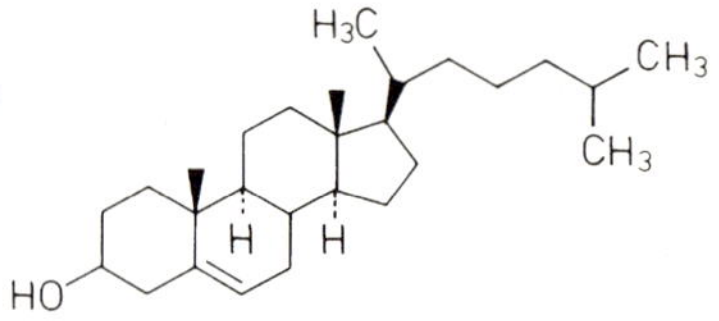	Weißes Pulver, Smp. 147–150 °C, HLB ca. 3. Hauptvertreter der Sterole, wasserunlöslich, löslich in Ether oder warmen Ethanol; kommt als W/O-Emulgator in Wollwachsalkoholen vor und ist neben Lecithin ein wichtiger Baustein der Biomembranen
Sorbitanfettsäureester Span 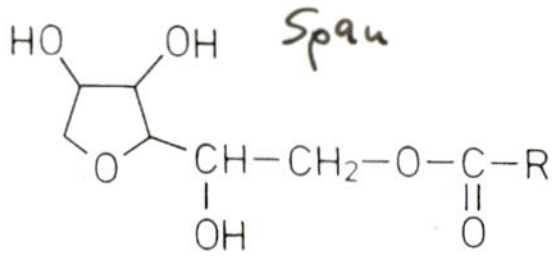	Mischungen von partiellen Fettsäureestern des Sorbitans und seiner Anhydride mit Fettsäuren. Creme- bis bernsteinfarbene Flüssigkeiten oder salbenartige Massen, vorwiegend lipophile, in Wasser nicht lösliche, jedoch dispergierbare Tenside
Sorbitanmonooleat (DAB/Ph. Eur.)	HLB 4,3, Viskosität (25 °C) 1200–1500 mPa·s
Sorbitanmonopalmitat (DAB/Ph. Eur.)	HLB 6,7, Smp. ca. 48 °C
Sorbitanmonostearat (DAB/Ph. Eur.)	HLB 4,7, Smp. 51–54 °C
Sorbitantrioleat (DAB/Ph. Eur.)	HLB 1,8, Viskosität (25 °C) 210–250 mPa·s
Sorbitantristearat (DAC)	HLB 2,1, Smp. 48–53 °C
Sorbitanmonolaurat (DAB/Ph. Eur.)	HLB 8,6, Viskosität (25 °C) 3500–5500 mPa·s
Polyoxyethylen-Sorbitanfettsäureester Tween 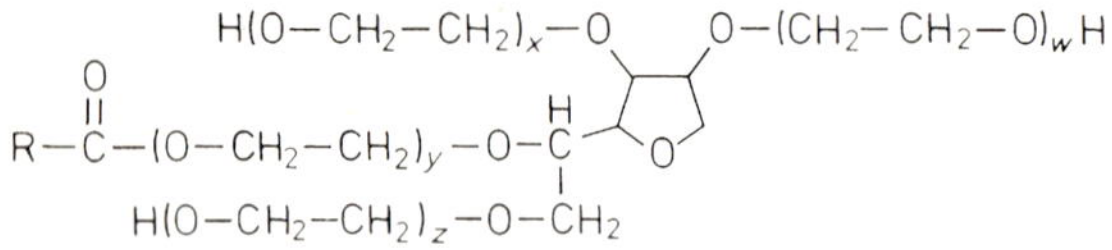	Gemische von Partialestern des Sorbitans und seiner Anhydride mit Fettsäuren, die mit 20 mol Ethylenoxid pro mol Sorbitan copolymerisiert sind. Gelbliche bis gelbbraune Flüssigkeiten oder halbfeste Massen, vorwiegend hydrophile Lösungsvermittler oder Emulgatoren (Polymerisationsgrade $w+x+y+z$ entsprechen einem Durchschnittswert von 20)
Polysorbat 20 (DAB/Ph. Eur., NF) (POE-20-Sorbitanmonolaurat)	HLB 16,7, Viskosität (25 °C) 250–450 mPa·s, löslich in Wasser und Ethanol, unlöslich in Pflanzen- und Mineralölen
Polysorbat 40 (DAC, NF) (POE-20-Sorbitanmonopalmitat)	HLB 15,6, Viskosität (25 °C) 400–650 mPa·s (erstarrt gelegentlich gelartig), löslich in Wasser und Ethanol, unlöslich in Pflanzen- und Mineralölen
Polysorbat 60 (DAB/Ph. Eur., NF) (POE-20-Sorbitanmonostearat)	HLB 14,9, Viskosität (50 °C) 75–175 mPa·s, löslich in Wasser und Ethanol, in der Wärme in Pflanzen- und Mineralölen trüb löslich
Polysorbat 80 (DAB/Ph. Eur., NF) (POE-20-Sorbitanmonooleat)	HLB 15,0, Viskosität (25 °C) 375–480 mPa·s, löslich in Wasser und Ethanol, unlöslich in Pflanzen- und Mineralölen
Polyoxyethylen-Fettsäureglyceride	
Macrogol-1500-glyceroltriricinoleat (DAC), Polyoxyl 35 Castor Oil (NF)	Praktisch farblose Flüssigkeit, gelegentlich trüb erstarrend, Viskosität (25 °C) 700–850 mPa·s, HLB 12–14; Solubilisator- und Emulgatorengemisch, hergestellt durch Einwirkung von 35 mol Ethylenoxid auf 1 mol Ricinusöl, bestehend aus einem Ester der Ricinolsäure mit ethoxyliertem Glycerol. Die Polyethoxygruppen schieben sich nach intermediärer Verseifung zwischen

Bezeichnung, Struktur	Eigenschaften, Haupteinsatzgebiete
	die Esterbindungen – einem Ester der ethoxylierten Ricinolsäure mit ethoxyliertem Glycerol, einem Macrogol-Ricinolsäureester, ethoxyliertem Glycerol und Macrogolen
Macrogol-Glycerolhydroxystearat (DAB) Polyoxyl 40 Hydrogenated Castor Oil (NF)	Weiße halbfeste Masse, löslich in kaltem Wasser, Alkoholen, Ricinusöl, Fettsäuren, Fettalkoholen und einer Reihe weiterer organischer Lösungsmittel, HLB 14–16; Emulgator und Lösungsvermittler
Macrogol-1000-glycerolmonofettsäureester	Klare, hellgelbe Flüssigkeiten, Umsetzungsprodukte aus 1 mol Glycerolmonofettsäureestern mit 20 mol Ethylenoxid; Emulgatoren und Lösungsvermittler
Macrogol-1000-glycerolmonolaurat (DAC)	HLB ca. 16; mischbar mit Wasser und Alkoholen, unlöslich in Pflanzen- und Paraffinölen
Macrogol-1000-glycerolmonostearat (DAC)	HLB ca. 15; mischbar mit Wasser und Alkoholen, unlöslich in Pflanzen- und Paraffinölen
Macrogol-1000-glycerolmonooleat (DAC)	HLB ca. 15; mischbar mit Wasser und Alkoholen, unlöslich in Pflanzen- und Paraffinölen
Polyoxyethylen-Fettsäureester Myrj	
Macrogolstearat 400 (DAB) $[H(-O-CH_2-CH_2-)_nO-C(=O)-R]$	Gelblichweiße, halbfeste Masse, unlöslich, aber dispergierbar in Wasser, löslich in Alkohol und Ether, HLB ca. 12
Polyoxyl 40 stearate (NF)	Feste, weiße Masse, Flocken oder sprüherstarrtes Pulver, Smp. 40–44 °C, löslich in Wasser und Ethanol, unlöslich in Pflanzen- und Paraffinölen, HLB 16,9
Polyoxyl 50 stearate (NF)	Feste, weiße Flocken oder sprüherstarrtes Pulver, Smp. 44–48 °C, löslich in Wasser und Ethanol, unlöslich in Pflanzen- und Paraffinölen, HLB 17,9
Polyoxyethylen-Fettalkoholether Brij	
Polyoxyl 23 lau(DAB/Ph. Eur., NF)	Feste, weiße Masse oder sprüherstarrtes Pulver, Smp. 36–42 °C, löslich in Wasser und Ethanol, unlöslich in Pflanzen- und Paraffinölen, HLB 16,9
Polyoxyl 20 cetostearylether (NF)	Feste, weiße Masse, Flocken oder sprüherstarrtes Pulver, Smp. ca. 38 °C, löslich in Wasser und Ethanol, unlöslich in Pflanzen- und Paraffinölen, HLB 15,3
Polyoxyl 10 oleylether (NF)	Hellgelbe Flüssigkeit, Viskosität (25 °C) ca. 120 mPa·s, löslich in Ethanol und heißem Wasser, dispergierbar in Pflanzenölen und löslich in heißen Paraffin- bzw. Mineralölen, HLB 12,4
Glycerolfettsäureester	
Glycerolmonostearat 40–50% (DAB/Ph. Eur.) 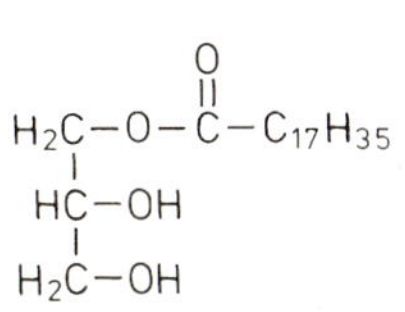	Weiße, wachsartige Masse, Smp. 54–60 °C, unlöslich in Wasser, löslich in warmem Ethanol und in Ether, HLB 3,7–3,8; Emulgator. Die handelsüblichen Produkte enthalten 43–48% C_{16}- und C_{18}-Monoglyceride, 38–42% C_{16}- und C_{18}-Diglyceride, 8–12% C_{16}- und C_{18}-Triglyceride sowie geringe Mengen Glycerol und freie Fettsäuren. Sie sollten deshalb besser Stearinsäure-Palmitinsäureglyceride heißen

Bezeichnung, Struktur	Eigenschaften, Haupteinsatzgebiete
Makromolekulare Tenside (nichtionisch)	
Poloxamer (NF/DAC) (Poloxalcol) $HO(-CH_2-CH_2-O)_x-(CH_2-CH(CH_3)-O)_y-(CH_2-CH_2-O)_zH$	Weiße, wachsartige Masse oder sprüherstarrtes Pulver, Smp. 50–52 °C, leicht löslich in Wasser und Alkohol, HLB 29; Solubilisator, Emulgator (auch für parenterale Zubereitungen, macht keine Hämolyse)

Tabelle **6.5** Pharmazeutische Lösungsmittel

Arzneibuchbezeichnung, Synonyma, Formel	Molekülmassen (Gehalt)	Siedepunkt (°C)	Dichte d_{20}^{20} (kg/m³)	MAK[a] (Toxizität)	Eigenschaften
Ethanol, Ethylalkohol H_3C-CH_2-OH	46,1 (99,5% = wasserfrei) (95,1–96,7%)	78–79	0,7905–0,7938 0,8050–0,8128	1900 mg/m³ (DL_{50}^{b} (Ratte) peroral = 13,0 ml/kg)	Mischbar mit Wasser, Aceton, Petrolether und Chloroform; Viskosität (20 °C) = 1,19 mPa · s
Isopropanol, Isopropylalkohol, Propan-2-ol $H_3C-CH(OH)-CH_3$	60,1	81–83	0,7850–0,7880	980 mg/m³ (DL_{50}^{b} (Ratte) peroral = 5,8 g/kg)	Mischbar mit Wasser, Aceton, Petrolether und Chloroform; Substitut für Ethanol
Glycerol, 1,2,3-Propantriol $HO-H_2C-CH(OH)-CH_2-OH$	92,1	290 (Zers.)	1,2580–1,2630	– (DL_{50}^{b} (Ratte) peroral = > 220 ml/kg *i.v.* = 4,4 ml/kg)	Mischbar mit Wasser und Ethanol, beschränkt mischbar mit Ethylacetat (1:11) und mit Ether (1:500), hygroskopisch, wird auch als Feuchthaltemittel und Weichmacher eingesetzt; Süßungsgrad gegenüber Saccharose 0,6; Viskosität (20 °C) = 939 mPa·s
Propylenglykol, 1,2-Propylenglykol $H_3C-CH(OH)-CH_2-OH$	76,1	186–188	1,036–1,040	– (DL_{50}^{b} (Ratte) peroral = 21 g/kg, *i.v.* = 7 mg/kg)	Mischbar mit Wasser, Ethanol, Ether, mit vielen ätherischen Ölen, nicht mischbar mit fetten Ölen; Verwendung als Lösungsvermittler und Resorptionsförderer; Viskosität (20 °C) 56 mPa·s
Aceton, Dimethylketon, 2-Propanon $H_3C-C(=O)-CH_3$	58,1	56–57	0,7880	2400 mg/m³ (DL_{50}^{b} (Ratte) peroral = 10,7 ml/kg)	Lösungsmittel für Fette, Öle, Wachse, Harze, Lacke, Kunststoffe; Mischbar mit Wasser, Ethanol, Dimethylformamid, Ether und Chloroform

Arzneibuchbezeichnung, Synonyma, Formel	Molekülmassen (Gehalt)	Siedepunkt (°C)	Dichte d_{20}^{20} (kg/m³)	MAK[a] (Toxizität)	Eigenschaften
Triacetin, Glycerol-triacetylester 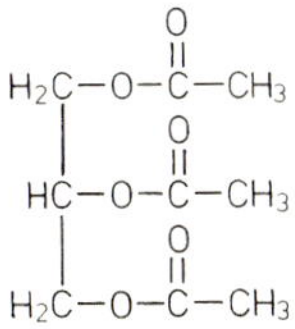	218,2	258–259	1,160–1,163	– (DL_{50}^{b} (Ratte) *s.c.* = 3,25 g/kg)	Mischbar mit Ethanol, Ether, Aceton, Ethylacetat und Chloroform; Verwendung als Weichmacher
Ölsäureoleylester, Oleyloleat, Cetiol®	≈ 532	–	0,860–0,880	– (DL_{50}^{b} (Ratte) peroral = 20 ml/kg)	Mischbar mit Pflanzen- und Mineralölen, Ether und Petrolether, nicht mischbar mit Wasser, wenig löslich in Ethanol
Isopropylmyristat 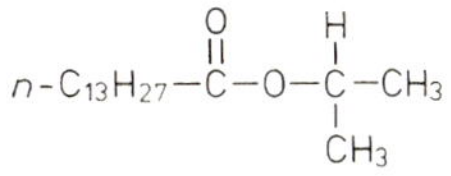	270,4	300	0,851–0,856	– (DL_{50}^{b} (Ratte) peroral = 16 ml/kg)	Mischbar mit Pflanzen- und Mineralölen. Löslich in 3 Teilen Ethanol 90%. Nicht mischbar mit Wasser und Glycerol; gut hautverträglicher Salbenzusatz, Spreitmittel und Penetrationsförderer

[a] = maximale Arbeitsplatz-Konzentration
[b] DL_{50} = tödliche Dosis (Dosis Letalis) für 50% der Versuchstiere

Tabelle **6.6** Organische Säuren, Basen und Salze als pharmazeutische Hilfsstoffe

Arzneibuchnamen, Synonyma, Formeln	Molekülmassen, pK_a-Werte	Eigenschaften, Verwendung
Citronensäure, Citronensäure-monohydrat, Acidum citricum monohydricum 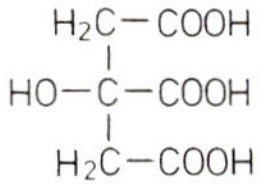	192,1 210,1 $pK_a1 = 3,1$ $pK_a2 = 4,8$ $pK_a3 = 6,4$	Säurekomponente von Brausemischungen, Puffer bzw. Pufferbestandteil; sehr gut löslich in Wasser (1:0,6), in Methanol (1:0,5) und in Ethanol (1:1,5)
Weinsäure 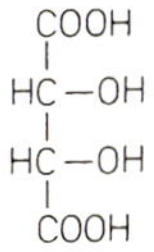	150,1 $pK_a1 = 2,9$ $pK_a2 = 4,2$	Säurekomponente von Brausemischungen, Puffer bzw. Pufferbestandteil; gut löslich in Wasser (1:1), weniger gut in Ethanol 90% (1:4)
Stearinsäure n-$C_{17}H_{35}$–COOH	ca. 270 (theoretisch)	Gleit- und Schmiermittel, lipophiler Bestandteil von Ammoniumseifenemulgatoren, z. B. Triethanolaminstearat; Erstarrungspunkt nicht unter 54 °C; besteht aus etwa gleichen Teilen Stearin- und Palmitinsäure

Arzneibuchnamen, Synonyma, Formeln	Molekülmassen, pK_a-Werte	Eigenschaften, Verwendung
Tromethamol, Trometamol (INN) Tris(hydroxymethyl)aminomethan, THAM 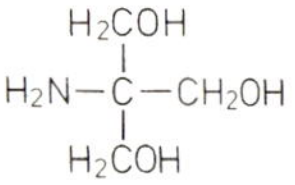	121,1 $pK_a = 5{,}9$	Puffer, Salzbildner, Smp. 171–172 °C, der pH-Wert einer wäßrigen Lösung mit einer Konzentration von 0,1 mol/l liegt bei 10,3–10,5
Triethanolamin, Trolamine, Tris(hydroxyethyl)amin 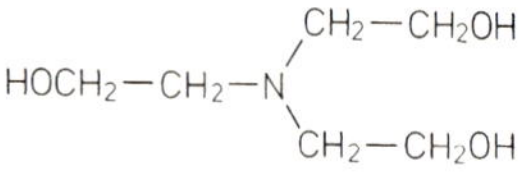	149,2 (prakt. Äquivalenzmasse = 150,0) $pK_a = 9{,}5$	Schwach gelbliche Flüssigkeit, hygroskopisch; Salzbildner, hydrophiler Bestandteil von Ammoniumseifen-Fettsäure-Emulgatoren; der pH-Wert einer wäßrigen Lösung mit einer Konzentration von 0,1 mol/l liegt bei 10,5; Sdp. 335–339 °C; Viskosität (25 °C) = 590–615 mPa · s
Aminoessigsäure, Glykokoll, Glycin $H_2N{-}CH_2{-}COOH$	75,1 $pK_a1 = 2{,}3$ $pK_a2 = 9{,}6$	Puffer, Füllmittel, löslich in Wasser; Smp. 234 °C (Zers.).
Magnesiumstearat $[n\text{-}C_{17}H_{35}{-}COO^-]_2\ Mg^{2+}$	–	Feines, leichtes, wasserunlösliches Pulver aus etwa gleichen Teilen Magnesiumstearat (M_r = 591,3) und Magnesiumpalmitat (M_r = 535,1); Gleit- und Schmiermittel, Zusatz zu Pudern; bei alkaliempfindlichen Wirkstoffen kann Magnesiumstearat Inkompatibilitäten verursachen

3.4 Lösungsmittel, organische Säuren, Basen und Salze

In Tab. **6.5** und **6.6** ist eine Auswahl von Lösungsmitteln, organischen Säuren, Basen und Salzen zusammen mit wichtigen Eigenschaften und Daten aufgeführt, die in der pharmazeutischen Technologie häufig verwendet werden. Diese Hilfsstoffe können zu verschiedenen Zwecken herangezogen werden.

3.5 Anorganische Hilfsstoffe

Talkum, Talcum

Gleitmittel, Pudergrundlage

Natürlich vorkommendes Magnesiumhydrosilicat mit geringen Mengen Aluminiumsilicat. Reinem Talcum wird die Summenformel $Mg_3\,[(OH)_2\,Si_4O_{10}]$ zugeschrieben. Die Blattstrukturschichten dieses Schichtensilicates können leicht parallel gespalten bzw. verschoben werden. Eine Talkschicht (vgl. Abb. **6.10**) besteht aus zwei äußeren Einzelschichten (Si_2O_5/OH), die von Magnesiumionen zusammen gehalten werden. Diese Magnesiumionen sind von vier O-Atomen und zwei OH-Gruppen umgeben. Wegen dieser Bauweise wird Talcum auch als Dreischichtenmineral bezeichnet. Die einzelnen Talkschichten sind elektrostatisch abgesättigt und mit den Nachbarschichten nur durch schwache Van-der-Waals-Kräfte verbunden. Daraus erklären sich auch ihre leichte Verschiebbarkeit und die hierauf beruhende Verwendbarkeit als Gleitmittel. Talcum fühlt sich wegen seiner geringen Härte und der leichten Verschiebbarkeit seiner Schichten fettig an.

Die feinschuppigeren und dichteren Kristallstrukturen werden als Speckstein oder als Steatit bezeichnet. Auf offene Wunden darf Talcum wegen seiner Förderung von Talcum-Granulomen nicht aufgebracht werden.

Talcum muß frei von Asbest sein.

Weißer Ton, Kaolin ponderosum, Bolus alba

Adsorptionsmittel, Pudergrundlage

Weißer Ton ist ein natürlich vorkommendes Zweischichtensilicat aus jeweils einer Tetraeder- und einer Oktaederschicht, die miteinander kondensiert sind. Als Summenformel wird dem

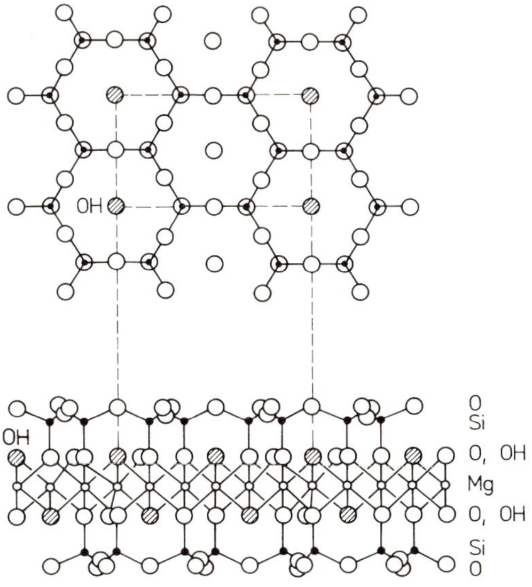

Abb. **6.10** Kristallstruktur von Talk (nach Lagaly et al., 1982).

weißen Ton $Al_2Si_2O_5(OH)_4$ zugeschrieben. Je nach Fremdionengehalt ist er mehr oder weniger gefärbt. Weißer Ton zeigt ausgeprägte hydrophile Eigenschaften und weist daher eine hohe Saugfähigkeit für Wasser und hydrophile Flüssigkeiten auf.

Bentonit, Bentonitum

Verdickungsmittel, Suspensionsstabilisator, Kationenaustauscher

Bentonit ist ein Aluminiumsilicat ähnlich dem Kaolin. Er gehört zu den Montmorilloniten und ist ebenfalls ein Schichtensilicat, dem die Summenformel $[Si_7AlO_{20}(OH)_4Al_4]Na$ zugeschrieben wird.

Im Gegensatz zu Talcum, aber ähnlich wie bei Kaolin, sind die einzelnen Bentonitschichten durch Dipol-Dipol-Wechselwirkungen miteinander verbunden. Die aluminiumhaltige Zwischenschicht kann auch noch geringe Mengen an Calcium, Magnesium, Natrium und Kalium enthalten. Bei der Herstellung von Kaolin und Bentonit werden Calciumionen der Zwischenschichten durch Natriumionen ausgetauscht. Während sich die Kaolinplättchen hierbei kaum verändern, wird Natriumbentonit stark quellend (Abb. **6.11**). Die ausgezeichnete Quellneigung der Bentonite, deren genaue Ursache immer noch diskutiert wird, ist nicht nur auf wäßrige Systeme beschränkt, sondern erstreckt sich auch auf andere polare Flüssigkeiten wie Glycerol, Glycole und Macrogole. Bentonite werden auch Quelltone genannt. Gute Qualitäten ergeben bereits ab Konzentrationen von 15–20% in polaren Lösungsmitteln ausreichend streichbare Gele. Bentonitgele sind thixotrop. Die Eigenschaften dieser Gele lassen sich durch Zusatz von oberflächenaktiven Verbindungen noch verbessern. Es ist zu beachten, daß die Bentonitgele durch die leichte Austauschbarkeit ihrer Natrium-Ionen durch andere Kationen erheblich elektrolytempfindlich sind, deshalb ist auf Inkompatibilitäten zu achten.

Titandioxid, Titani dioxidum, Titan-IV-oxid

Weißpigment

Weißes bis fast weißes, sehr feines, geruchloses Pulver, praktisch unlöslich in Wasser, in verdünnten Mineralsäuren und in Basen. Färbt sich in der Hitze gelblich und wird nach dem Erkalten wieder weiß. Langsam löslich in heißer, konzentrierter Schwefelsäure, in Fluorwasserstoff und in geschmolzenem Natriumhydrogensulfat. Existiert amorph und in drei polymorphen Kristallmodifikationen, dem am häufigsten vorkommenden tetragonalen Rutil, dem selteneren ebenfalls tetragonalen Anatas und dem rhombischen Brookit. Rutil und Anatas sind die stabileren und technisch bedeutenderen Formen. Die TiO_2-Pigmente haben ein hohes Lichtstreuvermögen und eine außerordentlich hohe Deckkraft. Sie werden in der Pharmazie als Pigmente und als Opakisierungsmittel eingesetzt, z. B. in Tabletten- und Kapselumhüllungen, aber auch analog Zinkoxid in Lotiones, Salben oder Pudern. Da Titandioxid UV-Strahlen absorbiert, wird es auch als Zusatz zu Sonnenschutzmitteln verwendet.

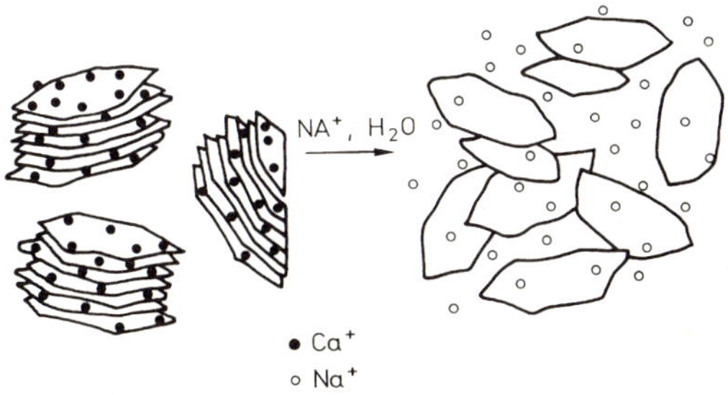

Abb. **6.11** Bildung kolloidaler Dispersionen von Natriumbentonit-Suspensionen (nach Lagaly und Fahn, 1983).

Calciumhydrogenphosphat, Calcii hydrogenophosphas, Dicalciumphosphat, $CaHPO_4 \cdot 2H_2O$ ($M_r = 172,1$).

Füllstoff, Trockenbindemittel.

Geschmackloses, weißes Pulver, praktisch unlöslich in Wasser, löslich in Salzsäure.

Calciumcarbonat, Calcium carbonicum, Calcii carbonas, $CaCO_3$ ($M_r = 100,1$).

Füllstoff, schwacher CO_2-Entwickler.

Weißes Pulver, entweder natürlicher Herkunft in verschiedenen Vermahlungsgraden oder gefällt mit extrem feinem Teilchenspektrum. Unter CO_2-Entwicklung und Aufschäumen in Säuren löslich.

Natriumhydrogencarbonat, Natrii hydrogenas carbonas, Natriumbicarbonicum, $NaHCO_3$ (M_r = 84,0).

Starker CO_2-Entwickler zur Herstellung von Brausetabletten oder -granulaten, *Puffer, Zerfallsbeschleuniger.*

Weißes, in Wasser gut lösliches Pulver, gibt beim Zusammenbringen mit Säuren prozentual mehr CO_2 als Na_2CO_3 und $CaCO_3$ ab. Es ist aus diesem Grund eine günstige Komponente für Brausetabletten oder -granulate.

Hochdisperses Siliciumdioxid, Silicii colloidale, Kolloidale Kieselsäure, Aerosil®, SiO_2 (M_r = 60,1).

Fließregulierungsmittel, Trocknungsmittel, Adsorptionsmittel, Suspensionsstabilisator, Gerüst- und Gelbildner.

Die Herstellung von kolloidalem oder hochdispersem Siliciumdioxid erfolgt durch Flammenhydrolyse aus $SiCl_4$. Es entstehen submikroskopische Kugeln mit etwa 7 bis 16 nm Durchmesser und einer extrem großen Oberfläche von ca. 200 m^2/g. Die Schüttdichte ist mit 60 g/1000 ml extrem niedrig. Die Kugeln agglomerieren zu einem lockeren, flockenartigen Material. Durch Chemisorption von Wasser ist die Oberfläche der Partikeln durch die Bildung von Silanol-Gruppen stabilisiert. Hochdisperse Kieselsäure (Aerosil®) adsorbiert bis zu 40% Wasser, ohne seine pulverförmige Konsistenz zu verlieren. Bei Haufwerken reichen bereits Zusätze von 0,5% aus, um ein ausreichendes Fließverhalten zu erreichen. Zu wäßrigen Zubereitungen gegeben, werden ab Konzentrationen von 5% thixotrope Strukturen erhalten. Zu organischen und unpolaren Lösungsmitteln zugesetzt, erhält man bereits mit niedrigen Zusätzen steife Gele. Für polare Lösungsmittel werden für denselben Zweck wegen der Bildung von Wasserstoff-Brücken allerdings 10 bis 40% kolloidale Kieselsäure benötigt.

Siliconöle

Aus der Gruppe der Silicone sind als Hilfsstoffe die wasserabstoßenden, inerten, klaren und farblosen Siliconöle von Bedeutung. Es handelt sich hierbei um Dimethylpolysiloxane (Dimeticon) mit linearer Kettenstruktur und Polymerisationsgraden n zwischen 50 und 400. Sie werden hauptsächlich als Schmiermittel, Formentrennmittel und Antischaummittel eingesetzt. Sie finden aber auch zur Herstellung von Silikonemulsionen und Siliconsalben Verwendung. Sie können mit hochdispersem Siliciumdioxid oder mit Aluminiumstearat verdickt werden.

Weiterführende Literatur

APhA, Handbook of Pharmaceutical Excipients (1994), American Pharmaceutical Association, Washington, DC, USA und Pharmaceutical Society of Great Britain, London.

Feltkamp, H., Fuchs, P., Sucker H. (1983), Pharmazeutische Qualitätskontrolle, Georg Thieme Verlag, Stuttgart, New York.

Fiedler, H. P. (1996), Lexikon der Hilfsstoffe für Pharmazie, Kosmetik und angrenzende Gebiete, Editio Cantor Verlag, Aulendorf, Württemberg.

Abbildungsnachweise

Kühn, E. (1962), Leder **13,** 73, 77.

Lagaly, G., Klose, D., Tupar, W., Heinerth, E. (1982), Silicate, in Ullmanns Enzyklopädie techn. Chemie, 4. Aufl., Bd. 21, S. 394, Verlag Urban & Schwarzenberg, München.

Lagaly, G., Fahn, R. (1983), Ton und Tonminerale, in Ullmanns Enzyklopädie techn. Chemie, 4. Aufl., Bd. 23, S. 317, Verlag Urban & Schwarzenberg, München.

Kapitel 7

Biopharmazie

Die Biopharmazie behandelt die Abhängigkeiten der Verteilung von Wirkstoffen im Organismus und der Wirkung von Arzneimitteln von

- den physikalischen und chemischen Eigenschaften des Wirkstoffs,
- den Hilfsstoffen,
- der Verarbeitungstechnologie und
- der Arznei- bzw. Darreichungsform.

Die Biopharmazie behandelt aber auch weitere Faktoren, die die Wirkstoff-Freigabe, die Resorption sowie die anschließende Verteilung, Elimination und Exkretion beeinflussen können. Beispiele hierfür sind physiologische und pathologische Faktoren, Nahrungseinfluß usw.

Die Durchführung biopharmazeutischer Untersuchungen erfordert die Kenntnis des pharmakokinetischen Verhaltens des Wirkstoffs.

1 Pharmakokinetische Grundlagen

Die 1953 von dem deutschen Kinderarzt Dost erstmals erwähnte **Pharmakokinetik** beschreibt die zeitabhängige Verteilung der Wirkstoffe und ihrer Metaboliten in biologischen Flüssigkeiten, Geweben und Exkreten.

1.1 LADME-Modell

Die Verteilung eines Wirkstoffs im Körper kann mit dem LADME-Modell dargestellt werden: **L**iberation – **A**bsorption – **D**istribution – **M**etabolismus – **E**xkretion (s. Abb. **7.1**).

Die **Liberation** ist die Freigabe des Wirkstoffs aus der Zubereitung nach der Verabreichung, d. h. die Überführung in eine resorptionsfähige, gelöste Form. Die **Absorption** ist die folgende Aufnahme des Wirkstoffs durch biologische Membranen, wie Magen-Darm-Schleimhaut, Muskelgewebe usw., in die Blutbahn oder in das Lymphgefäßsystem. Der Begriff Absorption wird durchweg im englischen Sprachgebrauch verwendet. Im deutschen Sprachbereich ist noch vielfach zwecks besserer Abgrenzung gegenüber physikalischen Absorptionsvorgängen der Ausdruck **Resorption** geläufig. Dieser Begriff wird auch in diesem Buch verwendet. Die **Distribution** ist die Wirkstoffverteilung zwischen Blutkreislauf und anderen „Körperbereichen" oder „Räumen", wie Geweben, Organen usw. **Metabolismus** bzw. **Biotransformation** ist die Überführung lipophiler Moleküle in besser wasserlösliche Stoffe durch biochemische, enzymkatalysierte Reaktionen. **Exkretion** ist die Ausscheidung von unverändertem Wirkstoff und von Metaboliten. Dies kann über die Niere, Galle, Darm, Lunge, Haut oder den Speichel erfolgen.

Die der Freigabe, Resorption und Distribution zuzuordnenden Prozesse werden als Ganzes auch als **Invasion**, die der Biotransformation und Exkretion zusammen als **Elimination** bezeichnet.

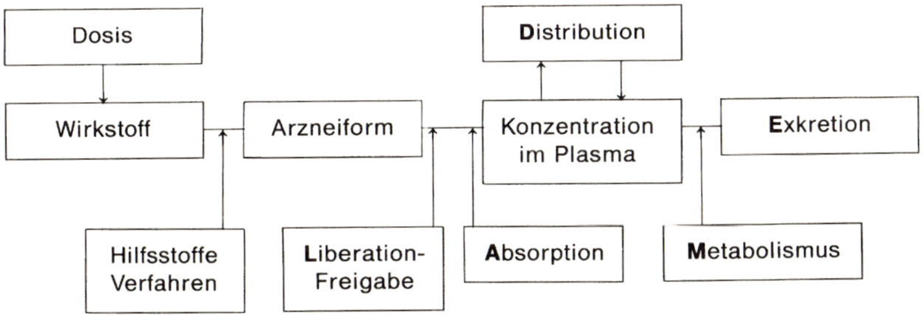

Abb. **7.1** Wirkstoffverteilung im tierischen und menschlichen Körper.

1.2 Kompartimente

Das pharmakokinetische Verhalten von Wirkstoffen kann mit Modellen beschrieben werden. Diese setzen die Verteilung des Wirkstoffs in miteinander in Verbindung stehenden Kompartimenten voraus.

Ein **Kompartiment** ist ein räumlich nicht abgrenzbarer, fiktiver Bereich im Organismus, dem man formal eine homogene Verteilung des Wirkstoffes zuordnet. Dem Kompartiment werden ein bestimmtes Volumen und eine bestimmte Aufnahmekapazität für den Wirkstoff zugeschrieben. Der Wirkstoff diffundiert mit bestimmten Geschwindigkeiten, deren Größe durch Geschwindigkeitskonstanten k angegeben wird, in das Kompartiment hinein bzw. aus ihm heraus.

Die Verteilungsvorgänge verlaufen durchweg nach Geschwindigkeitsgesetzen 1. Ordnung (s. Kap. 3, Abschn. 1.1.1). Der Kompartimentbegriff erlaubt die mathematische Berechnung pharmakokinetischer Teilprozesse.

Es wird zwischen offenen Ein-, offenen Zwei- und offenen Mehrkompartiment-Modellen unterschieden.

Bei dem einfachsten Modell, dem **offenen Einkompartiment-Modell,** verteilt sich der Wirkstoff nach der Verabreichung sehr schnell im wesentlichen nur in dem Blutkompartiment, B, und in Geweben, G, die mit diesem in einem schnellen Stoffausgleich stehen (s. Abb. **7.2**). Dieser Raum wird auch als **Zentralkompartiment** bezeichnet. Die Ausscheidung des Wirkstoffs oder seiner Metaboliten erfolgt meist mit dem Urin, U.

Man spricht von „offenen" Kompartimenten, weil ein laufender Stoff- und Energieaustausch mit der Umgebung stattfindet.

Bei den **Zwei- und Mehrkompartiment-Modellen** erfolgt eine Distribution zwischen dem Blutkompartiment, B, und den zugänglichen Geweben, G, mit unterschiedlichen Geschwindigkeiten. Findet die Rückdiffusion aus einem solchen peripheren Kompartiment in das Blutkompartiment langsam statt, d. h. ist k_{12} größer als k_{21}, liegt ein offenes Zweikompartiment-Modell vor (s. Abb. **7.3**).

Wenn der Rückfluß aus einem weiteren Kompartiment, G_2, sehr langsam ist, liegt ein **tiefes Kompartiment** vor. In diesem Fall würde aus dem Zweikompartiment-Modell ein **offenes Dreikompartiment-Modell,** k_{12} ist dann größer als k_{21} und k_{13} sehr viel größer als k_{31} (s. Abb. **7.4**). Das Knochengewebe ist z. B. für Calcium-Ionen ein tiefes Kompartiment.

Die Feststellung, mit welchem Modell sich das pharmakokinetische Verhalten eines Wirkstoffs beschreiben läßt, ist nicht immer ganz einfach. Die Zuordnung läßt sich am ehesten nach intravenöser Verabreichung bestimmen.

Der Konzentrationsverlauf eines Wirkstoffs als Funktion der Zeit im Blutkompartiment bei intravenöser Verabreichung kann beim Einkompartiment-Modell nach Gl. (1) beschrieben werden.

$$C = C(0) \cdot e^{-k_e t} \quad (1)$$

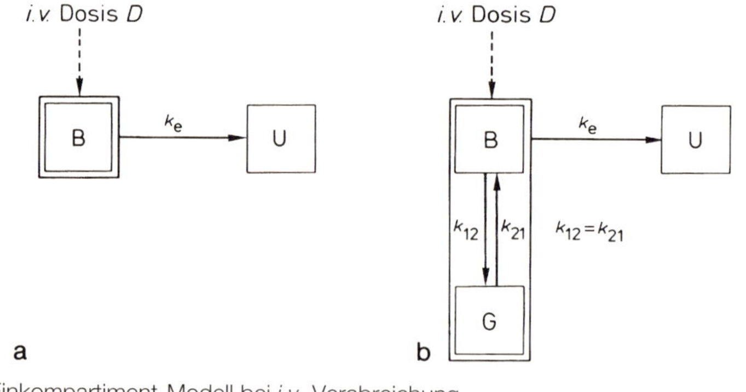

Abb. **7.2** Offenes Einkompartiment-Modell bei *i.v.* Verabreichung.
a Wirkstoffverteilung nur im Blutkompartiment B
b Wirkstoffverteilung im Blutkompartiment B und in Geweben G, die mit B in schnellem Stoffausgleich stehen (k_e = Eliminationsgeschwindigkeitskonstante für den Übergang eines Wirkstoffes vom Blutkompartiment in den Urin. k_{12} und k_{21} sind Geschwindigkeitskonstanten für die Übergänge von Kompartiment zu Kompartiment).

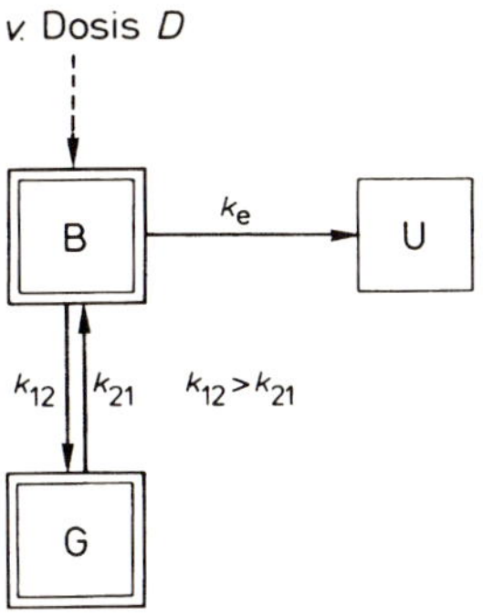

Abb. **7.3** Offenes Zweikompartiment-Modell bei *i.v.* Verabreichung.

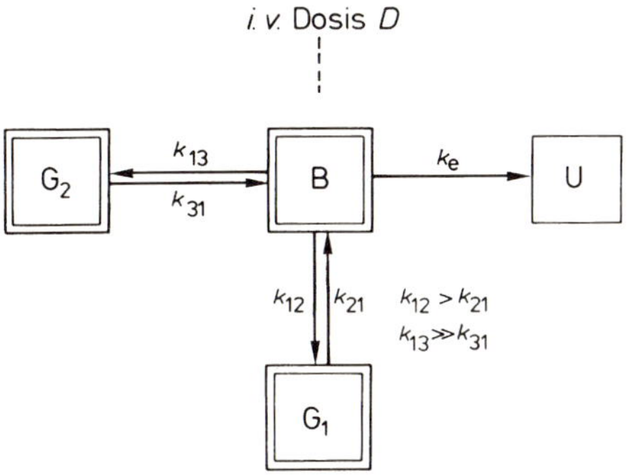

Abb. **7.4** Offenes Dreikompartiment-Modell bei *i.v.* Verabreichung.

C bzw. $C(0)$ Blut-, Plasma- bzw. Serumspiegel zur Zeit t bzw. $t = 0$
k_e Eliminationskonstante

Bei logarithmischer Umformung wird Gl. (1) zu Gl. (2) bzw. Gl. (3).

$$\ln C = \ln C(0) - k_e \cdot t \quad (2)$$

$$\log C = \log C(0) - \frac{k_e}{2{,}303} \cdot t \quad (3)$$

Die ausgeschiedene Wirkstoffmenge ist der jeweils vorhandenen Menge proportional. Abb. **7.5** zeigt den entsprechenden Blutspiegelverlauf bei linearer und halblogarithmischer Darstellung.

Beim offenen Zweikompartiment-Modell lassen sich in der Blutspiegelkurve nach intravenöser Injektion zwei Phasen unterscheiden. Die schneller abfallende α-Phase (Distributionsphase) ist der schnellen Verteilung in ein mit dem Blutkompartiment in schnellem Ausgleich stehendem peripherem Kompartiment zuzuordnen, während die terminale β-Phase (Dispositionsphase) die Elimination darstellt (s. Abb. **7.6**).

Bei einem offenen Dreikompartiment-Modell sind drei Phasen der Blutspiegelkurve nach intravenöser Injektion zu unterscheiden. Die letzte, flach abfallende Phase stellt den langsamen Rückstrom aus dem tiefen Kompartiment dar (s. Abb. **7.7**).

Bateman-Funktion. Meist wird der Wirkstoff nicht direkt in das Blutkompartiment verabreicht, sondern beispielsweise peroral, vaginal, intramuskulär oder rektal appliziert. Der Wirkstoff muß also nach seiner Freigabe aus der Darreichungsform erst in das Blutkompartiment, B, resorbiert werden. Das entsprechende Komparti-

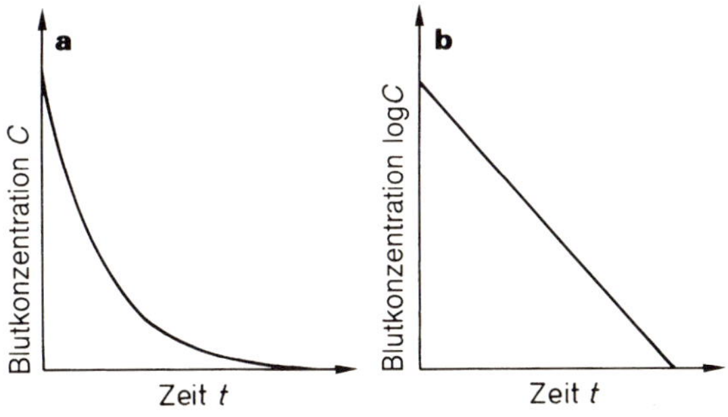

Abb. **7.5** Blutspiegelkonzentration nach *i.v.* Verabreichung eines Wirkstoffes bei Vorliegen eines offenen Einkompartiment-Modells; **a** lineare, **b** halblogarithmische Darstellung.

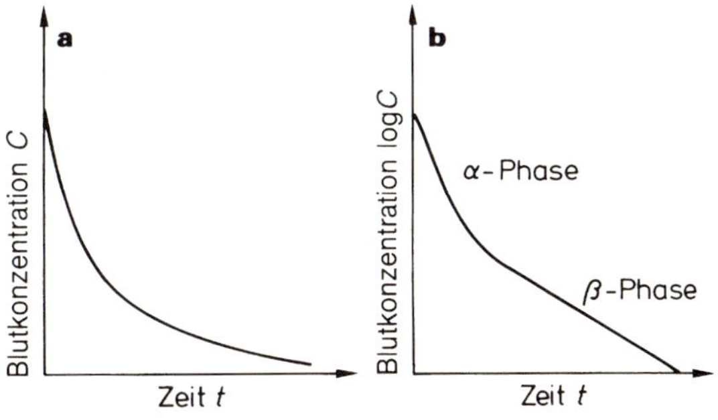

Abb. **7.6** Blutspiegelkonzentration nach *i.v.* Verabreichung eines Wirkstoffs bei Vorliegen eines offenen Zweikompartiment-Modells; **a** lineare, **b** halblogarithmische Darstellung.

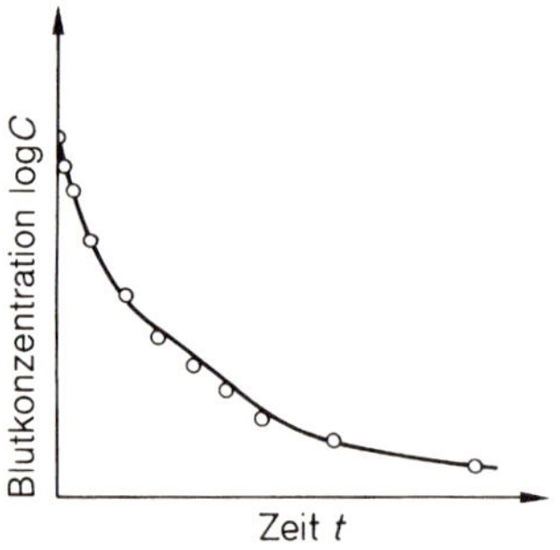

Abb. **7.7** wie Abb. **7.6b**, aber Dreikompartiment-Modell

ment-Modell bei Resorption aus dem Gastrointestinaltrakt, GI, ist in Abb. **7.8** dargestellt.

Hierbei resultieren typische Blutspiegelkurven, deren Form durch die Größe der Resorptions- bzw. Eliminationsgeschwindigkeitskonstanten k_a und k_e bestimmt ist. Die Wirkstoffkonzentration C im Blut läßt sich durch die Bateman-Funktion beschreiben (Gl. 4):

$$C = \frac{f \cdot D}{V} \frac{k_a}{k_a - k_e} \cdot (e^{-k_e t} - e^{-k_a t}) \quad (4)$$

k_a Resorptionsgeschwindigkeitskonstante
k_e Eliminationsgeschwindigkeitskonstante
D verabreichte Dosis
f resorbierte Fraktion der Dosis ($f \leqq 1$)
V Verteilungsvolumen

Die Bateman-Funktion beweist, daß bei gleichbleibender Dosis, D, und unveränderter resorbierter Menge (f = konstant) die Form der Blutspiegelkurve allein durch die Größe der Resorptions- bzw. Eliminationsgeschwindigkeitskonstanten k_a und k_e bestimmt wird. Dies ist in Abb. **7.9** durch simulierte Blutspiegelkurven eines hypothetischen Wirkstoffs, der einen k_e-Wert von 0,5 h^{-1} besitzt, für vier unterschiedliche k_a-Werte dargestellt.

Aus der Bateman-Funktion lassen sich auch die Werte des maximalen Blutspiegels, C_{max}, und des Zeitpunkts seines Auftretens, t_{max}, ableiten (Gl. (5) und Gl. (6)).

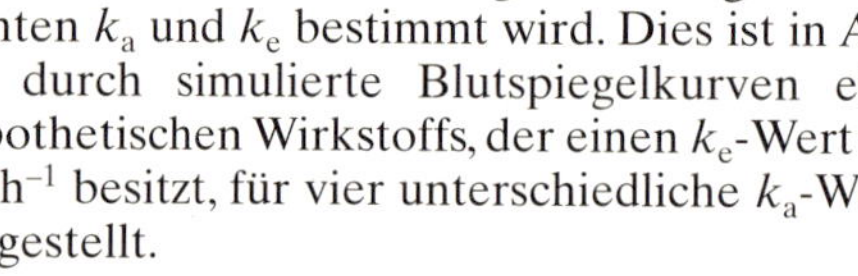

Abb. **7.8** Offenes Einkompartiment-Modell bei peroraler Verabreichung.

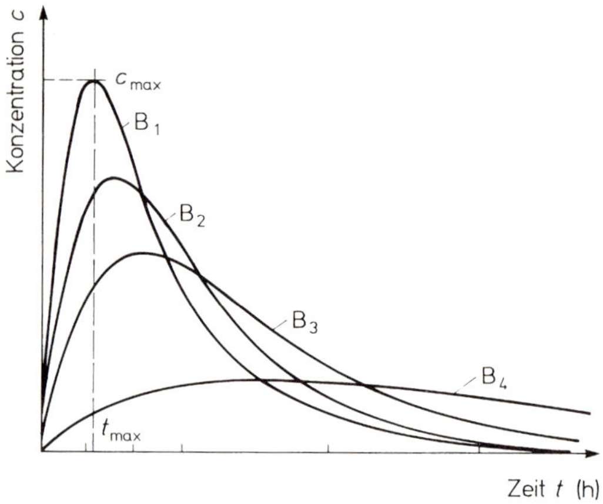

Abb. **7.9** Blutspiegel-Simulierung nach peroraler Verabreichung eines hypothetischen Wirkstoffs (C_{max} und t_{max} sind nur für die Blutspiegelkurve B_1 eingezeichnet) k_e = 0,5 h^{-1};
k_a: B_1 = 2,5 h^{-1}, B_2 = 1,0 h^{-1}, B_3 = 0,5 h^{-1}, B_4 = 0,1 h^{-1}

$$t_{max} = \frac{1}{k_a - k_e} \ln \frac{k_a}{k_e} \quad (5a)$$

bzw.

$$t_{max} = \frac{2{,}303}{k_a - k_e} \log \frac{k_a}{k_e} \quad (5b)$$

$$C_{max} = \frac{D}{V}\left(\frac{k_a}{k_e}\right)^{\frac{k_e}{k_e - k_a}} \quad (6)$$

1.3 Pharmakokinetische Grundbegriffe

Mehrfachverabreichung. Meist muß der Patient mehrere Dosen eines Arzneimittels einnehmen. Bei einer solchen Mehrfachverabreichung hängt der Blutspiegelverlauf vom Dosierungsintervall und der Eliminationsgeschwindigkeitskonstanten ab. Schnelle Ausscheidung und lange Dosierungsintervalle ergeben weitgehende Elimination vor der nächsten Gabe. Gleiche Größenordnungen von Eliminationskonstante und Dosierungsintervall oder eine langsame Elimination führen während der ersten Dosen zu einer Erhöhung der C_{max}-Werte. Nach einigen Verabreichungen wird eine Gleichgewichtskonzentration erreicht, die als **Steady-state-Konzentration** bezeichnet wird, wobei zwischen maximaler, C^{ss}_{max}, und minimaler, C^{ss}_{min}, Steady-state-Konzentration unterschieden wird (s. Abb. **7.10**).

Zum Erreichen von Steady-state-Bedingungen sind etwa 5 Eliminationshalbwertzeiten ($5 \cdot t_{1/2}$) erforderlich.

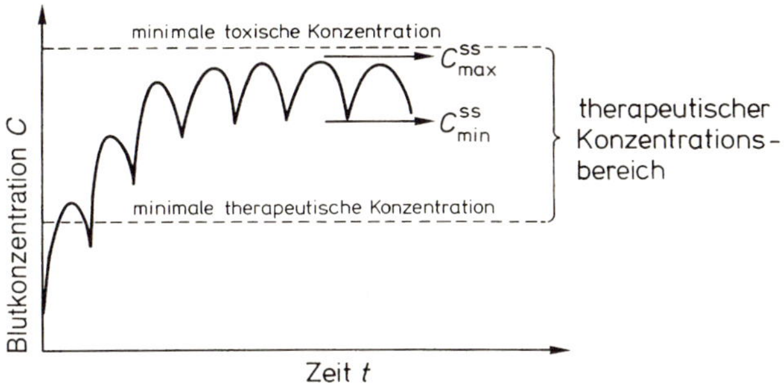

Abb. **7.10** Steady-state-Blutkonzentration.

Bei jeder Wirkstoffverabreichung ist zu berücksichtigen, daß unterhalb einer bestimmten Blutkonzentration noch keine wirksamen Blutspiegel vorliegen, während oberhalb einer bestimmten Konzentration der toxische Bereich erreicht wird. Zwischen dieser **minimalen therapeutischen Konzentration** und der **minimalen toxischen Konzentration** liegt der **therapeutische Konzentrationsbereich**, der auch als **therapeutische Breite** bezeichnet wird.

Durch Bestimmung der Wirkstoff- und teilweise auch der Metabolitenkonzentration im Blut, Harn, Speichel usw. können pharmakokinetische Parameter ermittelt werden.

Verteilungsvolumen. Die Verteilung eines Wirkstoffs im Körper kann durch das Verteilungsvolumen V angegeben werden. Dies ist nicht ein reales Volumen, sondern eine fiktive Größe, deren Wert durch die Lipidlöslichkeit des Wirkstoffs, unterschiedliche Bindungen an Gewebe, Plasmaeiweiße, Erythrozyten usw. gegeben ist. Sein wirkstoffspezifischer Wert kann wesentlich größer als das Gesamtvolumen des Körpers sein (Abb. **7.11**).

Ein sehr kleines Verteilungsvolumen haben z. B. Phenylbutazon oder Tolbutamid; es beträgt für einen Menschen von 70 kg Gesamtkörpermasse nur etwa 8 l. Solche Wirkstoffe verteilen sich nach intravenöser Verabreichung im wesentlichen nur im Blutkompartiment. Stoffe mit einem sehr großen Verteilungsvolumen, wie Propranolol mit 200 l/70 kg bzw. Digoxin mit etwa 700 l/70 kg, diffundieren in extravasale Bereiche, z. B. Fettgewebe, Knochen, Gehirn usw.

Die Bestimmung des Verteilungsvolumens bei einem Einkompartiment-Modell erfolgt bei intravenöser Verabreichung nach Gl.(7) und (8).

$$V = \frac{D}{C(0)} \tag{7}$$

oder

$$V = \frac{D}{k_e \cdot AUC} \tag{8}$$

D Dosis
$C(0)$ Wirkstoffkonzentration zur Zeit $t = 0$
k_e Eliminationsgeschwindigkeitskonstante
AUC Fläche unter der Blutspiegel-Zeit-Kurve (s. Abschn. 4.2.1)

Clearance. Das fiktive Körpervolumen, aus dem eine Substanz in der Zeiteinheit vollständig ausgeschieden wird, ist die Clearance. Die totale Clearance, CL, ist das fiktive Blutvolumen in ml (Verteilungsvolumen), aus dem der Wirkstoff in der Zeiteinheit durch Ausscheidung über die Niere, Leber, Lunge, Haut usw. und Metabolisie-

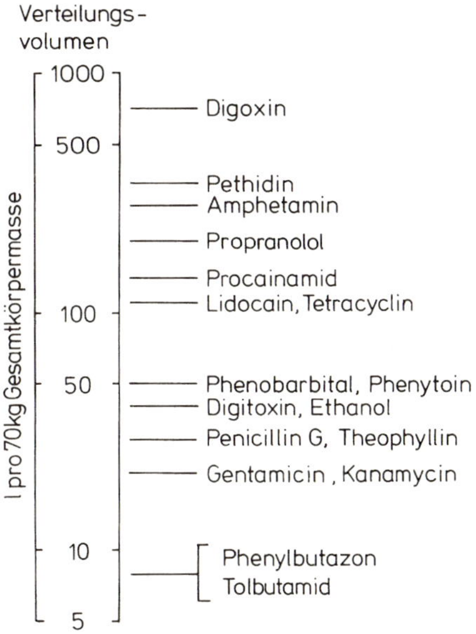

Abb. **7.11** Verteilungsvolumina von Wirkstoffen (nach Sewing, 1980).

rung vollständig entfernt wird. Nach intravenöser Verabreichung kann CL nach Gl. (9) berechnet werden.

$$CL = \frac{D}{AUC} = k_e \cdot V \text{ (ml/min bzw. l/h)} \quad (9)$$

Die **Organclearance** beschreibt die Ausscheidung durch ein bestimmtes Organ. Die **renale Clearance,** CL_R, z. B. ist das fiktive Blutvolumen in ml (Verteilungsvolumen) der nichtmetabolisierten Substanz, das durch die Niere ausgeschieden wird. Entsprechend läßt sich die **hepatische Clearance,** CL_H, definieren. Totale und Organclearance stimmen überein, wenn die Elimination im wesentlichen durch ein Organ erfolgt.

Die **extrarenale Clearance** ist die Differenz zwischen totaler und renaler Clearance.

Eliminationsgeschwindigkeitskonstante. Die Eliminationsgeschwindigkeitskontante k_e eines Wirkstoffs – meist abgekürzt als Eliminationskonstante bezeichnet – umfaßt alle für dessen Ausscheidung aus dem Blutkompartiment verantwortlichen Prozesse, wie Ausscheidung unveränderten Wirkstoffs plus Wirkstoffmetabolisierung. Sie wird daher auch als „übergeordnete" Konstante bezeichnet.

Mit ihr in Zusammenhang steht die Eliminationshalbwertszeit, $t_{\frac{1}{2}}$. Diese gibt an, in welcher Zeit die Konzentration des Wirkstoffs im Blut, Plasma oder Serum während der Eliminationsphase auf die Hälfte abgesunken ist (s. Abb. **7.12**). Das Blutplasma ist der flüssige, nach Entfernen der Blutkörperchen verbleibende Anteil des ungerinnbar gemachten Blutes, während das Blutserum den flüssigen, nach erfolgter Blutgerinnung resultierenden Teil des Blutes darstellt, k_e und $t_{\frac{1}{2}}$ sind durch die in Gl. (10) dargestellte Beziehung verbunden.

$$t_{1/2} = \frac{\ln 2}{k_e} = \frac{0{,}693}{k_e} \quad (10)$$

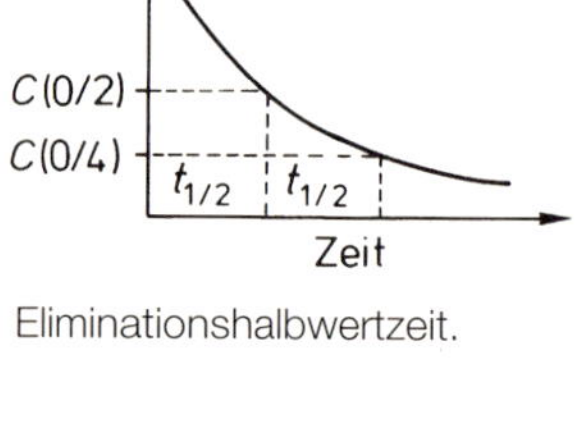

Abb. **7.12** Eliminationshalbwertzeit.

Durch galenische Maßnahmen läßt sich der Wert der Eliminationskonstanten im allgemeinen nicht beeinflussen.

Im Zweikompartiment-Modell entspricht k_e dem Wert β der terminalen Eliminationsphase.

Die Eliminationskonstante läßt sich bei einer Elimination 1. Ordnung nach peroraler Verabreichung am genauesten aus dem geraden Abfall der Plasmaspiegelwerte bei Auftragen im halblogarithmischen Maßstab nach beendeter Resorption berechnen (s. Abb. **7.13,** obere Gerade).

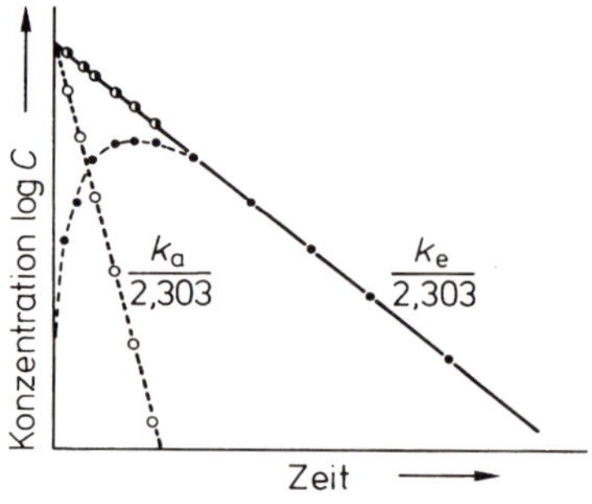

Abb. **7.13** Bestimmung der Resorptionsgeschwindigkeitskonstanten k_a mit dem Abschälverfahren.

Bei Kenntnis der totalen Clearance CL und des Verteilungsvolumens V läßt sich k_e auch nach Gl. (9) berechnen.

Resorptionsgeschwindigkeitskonstante. Die Resorptionsgeschwindigkeitskonstante bzw. Resorptionskonstante k_a ist die allgemeine Geschwindigkeitskonstante, die den Transfer des Wirkstoffs vom Applikationsort durch biologische Membranen in das Blutkompartiment beschreibt. Die einfachste Möglichkeit zu ihrer Bestimmung besteht graphisch aus der Plasmaspiegelkurve durch die Abschältechnik (Residuen-Methode). Nach halblogarithmischer Auftragung der gemessenen Plasmakonzentrationswerte erfolgt Extrapolation der Eliminationsgeraden bis zur Ordinate. Die Differenzen zwischen den gemessenen Plasmawerten der Resorptionsphase und den entsprechenden Werten der extrapolierten Gerade ergeben eine Gerade, deren Anstieg dem Wert der Resorptionskonstanten entspricht (s. Abb. **7.13**). Voraussetzung zur Anwendung dieser Methode ist, daß k_a sehr viel größer als k_e ist. Die Berechnung pharmakokinetischer Parameter erfolgt heute meist mittels Computer.

Ein für den Arzneimittelhersteller besonders wichtiger Parameter ist die **Bioverfügbarkeit** (s. Abschn. 4). Deren Beeinflussungsmöglichkeiten sind besonders nach peroraler Verabreichung untersucht worden.

2 Zur Anatomie und Physiologie der Applikationsorte

Selbst bei einer intravasalen, z. B. intravenösen oder intraarteriellen Verabreichung, muß der Wirkstoff meist Membranen passieren, um an den Ort der Wirkung – die Biophase – zu gelangen (s. Abb. **7.14**). Die meisten Arzneimittel werden jedoch extravasal, also außerhalb eines Blut- oder Lymphgefäßes, verabreicht, obwohl eine systemische Wirkung beabsichtigt ist. Folglich muß der Wirkstoff vor Erreichen des Blutkreislaufes durch weitere Membranen – Schleimhäute bzw. durch die Epidermis der Haut – diffundieren. Der Wirkstoffabtransport bei der peroralen Resorption über das lymphatische System hat nur bei extrem lipophilen Verbindungen Bedeutung; Beispiele sind die Vitamine A und D.

Zum Verständnis des biopharmazeutischen Verhaltens von Wirkstoffen ist die Kenntnis einiger anatomischer und physiologischer Gegebenheiten des Applikationsortes unerläßlich. Neben Muskeln, Haut, Nase, Vagina oder Lunge ist der Gastrointestinaltrakt der bevorzugte Resorptionsbereich für Wirkstoffe.

Schleimhäute und Epidermis sind Lipidbarrieren. Membranen haben lipophile Eigenschaften. Das Aufbauprinzip einer Lipidmembran läßt sich

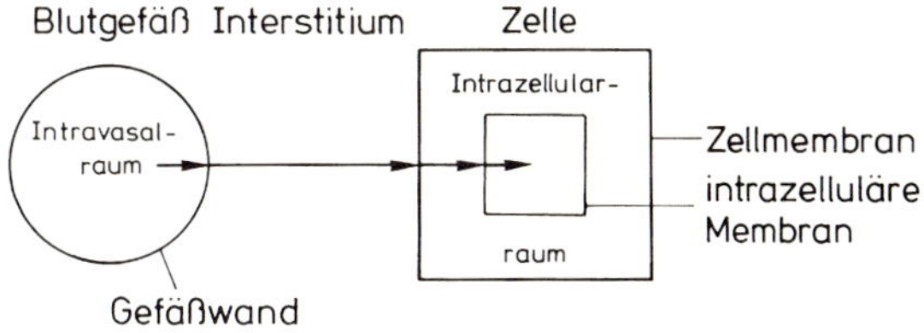

Abb. **7.14** Schematische Darstellung des Transports vom Intravasal- zum Intrazellularraum (nach Sewing, 1980).

als Fluid-Mosaik-Modell schematisch darstellen. In einer flüssigkristallinen Phospholipid-Doppelschicht mit nach innen gerichteten hydrophoben Enden sind Proteine mosaikartig ein- bzw. aufgelagert. Durch die ganze Doppelschicht reichende Proteine bilden kleine Poren von 0,4 bis 0,8 mm Durchmesser.

Die Möglichkeit der Permeation dieser Membranen durch Wirkstoffe wird folglich in erster Linie durch die Lipophilie und Molekülgröße des Wirkstoffs bestimmt. Es besteht jedoch nicht in allen Fällen gemäß der pH-Verteilungstheorie eine lineare Abhängigkeit zwischen der Membrangängigkeit und der Lipophilie des permeierenden Stoffes. Dies weist auf das Vorhandensein von mit Wasser gefüllten Poren hin. Es wird daher zwischen einer transzellulären und parazellulären Permeation unterschieden (s. Abb. **7.15**). Der parazelluläre Weg ermöglicht auch den Membrandurchtritt mancher hydrophiler Wirkstoffe.

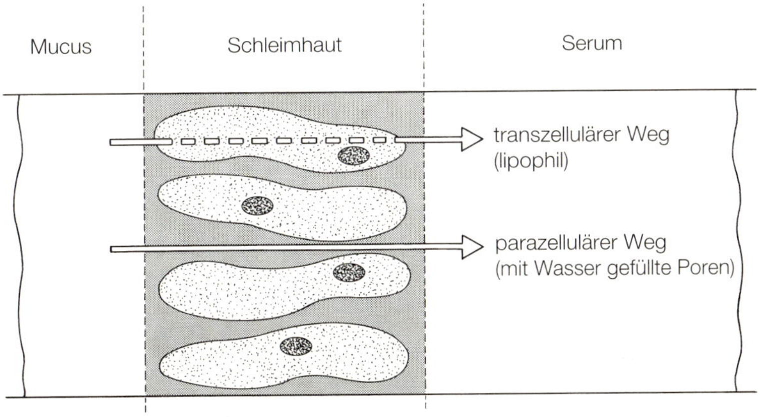

Abb. **7.15** Modell der Schleimhautpermeation (nach Chien, 1995).

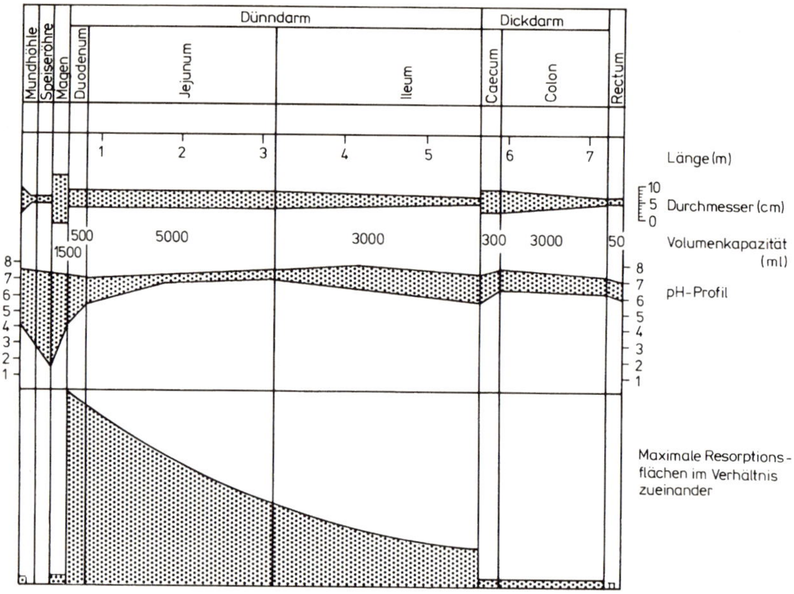

Abb. **7.16** Schematisches Modell des Gastrointestinaltrakts als Resorptionsorgan (nach Rettig, 1978).

2.1 Der Gastrointestinaltrakt

Die verschiedenen Bereiche des Gastrointestinaltraktes zeichnen sich als Folge der anatomischen und physiologischen Eigenschaften (s. Abb. **7.16**) durch unterschiedliches Resorptionsverhalten aus.

2.1.1 Die Mundhöhle

Die Mundschleimhaut ist wegen ihrer guten Durchblutung ein geeignetes Resorptionsorgan. Die Schleimhaut ist mit Mucin, einem Mucopolysaccharid, überzogen, das wegen seiner hohen Viskosität allerdings eine gewisse Verzögerung der Resorption bewirken kann. Bei der oralen Resorption läßt sich der First-pass-Effekt umgehen (s. Abschn. 4.2.3). Nachteilig ist die kleine Resorptionsfläche, so daß nur niedrig dosierte Wirkstoffe für diese Verabreichung geeignet sind (s. Buccal-, Sublingualtabletten, Kap. 14, Abschn. 4.2).

2.1.2 Magen, Dünn- und Dickdarm

Für die meisten Wirkstoffe ist die Resorption aus dem Magen wegen der kleinen Resorptionsfläche und der Bedeckung der Epithelzellen mit einer Schleimschicht gering. Für den Resportionseintritt aus den anschließenden Dünndarmabschnitten ist jedoch die Verweilzeit des Arzneimittels im Magen von Bedeutung.

Die Magenentleerung erfolgt portionsweise durch kräftige Peristaltik bei gleichzeitiger Erschlaffung der Pylorusmuskulatur. Die Geschwindigkeit wird kontrolliert durch

- den Füllungszustand des Magens,
  (Mit steigender Magenfülle nimmt die Peristaltik zu. So wandern nach Nahrungsaufnahme peristaltische Kontraktionen im Abstand von 20 s im Magen in Richtung auf den Pylorus und sorgen für eine Durchmischung des Inhalts.)
- die Zusammensetzung des Mageninhalts,
- den Füllungszustand, den pH-Wert und die osmotischen Bedingungen in den oberen Dünndarmabschnitten.

Der Nüchtern-pH-Wert des Mageninhalts von pH 1 bis 3 kann nach Nahrungsaufnahme bis über pH 6 steigen. Bei den meisten Personen ist der Magen-pH-Wert nur zwischen Mitternacht und Frühstück, sowie während kurzer Perioden zwischen den Tagesmahlzeiten niedrig.

Die Angaben über die Verweilzeit von Arzneimitteln im Magen schwanken stark. Flüssige

Darreichungsformen und kleinere Partikeln, wie Pellets, werden schneller entleert als Tabletten. Für Flüssigkeiten werden Halbwertzeiten zwischen 10 und 50 min angegeben. Für nichtzerfallende Tabletten liegen die berichteten Werte zwischen 0,5 und mehr als 7 h.

Im Gegensatz zum Magen stellen die anschließenden drei bis vier Meter Darmabschnitt bis zum distalen Krummdarm (Ileum) eine große und sehr resorptionsfähige Oberfläche dar (s. Abb. **7.16**).

Dieser Dünndarmbereich ist durch mehrfache Faltung – Kerckringsche Falten → Darmzotten → Mikrozotten – stark vergrößert. Es werden hierdurch Flächen zwischen 100 und 200 m^2 erreicht, was einer Vergrößerung gegenüber einem einfachen Zylinder um den Faktor 300 bis 600 entspricht (s. Abb. **7.17**). Die Blutkapillaren und zentralen Lymphgefäße in den Darmzotten gewährleisten einen schnellen Abtransport der resorbierten Stoffe.

Verschiedenartige Bewegungen des Dünndarms bewirken Durchmischen und Transport von Nahrung und Arzneimitteln. Stempelartige Bewegungen der Darmzotten fördern die Durchmischung. Die pH-Werte im oberen Dünndarmbereich sind infolge des austretenden sauren Mageninhalts keinesfalls alkalisch.

Der Grimmdarm (Colon) weist wieder eine wesentlich kleinere Oberfläche auf. Er ist außerdem stark mit Bakterien besiedelt, so daß in diesem Bereich Voraussetzungen für Biotransformationsvorgänge gegeben sind. Die Wirkung dieser Bakterien wird auch ausgenutzt, um Wirkstoffe aus mit einem bakteriell abbaubaren Überzug versehenen Darreichungsformen gezielt im Colon freizusetzen (s. a. Kap. 14 , Abschn. 3).

Die Transitzeit durch den gesamten Gastrointestinaltrakt unterliegt großen Schwankungen. Für Nahrung werden Werte bis 75 h angegeben. Die für die Resportion zur Verfügung stehende Zeit ist jedoch wegen der geringen Resorptionskapazität der unteren Darmbereiche bei weitem kürzer. Für perorale Retardzubereitungen werden für eine Wirkstoff-Freigabe bis zu 8 h konzipiert.

2.1.3 Das Rektum

Das 15 bis 20 cm lange Rektum (Mastdarm) enthält 1 bis 3 ml Schleim (pH 7,3) und wird durch die beiden Schließmuskel Sphincter ani externus und Sphincter ani internus nach außen abgeschlossen. Der Resorptionsort ist der Ampullenfundus.

Die Rektalschleimhaut ist ungefaltet; die Resorptionsfläche ist mit 200 bis 400 cm^2 etwa 10 000mal kleiner als die des Dünndarms. Sie hat jedoch eine reiche Gefäßversorgung und ist daher als Resorptionsorgan geeignet. Die Wirkstoffresorption steht meist in guter Übereinstimmung mit der pH-Verteilungstheorie, so daß eine parazelluläre Permeation ausgeschlossen wird. Das Rektum enthält eine größere Zahl lymphatischer Gefäße, was die Aufnahme lipophiler Wirkstoffe in das lymphatische System ermöglicht. Die geringe Oberfläche des Rektums kann zum geschwindigkeitsbegrenzenden Faktor der Resorption werden.

Ein Vorteil der rektalen Applikation mit dem Ziel einer systemischen Wirkung liegt in der – wenigstens teilweisen – Vermeidung des First-pass-Effektes (s. Abschn. 4.2.3). Die Venen des Mastdarms werden in 2 Systemen abgeführt (s. Abb. **7.18**):

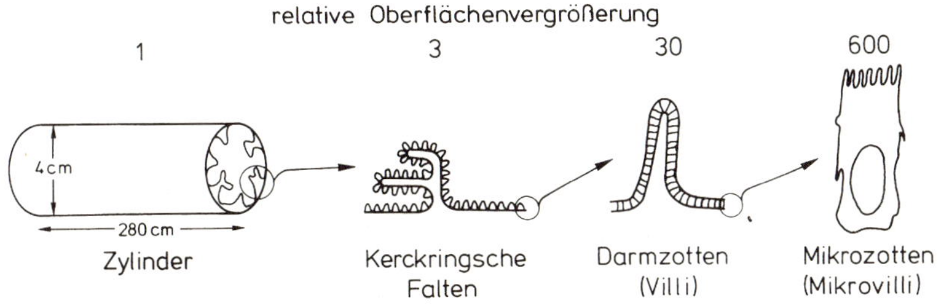

Abb. **7.17** Oberflächenvergrößerung des Dünndarms als Resorptionsorgan (nach Wilson, 1962).

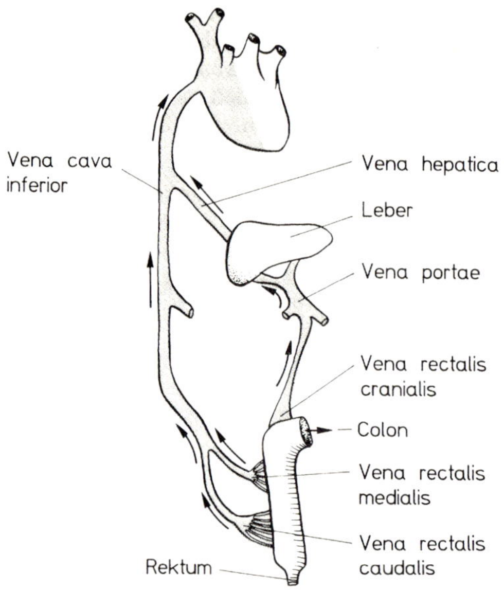

Abb. **7.18** Venöse Verbindungen des Rektums mit dem systemischen Kreislauf (nach Eckert, 1977).

- das aufsteigende System, das in die Vena rectalis craniales mündet, die den Blutstrom über die Pfortader zur Leber leitet;
- das transversale System, das sich im unteren Drittel des Rektums bildet. Es führt das Blut zur Vena cava und mündet damit unter Umgehung der Leber in den Großen Kreislauf.

Die Venen des aufsteigenden und transversalen Systems sind durch Anastomosen miteinander verbunden.

Meist verbleiben Suppositorien im Ampullenfundus, so daß die Wahrscheinlichkeit einer Aufnahme des resorbierten Wirkstoffs über das transversale System recht groß ist. Je weiter die Resorption im oberen Ampullenteil erfolgt, um so mehr Wirkstoff wird über die Pfortader zur Leber abgeleitet.

Eine sichere bzw. vollständige Vermeidung des First-pass-Effekts kann daher nicht garantiert werden.

Der rektale Resorptionsweg hat folgende Nachteile:

- langsame Resorption, insbesondere aus Suppositorien, weniger aus Mikroklysmen,
- verminderte Bioverfügbarkeit, daher meist höhere Dosierung erforderlich,
- schwankende Plasmaspiegel.

2.2 Die Vagina

Die Vaginalschleimhaut mit einer Fläche von 0,1 bis 0,15 m^2 ist stark durchblutet, so daß bei lokaler Therapie eine unbeabsichtigte Resorption möglich ist. Die normalerweise nur geringe Menge Vaginalflüssigkeit hat einen pH-Wert von 4,0 bis 4,5. Vor der Pubertät sowie nach der Menopause liegen höhere pH-Werte vor. Der schwach saure pH-Wert ist auf die Anwesenheit von Milchsäure zurückzuführen, bei der es sich um ein Abbauprodukt des Glykogens durch *Lactobacillus acidophilus* (Döderlein-Bazillus) handelt. Jede Veränderung der physiologischen Mikroflora bzw. des schwach sauren pH-Wertes stellt eine Schwächung der natürlichen Abwehrkräfte gegenüber Infektionen mit pathogenen Mikroorganismen dar.

2.3 Das Auge

Der Augapfel liegt im Schutze der Augenhöhle und wird vorne durch die Augenlider geschützt. Die Innenhaut der Lider ist von der Bindehaut überzogen; sie erstreckt sich dann auf dem Augapfel bis zur Hornhaut (Cornea). Die vordere Augenkammer wird durch die Hornhaut, die Iris, den Ziliarkörper und die Linse begrenzt (s. Abb. **7.19**). Hinter der Linse füllt der Glaskörper den Raum bis zur Netzhaut aus.

Der von der Bindehaut und der Hornhaut dargestellte Spalt, der Bindehautsack, muß Augentropfen und Augensalben aufnehmen.

Die von dem Tränenfilm bedeckte Hornhaut besteht aus dem außen befindlichen lipophilen Epithel, dem hydrophilen Stroma und dem lipophilen Endothel.

Der Aufbau des Tränenfilms läßt ebenfalls drei Schichten unterscheiden (s. Abb. **7.20**). Die unterste, mit den Epithelzellen der Hornhaut in Berührung stehende, 0,02 bis 0,05 μm dicke Schicht besteht wesentlich aus Mucin, das über seine hydrophilen Gruppen die beiden anderen Schichten bindet. Die etwa 7 μm dicke mittlere Schicht enthält zu 98 bis 99% Wasser. Daneben sind Albumine und Globuline, die der Flüssigkeit eine gewisse Pufferwirkung verleihen, sowie anorganische Salze, Lysozym und geringe Mengen organischer Substanzen enthalten. Außen ist ein etwa 0,1 μm dicker Lipidfilm, der vor allem als Verdunstungsschutz dient.

Das durchschnittliche Volumen der Tränenflüssigkeit des Erwachsenen beträgt 7 bis 10 μl; es kann im Ruhezustand auf kaum mehr als 30 μl

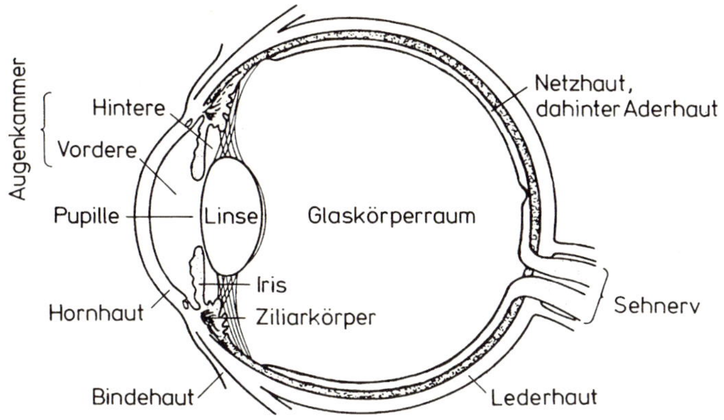

Abb. **7.19** Waagerechter, schematischer Durchschnitt durch den linken Augapfel, von oben gesehen (aus Leydhecker, 1975).

anwachsen. Der pH-Wert liegt zwischen 7,1 und 7,5; die Viskosität ist 2 mPa · s. Das Kammerwasservolumen beträgt etwa 0,3 ml.

Bei der lokalen Therapie sind im Bindehautsack wesentlich höhere Wirkstoffkonzentrationen erreichbar als nach systemischer Anwendung. Daher werden Infektionen der Binde- und Hornhaut sowie Entzündungen im vorderen Augenabschnitt meist lokal mit Lösungen und Salben behandelt.

Pharmakokinetisch kann das Auge als Mehrkammermodell angesehen werden:

Kammer 1 = Tränenflüssigkeit,
Kammer 2 = Hornhaut,
Kammer 3 = Kammerwasser der vorderen Augenkammer.

Die Hornhaut ist insgesamt lipophil und stellt somit das Haupthindernis für das Eindringen von Wirkstoffen in das Kammerwasser dar. Viele Wirkstoffe, wie Pilocarpin, Atropin, Epinephrin, Tetracain, sind Basen. Ihre Diffusion durch die Hornhaut wird durch den möglichen Wechsel

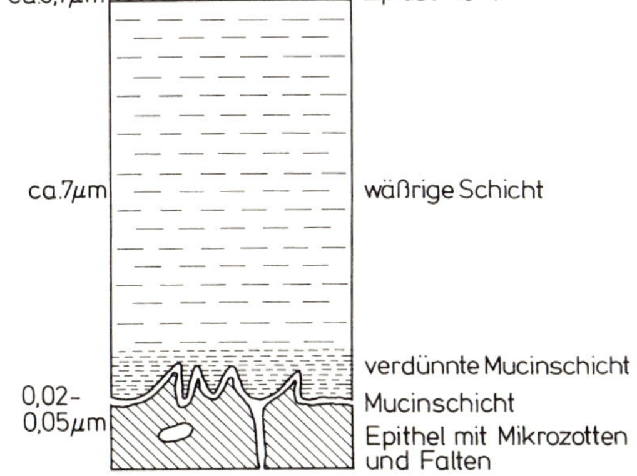

Abb. **7.20** Schematischer Aufbau des Tränenfilms (nach Keller, 1981).

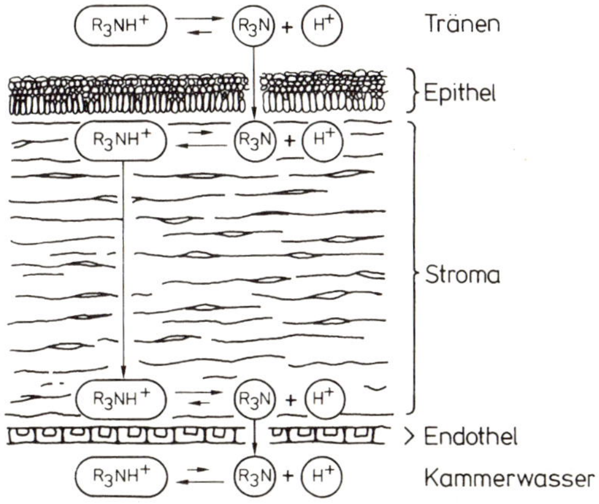

Abb. **7.21** Penetration von Alkaloidbasen durch die Hornhaut (nach Kinsey et al., 1983).

zwischen nichtdissoziierter lipophiler und dissoziierter hydrophiler Form begünstigt (s. Abb. **7.21**). Durch Epithel und Endothel ist die lipophile Base, durch das Stroma der protonierte hydrophile Anteil die Transportform. Beide Formen sind, wenn auch in unterschiedlichen Mengen, bei pH 7,4 existent.

Ein Nachteil ist, daß die Aufnahmekapazität des Bindehautsacks begrenzt ist, so daß praktisch nur ein Tropfen einer Lösung appliziert werden sollte. Außerdem empfindet das Auge das Einbringen eines Tropfens als mechanischen Reiz, was durch einen verstärkten Tränenfluß und vermehrten Lidschlag mit teilweiser Ausschwemmung des Wirkstoffs beantwortet wird. Folglich kann nur eine relativ geringe Wirkstoffmenge in die Hornhaut diffundieren. 70 bis 90% kommen nicht zur Wirkung.

2.4 Die Nase

Die Nasenschleimhaut hat eine Fläche von etwa 0,01 m^2. Die oberste Epithelschicht besteht zu 80% aus Flimmerzellen mit 6–7 μm langen Zilien und zu 20% aus Becherzellen. Die Becherzellen sezernieren das Mucin, das zu 1,3 bis 3% im Nasenschleim enthalten ist. Dieser besteht neben dem Mucin zu 95 bis 97% aus Wasser und zu 1 bis 2% aus Salzen. Sein pH-Wert beträgt 7 bis 8. Die Zilien sorgen durch ihre wellenförmigen Synchronbewegungen für den aktiven Weitertransport des Schleimes. Etwa 1,5 bis 2 Liter Schleim werden täglich produziert.

Vorteile der nasalen Resorption sind:

- die Nasenschleimhaut hat nur eine geringe Dicke und ist mit einem dichten Netz feiner Blutgefäße durchzogen; dies schafft günstige Voraussetzungen für die Wirkstoffresorption;
- nasal resorbierte Stoffe unterliegen nicht dem First-pass-Effekt;
- der nasale Verabreichungsweg ist für eine Selbstmedikation von Arzneimitteln günstig.

Folgende Probleme sind bei der nasalen Applikation zu beachten, die z. T. auch Anlaß für die stark schwankenden Bioverfügbarkeiten von Wirkstoffen sind:

- kleine Resorptionsfläche,
- kurze Verweilzeit flüssiger Darreichungsformen,
- hochviskoser Nasenschleim wirkt als Diffusionsbarriere,
- veränderte Resorption bei Entzündungen der Nasenschleimhaut, wie z. B. Schnupfen,
- mögliche Schädigung der Ziliarfunktion durch die Zubereitung,
- Übertritt, insbesondere von flüssigen Zubereitungen, in die Lunge oder in den Gastrointestinaltrakt; daher schlechte Dosierungsgenauigkeit und
- Auslösen von Niesreizen.

2.5 Die Lunge

Die große Oberfläche von 70 m^2 ist durch die starke Verzweigung mit Bildung der Lungenbläschen (Alveolen) bedingt. Hierduch wird eine große Fläche für den Gasaustausch, aber auch für die alveoläre Resorption geschaffen. Ein First-pass-Effekt des resorbierten Wirkstoffs erfolgt nicht.

Vorteile bietet die inhalative Therapie bei Atemwegserkrankungen, die üblicherweise systemisch behandelt werden. Die inhalative Therapie ermöglicht eine direkte Wirkung auf die glatten Muskelzellen der Bronchien. Meist wird auch nur 1/10 bis 1/50 der erforderlichen peroralen Wirkstoffdosis benötigt.

Folgende Probleme können bei der inhalativen Therapie auftreten:

- Hustenreiz oder bronchospastische Reaktionen aufgrund physikalischer Reize,
- Gefahr einer Allergisierung. Dies wurde z. B. bei Penicillin-Inhalationen nachgewiesen,
- Dosierungsprobleme. Eine unkontrollierte Menge Wirkstoff – unter Umständen >90% – kann verschluckt werden.

Auch die ungenügenden Kenntnisse über mögliche histopathologische Veränderungen durch Arzneimittelzubereitungen stehen einer Anwendung noch entgegen.

2.6 Das Ohr

Es wird grundsätzlich nur eine lokale Wirkung beabsichtigt. Bei unverletztem Trommelfell ist der Wirkungsbereich auf den äußeren Gehörgang des Außenohres begrenzt, bei perforiertem Trommelfell kann der Wirkstoff bis in das Mittelohr vordringen. Das Epithel des Außenohres ist wesentlich widerstandsfähiger als das Nasenepithel. Daher sind an die physiologische Verträglichkeit von wäßrigen Ohrenarzneizubereitungen nicht so hohe Anforderungen wie an Nasenarzneizubereitungen zu stellen.

2.7 Die Haut

Die Haut ist mit einer Fläche von 1,5 bis 2 m^2 und einer durchschnittlichen Masse von 11 kg nach der Skelettmuskulatur das größte Organ des Menschen. Im anatomischen Aufbau der Haut (Abb. **7.22**) ist zu unterscheiden zwischen:

- Epidermis (Oberhaut) mit Stratum corneum (Hornschicht); Stratum lucidum (Glanzschicht); Stratum granulosum (Körnerschicht); Stratum germinativum (Keimschicht), unterteilbar im Stratum spinosum (Stachelzellschicht) und Stratum basale (Basalschicht).
- Dermis (Lederhaut, Cutis, Corium),
- Hypodermis (Unterhaut, Subcutis).

Die oberste Schicht der Epidermis ist die für viele Stoffe schwer permeierbare Hornschicht – das **Stratum corneum**. Sie besteht aus etwa 20 Lagen abgestorbener, je etwa 0,5 μm dicker und 30 bis 40 μm langer Zellen. Bei Handflächen und Fußsohlen kann sie bis 0,5 mm betragen.

Die Hornschicht kann das Drei- bis Fünffache ihres Gewichtes an Wasser aufnehmen. Eine solche verstärkte Hydratisierung wird durch Okklusion – Bedecken eines Hautareals mit einer wasserdampfundurchlässigen Folie – oder auch durch Salbengrundlagen mit abdeckendem Effekt erreicht. Hierdurch kann die Durchlässigkeit der Haut für Wirkstoffe erhöht werden.

Die intensive Barrierefunktion der **Epidermis** ist einerseits darauf zurückzuführen, daß der betreffende Wirkstoff nacheinander hydrophile, lipophile und dann wieder hydrophile Schichten passieren muß. Für die Barrierefunktion der Epidermis sind polare und neutrale Lipide, Sphingolipide und Cholesterol verantwortlich. Schließlich erschwert aber auch der geringe Wassergehalt im Stratum corneum die Diffusion von Wirkstoffen.

Der lipophile Bereich konzentriert sich insbesondere auf die Grenzschicht zwischen dem Stratum granulosum und dem Stratum corneum. In diesem Bereich werden nach dem Absterben des Zellkerns Lipide in einer relativ hohen Konzentration frei, die die Zellmasse, aber auch den Interzellularraum durchsetzen. Die hohe Lipidkonzentration gibt einer derartig durchsetzten Zellschicht eine hohe Lichtdurchlässigkeit. Die so veränderten Zellschichten werden daher auch als **Stratum lucidum** bezeichnet. Durch oxidative Vorgänge und Auswaschungen nimmt die Lipidkonzentration in den weiteren Zellschichten in Richtung zur Hautoberfläche rasch ab, so daß die obersten Schichten bereits eher als hydrophil anzusprechen sind. Während Lipidmembranen, die eine höhere Permeabilität besitzen sollen, einen quasi-flüssigkristallinen Zustand aufweisen, in dem den Molekülen noch eine relativ hohe Beweglichkeit zukommt, dürften die Lipide der Haut im echtkristallinen Zustand vorliegen. Lipidlösungsmittel zerstören diese epidermale Barriere und rauben der Haut ihre natürliche Schutzfunktion.

Die Epidermis ist von einem dünnen Oberflächenfilm bedeckt, der aus einer wäßrigen Lösung niedermolekularer Zellbestandteile und aus Lipiden besteht. Der pH-Wert beträgt 4,2 bis 5,6. Der Oberflächenfilm übt eine Schutzfunktion, insbesondere gegenüber dem Befall mit Mikroorganismen aus.

Insgesamt stellt die Haut für das Eindringen der meisten Wirkstoffe eine große Barriere dar. Dies ist bei Behandlung mit einem Dermatikum erwünscht, wirft jedoch Probleme bei beabsichtigter systemischer Wirkung auf (s. Kap. 12, Abschn. 7).

Die Hautoberfläche wird durch Öffnungen der Haarbalgtrichter oder Haarfollikel durchbrochen. In Haarbalgtrichter münden auch Talgdrüsen.

Beim Menschen können drei Hauttypen unterschieden werden:

- **Seborrhoiker** mit einer fetten, leicht schuppenden, leicht schwitzenden und gut durchbluteten Haut,
- **normaler oder intermediärer Typ**,
- **Sebostatiker** mit einer trockenen, schlecht durchbluteten Haut; geringe Talg- und Schweißsekretion.

Die für eine systemische Wirkung und auch für die Wirkung der meisten äußerlich zu applizierenden Wirkstoffe erforderliche Penetration der Hornschicht erfolgt bei der unverletzten Haut (s. Abschn. 7.22 und 7.23).

- **transepidermal**
  (interzellulär oder **transzellulär)**,
- **durch Poren**
  (transglandulär oder **transfollikulär)**.

Der Porentransport spielt allerdings nur eine untergeordnete Rolle, da der Anteil der Porenfläche an der Gesamtfläche der Haut nur etwa zwischen 0,1 und 1 % beträgt.

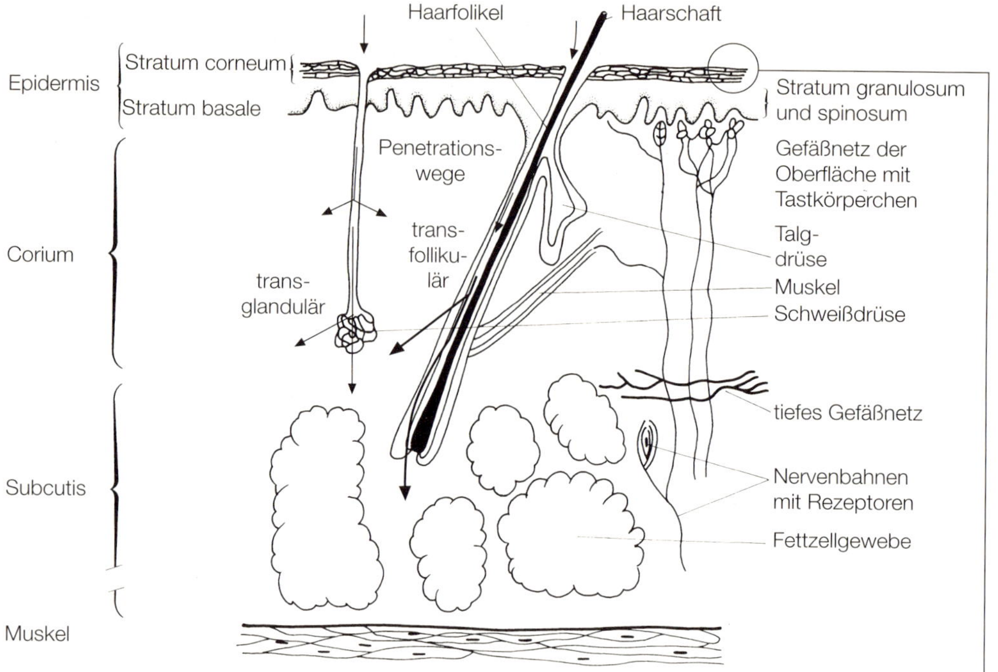

Abb. **7.22** Aufbau der menschlichen Haut mit transglandulären und transfollikulären Penetrationswegen (nach Lippold, 1981).

IZ = Interzellularraum,
M = Zellmembran,
C = Zytoplasma,
l = lipophil,
w = wäßrig,
Ch = Cholesterol/Cholesterolsulfat,
F = Fettsäure/Ceramid/Triglyceride,
K = Keratin

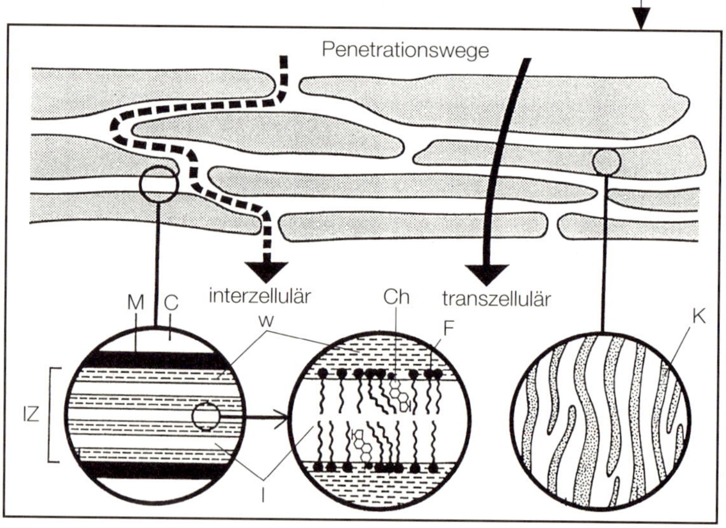

Abb. **7.23** Penetrationswege durch das Stratum corneum (nach Elias, 1981).

Der Aufbau der gesamten menschlichen Haut wird in der Abb. 7.22 dargestellt. Ein kreisförmig umrandeter Teil des Stratum corneums, der Hornschicht, wird in starker Vergrößerung in der Abb. 7.23 gezeigt. Die für die Wirkstoffpenetration wichtigen hydrophilen und lipophilen Bereiche werden in Ausschnitten noch weiter vergrößert (Erklärungen siehe Text).

Der bevorzugte Permeationsweg für Wirkstoffe ist die inter- bzw. transzelluläre Permeation (s. Kap. 12, Abschn. 7). Welcher dieser Wege für den jeweiligen Wirkstoff in Frage kommt, hängt unter anderem von dessen physikalischen Eigenschaften, wie Verteilungskoeffizient, Löslichkeit, Molekülgröße und pKa-Wert ab. Der Interzellularraum enthält lipophile und hydrophile Berei-

che (Abb. **7.23**). An seinem Aufbau sind Bilayerstrukturen beteiligt, die insbesondere durch Triglyceride, Fettsäuren, Cholesterol/Cholesterolsulfat gebildet werden. Am Aufbau des Intrazellularraumes sind insbesondere Keratin und Lipide beteiligt.
In Abhängigkeit von der Temperatur und der Anwesenheit von aus der Formulierung zugeführten Substanzen können die Lipide in unterschiedlichen Strukturen vorliegen, z. B. in Gelform, als flüssigkristalline Bereiche oder als flüssige Kohlenwasserstoffketten.
Stark lipophile Wirkstoffe werden im Normalfall eher über den interzellulären Weg aufgenommen, während mit zunehmender Polarität der Wirkstoffe der transzelluläre Weg an Bedeutung gewinnt.

2.8 Der parenterale Applikationsweg

Die häufigsten Applikationswege sind die intravenöse (*i.v.*), die intramuskuläre (*i.m.*) und die subkutane (*s.c.*) Verabreichung.

Intravenös dürfen nur wäßrige Lösungen – mit eventuellem Zusatz von Cosolventien – appliziert werden. Eine Ausnahme sind Fettemulsionen, insbesondere für die parenterale Ernährung, an die besondere Qualitätsanforderungen (s. Kap. 9, Abschn. 2) gestellt werden. Verabreichung öliger Lösungen birgt die Gefahr einer Lungenembolie.

Die meisten Wirkstoffe sind intravenös verabreichbar, sofern sie eine ausreichende Wasserlöslichkeit haben. Konzentrierte oder gewebereizende Lösungen müssen langsam injiziert werden, um schnelle Verdünnung mit dem Blut zu gewährleisten. Intravenöse Verabreichung ermöglicht die schnelle Zufuhr großer Volumina und die Verabreichung von Wirkstoffen, die bei anderen parenteralen Verabreichungswegen gewebereizend sind.

Intramuskulär können viele Wirkstoffe als wäßrige oder ölige Lösung, Suspension oder Emulsion verabreicht werden. Meist wird die Bildung eines Depots beabsichtigt (s. Kap. 16, Abschn. 6.1). Das gewöhnliche Verabreichungsvolumen beträgt 1 bis 3 ml, selten bis zu 10 ml.
Subkutan unter die Haut in das subkutane Fettgewebe werden in der Regel bis 2 ml der wäßrigen Lösung oder Suspension verabreicht.
Bei *i.m.* und *s.c.* Injektion ist streng auf Isohydrie und Isotonie zu achten, da sonst lokale Unverträglichkeitserscheinungen auftreten können. Die Resorptionsgeschwindigkeit bei diesen beiden Applikationswegen hängt wesentlich von der Durchblutung des Gewebes ab.

Tabelle **7.1** Vorteile der parenteralen Verabreichung

- Schneller Wirkungseintritt möglich; wichtig für Notfallsituationen; es tritt eine Abnahme der Wirkung in folgender Reihenfolge auf: *i.v.* > *i.m.* > *s.c.*
- Umgehung von Nebenwirkungen, z. B. Erbrechen, gastrointestinale Reizungen
- Verhinderung gastrointestinaler Inaktivierung von Wirkstoffen, z. B. Insulin und Peptidhormone
- Verabreichungsmöglichkeit von Wirkstoffen, die aus dem Magendarmkanal ungenügend resorbiert werden, z. B. Strophantin
- Vorausberechenbare Blutspiegel, insbesondere bei Infusionen
- Zufuhr von Nahrungsstoffen – parenterale Ernährung
- Vermeidung des First-pass-Effektes

Die Vorteile der parenteralen Verabreichung sind in Tab. **7.1** aufgeführt. Der rasche Wirkungseintritt nach *i.v.* Injektion läßt sich z. B. an dem noch während der Injektion von Calcium-Ionen zu verspürenden Wärmegefühl beweisen. Auch durch die *i.m.* Injektion ist eine verhältnismäßig schnelle Wirkung zu erreichen. Die Resorptionsgeschwindigkeit aus dem Muskeldepot kann jedoch durch die Zusammensetzung der Zubereitung gesteuert werden, so daß das Muskelgewebe der bevorzugte Applikationsort für Depot-Parenteralia ist (s. Kap. 16, Abschn. 6.1). Nach dem Inlösunggehen diffundiert der Wirkstoff durch das Muskelgewebe in die Kapillaren. Die Kapillarwände haben eine größere Permeabilität als z. B. die Magenschleimhaut, so daß auch größere wasserlösliche Moleküle, wie das Heparin, aufgenommen werden können.

Ein wichtiger Vorteil der parenteralen gegenüber der gastrointestinalen Verabreichung liegt in der Umgehung des First-pass-Effektes (s. Abschn. 4.2.3).

Die *i.v.* Verabreichung als **Tropfinfusion** ist der einzige Weg, um sicher über einen längeren Zeitraum konstante Blutspiegel zu erreichen.

3 Der Resorptionsprozeß

Wirkstoffe werden überwiegend durch passive Diffusion durch Lipidmembranen resorbiert. Vereinzelt erfolgen auch erleichterter, carriervermittelter Transport oder ein aktiver Transport oder Pinozytose, Phagozytose bzw. Persorption.

Passive Resorption, Diffusion. Der Stofftransport durch die Resorptionsmembran folgt dem Fickschen Diffusionsgesetz von Bereichen höherer zu niedrigerer Konzentration (s. Kap. 4, Abschn. 2.3.4).

Für den Übertritt in die Lipidmatrix ist die Größe des Verteilungskoeffizienten wichtig. Die wassergefüllten Poren können lediglich gut wasserlösliche Nichtelektrolyte und Ionen von kleiner relativer Molekülmasse passieren.

Erleichterter, carriervermittelter Transport. Das hydrophile Wirkstoffmolekül wird von einem Carrier, Schlepper bzw. Träger ohne Energieaufwand durch die Membran „geschleppt" und anschließend wieder abgelöst. Der Transport erfolgt von Bereichen höherer zu Bereichen niedriger Konzentrationen.

Aktiver Transport, aktive Resorption. Bei diesem energieverbrauchenden Prozeß erfolgt der Transport gegen das Konzentrationsgefälle. Abbauprodukte der meisten Nahrungsmittel, wie Aminosäuren und Zucker, aber auch einige Wirkstoffe, werden auf diese Weise resorbiert.

Pinozytose, Phagozytose, Persorption. Kleine Flüssigkeitströpfchen (Pinozytose) bzw. Feststoffpartikeln (Phagozytose) werden als Ganzes durch vesikulären Einschluß aufgenommen. Bei der Persorption können feste Partikeln zwischen den Epithelzellen die Membran passieren. Inwieweit diese Mechanismen für den Wirkstofftransport von größerer Bedeutung sind, ist noch unklar.

4 Bioverfügbarkeit und Bioäquivalenz

4.1 Definitionen

Ein für den Arzneimittelhersteller besonders wichtiger biopharmazeutischer Parameter ist die Bioverfügbarkeit.

> Die **Bioverfügbarkeit** wird als die Geschwindigkeit und das Ausmaß bezeichnet, mit der der Wirkstoff aus der Zubereitung resorbiert wird und am Ort der Wirkung vorliegt.

Die Resorptionsgeschwindigkeit kann bei einmaliger Verabreichung die Wirkung, vor allem den Wirkungseintritt, beeinflussen. Zwei Tablettenzubereitungen A und B haben gleiche Flächen unter den Plasmaspiegel-Zeitkurven, aber trotzdem unterschiedliche Wirkungen. Tablette B mit der geringeren Resorptionsgeschwindigkeit würde die minimal wirksame Plasmakonzentration nicht mehr überschreiten und demzufolge wirkungslos sein (s. Abb. **7.24**).

Bei mehrfacher Gabe ist die Resorptionsgeschwindigkeit von geringerer Bedeutung. Trotzdem kann auch hier zwischen einem langsameren und schnelleren Einpendeln auf die Steady-state-Werte unterschieden werden.

Es ist zwischen der absoluten Bioverfügbarkeit und der relativen Bioverfügbarkeit zu unterscheiden.

Absolute Bioverfügbarkeit. Anteil des Wirkstoffs, der nach Verabreichung einer Zubereitung das Blutkompartiment erreicht, wobei der Vergleich mit einer intravenös gegebenen gleichen Dosis erfolgt. Diese ist zu 100% bioverfügbar.

Relative Bioverfügbarkeit. Anteil des Wirkstoffs, der nach Verabreichung einer Zubereitung das Blutkompartiment erreicht, wobei der Vergleich mit der auf gleichem Verabreichungsweg am besten verfügbaren Zubereitung erfolgt.

Bei peroral gegebenen Wirkstoffen wird in der Regel eine Lösung am besten verfügbar sein. Häufig wird also die relative Bioverfügbarkeit einer peroral gegebenen Suspension oder Tablette gegenüber einer Lösung bestimmt.

Gilt es die relative Bioverfügbarkeit eines Generikums zu bestimmen, so wird in der Regel das auf dem Markt befindliche Ursprungspräparat als Standard bzw. Vergleich verwendet. Ein Acetylsalicylsäure-Tablettenpräparat wird mit dem lange eingeführten Aspirin® verglichen werden. Hierbei spricht man auch von einer Bestim-

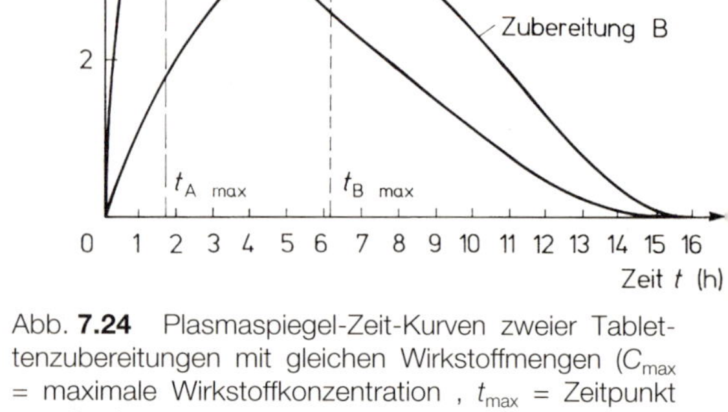

Abb. **7.24** Plasmaspiegel-Zeit-Kurven zweier Tablettenzubereitungen mit gleichen Wirkstoffmengen (C_{max} = maximale Wirkstoffkonzentration, t_{max} = Zeitpunkt von C_{max}).

mung der Bioäquivalenz. Ein Nachahmerprodukt kann also auch eine Bioverfügbarkeit von mehr als 100% haben.

Bioäquivalenz: Zwei Präparate können als bioäquivalent bezeichnet werden, wenn – bei gleicher molarer Dosis – ihre Plasmakonzentrations-Zeit-Profile so ähnlich sind, daß hinsichtlich therapeutisch erwünschter und/oder unerwünschter Wirkungen wahrscheinlich keine klinisch relevanten Unterschiede auftreten.
Therapeutische Äquivalenz: Ein Arzneimittel ist mit einem anderen therapeutisch äquivalent, wenn es den gleichen Wirkstoff oder das gleiche therapeutische Prinzip enthält und klinisch dieselbe Wirksamkeit und Sicherheit aufweist wie das Arzneimittel, dessen Wirksamkeit und Sicherheit erwiesen sind.

Es wird davon ausgegangen, daß bioäquivalente Arzneimittel therapeutisch äquivalent sind.

4.2 Bestimmung der Bioverfügbarkeit

Nicht für alle Wirkstoffe und Darreichungsformen ist die Bestimmung der Bioverfügbarkeit von gleicher Bedeutung.

Es kann eine Wichtung nach folgenden Gruppen erfolgen:

- Ein *neuer* Wirkstoff wird zu einer Zubereitung verarbeitet. Sofern eine Resorption in das Blutkompartiment beabsichtigt ist, muß grundsätzlich die Bioverfügbarkeit bestimmt werden.
- Ein Wirkstoff wird zu einer *neuen* Darreichungsform, z. B. einem Therapeutischen System, oder zu einer herkömmlichen Darreichungsform mit einem neuen Hilfsstoff, der Bioverfügbarkeitsprobleme erwarten läßt, formuliert. Eine Bioverfügbarkeitsbestimmung wird in der Regel erforderlich sein.
- Ein *bekannter* Wirkstoff, dessen Wirkung und Unbedenklichkeit bereits erwiesen ist, soll bestimmt werden. Dies kann bei Änderung der Zusammensetzung der Zubereitung, bei der Herstellung von Nachahmerpräparaten (z. B. Generika) oder im Rahmen der Nachzulassung notwendig sein.

Es sind Kriterien bekannt, bei deren Vorliegen mit Bioverfügbarkeitsproblemen zu rechnen ist. Je mehr solcher Kriterien für einen Wirkstoff oder eine Darreichungsform zutreffen, desto größer ist die Wahrscheinlichkeit für das Auftreten von Bioverfügbarkeitsproblemen.

Kriterien, bei deren Vorhandensein mit Bioverfügbarkeitsproblemen gerechnet werden muß

1. Vorliegen pharmakodynamischer Aspekte

   Der Wirkstoff wird zur Verhütung oder Behandlung schwerer, lebensbedrohender Krankheiten verwendet. Er weist eine steile Dosis-Wirkungs-Kurve und/oder eine enge therapeutische Breite auf. Es liegt das Risiko schwerer unerwünschter Wirkungen vor. Unterschiede in der Wirkstoff-Freigabe können leicht subtherapeutische oder toxische Blutspiegel bewirken. Beispiele sind Herzglykoside, Antiarrhythmika, Antiepileptika, Antikonvulsiva, Arzneimittel zur antiinfektiösen Therapie, Hormone, Zytostatika.

2. Der Wirkstoff hat folgende pharmakokinetische Eigenschaften
   - Resorption in begrenzten Bereichen des Magen-Darmkanals (nichtlineare Resorption, Resorptionsfenster), z. B. Riboflavin,
   - stark verringerte Resorption (<30%), im Vergleich zur intravenösen Applikation, z. B. Herzglykoside,
   - Vorliegen eines ausgeprägten First-pass-Effekts (>70%), z. B. Salicylamid und Propranolol,
   - schnelle Elimination des Wirkstoffs, was eine rasche Freisetzung aus der Zubereitung und schnelle Resorption erfordert,
   - dosisabhängige Kinetik im therapeutischen Bereich (nichtlineare Pharmakokinetik).

3. Physikalische, physikalisch-chemische und chemische Eigenschaften des Wirkstoffs, zugesetzte Hilfsstoffe und die Verfahrenstechnologie können die Auflösungscharakteristik beeinflussen.

Mit diesen Kenntnissen lassen sich Darreichungsformen und Wirkstoffgruppen ableiten, bei denen bevorzugt Bioverfügbarkeitsprobleme auftreten können, sofern eine systemische Wirkung beabsichtigt ist.

Biopharmazeutisch kritische Darreichungsformen:

- perorale feste Zubereitungen mit schwerlöslichen Wirkstoffen,
- perorale und parenterale Suspensionen,

- Darreichungsformen mit modifizierter Wirkstoff-Freigabe (Retard- und Depotarzneiformen, Therapeutische Systeme, magensaftresistent überzogene, feste Darreichungsformen, Implantate)
- rektale und vaginale Darreichungsformen
- Darreichungsformen zur Resorption durch die Mund-, Nasen- oder die Lungenschleimhaut
- Darreichungsformen zur Anwendung auf der Haut.

Welche Auskünfte können aus Bioverfügbarkeitsdaten erhalten werden?

- Aussagen über pharmazeutisch-technologische Faktoren, die die Bioverfügbarkeit des Wirkstoffs beeinflussen können,
- Aussagen über die Bioäquivalenz mehrerer Zubereitungen,
- Aussagen über den Einfluß von Nahrung,
- Aussagen über Wechselwirkungen des Wirkstoffs mit anderen Wirkstoffen,
- Aussagen über eine Beeinflussung der Resorption durch physiologische oder pathophysiologische Faktoren,
- Aussagen über einen ausgeprägten First-pass-Effekt und Hinweise für eine mögliche Vermeidung bei anderen Verabreichungswegen.

4.2.1 Grundlagen und Methoden

Die Möglichkeiten der Bioverfügbarkeitsbestimmungen sind für den Wirkstoff schnell freisetzende, also nicht retardierte Arzneimittel, mit dem Ziel einer systemischen Wirkung weitgehend geklärt.

Grundsätzlich kommen folgende Methoden in Betracht:

- Konzentrations- bzw. Mengenbestimmungen in biologischen Flüssigkeiten,
- Messung akuter pharmakologischer Effekte.

Die Arbeitsgemeinschaft für Pharmazeutische Verfahrenstechnik hat unter Zugrundelegung entsprechender EG-Empfehlungen in der „APV-Richtlinie Untersuchungen zur Bioverfügbarkeit, Bioäquivalenz" detaillierte Angaben zur Planung, Durchführung, Auswertung und Beurteilung von Bioverfügbarkeitsuntersuchungen niedergelegt.

Bestimmung in biologischen Flüssigkeiten. Die wichtigsten In-vivo-Verfahren sind die Bestimmung der Plasmaspiegelwerte bzw. der Harnausscheidung des unveränderten Wirkstoffs oder eines Metaboliten. Man geht von der nicht immer zutreffenden Annahme aus, daß die Bildung einer ausreichenden Wirkstoffkonzentration im Plasma Voraussetzung für die Wirkung ist. Es handelt sich bei diesen Verfahren um eine Notlösung. Es werden die Konzentrationen im Plasma oder Harn gemessen, da die Biophase einer Messung meist nicht zugänglich ist.

Gemäß der Definition der Bioverfügbarkeit (s. Abschn. 4.1) ist zu unterscheiden zwischen der Bestimmung des Ausmaßes und der Geschwindigkeit der Resorption. Die pharmakokinetischen Grundlagen für die Bestimmung des Ausmaßes der Resorption liefert das **Gesetz der korrespondierenden Flächen (Dostscher Flächensatz):** Die Flächen unter den Konzentrations-Zeit-Kurven (*AUC* = **A**rea **U**nder the **C**urve), also der Blut-, Plasma- bzw. Serumspiegel-Zeitkurven, sind proportional der in das Blutkompartiment aufgenommenen Fraktion der applizierten Wirkstoffdosis und unabhängig vom zeitlichen Verlauf der Resorption.

Der Flächensatz sagt aus, daß das Integral der Plasmaspiegelfläche unabhängig von der Invasionskonstante ist.

Anwendung des Flächensatzes setzt das Prinzip der Additivität der Plasmaspiegel voraus, wonach sich der Plasmaspiegel zu jedem Zeitpunkt als Summe der Plasmaspiegel aus allen bis dahin resorbierten Dosisanteilen ergibt. Es muß also eine **„lineare Kinetik"** vorliegen. Eine Verdoppelung der Dosis ergibt eine doppelt so große Fläche. Das ist zum Beispiel bei vorliegendem First-pass-Effekt (s. Abschn. 4.2.3) nicht der Fall (**nichtlineare Kinetik** oder **Sättigungskinetik**).

Die Flächenbestimmung erfolgt durch Integration.

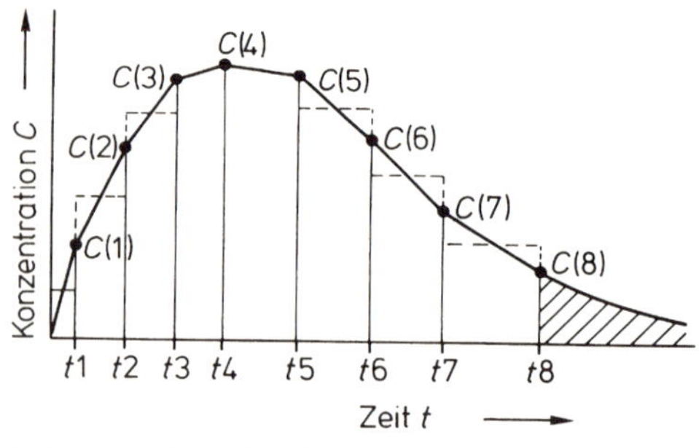

Abb. **7.25** Flächenbestimmung mit der Trapezregel.

Bei **einmaliger Dosierung** wird zur Bestimmung der Gesamtfläche AUC meist die **Trapezregel** angewendet (Abb. **7.25**). Hierbei wird die Fläche in trapezförmige Teilflächen und eine dreieckige Endfläche nach dem letzten Meßpunkt unterteilt. Die Fläche soll bis über die letzte Messung hinaus extrapoliert werden. Die Einzelflächen werden nach Gln. (11) bis (13) bestimmt.

$$AUC(0-t) = \tfrac{1}{2}(C(0) + C(1))(t_1 - t_0) + \tfrac{1}{2}(C(1) + C(2))(t_2 - t_1) + \ldots \ldots + \tfrac{1}{2}(C(n{-}1) + C(n))(t_n - t_{n-1}) \qquad (11)$$

$$AUC(t-\infty) = \frac{C(n)}{\beta} \qquad (12)$$

$$AUC = AUC(0-t) + \frac{C(n)}{\beta} \qquad (13)$$

t	Blutentnahmezeiten
$C(t)$	Gemessene Konzentration in Blut, Plasma bzw. Serum zur Zeit t
$AUC(0-t)$	Gesamtfläche von t_0 bis zur letzten Probeentnahme t_n
$C(n)$	Gemessene Konzentration der letzten Probe zur Zeit t_n
β	Terminaler linearer Anstieg der Blutspiegel-Zeit-Kurve im halblogarithmischen Maßstab

Unter Heranziehung des Verteilungsvolumens V kann die Fläche nach Gl. (14) berechnet werden.

$$AUC = \frac{D}{V \cdot k_e} = \frac{D}{CL} \qquad (14)$$

Bei extravasaler Verabreichung muß der Anteil f der Dosis D berücksichtigt werden, der resorbiert wird, so daß Gl. (14) zu Gl. (15) wird.

$$AUC = \frac{f \cdot D}{V \cdot k_e} = \frac{f \cdot D}{CL} \qquad (15)$$

Die Größe der Fläche hängt also von der Eliminationskonstanten k_e, dem Verteilungsvolumen V und der resorbierten Fraktion f ab.

Beim Flächenvergleich nach einmaliger Gabe von Untersuchungspräparat, U, und Standard, S, sind noch vorliegende Dosisunterschiede, D_U und D_S, zu berücksichtigen, so daß sich bei linearer Kinetik die Bioverfügbarkeit nach Gl. (16) errechnen läßt.

$$\text{Bioverfügbarkeit (\%)} = \frac{AUC_U \cdot D_S}{AUC_S \cdot D_U} \cdot 100 \qquad (16)$$

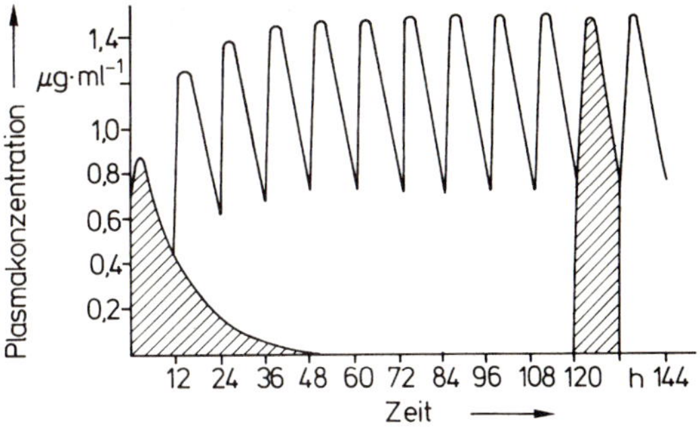

Abb. **7.26** Bioverfügbarkeitsbestimmung im Steady-state.

Die Fläche unter der Plasmaspiegel-Zeit-Kurve der zu untersuchenden Zubereitung wird mit der eines Vergleichspräparates (Referenzpräparat, Standard) in Beziehung gesetzt. Die Bioverfügbarkeit des Vergleichspräparates ist gleich 100%.

Bei Mehrfachdosierung kann nach Einstellung des steady-state-Fließgleichgewichts die Fläche unter der Plasmaspiegelkurve während eines Dosierungsintervalls zur Bioverfügbarkeits-Bestimmung herangezogen werden (s. Abb. **7.26**). Sie ist gleich der Gesamtfläche unter der Plasmaspiegelkurve nach einmaliger Verabreichung der gleichen Dosis. Die Methode hat den Vorteil, daß die analytischen Messungen häufig in höheren Konzentrationsbereichen als nach einer Einzeldosierung möglich und daher genauer sind. Der Proband wird wegen der geringeren Zahl benötigter Proben weniger belastet. Ein weiterer Vorteil ist, Zubereitungen mit hoch variablen Wirkstoffen im Steady-state zu prüfen. Die starken intraindividuellen Schwankungen hoch variabler Wirkstoffe sind im Steady-state wesentlich geringer ausgeprägt als gegenüber der Einzeldosierung. Beispiele sind Verapamil, Propafenon, Pentophyllin. Ein Nachteil liegt in der mehrmaligen Verabreichung des Arzneimittels, was eine längere Versuchsdauer erfordert.

Die Geschwindigkeit der Resorption gibt an, wie rasch ein Wirkstoff vom Resorptionsort in den Kreislauf übertritt. Sie kann durch die Bestimmung der Resorptionsgeschwindigkeitskonstante k_a mittels der Abschältechnik (s. Abschn. 1.3) und anderer spezieller Verfahren ermittelt werden. Die Abschältechnik erlaubt eine Separation der sich überlagernden Invasions- und Eliminationsvorgänge. Eine Abschätzung der Geschwindigkeit der Resorption ist durch das zeitliche Auftreten maximaler Plasmaspiegel, t_{max}, möglich. Je kleiner t_{max} ist, desto größer ist die Geschwindigkeit der Bioverfügbarkeit. Ist das Ausmaß der Bioverfügbarkeit zweier Zubereitungen gleich, so wird bei kleineren t_{max}-Werten – das heißt bei einer größeren Resorptionsgeschwindigkeit – auch C_{max} größer sein.

Eine Bioverfügbarkeitsbestimmung ohne Kenntnis wichtiger pharmakokinetischer Parameter kann zu Fehlinterpretationen führen. Der Flächenvergleich ist nur unter folgenden Voraussetzungen möglich:

- Die Fläche ist nur dann der verabreichten Dosis proportional und unabhängig von der Ordnung und Geschwindigkeit der Resorption, wenn Verteilung und Elimination dosisunabhängig und zeitlich konstant sind. Es muß eine lineare Pharmakokinetik vorliegen.
- Bei vorliegendem First-pass-Effekt darf ein Flächenvergleich nur bei gleichem Applikationsweg erfolgen, da sonst Unterschiede in der Clearance auftreten können.
- Die gesamte Fläche unter der Blutspiegel-Zeit-Kurve muß erfaßt werden. Ein Vergleich von Teilfächen kann zu Fehlinterpretationen führen.
- Bei der Flächenberechnung können bei Vorliegen eines „tiefen Kompartiments" Ungenauigkeiten auftreten. Wegen des sehr langsamen Rückflusses in das Blutkompartiment können über längere Zeit nur minimale – unter Umständen nicht mehr meßbare – Plasmakonzentrationen des Wirkstoffs vorliegen.

Auch die Plasmakonzentrations-Zeitflächen eines Metaboliten können zur Bestimmung der relativen Bioverfügbarkeit herangezogen werden, sofern ein konstanter, dosisunabhängiger Anteil des resorbierten Wirkstoffs metabolisiert wird. Dann ist die Fläche des Metaboliten ebenfalls proportional der verabreichten Dosis. Auch die Elimination des Metaboliten muß nach einer 1. Ordnung verlaufen.

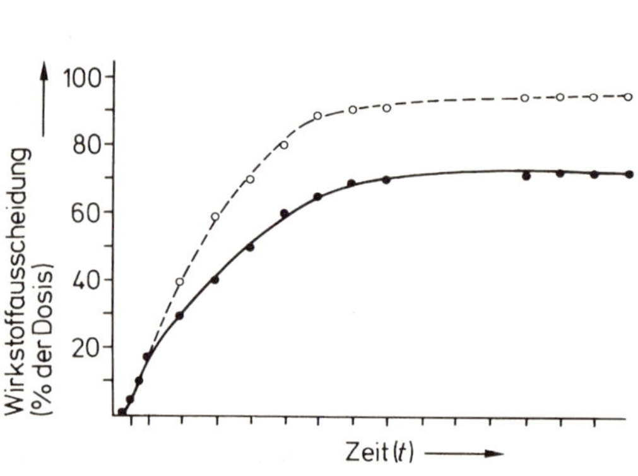

Abb. **7.27** Bioverfügbarkeitsbestimmung über die Wirkstoffausscheidung im Harn.
○ Standard,
● Untersuchungspräparat.

Kompliziertere Bestimmungsverfahren sind heranzuziehen, wenn die Eliminationsgeschwindigkeit nicht einer 1. Ordnung folgt.

Unter bestimmten Voraussetzungen kann die Bioverfügbarkeit auch über die **insgesamt in den Harn ausgeschiedene Menge** des unveränderten Wirkstoffs oder eines Metaboliten bestimmt werden (s. Abb. **7.27**). Unter Berücksichtigung der Dosiskorrektur errechnet sich die Bioverfügbarkeit nach Gl. (17).

$$\text{Bioverfügbarkeit (\%)} = \frac{U_{\infty U} \cdot D_S}{U_{\infty S} \cdot D_U} \cdot 100 \quad (17)$$

$U_{\infty S}$, $U_{\infty U}$ insgesamt in den Harn ausgeschiedene Wirkstoffmengen des Standards bzw. des Untersuchungspräparates
D_s, D_U Dosen von Standard und Untersuchungspräparat

Hierbei muß das Verhältnis von ausgeschiedenem Wirkstoff zu ausgeschiedenen Metaboliten von der Dosis, der Darreichungsform, der Reihenfolge der Verabreichung und dem Applikationsweg unabhängig sein.

Wichtig ist, daß die *gesamte* in den Harn ausgeschiedene Verbindung erfaßt wird. Es muß lange genug Harn gesammelt werden, und es dürfen keine Harnmengen verlorengehen. Ein Nachteil liegt in der ungenauen Erfassung der Initialphase, die gerade Auskunft über die Freigabe des Wirkstoffs gibt. Teilweise wird die Bestimmung im Harn gegenüber der Flächenmethode im Plasma, z. B. bei Digoxinpräparaten, bevorzugt, da höhere Konzentrationen als im Plasma vorliegen.

Es ist bisher noch nicht möglich, den Wert für die Bioverfügbarkeit, das heißt für die Geschwindigkeit und das Ausmaß der Resorption, durch einen einzigen Zahlenwert zu charakterisieren.

Für eine **Bioverfügbarkeitsbestimmung von Retard-Arzneimitteln** reichen die für die Bewertung von schnell freisetzenden Zubereitungen verwendeten pharmakokinetischen Parameter AUC und c_{max}/t_{max} in der Regel nicht aus. Hier ist vielmehr eine stärkere Begutachtung des gesamten Profils der Plasmakonzentrations-Zeit-Kurve unerläßlich. Insbesondere kommt solchen Zielgrößen Bedeutung zu, mit deren Hilfe der Retardierungsgrad einer Formulierung beurteilt werden kann. Hierbei ist der Vergleich mit einer peroralen wäßrigen Lösung des Wirkstoffs oder einer anderen schnell freisetzenden Zubereitung unerläßlich.

Messung pharmakologischer bzw. klinischer Effekte. Die Bioverfügbarkeit kann auch durch Bestimmung der Intensität und Dauer quantitativ meßbarer pharmakologischer Effekte, wie des Pupillendurchmessers, des Speichelflusses, der Herzfrequenz, des Blutdrucks oder der Blutzuckerkonzentration erfolgen. Diese Verfahren sollten nur angewendet werden, wenn wegen fehlender analytischer Methoden im Plasma oder Urin keine Bestimmung möglich ist. Außerdem ist in der Regel bei nicht-systemisch wirkenden Arzneimitteln die Messung pharmakologischer bzw. klinischer Effekte unerläßlich.

Pharmakologische Messungen sind sehr variabel, so daß eine größere Zahl von Versuchspersonen bzw. Patienten zwecks statistischer Absicherung erforderlich ist. Meist ist es schwer, ein größeres Patientenkollektiv mit einem bestimmten Krankheitsbild zu finden. Die Messungen sind häufig Außenreizen, wie Streß, Umwelt, Temperatur usw., ausgesetzt. In vielen Fällen sind die Effekte dosisunabhängig, sie reagieren nach einem „Alles oder Nichts-Gesetz".

Ein Vorteil ist, daß nicht die systemische Bioverfügbarkeit bestimmt wird, sondern die Wirkstoffmenge, die die Biophase erreicht.

Bestimmung am Menschen

Verläßlich kann die Bioverfügbarkeit eines Wirkstoffes, der in der Humanmedizin angewendet werden soll, nur am Menschen mit Kenntnis pharmakokinetischer Daten bestimmt werden. Der Aufwand hierfür kann, vor allem bei Bioäquivalenz-Bestimmungen, beträchtlich sein. Folgende Grundregeln sollten eingehalten werden.

Versuchspersonen und Versuchsplanung. Meist erfolgen Bioverfügbarkeitsbestimmungen an gesunden Erwachsenen (Probanden, Versuchspersonen). Sie sollen 20 bis 40 Jahre alt sein; keine größeren Abweichungen als ± 10% vom Idealgewicht zwecks Vermeidung zu großer Schwankungen des Verteilungsvolumens sind anzustreben. Die Probandenzahl hängt von der Fragestellung ab, sollte in der Regel aber mindestens 12 betragen.

Die Zuteilung von Untersuchungs- und Standardpräparat erfolgt mittels **Randomisierung**, das heißt durch Zufallszuteilung. Im häufig angewendeten mehrfachen **Cross-over-Versuch** werden hintereinander am gleichen Patientenkollektiv die zu prüfenden Arzneimittel einschließlich des Standards untersucht. Die Ergebnisse werden mit statistischen Verfahren ausgewertet (s. Kap. 2, Abschn. 3).

Die Einnahme erfolgt meist nüchtern. Art und Menge der **Einnahmeflüssigkeit** sind festzulegen und sollten bei allen Versuchspersonen und allen Einnahmen gleich sein. Übermäßig große Flüssigkeitsmengen können durch veränderte Auflösungsvoraussetzungen im Magen-Darm-Kanal und diuretische Wirkungen die Ergebnisse verfälschen.

Die **Blutentnahmen** sollen in der Anfangsphase in kurzen Abständen erfolgen, da dies die Genauigkeit der graphischen Darstellung und damit der zu bestimmenden pharmakokinetischen Konstanten erleichtert.

Bei **Bestimmung des Wirkstoffs oder eines Metaboliten im Harn** muß die Flüssigkeit vollständig gesammelt werden.

Die in der Deklaration von Helsinki vereinbarten ethischen Normen müssen beachtet werden. Die Zustimmung der Probanden muß eingeholt, und die erforderlichen Sicherheitsmaßnahmen für die Probanden müssen getroffen werden.

Um die physiologischen Schwankungen zwischen den Probanden – die interindividuellen Unterschiede – klein zu halten, sollte grundsätzlich jede Versuchsperson als Vergleich dienen, d.h. jedem Probanden werden Untersuchungs- und Standardpräparat verabfolgt. Bei Nichtbeachtung würden sich nicht nur die bei einer Versuchsperson vorhandenen zeitlichen Schwankungen der pharmakokinetischen Parameter (**Chronopharmakokinetik**) auf die Genauigkeit der Versuchsergebnisse auswirken, sondern als zusätzliche Unsicherheitsfaktoren kämen noch die unterschiedlichen Schwankungen mehrerer Probanden, z. B. hinsichtlich des Verteilungsvolumens und der Ausscheidung, hinzu. Daher ist auch von einer Mittelung der Ergebnisse abzuraten.

Chronopharmakokinetische Gründe verlangen, daß die Verabreichungen zu gleichen Tageszeiten erfolgen. Es muß sichergestellt sein, daß vor der nächsten Verabreichung Wirkstoff und Metaboliten der vorhergehenden Applikation vollständig ausgeschieden sind.

Bestimmung an Tieren

In der Präformulierungsphase sind Untersuchungen über den Einfluß physikalischer bzw. physikalisch-chemischer Parameter, von Hilfsstoffen und von der Verfahrenstechnik auf die Bioverfügbarkeit an Tieren bisher noch unerläßlich. Bei der Qualitätsüberwachung bzw. bei Bioäquivalenz-Bestimmungen ist der Tierversuch weniger aussagekräftig, da die Ergebnisse auf den Menschen meist nicht übertragbar sind.

4.2.2 Beeinflussungsmöglichkeiten der Bioverfügbarkeit durch pharmazeutisch-technologische Faktoren

Der Übertritt eines Wirkstoffs in das Blutkompartiment bei extravasaler Verabreichung erfolgt in zwei Schritten, der Freigabe und der Resorption des Wirkstoffs (s. Abb. **7.28**).

Galenische Maßnahmen beeinflussen bevorzugt die Pharmakokinetik dieser beiden Schritte. Hierbei ist zu unterscheiden zwischen

- wirkstoffspezifischen Faktoren, insbesondere Beeinflussung der physikalischen und physikalisch-chemischen Eigenschaften des Wirkstoffs und
- arzneiformenbezogenen Faktoren, wie Art der Darreichungsform, Art und Menge zugesetzter Hilfsstoffe bzw. der Grundlage, verfahrenstechnologische Parameter usw.

Physikalische und physikalisch-chemische Eigenschaften des Wirkstoffs

Die Wirkstoff-Freigabe und folgende Resorption können durch nachstehende Parameter beeinflußt werden:

- Verteilungskoeffizient, Lipophilie, pK_a-Wert
- Löslichkeit, Lösungsgeschwindigkeit
- Kristallform, amorpher Zustand
- Hydrat- und Solvatbildung
- Komplexbildungsvermögen

Verteilungskoeffizient, Lipophilie, pK_a-Wert. Wegen der Lipophilie biologischer Membranen können aus der Kenntnis des Verteilungsverhaltens des Wirkstoffs zwischen einer organischen lipophilen und einer mit dieser nicht mischbaren wäßrigen hydrophilen Phase Hinweise auf die passive Diffusionsmöglichkeit durch Membranen erhalten werden.

Mit größerem Verteilungskoeffizienten nimmt die Diffusionsgeschwindigkeit zu.

Viele Wirkstoffe sind schwache Säuren oder Basen. Bei den pH-Werten des Magens, Dünndarms oder Muskelgewebes können sie in Abhängigkeit vom pK_a-Wert in unterschiedlichen Anteilen in dissoziierter, mehr hydrophiler, oder nichtdissoziierter, mehr lipophiler Form vorliegen.

Die Voraussetzungen für eine Resorption durch die lipophilen Membranen sind für die nichtdissoziierte Form günstiger, daher wird die Fähigkeit schwacher Säuren oder Basen, Membranen zu durchdringen, vom pH-Wert beeinflußt.

Der Einfluß des pK_a–Wertes und damit des Dissoziationsgrades auf die Membranpermeation darf jedoch nicht isoliert betrachtet werden. So werden nur geringe Mengen einer nichtdissoziierten schwachen Wirkstoffsäure aus dem Magen wegen dessen geringer Fläche resorbiert. Andererseits wird die Säure weitgehend aus dem Darm resorbiert. Dies ist einmal auf dessen große Resorptionsfläche zurückzuführen, andererseits ist bei manchen Wirkstoffen durch das

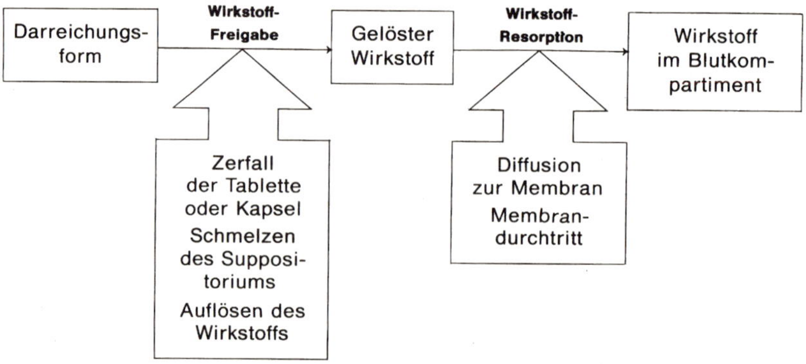

Abb. **7.28** Schema der Wirkstoff-Freigabe und -Resorption.

Vorhandensein größerer unpolarer Strukturreste die Lipophilie auch im dissoziierten Zustand für einen langsamen Membrandurchtritt noch ausreichend. In den oberen Dünndarmbereichen liegt auch häufig ein – wenn auch geringer – Teil des Moleküls noch nichtdissoziiert vor. Ausgesprochen schlecht werden polare, höhermolekulare Stoffe resorbiert.

Löslichkeit und Lösungsgeschwindigkeit. Bei der extravasalen Verabreichung fester Wirkstoffe mit dem Ziel einer systemischen Wirkung kann der Auflösungsvorgang zum begrenzenden Faktor für die Resorption werden. Bei peroraler Verabreichung ist dann die Passagezeit durch den Darm nicht mehr für eine vollständige Auflösung und Resorption ausreichend. Daher wird versucht, mit pharmazeutisch-technologischen Maßnahmen das Auflösungsverhalten schwerlöslicher Wirkstoffe zu verbessern.

Andererseits kann bei intramuskulär verabreichten Depot-Injektionssuspensionen die Lösungsgeschwindigkeit über Löslichkeit und Partikelgröße verringert werden (s. Kap. 16, Abschn. 5.3)

Gut wasserlösliche Wirkstoffe ergeben seltener Bioverfügbarkeitsprobleme. Etwaige Wechselwirkungen nach dem Auflösen mit anderen Wirkstoffen oder mit Hilfsstoffen müssen aber beachtet werden. Schwerlösliche, peroral verabreichte Wirkstoffe, deren Löslichkeit in Wasser weniger als 0,5% beträgt oder deren Dosis sich nicht in maximal 100 ml künstlichem Magensaft löst, können Bioverfügbarkeitsprobleme ergeben. Hier reicht unter Umständen die zur Verfügung stehende Menge der Verdauungssäfte nicht zur ausreichend schnellen und vollständigen Wirkstoffauflösung aus.

Der zeitliche Auflösungsvorgang läßt sich in einfachen Fällen aus den Diffusionsgesetzen und geometrischen Beziehungen herleiten. In erster Linie ist die Noyes-Whitney-Gleichung anzuführen (s. Kap. 4, Abschn. 2.3.6).

Unstrittig sind Unterschiede in der Lösungsgeschwindigkeit in erster Linie für variierende Bioverfügbarkeiten verantwortlich. Daher ist die Bestimmung der Lösungsgeschwindigkeit eines der wichtigsten Bestimmungsverfahren im Rahmen der Qualitätskontrolle (s. Abschn. 6).

Einfluß der Partikelgröße. Meist erstrecken sich Maßnahmen zur Erhöhung der Lösungsgeschwindigkeit schwerlöslicher Wirkstoffe auf eine Vergrößerung der Partikeloberfläche durch Zerkleinerung in geeigneten Mühlen (s. Kap. 5, Abschn. 2.1). Haben die Kristalle eine Partikelgröße <10 bis 20 μm spricht man von Mikrokristallen, die durch **Mikronisierung** hergestellt werden. Ein Beispiel für die besondere Bedeutung der Partikelgröße sind Herzglykoside enthaltende Zubereitungen. Nach Verabreichung einer Digoxin-Einzeldosis der mittleren Partikelgröße von 3,7 μm wurden fast doppelt so hohe Plasmakonzentrationen gefunden als nach Gabe eines Digoxin-Pulvers mit einer mittleren Partikelgröße von 22 μm (s. Abb. **7.29**).

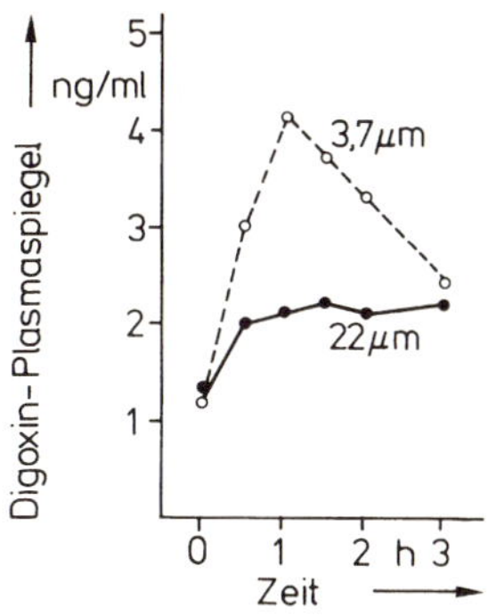

Abb. **7.29** Digoxin-Plasmaspiegel nach peroraler Verabreichung von 0,5 mg Digoxin unterschiedlicher Partikelgrößen an 4 Patienten (nach Shaw und Carless, 1974).

Solche Unterschiede können wegen der geringen therapeutischen Breite der Herzglykoside bei der Behandlung der Herzinsuffizienz bei einem Präparatewechsel gefährlich werden.

Die relative Resorbierbarkeit des Antimykotikums Griseofulvin ließ sich um den Faktor 2,5 steigern, wenn ein Präparat der mittleren Partikelgröße von 1,6 μm statt von 10 μm verwendet wurde.

Bei mikronisierten Wirkstoffen können z. B. infolge Umhüllung mit Luft durch den Mahlvorgang Benetzungsprobleme entstehen. Daher versucht man, auch andere Verfahren zur Partikelreduzierung anzuwenden. So lassen sich manche schwerlösliche Wirkstoffe, wie Griseofulvin, Furosemid, Digoxin, Digitoxin usw., durch Verarbeiten mit gutwasserlöslichen Hilfsstoffen, wie Polyvinylpyrrolidon, Galaktomannan oder halbfesten Macrogolen, zu Sprüheinbettungen, Copräzipitaten oder erstarrten Schmelzen (s. Kap. 14, Abschn. 1) verarbeiten. Die Wirkstoffe liegen hier in feinstkristalliner und unter Umständen auch in amorpher, meist besser löslicher Form vor. Benetzungsprobleme treten weniger auf.

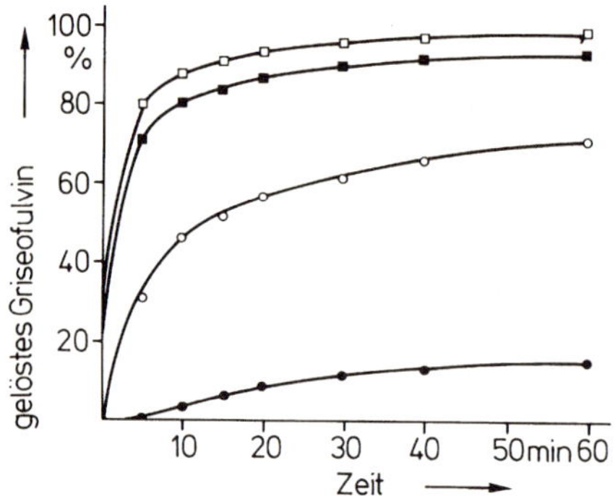

Abb. **7.30** In-vitro-Auflösungskurven von Griseofulvin aus sprüherstarrten Schmelzen mit Poloxamer-Polymeren; 5 mg Griseofulvin, pH 6,25, 37 °C (nach Frömming, et al., 1981).
-□- Schmelze mit 5% Griseofulvin
-■- Schmelze mit 10% Griseofulvin
-○- Schmelze mit 20% Griseofulvin
-●- Mikronisiertes Griseofulvin.

Ein Beispiel stellen sprüherstarrte Schmelzen von Griseofulvin in Poloxamer dar, in denen feinstkristallines Griseofulvin vorliegt. Sie zeigen ein wesentlich verbessertes Auflösungsverhalten gegenüber mikronisiertem Griseofulvin (s. Abb. **7.30**). Die Bioverfügbarkeiten von 20% Griseofulvin enthaltenden einfachen Gemischen und der durch Sprüherstarrung erhaltenen Arzneiformen betragen aufgrund der Bestimmung des Hauptmetaboliten 6-Demethylgriseofulvin im Harn für das Gemisch 133%, für die Sprüherstarrung 162%. Hierbei wurde die Bioverfügbarkeit von mikronisiertem Griseofulvin gleich 100% gesetzt.

Auf die Bedeutung der Partikelgröße für Retard- und Depot-Zubereitungen wird in Kap. 16, Abschn. 5.3, für Suppositorien in Kap. 13, Abschn. 2 eingegangen.

Polymorphe Formen, amorpher Zustand, Solvate. Viele Wirkstoffe, unter ihnen so wichtige Gruppen wie Barbiturate, Steroide oder Sulfonamide, können in verschiedenen Gittern mit unterschiedlichen Grenzflächenenergien kristallisieren. Solche **polymorphe Formen** unterscheiden sich in ihren physikalischen Eigenschaften, wie Schmelzpunkt und Löslichkeit (s. Kap. 4, Abschn. 2.2.1). Die thermodynamisch weniger stabile Form besitzt häufig eine bessere Wasserlöslichkeit und ergibt damit eine höhere Sättigungskonzentration, was sich in erhöhter Lösungsgeschwindigkeit und verbesserter Resorption auswirken kann. Vielfach wird jedoch die Bedeutung der Polymorphie für die Resorption überschätzt.

Bekannt sind die unterschiedlichen Bioverfügbarkeiten zweier polymorpher Formen des Chloramphenicolpalmitats. Eine wäßrige Suspension mit der energiereicheren Form II ergibt die therapeutisch erforderlichen Plasmaspiegel, während die Form I weitgehend inaktiv ist. Die Ursache liegt hier nicht in verschiedenen Löslichkeiten, sondern in unterschiedlichen Geschwindigkeiten der enzymatischen Esterspaltung der beiden festen Polymorphe.

Die thermodynamisch aktivere Form II der Tetracyclinbase hat eine höhere Lösungsgeschwindigkeit als Form I. Intraduodenale Applikation an Kaninchen ergibt mit der energiereicheren Form höhere Plasmaspiegel (s. Abb. **7.31**). Auch die Verabreichung an Probanden zeigte eine bessere Bioverfügbarkeit der Form II.

Nichtkristalline, also **amorphe Stoffe**, sind thermodynamisch instabil und besitzen meist höhere Löslichkeiten als die kristalline Form. Beim Auflösen ist keine Gitterenergie zu überwinden. Das Antibiotikum Novobiocin kann nur nach Einnahme der zehnmal besserlöslichen metastabilen amorphen Substanz aus dem Magen-Darm-Kanal resorbiert werden.

Manche Depot-Insuline enthalten Mischungen von 30% amorphem und 70% kristallinem Insulin. Der amorphe Anteil dient als schnell wirksame Initialdosis.

Verbesserte Löslichkeit und/oder Lösungsgeschwindigkeit, die bei durch Sprühtrocknung

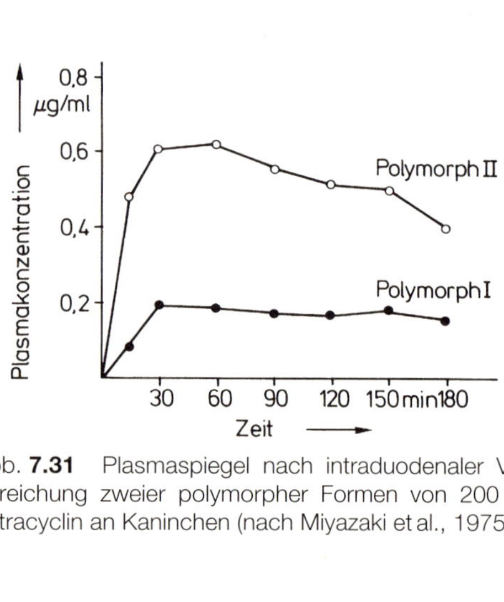

Abb. **7.31** Plasmaspiegel nach intraduodenaler Verabreichung zweier polymorpher Formen von 200 mg Tetracyclin an Kaninchen (nach Miyazaki et al., 1975).

oder Gefriertrocknung hergestellten Präparaten häufiger zu beobachten sind, können zum Teil auf das Vorliegen eines amorphen Zustandes zurückgeführt werden. Dies setzt allerdings eine ausreichend gute Benetzbarkeit voraus, die nicht immer gegeben ist.

Solvathaltige und **solvatfreie Kristalle** können sich in Löslichkeit und Lösungsgeschwindigkeit unterscheiden. Meist sind die Hydrate thermodynamisch stabiler; die wasserfreien Formen von Coffein, Glutethimid und Theophyllin lösen sich schneller als die Hydrate.

Der Arzneimittelhersteller muß sicherstellen, daß die Wirkstofform während der Verarbeitung zum Arzneimittel und der folgenden Lagerung erhalten bleibt. Ein solvatfreier Wirkstoff kann bei der Feuchtgranulierung in das Hydrat umgewandelt werden. Amorphes Indometacin kristallisiert beim Stehen bei Raumtemperatur in relativ kurzer Zeit vollständig aus (s. Abb. **7.32**).

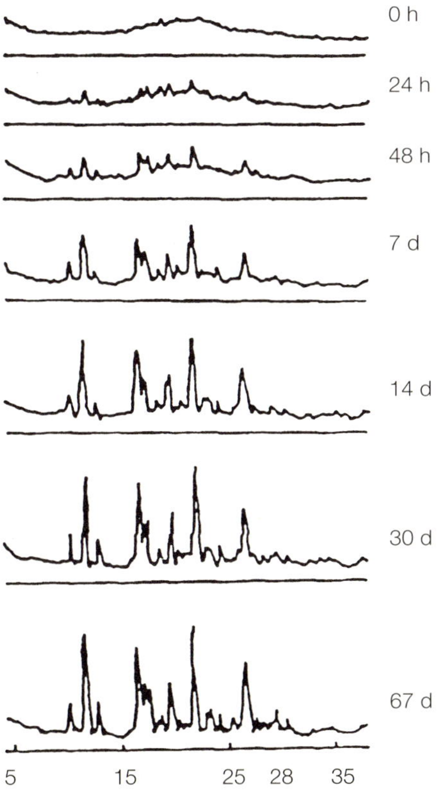

Abb. **7.32** Umwandlung von amorphem in kristallines Indometacin beim Lagern bei Raumtemperatur (nach Fukuoka et al., 1989).

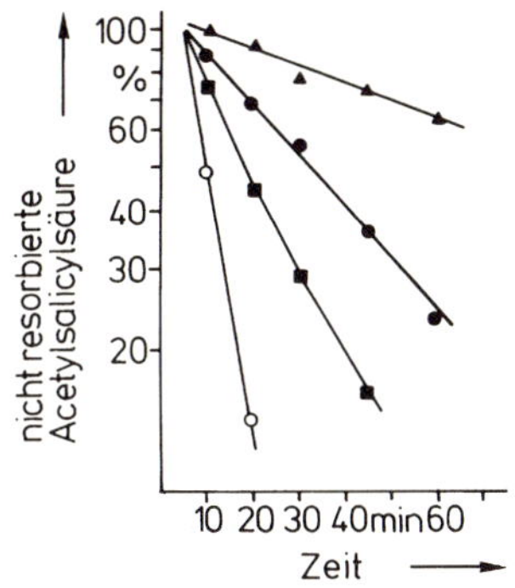

Abb. **7.33** Resorption von Acetylsalicylsäure aus ○ Lösung, ■ gepufferter Tablette, ● Tablette, ▲ Mikrokapseln; Dosis 0,65 g, 12 Versuchspersonen (nach Levy und Tsuchiya, 1972).

Salze

Gut wasserlösliche Salze zeigen infolge erhöhter Sättigungskonzentration verbessertes Auflösungsverhalten und höhere Bioverfügbarkeiten. So ergibt Phenobarbital-Natrium knapp 1000mal größere Lösungsgeschwindigkeitswerte in einer HCl-Lösung mit einer Konzentration von 0,1 mol/l als die freie Säure. Salze des Tolbutamids ergeben höhere Harnausscheidungswerte des Hauptmetaboliten Carboxytolbutamid als die freie Säure.

Das Prinzip der verbesserten Freigabe gutlöslicher Salze ist auch bei Pufferzusatz und in Brausetabletten mit Wirkstoffsäuren verwirklicht. Nach Zerfall einer gepufferten Acetylsalicylsäure-Tablette im Magen oder einer entsprechenden Brausetablette kommt es um den sich auflösenden Wirkstoff zu einer pH-Erhöhung und damit zu einer Salzbildung der Acetylsalicylsäure. Abb. **7.33** zeigt die resorbierten AcetylsalicylsäureMengen beim Menschen nach Einnahme verschiedener Zubereitungen.

Es muß allerdings im sauren Magensaft mit einer teilweisen Ausfällung der freien Säuren aus Salzlösungen von Wirkstoffsäuren gerechnet werden. Das anfallende Präzipitat ist jedoch meist eine feinstkristalline Mikrofällung mit gutem Auflösungsverhalten.

Die Verwendung gutlöslicher Salze von Wirkstoffbasen mit dem Ziel eines verbesserten Auflösungsverhaltens ist biopharmazeutisch nutzlos, da im Magen sowieso Salzbildung erfolgt.

Schwerlösliche Salze werden zur Erzielung von Depoteffekten insbesondere bei i.m. Applikation eingesetzt (s. Kap. 16, Abschn. 5.2).

Prodrugs

Prodrugs sind Wirkstoffderivate, bei denen der Wirkstoff erst nach der Verabreichung im Körper enzymatisch freigegeben wird. Durch Prodrug-Bildung werden bestimmte Eigenschaften des Wirkstoffs, wie die Lipophilie oder die Löslichkeit, verändert. Hierdurch wird meist auch das biopharmazeutische Verhalten, insbesondere die Wirkstoff-Freigabe und -Resorption beeinflußt.

So werden nur 40 bis 65% Ampicillin aus dem Magen-Darm-Kanal resorbiert. Verwendung von Ampicillinestern mit höherer Lipophilie, z. B. Bacampicillin oder Pivampicillin, ergibt eine höhere Resorptionsquote. Die lipophileren Ampicillin-Prodrugs sind leichter membrangängig, um dann enzymatisch unter Freigabe des wirksamen Ampicillins gespalten zu werden.

Andererseits können schwerer lösliche Prodrugs, wie z. B. verschiedene Steroidester, oder kovalent an ein Polymer gebundener Wirkstoffe, bei der i. m. Injektion zur Erzielung eines Depoteffektes verwendet werden.

Chemische Stabilität des Wirkstoffes

Chemisch instabile Verbindungen können z. B. nach Auflösung im Magen-Darm-Kanal vor der Resorption durch säurekatalysierte oder enzymatische Reaktionen teilweise oder völlig zersetzt werden. So wird Penicillin G im Magen mit einer Halbwertzeit von weniger als einer Minute bei pH 1 hydrolytisch abgebaut. Dagegen liegt der entsprechende Wert für Ampicillin im Magensaft bei mehreren Stunden. Für viele im Magen chemisch instabile Verbindungen kann ein zu schneller Auflösungsprozeß zu einer verminderten Bioverfügbarkeit führen. Erythromycin hat eine Zersetzungs-Halbwertzeit von etwa 2 min. Einige schwerlösliche Ester, wie das Erythromycinstearat, haben verbesserte Stabilitäten.

Auch Digitalisglykoside können im Magen eine teilweise hydrolytische Zuckerabspaltung erfahren, die die Bioverfügbarkeit signifikant reduzieren kann.

Sofern die Stabilität im schwächer sauren Medium des Dünndarms wesentlich größer ist als im stärker sauren Magenmilieu kann die Verwendung eines magensaftresistenten Überzugs stabilitätserhöhend wirken. Für viele Wirkstoffe ist mangelnde Stabilität im Gastrointestinaltrakt der Grund, daß eine perorale Verabreichung nicht möglich ist. Bekannte Beispiele sind das Insulin und andere Peptidhormone.

Einfluß von Hilfsstoffen

Es gibt eine große Zahl von Hilfsstoffen, die die Resorption von Wirkstoffen beschleunigen oder verlangsamen und damit die Bioverfügbarkeit beeinflussen können. Eine Resorptionsverzögerung durch Hilfsstoffe ist das Prinzip vieler Retard- und Depotzubereitungen (s. Kap. 16, Abschn. 5.3).

Häufig treten Komplexbindungen zwischen Wirk- und Hilfsstoffen auf. Stöchiometrisch zusammengesetzte Komplexe liegen z. B. im löslichen Coffein-Natriumsalicylat-Komplex vor. Durch Einschlüsse in Mizellen werden lipophile Substanzen, wie fettlösliche Vitamine, ätherische Öle oder schwerlösliche Wirkstoffe, mittels **Lösungsvermittlern** (**Solubilisatoren**) kolloidal gelöst. Derartige kolloide Einschlüsse dürfen aber nicht eine so hohe Stabilität aufweisen, daß eine Verzögerung der Resorption eintritt. Tenside ermöglichen als **Netzmittel** eine verbesserte Benetzbarkeit lipophiler Stoffe. Erhöhen sie auch noch die Durchlässigkeit biologischer Membranen, werden sie als **Resorptionsvermittler** bezeichnet. Hierbei sind jedoch Nebenwirkungen nicht auszuschließen. Verbesserte Benetzung kann meist schon durch intensives Verreiben des Wirkstoffs mit **hydrophilen Hilfsstoffen**, wie Milchzucker, erreicht werden. Unter Umständen wird die Resorptionsgeschwindigkeit durch solche Stoffe derart gesteigert, daß es zu Intoxikationen kommen kann.

Ein interessantes Prinzip der Lösungsvermittlung ist in der Ausbildung eines räumlichen Komplexes bei den **Cyclodextrin-Einschlußverbindungen** verwirklicht. Der Wirkstoff ist molekular in dem Hohlraum des aus α-Glucose-Einheiten aufgebauten besser löslichen Cyclodextrin-Moleküls eingeschlossen und kann im Magen molekular freigesetzt werden (s. Kap. 6, Abschn. 3.1). Feste Einschlußverbindungen der schwerlöslichen und instabilen Prostaglandine lassen ein verbessertes Auflösungsverhalten und eine verbesserte Stabilität der Prostaglandine erreichen. Besonders günstig wird ein teilweise hydroxypropyliertes β-Cyclodextrin beurteilt.

Viele polymere Hilfsstoffe, wie Macrogole oder Povidon, haben reaktive Gruppierungen, die leicht mit Wirkstoffen Wechselwirkungen eingehen. Wie schwierig es sein kann, den Einfluß solcher Wechselwirkungen auf die Bioverfügbarkeit

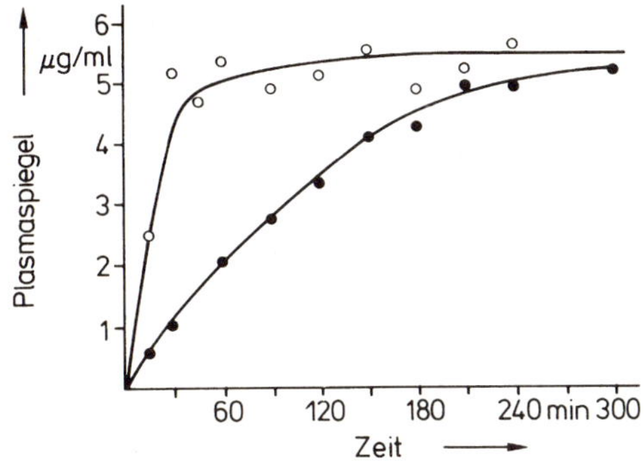

Abb. **7.34** Resorptionsverhalten von Phenobarbital aus Tabletten beim Menschen (nach Finholt et al., 1972).
○ Gelatine,
● Macrogol als Bindemittel.

vorauszusagen, zeigt das unterschiedliche Verhalten des Tablettenbindemittels Macrogol 4000 nach Verarbeiten mit verschiedenen Barbituraten. Lediglich Phenobarbital bildet einen schwerlöslichen Komplex mit verzögerter Resorption. Die auf Abb. **7.34** dargestellten Plasmawerte stammen von Tablettenzubereitungen, deren Zusammensetzung sich lediglich darin unterscheidet, daß Gelatine bzw. Macrogol als Bindemittel verwendet wurde.

Ein anderes Beispiel sind die nach Verabreichung von Tetracyclinhydrochlorid in Gegenwart

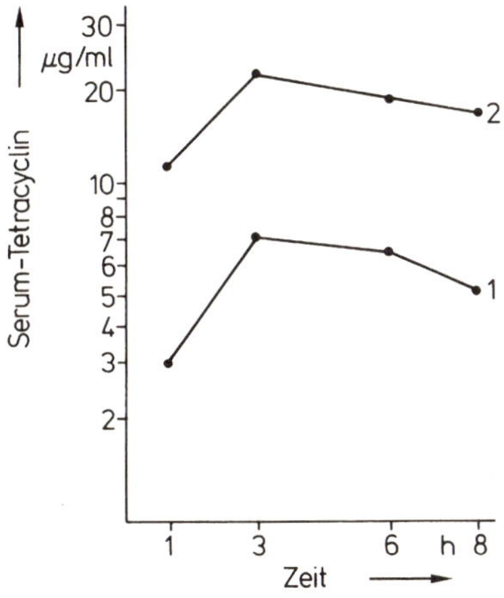

Abb. **7.35** Serumspiegel nach Verabreichung von 250 mg Tetracyclin mit Dicalciumphosphat (1) bzw. Citronensäure (2) als Füllmittel an 6 Probanden (nach Boger und Gavin, 1959).

von Calciumphosphat stark verminderten Serumspiegel zwischen Calcium-Ionen und Tetracyclin (s. Abb. **7.35**). Der Komplex ist nicht resorbierbar. Derartige Komplexe, an deren Bildung keine kovalenten Bindungen beteiligt sind, können auch als **Supramoleküle** bezeichnet werden.

Zusatz **hydrophober Hilfsstoffe** kann das Auflösungsverhalten gut löslicher Wirkstoffe ungünstig beeinflussen. So wird die Freigabe des leicht löslichen Natriumsalicylats aus Hartgelatinekapseln durch zu große Mengen des hydrophoben Fließregulierungsmittels Magnesiumstearat verlangsamt (s. Abb. **7.36**).

Meist kommt es jedoch nur zu einer Verzögerung der Resorption, weniger zu einer Verminderung der insgesamt resorbierten Menge.

Die Wahl eines geeigneten **Sprengmittels** kann den Zerfall von Tabletten unterschiedlich beeinflussen. So ergaben Furosemid-Tabletten in Abhängigkeit vom verwendeten Sprengmittel unterschiedliche Bioverfügbarkeitswerte (s. Tab. **7.2**).

Tabelle **7.2** Einfluß von Sprengmitteln auf die absolute Bioverfügbarkeit von Tabletten mit 40 mg Furosemid (nach Rubinstein und Price, 1977).

Sprengmittel	Bioverfügbarkeit (%)
Natriumcarboxy-methylstärke (Explotab®)	68,7
Quervernetztes Polyvinylpyrrolidon (Polyplasdone® XL)	61,5
Ionenaustauscher (Amberlite® IRP 88)	58,2
Maisstärke	41,4
Mikrofeine Cellulose (Elcema®)	32,5

Einfluß der Darreichungsform und des Herstellungsverfahrens

Insbesondere bei der peroralen Applikation können auf dem gleichen Verabreichungsweg verschiedene Darreichungsformen des gleichen Wirkstoffs gegeben werden. Hinsichtlich der Rangfolge der Geschwindigkeit der Wirkstoff-Freigabe läßt sich keine allgemein gültige Regel aufstellen. Im allgemeinen wird jedoch aus Lösungen und vielfach auch aus Suspensionen eine gute Bioverfügbarkeit erreicht. Bei festen Darreichungsformen, wie Kapseln oder Tabletten, ist bei beabsichtigter schneller Wirkung ein rascher Zerfall der Darreichungsform mit nachfolgender

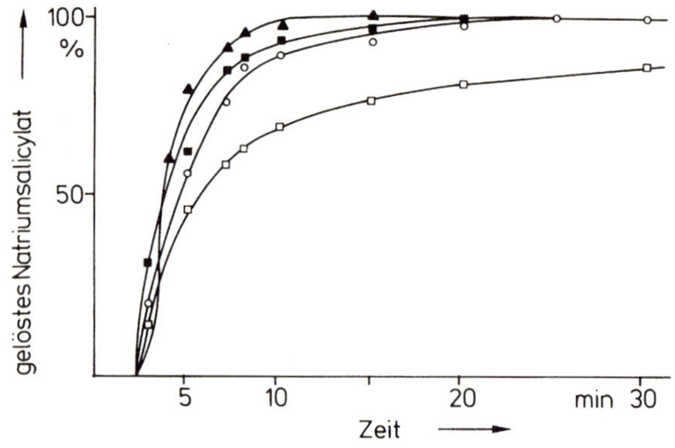

Abb. **7.36** In-vitro-Auflösungskurven von 40 mg Natriumsalicylat aus Hartgelatinekapseln bei Zusatz von Magnesiumstearat; HCl-Lösung (c = 0,1 mol/l) + 0,01% Tween 80, Durchflußmethode (nach Frömming und Gröbler, 1983). ▲ Natriumsalicylat, ■ mit 1%, ○ mit 2%, □ mit 4% Magnesiumstearat.

schneller Wirkstoff-Auflösung erforderlich. Vor allem wenn Benetzungsprobleme vorliegen, können Zerfall und Auflösungsgeschwindigkeit Verzögerungen erfahren.

Von diesen Aussagen gibt es jedoch immer wieder Ausnahmen. So wurde für eine wäßrige Griseofulvin-Suspension die geringste Harnausscheidung von 6-Demethylgriseofulvin im Vergleich zu zwei Tablettenarzneimitteln und einer O/W-Emulsion gefunden (s. Abb. **7.37**).

Das **Herstellungsverfahren** kann die Qualität gleich zusammengesetzter Zubereitungen beeinflussen. Ein Beispiel ist die Abhängigkeit vom **Mischprozeß**. Zehnminütiges Verreiben von mikronisiertem Griseofulvin mit Mannit (3 + 7) im Mörser mit Pistill ergibt eine Mischung mit einem signifikant besseren Auflösungsverhalten als wenn die Mischung 30 min lang in einer Turbula gemischt wird (s. Abb. **7.38**).

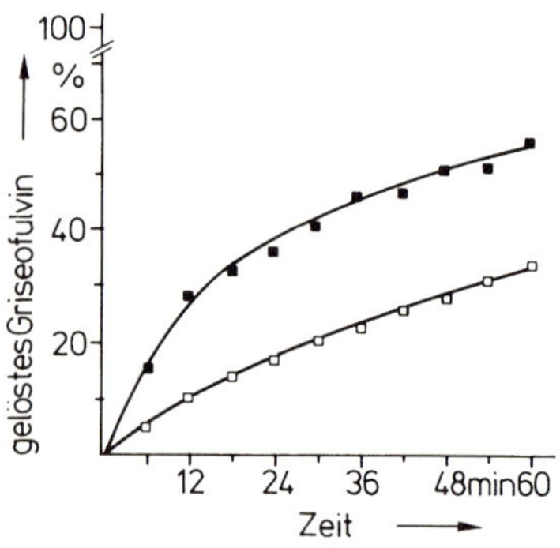

Abb. **7.38** In-vitro-Auflösungskurven von Griseofulvin-Mannit-Gemischen (3 + 7) in Wasser in Abhängigkeit vom Mischprozeß (nach Grote, 1985).
■ 10 min im Mörser verrieben,
□ 30 min in der Turbula gemischt.

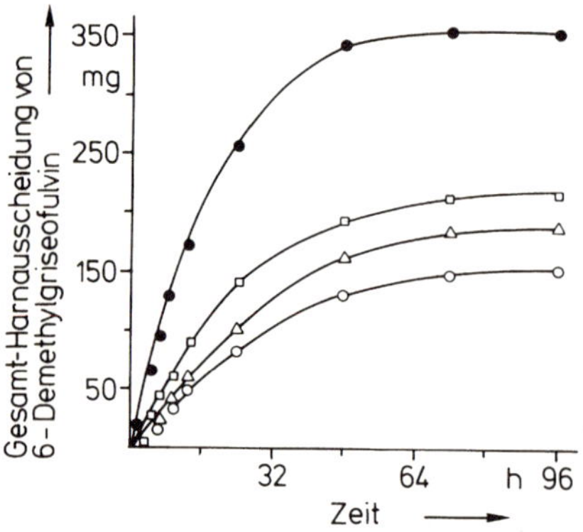

Abb. **7.37** Harnausscheidung von 6-Demethylgriseofulvin nach peroraler Einnahme von 500 mg mikronisiertem Griseofulvin in unterschiedlichen Zubereitungen (nach Bates und Sequeira, 1975).
○ wäßrige Suspension, △ Tablette A,
□ Tablette B, ● O/W-Emulsion.

Das **Granulierverfahren** kann hinsichtlich der Art und Menge der Granulierflüssigkeit und der verwendeten Granuliermethode, sowie der Granulatkorngröße die Wirkstoff-Freigabe aus dem Granulat bzw. daraus hergestellten Tabletten beeinflussen.

Wechsel von einer Feuchtgranulierung in der Wirbelschicht zur Feuchtgranulierung im Misch-

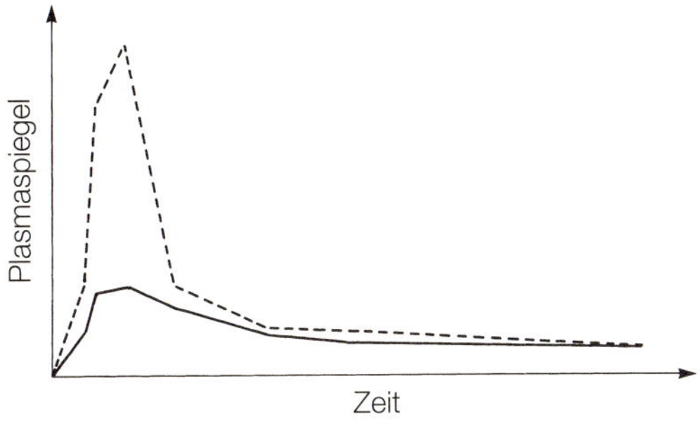

Abb. **7.39** Einfluß des Granulierverfahrens auf die Plasmaspiegel von Nitrendipin (nach Ohm, 1995).
— Mischkneter - - - Wirbelschicht.

kneter bei der Herstellung von Nitrendipin-Granulat ergab eine Zubereitung mit verringerter Bioverfügbarkeit (s. Abb. **7.39**).

4.2.3 Weitere Beeinflussungsmöglichkeiten der Bioverfügbarkeit

Neben pharmazeutisch-technologischen Parametern haben physiologische Faktoren, gleichzeitige Einnahme mehrerer Arzneimittel, vorliegender First-pass-Effekt, pathologische Zustände, Nahrungsaufnahme usw. Einfluß auf die Bioverfügbarkeit.

Physiologische Faktoren

Die in Tab. **7.3** aufgeführten physiologischen Faktoren können insbesondere bei peroraler Verabreichung die Bioverfügbarkeit beeinflussen.

Eine variierende Magendarmsekretion kann Unterschiede der **pH-Werte**, der **Menge und Zusammensetzung der Verdauungssäfte** und damit auch der **Enzymaktivität** bewirken. Auch psychische Faktoren, Streß und Nahrungsaufnahme haben solche Einflüsse. Insbesondere das Resorptionsverhalten schwacher Wirkstoffsäuren kann hierdurch verändert werden.

Tabelle **7.3** Die Bioverfügbarkeit bei peroraler Resorption beeinflussende Faktoren

- Menge und Zusammensetzung der Verdauungssäfte, pH-Wert
- Enzymmuster, Bakterienflora
- Motilität des Magen-Darm-Kanals, Magenentleerungsgeschwindigkeit, Passagezeit
- Durchblutung der Magen-Darm-Schleimhäute
- Füllungsgrad des Magen-Darm-Kanals

Wechselndes **Enzymmuster** und **Bakterienflora** können den Abbau mancher Wirkstoffe verändern.

Besonders bedeutsam sind Einflüsse auf die **Magenentleerungsgeschwindigkeit**, die durch physiologische sowie pathologische Effekte und durch Arzneimittel hervorgerufen werden können. So wird eine Verlangsamung der Entleerung die Resorption vieler Wirkstoffe verzögern, da sie nicht so schnell in den wichtigen Resorptionsbereich des Dünndarms gelangen. Einige Stoffe, wie das Riboflavin, sind nur in begrenzten Bereichen des oberen Darmkanals resorbierbar. Erhöhte Motilität kann eine zu schnelle Passage eines solchen **Resorptionsfensters** zur Folge haben, so daß die für die Resorption erforderliche Zeit nicht ausreicht. Dies trifft auch für Stoffe zu, die mittels eines aktiven Transportmechanismus durch die Darmwand permeieren. Eine zu schnelle Passage kann in einzelnen Fällen für die Auflösungszeit schwerlöslicher Wirkstoffe nicht ausreichend sein.

In der Literatur werden Passagezeiten für Einzeldosis- und Mehrfachdosen-Formen durch den gesamten Gastrointestinaltrakt von wenigen Stunden bis zu mehr als 40 h berichtet. Dies ist ein Hinweis auf die große Variabilität.

Eine verstärkte **Durchblutung der Magen-Darm-Schleimhäute** fördert die Resorption und damit den Abtransport der Wirkstoffe. Die Bedeutung des Füllungsgrades ist auf S. 216 beschrieben.

Neben den genannten Faktoren können selbstverständlich noch weitere Einflüsse diesem Bereich zugeordnet werden, z. B. Tag-Nacht-Rhythmus, Körperhaltung bei der Arzneimitteleinnahme usw.

Auch bei anderen Verabreichungswegen müssen variierende Einflüsse, wie unterschiedliche Durchblutungsraten des Muskelgewebes bei der *i.m.* Applikation, Hautzustand bei der topischen Verabreichung, Tränenfluß bei der kornealen Applikation, pH-Wert bei der vaginalen Gabe usw., berücksichtigt werden. Einen großen Einfluß auf die Bioverfügbarkeit bei allen Applikationswegen haben veränderte Eliminationsgeschwindigkeiten.

Arzneimittel-Interaktionen

Gleichzeitige Einnahme mehrerer Arzneimittel kann die Bioverfügbarkeit in verschiedener Weise beeinflussen. Interaktionen können vor dem eigentlichen Resorptionsschritt im Gastrointestinaltrakt auftreten. Häufig wird zur Vermeidung von Magenbeschwerden ein Antacidum verabreicht. Antacida hemmen die Resorption vieler Wirkstoffe. So beeinflußt die perorale Einnahme von Kaopektat-Suspensionen 2 h vor der Verabreichung des Antibiotikums Lincomycin dessen Bioverfügbarkeit nicht. Gleichzeitige Einnahme oder Verabreichung 2 h nach dem Antibiotikum ergeben eine beträchtliche Verringerung der Resorption. Die Einnahme eines Antacidums sollte daher in einem gewissen zeitlichen Abstand zum Arzneimittel erfolgen.

Abführmittel können einer Verdünnung des Darminhalts sowie eine Beschleunigung der Darmbewegung auslösen, was sich nachteilig auf die Resorption eines zweiten Wirkstoffs auswirkt.

Wechselwirkungen während der Resorption, Distribution, Metabolisierung und Elimination können sich auf die Pharmakokinetik eines Wirkstoffs auswirken. Verschiedene Wirkstoffe, wie Anticholinergika oder Metoclopramid, beeinflussen die Motilität der Magen-Darm-Wände, wodurch die Resorption eines zweiten Wirkstoffs verändert werden kann.

Eine weitere wichtige Wechselwirkung sind Änderungen in der Eiweißbindung. Nur nichtgebundener Wirkstoff steht für die Wirkung zur Verfügung. Dieses Gleichgewicht kann durch andere Stoffe gestört werden. Dies ist von besonderer Bedeutung für stark an Eiweiß gebundene Substanzen, wie Chinidin, Propranolol, Verapamil, Lidocain. Sulfonamide und Sulfonylharnstoffe verdrängen Antikoagulantien aus der Plasmaeiweißbindung.

Arzneimittel-Wechselwirkungen können die Pharmakokinetik der Elimination beeinflussen. Manche Wirkstoffe beschleunigen die Aktivität des für die Wirkstoffmetabolisierung verantwortlichen Enzymsystems der Lebermikrosomen (Enzyminduktion), andere hemmen die Enzyme (Enzymhemmung). So beschleunigen perorale Kontrazeptiva durch Enzyminduktion den Stoffwechsel mehrer Wirkstoffe, wie Rifampicin. Cimetidin hemmt das für die Verstoffwechselung von Betablockern verantwortliche Enzymsystem.

Interaktionen in der Eliminationsphase können auch auf pH-Änderungen des Harns durch einen Wirkstoff zurückgeführt werden. So erhöhen alkalisierende Wirkstoffe die Elimination langwirkender Barbiturate; ein niedriger pH-Wert vermehrt dagegen die Ausscheidung von Basen. Auch eine Beeinflussung des aktiven Transportmechanismus bei der tubulären Sekretion ist möglich. Bei gleichzeitiger Gabe von Probenecid und Penicillin wird letzteres langsamer ausgeschieden, da die aktive tubuläre Sekretion gestört ist.

Wechselwirkungen am Rezeptor können die Pharmakodynamik eines Wirkstoffs beeinflussen.

Nahrungseinfluß

Nahrungsaufnahme wirkt sich auf das pharmakokinetische Verhalten von Wirkstoffen unterschiedlich aus. In vielen Fällen tritt keine Änderung oder höchstens eine Verzögerung der Resorption des Wirkstoffs ein, was keinen Einfluß auf die therapeutische Wirkung haben sollte. Es werden aber auch erhöhte bzw. verringerte Bioverfügbarkeitswerte nach Nahrungsaufnahme beobachtet. Beeinflussungen der Bioverfügbarkeit sind vor allem auf durch Nahrungsaufnahme bedingte Änderungen der physiologischen Verhältnisse zurückzuführen. Daneben können Wechselwirkungen zwischen Arzneimittel und Nahrung vorkommen.

Der Nüchtern-pH-Wert des Magens kann nach Nahrungsaufnahme auf Werte oberhalb von pH 6 steigen. Hierdurch werden Löslichkeit und Lösungsgeschwindigkeit schwacher Wirkstoffsäuren erhöht. Auch die Magensaftresistenz von Tablettenüberzügen kann ungünstig beeinflußt werden.

Nahrungsaufnahme verringert meist die Magenmotilität, wobei fettreiche und grobe Nahrung besonders stark verzögernd wirken. Dies führt zu längerer Verweildauer des Arzneimittels im Magen. Da der Magen für die Resorption nur eine untergeordnete Rolle spielt, wird die Resorption vieler Wirkstoffe verzögert. Auf säurelabile Wirkstoffe, wie Ampicillin, Cloxacillin, Erythromycin, Digitalisglykoside, kann sich eine längere Verweildauer im Magen in einer stärkeren Zersetzung auswirken. Auch größere Mengen von Fruchtsäften können wegen der enthaltenen Säuren und hohen Zuckerkonzentrationen die Magenentleerung verlangsamen. Dies kann zu erhöhten Bioverfügbarkeiten von Stoffen führen, die, wie das Riboflavin, nur in begrenzten Bereichen des oberen Dünndarms durch einen aktiven Transportmechanismus resorbiert werden. Bei verlangsamter Magenentleerungsgeschwindigkeit findet keine vollständige Absättigung der für den Transport benötigten Bindungsstellen mehr statt.

Andererseits können sich schwerlösliche, lipophile Wirkstoffe, wie Griseofulvin, bei Anwesenheit von Fetten bereits im Magen vermehrt lösen. Auch die Bioverfügbarkeiten von Nitrofurantoin, Propranolol und Metoprolol sind nach Nahrungsaufnahme höher.

Eiweißreiche Kost liefert einen mehr sauren, vorwiegend pflanzliche Nahrung einen mehr alkalischen Harn. Dies kann Änderungen der Eliminationskinetik bewirken, da aus einem alkalischen Harn schwache Säuren schneller, schwache Basen langsamer ausgeschieden werden.

Ein Beispiel für direkte Wechselwirkungen zwischen Wirkstoff und Nahrung ist die Bildung schwerlöslicher, nichtresorbierbarer Komplexe von Eisen-Ionen mit dem Gerbstoff des Tees.

Die Zulassungsbehörden verlangen insbesondere bei der Zulassung von Arzneimitteln mit neuen Wirkstoffen und von Arzneimitteln mit modifizierter Wirkstoff-Freigabe zur peroralen Anwendung Untersuchungen über den Einfluß von Nahrung bestimmter Zusammensetzung. Hierdurch sollen insbesondere eine mögliche Beeinflussung der Resorption und das Auftreten bzw. die Verminderung von Risiken für den Patienten (z. B. dose dumping bei Wirkstoffen mit geringer therapeutischer Breite) erkannt werden.

First-pass-Effekt

Nach peroraler Verabreichung muß der freigesetzte Wirkstoff zunächst durch die Darmwand diffundieren. Bevor das Herz sowie Lungen- und Körperkreislauf erreicht werden, hat der Wirkstoff über die Portalvene die Leber zu passieren (s. Abb. **7.40**). Sowohl in der Darmwand als besonders auch während dieser ersten Leberpassage wird ein unterschiedlich großer Teil der Dosis metabolisiert. Dies wird als First-pass-Effekt bezeichnet, wodurch die systemische Verfügbarkeit des Wirkstoffs reduziert wird.

Wirkstoffe mit hohem First-pass-Effekt sind Alprenolol, Chlorpromazin, Desipramin, Lidocain, Pentazocin, Propranolol, Verapamil. Ein nichtenzymatischer Abbau wird nicht dem First-pass-Effekt zugerechnet.

Die erste Leberpassage läßt sich durch Wechsel des Verabreichungsweges umgehen, z.B. durch intravenöse, transdermale, sublinguale und bukkale Gabe. Eine Umgehung durch rektale Applikation ist unsicher (s. Kap. 13, Abschn. 2).

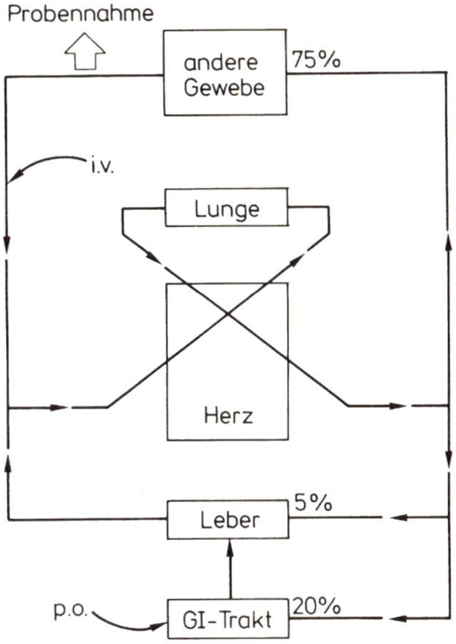

Abb. **7.40** Blutfluß zu verschiedenen Organen (nach Houston, 1981).

Pathologische Zustände

Physiologische Prozesse, die Geschwindigkeit und Ausmaß der Resorption eines Wirkstoffs mitbestimmen, können bei Erkrankungen verändert werden und damit die Bioverfügbarkeit beeinflussen. So ist die Resorption bei gastrointestinalen Erkrankungen variabel und häufig unvorhersehbar. Die Verringerung der Dünndarmpassagezeit bei Diarrhöe kann insbesondere bei Retardarzneizubereitungen mit einer Abnahme der Bioverfügbarkeit einhergehen.

Erkrankungen der Niere, der Leber oder des Herz-Kreislauf-Systems können die Pharmakokinetik beeinflussen. Lebererkrankungen verringern die Eliminationsgeschwindigkeitskonstante metabolisch ausgeschiedener Wirkstoffe. Niereninsuffizienz führt zu einer Verlängerung der Eliminationshalbwertzeit.

Es wird immer wieder diskutiert, ob Bioverfügbarkeitsbestimmungen an Gesunden oder Kranken vorgenommen werden sollen. Für den Arzneimittelhersteller ist die Bioverfügbarkeit in erster Linie ein Qualitätsmerkmal. Ihn interessiert vor allem, ob die Zubereitung so formuliert ist, daß der Wirkstoff bei gesunden Versuchspersonen optimal freigesetzt wird. Werden durch krankhafte Zustände pharmakokinetische Parameter beeinflußt, ist dies durch Änderung der Dosis, Wechsel des Medikamentes usw. zu berücksichtigen.

5 Arzneiform und Nebenwirkungen

Pharmakokinetische und biopharmazeutische Untersuchungen beweisen, daß Unverträglichkeiten nach Arzneimitteleinnahme häufig weniger dem Wirkstoff als seiner galenischen Verarbeitung und den Einnahmegewohnheiten des Patienten anzulasten sind. So werden insbesondere nach Nüchterneinnahme von Tabletten oder Suspensionen mit mikronisiertem Nitrofurantoin Kopfschmerzen, Schwindel und Erbrechen beobachtet. Diese Symptome treten weniger nach Verabreichung von makrokristallinem Nitrofurantoin auf. Infolge des langsameren Auflösungsverhaltens sind nichterwünschte Plasmaspiegelspitzen weniger ausgeprägt, was eine bessere Verträglichkeit zur Folge hat.

Ersatz des Hilfsstoffs Calciumsulfat durch Milchzucker in Phenytoin-Tabletten führte 1968 zu schweren Zwischenfällen mit toxischen Symptomen einer Überdosierung. Das schwerlösliche Calciumsulfat übte einen resorptionsverzögernden Effekt aus, während der Milchzucker eine resorptionsfördernde Wirkung hat.

Perorale höhere Dosen von Kaliumchlorid können zu Magenunverträglichkeiten führen. Diese treten weniger nach Verarbeitung zu einer Retardtablette auf. Die meisten nichtsteroidalen Antirheumatika verursachen Magenbeschwerden. Diese haben ihre Ursache vor allem in einer Hemmung der Prostaglandin-Synthese. Eine wesentliche Rolle spielen hierbei im Gastrointestinaltrakt und bei der anschließenden Mukosapassage auftretende hohe Wirkstoffkonzentrationen. Das Ausmaß dieser gastrointestinalen und zentral vermittelten Nebenwirkungen scheint aber auch eine Funktion der maximalen Plasmakonzentrationen zu sein. Zubereitungen, die derart hohe Konzentrationen vermeiden, reduzieren die Nebenwirkungen.

Form und Oberflächenbeschaffenheit der Darreichungsform können die Tendenz, an der Ösophagusmukosa zu haften, beeinflussen. Nach Einnahme von Tabletten oder Hartgelatinekapseln mit pulverförmiges Doxycyclin oder Tetracyclin enthaltendem Füllgut wurden Speiseröhrenulzerationen beobachtet. Diese traten nicht nach Einnahme von Tropfen, Säften oder Weichgelatinekapseln auf.

Als Nebenwirkungen müssen auch Allergisierungen gesehen werden, die auf die Wirkung bestimmter Hilfsstoffe, wie p-Hydroxybenzoesäureester, Tartrazin, Lanolin usw., zurückzuführen sind.

Mit dem Auftreten anaphylaktischer Reaktionen muß nach der intravasalen Verabreichung tensidhaltiger Zubereitungen gerechnet werden.

6 In-vitro-Prüfungen zur Untersuchung der Wirkstoff-Freigabe – In-vitro/In-vivo-Korrelationen

6.1 Ziele und Aufgaben

In-vitro-Prüfungen zur Untersuchung der Wirkstoff-Freigabe sollen folgende Aussagen ermöglichen:

- Beeinflussungen der Wirkstoff-Freigabe durch die physikalischen Eigenschaften des Wirkstoffs, durch Hilfsstoffe und durch die Verfahrenstechnik bei der Arzneimittelentwicklung, insbesondere in der Präformulierungsphase,
- laufende Qualitätskontrolle, insbesondere zur Überwachung der Chargeneinheitlichkeit,
- Hinweise auf die zu erwartende In-vivo-Freisetzung,
- Qualitätsüberwachung durch Abgabestellen, Kontrollaboratorien oder Überwachungsbehörden. In-vitro-Prüfungen können Hinweise auf physikalische und chemische Veränderungen während der Lagerung geben.

In einigen Pharmakopöen sind Mindestanforderungen an die Wirkstoff-Freigabe aus festen Darreichungsformen, Retardzubereitungen und Transdermalen Therapeutischen Systemen aufgestellt.

Die Methoden zur In-vitro-Wirkstoff-Freigabe sollen auch eine Reduzierung entsprechender Prüfungen am Menschen ermöglichen. Daher wird versucht, Korrelationen zwischen den Ergebnissen von In-vitro-Prüfungen und dem In-vivo-Verhalten zu finden.

Als grob orientierend können In-vitro-Prüfungen angesehen werden, bei denen nur bestimmte Voraussetzungen für die Auflösung des Wirkstoffs untersucht werden, wie z. B. der Zerfall von Tabletten bzw. von Kapseln (s. Kap. 4, Abschn. 7) oder das Schmelzverhalten bzw. die Löslichkeit von Suppositorien und Vaginal-Kugeln (s. Kap. 13, Abschn. 3). Diese Prüfmethoden geben noch keine Auskunft über das Auflösungsverhalten des Wirkstoffs und sind für eine Korrelation mit In-vivo-Daten ungeeignet.

Daneben können Detailfragen durch In-vitro-Prüfungen an isolierten tierischen Organen, z. B. Darmsegmenten, untersucht werden. Diese Versuche sollen Hinweise auf den nachfolgenden Resorptionsschritt geben.

6.2 Bestimmung der Lösungsgeschwindigkeit

Gelöste Wirkstoffe werden meist schnell resorbiert. Der Auflösungsvorgang kann daher bei schwerlöslichen Wirkstoffen für die Invasion in das zentrale Kompartiment zum geschwindigkeitsbestimmenden Schritt werden. In diesen Fällen kommt der Bestimmung des Auflösungsverhaltens bzw. der Lösungsgeschwindigkeit besondere Bedeutung zu (s. Kap. 4, Abschn. 2.3.6, Gl. 39).

Bei der Qualitätskontrolle ist diese Prüfung meist als Attributprüfung ausgelegt, das heißt es sind nur zwei Ergebnisse möglich: Das Prüfmuster besteht den Test oder nicht. In diesen Fällen beschränkt sich die Fragestellung meist darauf, ob am Ende der Prüfzeit die vorgeschriebene Mindestmenge der Dosis gelöst ist.

6.2.1 Methoden und Geräte

Viele Methoden und Apparaturen sind zur Prüfung des Auflösungsverhaltens von Wirkstoffen aus festen Zubereitungen vorgeschlagen. Sie lassen sich jedoch auf wenige Grundtypen zurückführen. Für halbfeste Zubereitungen zur rektalen Applikation und zur Anwendung auf der Haut sowie für transdermale Pflaster sind ebenfalls Methoden und Apparaturen entwickelt.

Eine Einteilungsmöglichkeit der Methoden ist in Tab. **7.4** aufgeführt.

Bei den meist eingesetzten **Einphasen-Methoden** wird ein wäßriges Auflösungsmittel verwendet.

Tabelle **7.4** Methoden zur Bestimmung der Wirkstoff-Freigabe

1. Einphasen- bzw. Einkompartiment-Methoden
   - Eintopfmethoden
   - Durchflußmethoden
2. Mehrphasen- bzw. Mehrkompartiment-Methoden

Bei den **Mehrphasen-Methoden** diffundiert der gelöste Wirkstoff aus der wäßrigen Phase des Auflösungsmittels in eine lipophile Phase. Diese soll die Resorptionsmembran imitieren, so daß die Mehrphasen-Methoden versuchen, Auflösungs- und Resorptionsschritt zu simulieren.

Bei den **Eintopfmethoden**, die auch den **geschlossenen Systemen** zugeordnet werden, wird die zu prüfende Zubereitung in die gesamte Menge des Auflösungsmediums eingebracht. Bei den **Durchflußzellen** steht für den Auflösungsvorgang entweder laufend neues Lösungsmittel zur Verfügung, das aus einem Vorratsbehältnis durch die Durchflußzelle gepumpt wird, oder das Auflösungsmittel wird im Kreislauf wieder in das Vorratsbehältnis zurückgeführt. Im ersten Fall liegt ein **offenes System**, im zweiten Fall ein geschlossenes System vor.

Es wird versucht, die Untersuchungsbedingungen zur Bestimmung des Auflösungsverhaltens so realistisch zu gestalten, daß sie die physikalisch-chemischen Eigenschaften der zu prüfenden Zubereitung berücksichtigen und den Verhältnissen im Magen-Darm-Kanal angepaßt sind. Wegen der schnellen Resorption des gelösten Wirkstoffs liegen im Magen-Darm-Kanal meist „Sink"-Bedingungen (engl. sink, Abfluß, Ausguß) vor. Dies kann bei sehr schwerlöslichen Wirkstoffen bei der Prüfung mit den Eintopfmethoden recht große Volumina von Auflösungsmedium erfordern. Bei der Bestimmung der Auflösungsgeschwindigkeit von Wirkstoffen liegen Sink-Bedingungen vor, wenn die Konzentration des betreffenden Wirkstoffs durch Abfluß oder durch Zugabe von frischem Prüfmedium niedrig gehalten wird. Als Auflösungsmedium werden bevorzugt HCl-Lösung (c = 0,1 mol/l), Wasser und schwach saure bis schwach alkalische Pufferlösungen verwendet, um die natürlichen pH-Werte zu imitieren. Bei Vorliegen von in Wasser sehr schwer löslichen Wirkstoffen ist der Zusatz eines Lösungsvermittlers, z. B. von 0,1% Natriumlaurylsulfat, vertretbar. Der Zusatz von organischen Lösungsmitteln zur Erhöhung der Löslichkeit schwerlöslicher Wirkstoffe sollte unterbleiben. Während bei schnell freisetzenden Zubereitungen die Verwendung von einem Prüfmedium meist ausreichend ist, sollten mit Retardzubereitungen Untersuchungen bei möglichst drei verschiedenen pH-Werten durchgeführt werden, um so das physiologisch zu erwartende pH-Spektrum zu berücksichtigen.

Eintopfmethoden. Unter den Eintopfmethoden haben die Blattrührer- bzw. Paddle-Methode und die Drehkörbchenmethode die größte Bedeutung.

Bei beiden Methoden wird das gleiche zylindrische Gefäß mit halbkugelförmigem Boden verwendet (s. Abb. **7.41a**). Unterschiedlich sind die Positionierung des Prüfmusters und das Rührelement. Bei der **Blattrührer-Apparatur** liegt der Formling zu Beginn der Prüfung frei am tiefsten Punkt des Untersuchungsgefäßes. Hartgelatinekapseln, die wegen ihrer geringen Dichte aufschwimmen würden, werden mit einer Drahtspirale beschwert. Das Rührblatt, das meist mit 50 U · min^{-1} rotiert, verursacht eine schwach pulsierende Strömung am Gefäßboden.

Bei der **Drehkörbchenmethode** wird das Prüfmuster in einem zylindrischen Körbchen aus Draht, das sich mit 100 oder 150 U · min^{-1} 25 mm oberhalb der Mitte des Gefäßbodens dreht, bewegt. Das Volumen des Auflösungsmediums beträgt bei beiden Methoden zwischen 300 und 1000 ml, häufig werden 900 ml verwendet.

Durchflußmethoden. Bei den Durchflußzellen von 10 bis 30 ml Gefäßvolumen werden diese langsam von dem Auflösungsmedium von unten nach oben durchströmt. Der Flüssigkeitsstrom wird durch eine Schlauch- oder Kolbenpumpe erzeugt. Ungelöste Partikeln werden durch ein Filter in der Zelle zurückgehalten (s. Abb. **7.41b**). Im Gegensatz zu den Eintopfmethoden kann durch geeignete Mischung verschiedener Auflösungsmedien kontinuierlich der pH-Wert verändert werden, um den pH-Verhältnissen am Resorptionsort nahezukommen. Blattrührer-, Drehkörbchen- und Durchflußmethoden sind im Arzneibuch berücksichtigt.

Mehrphasen-Methoden. Bei den Mehrphasen-Methoden wird zwischen Zwei- und Dreikompartiment-Modellen unterschieden. Bei den **Zweikompartiment-Methoden** diffundiert der Wirkstoff nach Auflösen im Kompartiment A in ein mit Wasser nicht mischbares organisches Lösungsmittel, das Kompartiment B. Wenn der lipophilen Phase ein weiteres wäßriges Kompartiment C nachgeschaltet ist, liegt ein Dreikompartiment-Modell vor. Die zweite wäßrige Phase soll das Plasma nachahmen (s. Abb **7.42**). Bei den **Membranmodellen** übernimmt eine lipophile Membran die Funktion der organischen Phase. Häufig wird mit diesen Modellen durch Einbringen von Wirkstofflösungen in das Kompartiment A nur das Verteilungsverhalten untersucht. Sie werden häufig bei der Bestimmung der In-vitro-Wirkstoff-Freisetzung aus Dermatika eingesetzt.

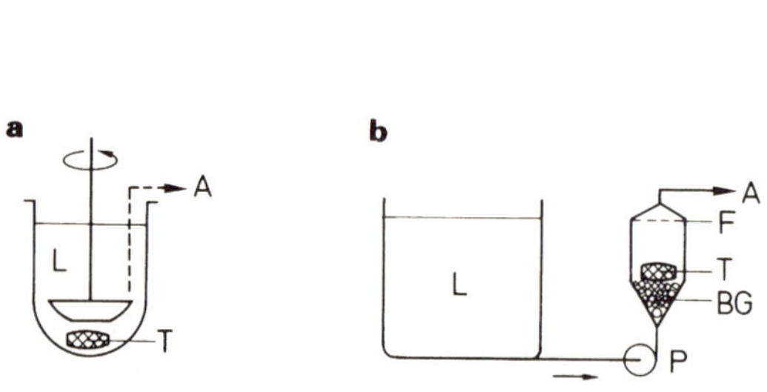

Abb. **7.41** Prinzip der Rührgefäß- (**a**) und Durchflußmethode (**b**).
A zur Analyse, T Tablette als Untersuchungsprobe, L Auflösungsmittel, P Pumpe, BG Glasperlen-Bett, F Filter.

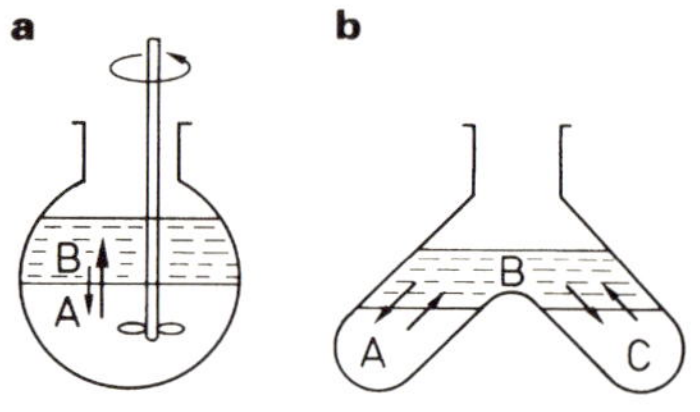

Abb. **7.42** Schema von einfachen Mehrphasen-Methoden
a Zweikompartiment-Modell, **b** Dreikompartiment-Modell, A Auflösungsmedium, B lipophile Phase (organisches Lösungsmittel oder Membran), C wäßrige Phase.

6.2.2 Probeentnahme

Die Zeiten der Probeentnahmen richten sich nach der zu erwartenden Freigabecharakteristik. Eine den Wirkstoff schnell freisetzende Zubereitung erfordert in der Anfangsphase häufigere Probeentnahmen. Über 60 min hinausgehende Prüfzeiten sind meist nicht erforderlich. Ein Retardformling verlangt dagegen eine mehrstündige Prüfzeit mit entsprechend verteilten Entnahmezeiten. Entnommene Flüssigkeitsmengen müssen jeweils durch frisches Auflösungsmedium ersetzt werden. Bei Verwendung von Durchflußzellen im Umlauf erfolgt die Messung kontinuierlich mit einem zwischengeschalteten Spektralphotometer.

6.2.3 Validierung

Kein Verfahren ist ohne methodische Nachteile. So neigen die Rührgefäßmethoden zu Vibrationen der Untersuchungsgefäße. Bei der Drehkörbchenmethode können zusätzliche Probleme durch unnatürliche, durch das Drahtkörbchen bedingte mechanische Abrasionen des Formlings und Verstopfungen des Körbchens durch Bestandteile der zerfallenden Darreichungsform eintreten.

Eine Validierung aller Geräte- und Verfahrensparameter ist erforderlich. Zur Eichung der Geräte sind zerfallende und nichtzerfallende Standardtabletten als Eichmuster erhältlich. Sie müssen eine bestimmte Substanzmenge innerhalb einer bestimmten Zeit freigeben. Liegt diese außerhalb der im Prüfschein angegebenen Spezifikationen, wurden entweder die Versuchsbedingungen nicht eingehalten oder das Gerät weist Mängel auf.

Zur Erhöhung der Reproduzierbarkeit der Ergebnisse und der Wirtschaftlichkeit der Untersuchungen sind mehrere Varianten der Automatisierung eingeführt worden.

6.3 Auswertung der Ergebnisse

Auflösungsgeschwindigkeitsprofil und kumulativer Verlauf. Die Ergebnisse von Auflösungsuntersuchungen können graphisch dargestellt werden. Bei Rührgefäßmodellen und der Durchflußzelle im Umlauf erfolgt dies durch Auftragen der kumulativ freigesetzten Wirkstoffmenge bzw. des Dosisanteils in Abhängigkeit von der Zeit. Sofern laufend frisches Auflösungsmittel durch die Durchflußzelle gepumpt wird, kann in der ablaufenden Lösung die Wirkstoffkonzentration kontinuierlich oder fraktionsweise bestimmt und so die pro Sammelintervall freigesetzte Wirkstoffmenge ermittelt werden. Hierdurch ist eine Bestimmung des Auflösungsgeschwindigkeitsprofils möglich (s. Abb. **7.43**).

Diese graphischen Darstellungen sind zwar anschaulich und enthalten die gesamte Information. Für einen quantitativen Vergleich der Ergebnisse oder für eine angestrebte Korrelation mit In-vivo-Werten sind sie aber wenig geeignet. Hier ergibt die Charakterisierung des Freigabeverlaufes durch möglichst wenige Kenngrößen bessere Informationen.

Kurvenparametrisierung. Die Beschreibung des Auflösungsverlaufs durch Konstanten wird Kurvenparametrisierung genannt. Hierbei wird angestrebt, sowohl die Geschwindigkeit als auch das Ausmaß der Freigabe zu erfassen. Es kann unterschieden werden zwischen

- empirische, modellunabhängige Kurvenparametrisierung,
- funktionsgebundene, modellabhängige Kurvenparametrisierung.

Hierzu können die in Tab. **7.5** angeführten In-vitro-Parameter verwendet werden.

Werden Auflösungstests als Prüfung eines qualitätsbestimmenden Merkmals zu Kontrollzwecken eingesetzt, so ist meist nur die Wirkstoff-

Tabelle **7.5** In-vitro-Kurvenparameter

Empirische, modellunabhängige Parameter
– Mengen bzw. Konzentrationen, z. B. Prozent bzw. Menge Wirkstoff gelöst zur Zeit *t*. Häufige Forderung: 80% Wirkstoff gelöst nach 20 min
– Zeiten, z. B. benötigte Zeit zur Auflösung von *x* Prozent Wirkstoff, wie $t_{63,2\%}$ bzw. $t_{75\%}$; dies bedeutet, daß sich 63,2% oder 75% Wirkstoff in der Zeit *t* gelöst haben
– Mittlere Auflösungszeit $t_{\text{diss-vitro}}$
– Geschwindigkeiten, z. B. Auflösungsgeschwindigkeit d*m*/d*t*, maximale Auflösungsgeschwindigkeit V_{max}
Funktionsgebundene, modellabhängige Parameter
– Zeitgesetze, z. B. 0. oder 1. Ordnung, Quadratwurzel-, Kubikwurzelgesetz

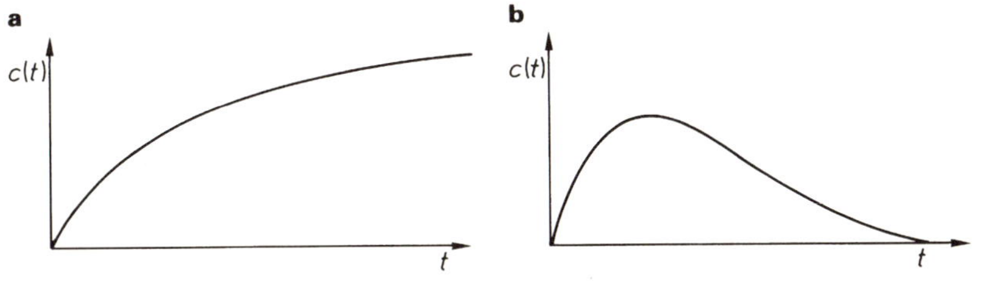

Abb. **7.43** Verlauf der Wirkstoffkonzentrationen bei Rührgefäß- und Durchflußmethoden.
a kumulativ: Rührgefäß; Durchfluß im Umlauf;
b differentiell: Durchfluß unter „Sink"-Bedingungen.

menge von Interesse, die nach einer bestimmten Zeit in Lösung gegangen ist. Dies erfordert häufig nur eine Gehaltsbestimmung; eine Kenntnis des vorliegenden kinetischen Modells ist nicht erforderlich. Entsprechende Anforderungen werden für die meisten Tabletten- und Kapselarzneimittel in der amerikanischen und britischen Pharmakopöe gestellt.

Ein Beispiel für die Anwendung statistischer Verteilungen ist die Linearisierung von Auflösungskurven mit der RRSBW- bzw. Weibull-Funktion (s. Kap. 14, Abschn. 2.1.2). Sie erlaubt die Ermittlung der Auflösungszeit τ_D (63,2% des Wirkstoffs sind gelöst).

Empirische Parameter haben den Nachteil, daß zur genaueren Verlaufsbeschreibung der Auflösungskurven mehrere Werte erforderlich sind.

Funktionsgebundene Parameter setzen die Kenntnis der Auflösungsfunktion voraus. Bei kinetisch einheitlicher Freigabe können z. B. die Konstanten der Zeitgesetze angegeben werden. Meist gehorcht eine Auflösungskurve nur innerhalb eines gewissen Zeitraumes einfachen kinetischen Gesetzmäßigkeiten.

Bei der Auswertung von Retardzubereitungen ist für jeden Meßpunkt der sich über mehrere Stunden erstreckenden Untersuchung zu begutachten, ob eine vorgeschriebene Mindestmenge des Wirkstoffs verfügbar, eine festgesetzte Höchstmenge aber nicht überschritten ist.

Auch bei den In-vivo-Parametern werden empirische und modellgebundene Daten unterschieden (s. Tab. **7.6**).

Tabelle **7.6** In-vivo-Parameter

Empirische, modellunabhängige Parameter

- Maximale Blut- bzw. Plasmaspiegelwerte C_{max} mit zugehörigen t_{max}-Werten
- Kumulative Harnausscheidungswerte U_∞ bzw. Ausscheidungsgeschwindigkeit dU/dt
- Fläche unter der Plasmaspiegel-Zeitkurve *AUC*
- Mittlere Verweildauer t_{sys}

Modellabhängige Parameter

- Resorptionsgeschwindigkeitskonstante k_a
- In-vivo-Auflösungsgeschwindigkeitskonstante
- Zeiten *t*, bis zu denen bestimmte Wirkstoffmengen resorbiert sind

6.4 In-vitro/In-vivo-Korrelation

Nur in seltenen Fällen werden *in vivo* dieselben Auflösungs- Zeitprofile gefunden wie als Ergebnis der In-vitro-Prüfung. Dann können unmittelbare Korrelationen zwischen In-vitro- und In-vivo-Verhalten erwartet und dargestellt werden.

Es wird in verschiedenartigster Weise versucht, In-vitro- und In-vivo-Daten zu korrelieren. Dies kann durch

- Vergleich nichtanaloger Parameter und durch
- Vergleich analoger Parameter

erfolgen. Die wichtigsten für solche paarweisen Korrelationen herangezogenen Parameter sind in Tab. **7.7** aufgeführt.

Korrelation nichtanaloger Parameter

Eine Korrelation nichtanaloger Parameter ist die häufig angewendete Rangkorrelation, z. B. der Auflösungsgeschwindigkeitskonstanten und Plasmaspiegelmaxima bzw. von nach *x* min gelösten Wirkstoffmengen und den Flächen unter den Plasmaspiegel-Zeit-Kurven von mehreren Zubereitungen. Durch Variation der In-vitro-Versuchsbedingungen wird versucht, die In-vitro-Ergebnisse mit den In-vivo-Ergebnissen in eine übereinstimmende Rangfolge zu bringen.

Tabelle **7.7** Parameter für In-vitro/In-vivo-Korrelationen

In-vitro-Parameter	In-vivo-Parameter
Korrelation nichtanaloger Parameter	
Aufgelöste Mengen bzw. Konzentrationen	Maximale Blut- bzw. Plasmaspiegelwerte Harnausscheidungswerte Fläche unter der Plasmaspiegel-Zeit-Kurve
Korrelation analoger Daten	
Auflösungskinetik	Resorptionskinetik
Auflösungsgeschwindigkeitskonstante	Resorptionsgeschwindigkeitskonstante
Zeit bis zu der eine bestimmte Wirkstoffmenge gelöst ist	Zeit bis zu der eine bestimmte Wirkstoffmenge gelöst ist
Gelöste Wirkstoffmenge	Resorbierte Wirkstoffmenge
Fläche unter der Konzentrations-Zeit-Kurve	Fläche unter der Plasmaspiegel-Zeit-Kurve
Mittlere Verweildauer (mittlere Auflösungszeit)	Mittlere Verweildauer

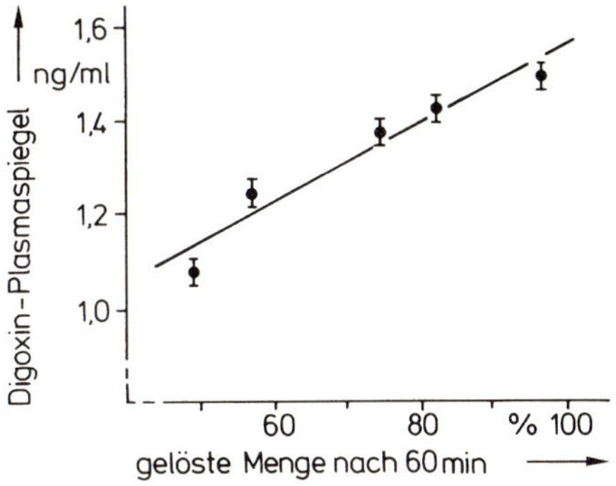

Abb. **7.44** In-vitro/In-vivo-Korrelation von fünf peroralen Digoxin-Fertigarzneimitteln zwischen steady-state-Plasmaspiegelwerten und in-vitro gelösten Mengen (nach Johnson et al., 1973).

Bei der Korrelation nichtanaloger Daten werden meist nur nichtlineare Zusammenhänge erhalten. Eine lineare Beziehung wurde z. B. zwischen den nach 60 min in-vitro gelösten Digoxin-Mengen und den steady-state Plasmaspiegelwerten bzw. den in den Harn ausgeschiedenen Digoxin-Mengen verschiedener Fertigarzneimittel gefunden (s. Abb. **7.44**).

Diese Verfahren werden häufig dazu benutzt, In-vitro-Grenzwerte für minimal zu fordernde In-vitro-Auflösungswerte festzulegen. Werden diese unterschritten, sind z. B. Bioverfügbarkeitsprobleme nicht auszuschließen.

Korrelation analoger Parameter

Die Korrelation analoger Parameter bedeutet den Vergleich von einander entsprechenden In-vitro- und In-vivo-Daten. Diese Verfahren sind teilweise kompliziert. Die Bestimmung der benötigten pharmakokinetischen Parameter erfordert meist die Kenntnis des pharmakokinetischen Modells.

Analoge Parameter sind z. B. die nach einer bestimmten Zeit in vitro gelösten und in vivo resorbierten Wirkstoffmengen. Die Berechnung des In-vivo-Parameters erfordert häufig die Kenntnis des Modells, das heißt, ob sich der Wirkstoff nach einem offenen Ein- oder Zweikompartiment-Modell (s. Abschn. 1.2) verhält. Keine Kenntnis des pharmakokinetischen Modells und der Auflösungskinetik erfordert die Korrelation der mittleren Verweildauern. Diese Methode ist nachstehend ausführlicher beschrieben.

Korrelation der mittleren Verweildauern

Eine lineare Beziehung kann bei Korrelationen der mittleren Verweildauern erhalten werden. Die mittlere Verweildauer ist eine statistische Größe. Sie ist das arithmetische Mittel all der Zeiten, während der die einzelnen Wirkstoffmoleküle in einem System verbleiben.

Die mittlere In-vitro-Verweildauer in der Darreichungsform ist die mittlere Auflösungszeit $t_{\text{diss-}vitro}$, der entsprechende In-vivo-Parameter ist die mittlere Verweildauer t_{sys} im biologischen System.

Mittlere in vitro-Verweildauer (mittlere Auflösungszeit). Bei der Charakterisierung des in-vitro-Auflösungsvorganges befinden sich zum Zeitpunkt Null alle Wirkstoffmoleküle in dem System Darreichungsform (s. Abb. **7.45**). Die zur Zeit t_∞ insgesamt in Lösung gegangene Menge entspricht dem asymptotischen Wert Y der kumulativen Auflösungskurve. Der Abstand zwischen einem bestimmten Punkt dieser Auflösungskurve und dem Grenzwert Y ist die Wirkstoffmenge, die zum entsprechenden Zeitpunkt noch ungelöst in der Darreichungsform ist. Die Fläche ABC (*A*rea *B*etween the *C*urves) ist ein Maß für das Verweilen des Wirkstoffs in der Darreichungsform. Die mittlere Verweildauer oder die mittlere Auflösungszeit $t_{\text{diss-}vitro}$ ist gleich der Fläche ABC, dividiert durch die gelöste Wirkstoffmenge Y (Gl. (18)). Jede

$$t_{\text{diss-}vitro} = \frac{ABC}{Y} \tag{18}$$

waagerechte Linie in Abb. **7.45** stellt die Verweildauer der entsprechenden Wirkstofffraktion in der Darreichungsform dar.

Mittlere In-vivo-Verweildauer. Bei einer intravenösen Injektion von N Molekülen als Bolus

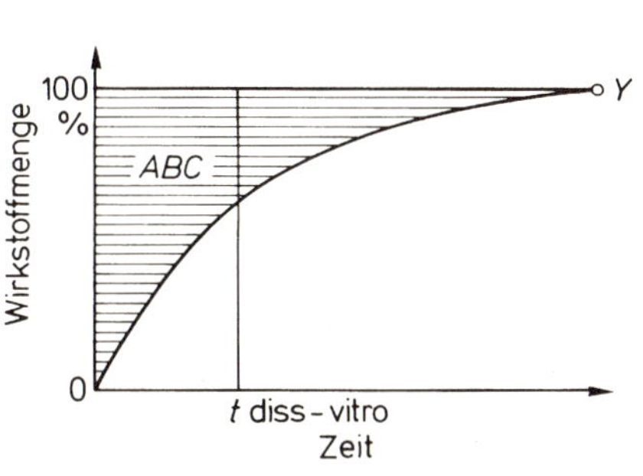

Abb. **7.45** Mittlere Auflösungszeit.

benötigt bei Annahme der unveränderten Ausscheidung jedes Molekül eine bestimmte Transitzeit bis zur Ausscheidung; es hat also seine eigene Verweildauer im System. Der Mittelwert aller einzelnen molekularen Verweildauern ist die mittlere Verweildauer t_{vss}.

Bei peroraler Verabreichung einer Wirkstofflösung wird wegen des vorgeschalteten Resorptionsschritts die mittlere Verweildauer etwas größer sein als nach der Injektion. Diese Differenz entspricht der mittleren Verweildauer der Substanz beim Resorptionsvorgang t_{abs} (Gl. (19)).

$$t_{biol} = t_{abs} + t_{vss} \tag{19}$$

t_{biol} umfaßt sämtliche Vorgänge von der Resorption bis zur Elimination. Nach peroraler Einnahme des gleichen Wirkstoffs als feste Darreichungsform tritt als zusätzlicher zeitbeanspruchender Vorgang die Wirkstoffauflösung $t_{diss\text{-}vivo}$ hinzu. Die mittlere Verweildauer t_{sys} des Wirkstoffs im System nach peroraler Applikation ist nach Gl. (20) und (21):

$$t_{sys} = t_{diss\text{-}vivo} + t_{abs} + t_{vss} \tag{20}$$

$$t_{sys} = t_{diss\text{-}vivo} + t_{biol} \tag{21}$$

Dieses Verfahren erlaubt die Ermittlung der In vivo-Freigabekurve.

Die Bestimmung von t_{sys} kann mit Harn- und mit Plasmawerten erfolgen. Sie wird bei Vorliegen der kumulativen Harnausscheidungskurve entsprechend dem Verfahren zur Ermittlung von $t_{diss\text{-}vitro}$ nach Gl. (22) vorgenommen. Es brauchen also nur die Fläche ABC_u und die Menge des insgesamt ausgeschiedenen Wirkstoffs U_∞ ermittelt zu werden.

$$t_{sys} = \frac{ABC_u}{U_\infty} \tag{22}$$

Bei Vorliegen von Plasmawerten erfolgt

1. Bestimmung der Fläche unter der Plasmaspiegel-Zeit-Kurve AUC, z. B. mit der Trapezregel (s. Abschn. 4.2.1),
2. Darstellung der Fläche AUC von $t = 0$ bis $t = \infty$ als Summenhäufigkeit (s. Abb. **7.46**).

Diese zeitabhängige Flächenentwicklung beschreibt den zeitlichen Verlauf (Transit) der Substanzabgabe, also der Elimination, aus dem System. Die Fläche ABC ist ein Maß für das Verweilen des Wirkstoffs im In-vivo-System. Sie hat den gleichen Betrag wie ein Rechteck mit der

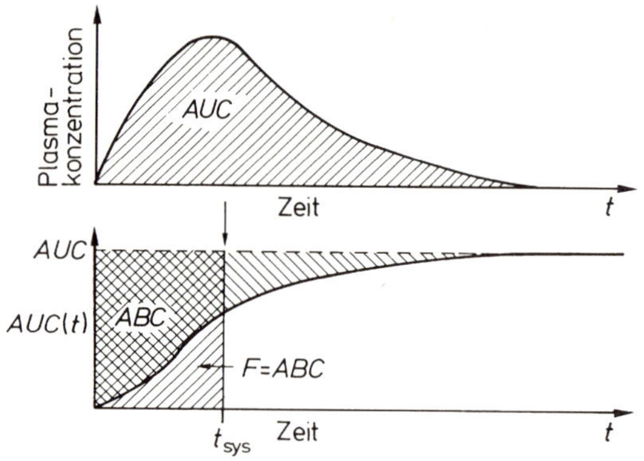

Abb. **7.46** Bestimmung der mittleren Verweildauer aus Plasmawerten (Erläuterungen s. Text).

Ordinate AUC und der Abszisse t_{sys}. Die mittlere Verweildauer errechnet sich nach Gl. (23).

$$t_{sys} = \frac{ABC}{AUC} \tag{23}$$

Korrelation. Wegen des additiven Verhaltens der mittleren Verweildauern resultiert ein linearer Zusammenhang zwischen $t_{diss\text{-}vitro}$ und t_{sys}. Dementsprechend ergibt sich nach Gl. (24)

$$t_{sys} = t_{diss\text{-}vivo} + t_{biol}\,. \tag{24}$$

Weiterhin gilt nach Gl. (25)

$$t_{sys} = f \cdot t_{diss\text{-}vitro} + t_{biol}, \tag{25}$$

falls ein Zusammenhang zwischen den In-vivo- und In-vitro-Zeiten in einem Faktor f resultiert, der $t_{diss\text{-}vitro}$ zu $t_{diss\text{-}vivo}$ entsprechend Gl. (26) wandelt.

$$t_{diss\text{-}vivo} = f \cdot t_{diss\text{-}vitro} \tag{26}$$

Auftragen der Werte von $t_{diss\text{-}vitro}$ gegen t_{sys} von mehreren Zubereitungen ergibt eine Gerade mit der Steigung f. Hat dieser Transformationsfaktor f den Wert 1, so liegen übereinstimmende Freigabewerte vor. Kleinere f-Werte beweisen eine langsamere In-vivo-Freigabe im Vergleich zu den In-vitro-Werten.

Durch eine lineare Transformation der Zeitachse des In-vitro-Versuchs kann das In-vitro-Auflösungsprofil mit dem In-vivo-Auflösungsprofil zur Deckung gebracht werden. In-vitro/In-vivo-Korrelationen sind also über die Transformationsgleichung für die Zeitachse darstellbar.

6.5 Kritische Wertung der In-vitro-Auflösungs-Prüfungen zur Voraussage des In-vivo-Verhaltens

Das Auflösungsverhalten im menschlichen Körper und der sich anschließende Resorptionsschritt sind so komplexe Vorgänge und den verschiedenartigsten Einflüssen unterworfen, daß sie sich nicht verläßlich in vitro simulieren lassen. Es sollte daher Vorsicht geboten sein, aus In-vitro-Ergebnissen Rückschlüsse auf das In-vivoVerhalten zu ziehen. Der In-vitro-Versuch ist keine Methode zur Bioverfügbarkeitsbestimmung.

Zweifelsohne ist die In-vitro-Auflösungsprüfung zur Kontrolle der reproduzierbaren Fertigung eines Arzneimittels wichtig. Die Überprüfung der Wirkstoff-Freigabe im Rahmen der Qualitätskontrolle von Folgechargen, sowie die Überprüfung einer eventuellen Veränderung der Wirkstoff-Freigabe während der Lagerung sind wichtige Einsatzgebiete. Die In-vitro-Prüfung ist eine einfache Methode, schlecht formulierte Zubereitungen zu erkennen und damit die Chargeneinheitlichkeit zu garantieren. Hierdurch kann weitgehend sichergestellt werden, daß bei der Herstellung von Folgechargen nichts passiert, was die Bioverfügbarkeit beeinflussen könnte. In den meisten Fällen ist der Schluß gerechtfertigt, daß bei unverändertem Auflösungsverhalten mit keiner Änderung der Bioverfügbarkeit gerechnet werden muß.

Andererseits kann nicht unbedingt der Schluß gezogen werden, daß ein verändertes Auflösungsverhalten eine Änderung der Bioverfügbarkeit zur Folge haben muß. Ein verändertes Auflösungsverhalten ist ein pharmazeutisches Qualitätsproblem.

Umstrittener ist der Wert der In-vitro-Auflösungsprüfung als Methode zur Qualitätskontrolle mehrerer, den gleichen Wirkstoff enthaltender Zubereitungen mit dem Ziel, Aussagen über die Bioäquivalenz, z. B. von Generika und Ursprungspräparat, zu erhalten. Die Prüfung ermöglicht die einwandfreie Aussage, ob der gleiche Wirkstoff in vitro aus solchen Arzneimitteln im Rahmen der zulässigen Abweichungen mit übereinstimmender Geschwindigkeit und in vergleichbarer Menge freigegeben wird. Die Prüfung ermöglicht aus Gründen mangelnder Qualität die Aussonderung von Arzneimitteln, die den Wirkstoff mit ungenügender Geschwindigkeit und/oder unvollständig freigeben.

Aber aufgrund der Ergebnisse der In-vitro-Prüfung allein können keine verläßlichen Rückschlüsse auf ein vergleichbares In-vivo-Verhalten gezogen werden. Sofern ein Verdacht besteht, daß eine ungenügende In-vitro-Auflösung sich nachteilig in vivo, z. B. in verminderter Bioverfügbarkeit, auswirkt, kann das verläßlich nur in vivo bewiesen werden. Auch bei Vorliegen einer linearen In-vitro/In-vivo-Korrelation zwischen mehreren untersuchten Zubereitungen kann nicht davon ausgegangen werden, daß sich weitere Zubereitungen, die ursprünglich nicht untersucht worden waren, in die Korrelation einordnen.

Weiterführende Literatur

APV-Richtlinie „Untersuchungen zur Bioverfügbarkeit, Bioäquivalenz" (1987), Dtsch. Apoth. Ztg. *127,* 1645.

Blume, H., Mutschler, E. (1989), Bioäquivalenz, Qualitätsbewertung wirkstoffgleicher Arzneimittel, Govi-Verlag, Frankfurt/M.

Blume, H., Siewert, M., Steinijans, V., Stricker, H. (1989), Bioäquivalenz von per os applizierten Retard-Arzneimitteln, Pharm. Ztg. *134,* 2488.

Dehrendorf, H., Garrett, E. R. (1987), Pharmakokinetik, Wissenschaftliche Verlagsgesellschaft m.b.H., Stuttgart.

Dibbern, H.-W. (1984), Verfügbarkeitsprüfung *in vitro*: Forderungen, Möglichkeiten, Grenzen, Pharm. Ind. *46,* 381.

Dolder, R., Skinner, F. S. (1990), Ophthalmika-Pharmakologie, Biopharmazie und Galenik der Augenarzneimittel, Wissenschaftliche Verlagsgesellschaft mbH, Stuttgart.

Eckert, M. (1977), Zur Problematik der biologischen Verfügbarkeit von rektalen Arzneiformen, Untersuchungen mit einem Sulfonamid, Dissertation Zürich.

Guidelines for Dissolution Testing of Solid Oral Products (1981), Pharm. Ind. *43,* 334.

Houston, J. B. (1981), Pharmacy Int. *2,* 37.

Langenbucher, F. (1981), *in vitro*-Prüfung und Korrelation mit *in vivo* Daten, in Biopharmazie, Theorie und Praxis der Pharmakokinetik, (Meyer, J., Rettig H., Hess, H., Herausgeb.) Georg Thieme Verlag, Stuttgart, New York, S. 277.

Lemmer, B. (1980), Biorhythmik der Arzneimittelwirkung, Schriftenreihe der Bundesapothekerkammer, Frankfurt a. M., Bd. X, Weiße Reihe, S. 111.

Lippold, B. C. (1984), Biopharmazie, Eine Einführung zu den wichtigsten Arzneiformen, Wissenschaftliche Verlagsgesellschaft mbH, Stuttgart.

Lippold, B. C. (1981), Wirkstoffresorption aus Dermatika, Dtsch. Apoth. Ztg. *121,* 2585.

Meier, J., Rettig, H., Hess, H. (1981), Biopharmazie, Theorie und Praxis der Pharmakokinetik, Georg Thieme Verlag, Stuttgart, New York.

Merkus, F.W.H.M., (1984), Arzneimittel vor, während oder nach der Mahlzeit? Deutscher Apotheker Verlag, Stuttgart.

Midha, K. K., Blume, H. H. (eds.) (1993), Bio-International-Bioavailability, Bioequivalence and Pharmacokinetics, medpharm, Stuttgart.

Moll, F., Bender, H. (1994), Biopharmazeutische Untersuchungsverfahren, Wissenschaftliche Verlagsgesellschaft mbH, Stuttgart.

Mutschler, E., Schäfer-Korting, M., Spahn, H. (1983), Pharmakokinetik, Dtsch. Apoth. Ztg. *123*, 1901.

Schriftenreihe der Bundesapothekerkammer (1980), Prinzipien der Arzneimittelwirkung – Grundlagen der medikamentösen Therapie, Werbe- und Vertriebsges. Deutscher Apotheker, Frankfurt/M.

Schriftenreihe der Medizinisch Pharmazeutischen Studiengesellschaft (1974), Bioverfügbarkeit, Heft 6, Umschau Verlag, Frankfurt/Main.

Sewing, K.-F. (1980), Resorption und Verteilung einschließlich pharmazeutischer und biologischer Verfügbarkeit, Schriftenreihe der Bundesapothekerkammer, Frankfurt a.M., Band X, Weiße Reihe, S. 47.

Stricker, H. (1979), Die Korrelation analoger und nichtanaloger *in vitro/in vivo*-Verfügbarkeitsdaten, Pharm. Ind. *41*, 279.

Thews, G. (1982), Magen-Darm-Trakt: Anatomie, Physiologie und Pathophysiologie, Dtsch. Apoth. Ztg. *122*, 1589.

Voegele, D., v. Hattingberg, H. M., Brockmeier, D. (1981), Ein einfaches Verfahren zur Ermittlung von *in vitro/in vivo*-Zusammenhängen in der Galenik, Acta Pharm. Technol. *27*, 115.

Wilson, T. H. (1962), Intestinal Absorption, W. B. Saunders, Philadelphia.

Abbildungsnachweise

Bates, T. R., Sequeira, J. A. (1975), J. Pharm. Sci. *64*, 793.

Boger, W. P., Gavin, J. J. (1959), N. Engl. J. Med. *261*, 827.

Chien, Y. W. (1995), S. T. P. Pharma Sciences *5*, 257.

Elias, P. M. (1981), Int. J. Dermatol. *20*, 1.

Finholt, P., Haabrekke, O., Holme, I., Jansholt, L., Paulssen, R. B., Sveen, K. (1972), Saertrykk av Meddeleser fra Norsk Farmaceutisk Selskap *34*, 101.

Frömming, K.-H., Gröbler, S. (1983), Pharm. Ztg. *128*, 786.

Frömming, K.-H., Heyer, K., Hosemann, R. (1981), Dtsch. Apoth, Ztg. *121*, 2276.

Fukuoka, E. (1989), Chem. Pharm. Bull. *37*, 1047.

Grote, U. (1985), Dissertation, Freie Universität Berlin.

Johnson, B. F., Greer, H., McCrerio, J., Bye, C., Fowle, A. (1973), Lancet, 1473.

Keller, M. (1981), Pharm. Ztg. *126*, 1377.

Kinsey, Adler, in Dolder, R., Skinner, S. (1983), Ophthalmika: Pharmakologie, Biopharmazie und Galenik der Augenarzneimittel, Wissenschaftliche Verlagsgesellschaft mbH, Stuttgart, S. 26.

Levy, G., Tsuchiya, T. (1972), Clin. Pharmacol. Ther. *13*, 317.

Leydhecker, W. (1975), Grundriß der Augenheilkunde, Springer Verlag, Berlin, Heidelberg, New York.

Miyazaki, S., Nakano, M., Arita, T. (1975), Chem. Pharm. Bull. *23*, 552.

Ohm, A. (1995), Critical manufacturing variables and in vitro dissolution tests in view of in vivo performance, in Bio-International 2-Bioavailability, Bioequivalence and Pharmacokinetic Studies, Blume, H. H., Midha, K. K. (eds.), medpharm, Stuttgart, p. 261

Rettig, H. (1978), Acta Pharm. Technol. *24*, 143.

Rubinstein, M. H., Price, E. J. (1977), J. Pharm. Pharmacol. *29S*, 5P.

Shaw, T. R. D., Carless, J. E. (1974), Eur. J. Clin. Pharmacol. *7*, 269.

Kapitel 8
Flüssige Arzneiformen

1 Allgemeines, Definitionen

Zu den flüssigen Arzneiformen zählen Lösungen, flüssige Suspensionen und flüssige Emulsionen zur äußerlichen oder inneren Anwendung (s. Kap. 4, Abschn. 5 Disperse Mehrphasen-Systeme, Abschn. 5.6 und 5.7).

Neben den nachstehend aufgezählten Darreichungsformen sind weitere flüssige Arzneiformen in den Kapiteln Parenteralia (s. Kap. 9), Darreichungsformen zur Anwendung am Auge (s. Kap. 10), Inhalationen, Aerosole (s. Kap. 11) und Pflanzliche Arzneizubereitungen (s. Kap. 18) beschrieben.

Aromatische Wässer (Aquae aromaticae)

Lösungen oder feinste Dispersionen von ätherischen Ölen in Wasser.

Arzneiliche Öle (Olea medicata)

Ölige Lösungen lipophiler Arzneistoffe, ölige Pflanzenauszüge oder ölige Suspensionen, z. B. ölige Lösung von Vitamin A (DAB/Ph.Eur.).

Arzneiliche Weine (Vina medicata)

z. B.Likörwein (DAB), Ansatzweine zur Herstellung von Arzneizubereitungen.

Arzneispiritusse (Spirituosa medicata)

Lösungen von Wirkstoffen in Ethanol oder Ethanol/Wasser-Gemischen, Campherspiritus (DAB)

Elixiere (Elixiria medicinalia)

Wässrig-alkoholische gesüßte Lösungen.

Lösungen (Solutiones)

Übergeordneter Begriff arzneilich verwendeter Lösungen, aber auch Sorbitol-Lösung 70% (DAB/Ph. Eur.), Hämodialyselösungen (DAB/ Ph. Eur.). **Liquores** sind Flüssigkeiten, bei deren Herstellung eine chemische Reaktion abläuft, z. B. wäßrige Ammoniak-Lösung.

Mixturen (Mixturae)

Zum inneren Gebrauch bestimmte, löffelweise dosierte Lösungen, seltener Suspensionen. Zur äußerlichen Anwendung bestimmte Mixturen werden als Schüttelmixturen oder **Lotionen** (Lotiones) bezeichnet.

Sirupe (Sirupi)

Nach Arzneibuch flüssige Zubereitungen süßschmeckender Mono- oder Disaccharide, die Arzneizusätze oder Pflanzenauszüge enthalten können.

Das Arzneibuch enthält die Monographien „Flüssige Zubereitungen zur peroralen Anwendung“ und „Flüssige Zubereitungen zur kutanen Anwendung“.

2 Entwicklungskriterien

Für die Applikation flüssiger Arzneiformen kommen die meisten Applikationswege in Betracht.

Neben der meist sehr schnellen Resorption ist die mögliche individuelle Dosierung ein Vorteil flüssiger Arzneiformen. Nachteilig sind die im Vergleich zu festen Darreichungsformen größeren Gefahren von chemischen Instabilitäten und Inkompatibilitäten gelöster Wirk- bzw. Hilfsstoffe sowie der Dosierungsungenauigkeit nach Abfüllung in Mehrfachdosenbehältnissen. Bei flüssigen Suspensionen muß mit der Bildung von schwer aufschüttelbaren Sedimenten (s. Kuchenbildung, Kap. 4, Abschn. 5.3, 5.6.2 und 5.7), bei flüssigen Emulsionen mit dem Aufrahmen bzw. Brechen (s. Kap. 4, Abschn. 5.6.2) gerechnet werden.

Neben dem Wirkstoff und dem Lösungs- bzw. Dispersionsmittel enthalten flüssige Arzneiformen meist noch zusätzliche Hilfsstoffe, wie Geschmacksstoffe, Lösungsvermittler (s. Kap. 4, Abschn. 2.3.9, Kap. 6, Abschn. 3.3), Konservierungsmittel (s. Kap. 5, Abschn. 7.2), Puffersubstanzen, Farbstoffe, Peptisatoren (s. Kap. 4, Abschn. 5.4 und 5.5), viskositätserhöhende Stoffe (s. Kap. 4, Abschn. 2.1 und 5.2), Antioxidantien (s. Kap. 22, Abschn. 6.2.2) usw.

Lösungsmittel – Kosolventien – Lösungsvermittler

Eine besondere Bedeutung kommt der Wahl des geeigneten Lösungsmittels zu, wobei – wenn irgend möglich – Wasser wegen seiner guten Verträglichkeit verwendet werden sollte. Besonders hohe Anforderungen, insbesondere hinsichtlich der mikrobiellen Reinheit, sind an die Herstellung von Parenteralia (s. Kap. 9), Darreichungsformen zur Anwendung am Auge (s. Kap. 10) und von Lösungen zur Behandlung offener Wunden zu stellen. Für diese Zubereitungen ist nach dem Arzneibuch „Wasser für Injektionszwecke" zu verwenden.

Wasser stellt, insbesondere mit gelöst vorliegenden weiteren Stoffen, häufig einen guten Nährboden für Mikroorganismen dar (s. Kap. 5, Abschn. 4).

Ungenügende Löslichkeit des Arzneistoffs in Wasser kann Maßnahmen zur Lösungsvermittlung (Solubilisierung, s. Kap. 4, Abschn. 2.3.9 und Kap. 9, Abschn. 2) erfordern. Eine Möglichkeit besteht in dem Zusatz von mit Wasser mischbaren anderen Lösungsmitteln, sogenannten Kosolventien, wie Ethanol, Propylenglykol, Macrogole. Kritisch ist ein Zusatz solcher Kosolventien bei parenteraler, insbesondere i. v. Applikation, im Hinblick auf die erforderliche Venenverträglichkeit und Gewebefreundlichkeit zu betrachten. Auch bei Schleimhäuten als Applikationsort müssen die eventuelle Extraktion von Membranbestandteilen oder sonstige Irritationen, wie Störungen der Funktion der Zilien bei der Nasenschleimhaut, berücksichtigt werden. Ethanol enthaltende Arzneimittel zur inneren Anwendung, insbesondere zur Injektion und Infusion, müssen bei Überschreiten bestimmter Konzentrationen in der Bundesrepublik Deutschland gemäß der Arzneimittel-Warnhinweisverordnung einen Warnhinweis tragen.

Ein Zusatz von Lösungsvermittlern ermöglicht, die Wasserlöslichkeit von Wirkstoffen zu verbessern (s. Kap. 4, Abschn. 2.3.9). Hierbei können unterschiedliche Mechanismen wirksam werden. Beispiele sind Substanzen mit positivem Hydrotropieeffekt, Komplexbildner oder Tenside.

Bei der Herstellung öliger Lösungen von Wirkstoffen ist die Verwendung möglichst reiner Öle erforderlich, um Oxidationsprozesse während der Lagerung auszuschließen. Besondere Anforderungen sind in dieser Hinsicht an die Herstellung öliger Injektionszubereitungen und öliger Augentropfen zu stellen.

Geschmacksstoffe

Zur Geschmackskorrektur – nicht nur von flüssigen peroral zu verabreichenden Darreichungsformen – werden Aromastoffe sowie Zucker, Zuckerersatz- und Zuckeraustauschstoffe zugesetzt. Die Geschmacksrezeptoren der Zunge können die Geschmacksrichtungen

süß – sauer – bitter – salzig

unterscheiden.

Bei einer Aromatisierung kann der Basisgeschmack

- durch Zusatz von Stoffen gleicher oder ähnlicher Geschmacksrichtung harmonisiert, z. B. bitter mit Wermut, sauer mit Zitrone, oder
- mit der entgegengesetzten Geschmacksrichtung überdeckt werden, z. B. bitter mit Vanille, sauer mit Erdbeere.

Wegen seiner Instabilität gegenüber Hydrolyse bei Anwesenheit saurer Wirkstoffe sowie seiner kariesfördernden und kalorienliefernden Wirkung wird Zucker (Saccharose) vermehrt durch Zuckeraustauschstoffe, wie Fructose, Sorbitol, Mannitol, Xylitol, und Süßstoffe, wie Cyclamat, Saccharin oder Aspartame, verdrängt. Zuckeraustauschstoffe sind ebenfalls kalorienliefernd.

Viskositätserhöhende Stoffe

Ein Zusatz viskositätserhöhender Stoffe zu flüssigen Arzneiformen kann zur

- Wirkungsverlängerung in Augentropfen,
- Verbesserung der Gießbarkeit,
- Erhöhung der Dosierungsgenauigkeit,
- Verringerung der Sedimentation von Suspensionen oder des Aufrahmens von Emulsionen oder
- Geschmacksverbesserung

erfolgen. Die Geschmacksverbesserung durch Erhöhung der Viskosität bei peroralen flüssigen Zubereitungen ist durch eine Erniedrigung der Diffusionsgeschwindigkeit bedingt, so daß pro Zeiteinheit weniger Wirkstoffmoleküle die Geschmacksrezeptoren erreichen.

Zusätze von **Säuren**, **Basen** oder **Puffersubstanzen** können zur Erhöhung der chemischen Wirkstoffstabilität (s. Kap. 22), der verbesserten Löslichkeit von Wirk- oder Hilfsstoffen, der Beeinflussung der Resorption, Wirksamkeit oder Verträglichkeit (s. Kap. 7), z. B. der Optimierung der Pepsinwirkung bei saurem pH-Wert oder zur Verbesserung der Konservierungsmittelwirkung, erforderlich sein.

Weitere Hilfsstoffe können **Farbstoffe** oder **Antioxidantien** sein.

3 Herstellungsverfahren

Die Herstellung von Lösungen ist im Gegensatz zu der Herstellung von Suspensionen und Emulsionen in der Regel mit weniger Problemen behaftet, wenn die Wirk- und Hilfsstoffe ausreichend wasserlöslich sind. Die erforderlichen Geräte bei der industriellen Herstellung sind meist von einfacher Ausführung. Heiz- und kühlbare Rührwerksbehälter sind wesentliche Teile. Deren Beschickung erfolgt häufig noch manuell, während die Zugabe der Lösungsmittel oder anderer flüssiger Stoffe bei Großansätzen über Rohrleitungen erfolgt. Die Herstellung von Suspensionen oder Emulsionen erfordert in der Regel Zerkleinerungs- bzw. Homogenisierungsschritte in geeigneten Homogenisatoren, Kolloidmühlen u. ä.

Besondere Beachtung muß der Vermeidung mikrobieller Verunreinigungen, insbesondere bei Zubereitungen zur parenteralen Verabreichung und von Augentropfen geschenkt werden.

Bei Suspensionen ist eine während der Lagerung auftretende Sedimentation meist unvermeidbar. Durch eine sachgemäße Herstellung, z. B. durch Zusatz von Peptisatoren oder von viskositätserhöhenden Stoffen, muß jedoch die sogenannte Kuchenbildung unbedingt vermieden werden. Hierdurch würde die Suspension unbrauchbar.

Zur Vermeidung der Flocculation oder des Brechens von flüssigen Emulsionen können die in Kap. 4, Abschn. 5.6.2 genannten Maßnahmen durchgeführt werden.

Mehrdosenbehältnisse werden ausschließlich mit Dosierhilfen versehen. Es wird zwischen **Randtropfer** und **Zentraltropfer** unterschieden. Zentraltropfer haben eine bessere Dosiergenauigkeit und werden daher meist eingesetzt. Eine zu rasche Tropfenfolge läßt sich durch Zugabe makromolekularer Substanzen, wie Polyvidon, verringern.

4 Zubereitungen für die Nase (Nasalia, DAB/Ph. Eur.)

Neben den flüssigen Darreichungsformen Nasentropfen, Nasensprays und Nasenspüllösungen ordnet das Arzneibuch auch Nasenpulver und Nasensalben dieser Monographie zu.

Nasentropfen sind wäßrige oder ölige Darreichungsformen, die als Lösungen, Suspensionen oder Emulsionen zur meist lokalen, teilweise auch systemischen Wirkung verwendet werden. Nasensprays unterscheiden sich von Nasentropfen lediglich durch die Art der Anwendung und Verpackung. Sie werden in quetschbare Kunststoffflaschen oder Behältnisse mit Dosierpumpventil abgefüllt. Wäßrige Zubereitungen werden öligen Präparaten wegen der geringeren Beeinflussung der Ziliarfunktion vorgezogen.

Flüssiges Paraffin sollte wegen der Gefahr der Paraffinombildung in der Lunge vermieden werden; andernfalls müssen entsprechende Zubereitungen den Hinweis tragen: „Nicht über längere Zeit anwenden".

Zur Vermeidung von Reizungen der Nasenschleimhaut sollten Nasentropfen, Nasensprays und Nasenspüllösungen annähernd isoton und euhydrisch sein. Im Gegensatz zu Augentropfen ist keine Sterilität vorgeschrieben. Bei Abgabe in Mehrdosenbehältnissen muß, in der Regel durch Zusatz eines Konservierungsmittels, mikrobielle Kontamination ausgeschlossen werden.

Bei der Entwicklung der Rezeptur müssen alle Stoffe auf eventuelle Beeinträchtigungen der Bewegungen der Zilien untersucht werden.

5 Zubereitungen für das Ohr (Auricularia, DAB/Ph.Eur.)

Neben den flüssigen Darreichungsformen Ohrentropfen, Ohrensprays und Ohrenspülungen ordnet das Arzneibuch auch Ohrensalben und Ohrenpulver dieser Monographie zu. Ohrentropfen sind Lösungen, Suspensionen oder Emulsionen zur lokalen Therapie. Als Lösungsmittel werden meist Wasser oder Glycerol sowie wäßrig-ethanolische Mischungen verwendet. Fette Öle werden wegen des fehlenden osmotischen Effekts weniger eingesetzt.

Eine weitgehende Angleichung an die physiologischen Verhältnisse ist meist nicht erforderlich, da das Epithel des Außenohres im Vergleich zum Nasenepithel robuster ist. Eine Ausnahme besteht, wenn wäßrige Ohrentropfen zur Behandlung bei verletztem Trommelfell oder bei chirurgischen Eingriffen vorgesehen sind; dann ist annähernde Isotonie zu fordern. Hypotone Lösungen können das Trommelfell durchdringen.

Auch Spüllösungen für das Mittelohr sind isoton anzugleichen.

Die Erfordernis von Sterilität wird nicht einheitlich beurteilt.

6 Hämodialyselösungen Hämofiltrationslösungen (DAB/Ph. Eur.)

Hämodialyse- und Hämofiltrationslösungen werden zur extrakorporalen Blutreinigung in geeigneten Dialysatoren benötigt. In diesen sind das zu reinigende Blut und die Hämodialyse- bzw. Hämofiltrationslösung durch eine künstliche Membran getrennt. Die Membran ist für Wasser, Ionen und kleinere organische Stoffe, wie Kreatinin und Harnstoff, durchlässig.

Die Zusammensetzung der gebrauchsfertigen Lösungen entspricht ungefähr der Zusammensetzung der extrazellulären Körperflüssigkeit. Für die Lagerung werden meist konzentrierte Hämodialyselösungen hergestellt, die vor Gebrauch mit Wasser (Wasser zum Verdünnen konzentrierter Hämodialyselösung, DAB Anhang) entsprechend zu verdünnen sind. Dieses Wasser wird wie „Gereinigtes Wasser“ aus Trinkwasser erhalten, muß aber zusätzlichen Reinheitsprüfungen genügen.

7 Sirupe (Sirupi, DAB)

Der Zuckersirup des Arzneibuchs ist eine Lösung von 64% Saccharose in Wasser. Derart hochkonzentrierte Zuckerlösungen unterliegen wegen ihrer starken osmotischen Wirkung keinem mikrobiellen Befall. Durch Kondensatbildung infolge Verdampfen von Wasser können jedoch Bereiche verdünnterer Lösungen an der Gefäßinnenwand entstehen, die Nährböden für mikrobielle Keime darstellen. Das Abfüllen der noch heißen Sirupe soll daher unter aseptischen Bedingungen erfolgen.

8 Biopharmazeutische Probleme

Die Resorptionsvoraussetzungen sind aus Lösungen, Suspensionen und Emulsionen unterschiedlich. Gelöst vorliegender Arzneistoff hat die besten Voraussetzungen für eine schnelle Resorption, wobei die Resorptionsgeschwindigkeit aus wäßrigen Lösungen in der Regel schneller als aus öligen Lösungen ist. Bei letzteren ist der Penetration in die Resorptionsmembran noch ein Verteilungsschritt aus der öligen in die wäßrige Phase vorgeschaltet. Außerdem ist die Diffusionsgeschwindigkeit in Öl langsamer als in Wasser.

In einer wäßrigen Suspension ist der Wirkstoff fein dispergiert und gut benetzt. Bei weitgehender Teilchengrößenreduzierung steht für einen beabsichtigten schnellen Wirkungseintritt für den raschen Angriff der Gastrointestinal- oder Gewebsflüssigkeit eine große Oberfläche zur Verfügung. Außerdem ist eine schnelle Verteilung der vielen festen Wirkstoffpartikeln über größere Bereiche des Magen-Darm-Kanals möglich. Viskositätserhöhende Stoffe können allerdings infolge Verlangsamung der Diffusionsgeschwindigkeit gelöster Moleküle eine Verzögerung der Resorption bewirken.

Aus Emulsionen werden vor allem für die Resorption von schwerlöslichen, lipophilen Wirkstoffen günstige Ergebnisse berichtet, wie z. B. von Vitamin A nach peroraler Gabe. Teilweise wird auch ein Abtransport über die Lymphgefäße angenommen (s. Kap. 7, Abschn. 2). Günstig wirkt sich auch die benetzungsfördernde Wirkung der Emulgatoren aus.

9 Qualitätsprüfung

Zur Qualitätsbeurteilung bzw. zur Beschreibung des Zustandes und der Eigenschaften von flüssigen Zubereitungen eignen sich neben den üblichen chemischen Bestimmungen vor allem physikalisch-chemische und physikalische Methoden. Je nach Art der flüssigen Arzneiform kommen nachstehende Methoden zur Qualitätskontrolle in Betracht.

Arzneibuchbestimmungen und -kennzahlen:

- relative Dichte,
- Brechzahl,
- pH-Wert,
- Gleichförmigkeit der Masse und des Gehaltes (s. Kap. 2, Abschn. 3 und 6),
- Wassergehalt,
- Ethanolgehalt,
- Viskosität (s. Kap. 4, Abschn. 2.1.3, 2.1.5 und 5.2),
- falls Pyrogenfreiheit, mikrobielle Reinheit und/oder Sterilität gefordert werden, s. Kap. 9, Abschn. 5.

Dispersität und Teilchengrößen:

Mikroskopie (s. Kap. 14, Abschn. 2.1.2),

Mikroskopie mit polarisiertem Licht,

Transmissions- und Raster-Elektronenmikroskopie;

Coulter-Counter-Methode (s. Kap. 14, Abschn. 2.1.2)

Lichtstreuungs- und -beugungsmethoden

Sonstige Werte:

Oberflächenspannung (s. Kap. 4, Abschn. 3.2.2),

Leitfähigkeit (s. Kap. 4, Abschn. 5.6.3),

kolligative Eigenschaften (s. Kap. 4, Abschn. 2.3.7).

Ein besonderes Problem stellt die Dosierungsgenauigkeit von flüssigen Arzneiformen dar. Gemäß Arzneibuch muß jede Dosis einer Mehrdosen-Zubereitung mit Hilfe einer geeigneten Dosiervorrichtung entnehmbar sein. Meßlöffel – meist 5 ml – gelten als Dosiersysteme niederer Genauigkeit. Die individuelle Dosierung von Tropfenpräparaten setzt voraus, daß das abtropfende Tropfengewicht bzw. -volumen immer gleich ist und die Abtropfgeschwindigkeit nur so groß ist, daß der Patient die Tropfen noch zählen kann. Die Monographie „Flüssige Zubereitungen zur peroralen Anwendung“ (DAB/Ph. Eur.) gibt Normen für die Dosierung von Tropfflüssigkeiten. Sie fordert einen oberen Grenzwert von maximal zwei Tropfen je Sekunde für die Tropfgeschwindigkeit selbsttätiger Tropfgeräte sowie Akzeptanzlimits für die Streuung einzelner abgeteilter Dosen aus einer Tropfeinrichtung. Im Arzneibuch ist als Dosierungshilfe ein Normaltropfenzähler beschrieben.

Lösungen müssen während ihrer Lagerung auf die etwaige Bildung von Ausscheidungen, wie Trübungen, Niederschläge oder Auskristallisationen, beobachtet werden. Meist handelt es sich hierbei um herstellungs- oder lagerungsbedingte Folgen. Leichte Nachtrübungen sind bei Temperaturerhöhung meist reversibel. Trübungen können auch mikrobiologisch bedingt sein.

Bei Suspensionen muß die Qualitätskontrolle sicherstellen, daß während der Lagerung kein Partikelgrößenwachstum durch Umlösungsvorgänge eintritt. Ein gebildetes Sediment muß aufschüttelbar sein. Bei bestimmten Applikationen von Emulsionen, wie zur parenteralen Ernährung, darf ein bestimmter Dispersitätsgrad nicht unterschritten werden (s. Kap. 9, Abschn. 5). Die während der Lagerung stets zunehmende Teilchengröße der inneren Phase führt schließlich zum Brechen der Emulsion.

Weiterführende Literatur

Bremeker, K.-D. (1988), Neuere Entwicklungen bei Darreichungsformen zur transdermalen und transnasalen Medikation, Pharm. Ztg. 133, 611.

Deitmer, T., Scheffler, R. (1992), Nasentropfen, Wirkung von Arzneipräparaten auf die Schlagfrequenz nasaler Flimmerzellen, Dtsch. Apoth. Ztg. *132,* 751.

Fickweiler, E. (1983), Biopharmazie der Oto-Rhino-Laryngologica, Pharmazie *38*, 274.

Klement, A. (1986), Schnupfen und die Nasenschleimhaut, Österr. Apoth. Ztg. *40*, 113.

Reimann, H., Blume, H. (1993), Dosierung von oralen Liquida, Pharm. Ztg. *138,* 594.

Kapitel 9

Parenteralia, einschließlich Blutzubereitungen, Sera und Impfstoffe

1 Allgemeines, Definitionen

Parenteral – par enteron – bedeutet „unter Umgehung des Magen-Darm-Kanals“. Meist wird der Begriff jedoch enger gefaßt. So versteht das Arzneibuch unter Parenteralia sterile Zubereitungen, die zur Injektion (Iniectabilia), Infusion (Infundibilia) oder Implantation in den menschlichen oder tierischen Körper bestimmt sind.

Injektionen sind Zubereitungen, bei denen kleine Volumina (meist zwischen 1 und 20 ml) als Lösung, Suspension oder Emulsion appliziert werden.

Bei **Infusionen** werden Volumina, die größer als 100 ml sind, infundiert. Sie werden insbesondere aus folgenden Gründen verwendet:

- Ersatz von Blut und Blutderivaten,
- Volumensubstitution bei größeren Flüssigkeitsverlusten,
- Elektrolytersatz,
- Proteinersatz: bei Hypoproteinämie, partielle Ernährung, Aminosäuren,
- Parenterale Ernährung: Zufuhr von Kohlenhydraten, Aminosäuren, Fetten sowie Vitaminen und Mineralstoffen,
- Osmotherapie: Wasserentzug aus Geweben mit hypertonen, konzentrierten Lösungen von Zuckern, Polyolen oder Harnstoff,
- Lösungen zur Peritonealdialyse: Entfernung toxischer Substanzen und Eliminierung harnpflichtiger Stoffe bei Niereninsuffizienz,
- Externe Anwendung zu Spül- oder Drainagezwecken, bei großflächigen Verbrennungen.

Meist wird die Infusionstherapie stationär durchgeführt; vereinzelt werden auch vom Patienten tragbare Infusionssysteme eingesetzt (s. Kap. 17, Abschn. 6).

Pulver zur Herstellung von Parenteralia werden erst vor der Applikation in dem vorgeschriebenen Volumen des sterilen Lösungsmittels aufgelöst. Chemisch instabile Wirkstoffe werden zu dieser Arzneiform verarbeitet.

Implantate sind zur meist subkutanen Implantation bestimmt (s. Kap. 16, Abschn. 6.1)

Eine besondere Gruppe stellen die **Injektionslösungen mit radioaktiven Stoffen** dar, die teils diagnostisch, teils therapeutisch verwendet werden. Die an sie zu stellenden Anforderungen sind in einem besonderen Abschnitt des Arzneibuchs – Radioaktive Arzneimittel – zusammengefaßt.

2 Herstellung von Parenteralia

Allgemeine Anforderungen. Parenteralia müssen mit besonderer Sorgfalt hergestellt werden, um Reizlosigkeit zu garantieren und mikrobielle und partikuläre Verunreinigungen zu vermeiden. Mehr als bei anderen Darreichungsformen kommt dem Herstellungsverfahren eine besondere Bedeutung zu. An Parenteralia sind die in Tab. **9.1** aufgeführten Anforderungen zu stellen.

Lösungsmittel und Hilfsstoffe. Das wichtigste **Lösungs-** bzw. **Dispersionsmittel** ist Wasser (s. Kap. 5, Abschn. 4.2). Nach dem Arzneibuch muß grundsätzlich „Wasser für Injektionszwecke“ (DAB/Ph. Eur.) verwendet werden. Die

Tabelle **9.1** Anforderungen an Parenteralia

- Gute Verträglichkeit für den Patienten
  sie hängt ab von
  - der Isotonisierung oder annähernden Isotonisierung
  - einem angenäherten physiologischen pH-Wert wäßriger Parenteralia
  - der Abwesenheit von partikulären Verunreinigungen
- Verträglichkeit mit dem Behältnismaterial
- Stabilität während der Lagerung

Verwendung oder der Zusatz eines anderen Lösungsmittels ist nur vertretbar, wenn der Wirkstoff

- in Wasser schwerlöslich ist,
- in Wasser instabil ist,
- eine protrahierte Wirkung erwünscht ist.

Mit Wasser mischbare Lösungsmittel, die als Cosolventien bis zu einer bestimmten Menge zugesetzt werden können, sind in erster Linie Ethanol bis 20% (s. Kap. 6, Tab. **6.5**), Glycerol bis 30%, Propylenglykol und Macrogol 300 bis 50% und 1,3-Butandiol bis 100%.

An nichtwäßrige Lösungsmittel sind die in Tab. **9.2** angegebenen Anforderungen zu stellen. Als lipophile Lösungsmittel werden natürliche Öle pflanzlicher Herkunft, wie Erdnuß-, Oliven-, Mandel-, Sesamöl, „Sojaöl zur parenteralen Anwendung (DAB/Ph. Eur.)" und halbsynthetische Fettsäureester verwendet (s. Kap. 12, Abschn. 1.2). An sie müssen erhöhte Anforderungen gestellt werden. Unangenehm macht sich die teilweise recht hohe Viskosität bemerkbar. Gesättigte halbsynthetische Ester, wie gesättigtes Triglycerid mit C_8-C_{12}-Fettsäuren (Mittelkettige Triglyceride DAB/Ph. Eur.), sind vor allem wegen ihrer niedrigeren Viskosität und teilweise größeren chemischen Stabilität gegenüber der Heißluftsterilisation sowie wegen ihrer guten Lösungseigenschaften, z. B. für Steroidhormone und fettlösliche Vitamine, geeignet.

Der Zusatz von Hilfsstoffen sollte hinsichtlich Anzahl und Menge möglichst gering gehalten werden. Es kommen vor allem die in Tab. **9.3** aufgeführten Gruppen in Betracht.

Lösungsvermittlung, Löslichkeitserhöhung. Intravenös zu verabreichende Wirkstoffe müssen vollständig gelöst sein. Während der Entwicklung der Zubereitung ist sicherzustellen, daß während der Injektion keine Ausfällung erfolgt. Da Ersatz des Wassers durch andere Lösungsmittel nur begrenzt möglich ist, wird durch mehrere Verfahren versucht, die Löslichkeit von in Wasser schwerlöslichen Wirkstoffen zu verbessern (Tab. **9.4**). Vorsicht ist bei der Verwendung von grenzflächenaktiven Lösungsvermittlern geboten, da mit Membran-Irritationen gerechnet werden muß.

Außerdem liegen Berichte über das Auftreten anaphylaktischer Reaktionen vor. Neben Lecithin wird für Parenteralia zur Zeit praktisch nur das Poloxamer 188 (Pluronic F 68®) verwendet.

Isotonisierung. Wäßrige Parenteralia sollen der Blut- bzw. Gewebsflüssigkeit isoosmotisch bzw. annähernd isoosmotisch sein. Die Forderung nach Isotonie ist bei intravasalen Zubereitungen zu stellen. Bei stärker hypo- oder hyperosmotischen Abweichungen kann es zu Erythrozytenschädigung bzw. Gewebereizungen kommen. Bei *i.v.* Gabe stärker hypoosmotischer Lösungen tritt

Tabelle **9.2** Anforderungen an nichtwäßrige Lösungsmittel für Parenteralia

- Geeignete physikalische Eigenschaften, insbesondere ausreichend niedrige Viskosität
- Toxikologische Unbedenklichkeit, lokale Verträglichkeit
- Chemische Verträglichkeit mit den Wirk- und Hilfsstoffen der Zubereitung
- Pharmakologische Indifferenz
- Physiologische Verträglichkeit; keine Reizungen, Sensibilisierungen oder allergene Reaktionen
- Hitzesterilisierbarkeit
- Verträglichkeit mit dem Behältnismaterial

Tabelle **9.3** Hilfsstoffe für Parenteralia

- Stoffe zur Verbesserung der Löslichkeit
- Stoffe zur Isotonisierung
- Puffer
- Antioxidantien, Chelatbildner
- Konservierungsmittel
- Emulgatoren
- Hilfsstoffe zur Wirkungsverlängerung

Tabelle **9.4** Verfahren zur Löslichkeitsverbesserung schwerlöslicher parenteral zu verabreichender Wirkstoffe

- Strukturelle Veränderungen des Wirkstoffmoleküls durch Einführung funktioneller Gruppen
- Zusatz von Cosolventien bzw. Substanzen mit positivem Hydrotropieeffekt
- Salzbildung, z. B. Aminophyllin = Theophyllin + Ethylendiamin
- Zusatz von Komplexbildnern, z. B. Benzocain-Coffein-Komplex
- Zusatz von wasserlöslichen Cyclodextrinen bzw. Cyclodextrinderivaten
- Zusatz von grenzflächenaktiven Lösungsvermittlern (Solubilisatoren)
- Prodrug-Bildung, z. B. Metronidazol → Dikaliumsalz des Metronidazolphosphats

Hämolyse, bei Zufuhr größerer Mengen hyperosmotischer Lösungen tritt Plasmolyse ein. Hypoosmotische Lösungen enthalten weniger gelöste Moleküle oder Ionen als im Blut oder der Gewebsflüssigkeit vorhanden sind. In diesem Fall muß durch Zugabe von Natriumchlorid, Glucose oder Mannit eine Isotonisierung erfolgen, entsprechend einer Gefrierpunkterniedrigung gegenüber reinem Wasser von – 0,52 °C (s. Kap. 10, Abschn. 3). Die *i.v.* Gabe hyperosmotischer Lösungen läßt sich für manche Stoffe, wie Glucose, Kontrastmittel, osmotisch wirkende Diuretika, Aminosäuren, aus therapeutischen Gründen nicht vermeiden.

Isohydrie, Euhydrie. Das Blutserum verfügt über die vier Puffersysteme Kohlensäure/Hydrogencarbonat, Plasmaproteine, primäres/sekundäres Phosphat und Hämoglobin/Oxyhämoglobin. Das letzte System ist am wirksamsten. Der pH-Wert des Bluts liegt zwischen pH 7,30 und 7,45. Eine Angleichung wäßriger Parenteralia an den physiologischen Bereich ist aus Stabilitätsgründen häufig nicht möglich. So können Alkaloidbasen bei diesen Werten teilweise bereits ausgefällt werden.

Bei der pH-Angleichung wird zwischen Isohydrie und Euhydrie unterschieden. **Isohydrie** ist die Einstellung auf den physiologischen pH-Bereich. Sie ist besonders bei Infusionen sowie bei Injektionen ins Gewebe erforderlich. **Euhydrie** bedeutet eine bestmögliche Angleichung an den physiologischen pH-Wert. Intravenös verabreichte Injektionslösungen können aus Gründen der Wirkstoffstabilität euhydrisch sein. Eine ausreichend langsame Injektion ermöglicht den Puffersystemen des Bluts eine schnelle Angleichung an den physiologischen pH-Wert.

Der pH-Bereich kann für *i.v.* Lösungen größer als für *i.m.* oder andere extravasale Verabreichungen gewählt werden. Die Grenzwerte für *i.v.* Injektionslösungen liegen etwa zwischen pH 3,0 und 10,5, für andere Applikationswege zwischen pH 4,0 und 9,0. Infusionslösungen müssen streng isohydrisch sein.

Es ist zu unterscheiden zwischen der pH-Einstellung mit Säuren oder Basen und der Pufferung mit Acetat-, Phosphat- oder Citratpuffern. Eine Pufferung von Infusionsarzneimitteln sollte nicht erfolgen, damit die natürliche pH-Stabilisierung des Blutes erhalten bleibt. Eine etwa erforderliche pH-Einstellung erfolgt mit Salzsäure bzw. Natronlauge. Häufig wird ein Kompromiß zwischen Isotonie, Euhydrie, physiologischen Anforderungen und Wirkstoffstabilität erforderlich sein.

Maßnahmen zur chemischen Stabilisierung. Als chemische Instabilitäten in Parenteralia kommen in erster Linie hydrolytische und oxidative Reaktionen sowie Inkompatibilitäten zwischen einzelnen Bestandteilen der Zubereitung in Betracht (s. Kap. 22, Abschn. 3). Andere Reaktionen, wie Decarboxylierungen, sind seltener.

Die Bedeutung von Maßnahmen zur Vermeidung solcher Instabilitäten muß auch unter dem Aspekt gesehen werden, daß meist eine Hitzesterilisation von Parenteralia durchgeführt wird, was zu einer wesentlichen Beschleunigung chemischer Reaktionen führen kann. Chemische Zersetzungen werden gefördert durch

- Energiezufuhr infolge von Hitze und Licht,
- Luftsauerstoff,
- katalytische Wirkung von Metallspuren,
- Wasser.

In Tab. **9.5** sind wesentliche Maßnahmen zur Vermeidung derartig bedingter Instabilitäten angeführt.

Durch Autoxidation zersetzbare Wirkstoffe, wie Morphin oder Epinephrin, können durch Zugabe von Antioxidantien stabilisiert werden. Neben Ascorbinsäure werden für wäßrige Lösungen insbesondere Natriummetahydrogensulfit, Natriumsulfit und -hydrogensulfit verwendet. Chelatbildner, wie Dinatriumedetat (EDTA-Na), können durch ihre gegenüber Metallionen komplexbildenden Eigenschaften die Wirkung von Antioxidantien verstärken. Alle chemischen Zersetzungsreaktionen sind pH-abhängig. Der für die Zersetzung optimale pH-Wert sollte vermieden werden.

Maßnahmen zur Keimminderung. Während der Herstellung von Parenteralia muß peinlichst auf

Tabelle **9.5** Vermeidung von chemischen Instabilitäten bei Parenteralia

- Lichtschutz während der Herstellung und durch Braunglasampullen und -fläschchen
- Ausschluß von Sauerstoff, Verwendung von Schutzgasen, wie Stickstoff oder Kohlendioxid
- Zusatz von Antioxidantien
- Einstellung eines geeigneten pH-Wertes
- Trennung von Wirkstoff und Lösungsmittel
- Verwendung von Pulvern
- Getrenntes Abfüllen unverträglicher Lösungen in Ampullenpaare

die Vermeidung mikrobieller Verunreinigungen geachtet werden (s. Kap. 5, Abschn. 5.1). Anlage und Beschaffenheit der Räume, Anwendung der Reinraumtechnik, Desinfektionsmaßnahmen und größtmögliche persönliche Hygiene sind unerläßliche Voraussetzungen. Geeignete, leicht zu reinigende Geräte und Behältnisse sind zu verwenden. Kurze Leitungssysteme, die zu Reinigungszwecken eine häufige Dampfsterilisation ermöglichen, sind zusätzliche Sicherheitsmaßnahmen.

Bereits bei der Auswahl der Ausgangsstoffe ist besondere Sorgfalt erforderlich. Wirk- und Hilfsstoffe müssen einen hohen Reinheitsgrad haben und sollen keimarm bzw. steril und pyrogenfrei sein. Häufigste Ursache für mikrobielle Verunreinigungen ist das Wasser. Die Herstellung des Wassers für Injektionszwecke soll zeitlich möglichst nahe der weiteren Verwendung für die Produktion erfolgen.

Für wäßrige Zubereitungen, die unter aseptischen Bedingungen hergestellt und in den verschlossenen Endbehältnissen nicht sterilisiert werden können, erlaubt das Arzneibuch den Zusatz einer geeigneten antimikrobiell wirksamen Substanz. Der Zusatz ist nicht bei größeren Einzeldosen als 15 ml und bei Zubereitungen, die in die Cerebrospinalflüssigkeit appliziert, intraokulär oder intrakardial gegeben werden, gestattet. In diesen Fällen muß eine Abfüllung in Einzeldosisbehältnisse erfolgen. Wäßrige Zubereitungen in Mehrdosenbehältnissen müssen ein Konservierungsmittel enthalten, falls die Zubereitung selbst keine antimikrobielle Wirksamkeit besitzt. Hierfür kommen z. B. p-Hydroxybenzoesäureester, Benzylalkohol, Phenylquecksilber-Salze oder Chlorkresol in Betracht. Parenteralia müssen frei von Pyrogenen sein (s. Abschn. 5).

Allgemeine Herstellungsvorschrift. Die Herstellungsvorschrift sollte möglichst einfach sein. Zahl und Menge der Hilfsstoffe müssen so klein wie möglich gehalten werden. In allen Bereichen der Herstellung sind aseptische Maßnahmen einzuhalten.

Die vergleichsweise geringsten Probleme bereitet die Herstellung von **parenteralen Lösungen**. Ein Herstellungsschema für wäßrige Lösungen ist in Abb. **9.1** angeführt. Die Lösung wird in sauberen, verschlossenen Kesseln aus Edelstahl angesetzt. Bei sauerstoffempfindlichen Stoffen wird die Luft durch ein Schutzgas, wie Stickstoff, Argon oder Kohlensäure, verdrängt. Vor der

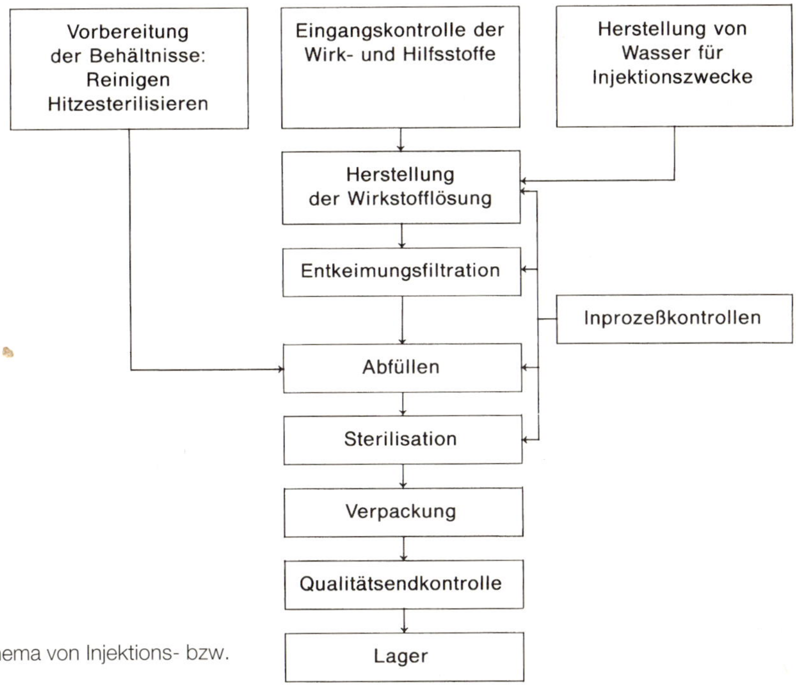

Abb. **9.1** Herstellungsschema von Injektions- bzw. Infusionslösungen

meist mit Kolbenpumpen erfolgenden Abfüllung in die Endbehältnisse erfolgt Entkeimungsfiltration (s. Kap. 5, Abschn. 5.1.2). Nach Abfüllen in Ampullen werden diese durch Zuschmelzen verschlossen.

Sofern es die chemische Stabilität erlaubt, muß im Endbehältnis mit gespanntem, gesättigtem Wasserdampf sterilisiert werden. Eine wichtige Rolle spielt die Entkeimungsfiltration durch Filter mit Porendurchmessern von 0,22 µm. In allen Herstellungsstufen müssen aseptische Maßnahmen streng eingehalten werden (s. Kap. 5, Abschn. 5.2). Die verschiedenen Einzelschritte werden industriell meist in Kompaktanlagen zusammengefaßt.

Nach Abfüllen von Injektionsflüssigkeiten in Einzeldosisbehältnisse muß ein ausreichendes Füllvolumen vorliegen, da in Abhängigkeit von der Viskosität ein Teil der Lösung durch Behältnis und Verschluß bei der Entnahme zurückgehalten wird.

Konzentrate zur Herstellung von Parenteralia sind nach dem Arzneibuch unmittelbar vor der Anwendung mit einer geeigneten Flüssigkeit zu verdünnen.

Schwerer zu entwickeln und herzustellen sind **Suspensionen zur Injektion**. Sie müssen leicht abfüllbar und gut aufschüttelbar sein; es darf keine Kuchenbildung eintreten. Normalerweise werden Anforderungen an die Partikelgröße gestellt. Eine Partikelgröße von 40 µm sollte bei nicht intravenös zu verabreichenden Injektionen nicht überschritten werden.

Zur Herstellung der Suspensionen wird meist die wäßrige Lösung der Hilfsstoffe, z. B. Isotonisierungszusatz, Puffer, viskositätserhöhender Stoff, nach Hitzesterilisation oder Entkeimungsfiltration in einem vorsterilisierten Behälter mit dem sterilen Wirkstoff aseptisch zusammengegeben.

Besonders hohe Anforderungen sind an die Herstellung partikulärer Kontrastmittel zur intravenösen Injektion zu stellen. Darreichungsformen sind neben Emulsionen Nanopartikeln, Mikropartikeln und Liposomen (s. Kap. 15). Eine besondere Art sind Zubereitungen von Mikrogasblasen, die als Ultraschallkontrastmittel Anwendung finden. Ultraschall wird besonders effektiv an der Grenzfläche gasförmig/flüssig gestreut. Es handelt sich um stabilisierte Gasblasen, deren Größe im Bereich der Blutzellen liegt. Bei der kurz vor der Anwendung erfolgenden Suspendierung von agglomerierten Galaktose-Mikropartikeln in 20%iger Galaktoselösung wird die zwischen den Partikeln eingeschlossene Luft in Form von Mikrogasblasen frei. Ein geringer Zusatz von Palmitinsäure wirkt stabilisierend auf die Mikrogasblasen.

Ein anderes Verfahren besteht in der Herstellung von gasgefüllten Mikrokapseln, deren Wandmaterial aus partiell denaturiertem humanem Serumalbumin besteht. Tab. **9.6** gibt die erforderlichen Partikelgrößenbereiche der für die intravenöse Verabreichung verwendeten Darreichungsformen an. Zum Vergleich sind die Partikelgrößen einiger zellulärer Blutbestandteile aufgeführt.

Der Durchmesser der Tröpfchen der dispergierten Phase von **O/W-Fettemulsionen** zur parenteralen Ernährung sollte zur Vermeidung von Embolien <1 µm sein, wobei keinesfalls Tröpfchen >5 µm vorliegen dürfen. Die Größe der Emulsionströpfchen darf sich während der Lagerung nicht verändern. Der Fettgehalt liegt zwischen 10 und 20%. Die Sterilisation erfolgt mit gespanntem gesättigten Wasserdampf von 121 °C (s. Kap. 5, Abschn. 5.1.2).

Parenterale Fettemulsionen werden zur parenteralen Ernährung und als Wirkstoffträger verwendet.

Tabelle **9.6** Partikelgrößen von partikulären Systemen und Blutbestandteilen

System/Bestandteil	Partikelgröße (µm)
Partikuläre Systeme	
Liposomen	
Kleine unilamellare Vesikeln (SUV)	0,025–0,05
Große unilamellare Vesikeln (LUV)	0,1–0,5
Multilamellare Vesikeln (MLV)	0,05–10
Mikroemulsionen	0,01–0,1
Emulsionen	0,1–100
Nanopartikeln	0,005–1
Mikropartikeln	> 0,5
Zelluläre Bestandteile	
Monozyten	12–20
Lymphozyten	7–12
Erythrozyten	8
Thrombozyten	1,5–4
Partikuläre Bestandteile	
Chylomikronen	0,1–1
Lipoproteine sehr geringer Dichte (VLDL)	0,03–0,07
Lipoproteine geringer Dichte (LDL)	0,015–0,07
Lipoproteine hoher Dichte (HDL)	0,0075–0,01

Sofern ein Wirkstoff in gelöster Form nicht ausreichend haltbar ist, kann er als steriles Pulver abgefüllt werden. Dieses muß den Anforderungen der Monographie **Pulver zur Herstellung von Parenteralia** des Arzneibuchs entsprechen. Es wird vor der Injektion in der erforderlichen Lösungsmittelmenge gelöst oder suspendiert.

Folgende Herstellungsmethoden kommen in Betracht:

- Sterile Kristallisation bzw. Ausfällung,
- Lyophilisation.

Bei der **sterilen Kristallisation** wird nach Sterilfiltration der Wirkstofflösung durch Zugabe eines anderen sterilen Lösungsmittels die Kristallisation eingeleitet. Das ausgefallene Kristallisat wird abgetrennt und unter aseptischen Bedingungen getrocknet. Mögliche Rekontaminationen müssen verhindert werden. Die sterilen Kristalle können als solche unter aseptischen Bedingungen abgefüllt oder in einer Trägerflüssigkeit suspendiert und lyophilisiert werden.

Die häufig angewendete **Lyophilisation** (s. Kap. 5, Abschn. 2.5.7) erfolgt meist in den Endbehältnissen, teilweise unter Zusatz eines Hilfsstoffes. Der Hilfsstoff, häufig Mannitol, dient als Gerüstbildner und gleichzeitig zum Einstellen der Isotonie nach dem Auflösen. Nach Aufheben des Vakuums wird Sterilluft in den Trockner gegeben. Amorphe Lyophilisate können während der Lagerung Stabilitätsprobleme, wie Rekristallisation, ergeben. Für schwer wasserlösliche Substanzen ist es schwierig, ein geeignetes Lösungsmittel für die Gefriertrocknung zu finden.

Partikuläre Verunreinigungen. Es ist unmöglich, absolut fremdpartikelfreie Parenteralia herzustellen. Allein beim Öffnen einer Ampulle gelangt eine große Zahl feinster Glaspartikeln in die Zubereitung. Besondere Sorgfalt ist bei der Herstellung von Injektionssuspensionen erforderlich.

Die Frage, ob wenige große Partikeln für den menschlichen Organismus gefährlicher sind als viele kleine Partikeln, läßt sich noch nicht eindeutig beantworten. Als medizinisch besonders problematisch werden starre Fasern mit einer Länge von >5 μm und einem Durchmesser <3 μm angesehen, wie sie insbesondere beim Asbest vorliegen. Sie können zu Zellschädigungen führen. Bisher ging man davon aus, daß kleinere Partikeln, die 5 μm nicht überschreiten, nahezu vollständig schnell über die Nieren eliminiert werden. Diese Auffassung wurde damit begründet, daß die Lumina der feinen Lungengefäße bis auf etwa 7 μm abnehmen und der Erythrozytendurchmesser 8–10 μm beträgt. Neuerdings werden vermehrt kleine Partikeln als Ursache für schwere Organschäden angesehen.

Für die Vermeidung partikulärer Verunreinigungen ist insbesondere die Kenntnis ihrer möglichen Herkunft wichtig. Eine grobe Einteilung der Ursachen läßt sich in exogene und endogene Kontamination treffen.

Exogene Kontaminationsquellen sind Wirk- und Hilfsstoffe, der Herstellungsprozeß, Behältnisse mit Verschlüssen und Verschlußsicherungen und das Personal.

Die partikuläre Verunreinigung der Ausgangsstoffe ist meist relativ groß. Sie stellt aber normalerweise den Hersteller vor keine größeren Probleme, wenn ein Filtrationsprozeß während der Herstellung eingeschaltet ist. Schwieriger ist der Verarbeitungsprozeß zu beherrschen. Ungenügend gereinigte oder vom Material her ungeeignete Geräte können Ursachen einer Verunreinigung sein. Häufig liegen gerade im kritischen Bereich hinter den Entkeimungsfiltern zu lange Rohrleitungssysteme. Unsachgemäße Filtration, insbesondere mit asbesthaltigen Tiefenfiltern, kann zur Faserabgabe führen.

Ampullen und Infusionsflaschen verlassen die Fertigungsmaschinen der Glasindustrie in relativ sauberem Zustand. Es ist besonders ein Problem der Verpackung, daß keine anschließende sekundäre Verunreinigung der Leerbehältnisse erfolgt. Infusionslösungen in Kunststoffbehältnissen sind für eine Kontamination meist weniger anfällig als solche in Glasflaschen. Gummistopfen sind eine weitere Herkunftsquelle infolge Abrasion nach zu starker Reinigung oder beim Verschließen der Behältnisse mit den Stopfen.

Daneben stellen Verunreinigungen aus der umgebenden Luft eine große Kontaminationsquelle für Leerbehältnisse dar. Sie werden auch als **airborne particles** bezeichnet. Die sicherste Möglichkeit zu ihrer Ausschaltung besteht in der Verwendung von Laminar-Flow-Geräten (s. Kap 5, Abschn. 5.2).

Eine besondere Gefahrenquelle ist das in Krankenhäusern übliche Zumischen von wirkstoffhaltigen Injektionslösungen zu Infusionslösungen während der Infusionstherapie. Jedes Durchstechen des Verschlusses des Infusionsbehältnisses oder des Kautschukansatzstücks am Infusionssystem kann zu einem Loslösen von Partikeln führen. Es werden besondere Stopfen mit gekennzeichneter Durchstichstelle hergestellt, die dies verhindern sollen.

Endogene Kontamination ist die Bildung von Fremdpartikeln während der Lagerung. Primär sind es Ausfällungen und Auskristallisationen, wie sie z. B. aus übersättigten Lösungen von Calciumgluconat und Mannit auftreten. Endogene Kontamination kann die Folge einer exogenen Verunreinigung sein. Eine Faser an der Glasoberfläche des Leergefäßes kann als Keimbildner für eine Kristallbildung dienen. Wechselwirkungen der Lösung mit dem Behältnismaterial, z. B. durch Alkaliabgabe aus Glasbehältern bzw. Gasdurchlässigkeit, insbesondere von CO_2 bei Kunststoffbehältnissen, Abgabe von Zink-Ionen aus den Stopfen, können die Ursache sein.

Ein validiertes Herstellungsverfahren erlaubt heutzutage die Herstellung partikelfreier Lösungen.

3 Behältnisse

An die Primärpackmittel (s. Kap. 21) von Parenteralia sind höchste Anforderungen zu stellen. Als Materialien werden Glas und Kunststoff – jeweils ausreichend durchsichtig – für die Behältnisse und zusätzlich Elastomere für die Verschlüsse verwendet.

Für Injektionslösungen werden bei einzeldosierten Lösungen meist Glasampullen eingesetzt. Für die Verabreichung von Einzeldosis und Mehrfachdosen existieren auch mit Gummistopfen verschließbare Injektionsfläschchen von meist 5 ml, auch **Durchstichfläschchen** oder **Vials** genannt. In ihnen werden neben Lösungen Suspensionen und Pulver abgefüllt. Spezielle Behältnisse für einmalige Verabreichungen sind **Einmalspritzen** (Sterile Einmalspritzen aus Kunststoff, DAB), **Fertigspritzen** bzw. **Spritzampullen**, die bereits die spritzfertige Injektionslösung enthalten. **Doppelkammerspritzampullen** oder Zweikammerspritzen bestehen z. B. aus einem Vial mit der Trockensubstanz und einer Spritzampulle mit dem Lösungsmittel. Vor der Injektion wird das Lösungsmittel aus der Spritzampulle in das Vial gedrückt; nach Auflösen der Trockensubstanz wird die Wirkstofflösung in die Spritzampulle zurückgezogen.

Für Spezialfälle wurden besondere Injektionshilfen entwickelt. Die sogenannten **Insulin-Pens** haben die Form eines Füllfederhalters und enthalten das spritzfertige Insulin in einer auswechselbaren Kartusche. Mittels eines **Jet-Injektors** können Wirkstoffe unter hohem Druck ohne Nadel in die Haut geschossen werden. Dieses System wurde für Massenimpfungen entwickelt.

Für die Aufnahme von Infusionslösungen dienen Flaschen aus Glas bzw. Kunststoff und kollabierende Kunststoffbeutel. Anstelle der früher verwendeten Infusionsflaschen aus Schwerglas werden heute leichtere, dünnwandigere Glasflaschen verwendet.

Gelegentlich werden „Aufbrennampullen" eingesetzt, die vor der Befüllung nicht mehr gewaschen werden müssen. Während bei normalen Ampullen die Oberfläche von Alkaliionen verarmt ist, ist dies bei Aufbrennampullen nicht der Fall.

Das Material der Primärbehältnisse muß gegenüber dem Füllgut inaktiv und so beschaffen sein, daß weder Diffusion in oder durch das Behältnis auftritt, noch fremde Substanzen an das Füllgut abgegeben oder aus ihm aufgenommen werden. Daher schreibt das Arzneibuch bestimmte Glasqualitäten von hoher hydrolytischer Resistenz vor (s. Kap. 21, Abschn. 2.1).

Infolge mancher Nachteile von Glas, wie hohes Taragewicht und Zerbrechlichkeit, werden vermehrt Kunststoffe verwendet. Die wichtigen Anforderungen an derartiges Behältnismaterial sind in Tab. **9.7** angeführt.

Keines der gebräuchlichen Polymere erfüllt sämtliche Anforderungen. Meist ist der Zusatz weiterer Hilfsstoffe, wie Weichmacher, Stabilisatoren, Antioxidantien usw., erforderlich. Eine teilweise Sorption einzelner Bestandteile aus dem Füllgut ist nicht ausgeschlossen. So werden z. B. beachtliche Insulinmengen an PVC-Beutel, nicht jedoch an Polyethylen-Beutel sorbiert.

Tabelle **9.7** Anforderungen an Kunststoffbehältnisse für Parenteralia

- Unzerbrechlichkeit
- Niedrige Dichte
- Durchsichtigkeit
- Sterilisierbar mittels Hitze
- Verträglichkeit mit dem Füllgut
- Undurchlässig gegenüber Gasen und Wasserdampf
- Monomeren- und weichmacherfrei
- Umweltfreundlich
- Toxikologisch unbedenklich
- Wirtschaftlich

Bei in 0,9%iger Natriumchloridlösung gelöstem Diazepam wurde innerhalb von 24 h ein Wirkstoffverlust von 55% bei Verwendung von PVC-Behältnissen gefunden. Auch ein ohne Qualitätseinbuße autoklavierbares Material ist noch nicht erhältlich.

Die eventuelle Abgabe von Bestandteilen der als Verschlußmaterialien verwendeten Elastomere, z. B. von Vulkanisationsbeschleunigern (Kap. 21, Abschn. 2.2 und 3), in die Lösung muß beachtet werden. Die Allgemeinen Methoden des Arzneibuchs enthalten Monographien über das Material zur Herstellung von Behältnissen und für Behältnisse.

4 Biopharmazeutische Probleme

Nach Applikationsort und Zusammensetzung der Zubereitung können Wirkungseintritt und -dauer in weiten Grenzen variiert werden (s. Kap. 16, Abschn. 6.1 und Kap. 17, Abschn. 5). Die parenterale Verabreichung bietet die Möglichkeit eines äußerst schnellen, unter Umständen lebenserhaltenden Wirkungseintritts oder einer sich über Tage, Wochen, ja sogar Monate erstreckenden Wirkung.

Eine besondere pharmakokinetische Bedeutung kommt der Partikelgröße bei der intravenösen Verabreichung partikulärer Darreichungsformen mit dem Ziel einer wirkortspezifischen Wirkstoffapplikation (Drug Targeting, s. Kap. 23, Abschn. 2) oder für diagnostische Zwecke zu. Partikelgröße und -form sowie die Oberflächeneigenschaften der Partikeln beeinflussen ihre Verteilung. Die Injektion von einmal kugelförmigen und zum anderen etwa volumengleichen, aber stäbchenförmigen Partikeln mit 10–12 μm Längsdurchmesser ergibt im ersten Fall eine bevorzugte Anreicherung in Milz und Leber, im zweiten Fall in der Lunge. Partikeln mit der Größe oberhalb der Kapillardurchmesser der Lunge werden nach intravenöser Applikation mechanisch zurückgehalten. Bei Verwendung von mit ^{99m}Tc-Technetium beladenen Zubereitungen ist so die szintigraphische Darstellung durchbluteter Areale der Lunge möglich. Mangelhaft oder nicht durchblutete Gebiete werden von den Kontrastmitteln nicht erreicht.

Durch Veränderung der Oberflächenladung oder Hydrophilie kann die Aufnahme parenteral applizierter Partikeln aus dem Blut in die Zellen des retikuloendothelialen Systems (RES) gezielt behindert werden.

5 Qualitätsprüfung

Der Qualitätssicherung von Parenteralia ist besondere Beachtung zu schenken. Neben den üblichen Qualitätskontrollen muß bei der **Eingangskontrolle** für die Ausgangsstoffe besonderer Wert auf die Abwesenheit von Keimen bzw. auf das Vorliegen einer niedrigen Keimzahl gelegt werden. Das primäre Verpackungsmaterial ist – sofern entsprechende Vorschriften aufgenommen sind – nach dem Arzneibuch und zusätzlich nach den DIN-Vorschriften zu prüfen (s. Kap. 21).

Die **Inprozeß-Kontrolle** soll vor allem das schnelle Erkennen etwaiger Konzentrationsabweichungen des Wirkstoffs von der Norm erlauben. Die Verfahren sollen wenig zeitaufwendig sein, um längere Lagerung noch nicht sterilisierter Halbfertigarzneimittel zu vermeiden. Neben der relativ unspezifischen pH-Messung kommen Bestimmungen der elektrischen Leitfähigkeit, z. B. bei Natriumchlorid-Lösungen, der Brechzahl, der Osmolalität oder der optischen Drehung in Betracht. Häufig wird eine Kombination von zwei Verfahren günstig sein. Für eine schnelle Prüfung auf Pyrogenfreiheit ist der Limulustest geeignet (s. S. 241).

Neben den allgemeinen üblichen Verfahren der Prüfung auf Reinheit und Identität sowie der Gehaltsbestimmung kommen für die **Endkontrolle** die in Tab. **9.8** aufgeführten Untersuchungen hinzu.

Die **Prüfung auf Abwesenheit von Partikeln** in Injektions- und Infusionslösungen wurde in der Vergangenheit meist visuell durchgeführt. Die

Tabelle **9.8** Spezielle Verfahren der Qualitätsendkontrolle bei Parenteralia

- Partikelkontamination (DAB/Ph. Eur.)
- Visuelle Prüfung auf Schwebeteilchen in Parenteralia (DAC)
- Prüfung auf Sterilität (DAB/Ph. Eur.)
- Prüfung auf Pyrogene (DAB/Ph. Eur.)
- Prüfung auf Bakterien-Endotoxine (DAB/Ph. Eur.)
- Prüfung auf Dichtigkeit von Ampullen
- Prüfung auf ausreichende Füllung
- Prüfung auf Gleichförmigkeit des Gehaltes (DAB/Ph. Eur.)
- Prüfung auf Gleichförmigkeit der Masse bei „Pulver zur Herstellung von Parenteralia" (DAB/Ph. Eur.)
- Bestimmung des entnehmbaren Volumens (DAB/Ph. Eur.)

Erfassungsgrenze es Auges liegt bei etwa 50 μm. Dies ist eine subjektive Prüfmethode, so daß zwei Beurteiler selten zu übereinstimmenden Ergebnissen kommen. Eine gewisse Objektivierung wird durch ein auch im DAC aufgenommenes Verfahren angestrebt, bei dem die Sichtkontrolle unabhängig von mindestens drei Prüfern vorgenommen wird. Die Bewertung erfolgt nach einem Punktsystem. Dieses Auswerteverfahren ist nicht für die Routinekontrolle geeignet.

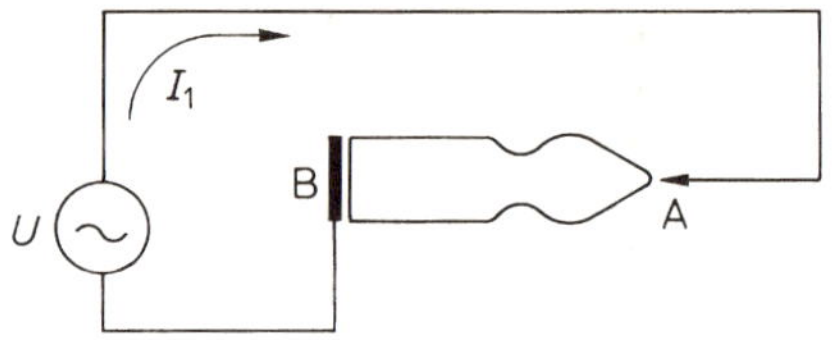

Abb. **9.2** Schema der Dichtigkeitsprüfung im elektrischen Hochspannungsfeld.

Neben der mikroskopischen Bestimmung werden vielfach elektronische Prüfautomaten eingesetzt, die nach den Verfahren der Lichtblockade oder Lichtstreuung arbeiten. Das Arzneibuch enthält eine entsprechende **Prüfung auf nichtsichtbare Partikeln.**

Durch Umformung in elektrische Signale erfolgen eine Anzeige und gleichzeitiges Aussortieren der verunreinigten Ampullen. Diese Methoden verdrängen immer mehr die visuellen Verfahren. In jedem Fall erfolgt bei der Endkontrolle die Überprüfung jedes einzelnen Behältnisses (100% Sichtkontrolle).

Den nichtdestruktiven Methoden stehen die destruktiven Verfahren gegenüber. Die amerikanische Pharmakopöe schreibt für Infusionslösungen eine mikroskopische Prüfmethode vor, wobei obere Zahlengrenzwerte für Partikelgrößen von 10 μm und 25 μm pro ml Infusionslösung angegeben werden. Die britische Pharmakopöe verwendet das Coulter Counter-Verfahren (s. Kap. 14, Abschn. 2.1.2, und Abb. **14.7**, Abschn. 2.2.1).

Die **Prüfung auf Sterilität** muß gemäß Arzneibuch an allen Chargen vorgenommen werden.

Für bestimmte Parenteralia fordert das Arzneibuch eine **Prüfung auf Bakterien-Endotoxine** (s. Pyrogenitätsprüfung).

Eine häufig verwendete Methode zur **Prüfung auf Dichtigkeit** von Ampullen ist die Blaubadprüfung. Die Ampullen werden unter Anlegung eines Vakuums mindestens 15 min lang z. B. in eine 1%ige Methylenblau-Lösung getaucht. Sofern eine Ampulle eine Undichtigkeit aufweist, tritt durch diese Luft aus. Nach Aufheben des Vakuums (Vakuumtauchmethode) oder Anlegen eines Überdrucks (Drucktauchmethode) tritt infolge des Druckunterschiedes zwischen Ampulleninhalt und Tauchlösung Blaubadlösung in die defekten Ampullen ein. Dies wird durch eine Verfärbung des Inhalts angezeigt. Das Verfahren erlaubt nicht mit Sicherheit, in jedem Fall undichte Ampullen zu erfassen, da die feststellbare Farbänderung ungenügend sein kann.

Eine neuere Methode gestattet das Erkennen von Undichtigkeiten in Ampullen mit Hilfe des elektrischen Stromes. In einem elektrischen Hochspannungsfeld stehen zwei Elektroden A und B ähnlich wie in einem Kondensator einander gegenüber (Abb. **9.2**).

Bei Einbringen der zu prüfenden Ampulle zwischen die Elektroden fließt ein Strom bestimmter Stromstärke über die Ampulle. Bei gleichbleibender Spannung wird bei einer defekten Ampulle eine größere Stromstärke meßbar. An modernen Prüfmaschinen wird jede Ampulle gleichzeitig von vier Elektroden abgetastet, um den gesamten Ampullenkörper sicher zu erfassen. Die Methode gestattet auch die Untersuchung von gefärbten Lösungen.

Einzeldosisbehältnisse müssen ein genügendes Füllvolumen enthalten, um bei normaler Technik die Entnahme und Verabfolgung der deklarierten Dosis zu ermöglichen. Dies wird durch die **Bestimmung des entnehmbaren Volumens** überprüft.

Pyrogene

Als **Pyrogene**, dieser Name bedeutet Fieber oder Feuer erzeugen, werden Stoffe bezeichnet, die – in Bruchteilen eines Mikrogrammes parenteral verabreicht – beim Menschen und bei Tieren etwa 1 bis 2 h nach der Injektion Fieberreaktionen erzeugen. Außerdem können sie Leukopenie und Leukozytose verursachen. Es werden exogene und endogene Pyrogene, die auch als **Endotoxine** bezeichnet werden, und pyrogenartig wirkende Stoffe nicht mikrobieller Herkunft unterschieden. **Exogene Pyrogene** sind Stoffwechsel- oder Zerfallsprodukte überwiegend von gramnegativen Bakterien, von Pilzen oder von Viren. Virenpyrogene sind nur von der Myxovirus-Gruppe bekannt. Die **endogenen Pyrogene** entstehen beim Zerfall körpereigener Zellen. Daneben gibt es auch noch pyrogenartig wirkende Stoffe nicht mikrobieller Herkunft, z. B. aus Elastomerdichtungen oder -verschlüssen der Verpackung herausgelöste Zuschlagstoffe.

Als häufigste Kontaminanten von Arzneimitteln gelten nach heutigem Wissen Endotoxine.

Chemisch handelt es sich bei den Pyrogenen um gut wasserlösliche Lipopolysaccharide wechselnder Zusammensetzung, die auch noch Glucosamin enthalten. Durch milde Säurehydrolyse lassen sie sich in eine Polysaccharid- und eine Lipoidfraktion trennen. In letzterer sind die endotoxischen Eigenschaften verankert.

Während gramnegative Bakterien bereits ab 70 °C abgetötet werden, sind die von ihnen stammenden Pyrogene wesentlich hitzestabiler. Sie werden erst ab 200 °C und nach längeren Einwirkungszeiten zerstört. Viruspyrogene sind dagegen weniger hitzestabil.

Pyrogene können überall dort entstehen wo mikrobielles Wachstum möglich ist. So sind beispielsweise Ionenaustauscheranlagen für enthärtetes oder demineralisiertes Wasser als Quellen für die Entstehung von Pyrogenen gefürchtet. Diese Einrichtungen sind deshalb regelmäßig zu reinigen und zu desinfizieren. Da Pyrogene leichter eingeschleppt werden als sie wieder zu entfernen sind, müssen bei Wasser und allen Ausgangsmaterialien, vor allem wenn sie zur Herstellung von parenteralen Zubereitungen bestimmt sind, entsprechende Vorsichtsmaßnahmen eingehalten und Qualitätsprüfungen durchgeführt werden.

Exogene Pyrogene lassen sich durch Peressigsäure oder Ozon inaktivieren sowie durch bestimmte Adsorptionsfilter (s. Kap. 5, Abschn. 2.4) abtrennen. Diese Methoden sind jedoch sehr aufwendig, und außerdem ist Ozon anschließend nicht mehr vollständig aus dem Produkt zu eliminieren.

Pyrogenitätsprüfungen

Als Voraussetzung dafür, daß auf den Etiketten von Arzneizubereitungen der Vermerk „pyrogenfrei" verwendet werden darf, verlangt das Arzneibuch von Injektionen, deren Einzeldosis das Volumen von 15 ml überschreitet, und von allen Infusionszubereitungen das Bestehen eines Pyrogentestes.

Ursprünglich war hierfür allein der Kaninchentest (Prüfung auf Pyrogene) vorgesehen. Mit der Aufnahme des Limulus-Testes (Prüfung auf Bakterien-Endotoxine) ins Arzneibuch ist allerdings eine Entwicklung eingeleitet, die zu einer Ablösung des Kaninchentestes führen kann.

– Kaninchentest

Dieser Pyrogentest beruht darauf, daß Kaninchen auf intravenöse Injektionen von Lösungen mit geringsten pyrogenen Verunreinigungen kurzfristig mit einem Anstieg ihrer Körpertemperatur reagieren. Nach der Injektion wird die innerhalb einer Zeitspanne von 3 h auftretende Maximaltemperatur festgehalten. Die Temperatursteigerung darf den vom Arzneibuch vorgegebenen Grenzwert nicht überschreiten.

– Limulus-Test

Mit dem Limulus-Amöbozyten-Lysat-Test (LAL-Test) steht neuerdings ein etwa 100mal empfindlicherer und weniger aufwendiger In-vitro-Test zur Verfügung. Dieser Test beruht darauf, daß Bakterien-Endotoxine mit den Amöbozyten des Pfeilschwanzkrebses (*Limulus polyphemus*) unter Koagulation bzw. Gelbildung reagieren.

Die Vorteile des LAL-Testes gegenüber dem Kaninchentest liegen vor allem in der schnellen Durchführbarkeit, der hohen Empfindlichkeit und der Vermeidung von Tierversuchen. Nachteile des Testes sind seine hohe Spezifität und die Störanfälligkeit gegenüber anderen Substanzen. Letzteres erfordert eine exakte Validierung des Verfahrens. Die große Spezifität beruht auf dem alleinigen Nachweis von Pyrogenen, die von gramnegativen Bakterien abgeschieden werden. Dies wird jedoch in Kauf genommen, da in wäßrigen Parenteralien in der Regel nur Pyrogene vom Typ der Bakterien-Endotoxine vorliegen.

6 Blutzubereitungen, Plasmaersatzmittel

Eine besondere Gruppe der Parenteralia sind die Blutkonserve, Zubereitungen aus dem Blut und Plasmaersatzmittel. Sie werden für folgende Zwecke benötigt:

- Ersatz funktioneller Bestandteile nach größeren Blutverlusten, z. B. Erythrozyten, Leukozyten,
- Flüssigkeitszufuhr nach größeren Flüssigkeitsverlusten,
- Gewinnung von spezifischen Bestandteilen des Bluts, insbesondere zur Behandlung von Bluterkrankungen,
- Gewinnung von Seren zur passiven Immunisierung.

Ein Schema der Verwertungsmöglichkeiten wichtiger Blutbestandteile ist in Abb. **9.3** aufgeführt.

Gewinnung von Blut und seinen Zubereitungen

Die Gewinnung von Blut und seinen Zubereitungen erfolgt durch

- Sammlung von Vollblut,
- Plasmapherese.

Das dem Spender abgenommene Vollblut wird entweder zur Vollblutkonserve verarbeitet, oder es werden durch Zentrifugieren die Formelemente abgetrennt. Das Plasma wird tiefgefroren, sofern nicht eine sofortige Weiterverarbeitung erfolgt. Die **Plasmapherese** wird verstärkt zur Gewinnung von Plasma und Plasmabestandteilen angewendet. Dem Blutspender werden nach der Entnahme und Abtrennung des Plasmas die Erythrozyten und übrigen Zellen, zu deren Regenerierung der Körper mehrere Wochen benötigt, wieder zurückgegeben. Der Eiweißverlust wird vom Körper schnell wieder ausgeglichen. Das gewonnene Plasma wird sofort tiefgefroren und unterhalb von –20 °C gelagert.

Blutkonserve. Vollblut hat an Bedeutung verloren. Durch Gewinnung von Blutbestandteilen ist es möglich, dem Patienten gezielt die Teile zu übertragen, die jeweils benötigt werden. Hierdurch wird eine unnötige Kreislaufbelastung vermieden; darüber hinaus können lagerungsbedingte Veränderungen des Vollbluts umgangen werden. Die Blutkonserve muß mit einer Stabilisatorlösung versetzt werden. Eine heute überwiegend verwendete Lösung enthält Citronensäure, Natriumcitrat, Glucose, Natriumdihydrogenphosphat und Adenin. Natriumcitrat reagiert mit dem Calcium im Blutplasma unter Bildung von Calciumcitrat und verhindert dadurch die Blutgerinnung. Glucose und Adenin erhöhen die Lebensdauer der Erythrozyten, Citronensäure stabilisiert durch pH-Erniedrigung die Glucose vor einer Karamelisierung bei der Sterilisation. Der Zusatz der Stabilisatorlösung ermöglicht eine maximale Haltbarkeit von 5 Wochen. Die Lebensdauer der Erythrozyten im Blutkreislauf beträgt dagegen 100 bis 120 Tage.

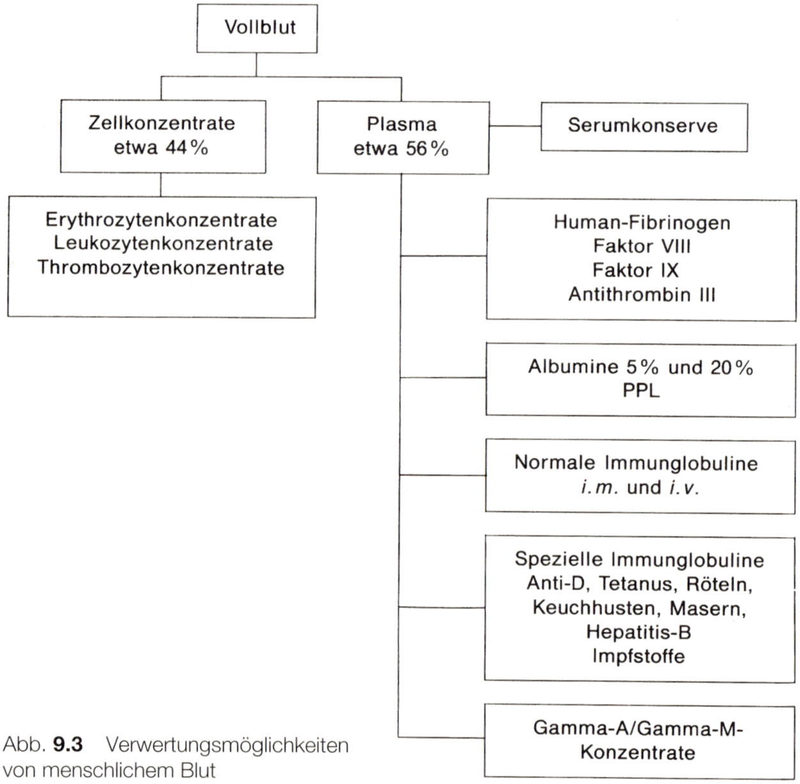

Abb. **9.3** Verwertungsmöglichkeiten von menschlichem Blut

Vermehrt wird derzeit zur Vermeidung von Virusinfektionen nach Gabe von Fremdblutprodukten vor planbaren Operationen **Eigenblut** eingesetzt.

Zellkonzentrate werden von Erythrozyten in unterschiedlichen Anreicherungsstufen, sowie von Leukozyten und Thrombozyten hergestellt.

Plasma besteht aus über 120 verschiedenen Eiweißkörpern, die in sehr unterschiedlichen Mengen vorliegen und verschiedene Funktionen erfüllen (s. Abb. **9.4**). Das Gesamtplasma wird als **gefrorenes Human-Frischplasma** oder als **Trokkenplasma** verwendet. Das Arzneibuch enthält ein **Plasma vom Menschen (Humanplasma) zur Fraktionierung,** das zur Herstellung von Zubereitungen aus Blutprodukten vorgesehen ist. Es muß bei mindestens −25 °C gelagert werden. Die **Serumkonserve** entspricht in ihrer Zusammensetzung dem Plasma, enthält allerdings kein Fibrinogen. Sie dient vor allem der Volumenauffüllung.

Die **Plasmafraktionierung** erfolgt entsprechend den Fraktionierungsmethoden nach Cohn. Danach werden die Eiweiße in der Nähe ihres isoelektrischen Punktes durch Zugabe geeigneter Alkoholkonzentrationen ausgefällt. Die Präzipitate werden in mehreren Schritten unter Verwendung von Präzipitations-, Adsorptions-, Extraktions-, Elektrophorese-, Ultrafiltrationsmethoden und chromatographischen Verfahren fraktioniert.

Durch diese Fraktionierungs- und Reinigungsschritte sowie anschließendes Erhitzen der Präparationen in wäßriger Lösung für 10 h bei 60 °C (Pasteurisation) werden vorhandene Viren inaktiviert.

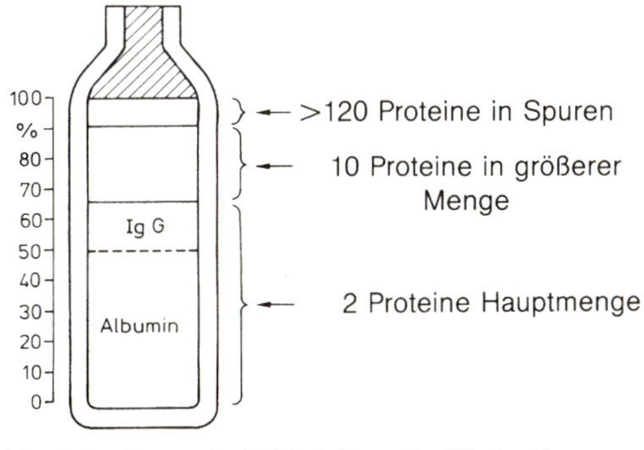

Abb. **9.4** Prozentuale Verteilung (in %) der Human-Plasmaproteine (nach Schwick, 1991)

Im Blutplasma sind bisher etwa 30 verschiedene, für eine normale Blutgerinnung erforderliche Eiweißkörper bekannt. Sie werden aus dem Plasma gewonnen und klinisch eingesetzt. Ein besonders angereicherter Faktor ist **der Blutgerinnungsfaktor VIII vom Menschen** (DAB/Ph. Eur.). Der **Prothrombinkomplex** enthält die Gerinnungsfaktoren II, VII, IX und X. Die **Immunglobuline**, insbesondere das γ-Immunglobulin G, erfüllen als Antikörper eine Schutzfunktion gegenüber durch Viren, Bakterien und Toxine hervorgerufene Erkrankungen (s. Abschn. 7).

Das in besonders großer Menge vorliegende **Albumin** wird als 4 bis 5%ige Lösung zur Volumensubstitution und als hochkonzentrierte 15–25%ige Lösung (Albuminlösung vom Menschen, DAB/Ph. Eur.) bereits zur parenteralen Eiweißsubstitution verwendet. Bei der **pasteurisierten Plasmaprotein-Lösung (PPL)** handelt es sich um ein angereichertes Albuminpräparat mit mindestens 85% Albumin.

Viele Jahre lang stellte die durch Transfusion übertragene Hepatitis B ein großes Risiko dar. Die Übertragung von AIDS-auslösenden Viren durch Blutpräparate kann nach dem derzeitigen Wissensstand bei Einhaltung nachstehender Vorsichtsmaßnahmen ausgeschlossen werden:

- Ausschluß von Spendern, bei denen ein potentielles AIDS-Risiko besteht,
- Immunglobulin-Zubereitungen und Albumin gelten als sicher, wenn sie nach dem Fraktionierungsverfahren nach Cohn hergestellt sind. Ethanol-Konzentrationen von mehr als 20% inaktivieren AIDS-auslösende Viren.
- Lagerfähige Blutzubereitungen, bei denen kein Verfahren zur Virusinaktivierung angewendet werden kann, müssen einer sechsmonatigen Quarantänelagerung unterworfen werden. Vor dem Inverkehrbringen dieser Blutzubereitungen muß vom Spender eine erneute Blut-/Plasmaprobe entnommen und auf Antikörper gegen AIDS- und Hepatitis-B- und -C-Viren untersucht werden. Zu den betroffenen Blutprodukten zählen gefrorene oder gefriergetrocknete Frischplasmen, die keinem Virusinaktivierungsverfahren unterzogen wurden, sowie tieftemperaturkonservierte Blutzellen-Zubereitungen (Erythrozyten-, Thrombozyten-, Leukozyten-Konzentrate). Hierdurch soll das Nichterkennen kontaminierten Spenderbluts zwischen dem Zeitpunkt einer eventuellen Ansteckung und der Bildung

von Antikörpern ausgeschlossen werden. Während dieser Zeit ist eine Virusübertragung durch einen Spender möglich, obwohl sein Antikörpertest negativ ist.

Plasmaersatzmittel

Als körperfremde Kolloide werden Dextran-, Gelatine- und Hydroxyethylstärke-Lösungen verwendet.

An Polymere, die zur Volumenauffüllung verwendet werden, müssen bestimmte Anforderungen hinsichtlich

- der relativen Molekülmasse und der Molekülmassenverteilung,
- des kolloid-osmotischen bzw. onkotischen Drucks,
- des Gelschmelzpunkts und
- der Viskosität

gestellt werden.

Von großer Bedeutung ist die relative Molekülmasse. Stoffe mit einer Molekülmasse $M_r > \approx 40\,000$ werden nicht mehr von der Niere ausgeschieden. Andererseits hängt eine ausreichende Verweildauer im Plasma von der relativen Molekülmasse ab. Polymere für Plasmaersatz müssen eine genügend hohe relative Molekülmasse haben, um eine schnelle Ausscheidung durch die Niere zu vermeiden. Andererseits muß zur Ausschaltung von Gewebespeicherungen eine Metabolisierung bis zu nierengängigen Spaltprodukten möglich sein. Kumulierungen waren der Grund, daß der erste Plasmaersatz, Polyvinylpyrrolidon der mittleren relativen Molekülmasse von $M_r = 50\,000$, heute nicht mehr hierfür verwendet wird. Kolloide sind immer Gemische von Stoffen unterschiedlicher relativer Molekülmasse. Daher können sich Arzneimittel mit gleichen mittleren relativen Molekülmassen, aber unterschiedlichen Molekülmassenverteilungen in der Volumenauffüllung unterscheiden.

Für das Wasserbindungsvermögen und damit den volumenauffüllenden Effekt ist der onkotische Druck wichtig. Eine zu hohe Viskosität der Lösungen würde der beabsichtigten Durchblutung der peripheren Gewebe entgegenstehen.

Plasmaersatzmittel werden auch **Plasmaexpander** genannt. Dies sind Stoffe, die das intravasale Blutvolumen infolge ihres Hydratationsvermögens stärker ansteigen lassen als es der infundierten Flüssigkeitsmenge entspricht. Der Name ist jedoch nur für die Dextrane wirklich zutreffend.

Dextrane sind meist als 10- bzw. 6%ige Lösungen mit den mittleren relativen Molekülmassen $M_r = 40\,000$ und $M_r = 60\,000$ bis $75\,000$ im Handel. Die Halbwertzeit der niedrigermolekularen Arzneimittel beträgt 3 bis 4 h, die der höhermolekularen 6 bis 8 h.

Als **Gelatine**-Plasmaexpander werden wegen der unzureichenden Viskositätseigenschaften nur abgewandelte Gelatinen verwendet. Durch Abbau der aus dem Kollagen gewonnenen Rohgelatine erfolgt eine Überführung in kleinere Spaltprodukte der ungefähren relativen Molekülmassen von $M_r = 12\,000$ bis $25\,000$. Durch Vernetzung oder Substitution mit bifunktionellen Brückenmolekülen, wie z. B. Bernsteinsäureanhydrid, Diisocyanat, Glyoxal, können dann Moleküle eines geeigneten Bereichs, meist $M_r = 30\,000$ bis $35\,000$, hergestellt werden. Sie werden als 3,0 bis 5,5%ige Lösungen verwendet.

Unter den **Hydroxyethylstärken** werden Verbindungen der mittleren relativen Molekülmassen zwischen $M_r = 40\,000$ und $450\,000$ als 6 bis 10%ige Lösungen verwendet. Verbindungen mit höheren M_r-Werten haben eine Halbwertzeit von 8 bis 12 h. Die Makromoleküle werden durch enzymatische Spaltung in kleinere Bruchstücke umgewandelt. Sie haben in den letzten Jahren eine steigende Bedeutung erlangt.

Selbstverständlich muß durch entsprechenden Isotonisierungszusatz Blutisotonie der Lösungen eingestellt werden.

Reine **Elektrolytlösungen** zählen nicht zu den Plasmaersatzlösungen, da sie infolge des Fehlens von Molekülkolloiden ein zu geringes Wasserbindungsvermögen haben.

7 Sera und Impfstoffe

Sera und Impfstoffe dienen vor allem der Vorbeugung von Krankheiten. Nur in seltenen Fällen werden Seren auch zur Therapie eingesetzt. Unter den Impfstoffen wird lediglich die Tollwut-Schutzimpfung sowohl zur Prophylaxe als auch erst nach Kontakt mit einem tollwutverdächtigen Tier durchgeführt.

Injektion von Seren bewirkt eine **passive Immunisierung** durch Antikörper, die in einem anderen Organismus gebildet wurden. Antikörperbildung im Tier führt zu tierischen Seren mit **heterologen Antikörpern**. Im Menschen gebildete Antikörper ergeben Seren mit **homologen Antikörpern**. Der Vorteil der passiven Immunisierung besteht in dem sofortigen Einsetzen des

Impfschutzes. Die Wirkung ist jedoch nur relativ kurzfristig.

Bei der **aktiven Immunisierung** durch Impfstoffe erfolgt die Antikörperbildung im Organismus des Impflings durch Injektion modifizierter Antigene, wie abgetöteter oder abgeschwächter Bakterien, Viren oder deren Toxoide. Hierbei wird ein länger andauernder, jahre- bis jahrzehntelanger Impfschutz erreicht; die Antikörperbildung und damit der Impfschutz setzen erst nach einer gewissen Zeit ein.

Die bei der passiven Immunisierung früher ausschließlich eingesetzten tierischen **Immunseren** sind zunehmend durch menschliche Immunseren ersetzt, wobei in vielen Fällen nicht mehr das Vollserum genommen wird, sondern nur die isolierten **Immunglobuline**. Nach der Verabreichung tierischer Seren muß mit unter Umständen tödlichen Reaktionen durch artfremdes Eiweiß gerechnet werden (Serumkrankheit, anaphylaktischer Schock).

Die Immunglobuline sind keine einheitliche Fraktion, sondern enthalten neben dem mengenmäßig am stärksten vertretenen Immunglobulin G die Immunglobuline A, M, D und E. Die Immunglobuline sind Träger der spezifischen Antikörper. Das Immunglobulin G hat eine Halbwertzeit von etwa 4 Wochen. Neben dem Standard-Immunglobulin gibt es spezifische Immunglobuline (Hyperimmunglobulin). Sie dienen zur Prophylaxe – bei der Tollwut auch zur Therapie – bestimmter Krankheitsbilder, wie Hepatitis B- bzw. Masern- bzw. Pertussis-Immunglobulin.

Die durch übliche Plasmafraktionierung erhaltenen Immunglobuline dürfen nur intramuskulär injiziert werden. Zur *i.v.*-Verabreichung muß eine Vorbehandlung mit eiweißspaltenden Agentien, z. B. Pepsin, Plasmin oder Papain, erfolgen. Hierdurch wird die Abspaltung oder Inaktivierung von Teilen des Peptidmoleküls, die Anlaß für sonst bei *i.v.*-Injektionen auftretende unerwünschte Reaktionen sind, erreicht. Die Immunglobulin-Konzentrationen für die *i.m.* zu verabreichende Lösung liegen bei 16%, für die *i.v.*-Lösungen zwischen 1 und 5%.

Die für die aktive Immunisierung benötigten Impfstoffe können nach dem in Tab. **9.9** vorliegenden Schema eingeteilt und gewonnen werden. Die Toxizität von Toxinen wird durch Überführung in Toxoide durch physikalische (Erhitzen) oder chemische Methoden (Formaldehyd-Behandlung) verringert oder vollständig beseitigt. Durch Adsorption der Antigene an ein Adjuvans, z. B. Aluminiumhydroxid oder Aluminiumphosphat, werden Adsorbat-Impfstoffe mit verzögerter Wirkung erhalten. Impfstoffarzneimittel sind wäßrige kolloidale Lösungen, Suspensionen oder Lyophilisate.

Tabelle **9.9** Herstellung von Impfstoffen

Ausgangsmaterial	Art des Impfstoffs	Behandlungsschritt
Bakterien	Lebendimpfstoff	Abschwächung
	Totimpfstoff	Inaktivierung
Viren	Lebendimpfstoff	Abschwächung
	Totimpfstoff	Inaktivierung
Toxine	Toxoid-Impfstoff	Überführung in Toxoide
	Adsorbat-Impfstoff	Adsorption an Adjuvantien

Mit Hilfe der Gentechnologie wird es in Zukunft möglich sein, die bisher nur über aufwendige Gewebekulturen herstellbaren Virusimpfstoffe in einfacher Weise aus Bakterien und Hefen zu gewinnen.

Der erste in der Bundesrepublik Deutschland zugelassene, gentechnologisch hergestellte Impfstoff enthält abgeschwächte Pseudorabies-Viren, bei denen ein Gen vollständig, ein anderes teilweise entfernt wurde.

Da es sich bei Seren und Impfstoffen um empfindliche Zubereitungen handelt, sind besondere Lagerungsbedingungen erforderlich. Lebendimpfstoffe werden meist als Trockenimpfstoffe, gewonnen durch Gefriertrocknung, abgegeben.

Für die Bereitung der Immunglobuline wird das Plasma einer großen Zahl von Spendern – sog. Plasmapools – eingesetzt. Es ist sicherzustellen, daß diese Plasmapools frei von Hepatitis- und HIV-Viren sind (s. Abschn. 6).

Weiterführende Literatur

Avis, K. E., Lieberman, H. A., Lachman, L. (1992: Vol. 1; 1993: Vol. 2, Vol. 3), Pharmaceutical Dosage Forms: Parenteral Medications, 2nd ed., Marcel Dekker Inc., New York, Basel.

Dolder, R. (1982), Möglichkeiten und Probleme der Therapie mit großvolumigen Sterillösungen, Schriftenreihe der Bundesapothekerkammer zur wissenschaftlichen Fortbildung, Grüne Reihe, Bd. II, S. 233.

Ferber, H. P. (1991), Blutersatzstoffe, Österr. Apoth. Ztg. *45,* 652.
Frösner, G. G. (1987), Impfstoffe gegen bakterielle und virale Infektionen, Schriftenreihe der Bundesapothekerkammer zur wissenschaftlichen Fortbildung, Grüne Reihe, Bd. VII S. 143.
Lucks, J.-S., Müller, B. W. (1994), Parenterale Fettemulsionen, Krankenhauspharmazie *15,* 51.
Marrer, S., Petermann, J. B. (1992), Qualitätsstandards für die Herstellung steriler Pharmazeutika, Swiss Pharma *14,* H. 9, 13.
Pflegel, H. (1982), Biopharmazeutische Aspekte parenteraler Arzneiformen, Pharmazie *37,* 307.
Schneider, W. (1980). Zur Verarbeitung von Humanblut zu therapeutischen Bestandteilen, Pharm. Unserer Zeit *9,* 179.
Seidl, S. (1993), Blut und seine Bestandteile in der Transfusionsmedizin, Pharm. Ztg. *138,* 2139.
Walz, B. (1991), Infusionslösungen im Krankenhaus, Pharm. Ztg. *136,* 841.
Weitschies, W., Heldmann, D., Fritzsch, T. (1995), Partikuläre Kontrastmittel zur intravasalen Applikation, Pharm. Ztg. *140,* 3305.

Abbildungsnachweise

Schwick, H.-G., Günther, R. H., Fischer, J. (1991), Arzneimittel aus Blut, Monographie der Fa. Hoechst AG, Frankfurt.

Kapitel 10

Darreichungsformen zur Anwendung am Auge

1 Allgemeines, Definitionen

Die überwiegende Zahl der zur Anwendung am Auge bestimmten Wirkstoffe wird lokal angewendet. Es kann zwischen folgenden Darreichungsformen unterschieden werden.

Augenbäder bzw. **Augenwässer** sind wäßrige zum Baden bzw. zum Spülen der Augen bestimmte Lösungen. An Augenwässer und -bäder sind entsprechende Anforderungen wie an Augentropfen zu stellen.

Augeninserte sind zum Einlegen in den Unterlid- oder Oberlidsack bestimmte feste oder halbfeste Zubereitungen von geeigneter Größe und Form.

Augensalben sind zur Anwendung am Auge bestimmte Salben.

Augensprays dienen zur lokalen Anwendung von am Auge bestimmten Dosieraerosolen.

Augentropfen sind sterile, wäßrige oder ölige Lösungen oder Suspensionen, die zum Eintropfen in den Bindehautsack bestimmt sind.

Iniectabilia zur intraokulären Injektion werden entweder subkonjunktival – unter die Bindehaut – oder retrobulbär – hinter den Augapfel – gespritzt.

Kontaktlinsenflüssigkeiten dienen als benetzungsfördernde Lösungen und als Pflegelösungen zur komplikationslosen Anwendung von Kontaktlinsen.

Lidsalben sind zur Anwendung auf die Außenseite der Augenlider bestimmt.

Ophthalmika ist die übergeordnete Bezeichnung für Darreichungsformen zur Anwendung am Auge.

2 Biopharmazeutische Probleme

Intensität und Zeitdauer der Wirkung eines Arzneimittels zur Anwendung am Auge hängen von folgenden Kriterien ab:

- Anatomische und physiologische Verhältnisse am Auge (s. Kap. 7, Abschn. 2.3),
- Struktur des Wirkstoffs,
- Aufbau der Darreichungsform.

Man ist bemüht, durch galenische Maßnahmen eine verlängerte Wirkung zu erreichen. Die wichtigsten Möglichkeiten sind

- Erhöhung der Viskosität des Dispersionsmittels,
- Verwendung von Suspensionen,
- Verwendung von Augensalben,
- Verwendung von Inserten.

Sichtbehinderungen, insbesondere bei Verwendung öliger Zubereitungen und von Augensalben sind hierbei nicht auszuschließen.

Abb. **10.1** zeigt die höheren Dexamethason-Kammerwasserkonzentrationen bei Kaninchen

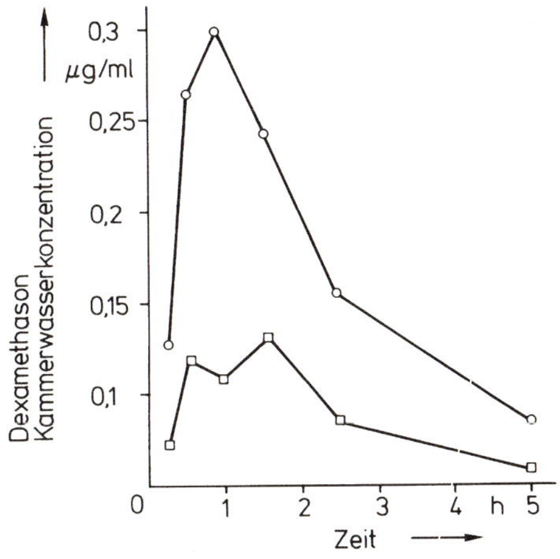

Abb. **10.1** Dexamethason-Kammerwasserkonzentration nach Applikation 0,1%iger Suspensionen unterschiedlicher mittlerer Partikelgröße am Kaninchenauge (nach Schoenwald und Stewart, 1980). ○ 5,75 μm □ 22,0 μm.

nach Verabreichung von Suspensionen, deren Kristalle eine mittlere Partikelgröße von 5,75 μm und 22 μm haben. Mit fallenden Partikelgrößen steigen die Wirkstoffkonzentrationen.

Eine Aufgabe der Entwicklung von Augenarzneizubereitungen ist auch die Vermeidung bzw. Verminderung systemischer Wirkungen. Das Auftreten systemischer Effekte wurde lange unterschätzt. Wichtige Möglichkeiten zu ihrer Vermeidung sind:

- gleichzeitige Gabe von Vasokonstriktoren, wie Phenylephrin oder Epinephrin.
- Einsatz von Prodrugs, die wegen ihrer größeren Lipophilie besser in die Hornhaut penetrieren und damit eine Reduzierung der Dosis ermöglichen, z. B. O-Buturyltimolol. Prodrugs geben erst am Wirkort nach hydrolytischer Spaltung den eigentlichen Wirkstoff frei.
- „Soft-Wirkstoffe", die nach Erreichen ihrer therapeutischen Wirkung und Übertritt in das Blut schnell zu nichttoxischen Verbindungen umgewandelt werden.

3 Anforderungen an Augenarzneien

Wegen der großen Empfindlichkeit des Auges werden an Augenarzneimittel besonders hohe Anforderungen hinsichtlich

- Verträglichkeit und Reizlosigkeit,
- Keimfreiheit und
- Stabilität

gestellt. Die Verträglichkeit bzw. Reizlosigkeit werden insbesondere durch die erforderliche Tonizität, den geeigneten pH-Wert und die Abwesenheit partikulärer Verunreinigungen erreicht.

Tonizität. Beiderseits des Hornhautepithels besteht ein osmotischer Druck. Wird dieser in der Tränenflüssigkeit durch einen wirkstoffhaltigen Tropfen verändert, erfolgt Lösungsmitteltransport durch die Membran in Richtung höhere Konzentration. Dies kann bei größeren Konzentrationsunterschieden zu Schmerz- und Reizerscheinungen führen. Daher sollen Augentropfen einen annähernd physiologischen osmotischen Druck haben, sie müssen isotonisch sein.

Richtigerweise sollte bei wäßrigen Ophthalmika nicht von Isotonie, sondern von Isoosmose gesprochen werden, da auf die nichtintravasale Tränenflüssigkeit bezogen wird. Im klinischen Bereich ist aber der Begriff Isotonie so verbreitet, daß es vertretbar ist, beide Begriffe synonym zu verwenden.

Der schmerzfreie Tonizitätsbereich ist von schwach hypoton bis stärker hyperton, entsprechend Natriumchlorid-Konzentrationen zwischen 0,7 und 1,4%. Dies entspricht Gefrierpunkterniedrigungen von 0,42 bis 0,80 °C bzw. Osmolalitäten von 225 bis 430 mosmol · kg^{-1}. Eine 0,9%ige Natriumchlorid-Lösung hat den Wert 286 mosmol · kg^{-1}. Für Augentropfen sind Tonizitäten zwischen 250 und 300 mosmol · kg^{-1} zu fordern.

Hypertone Lösungen werden vom Auge besser vertragen als hypotone Lösungen. Dies ist bedeutsam, da die wirksame Konzentration mancher Wirkstoffe, wie Sulfonamide, hypertone Lösungen ergibt. Eine exakte Einstellung des osmotischen Drucks ist geboten, wenn die Tropfen am entzündeten Auge appliziert werden oder bei Augenwässern. Dies erfolgt meist durch Zugabe von Natriumchlorid. Auch bei chronischer Anwendung von Tropfen sollte der osmotische Wert nicht zu stark vom physiologischen Wert abweichen.

pH-Einstellung – Stabilität und Stabilisierung. Die Pufferkapazität der Tränenflüssigkeit ist wegen des fehlenden Hämoglobin/Oxihämoglobin-Systems etwas schwächer als die des Blutes. Viele ophthalmische Wirkstoffe sind beim pH-Wert der Tränenflüssigkeit von 7,4 chemisch instabil. Daher sind wäßrige Augentropfen häufig auf saure pH-Werte eingestellt. Anstelle einer genauen Einstellung auf den physiologischen pH-Wert – **Isohydrie** – wird ein annähernd physiologischer pH-Wert – **Euhydrie** – eingestellt, z. B. bei Atropinsulfat-Augentropfen pH 4,0 bis 5,5, Ethylmorphinhydrochlorid-Augentropfen pH 4,0 bis 6,0. Hierbei ist jedoch die Empfindlichkeit des Auges zu berücksichtigen. Ein pH-Bereich von 7,0 bis 9,0 ist schmerzfrei. pHWerte unterhalb von 6,0 und oberhalb von 10,5 werden vom Auge als schmerzhaft empfunden. Es muß daher sichergestellt sein, daß nach Einbringen in das Auge durch das Puffersystem der Tränenflüssigkeit eine pH-Angleichung an den physiologischen pH-Wert erfolgt. Eine Pufferung sollte nur bei stärkeren pH-Abweichungen der Augentropfen erfolgen, wobei die Pufferkapazität der Zubereitung möglichst niedriger als die der Tränenflüssigkeit sein soll. Bei Augenwässern und -bädern ist immer Isohydrie erforderlich. Als Puffer werden Phosphat-, Acetat-, Acetat-Borat- und Boratpuffer verwendet.

Die Wahl des euhydrischen pH-Wertes ist häufig ein Kompromiß zwischen physiologischer Reizlosigkeit, Erzielung günstiger Penetrationswerte in die Hornhaut und weitgehender Wirkstoffstabilität.

Zur Vermeidung oxidativer Zersetzungen kann der Zusatz von Antioxidantien erforderlich sein. So ist z. B. bei Epinephrin-Lösungen neben der Einstellung auf einen pH-Wert von 3,5 der Zusatz von Ascorbinsäure oder Sulfiten, wie Natriummetahydrogensulfit, unerläßlich.

Sofern die Stabilität eines Wirkstoffs für die Herstellung einer wäßrigen Lösung nicht ausreichend ist, bietet eine Suspension unter Verwendung eines anderen geeigneten Lösungsmittels bessere Stabilitätsvoraussetzungen. Eine andere Möglichkeit besteht in der Gefriertrocknung der Wirkstofflösung. Der sehr instabile Cholinesterasehemmer Ecothiopatiodid wird z. B. unter Zusatz von Kaliumacetat zu einem Lyophilisat verarbeitet, das in dem separaten Lösungsmittel, das Konservierungsmittel, Puffer und Isotonisierungszusatz enthält, vor Gebrauch gelöst wird.

Keimfreiheit, Sterilität. Zubereitungen zur Anwendung am Auge sind sterile Darreichungsformen. In jedem Fall müssen bei der Herstellung aseptische Bedingungen eingehalten werden. Nichtbeachtung dieser Forderung kann zu schweren Augenschädigungen, eventuell sogar zum Verlust der Sehkraft führen. Besonders infektiös ist *Pseudomonas aeruginosa.*

Mikrobielle Verunreinigungen können während der Herstellung und durch den Patienten eintreten. Bei Einhaltung der notwendigen Verfahren zur Verminderung der Keimzahl (s. Kap. 5, Abschn. 5) sind keimfreie Zubereitungen ohne Schwierigkeiten herzustellen. Das schwächste Glied der Kette ist zweifelsohne die Handhabung durch den Patienten. Unter den Ausgangsstoffen ist das Wasser die gefährlichste Quelle der Verunreinigung. Daher muß zur Herstellung Wasser für Injektionszwecke verwendet werden.

Wäßrige Darreichungsformen zur Anwendung am Auge in Mehrdosenbehältnissen müssen nach dem Arzneibuch mit geeigneten Konservierungsmitteln versetzt sein, falls das Präparat nicht selbst schon entsprechende antimikrobielle Eigenschaften hat (s. Kap. 5, Abschn. 7.2). Hierfür schlägt der DAC Thiomersal (0,002%), Phenylmercurinitrat bzw. -borat (0,002%), Chlorhexidinacetat (0,01%) bzw. Benzalkoniumchlorid (0,01%) vor. Eventuelle Unverträglichkeiten mit Wirkstoffen oder dem Behältnis- und Verschlußmaterial sowie das pH-Optimum der Wirkung des verwendeten Konservierungsmittels müssen bei der Auswahl berücksichtigt werden. Entsprechende Zubereitungen zur Verwendung bei chirurgischen Eingriffen am Auge oder nach Unfällen mit Schädigung des Auges dürfen nicht konserviert werden. In solchen Fällen müssen Behältnisse zur einmaligen Applikation (Einzeldosisbehältnisse) verwendet werden. Zugesetzte Konservierungsmittel müssen nach DAB in Menge und Art deklariert werden.

Als weitere Vorsichtsmaßnahme schreibt das Arzneibuch vor, daß Behältnisse für Augentropfen nicht mehr als 10 ml enthalten dürfen. In der Regel müssen sie eine mit dem Behältnis verbundene Tropfeinrichtung haben. Die Aufbrauchfrist nach Anbruch für Augentropfen und Augenwässer beträgt, sofern bei einzelnen Zubereitungen nicht kürzere Zeiten erforderlich sind, höchstens 4 Wochen. Augensalben dürfen in höchstens 5 g fassende Tuben mit Applikationsspitze abgepackt werden.

Viskositätserhöhung. Bei einem Volumen der Tränenflüssigkeit von 7 bis 10 μl und dem durchschnittlichen Volumen von 50 μl von einem Tropfen Wirkstofflösung wird der größte Teil dieser Lösung nach Einbringen in das Auge abfließen. Um diesen Vorgang zu verlangsamen und so eine Wirkungsverlängerung zu erreichen, wird wäßrigen Augentropfen häufig ein viskositätserhöhender Stoff zugesetzt.

Hierbei handelt es sich meist um Celluloseether, Povidon oder Polyvinylalkohol. Die Viskositätswerte solcher Augentropfen sollen zwischen 10 und 25 mPa · s (Kapillarviskosimeter) liegen. Höhere Polymerkonzentrationen sollten wegen möglicher Reizungen nicht verwendet werden. Insbesondere industriell hergestellte Fertigarzneimittel sind vielfach mit viskositätserhöhenden Zusätzen versehen.

Neben der Verwendung als viskoses Vehikel für lösliche Wirkstoffe und Suspensionen dient der viskose Augenarzneiträger auch als künstliche Tränenflüssigkeit bei verminderter Tränenabsonderung sowie als Schmiermittel bei Messungen des Augeninnendrucks oder beim Einsetzen von Kontaktlinsen.

In lösliche Hydrogele, z. B. Gele von Cellulosederivaten, eingebettete Wirkstoffe ergeben höhere Penetrationsraten in die Hornhaut als wäßrige Tropfen. Besonders vorteilhaft sind bioadhäsive Polymersysteme (s. Kap. 23, Abschn. 3), mit denen ein längeres Verweilen auf der Hornhaut erreicht wird. Wasserlösliche Bioadhäsiva werden langsam gelöst und mit der Tränenflüssigkeit eliminiert, während wasserunlösliche Bioadhäsiva länger auf der Hornhaut verweilen.

Eine höhere Viskosität haben auch **ölige Lösungen.** Wegen der mit ihrer Anwendung verbundenen Sichtbehinderungen werden sie weniger häufig verschrieben. Sie sind jedoch bei entsprechender Herstellung keimarm zu erhalten und erfordern keine Einstellung hinsichtlich Tonizität und pH-Wert.

4 Allgemeine Herstellungsvorschriften

Die Herstellung von Augenarzneimitteln muß unter aseptischen Bedingungen erfolgen und richtet sich nach dem in Abb. **10.2** angegebenen allgemeinen Schema. Im Prinzip gilt dieser Herstellungsweg für die Apothekenrezeptur und die industrielle Herstellung. Bei der aseptischen Herstellung wäßriger Augentropfen sind die vorstehenden Ausführungen hinsichtlich Verträglichkeit zu beachten. Der Zusatz von Hilfsstoffen zur Isotonisierung, pH-Einstellung, Stabilisierung, Viskositätsangleichung, Erhöhung der Löslichkeit des Wirkstoffes und Konservierung kann erforderlich sein. Zugabe von nicht unbedingt erforderlichen Hilfsstoffen sollte jedoch unterbleiben.

Die Entkeimungsfiltration erfolgt mittels Membranfilter des mittleren Porendurchmessers von 0,22 μm unter Verwendung einer sterilisierten Filtereinheit. In der Apothekenrezeptur wird diese mit einer Injektionskanüle und -spritze verwendet. Die Filtration erfolgt direkt in das sterile Abgabegefäß. Die Unversehrtheit des Filters muß überprüft werden. Meist erfolgt dies mit der Blasendruckmethode (Bubble-Point-Test, s. Kap. 5, Abschn. 2.4.4). Eine Verwendung von Tiefen- oder Kombinationsfiltern ist bei der Filtration kleiner Mengen wegen der auftretenden Sorptionseffekte nicht angezeigt.

Häufig ist wegen der Hitzeempfindlichkeit vieler Wirkstoffe und Behältnismaterialien die aseptische Herstellung einschließlich Entkeimungsfiltration das einzige Verfahren zur Verminderung der Keimzahl von Augentropfenlösungen.

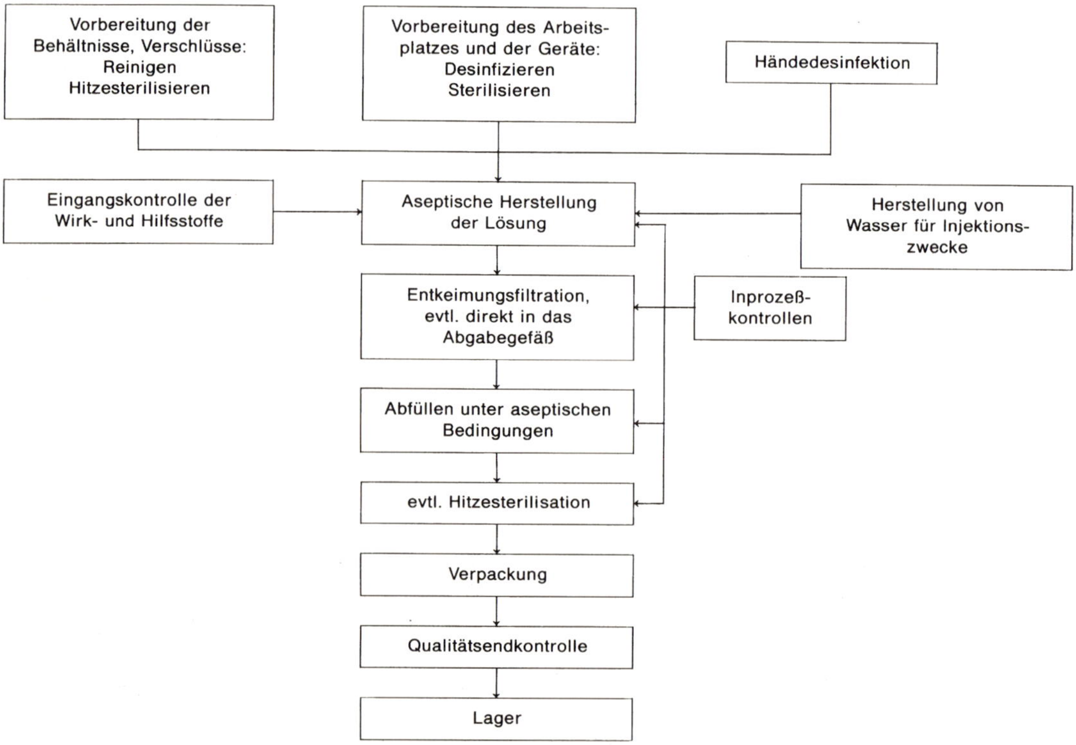

Abb. **10.2** Allgemeines Herstellungsschema für Augentropfen und Augenwässer.

Osmotische Angleichung, Isotonisierung. Die osmotische Angleichung bzw. Isotonisierung wäßriger Lösungen kann rechnerisch oder graphisch aus Nomogrammen erfolgen. Die rechnerische Angleichung erfordert keine umständliche Bestimmung des osmotischen Druckes. Die Tonizität kann einfacher durch eine leichter zugängliche kolligative Eigenschaft (s. Kap. 4, Abschn. 2.3.7) bestimmt werden. In der Regel erfolgt dies durch die Ermittlung der Gefrierpunkt- bzw. Dampfdruckerniedrigung gegenüber Wasser.

Es kann unterschieden werden zwischen

- der Ermittlung der Gefrierpunkterniedrigung und der Ermittlung der zur Isotonisierung zuzusetzenden Hilfsstoffmenge,
- der Berechnung des Natriumchlorid-Zusatzes mittels des Natriumchloridäquivalentes,
- der Anwendung von Nomogrammen.

Die Gefrierpunkterniedrigung kann experimentell mit dem Beckmann-Thermometer oder mittels eines elektronischen Osmometers bestimmt werden. Elektronische Osmometer zeigen die Gefrierpunkterniedrigung mittels eines in Celsius-Grade oder in Milliosmol pro 1000 g Wasser geeichten Meßinstrumentes an.

Für eine Anzahl von Hilfsstoffen und Wirkstoffen können die zum Erreichen einer Isotonie erforderlichen Zusätze, wie die L-Werte aus Gl. (3), auch aus Tabellen entnommen werden. In solchen Fällen kann der erforderliche Gehalt der Lösung an Hilfsstoffen nach einem im DAC angegebenen Verfahren mit ausreichender Genauigkeit errechnet werden.

Nach Gl. (1) kann die Gefrierpunkterniedrigung ΔT der zu isotonisierenden Wirkstofflösung errechnet werden.

$$\Delta T = K \cdot \frac{m \cdot 1000 \cdot i}{m_L \cdot M_r} \qquad (1)$$

ΔT Gefrierpunkterniedrigung der zu isotonisierenden Wirkstofflösung
K molare Gefrierpunkterniedrigung bzw. kryoskopische Konstante des Wassers (1,86 °C)
m Masse des Wirkstoffs (in g)
M_r relative Molekülmasse des Wirkstoffs
m_L Masse des Lösungsmittels (in g)
i Anzahl der Teilchen bzw. Ionen (z. B. Natriumchlorid = 2, Glucose = 1)

Die Menge G in g des zu der Wirkstofflösung zuzusetzenden isotonisierenden Zusatzes ergibt sich dann nach Gl. (2).

$$G = \frac{(0{,}52 - \Delta T) \cdot M_r \cdot m_L}{K \cdot 1000 \cdot i} \qquad (2)$$

0,52 ist die Gefrierpunkterniedrigung der Tränenflüssigkeit bzw. des Serums gegenüber reinem Wasser in °C.

Das Natriumchlorid-Äquivalent E gibt die Natriumchlorid-Menge in g an, die den gleichen osmotischen Wert wie 1 g der zu verarbeitenden Substanz, jeweils in gleichen Lösungsmittelmengen gelöst, ausübt.

Diese universell anwendbare Methode erlaubt, daß auch neue Wirk- und Hilfsstoffe, deren osmotischer Wert noch nicht empirisch ermittelt wurde, der Berechnung zugänglich sind. Die Berechnung des Natriumchlorid-Äquivalentes E erfolgt nach Gl. (3).

$$E = \frac{M_{NaCl} \cdot L}{L_{NaCl} \cdot M_r} = 17 \cdot \frac{L}{M_r} \qquad (3)$$

L molare Gefrierpunkterniedrigung der Substanz
M_r relative Molekülmasse der Substanz

Zur Berechnung des erforderlichen Natriumchlorid-Zusatzes werden die vorgesehenen Substanzmengen mit ihren E-Werten multipliziert. Durch Subtraktion der erhaltenen Werte von der Natriumchlorid-Menge, die zur Herstellung einer 0,9%igen Lösung benötigt wird, resultiert der erforderliche Natriumchlorid-Zusatz.

Das Natriumchlorid-Äquivalent E des Wirkstoffs kann auch zur Berechnung des für die Herstellung einer isotonischen Wirkstofflösung erforderlichen Wasservolumens V verwendet werden. Danach wird mit isotonischer Hilfsstofflösung auf das erforderliche Endvolumen aufgefüllt (Gl. (4)).

$$V = m \cdot E \cdot v \qquad (4)$$

m Masse des gelösten Wirkstoffs (in g)
v Volumen einer isotonischen Lösung von 1 g Natriumchlorid = 111,1 ml

Nomogramme. Eine Vereinfachung kann durch die Entnahme der für die Isotonisierung wichtiger hypotoner Wirkstofflösungen benötigten Isotonisierungsmengen aus Nomogrammen erfolgen. Diese befinden sich zum Beispiel in Hagers Handbuch der Pharmazeutischen Praxis.

5 Spezielle Darreichungsformen

Suspensionen zur Anwendung am Auge. Die Applikation einer wäßrigen oder öligen Suspension eines Wirkstoffs in den Bindehautsack ermöglicht die Bildung eines Depots. Ungenügende Löslichkeit oder nicht ausreichende Stabilität des Wirkstoffs in wäßriger Lösung können andere Gründe für die Anwendung dieser Arzneiform sein. Beispiele sind Suspensionen von Corticosteroiden.

Zur Vermeidung von Reizerscheinungen sollte die Partikelgröße kleiner als 20 μm sein. Partikeln, die kleiner als 3 μm sind, werden zu schnell über die Tränenkanäle ausgeschwemmt.

Die Herstellung ophthalmischer Suspensionen ist im Vergleich zu den peroralen Suspensionen größeren Einengungen unterworfen. So sind Peptisatoren, Netzmittel und viskositätserhöhende Mittel zur Vermeidung von Netz- oder Hornhautschädigungen bzw. Verstopfungen des Tränenkanals nur beschränkt einsetzbar.

Ölige Augentropfen sollten mit sterilisiertem Rizinusöl, Erdnußöl von jeweils besonders hohen Reinheitsgraden oder mittelkettigen Triglyceriden hergestellt werden. Mittelkettige Triglyceride besitzen günstigere Viskositätswerte als die vegetabilischen Öle.

Augensalben. Es kann zwischen Lid- und Augensalben unterschieden werden. Da bei der Behandlung von Erkrankungen des Augenlids ein Kontakt mit der Hornhaut nicht auszuschließen ist, sind an Lidsalben die gleichen Anforderungen wie an Augensalben zu stellen.

Die verwendbaren Grundlagen sind beschränkter als bei dermatischen Salben. Die wichtigsten an Augensalbengrundlagen zu stellenden Anforderungen sind in Tab. **10.1** aufgeführt.

Die geforderten Eigenschaften werden in erster Linie von kohlenwasserstoff- und cholesterolhaltigen Grundlagen erfüllt. Vaselin enthält aus Konsistenzgründen meist einen Zusatz von flüssigem Paraffin. Die „Einfache Augensalbe DAC“ besteht aus 40 Teilen dickflüssigem Paraffin und 60 Teilen weißem Vaselin. Die Verwendung anderer Grundlagen ist vor allem durch das mögliche Auftreten osmotisch bedingter Reizeffekte begrenzt. Dies gilt für O/W-Emulsionssalben, Hydrogel- und Macrogol-Grundlagen.

Tabelle **10.1** Anforderungen an Augensalbengrundlagen

- Sterilität oder höchste Keimarmut
- Reizlosigkeit
- gute Wirksamkeit
- gute Verteilung der Wirkstoffe oder deren Lösungen in der Salbe
- Geschmeidigkeit
- rasche Verteilung als feiner Film über den Augapfel
- gute Haftfähigkeit am Auge
- gute Haltbarkeit
- geringe Beeinträchtigung der Sicht

Eine Voraussetzung für gute Spreitung liegt in einer Begrenzung der Viskosität. Die Viskosität sollte bei 32 °C unterhalb von 1000 mPa · s liegen, und die Fließgrenze sollte kleiner als 300 mPa sein. Die mikrobielle Kontamination der wasserfreien Grundlagen ist im allgemeinen gering. Meist ist eine Heißluftsterilisation bei 160 °C möglich.

Am häufigsten wird der Wirkstoff in der Grundlage zu einer **Suspensionssalbe** verarbeitet. Besonders wichtig ist hierbei zur Vermeidung von Reizerscheinungen eine ausreichend kleine Partikelgröße. Die überwiegende Zahl der Wirkstoffpartikeln sollte kleiner als 25 μm sein. Neben der Bereitung mit Mörser und Pistill findet in der Apothekenrezeptur zur Herstellung kleiner Mengen eine aufgerauhte Salbenplatte mit Porphyrisator Verwendung. Häufig ist die aseptische Arbeitsweise die einzige Maßnahme, eine weitestgehende Keimfreiheit zu erreichen.

Wasserlösliche stabile Wirkstoffe werden in Ausnahmefällen zu einer **W/O-Emulsionssalbe** verarbeitet. Eine Herstellung von Emulsionssalben zur Anwendung am Auge ist aus Gründen günstiger Keimvermehrungsbedingungen nicht empfehlenswert. Bei W/O-Salben ist eine Konservierung, z. B. mit Benzalkoniumchlorid, Thiomersal oder Phenylethylalkohol, unerläßlich.

Das Auflösen von Wirkstoffen direkt in der Salbengrundlage zu einer **Lösungssalbe** sollte nur mit in der Grundlage ausgesprochen gut löslichen Wirkstoffen erfolgen. Andernfalls muß während der Lagerung, auch unter Berücksichtigung auftretender Temperaturschwankungen mit Rekristallisationen gerechnet werden.

Augensalben haben an Bedeutung verloren, da sie von vielen Patienten als ein Fremdkörper im Auge empfunden werden. Sie werden meist während der Nacht verwendet.

Augeninserte. Mit lamellen- bzw. scheibchenförmigen Augeninserten ist eine verlängerte Verweildauer des Wirkstoffs am Applikationsort beabsichtigt. Nach Einbringen in den Bindehautsack soll der Wirkstoff langsam und gleichmäßig freigegeben werden.

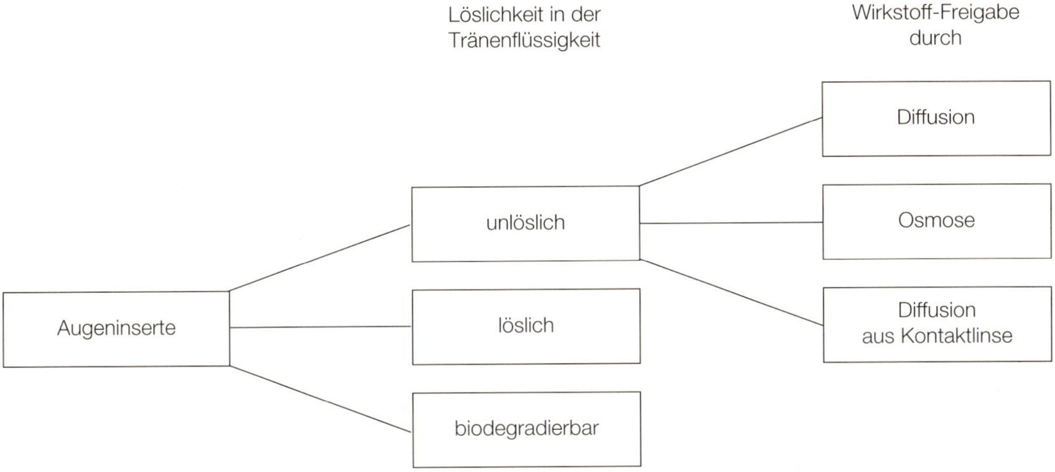

Abb. **10.3** Einteilung von Augeninserten.

Nach dem Lösungsverhalten wird zwischen löslichen, unlöslichen und biodegradierbaren Augeninserten unterschieden (Abb. **10.3**). Bei den löslichen Augeninserten handelt es sich um die älteste Gruppe derartiger Zubereitungen. Neben natürlichen Kollagenderivaten werden heute bevorzugt halbsynthetische bzw. synthetische Polymere, wie Cellulosederivate, eingesetzt. Die auf Hydrogelbasis aufgebauten löslichen Systeme können als solche appliziert werden oder erst nach der Applikation durch die Wirkung des pH-Wertes, der Temperatur oder der Ionenkonzentration der Tränenflüssigkeit gebildet werden.

Die Freisetzung aus den unlöslichen Systemen kann durch Diffusion (z. B. Ocusert^{R}, s. Kap. 17, Abschn. 2), osmotischen Effekt (s. Kap. 16, Abschn. 5.3) oder – bisher nur vereinzelt – durch Diffusion des in Kontaktlinsen inkorporierten Wirkstoffes erfolgen. Auf dem letzten Gebiet sind noch interessante Weiterentwicklungen zu erwarten (s. a. Kap. 23, Abschn. 5).

Mit Poly(orthoestern) oder Poly(orthocarbonaten) lassen sich biodegradierbare Augeninserte herstellen. Die Wirkstoff-Freigabe erfolgt durch langsame hydrolytische Spaltung der chemischen Bindungen des Polymers von der Oberfläche aus.

Kontaktlinsen, Kontaktlinsenflüssigkeiten. Es gibt harte und weiche Kontaktlinsen. Die weichen, häufig aus Hydroxyethylmethacrylat (HEMA) bestehenden Linsen verdrängen immer mehr die klassischen, aus Polymethylmethacrylat (PMMA) hergestellten harten Linsen. Inzwischen sind auch halbharte Linsen auf dem Markt, die z. B. aus Celluloseacetatbutyrat (CAB) aufgebaut sind.

Ein wichtiger Unterschied zwischen den harten und weichen Linsen ist der Porendurchmesser. Er beträgt bei harten Linsen 0,1 bis 0,2 nm, bei weichen Linsen 2,2 bis 3,0 nm. Daher besteht bei weichen Linsen eine größere Gefahr von Sorptionen sowohl von Bestandteilen der Tränenflüssigkeit als auch von solchen aus applizierten Augentropfen. Kontaktlinsenträger sollten bei Verabreichung von Zubereitungen am Auge die Kontaktlinsen herausnehmen. Ein weiterer Nachteil ist die größere Tendenz zu mikrobiellem Befall.

Die Vorteile der weichen Materialien liegen besonders in der hohen Wasseraufnahmefähigkeit und guten Sauerstoffpermeabilität sowie der guten Benetzbarkeit.

Unterschiedliche Linsenmaterialien, aber auch unterschiedliches individuelles Reagieren im Tränenfluß erfordern differenzierte **Pflegeflüssigkeiten.** Dabei liegen die Anforderungen bei harten Linsen, die häufig trocken aufbewahrt werden, niedriger als bei weichen Linsen.

Bei den Pflegeflüssigkeiten kann zwischen Aufbewahrungs-, Benetzungs-, Abspül- und Reinigungslösungen unterschieden werden.

Die desinfizierende **Aufbewahrungslösung** soll die Linse von festsitzenden Sekreten, die beim kurzfristigen Reinigen haften geblieben sind, befreien. Außerdem soll sie dafür sorgen, daß die Linse im hydratisierten Gleichgewicht bleibt.

Meist werden in diesen Lösungen Konservierungsmittel verwendet.

Die **Benetzungslösung,** die insbesondere für harte Linsen benötigt wird, bezweckt das Aufbringen eines mechanischen Schutz- und Gleitfilms, der gleichzeitig auch beim Einsetzen eine bessere Benetzbarkeit garantiert. Tenside oder wasserlösliche, gut verträgliche Polymere sind in diesen Lösungen enthalten. Für weiche Linsen sind diese Lösungen gewöhnlich nicht erforderlich. Da die Lösung mit der Tränenflüssigkeit in Kontakt tritt, ist Konservierung notwendig. Diese sollte allerdings auch bei den anderen Lösungen erfolgen.

Die **Abspüllösung** ist nur für weiche Linsen erforderlich, um die in der **Reinigungslösung** enthaltenen Stoffe abzuspülen.

Reinigungslösungen enthalten Tenside oder Wasserstoffperoxid. Im letzten Fall muß durch anschließende Neutralisation sichergestellt werden, daß kein überschüssiges Wasserstoffperoxid auf der Linse verbleibt. Insbesondere weiche Linsen sollten häufiger einer Intensivreinigung mit Enzymen unterzogen werden.

Für weiche Linsen werden auch **multifunktionelle Lösungen** verwendet. Die Lösungen enthalten Salze zur Isotonisierung, Puffer, viskositätserhöhende Zusätze, Tenside und Konservierungsmittel.

Für weiche Linsen darf Benzalkoniumchlorid wegen zu starker Sorption nicht eingesetzt werden; für harte Linsen ist es gut geeignet. Für weiche Linsen wird z. B. eine Kombination von Thiomersal mit EDTA vorgeschlagen. Auch die Herstellung von Kontaktlinsenflüssigkeiten muß unter aseptischen Bedingungen erfolgen.

6 Behältnisse

Behältnisse für flüssige Augenarzneimittel müssen aus absolut indifferentem Material bestehen, wie es auch für Parenteralia gefordert wird. Bei den industriell gefertigten Arzneimitteln haben aus Kunststoff, insbesondere Polyethylen, bestehende Behältnisse verstärkt Eingang gefunden. Beim Abfüllen konservierungsmittelhaltiger Augentropfen muß beachtet werden, daß Sorption des Konservans an nicht aus Glas bestehende Behältnisse, Verschlußmaterialien und Tropfeinrichtungen eintreten kann.

Sichere Keimfreiheit ist praktisch nur mit Einzeldosisbehältnissen zu erreichen. Insbesondere für Augentropfen treten hier noch Herstellungs- und Abfüllprobleme auf. Augensalben können in kleinen Ampullen aus Kunststoff abgefüllt werden.

7 Qualitätsprüfung

Das Arzneibuch verlangt bei Suspensionen und Suspensionssalben eine **Bestimmung der Partikelgröße**. Die Mehrzahl der Partikeln muß unterhalb von 25 μm liegen; nur wenige Partikeln dürfen im Bereich zwischen 50 und 90 μm, kein Partikel darf oberhalb von 90 μm liegen. Außerdem läßt das Arzneibuch auf Sterilität prüfen.

Weitere Prüfpunkte bei Augenarzneizubereitungen sind

- Beurteilung der Klarheit und Farbe von Augentropfen,
- Prüfung auf partikuläre Verunreinigungen,
- Messung des pH-Wertes, der Dichte bei wäßrigen Augentropfen,
- Bestimmung der Osmolalität bei wäßrigen Augentropfen,
- Bestimmung der Viskosität,
- Identitätsbestimmungen des Wirkstoffs,
- Gehaltsbestimmung des Wirkstoffs und des Konservierungsmittels.

Bei Augensalben fordert die amerikanische Pharmakopöe eine Prüfung auf Abwesenheit von Metallpartikeln.

Weiterführende Literatur

Anders, B., Wiedemann, B. (1985), Mikrobiologische Kontamination gebrauchter Augentropfen, Pharm. Ztg. *130,* 1648.

Dolder, R., Skinner, S. (1990), Ophthalmika: Pharmakologie, Biopharmazie und Galenik der Augenarzneimittel, Wissenschaftliche Verlagsgesellschaft mbH, Stuttgart.

Gurtler, F., Gurny, R. (1995), Patent literature review of ophthalmic inserts, Drug Dev. Ind. Pharm. *21,* 1.

Keipert, S. (1994), Etablierte und neue Konzepte zur Optimierung von Ophthalmika, Pharm. Ztg. *139,* 567.

Leydhecker, W. (1975), Grundriß der Augenheilkunde, Springer Verlag, Berlin, Heidelberg, New York.

Meißner, S. (1992), Kontaktlinsenhygiene – richtige Pflege schützt vor Komplikationen, Pharm. Ztg. *137,* 467.

Mielck, J. B. (1990), Hilfestellungen des DAC in der Apotheken-Rezeptur, Pharm. Ztg. *128,* 61.

Reimann, H. (1989), Apothekengerechte Einzeldosis-Verpackung von Lösungen in Rezeptur und Defektur, Pharm. Ztg. *134,* 209.

Roth, H.-U. (1986), Die Pharmakologie der Kontaktlinse, Dtsch. Apoth. Ztg. *126,* 959.

Thoma, K. (1989), Apothekenrezeptur und -defektur, Deutscher Apotheker Verlag, Stuttgart, S. 1/1.

Abbildungsnachweis

Schoenwald, R. D., Stewart, P. (1980), J. Pharm. Sci. *69,* 391.

Kapitel 11
Inhalationen, Aerosole

1 Allgemeines, Definitionen

Inhalationen, die schon im Altertum bekannt waren und angewandt wurden, sind medizinische Behandlungen der Atemwege durch das Einatmen von Gasen und Dämpfen. Wenn die Eigenschaften der Wirkstoffe es erlauben, können auch Resorptionen über die Atemwege erreicht werden. Die Inhalation von Gasen, z. B. bei der Inhalationsnarkose, ist technologisch und biopharmazeutisch am wenigsten problematisch. Zur Dampfinhalation müssen leicht verdampfbare Wirkstoffe, z. B. ätherische Öle, vorliegen.

Diese werden in Inhalatoren (Verdampfern, Verneblern bzw. Nebulisatoren) in Gegenwart von Wasser und mit Wärmeenergie verdampft und eingeatmet. Im Arzneibuch heißen diese Arzneiformen „Zubereitungen zur Inhalation".

Sind die zu applizierenden Wirkstoffe weder gasförmig noch verdampfbar, müssen sie durch Druck zerstäubt und als Spray- oder Aerosol-Darreichungsform verabreicht werden. Die Arzneibuchbezeichnung der Arzneiform ist „Zubereitung in Druckbehältnissen".

Erst nach dem Verlassen der Düse beim Zerstäuben entsteht aus der Arzneiform die Darreichungsform **Aerosol.**

Bei strenger Auslegung beschreibt der Begriff Aerosol kolloidal dispergierte Flüssigkeiten in Gas, z. B. Nebel, oder Feststoffe in Gas, z. B. Rauch. In der pharmazeutischen Praxis werden so feine Dispergierungen nicht immer erreicht, so daß es realistischer ist, einfach von dispersen Systemen fest oder flüssig in Gas zu sprechen.

Aerosole werden durch Versprühen von Flüssigkeiten (Lösungen, Suspensionen, Emulsionen) oder Zerstäuben von Feststoffen erzeugt. Dies geschieht in der Praxis durch **Druckgasaerosole** und **Pumpzerstäuber.** Druckgasaerosole enthalten Treibgase, die den Sprühdruck erzeugen. Bei den Pumpzerstäubern, bei denen auf Treibgase verzichtet wird, muß der Sprüh- oder Zerstäubungsdruck mit Pumpen (s. Abb. **11.1**) oder mit Gummibällen erzeugt werden.

Da bei den Pumpzerstäubern auf Treibgase verzichtet wird, kommt ihnen heute aus ökologischen Gründen steigende Bedeutung zu.

Die **Druckgasaerosole** sind einfach durch Fingerdruck auf den Sprühkopf zu betätigen. Druckgasaerosole bestehen aus dem Druckbehältnis mit Ventil und Sprühkopf (s. Abb. **11.2**). Sie werden mit der sprühbaren Zubereitung und einem Treibgas bzw. einer Treibgasmischung gefüllt. Je nach Zubereitung oder Anwendungszweck können verschiedenartige Ventile (s. Abb. **11.3**) oder Sprühköpfe verwendet werden, beispielsweise Dosierventile für die exakte Dosierung von stark wirksamen Arzneimitteln wie Asthma- oder Bronchialaerosolen. Wird ein Ventil, auf dem der Sprühkopf sitzt, durch Herunterdrücken geöffnet, drückt der Innendruck die Aerosolzubereitung mit gelösten und/oder gasförmigen Treibgasanteilen über das Steigrohr zum Sprühkopf. Beim Verlassen des Sprühkopfes wird die Mischung zum Aerosol versprüht. Als Aerosole können Lösungen, Suspensionen oder Emulsionen versprüht werden. Es gibt in der Pharmazie nicht nur Inhalations- bzw. pulmonale Sprays als Darreichungsformen, sondern z. B. auch Desinfektions-, Salben-, Film- oder Pulversprays sowie Schäume.

2 Treibgase

Als Treibgase für Druckgasaerosole sind Gase geeignet, zu deren Verflüssigung nicht zu hohe Drücke aufgewendet werden müssen, die toxikologisch und physiologisch unbedenklich, umweltfreundlich und ungefährlich sind. Ferner sollen natürlich die geforderten technologischen Eigenschaften gegeben sein, z. B. bestimmte Mischbarkeiten sowie die Kompatibilität mit den einzusetzenden Wirk- und Hilfsstoffen. Ein Gas, dessen kritische Temperatur unter 0 °C (273 K) liegt, ist ein **permanentes Gas.** Oberhalb seiner kritischen

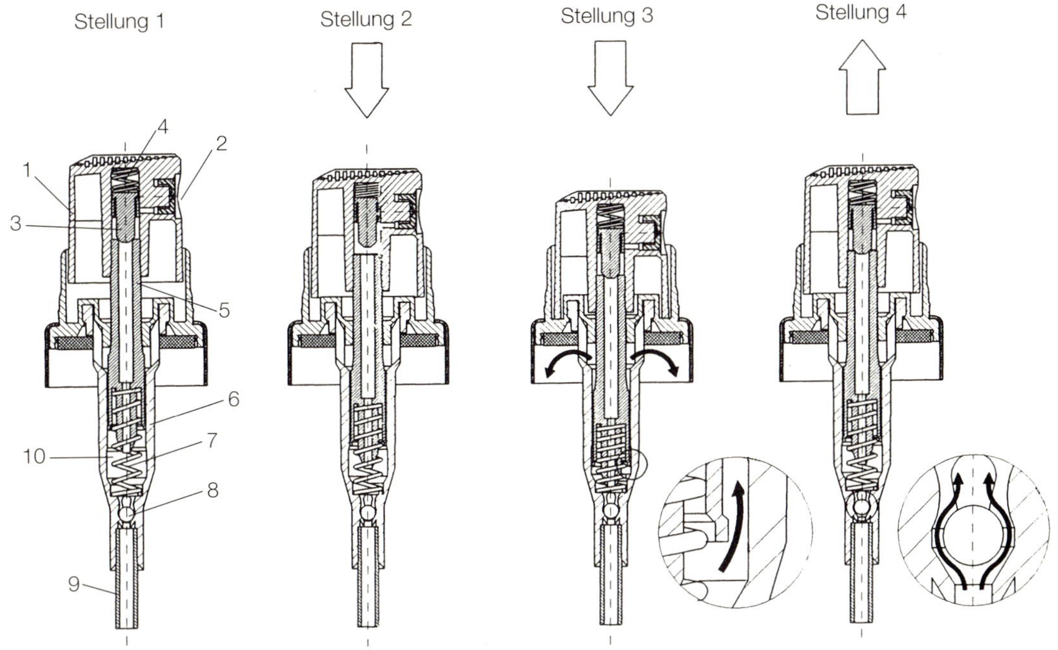

Abb. **11.1** **Pumpzerstäuber-Dosierventil** (Aeropump GmbH, Hofheim/Taunus).
1 Sprühkopf, 2 Düse, 3 Verschlußkolben, 4 Verschlußfeder, 5 Stempelschaft, 6 Gehäuse, 7 Pumpenfeder, 8 Pumpenverschlußkugel, 9 Steigrohr, 10 Dosierkammer.
Stellung 1: Das Ventil, hier in der unbetätigten und angesprühten Stellung, ist gleichzeitig Pumpe.
Stellung 2: Durch Drücken auf den Sprühkopf (1), der auf dem Stempelschaft (5) sitzt, wird die Zerstäuberpumpe betätigt. Der Stempelschaft (5) ist gleichzeitig auch der Pumpenkolben. Mit der Kolbenbewegung nach unten wird Druck auf das Produkt in der Dosierkammer (10) zwischen Stempelschaft (5) und Gehäuse (6) ausgeübt. Die Verschlußkugel (8) im Dichtsitz verhindert ein Rückströmen des Produkts in das Arzneiformbehältnis, das nicht mit abgebildet ist. Erreicht der Druck ca. 7 bar, der von der Verschlußfeder (4) nicht mehr gehalten wird, gibt der Verschlußkolben (3) die Ventilschaftöffnung zur Düse (2) frei. Dieses Funktionsprinzip gewährleistet einen gleichmäßigen, nicht abfallenden und feinstzerteilten Sprühstrahl.
Stellung 3: Beim weiteren Eindrücken erreicht der Stempelschaft (5) den Entlüftungsring im Gehäuse, und der aufgebaute Druck kann am Stempelschaft vorbei in das Arzneiformbehältnis entweichen. Der Verschlußkolben (3) schließt das System wieder, und der exakt dosierte Sprühstoß wird beendet.
Stellung 4: Durch die Pumpenfeder (7) wird der Stempelschaft (5) mit dem Sprühkopf (1) wieder in die Ausgangsposition zurückbefördert. In der Dosierkammer (10) wird ein Unterdruck erzeugt, der die Verschlußkugel (8) anhebt und Produktnachschub aus dem Arzneiformbehältnis durch das Steigrohr (9) ansaugt. Damit befindet sich das System wieder in der Ausgangsstellung.

Temperatur kann ein Gas nicht mehr im flüssigen Zustand existieren, d. h. es läßt sich auch durch höchste Drücke nicht verflüssigen. Besonders geeignet sind deshalb Treibgase, deren kritische Temperatur nicht zu tief liegt und die sich bei niedrigen Drücken verflüssigen lassen, z. B. bei Raumtemperatur nicht über 10^6 Pa (10 bar), am besten unter $6 \cdot 10^5$ Pa (6 bar). Treibgase, die sich in verflüssigter Form einsetzen lassen, heißen **druckverflüssigte Treibgase.** Solche, die wegen ihrer zu tiefen kritischen Temperatur nicht verflüssigt werden können, heißen **druckverdichtete Treibgase.** Stickstoff (N_2), Kohlendioxid (CO_2) und Distickstoffoxid oder Lachgas (N_2O) sind Beispiele für druckverdichtete Gase. Stickstoff ist chemisch und physiologisch indifferent und leicht erhältlich bzw. verfügbar. Der entscheidende Nachteil der druckverdichteten Treibgase gegenüber den druckverflüssigten ist die rasche Abnahme des Sprühdrucks. Weitere Nachteile sind ungenügende Löslichkeiten in den Flüssigkeiten bzw. Lösungsmitteln der Zubereitung. Diese Nachteile haben zur Folge, daß die Behältnisse nur halb mit der Zubereitung gefüllt wer-

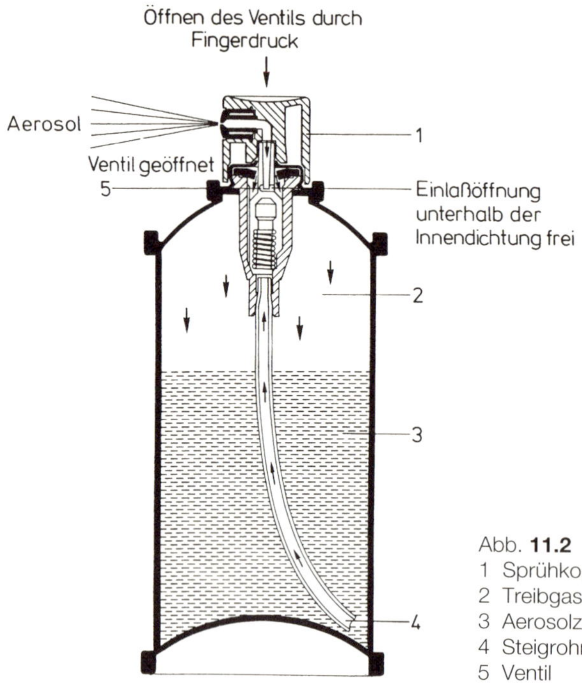

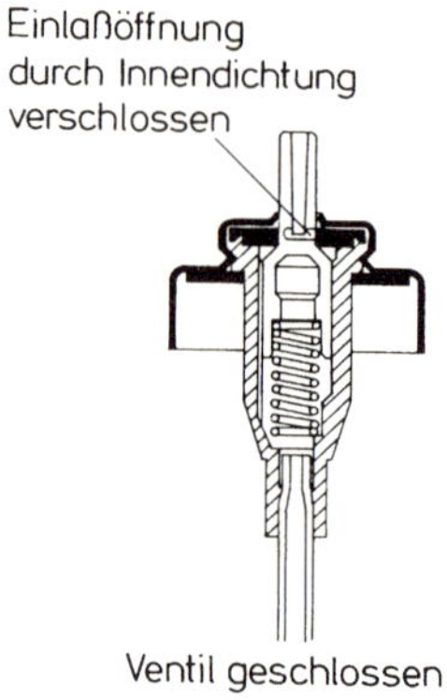

Abb. **11.2** Druckgasaerosol.
1 Sprühkopf mit Sprühdüse
2 Treibgas (gasförmig)
3 Aerosolzubereitung mit gelöstem Treibgas im Druckbehältnis
4 Steigrohr
5 Ventil

den können und daß der Druck bei der Anwendung proportional mit dem abnehmenden Füllungsgrad abnimmt.

Kohlendioxid und Distickstoffoxid sind in Flüssigkeiten wie Wasser, Alkohol und Aceton besser löslich als Stickstoff. Sie bilden **druckgesättigte Lösungen von Treibgasen.** Durch den Gleichgewichtszustand zwischen gasförmigem und gelöstem Treibgas besitzen Druckgasaerosole insbesondere mit druckverflüssigten Treibgasen, bis zu einem gewissen Grad auch mit druckgesättigten Lösungen, ein Treibgasreservoir. Der Sprühdruck nimmt deshalb bei der Anwendung in erheblich geringerem Maße ab als bei der Verwendung von druckverdichteten Treibgasen.

Zu bedenken ist, daß Kohlendioxid chemisch nicht vollkommen inert ist. Bei Distickstoffoxid kommt noch dazu, daß dieses Gas besonders in höheren Dosen physiologisch bedenklich ist.

Zu den Treibgasen, die sich druckverflüssigen lassen und die ein großes Treibgasreservoir bilden, gehören niedere Kohlenwasserstoffe, wie Propan und Butan, Fluorchlorkohlenwasserstoffe (FCKW), teilfluorierte, nicht chlorierte Kohlenwasserstoffe (HFKW) und Dimethylether (Tab. **11.1**). Ihr Sprühdruck bleibt, da vorwiegend die gasförmigen Bestandteile versprüht und durch Nachverdampfen entsprechender Flüssiganteile wieder ersetzt werden, während der gesamten Anwendung praktisch konstant und erfährt nur temperaturbedingte Variationen. Durch Mischung verschiedener Typen dieser Treibgase können nicht nur die erforderlichen Sprüheigenschaften für verschiedene Aerosolzubereitungen in den Behältnissen der Druckgasaerosole eingestellt, sondern auch deren Gefährlichkeit vermindert werden.

Bei den in der Übersichtstabelle Tab. **11.1** zusammengestellten Treibgasen handelt es sich um umweltfreundlichere. Die in der Vergangenheit fast ausschließlich verwendeten Typen TG 11 und TG 12 haben nicht nur außergewöhnlich lange Stabilitäten bzw. Verweilzeiten in den höheren atmosphärischen Schichten (65–120 Jahre), sondern auch die höchsten Ozon-Zerstörungspotentiale. Wegen dieser Umweltgefährdung wurde inzwischen ein Produktionsverbot dieser Treibgase erlassen. Deswegen sind sie und einige ähnlich kritische FCKWs nicht in der Tab. **11.1** berücksichtigt. Es ist jedoch bei der Wahl eines Treibgases auch noch der Einfluß auf den Treibhauseffekt zu bedenken.

Wenn die umweltfreundlichen FCKWs etwa 10 Jahre nach ihrer Freisetzung in der Stratosphäre angelangen, werden sie durch die kurzwelligen,

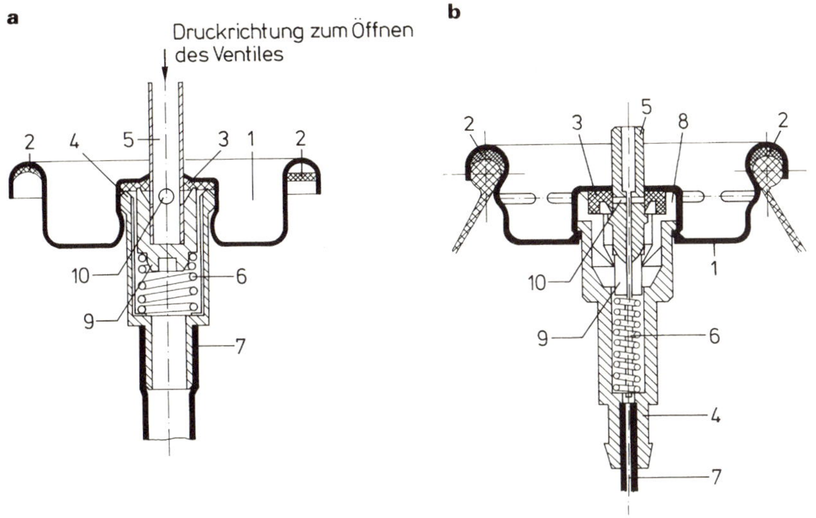

Abb. **11.3** Einfache und spezielle Aerosolventile für Zubereitungen in Druckbehältnissen.
1 Ventilteller mit Bördelrand zum Verbördeln mit dem Druckbehältnis
2 Außendichtung im Bördelrand zur Abdichtung zwischen Ventilteller und Druckbehältnis
3 Innendichtung (eigentliche Ventildichtung)
4 Ventilgehäuse bzw. Ventilkörper
5 Ventilschaft (Stem), Ventilsitz und Federpfanne
6 Verschlußfeder
7 Steigrohr
8 Dosierkammer
9 Federpfanne und Ventilsitz
10 Einlaßöffnung
Auf den Ventilschaft (5) können verschiedene Sprühköpfe aufgesetzt werden. Wird der Ventilschaft eines einfachen **Aerosolventiles** (**a**) gegen die Verschlußfederspannung 2 bis 3 mm vertikal nach unten gedrückt, löst sich der mit dem Ventilschaft fest verbundene Ventilsitz (9) von der Innendichtung (3) und öffnet somit das Ventil.
In ein **Dosierventil** (**b**) ist noch eine Dosierkammer (8) eines bestimmten Volumens eingebaut. Bei geschlossenem Ventil ist diese Dosierkammer nur zum Inneren des Aerosolbehältnisses geöffnet, so daß es sich über das Steigrohr (7) aus dem Druckbehältnis mit der Aerosolzubereitung füllen kann. Beim Öffnen des Ventiles unter Fingerdruck, schließt die Dosierkammer gegen das Aerosolbehältnis und öffnet sich zum Sprühkopf hin, um die dosierte Menge Aerosolzubereitung zu versprühen (**a:** aus Lindal-Ventil GmbH; **b:** aus Deutsche Aerosol-Ventil GmbH).

energiereichen UV-Strahlen unter Freisetzung von Chloratomen zerstört. Die reaktiven Chloratome reagieren mit den Ozonmolekülen, stören das Sauerstoff-Ozon-Gleichgewicht und schwächen hierdurch den Ozon-Schutzschild, der die Erdoberfläche vor zu starker, energiereicher UV-Einstrahlung schützt. Deshalb werden jetzt als Alternativen chlorfreie, wasserstoffhaltige oder voll fluorierte Fluorkohlenwasserstoffe (HFKW oder FKW) intensiv geprüft oder stehen neben den umweltfreundlicheren Kohlenwasserstoffen oder dem mindestens ebenso umweltfreundlichen Dimethylether bereits zur Verfügung. Die umweltfreundlicheren FCKWs haben erheblich kürzere Verweildauern in der Atmosphäre. Die Kohlenwasserstoffe und der Dimethylether haben Stabilitäten von nur wenigen Tagen und werden bereits in diesen niederen Schichten weitgehend und rasch abgebaut. Allerdings sind diese Kohlenwasserstoffe und der Dimethylether in reiner bzw. konzentrierter Form leicht brennbar. Diese Gefährlichkeit kann durch Verdünnen mit nichtbrennbaren Treibgasen und/oder Lösungsmitteln vermindert werden. Im Gegensatz zu den Kohlenwasserstoffen zeichnet sich der Dimethylether durch eine verhältnismäßig gute Mischbarkeit mit Wasser aus. Je mehr Wasser der Dimethylether aufnimmt oder enthält, desto geringer wird seine Brennbarkeit. Treibgase werden auch in kosmetischen und technischen Aerosolen, zur Herstellung von Polyurethanschäumen sowie in Kühl- und Klimageräten eingesetzt. Hierbei sind die Umweltprobleme besonders zu beachten. Zur Verwendung

Tabelle **11.1** Eine Auswahl pharmazeutisch gebrauchter Treibgase

Treibgase	chemische Formel	Brennbarkeit	Siedepunkt (°C)	Druck bei 20 °C in 10^5 Pa (gerundet)	Sauerstoff-zerstörungs-potential*	Verweildauer in Atmosphäre (Jahre)
Fluorchlorkohlenwasserstoffe (FCKW)						
TG 22	$HCClF_2$	–	–40,8	9,17	0,05	15–22
TG 123	$HCl_2C\text{-}CF_3$	–	28,0	0,76	0,01	2–3
TG 124	$HClFC\text{-}CF_3$	–	–12,0	3,30	0,02	8
TG 141b	$H_3C\text{-}CCl_2F$	+	31,7	0,65	0,08	9–10
Hydrofluorkohlenwasserstoffe und Fluorkohlenwasserstoffe (HFKW und FKW)						
TG 134a	$H_2FC\text{-}CF_3$	–	–26,5	5,75	0	8–11
TG 227	$F_3C\text{-}CHF\text{-}CF_3$	–	–17,3	4,00	0	
Kohlenwasserstoffe						
Propan	C_3H_8	+	–44,5	7,94	0	14 Tage
Butan	C_4H_{10}	+	– 0,5	1,37	0	9 Tage
i-Butan	C_4H_{10}	+	–11,7	2,16	0	
Ether						
Dimethylether	$CH_3\text{-}O\text{-}CH_3$	+	–24,8	4,20	0	7,7 Tage

*) berechnet relativ zu TG 11 (=1)

TG = Treibgas
Die Typenbezeichnung der Fluor-Chlor-Kohlenwasserstoffe leitet sich aus folgendem Schlüsselsystem ab:

Zahl in Einerstelle	= Anzahl Fluor-Atome (F)
Zahl in Zehnerstelle minus 1	= Anzahl Wasserstoff-Atome (H)
Zahl in Hunderterstelle plus 1	= Anzahl Kohlenstoff-Atome (C)
Zahl der noch freien Valenzen	= Anzahl Chlor-Atome (Cl)

Beispiel: Treibgas 134a

Zahl in Einerstelle	4	= 4 Fluoratome
Zahl in Zehnerstelle	3; 3–1	= 2 Wasserstoffatome
Zahl in Hunderterstelle	1; 1 + 1	= 2 Kohlenstoffatome
		= $C_2H_2F_4$

Der kleine Buchstabe a bedeutet, daß der Ethangrundkörper unsymmetrisch substituiert ist. So ergibt sich $CF_3\text{-}CH_2F$.

in medizinischen Aerosolen, insbesondere in pulmonalen Sprühzubereitungen, sind sie praktisch unersetzlich und fast lebensnotwendig; deshalb fallen die Umweltprobleme etwas weniger ins Gewicht.

Für den pharmazeutischen Einsatz gibt es Übergangsregelungen.

3 Abfüllen von Aerosolzubereitungen

Die **Kaltabfüllung** ist die einfachste Methode. Hierbei wird zunächst die Aerosolzubereitung in das Behältnis eingefüllt und unter den Siedepunkt des Treibgases abgekühlt. Anschließend wird das Treibgas zudosiert und das Behältnis verschlossen. Es ist stets darauf zu achten, daß die Stahlflaschen bei der Entnahme des Treibgases mit dem Verschluß nach unten zeigen. Abfüll- bzw. Dosierventil sowie der Hahn an der Stahlflasche dürfen niemals längere Zeit gleichzeitig geschlossen bleiben. Es besteht sonst die Gefahr, daß das sich ausdehnende Gas den Zuleitungsschlauch sprengt (s. Abb. **11.4**). Ein Nachteil ist der hohe kältetechnische Aufwand. Die **Abfüllung unter Druck** ist für größere Stückzahlen

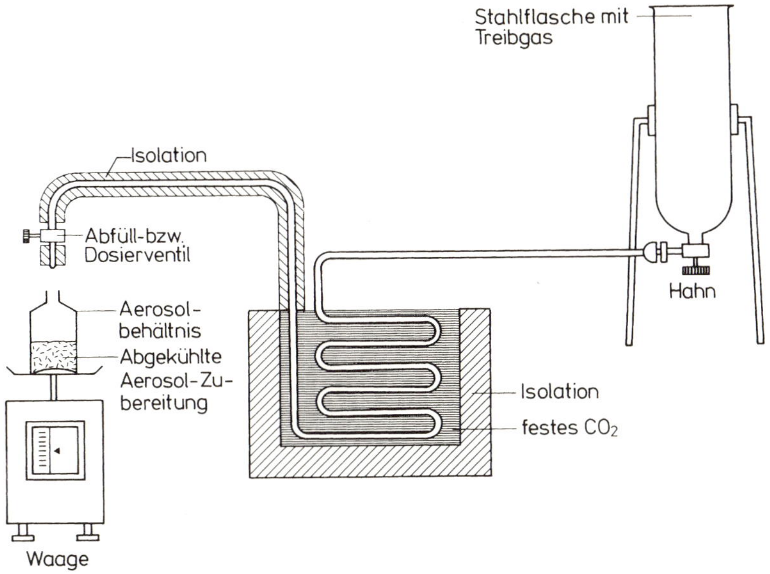

Abb. **11.4** Abfüllung des abgekühlten und verflüssigten Treibgases (Kaltabfüllung).

besser geeignet. Dabei wird ebenfalls zuerst die Aerosolzubereitung in die Behältnisse abgefüllt. Nach Aufsetzen der Ventilteller auf die Behältnisse wird durch Verbördeln verschlossen. Die Treibgase werden bei dieser Abfüllmethode unter hohem Druck, etwa $6 \cdot 10^6$ Pa (60 bar), durch die Ventile zugesetzt.

4 Pulverzerstäuber

Neben den Pumpzerstäubern wurden in den letzten Jahren treibgasfreie Pulverzerstäuber mit Dosierventilen als weitere umweltfreundliche Alternative entwickelt. Eine Reihe von Typen dieser neuen Arzneiform haben inzwischen

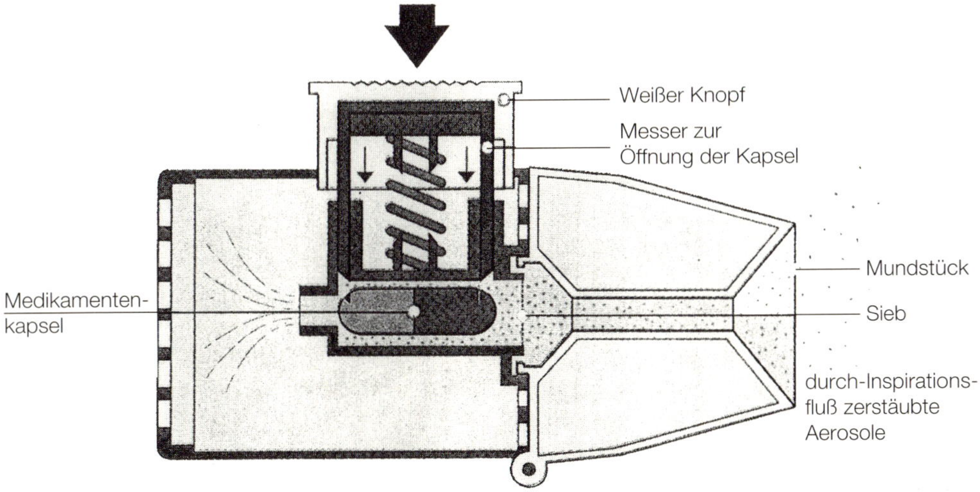

Abb. **11.5** **Ventilat®-Inhalator,** Eindosen-Pulverzerstäuber mit einer Hartgelatinekapsel als Wirkstoffreservoir. Durch Knopfdruck wird die Kapsel an beiden Enden aufgeschnitten und der Kapselinhalt durch einen Atemzug zerstäubt und inhaliert (nach Frieß und Kutz, 1993).

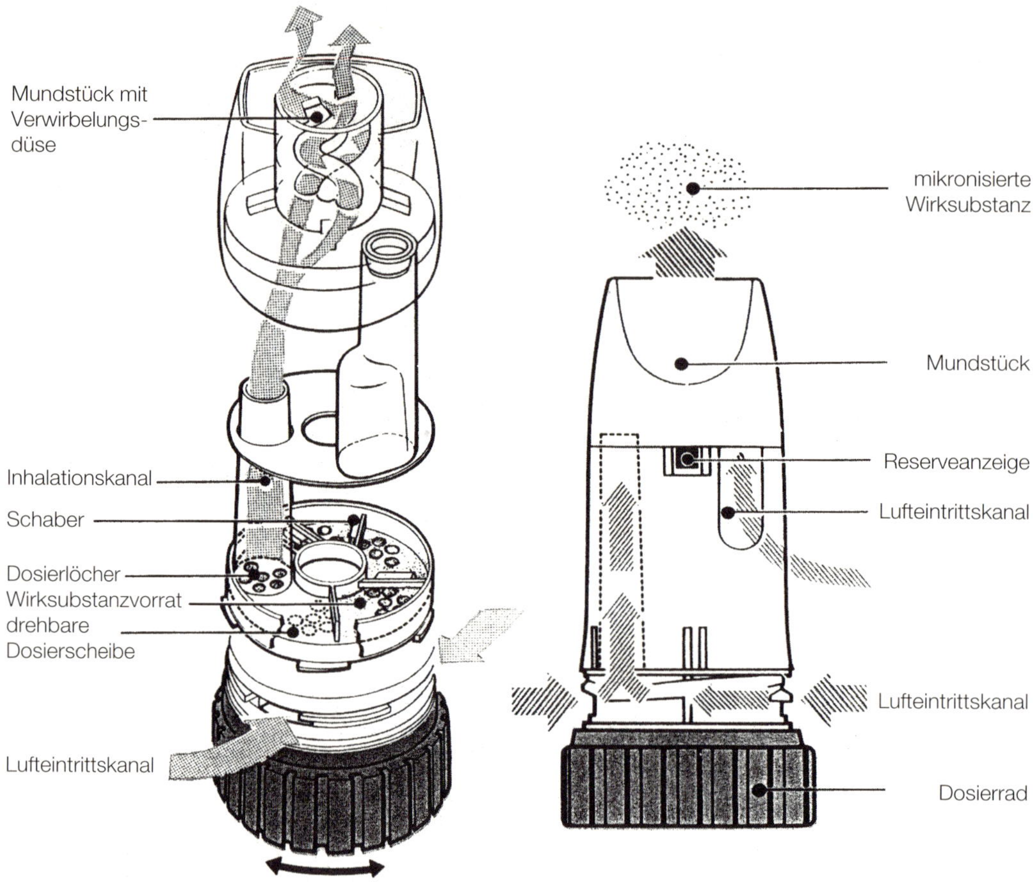

Abb. **11.6** **Aerodur® Turbohaler®,** Mehrdosen-Pulverzerstäuber (nach Frieß und Kutz, 1993).

Marktreife erreicht. Es gibt Pulverzerstäuber, die abgeteilte, feinpulverisierte Dosen aus einem geeigneten Reservoir zerstäuben, beispielsweise aus Hartgelatinekapseln, wie Spinhaler®, Ventilat®-Inhalator (s. Abb. **11.5**), Rotadisk®, Diskhaler® etc., oder die aus Blistern in den Wirkstoffvorratsbehälter des Turbohaler® (s. Abb. **11.6**) eingefüllt und mit drehbaren, perforierten Dosierscheiben dosiert werden oder Diskus-Inhalatoren. Sogar Babyhaler für Kleinkinder gibt es inzwischen. Diese Pulverzerstäuber sind derart konstruiert, daß ein vom Patienten ausgelöster kurzer Luftsog oder Atemzug das feinstzerteilte bzw. mikronisierte Pulver in ein inhalierbares, bronchialgängiges Pulveraerosol überführt, dessen maximale Partikelgröße um $10\,\mu$m liegen soll. Wenn die Wirkstoffe sich nicht in reiner Form verarbeiten oder applizieren lassen, müssen geeignete Hilfsstoffe zugesetzt werden, die für die pulmonale Anwendung unbedenklich sind. Das sind in der Hauptsache α-Lactose-Monohydrat oder Glucose.

Es gibt auch Zubereitungen, bei denen der mikronisierte Wirkstoff zur besseren Stabilisierung an gröbere Trägerpartikeln adsorbiert ist. Bei der Applikation bleiben diese Arzneiträger durch Trägheitsaufprall bereits in der Rachenhöhle hängen, während die feinen desorbierten Wirkstoffpartikeln in die Bronchien weiterfliegen.

5 Biopharmazeutische Probleme

Eine wesentliche Aufgabe der Entwicklung von Inhalationen und Aerosolen besteht darin, sicherzustellen, daß der Wirkstoff in die zu therapierenden Bereiche des Respirationstraktes gelangt. Selbst bei optimaler Inhalationstechnik geht ein erheblicher Teil der freigesetzten Dosis im Bereich der oberen Atemwege verloren. Die Abscheidung dispergierter Teilchen in der Lunge erfolgt durch **Impaktion** (Trägheitsaufprall) und durch **Sedimentation.** Partikeln, die größer als 3 μm sind, werden vorwiegend durch Impaktion niedergeschlagen. Aufgrund ihres Trägheitsmoments können sie Richtungsänderungen beim Atemgastransport nur begrenzt folgen und werden daher durch Aufprall an Hindernissen, wie dem Kehlkopf, deponiert. Teilchen mittlerer Größe (0,5–3 μm) werden vorwiegend durch Sedimentation abgeschieden.

Zum Erreichen einer verbesserten Wirkstoffabscheidung in den tieferen Lungenbereichen muß folglich eine Verminderung der Wirkstoffverluste durch Impaktion angestrebt werden.

Die Abscheidung durch Impaktion erfolgt vermehrt mit steigendem Durchmesser d der Teilchen und steigender Atemstromstärke F gemäß der Beziehung:

$$\text{Impaktion} \sim \log(d^2F).$$

Die Beziehung weist gleichzeitig auf die Bedeutung der Atemtechnik hin. Eine niedrige Atemstromstärke erhöht die Sedimentation und damit die Abscheidung in den tieferen Lungenbereichen.

Optimal funktionierende pulmonale Aerosole benötigen zu einer ausreichenden bronchialen Wirkstoffdeposition die relativ geringe Atemleistung von 0,5–2 l/s. Teilchen größer als 10 μm, wie sie in einem Schnupfenspray vorliegen, werden fast vollständig im Nasen-Rachenraum zurückgehalten (s. Abb. **11.7**). Lediglich Partikeln im Größenbereich von 1 bis 5 μm können in die weitverzweigten und engen Lungenalveolen gelangen. Eine noch weitergehende Partikelredu-

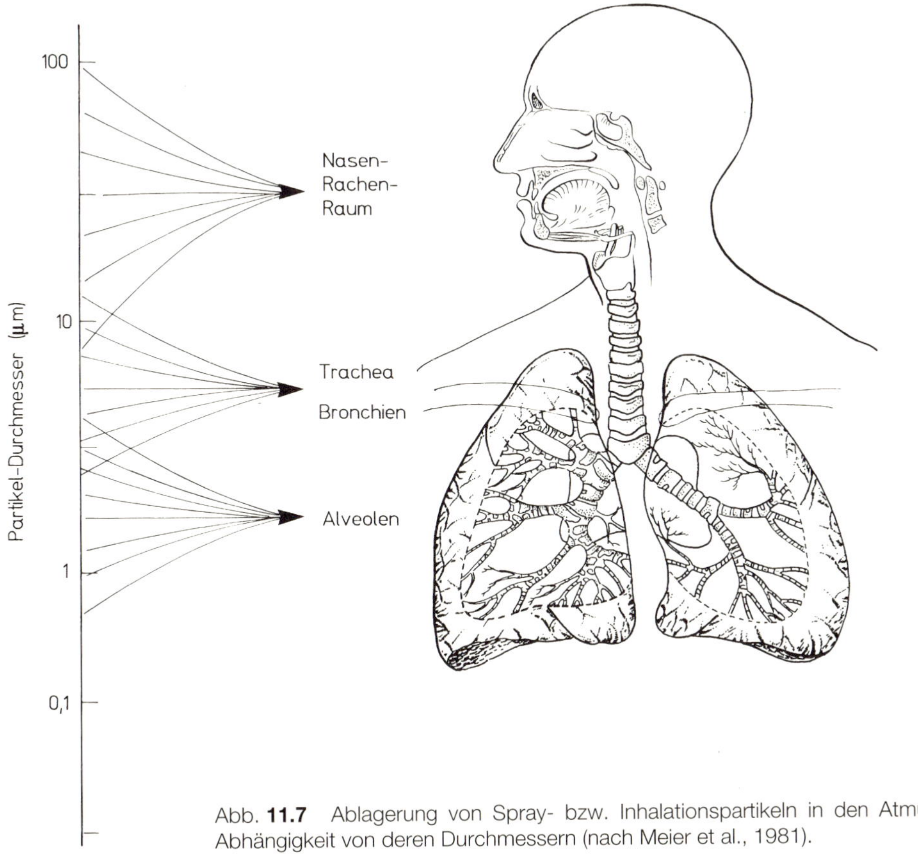

Abb. **11.7** Ablagerung von Spray- bzw. Inhalationspartikeln in den Atmungsorganen in Abhängigkeit von deren Durchmessern (nach Meier et al., 1981).

zierung ist nicht ratsam, da wegen der großen Grenzflächenenergie die für eine lokale Wirkung oder beabsichtigte Resorption erforderliche Deposition weitgehend unterbleibt. Dies erklärt, daß in der Regel höchstens 10 bis 20% eines Aerosols die Alveolen erreichen.

Um die Inhalationsapplikation sicherer zu machen und das nicht immer ausreichende Atmungsvolumen der Patienten in höherem Maße zu berücksichtigen, werden heute vor allem Asthma- und Bronchialaerosole mit bauchigen Spacern ausgestattet. In diesen Vorrichtungen werden die versprühten Aerosole, die zunächst als grobe Treibgaspartikeln aus der Düse austreten, abgebremst und einer normalen Inhalationsgeschwindigkeit um 40–50 km/h angepaßt. Dabei werden die Partikeln mit steigender Entfernung vom Düsenaustritt außerdem durch Verdunstung des Treibgases auch immer kleiner. Weil das Aerosol im Spacer gefangen bleibt, kann es vom Patienten mühelos und weitgehend ohne Verluste inhaliert werden.

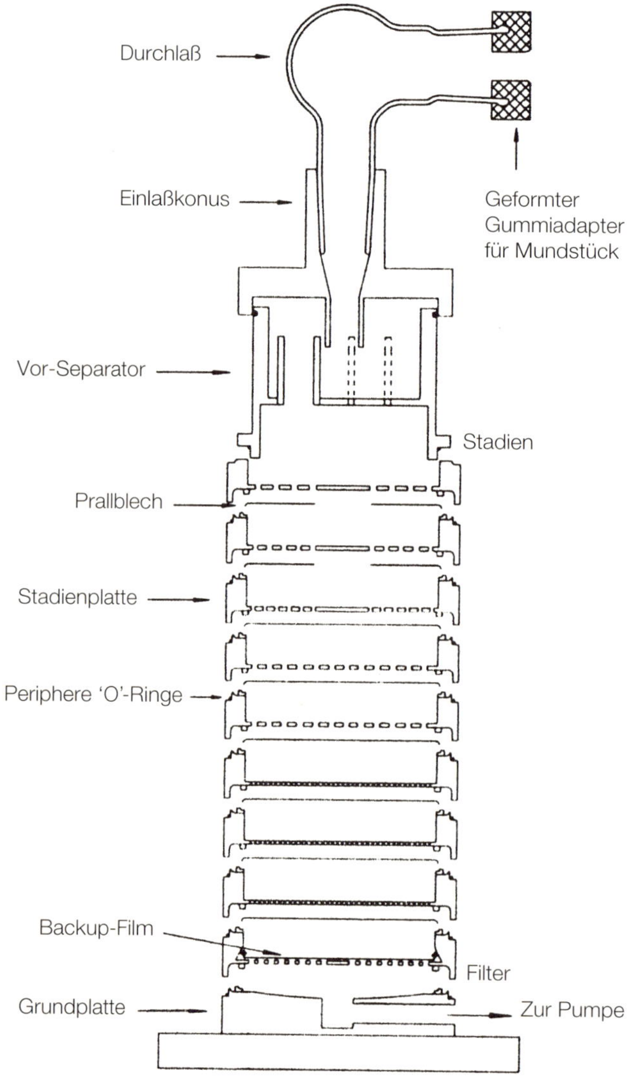

Abb. **11.8** 8-Stufen-Kaskaden-Impaktor zur Partikelgrößenbestimmung von maximal 8 Fraktionen. Die Fraktionen werden durch einen definierten Luftstrahl durch Sichten getrennt und nach dem Auflösen analysiert (nach Malton et al., 1995).

6 Prüfung von Druckgasaerosolen

An Druckgasaerosolen sind folgende spezielle Prüfungen durchzuführen, die auch in Pharmakopöen enthalten sind.

1. Aerosolbehältnisse müssen vor der Abfüllung auf **Innendruckbelastbarkeit** geprüft werden. Sie müssen einen Prüfdruck von 10 bar aushalten und dürfen beim 1,2-fachen Prüfdruck nicht undicht werden, sich nicht verformen oder bersten. Beim Fall aus 2,5 m Höhe darf die Innenschutzlackierung keine Fehlstellen, wie Risse oder Poren, aufweisen.
2. Der **Innendruck** wird durch Aufsetzen des Manometers auf das Ventil geprüft. In der Regel liegt der Innendruck von Aerosolbehältnissen zwischen $1 \cdot 10^5$ und $6 \cdot 10^5$ Pa (1–6 bar).

   Mit dieser Prüfung können sowohl die richtige Füllung mit Treibgasen als auch Treibgasverluste während der Lagerung geprüft werden.
3. Die **Dichtigkeit** wird durch den Masseverlust in Abhängigkeit von den Lagerzeiten bei verschiedenen Temperaturen geprüft und/oder durch Prüfung des **Ventilsitzes** nach 5minütigem Einstellen in ein Wasserbad von 55 °C, wodurch der Inhalt auf eine Temperatur von 50 °C gebracht wird.
4. Feststellung der **Dosierung in der Sprühmenge pro Zeiteinheit** oder bei Dosierventilen pro Einzeldosis.
5. **Charakterisierung des Sprühstrahles**
   - Wenig sichtbarer Sprühstrahl (< 10 μm), feinste Nebel oder Stäube, z. B. für Druckgasaerosole zur Inhalation,
   - gut sichtbarer Sprühstrahl (< 50 μm), grobe Nebel oder Stäube, z. B. für Nasen- oder Rachenraum, eventuell für die oberen Atemwege,
   - deutlich sichtbarer grober Sprühstrahl (> 50 μm), z. B. für Hautoberflächen und Gegenstände.
   - Heute wird die Partikelfeinheit von Aerosolen am günstigsten mit Impingern, vorzugsweise für Tröpfchen oder Nebel, oder Impaktoren (für trockene Stäube) bestimmt. Diese Geräte arbeiten zyklonähnlich. Abb. **11.8** zeigt beispielhaft einen Mehrstufen-Kaskaden-Impaktor, der bis zu 8 Partikelgrößenfraktionen trennen und bestimmen kann. In der BP ist der Twin-Impinger offiziell.
   - Zusammenhängende Sprühmassen mit bestimmter Voluminosität oder mit bestimmter Dosierung, z. B. Schäume.

Weiterführende Literatur

Frieß, S., Kutz, G. (1993), Pulverinhalatoren, Dtsch. Apoth. Ztg. *133,* 1242.

Keller, M. (1991), Pharmazeutische Aerosole, Dtsch. Apoth. Ztg. *131*, 263.

Malton, A., Sumby, B. S., Smith, I. J. (1995), Vergleich der Medikamentenabgabe in vitro aus zwei Pulver-Inhalationsgeräten zum mehrmaligen Gebrauch, Eur. J. Clin. Res. *7,* 177–193.

Meier, J., Rettig, H., Hess, H. (1981), Biopharmazie, Georg Thieme Verlag Stuttgart, New York, S. 54.

Ross, G. (1991), Aerosole und Pumpenaerosole, in: Pharmazeutische Technologie (Sucker, H., Fuchs, P., Speiser, P., Hrsg.), Georg Thieme Verlag, Stuttgart, New York, S. 673–689.

Thoma, K. (1979), Aerosole – Möglichkeiten und Probleme einer Darreichungsform, Werbe- und Vertriebsgesellschaft Deutscher Apotheker mbH, Frankfurt.

Verspohl, E. J. (1985), Inhalative Applikation, Schriftenreihe der Bundesapothekerkammer, Frankfurt/Main, Bd. V, Grüne Reihe, S. 117.

Kapitel 12
Halbfeste Arzneiformen

1 Allgemeines, Definitionen

Zu den halbfesten Arzneiformen sind hauptsächlich die salbenartigen Zubereitungen zu rechnen. Sie zeichnen sich dadurch aus, daß sie nur eine sehr begrenzte Formstabilität besitzen. Auch die Suppositorien (s. Kap. 13) können dieser Gruppe zugerechnet werden. Dabei ist die Konsistenz der Suppositorien durchweg fester als die der Salben. Salben zeigen plastisches Fließverhalten (s. Kap. 4, Abschn. 2.1.5 und 5.2) mit niedriger unscharfer Fließgrenze und vorwiegend Casson-Charakteristik. Die Fließgrenze der Suppositorien (s. Kap. 13) liegt deutlich höher und ist wesentlich schärfer ausgeprägt. Die Mehrzahl der Suppositorien zeigt aber bei Raumtemperatur kein echtes plastisches Fließverhalten sondern eine Bruchverformung. Die Fließgrenze entspricht daher auch eher einer Bruchspannung. Bei höheren Temperaturen, wozu man bereits die Körpertemperatur rechnen kann, können dagegen echt plastische Eigenschaften in den Vordergrund treten.

Die für die Anwendung dieser Arzneiformen bedeutungsvollen Konsistenzeigenschaften sind auf verschiedene kolloide Zustände zurückzuführen, über deren Wesen trotz intensiver Forschung bisher nur sehr wenig bekannt ist. Aufgrund dieser Tatsache ist es verständlich, daß für dieses Wissensgebiet geschaffene Definitionen oft sehr unklar sind und Begriffe nur selten konsequent den Definitionen folgend gebraucht werden. Auch vermitteln Klassifizierungen oft den Eindruck eines willkürlichen Kompromisses.

Salben sind streichfähige halbfeste Zubereitungen, die zur Anwendung auf der Haut oder Schleimhäuten bestimmt sind. Die für die Salbenbereitung verwendeten Rohstoffe – mit Ausnahme der Wirkstoffe – werden als **Salbengrundstoffe** bezeichnet. Aus ihnen gebildeter Salbenkörper, der zur Aufnahme der Wirkstoffe dienen kann, wird als **Salbengrundlage** bezeichnet.

Salben können zur *lokalen* d.h. *topischen* Anwendung bestimmt sein, bei der Applikationsort und Wirkungsort identisch oder zumindestens sehr nahe benachbart sind. Aufgrund dieser Tatsache kann die physikalische oder auch physikalisch-chemische Milieuänderung, die durch den Zustand der gesamten Zubereitung am Applikationsort auftritt, bei entsprechender Wahl der Zusammensetzung im Sinne einer das Krankheitsgeschehen positiv beeinflussenden Wirkung genutzt werden. Wird allein dieser physikalische oder physikalisch-chemische Effekt gewünscht, kann auf die Einarbeitung eines echten Wirkstoffs sogar verzichtet werden. Dementsprechend unterscheidet man bei topischen Zubereitungen zwischen *wirkstoffhaltigen* und *wirkstofffreien* Darreichungsformen.

Wirkstoffhaltige Salben können für eine lokale oder aber auch für eine systemische Wirkung bestimmt sein.

Nach dem Arzneibuch sind alle streichfähigen Zubereitungen, die auf der Haut oder Schleimhaut appliziert werden, Salben. Diese gliedern sich je nach Zusammensetzung oder Beschaffenheit in Salben, Cremes, Gele und Pasten. Dementsprechend ist zwischen dem Oberbegriff Salben und den Salben im engeren Sinn zu unterscheiden.

Salben im engeren Sinn sind Zubereitungen, die keine wässrige Phase enthalten. Man unterscheidet hydrophobe, wasseraufnehmende und hydrophile Salben.

Hydrophobe Salben oder Salbengrundlagen sind solche, die keine polaren Bestandteile enthalten und die deshalb nicht in der Lage sind, Wasser aktiv zu binden. Es handelt sich durchweg um lipophile Grundlagen, in die Wasser lediglich durch mechanische Dispergierung eingearbeitet werden kann. Hierzu gehören vor allem Kohlenwasserstoffgrundlagen wie Vaselin, Triglyceride, Wachse oder aber auch Polyalkylsiloxane.

Wasseraufnehmende Salben oder Salbengrundlagen enthalten neben lipophilen Grundstoffen amphiphile Substanzen (s. Kap. 6, Abschn. 3.3). Das Arzneibuch erwähnt an dieser Stelle lediglich die W/O-Emulgatoren und führt auch als Beispiele nur solche auf. Mischt man derartigen Salben Wasser zu, so entstehen hydrophobe Cremes.

Hydrophile Salben oder Salbengrundlagen sind Zubereitungen, deren Grundlagen mit Wasser mischbar sind. Als typisches Beispiel wird die Macrogol- bzw. Polyethylenglykolsalbe aufgeführt.

Nach dem Text der Sammelmonographie ist es unklar, in welche der genannten Kategorien Salben einzuordnen sind, die O/W-Emulgatoren enthalten. Das Arzneibuch führt allerdings für eine derartige Salbe, die emulgierenden Cetylstearylalkohol enthält, die Bezeichnung Hydrophile Salbe. Diese Bezeichnung stammt aus den früheren Arzneibüchern und entspricht nicht der oben angeführten Klassifikation.

Da Salben im Gegensatz zu Cremes keine separate Wasserphase besitzen, werden sie in einer groben Vereinfachung als einphasig bezeichnet. Diese Bezeichnung ist insofern nicht korrekt, da sie sowohl in der Grundlage als auch mit den zugesetzten Wirkstoffen durchaus mehrphasig sein können. Allerdings ist die Anwendung des Phasenbegriffs bei vielen Salbengrundlagen problematisch, da in ihnen strukturell unterschiedliche Bereiche vorkommen können, die gleitend ineinander übergehen. Auf dieses Problem wird später am Beispiel der Vaseline nochmals hingewiesen. Salben sind nicht grundsätzlich wasserfrei. Sie können geringe Mengen Wasser, das im allgemeinen als Hydratwasser aus den Salbengrundstoffen stammt, enthalten.

Cremes

Cremes sind Salben, die neben einer Lipidphase eine wässrige Phase enthalten.

Aufgrund der Formstabilität mindestens einer der beiden Phasen sind die unterschiedlichsten Verteilungsmuster möglich. Sie können wie bei den flüssigen Emulsionen eine kohärente und eine disperse Phase aufweisen. In diesem Fall liegen echte O/W- bzw. W/O-Systeme (s. Kap. 4, Abschn. 5.6) je nach Phasenlage vor. Daneben sind Verteilungen möglich, in denen zwei oder mehrere kohärente Phasen ausgebildet werden. Dadurch wird die Angabe der Phasenlage O/W bzw. W/O sinnlos. Wegen dieser Verteilungsvielfalt wie auch der Tatsache, daß mindestens eine der beteiligten Phasen in der Regel keine Flüssigkeit ist, sind Cremes normalerweise keine echten Emulsionen. Sie können jedoch als emulsionsähnlich (emulsoid) bezeichnet werden. Das Arzneibuch unterscheidet zwischen hydrophoben und hydrophilen Cremes. In der Praxis werden diese in Anlehnung an die echten Emulsionen unbeschadet des tatsächlichen kolloidchemischen Aufbaus als W/O- bzw. O/W-Cremes bezeichnet.

Hydrophobe Cremes sind solche, die außer den hydrophoben Lipidbestandteilen und Wasser Tenside geringer Polarität d. h. mit niedrigem HLB-Wert enthalten.

Hydrophile Cremes enthalten außer hydrophoben Lipidbestandteilen Tenside hoher Polarität. Häufig sind daneben in diesen Cremes zur Stabilisierung und Erhöhung der Dispersität auch Tenside niedrigen HLB-Wertes eingearbeitet.

Die Bezeichnungen Wasserhaltige Wollwachsalkoholsalbe und Wasserhaltige Hydrophile Salbe des Arzneibuchs sind historisch bedingt.

Gele sind nach dem Arzneibuch halbfeste Systeme, bei denen Flüssigkeiten durch Gelgerüstbildner verfestigt werden. Nahezu alle Salben enthalten neben Flüssigkeiten feste Gerüstbildner, die für die Konsistenz verantwortlich sind. Aus diesem Grund wurden Salben auch als plastische Gele bezeichnet. Wenn das Arzneibuch Gele als eine spezielle Gruppe der Salben ausweist, so hat dies insofern seine Berechtigung als hierunter Systeme verstanden werden, die unzweifelhaft den einfachen klassischen Gelvorstellungen entsprechen.

Es wird zwischen hydrophoben und hydrophilen Gelen unterschieden.

Hydrophobe Gele sind Gele aus mineralischen oder fetten Ölen. Sie werden auch als **Oleogele** bezeichnet. Für ihre Verfestigung werden kolloidales Siliciumdioxid oder Seifen mehrwertiger Metalle verwendet.

Hydrophile Gele bestehen aus Wasser oder wässrigen Lösungen, die in der Regel mit hydrophilen makromolekularen Verbindungen, wie Gelatine, Celluloseether und dergleichen geliert werden.

Pasten. Als Pasten werden hochkonzentrierte Suspensionssalben bezeichnet. Physikalisch-chemisch stellen sie den Übergang von hochkonzentrierten Suspensionen zu feuchten Pulvern dar und zeichnen sich durch dilatantes Fließverhalten (s. Kap. 4, Abschn. 2.1.4, Abb. **4.6**) aus. Pharmazeutische Pasten, wie z. B. die Zinkpaste, haben in der Regel einen noch zu geringen Feststoffanteil, um diese Eigenschaften auszuweisen.

Das Arzneibuch nennt auch keine Grenzkonzentration des Feststoffanteils, oberhalb der der Ausdruck Paste gebraucht werden kann.

1.1 Kohlenwasserstoff-Grundlagen

Eine besondere Rolle bei dermatologischen Zubereitungen spielen die **Kohlenwasserstoff-Grundlagen.** Vaselin stellt ein Gemisch aus flüssigen und festen gereinigten, gebleichten und gesättigten Paraffinkohlenwasserstoffen aus den dunklen halbfesten Rückständen der Erdöldestillation dar **(Naturvaselin).** Es liegt in Form eines plastischen Geles mit netzartigem Gerüst vor. Die immobile Gerüstphase besteht aus wenig verzweigten oder N-Paraffinen, die flüssige oder mobile Phase dagegen aus stark verzweigten *i*-Paraffinen. Der Gehalt an festen Kohlenwasserstoffen liegt zwischen 10 und 30%. Nach dem Arzneibuch sind auch **Kunstvaselinen** erlaubt; nicht erlaubt sind jedoch Kunststoffzusätze zur Verbesserung der charakteristischen zügigen Konsistenz oder Duktilität. Die Erstarrungstemperatur von Vaselin am rotierenden Thermometer liegt zwischen 38 und 56 °C.

Über den kolloidchemischen Aufbau von Vaselin und auch von artifiziellen Kohlenwasserstoffgemischen aus festen und flüssigen Kohlenwasserstoffen und dessen Bedeutung für die Gebrauchseigenschaften liegen bisher nur sehr wenige grundlegende Untersuchungen vor. Im Polarisationsmikroskop erkennt man zahlreiche anisotrope, d. h. kristalline Bereiche, die sich unscharf von ihrer Umgebung abgrenzen. Eine wiedererstarrte Schmelze zeigt zunächst eine geringe Kristallinität, während im Laufe der Lagerung Zahl und Größe dieser anisotropen Bereiche deutlich zunehmen.

Ursprünglich hat man angenommen, daß es sich bei diesen kristallinen Bereichen um echte Kristalle von höheren Paraffinkohlenwasserstoffen der entsprechenden Gemische handelt. Der unscharfe Übergang in die Umgebung eröffnete dagegen die Übertragung einer Modellvorstellung, die auch für das Kristallisationsverhalten anderer langkettiger Verbindungen gebräuchlich war. Danach nahm man an, daß die Paraffinmoleküle sich innerhalb der länglichen Kristallite entlang der Kristallitachse parallel ausrichten und einen Ordnungszustand aufbauen, der relativ einfach mit Hilfe der Röntgendiffraktometrie aufgeklärt werden konnte. Wegen der ungleichen Moleküllängen und auch einer ungleichen Ausrichtung der Moleküle wurde angenommen, daß die überschüssigen nicht am Aufbau des Ordnungszustandes beteiligten Molekülenden aus den Kristalliten wie Fransen aus einem Teppich in die Umgebung hineinragen. Diese Vorstellung führte zu der Bezeichnung **Fransenmizelle** (Abb. **12.1**).

Durch Verankerung der aus den kristallinen Bereichen überstehenden Molekülteile in anderen Kristalliten werden die Kristallite miteinander verknüpft und können so ein Gelgerüst aufbauen, in dessen Zwischenräumen kapillar flüssige Komponenten der Mischung aufgenommen werden (Abb. **12.2**).

Diese Vorstellung hat sich als gute Arbeitshypothese erwiesen, jedoch zeigten neuere Untersuchungen, daß sie dem tatsächlichen Zustand dieser Systeme nicht gerecht wird.

Anhand der verschiedensten langkettigen makromolekularen Verbindungen konnte nachgewiesen werden, daß die Kristallite einen schichtartigen Aufbau besitzen und die Moleküle mit ihren Achsen senkrecht zu den Schichtebenen ausgerichtet sind. Auch Paraffine, wie z. B. Hartparaffin, bauen entsprechende Kristallite auf. Der Aufbau eines Kristallisats aus Paraffin ist in

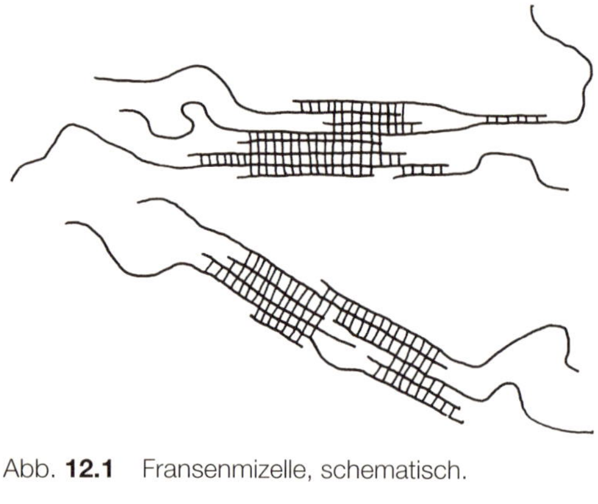

Abb. **12.1** Fransenmizelle, schematisch.

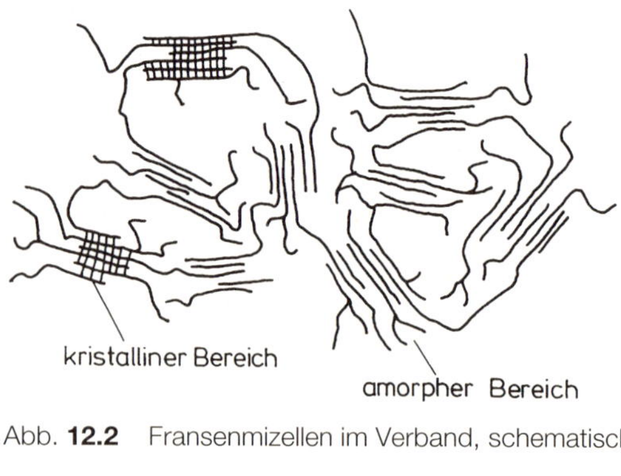

Abb. **12.2** Fransenmizellen im Verband, schematisch.

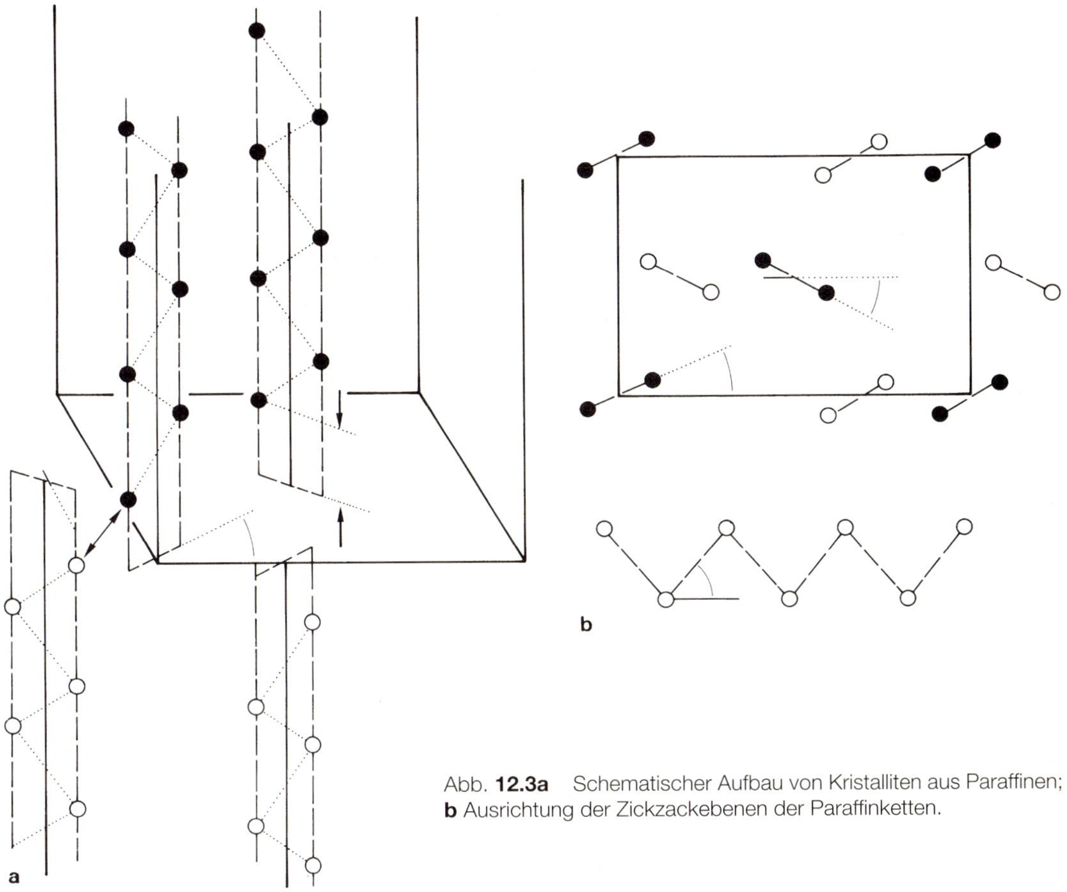

Abb. **12.3a** Schematischer Aufbau von Kristalliten aus Paraffinen; **b** Ausrichtung der Zickzackebenen der Paraffinketten.

den Abb. **12.3a** und **b** schematisch wiedergegeben. Während die Abb. **12.3a** die Längsorientierung der Moleküle wiedergibt, zeigt die Abb. **12.3b** die Ausrichtung der Zickzackebenen gegeneinander.

Aus Röntgenuntersuchungen folgt, daß ein entsprechender Aufbau auch bei Vaselin vorliegt, jedoch mit dem Unterschied, daß die unterschiedlichen Moleküllängen zur Ausbildung hochgeordneter Kernschichten und Zwischenschichten mit geringem Ordnungszustand führen. Die Zwischenschichten sind quellfähig und können niedermolekulare Anteile der Mischung aufnehmen (s. Abb. **12.4**). Hier zeigt sich eine interessante Parallelität zur Struktur der Macrogol- bzw. PEG-Salbe (s. Abschn. 3).

Es ist offensichtlich, daß der Verband der langkettigen Kohlenwasserstoffe zu einem Festkör-

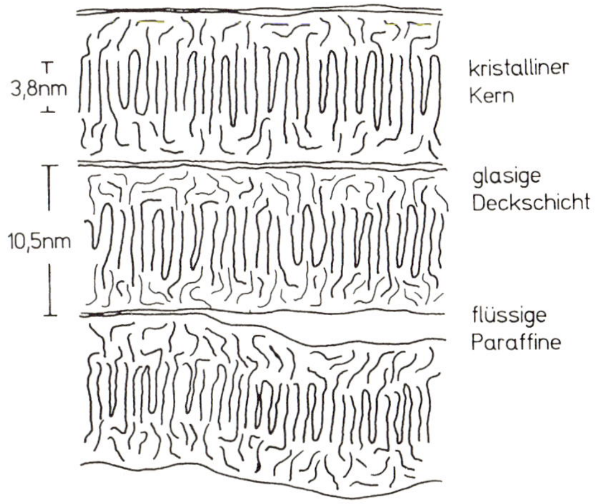

Abb. **12.4** Modell des kolloiden Aufbaus der Vaseline.

pergerüst führt, das letztlich die mechanischen Eigenschaften des Gesamtsystems beherrscht. Dabei ist festzustellen, daß für die wesentlichsten Konsistenzmerkmale des Systems oft nur 10% der Masse verantwortlich sind. Dieses Verhältnis Feststoffkomponente zu Flüssigkeit sowie die Kohärenz des Festkörpergerüstes führen dazu, daß man den Kohlenwasserstoff-Grundlagen einen Gelcharakter zuschreibt. Da es sich bei den beiden das Gel aufbauenden Komponenten um chemisch gleichartige Substanzen handelt, die sich lediglich in ihrer Molmasse unterscheiden, bezeichnet man diese Systeme als **Isogele.**

Vaselin zeigt plastisch thixotropes Fließverhalten mit Casson-Charakteristik (s. Abschn. 2.1.4, Abb. **4.5** und **4.8**). Die Fließgrenze liegt dabei relativ niedrig, da das Netzwerk über die schwachen Van der Waals-London-Wechselwirkungen zwischen den Paraffinkohlenwasserstoff-Ketten zusammengehalten wird. Bei einer mechanischen Beanspruchung können die Ketten, ohne direkt voneinander getrennt zu werden, aneinander abgleiten, wozu sehr niedrige Scherkräfte erforderlich sind. Aufgrund der unterschiedlichen Überlappungen ist die Energie, die erforderlich ist, um das System irreversibel zu verformen, außerordentlich breit gestreut. Hieraus ergibt sich die Casson-Charakteristik, wonach die Fließfähigkeit des Systems mit zunehmender Scherbeanspruchung zunimmt.

Nach erfolgter Scherung erfolgt die Erholung des Systems relativ schnell, da mit der thermischen Bewegung der Moleküle sehr schnell wieder größere intermolekulare Überlappungsbereiche gebildet werden können. Die intermolekulare Wechselwirkung, die als eine Summierung der interatomaren unspezifischen Van der Waals-London-Kräfte aufgefaßt werden kann, kann schnell wieder aufgebaut werden. Allerdings ist der gebildete Zustand unmittelbar nach der Scherung nicht stabil. Während der Lagerung nimmt die Kristallinität zu, indem Fehlstellen im Gitter ausheilen, bestehende Kristallite wachsen und neue Kristallite gebildet werden. Diese Veränderung findet fortlaufend statt, so daß Produkte wie Vaselin nach mehrmonatiger Lagerung bereits organoleptisch nachweisbare Veränderungen aufweisen. Besonders deutlich kann man diese fortschreitende Stabilisierung bei Lagerung einer erstarrten Schmelze beobachten. Eine frisch erstarrte Schmelze von Vaselin weist nur eine geringfügige Trübung auf oder ist sogar klar. Mit zunehmender Lagerzeit wird sie aufgrund der zunehmenden Kristallinität mehr und mehr trübe. Dies führt auch gleichzeitig zu Veränderungen in der Konsistenz. Schließlich kann man gelegentlich einen Vorgang beobachten, der aus der Kolloidchemie der Hydrogele unter dem Namen Syneräse bekanntgeworden ist. Die Alterung des Produktes führt dazu, daß das Netzwerk immer grobmaschiger wird und damit schließlich an Kapillarität einbüßt. Dies hat zur Folge, daß die flüssigen Paraffinkohlenwasserstoffe nicht mehr aufgenommen werden können. Sie werden unter Zusammensacken des Kristallit-Verbandes nach oben abgestoßen. Man beobachtet auf der Oberfläche des gelagerten Vaselins die abstoßenden flüssigen Anteile des Produktes. Dieser Vorgang wird in der Praxis als das **Bluten des Vaselins** bezeichnet. Ähnliche Vorgänge kann man auch bei anderen Salbengrundlagen beobachten.

Je höher der Verzweigungsgrad der festen Paraffinkohlenwasserstoffe ist, um so stärker wird die Ausbildung großer kristalliner Bereiche gestört und um so höher sind die Kapillarität und die Stabilität des Produktes. Gleichzeitig ist aber auch für eine hohe Stabilität eine breite Verteilung der Molekülmassen der langkettigen Anteile zu fordern.

Plastibase® wird durch Lösen von 5% Polyethylen mit einer mittleren Molekülmasse von ca. 21 000 in 95% dickflüssigem Paraffin durch Erhitzen und anschließendem Abkühlen hergestellt. Es ist eine vaselinartige gut streichbare Masse von zügiger Konsistenz. Im Gegensatz zu Vaselin erleidet die Konsistenz von Plastibase® im Temperaturbereich von –15 bis +60 °C weniger Veränderungen. Sie ist also im Vergleich zu Vaselin in einem weiteren Temperaturbereich ohne Probleme anwendbar. Der Klarschmelzpunkt liegt bei 90–91 °C. Wegen des höheren Anteils an mobiler Phase im Vergleich zu Vaselin zeigt Plastibase® etwas günstigere Freisetzungseigenschaften für die eingearbeiteten Stoffe.

Die **dick-** und **dünnflüssigen Paraffine** sind farblose, klare Kohlenwasserstoffe. Sie werden aus den oberhalb von 300 °C siedenden Destillationsfraktionen des Erdöls gewonnen und durch Abkühlen von festen Kohlenwasserstoffen befreit. Durch Extrahieren mit Lösungsmitteln sowie durch Behandlung mit Bleicherden und Schwefelsäure werden sie raffiniert. Sie dürfen keine fluoreszierenden Beimengungen enthalten. Die Paraffinöle sind mit Ether und Chloroform mischbar, aber nicht mit Wasser und Ethanol (90% Volumenkonzentration). Dünnflüssiges Paraffin mit einer Viskosität, die unterhalb von 70 mPa · s liegt, wird beispielsweise in Sprühzubereitungen eingesetzt. Dickflüssiges Paraffin besitzt eine Viskosität größer als 100 mPa · s.

Hartparaffin ist ein Gemisch fester, gereinigter und gesättigter Kohlenwasserstoffe. Das Gemisch besteht überwiegend aus *n*-Paraffinen, weniger aus *i*-Paraffinen mit Molekülmassen von 225 bis 450. Es wird aus den höher siedenden Fraktionen des Erdöls, aus dem Paraffingatsch, durch Entölung und Raffination gewonnen. Die Erstarrungstemperaturen am rotierenden Thermometer liegen zwischen 50 und 62 °C. Hartparaffin wird in erster Linie als Konsistenzgeber in Salbengrundlagen eingesetzt.

Kohlenwasserstoffe sind schlechte Lösungsmittel für Wirkstoffe, so daß Arzneizubereitungen mit Kohlenwasserstoff-Grundlagen vorwiegend Suspensionssalben darstellen, in denen ein größerer Anteil der Wirkstoffe in noch ungelöster, im allgemeinen kristalliner Form dispergiert ist. Vaselin bleibt nach der Applikation auf den äußersten Hautschichten liegen, so daß der Wirkstoff in molekulardisperser Form lediglich allein auf dem Diffusionsweg in die Haut gelangen kann. Dieser Vorgang wird durch den Okklusionseffekt der Paraffinkohlenwasserstoffe unterstützt. Hierunter versteht man, daß Paraffinkohlenwasserstoffe infolge ihrer geringen Wasserdampf-Durchlässigkeit die **perspiratio insensibilis,** d. h. die natürliche Wasserdampf-Abdunstung von der Hautoberfläche, nach Diffusion des Wassers durch die Hornschicht praktisch unterbinden. Damit kommt es zu einem Feuchtigkeitsstau im *stratum corneum* und einer verstärkten Quellung. Das erhöhte Wasserangebot in der Hornschicht erleichtert die Wirkstoffdiffusion. Mit der Wirkstoffabgabe wird die Sättigungskonzentration des Wirkstoffes in der Kohlenwasserstoff-Grundlage unterschritten, so daß weiterer Wirkstoff aus suspendierten Kristallen in Lösung gehen kann. Suspensionssalben besitzen demnach den Vorteil einer gleichmäßigen Wirkstoff-Freigabe.

Wirkstofffreie Kohlenwasserstoff-Grundlagen können demnach für eine Erhöhung des Feuchtigkeitsgehalts der Hornschicht verwendet werden. Der Feuchtigkeitsstau setzt sich jedoch in tiefere Schichten fort und kann bei einer länger dauernden Okklusion zu einer Akanthose führen, einer Erkrankung des *stratum spinosum,* der Stachelzellenschicht.

1.2 Triglycerid-Grundlagen

Den Paraffinkohlenwasserstoffen stehen die Triglycerid-Gemische gegenüber. Ein natürliches Produkt, das sich durch hohe Hautverträglichkeit auszeichnet, jedoch nur selten in der Rezeptur Verwendung findet, ist das **Schweineschmalz.** Es wird durch Ausschmelzen des Netz- und Nierenfetts von Schweinen gewonnen und besteht aus einem Gemisch von Triglyceriden verschiedener Zusammensetzung. Die veresterten Fettsäuren sind in erster Linie Palmitin-, Stearin- und Ölsäure. Hieraus ergibt sich ein breites Spektrum von Verbindungen, das sowohl flüssige als auch feste wachsartige Komponenten enthält. Auch das Schweineschmalz zeigt optische Anisotropie, die darauf zurückzuführen ist, daß die festen wachsartigen Bestandteile zu einem großen Teil im kristallinen Zustand vorliegen. Triglyceride kristallisieren normalerweise in Form eines monoklinen Schichtgitters. Das Kristallisat durchzieht die gesamte Substanz in Form eines feinmaschigen dreidimensionalen Netzwerkes und nimmt die flüssigen Triglyceride kapillar auf. Auch dem Schweineschmalz, wie allen halbfesten Triglyceriden, kann man daher mit gewisser Berechtigung einen Gelcharakter zuschreiben. Halbfeste Triglycerid-Gemische werden auch als Lipogele bezeichnet.

Die Kristallite der festen wachsartigen Anteile können bei Lagerung zu gröberen Partikeln auswachsen, die dem Produkt eine körnige Beschaffenheit verleihen. Schweinefett ist zwar gut hautverträglich, neigt jedoch insbesondere durch den Ölsäureanteil zum Ranzigwerden, so daß es mit Hilfe von Antioxidantien stabilisiert werden muß.

Halbsynthetische Fette besitzen den Vorzug einer höheren chemischen und kolloidchemischen Stabilität. Sie werden im allgemeinen durch Verseifung natürlicher Triglyceride und durch Resynthese aus Glycerin und bestimmten aufgearbeiteten gesättigten Fettsäurefraktionen gewonnen.

Softisan 378 (s. Neutralöl, folgende Seite, und Hartfett, Kap. 13, Abschn. 1) ist ein halbsynthetisches gut streichbares Triglycerid. Die Zusammensetzung der Fettsäurefraktion wird aus gesättigten Fettsäuren so ausgewählt bzw. zusammengestellt, daß eine stabile, hautaffine, gut verträgliche, nicht oxidierbare Triglycerid-Grundlage von gleicher Konsistenz und ähnlicher Hautaffinität wie Schweinefett entsteht. Die Fettsäurefraktion besteht hierbei aus ca. 30% Caprylsäure ($C_7H_{15}COOH$), ca. 18% Caprinsäure ($C_9H_{19}COOH$), ca. 12% Laurinsäure ($C_{11}H_{23}COOH$) und ca. 40% Stearinsäure ($C_{17}H_{35}COOH$). Die breite Palette der verschiedenen Fettsäuren bewirkt, daß in dem Produkt verschiedene kolloide Strukturen nebeneinander vorkommen, die mehr oder minder gleitend ineinander übergehen. Dadurch wird dem Fett eine hohe kolloidchemische Stabilität verliehen.

Für die Herstellung von Lipogelen werden auch ölige Triglyceride verwendet, einerseits um den Grundlagen eine weichere Konsistenz zu verleihen, andererseits aber auch, wenn aus harten und flüssigen Triglyceriden Lipogele rezeptiert werden sollen. Als natürliche Triglyceridöle werden pflanzliche und tierische Öle verwendet, wie **Olivenöl, Erdnußöl** und **Ricinusöl.** Diese Öle sind klare gelbliche Flüssigkeiten, die in der Regel indifferent und gut verträglich sind. Die Fettsäurefraktionen der Triglyceridöle sind je nach Pflanze, Ernte und Herkunftsland unterschiedlich. Qualitätsbestimmend sind vor allem niedrige Säure- und Peroxidzahlen. Die Iodzahlen geben Hinweise auf den Gehalt an ungesättigten Säuren bzw. auf ihre Neigung zum oxidativen Verderb. Triglyceridöle sind mischbar mit Ether, Petrolether, aber nur schwer löslich in Ethanol. Ricinusöl ist mit einer Viskosität von 950 bis 1100 mPa · s dickflüssiger als die meisten anderen Pflanzenöle. Die Hydroxyfettsäure Ricinolsäure mit einem Anteil von 85 bis 90% in der Fettsäurefraktion ist dafür verantwortlich, daß Ricinusöl im Gegensatz zu den anderen Pflanzenölen mit Ethanol und Ether gut mischbar ist. Es ist jedoch schwer löslich in Petrolether. Neben dem streichfähigen, halbsynthetischen Triglycerid werden auch halbsynthetisch ölige Glyceride hergestellt. Diese bestehen ebenfalls aus Gemischen von Estern unterschiedlicher Säuren. Sie werden als **Neutralöle** bezeichnet. Neutralöle sind halbsynthetische niedrigviskose Triglyceridöle mit einer Viskosität von 28 mPa · s. Als Fettsäurefraktion werden für sie mittelkettige Fettsäuren ausgewählt, welche die niedrige Viskosität dieser Produkte bedingen. Hervorzuheben ist, daß Neutralöle nicht nur in fast allen Lipoidlösungsmitteln, sondern auch in Ethanol (90 und 96% Volumenkonzentration) löslich sind. Die Fettsäurefraktion von Neutralölen enthält die mittelkettigen Fettsäuren Capryl-, Caprin- und Laurinsäure. Die Herstellung erfolgt analog wie die von Hartfett (s. Kap. 13, Abschn. 1).

2 Wasseraufnehmende Grundlagen (Absorptionsgrundlagen)

Wasseraufnehmende Grundlagen **(Absorptionsgrundlagen)** sind solche Salbengrundlagen, die Tenside enthalten und dadurch ein besonderes Wasserbindungsvermögen besitzen. Die eingearbeiteten Tenside können je nach ihrem HLB-Wert der Rezeptur einen W/O- oder einen O/W-Charakter verleihen. Im ersten Fall entsteht bei Einarbeitung von Wasser eine schwer abwaschbare, im zweiten Fall eine gut abwaschbare Creme.

2.1 W/O-Absorptionsgrundlagen

W/O-Absorptionsgrundlagen entstehen bereits bei Zumischung der relativ schwach wasserbindenden Fettalkohole zu Paraffinkohlenwasserstoffen. Die Fettalkohole Cetylalkohol und Stearylalkohol werden mit Vorzug als konsistenzgebende Faktoren in Salbenrezepturen verwendet. Es genügen bereits relativ niedrige Konzentrationen im Bereich zwischen 5 und 10%, um ein kohärentes Netzwerk der Fettalkoholkristallisate aufzubauen. Um ein solches Netzwerk zu erhalten, ist es erforderlich, das gesamte Lipidgemisch durchzuschmelzen und wieder auf Raum-

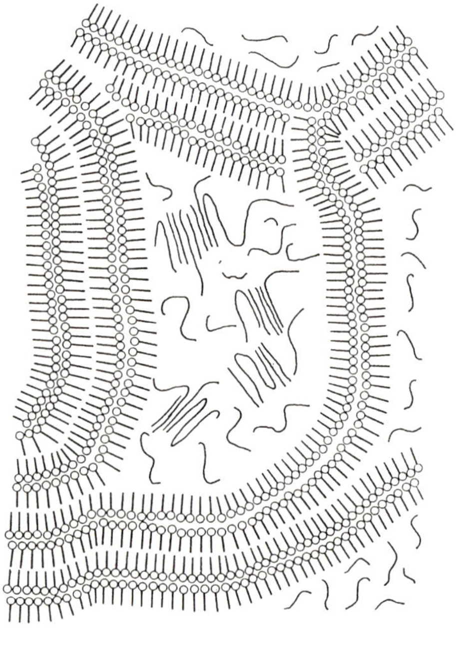

Abb. **12.5** Schematische Darstellung einer aus ~ Paraffin und –o Fettalkohol aufgebauten, wasseraufnehmenden Grundlage.

temperatur abzukühlen. Obgleich Paraffinkohlenwasserstoff-Fettalkohol-Mischungen ein homogenes Aussehen besitzen, ist festzustellen, daß sie sich gegeneinander eutektisch verhalten, d. h. bei der Abkühlung aus der gemeinsamen Schmelze getrennt nebeneinander kristallisieren. Eine Mischung von Fettalkoholen und Vaselin führt dann zu einem Produkt, bei dem die Fettalkohole das kristalline Netzwerk ausbilden, in dessen Maschen die Paraffinkohlenwasserstoffe des Vaselins ihr eigenes System aus gequollenen Kristalliten aufbauen. Schematisch ist in Abb. **12.5** die Struktur einer aus Fettalkoholen und Paraffinkohlenwasserstoffen bestehenden Absorptionsgrundlage wiedergegeben. Werden solche Systeme kaltgerührt, wird die Kristallisation einzelner Phasen nebeneinander weitgehend verhindert. Wird dies jedoch unterlassen, kann sich eine derartige Kristallisation praktisch ungehindert vollziehen.

Abb. **12.5** veranschaulicht das amphiphile kristalline Gerüst, das durch seine Kohärenz dem Gesamtsystem gelartige Eigenschaften verleiht. Langkettige Fettalkohole besitzen als konsistenzgebende Faktoren den Vorteil, daß ihr kohärentes Festkörpergerüst über einen relativ großen Temperaturbereich eine temperaturunabhängige Festigkeit aufweist. Erst oberhalb der eutektischen Temperatur der Mischung ist daher mit einem signifikanten Konsistenzverlust zu rechnen.

Das Arzneibuch bedient sich anstelle des reinen Cetyl- oder reinen Stearylalkohols einer Mischung aus beiden. Cetyl- und Stearylalkohol sind in der Lage, Mischkristallisate auszubilden, in denen die beiden Komponenten in einer statistischen Folge auftreten. Diese Mischkristallisate führen aufgrund der zu erwartenden größeren Zahl von Gitterstörungen zu einer größeren Verzweigungswahrscheinlichkeit des Netzwerkes und damit zu einer engeren Maschenweite und einer höheren Stabilität der Gesamtmischung.

Paraffinkohlenwasserstoff-Fettalkohol-Mischungen sind in der Lage, größere Wassermengen als reine Paraffinkohlenwasserstoffe aufzunehmen, wofür zwei Mechanismen in erster Linie verantwortlich gemacht werden können. Erstens sind die Fettalkohole in der Lage, je Molekül ein halbes Molekül Kristallwasser aufzunehmen, d. h. Semihydrate auszubilden, und zweitens kann das amphiphile Gerüst über die OH-Gruppen der Fettalkohole polare Grenzflächen ausbilden, über die relativ energiearm mechanisch Wasser eingeschlossen werden kann.

Große Bedeutung haben **Wollwachs** und **Wollwachsalkohole** als Hilfsstoffe für die Bereitung von W/O-Absorptionsgrundlagen erlangt. Häufig werden sie in Kombination mit Fettalkoholen eingesetzt. Wollwachs ist eine aus dem Haarfett von Schafen gewonnene, äußerst komplex zusammengesetzte gelbliche bis bräunliche zähe Masse aus 1 bis 2% freien Fettsäuren und Kohlenwasserstoffen, 3% freien Alkoholen und 95% Estern. Die Alkoholfraktion nach Verseifung der Ester ergibt

- 20% aliphatische Alkohole (C_{18}- bis C_{30}-*n*-Alkohole, C_{16}- bis C_{26}-Isoalkohole, C_{18}-*n*-Alkan-1,2-diole, C_{18}- bis C_{24}-Isoalkan-1,2-diole),
- 30% Cholestan-Derivate (Cholesterole usw.),
- 27% Lanosterole sowie noch nicht identifizierte Anteile.

Die Säurefraktion der Ester ergibt nach dem Verseifen

- C_{10}- bis C_{26}-*n*-Fettsäuren,
- C_{14}- bis C_{16}-Hydroxyfettsäuren,
- C_{10}- bis C_{28}-Isopropylfettsäuren und
- geradzahlige C_9- bis C_{29}-Isobutylfettsäuren.

Zur Gewinnung des Wollwachses, von dem etwa 15 bis 25% an der Schurwolle haften, wird zur Entfernung der wasserlöslichen Verunreinigungen, wie Schweiß, Salze und Staub, mit kaltem Wasser gewaschen. Das Rohwollwachs kann nach drei Verfahren von der Wolle entfernt werden.

- Durch Behandlung mit Sodalaugen, Seife oder synthetischen Waschmitteln,
- mit sauren Waschflotten und
- durch Extraktion mit geeigneten Lösungsmitteln.

Aus dem nach den beiden ersten Verfahren erhaltenen Emulsionen werden die wollwachshaltigen lipophilen Phasen durch Zentrifugation abgetrennt. Das erste Verfahren ist schonender als das saure Verfahren. Bei diesem zweiten Verfahren entsteht ein Wollwachs mit einem höheren Anteil an freien Fettsäuren, die sich nach Neutralisation als wasserlösliche Salze abtrennen lassen.

Die nach diesen drei Methoden gewonnenen Rohwollwachse werden durch Entfärben mit Aktivkohle, Bleicherden oder Peroxid sowie durch Desodorierung raffiniert. Wollwachs unterliegt leicht der Autoxidation. Eine gute Qualität kann das 2- bis 3fache seiner Masse an Wasser aufnehmen. Die allergene Potenz ist ein wesentlicher Nachteil. Wollwachs ist der Rohstoff zur Herstellung der Wollwachsalkohole und von W/O-Emulsionen. Wegen seiner Zähigkeit ist Wollwachs allein als Salbe nicht zu verwenden. Wollwachsalkohole werden durch alkalische Verseifung des Wollwachses, nachfolgende Abtrennung von den Fettsäuresalzen durch Extraktion des unverseifbaren Anteiles mit organischen Lösungsmitteln und nachfolgende Raffination hergestellt. Die Ausbeute an Wollwachsalkoholen beträgt nach dieser Methode etwa 50%. Das Produkt bildet eine hellgelbe bis bräunliche, spröde, wachsartige Masse, die bei Erwärmung plastisch knetbar wird. Die Wollwachsalkohole sind in Ether, Petrolether und siedendem wasserfreiem Ethanol löslich, aber nur wenig löslich in Ethanol (90% Volumenkonzentration) und unlöslich in Wasser.

Reine Wollwachsalkohole lösen sich klar in Petrolether, aber schon nach geringer Autoxidation entstehen Produkte, die in Petrolether und Paraffin nicht mehr klar löslich sind. Gelegentlich wird in halbfeste Zubereitungen auch Wachs eingearbeitet, das zur Konsistenzgebung dient, aber auch von Einfluß auf die Wasseraufnahmefähigkeit insbesondere durch mechanischen Einfluß ist.

Gelbes Wachs ist ein Gemisch aus Estern höherer Fettsäuren mit höheren Alkoholen. Es ist in Form von gelben bis bräunlichen Stücken oder Tafeln im Handel, die bei Handwärme knet- und formbar werden. Gelbes Wachs wird durch sorgfältiges Ausschmelzen von gesäuberten Honigbienenwaben hergestellt. Die Hauptbestandteile sind 10 bis 15% Kohlenwasserstoffe, z. B. Heptacosan, 35 bis 75% Ester mit 40 bis 52 C-Atomen, wobei der wichtigste dieser Ester Myricylpalmitat ist. Außerdem enthält gelbes Wachs noch 15% Cerotinsäure und 2% Cerylalkohol.

Gebleichtes Wachs besteht aus weißen bis gelblich-weißen in dünner Schicht fast durchscheinenden Stücken oder Tafeln, die bei Handwärme knet- und formbar werden. Das gebleichte Wachs wird aus gelbem Wachs durch Peroxid- oder Sauerstoffbleichung sowie durch adsorptive Reinigung hergestellt. Ansonsten ist das gebleichte Wachs mit dem gelben Wachs vergleichbar.

2.2 O/W-Absorptionsgrundlagen

O/W-Absorptionsgrundlagen sind, wie auch die W/O-Absorptionsgrundlagen, in der Klassifikation des Arzneibuches nicht berücksichtigt. Sie sollten sinnvollerweise den wasseraufnehmenden Salben zugeordnet werden. Die O/W-Absorptionsgrundlagen bilden sich aus W/O-Absorptionsgrundlagen durch den Zusatz von Tensiden mit hohen HLB-Werten. In der Regel werden diese Tenside in die kristallinen oder flüssigkristallinen Strukturen der Grundlage eingebaut. Ein typischer Vertreter dieser Absorptionsbasen ist die **Hydrophile Salbe** des Arzneibuches, die sich aus emulgierendem Cetylstearylalkohol, dickflüssigem Paraffin und weißem Vaselin zusammensetzt.

Unter **Emulgierender Cetylstearylakohol** versteht man ein Gemisch aus Cetylalkohol, Stearylalkohol, Cetylstearylsulfat-Natrium (Typ A) oder Dodecylsulfat-Natrium (Typ B). Bei den letzteren handelt es sich um das Natrium-Salz des Monofettalkoholesters der Schwefelsäure. In der Mischung der Absorptionsgrundlagen bilden sich zwischen den Fettalkoholen und den Fettalkoholsulfaten unterschiedliche Mischkristallisate aus. Diese werden durch das kohärente dreidimensionale Netzwerk des Fettalkoholkristallisats beherrscht, das die Paraffinkohlenwasserstoffe durchzieht. In dem Mischkristallisat, bestehend aus Cetylalkohol und Stearylalkohol, werden die Fettalkoholsulfate aufgenommen, so daß die polaren Ebenen des Schichtgitters eine verstärkte Polarität und damit auch ein verstärktes Wasserbindungsvermögen annehmen. Die Verteilung der Moleküle in dem Kristallisat ist nicht rein statistisch. Es bilden sich vielmehr Bereiche mit einem höheren Fettalkoholgehalt neben Bereichen mit einem höheren Gehalt an Fettalkoholsulfaten aus. Insgesamt ist aber das Kristallisat vollkommen zusammenhängend. Aufgrund der Sulfat-Gruppen sind die polaren Schichten mit Wasser sehr stark quellbar. Während der Schichtabstand normalerweise in der Größenordnung von 4 nm liegt, kann sich dieser auf über 20 nm aufweiten. Dies entspricht der Einlagerung einer rund 50 Molekülllagen dicken Wasserschicht. Daneben ist es diesem amphiphilen Kristallisat möglich, sowohl unpolare als auch polare Grenzflächen auszubilden. Die unpolaren Grenzflächen werden durch die endständigen CH_3-Gruppen der Fettalkoholketten ausgebildet, während die polaren Grenzflächen durch die Hydroxy-Gruppen und Sulfat-Gruppen der Fettalkohole bzw. der Fettalkoholsulfate zustande kommen. Eine Vorstellung über die Struktur dieser hydrophilen Salbe soll Abb. **12.6** verdeutlichen.

Das O/W-Tensid der hydrophilen Salbe ist anionenaktiv. Es gibt auch die Möglichkeit, ein entsprechend aufgebautes Emulgatorgemisch mit einem kationenaktiven Emulgator herzustellen. So kann man anstelle des Emulgierenden Cetyl-

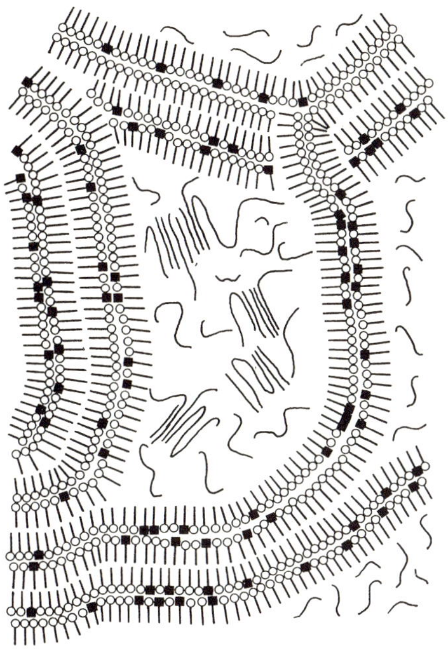

Abb. **12.6** Schematische Darstellung des Aufbaus der hydrophilen Salbe.

stearylalkohols des Arzneibuches eine Kombination aus 10 Teilen eines Gemisches Dodecyl-, Tetradecyl- und Hexadecyltrimethylammoniumbromid und 90 Teilen Cetylstearylalkohol verwenden. Diese Austauschmöglichkeit ist insofern von Bedeutung, als kationische Wirkstoffe mit dem anionischen Kristallisat des Emulgatorgemisches der Hydrophilen Salbe des Arzneibuches im Sinne eines Ionenaustauscheffektes in Wechselwirkung treten können. Das bedeutet, daß die Wirkstoffe in die polaren Schichten des Gitters eindringen können und als Gegenionen der Sulfat-Gruppen anstelle des Natriums festgehalten werden. Mit derartigen Effekten ist grundsätzlich bei allen Hilfsstoffen, die Polysäuren darstellen, und allen Kristallisaten, in denen viele saure funktionelle Gruppen vorkommen, zu rechnen. Dies läßt sich durch Verwendung eines kationischen Tensids vermeiden. Umgekehrt kann natürlich auch ein anionischer Wirkstoff gegen das Bromid im Falle des kationischen Emulgatorgemisches ausgetauscht werden.

Es sind verschiedene Rezepturen für entsprechende hydrophile Salben mit nichtionischen Emulgatoren entwickelt worden. Eine Mischung aus Cetylstearylalkohol 80 Teile und Macrogol-1000-Monocetylether 20 Teile kann den Emulgierenden Cetylstearylalkohol des Arzneibuches ersetzen. Als O/W-Emulgator in der Kombination mit den Fettalkoholen ist auch Polyoxyethylen-(20)-sorbitanmonostearat eingesetzt worden.

Man darf annehmen, daß der strukturelle Aufbau der beschriebenen O/W-Absorptionsgrundlagen immer dem gleichen Prinzip folgt. Hierfür spricht die einfache Austauschbarkeit des O/W-Emulgators unter Beibehaltung des prinzipiellen Aufbaus der Rezeptur.

2.3 Cremes, wasserhaltige Salben

Arbeitet man in wasseraufnehmende Salben Wasser ein, so erhält man **Cremes.** Eine bewährte Creme des W/O-Typs des Arzneibuches ist das Lanolin. Lanolin ist eine Kombination aus Wollwachs, Wasser und dickflüssigem Paraffin.

Die Wasserhaltige Wollwachsalkoholsalbe des Arzneibuches, die eigentlich Wollwachsalkoholcreme heißen müßte, ist eine Mischung von Wollwachsalkoholsalbe mit Wasser im Verhältnis 1:1. Wie bereits erwähnt, ist ihr struktureller Aufbau bisher noch nicht aufgeklärt. Sie besitzt eine schlechte Abwaschbarkeit, läßt sich nicht mit Wasser verdünnen und färbt sich gut mit fettlöslichen Farbstoffen an. Hieraus leitet man ab, daß diese Cremes emulsionsähnliche Zustände vom W/O-Typ aufweisen.

Die hydrophile Salbe ist ein O/W-System, das durch ein Netzwerk eines Fettalkoholkristallisates ausgezeichnet ist, an dessen Aufbau sich Fettalkoholsulfat beteiligt. Dieser verleiht dem Netzwerk eine starke Quellbarkeit mit Wasser. Ferner ist das amphiphile Kristallisat in der Lage, stark polare Grenzflächen zu bilden, so daß größere Wassermengen von der Grundlage kapillar aufgenommen werden können. Bei der zu diskutierenden Creme der **Wasserhaltigen Hydrophilen Salbe** liegt wahrscheinlich ein kohärentes, mit Wasser gefülltes polares Kapillarsystem vor. Die mit dem Kohlenwasserstoff-Gemisch gefüllten unpolaren Kapillarräume können aber auch mehr oder minder die gesamte Masse durchziehen.

Zwei- oder Dreiphasen-Systeme, gebildet aus echten Flüssigkeiten, lassen disperse Zustände nur zu, wenn höchstens eine der beteiligten Phasen als Dispersionsmittel kohärent ist. Bei Zwei- oder Dreiphasen-Systemen, bei denen eine der beteiligten Phasen Feststoffcharakter besitzt, d. h. formstabil ist, ist es möglich, Bi- oder sogar Trikohärenz aufzubauen.

Die beschriebene Creme weicht also in ihrem Zustand von dem der klassischen Emulsionen weit ab. Ein besonderer Unterschied ist auch darin zu sehen, daß zwischen den wäßrigen und den öligen Volumenelementen keine echte Grenzfläche existiert, die mit frei beweglichen Emulgatormolekülen belegt ist, sondern daß die wäßrigen und die öligen Volumenelemente durch das kristalline Lipidgerüst völlig voneinander getrennt sind. Man muß sich allerdings auch darüber im klaren sein, daß weder eine reine Öl- noch eine reine Wasserphase existiert, sondern daß in der öligen Phase und in der wäßrigen Phase Tensidmoleküle gelöst sind, die die Bestandteile der jeweils anderen Phase solubilisieren. Schematisch ist der Aufbau einer derartigen Creme in Abb. **12.7** wiedergegeben.

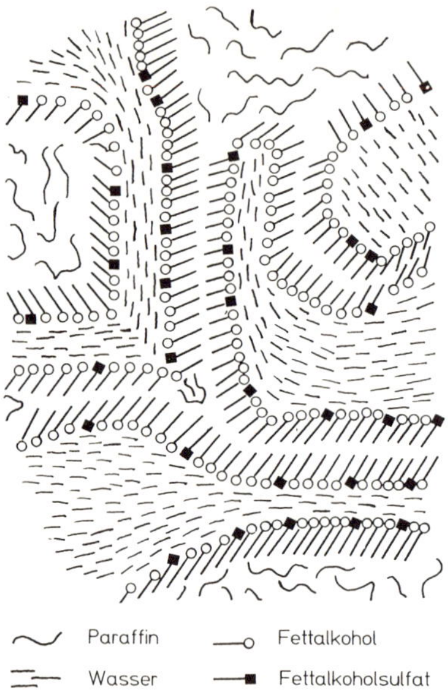

Abb. **12.7** Schematische Darstellung des Aufbaus der wasserhaltigen hydrophilen Salbe.

Aufgrund der Kohärenz der wäßrigen Phase ist die wasserhaltige hydrophile Salbe in der Lage, das inkorporierte Wasser relativ leicht an die Umgebung abzugeben, d. h. die Creme neigt zum Austrocknen. Diese Eigenschaft besitzen alle Cremes des Typs O/W, wenn sie nicht entsprechende Feuchthaltemittel, die den Dampfdruck des Wassers entscheidend herabsetzen, enthalten. Derartige Feuchthaltemittel sind Glycerol, Sorbit, Mannit und ähnliche.

Nach der Applikation auf der Haut kommen diese Cremes schnell in einen Gleichgewichtszustand. Je nach relativer Luftfeuchtigkeit und dem ursprünglichen Wassergehalt der Creme nimmt die Creme zunächst Wasser auf oder gibt Wasser ab, um sich dann auf einen ganz bestimmten Wassergehalt, der von der relativen Luftfeuchtigkeit abhängig ist, einzustellen. Die Creme befindet sich dann in einem Fließgleichgewicht. Danach ist die aus tieferen Hautstückchen über Diffusion von Wasser durch die Hornschicht in die Creme gelangende Wassermenge gleich derjenigen Wassermenge, die von der Oberfläche der Creme abdunstet. Mißt man also die Wasserabgabegeschwindigkeit der Haut pro Oberflächeneinheit, so stellt man fest, daß nach einer relativ kurzen Zeit nach der Applikation die gleichen Werte erreicht werden wie vor der Applikation. Dies schließt nicht aus, daß sich der Feuchtigkeitsgehalt der Hornschicht verändert hat. Vielmehr muß man annehmen, daß sich ein entsprechend den physikalischen Eigenschaften der Creme erhöhter oder abgesenkter Wassergehalt einstellt. Es ist also durchaus möglich, daß O/W-Cremes – je nach ihrer Beschaffenheit und den klimatischen Bedingungen – austrocknend oder die Haut durchfeuchtend wirken.

O/W-Cremes besitzen häufig den großen Nachteil, daß sie nach mikrobiologischer Kontamination Keimwachstum begünstigen. Einige O/W-Tenside besitzen geradezu Nährbodencharakter. Es ist daher erforderlich, O/W-Cremes zu konservieren. Ein häufig gebrauchtes Konservierungsmittel in diesem Zusammenhang sind Parabene, jedoch sollte man sie gerade bei dermatologischen Produkten wegen ihres Allergencharakters vermeiden.

O/W-Cremes sind abwaschbar, lassen sich mit wasserlöslichen Farbstoffen anfärben, in Wasser dispergieren und besitzen eine im Verhältnis zu W/O-Cremes hohe Leitfähigkeit. Aus diesem Grund hat man ihnen einen emulsionsähnlichen Zustand vom Typ O/W zugeschrieben.

Sehr häufig versagen die Unterscheidungskriterien zwischen den W/O- und den O/W-Cremes. Dies gilt insbesondere dann, wenn am Aufbau der Creme viele den Kolloidzustand beeinflussende Einzelkomponenten beteiligt sind. Gerade dann kann man häufig auch eine extrem hohe Dispersität beobachten. In diesem Fall darf man davon ausgehen, daß Übergangssysteme vorliegen, die dadurch ausgezeichnet sind, daß die in Wechselwirkung miteinander stehenden Phasen aufgrund ihrer ähnlichen Zusammensetzung eine sehr geringe Grenzflächenspannung gegeneinander haben. Cremes dieser Art besitzen daher auch eine hohe kolloidchemische Stabilität.

Eine Besonderheit unter den bei Cremes verwendeten Emulgatoren bieten die **Phospholipide.** Mit ihnen ist es möglich, Cremes zu rezeptieren, die, je nach Wasserangebot, einen W/O- bzw. O/W-Charakter besitzen. Bei niedrigem Wassergehalt überwiegt der lipophile Charakter, während bei hohem Wassergehalt der hydrophile Charakter vorherrscht. Solche Cremes lassen sich z. B. als Reinigungscremes zur Entfernung überschüssiger Lipide verwenden, indem man zunächst die Creme mit einem geringen Wassergehalt auf die zu reinigenden Hautpartien aufträgt, die zu entfernenden Lipide sich in der Creme lösen läßt und dann durch Massage mit einem größeren Wasserüberschuß die Phasenumkehr in den O/W-Charakter bewirkt, der es erlaubt, relativ leicht die Creme abzuwaschen. Derartige Cremes sind unter anderem auch für die Akne-Behandlung entwickelt worden. Das Emulgatorgemisch, das derartige Effekte zuläßt, bezeichnet man als Umkehremulgator, die Creme ist eine Creme vom Umkehremulsionstyp. Die natürlichen Phospholipide, von denen in erster Linie das Lecithin zu erwähnen ist, werden in diesen Rezepturen häufig durch synthetische Phosphatide, z. B. vom Typ **Hostaphat**®, ersetzt. Hostaphate sind Trifettsäureester des Macrogol-o-phosphats entsprechend der nachstehenden Strukturformel.

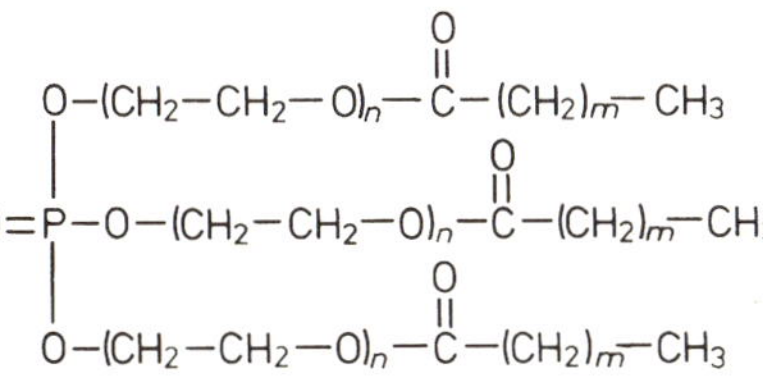

Trifettsäureester des Macrogol-o-phosphats (Hostaphat®)

Es läßt sich leicht nachweisen, daß es sich bei diesen Umkehremulsionen nicht um einen echten Phasenumkehreffekt handelt. Dies würde auch der Bancroft-Regel (s. Kap. 4, Abschn. 5.6.2) widersprechen. Es zeigt sich vielmehr, daß die Phospholipide sowohl mit Ölen wie auch mit Wasser sehr stabile flüssigkristalline Lamellarphasen ausbilden, die in Bezug auf den Ölgehalt und den Wassergehalt einen gewissen Spielraum erlauben. Die darüber hinausgehende Überschußkomponente bildet dann die jeweilige äußere Phase. Meist liegen die Produkte in einer nahezu reinen lamellaren Phase vor, die als solche einen fettigen Charakter hat und in der Lage ist, auch noch weitere Lipide aufzunehmen. Aufgrund ihres Wassergehaltes aber und ihrer Zusammensetzung werden sie als Cremes vom Typ W/O bezeichnet. Bei Wasserüberschuß läßt sich die Lamellarphase in Wasser dispergieren, wobei der Eindruck der Entstehung einer O/W-Emulsion vermittelt wird.

Eine Übergangsform stellen auch Cremes dar, denen ein Doppelemulsionscharakter zugeordnet wird. Man geht dabei von der Vorstellung aus, daß sich in einer äußeren öligen Phase dispergierte Wassertropfen befinden, die wiederum das Dispersionsmittel für eine ölige Phase darstellen. Ein umgekehrter Doppelemulsionstyp wäre danach durch eine äußere wäßrige Phase mit dispergierten Öltröpfchen, in denen sich wiederum eine dispergierte wäßrige Phase befindet. Ob und wieweit ein derartiger Aufbau tatsächlich in entscheidendem Maße am Aufbau einer Creme beteiligt ist und welche Konsequenzen ein solcher Aufbau für die Gebrauchseigenschaften haben könnte, bedarf noch weiterer Forschungen.

3 Hydrophile Salben (Macrogol- bzw. PEG-Salben)

Zu den Salben sind nach dem Arzneibuch auch die lipidfreien hydrophilen Systeme wie die **Macrogol- oder Polyethylenglykolsalbe*** zu rechnen. Die Arzneibuchgrundlage besteht aus 1 Teil Macrogol 1500 und 1 Teil Macrogol 300.

$$HO{-}CH_2{-}CH_2{-}(O{-}CH_2{-}CH_2)_n{-}OH$$

Macrogol (Polyethylenglykol)

Beide Komponenten werden unter Erwärmen auf dem Wasserbad gemischt und bis zum Erkalten gerührt. Macrogol 1500 gehört zu den wachsartigen Polyethylenglykolen. Es kristallisiert, indem die Moleküle sich gestreckt parallel zueinander anordnen, so daß die terminalen OH-Gruppen in periodisch auftretenden Ebenen zu

*) Wegen analytischer Probleme ist die Macrogolsalbe z. Zt. noch nicht im Arzneibuch.

liegen kommen. Andere Pharmakopöen verwenden anstelle von Macrogol 1500 Macrogol 3000 oder 4000. Diese beiden Macrogole zeichnen sich durch eine gefaltete Struktur aus. Die beiden Strukturen sind in der Abb. **12.8** schematisch einander gegenübergestellt.

Die Einarbeitung von flüssigem Macrogol 300 führt zur Einlagerung der kurzkettigen Moleküle in die Schichten, in denen sich die terminalen OH-Gruppen befinden. Die flüssigen Anteile stellen also in der Salbe keine eigene freie Phase dar, sondern sie dienen lediglich zur Quellung des Wachskristallisates. Die Quellschicht besitzt sehr gute irreversible Verformungseigenschaften. Sie benimmt sich also nahezu wie eine Flüssigkeit. Dementsprechend kann man auch verstehen, daß die Macrogolsalbe ein spezielles Fließverhalten zeigt, das zu den zahlreichen widersprüchlichen Angaben der Literatur führt. Man kann sich vorstellen, daß, solange die Masse aus einem kohärenten Wachskristallisat besteht, mit dem eingelagerten flüssigen Anteil ein System resultiert, das vorwiegend plastische Fließeigenschaften besitzt, wobei die Macrogol 300-Schichten als bevorzugte Gleitebenen auftreten. Ist aber durch die Art der Verteilung das Macrogol 1500 in diskrete kleine Kristallite zerteilt, die durch einen mehr oder minder dünnen Film von Macrogol 300 voneinander getrennt sind, so ist dilatantes Fließverhalten zu erwarten. Beide Fließcharakteristika werden immer wieder beschrieben. Macrogolsalbe ist stark hydrophil und daher gut abwaschbar. Sie hat hervorragende Lösungseigenschaften, so daß sie zahlreiche Wirkstoffe auch in höheren Konzentrationen

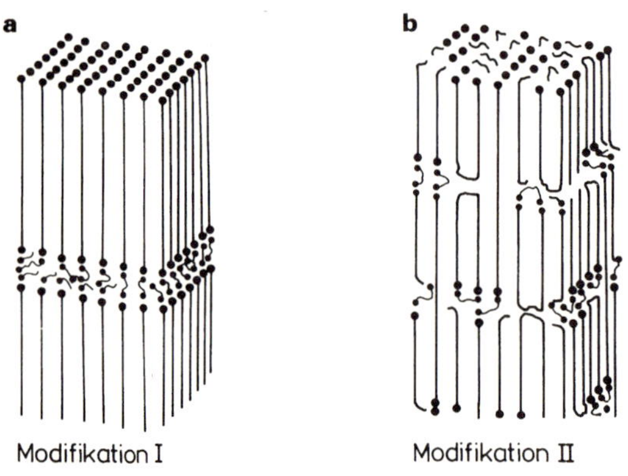

Abb. **12.8** Kristallisation von Macrogol: **a** in gestreckter, **b** in gefalteter Struktur.

molekulardispers aufzunehmen vermag. Da sie jedoch, wie alle Salbengrundlagen, nicht in die Haut einzudringen vermag, sondern auf dem Stratum corneum liegen bleibt oder nur in die äußersten Schichten eindringt, ist die Löslichkeit für die Wirkstoff-Freigabe problematisch. Die guten Lösungseigenschaften des Macrogols bedeuten, daß diese Substanz eine hohe Affinität zu den Wirkstoffen besitzt, wodurch der Verteilungskoeffizient zur Haut, der für die Penetrationsgeschwindigkeit von entscheidender Bedeutung ist, ungünstig beeinflußt wird. Macrogolsalben können aus der Gruppe der Salben am ehesten als Einphasen-Systeme bezeichnet werden.

4 Gele

Echt einphasige Systeme stellen die **Gele** dar. Man unterscheidet, je nachdem ob die das Gel bildende Flüssigkeit Wasser oder ein Öl ist, Hydrogele und Oleogele.

Hydrogele bestehen aus einer wäßrigen Wirkstofflösung, die vorwiegend mit makromolekularen hydrophilen Substanzen zu einem Gel verfestigt wird. Als Gelbildner werden Methylcellulose, Carboxymethylcellulose, Polymethacrylate und ähnliche Substanzen verwendet. Es ist aber auch möglich, mit anorganischen Hydrogelbildnern zu arbeiten. Hier sind zu nennen das Bentonit, ein Montmorillonit, das einen Quellton darstellt, und das hochdisperse Siliciumdioxid, das Aerosil®.

Die kettenförmigen hydrophilen makromolekularen Verbindungen bilden, je nach ihrer Konzentration, Lösungen mit pseudoplastischem Fließverhalten oder plastische Körper aus, wobei der Übergang von den pseudoplastischen Lösungen, den Solen, zu den Gelen durchaus gleitend ist. Man beobachtet zunächst eine Casson-Charakteristik (s. Kap. 4, Abschn. 2.1.4, Abb. **4.5** und **4.8**) ohne Fließpunkt. Der Fließpunkt bildet sich dann mit zunehmender Konzentration immer deutlicher aus, wobei allerdings auch zu beobachten ist, daß sich die Systeme meist von der Casson-Charakteristik in Richtung zur Bingham-Charakteristik verlagern. Die mit den hydrophilen makromolekularen Gerüstbildnern aufgebauten Gele sind thixotrop und transparent.

Bei längerer Lagerung kann man häufig **Synärese** beobachten, ein Vorgang, der dadurch ausgezeichnet ist, daß die Kapillarität des Gelgerüstes abnimmt, so daß das Gelgerüst schrumpft und einen Teil der flüssigen Komponente abstößt. Der Prozeß ist reversibel, d. h. durch Wärmen lassen sich diese Gele im allgemeinen wieder verflüssigen und in den Solzustand überführen, um schließlich bei Abkühlung wieder das ursprüngliche Gel auszubilden (s. Kap. 4, Abschn. 5.5).

Der hohe Wassergehalt bedingt die Gefahr der Austrocknung, der man dadurch begegnen kann, daß Hydrogele grundsätzlich in Tuben abgefüllt werden und ihnen ein Feuchthaltemittel, wie z. B. Glycerol, Sorbit oder Mannit, zugesetzt wird. Das Feuchthaltemittel hat oft auch die Funktion eines Weichmachers. Damit wird die Einstellung einer gewünschten Streichfähigkeit erleichtert.

Der Wassergehalt besitzt andererseits auch den Nachteil, daß die Hydrogele leicht mikrobiologisch befallen werden können. Sie müssen daher im allgemeinen konserviert werden.

Für die Wirkstoff-Freigabe aus derartigen Systemen ist die Kenntnis der Diffusionskoeffizienten der betreffenden Wirkstoffe in diesen Hydrogelen von besonderem Interesse. Im allgemeinen sind die Diffusionskoeffizienten, die die Beweglichkeit der Moleküle in den Systemen charakterisieren, umgekehrt proportional zur Viskosität des Gesamtsystems. Dies gilt jedoch nur dann, wenn die meßtechnisch erfaßbare makroskopische Viskosität auch repräsentativ für kleine und kleinste Volumenelemente des Systems ist. Es ist beobachtet worden, daß in relativ festen Hydrogelen kleine Moleküle unter Umständen die gleichen Diffusionskoeffizienten aufweisen können wie in Wasser. Dies rührt daher, daß die Diffusion in Hydrogelen ausschließlich im Wasseranteil stattfindet, der den weitaus größten Teil des Systems bildet. Allerdings ist zu berücksichtigen, daß zwischen dem Gelgerüstbildner und dem Wasser auch aktive Wechselwirkungen bestehen, die zu einer mehr oder minder starken Hydratation des Gelgerüstbildners führen. Je stärker die Hydratation ausgebildet ist, um so geringer ist die Mobilität des Wassers und um so stärker die Diffusionsbehinderung. Im Grenzfall ist das gesamte Wasser des Gels mehr oder minder als Hydratwasser aufzufassen und besitzt damit eine vom normalen flüssigen Wasser abweichende Struktur und Mobilität. Die Strukturstörung und die Mobilitätsstörung sind dabei um so größer, je dichter die Wasser-Moleküle sich an den polaren funktionellen Gruppen des Gelgerüstbildners befinden. Je stärker die Hydratation des Gelgerüstbildners ist, umso geringer ist auch seine Tendenz zur Assoziation, d. h. um so feingliedriger ist und bleibt das Netzwerk des Gelgerüstes. Damit ist auch eine signifikant erhöhte Stabilität gegeben.

Oleogele sind Öle, die mit Gelbildnern versteift worden sind. Dabei handelt es sich durchwegs um Gelgerüstbildner, die partikulärer Struktur sind und auf ihrer Oberfläche eine hohe Konzentration polarer Gruppen aufweisen. Diese verursachen zu den Ölen hin entsprechend hohe Grenzflächenspannungen, die durch die Agglomeration zu Gelgerüsten teilweise kompensiert werden. Demzufolge sind die Gelgerüste immer um so fester, je größer der Polaritätsunterschied zwischen den Ölen und der Gerüstbildneroberfläche ist. Als Gelgerüstbildner wird in erster Linie Aerosil®, d. h. **hochdisperses Siliciumdioxid,** eingesetzt. Es genügt bereits 5- bis 10%ig hochdisperses Siliciumdioxid, um flüssige Öle wie Lebertran, Olivenöl und dergleichen zu einem festen klaren transparenten Gel zu versteifen. Solche Gele sind auf der Haut aber sehr rauh und deswegen weniger geeignet.

5 Pasten

Das Arzneibuch definiert **Pasten** als Salben, in denen pulverförmige Substanzen in größerer Menge verteilt sind. Damit sind Pasten konzentrierte **Suspensionssalben.** Die Konzentration, ab der eine Suspensionssalbe als Paste zu bezeichnen ist, ist allerdings unklar. Für den Pastenbegriff ist damit ein großer Spielraum gegeben. Im engeren Sinn ist eine Paste der Übergang von einer Suspension zum feuchten Pulver. Es ist ein so hoch konzentriertes System, daß sich die flüssige Phase gerade noch im Zustand der Kohärenz befindet. Echte Pasten zeigen daher auch ein besonderes rheologisches Verhalten. Sie sind dilatant und rheopex. Die in der Pharmazie mit Pasten bezeichneten Zubereitungen sind in diesem Sinn im Bezug auf ihren Feststoffanteil noch zu niedrig konzentriert.

6 Herstellung von Salben, Cremes, Pasten und Hydrogelen

So verschiedenartig halbfeste Arzneiformen aufgebaut sein können, so unterschiedlich sind auch die Verfahren, die zu ihrer Herstellung angewandt werden. Sollen die Herstellungsverfahren Produkte ergeben, welche die Anforderungen an Sicherheit und Einfachheit bei der Anwendung sowie auf ausreichende Haltbarkeit und Bioverfügbarkeit erfüllen, müssen sie sich in erster Linie

- nach den Eigenschaften und der Menge der Wirkstoffe,
- nach den physiologischen und anatomischen Verhältnissen am Applikationsort,
- nach den therapeutischen Anforderungen, z. B. Wirkung auf der Oberfläche, Penetration oder Permeation und
- nach maschinellen Gegebenheiten richten.

Diese Vorgaben bestimmen weitgehend die Art der zu verwendenden Grundlage und die Vor- bzw. Aufbereitung der Wirkstoffe, z. B. ob diese auf ein bestimmtes Partikelgrößenspektrum gemahlen werden müssen oder ob sie sich in einem Formulierungsbestandteil lösen lassen.

Wasserfreie Salben werden ganz einfach durch ein **Schmelzverfahren,** mit anschließendem Kaltrühren hergestellt. Die festen konsistenzgebenden Bestandteile werden zur Zerstörung ihrer bestehenden Kristallisate bei der niedrigsten hierzu erforderlichen Temperatur mit den flüssigen Bestandteilen zu einer bei Raumtemperatur streichfähigen Masse zusammengeschmolzen, z. B. Hartparaffin mit Paraffinölen oder hoch- mit niedermolekularen Macrogolen. Die Schmelzen müssen sorgfältig kaltgerührt werden, damit die Bildung grobkristalliner Aggregate verhindert wird und sich homogene, feinkristalline Mischstrukturen bilden. Da die Technologie der Salbenherstellung weitgehend von diesen Kristallisationsprozessen beherrscht wird, ist auf das gesamte Temperaturprogramm der Herstellungsprozesse – Geschwindigkeit des Aufheizens, Höhe und Anwendungsdauer der Maximaltemperatur sowie Abkühlgeschwindigkeit – besonders zu achten. Aber auch die Art und Intensität der mechanischen Bearbeitung, insbesondere bei den verschiedenen Temperaturen, ist kritisch und muß für jede Grundlage optimiert werden. Da sich die meisten Salben nach der Herstellung nicht im thermodynamischen Gleichgewicht befinden, sind ihre Eigenschaften streng vom Ablauf des Herstellungsverfahrens abhängig. Sie unterliegen während der Lagerung fortlaufenden Veränderungen. Formulierung und Herstellungsverfahren sind so auszuwählen, daß diese Veränderungen möglichst lange innerhalb der Stabilitätsanforderungen bleiben.

Wasserhaltige Salben oder Cremes sind in der Regel **Emulsionssalben,** es sei denn, die Grundlagen sind mit Wasser mischbar bzw. wasserlöslich, z. B. Macrogole. Die lipophilen Phasen von Emulsionssalben (Cremes) werden wie wasserfreie Lipidsalben durch Zusammenschmelzen der festen und flüssigen Bestandteile vorbereitet. Beim Vereinigen und Emulgieren mit der hydrophilen Phase sollen beide Phasen annähernd die gleiche Temperatur aufweisen, meist 50 bis 60 °C.

Zur Salbenherstellung können einfache Mischapparaturen, wie Planetenmischer in Verbindung mit Homogenisatoren eingesetzt werden. Vorteilhafter sind jedoch geschlossene, doppelwandige Kessel zum Aufheizen und Kühlen mit geeigneten Rührwerken, Abstreifern sowie eingebauten Homogenisatoren. Lipide besitzen bekanntlich ein hohes Lösungsvermögen für Gase. Da gelöster Sauerstoff durch Peroxidbildung an Emulgatoren mit Polyethylenoxid-Gruppen aktiviert werden kann, besteht die Gefahr eines raschen oxidativen Verderbs. Deshalb ist eine Salbenherstellung in geschlossenen Geräten unter Vakuum oder Inertbegasung vorteilhaft. Diese Betrachtung erklärt den Hauptnachteil von Dreiwalzenstühlen mit ihrer offenen Konstruktion, zu dem auch noch eine erhöhte Kontaminationsgefahr kommt. Trotzdem eignen sich Dreiwalzenstühle gut zum Desaggregieren von festen Salbenbestandteilen und generell zum Homogenisieren von halbfesten Arzneiformen.

Halbfeste Arzneiformen werden meist diskontinuierlich, also chargenweise hergestellt. Sie können aber auch kontinuierlich hergestellt werden, wenn die zu produzierenden Mengen groß genug sind, damit die Verfahren wirtschaftlich werden.

Die heutige fortgeschrittene Apparatetechnik läßt die konservativen Emulgierregeln manchmal fast überflüssig erscheinen. Beim **Cryo-Mix-Verfahren** wird beispielsweise die gesamte Wasserphase kalt über eine spezielle Zuleitung durch einen Homogenisatorkopf in die heiße Lipidphase eingetragen. Die **Nieder-Energie-Emulgierung** (Low Energy Emulsification) empfiehlt die heiße Herstellung einer Grundemulsion aus der lipophilen Phase und einem Teil der hydrophilen Phase. Der Hauptanteil der hydrophilen Phase wird anschließend kalt eingearbeitet.

Diese beiden Verfahren haben hauptsächlich die Energieeinsparung zum Ziel. Vor allem soll die Abkühlperiode verkürzt werden, die sich immer mehr verlängert, je größer die Ansätze werden.

7 Biopharmazeutische Probleme

Das biopharmazeutische Verhalten von topischen halbfesten, wirkstoffhaltigen Darreichungsformen wird durch das Zusammenspiel der Eigenschaften der Haut, des Wirkstoffs und

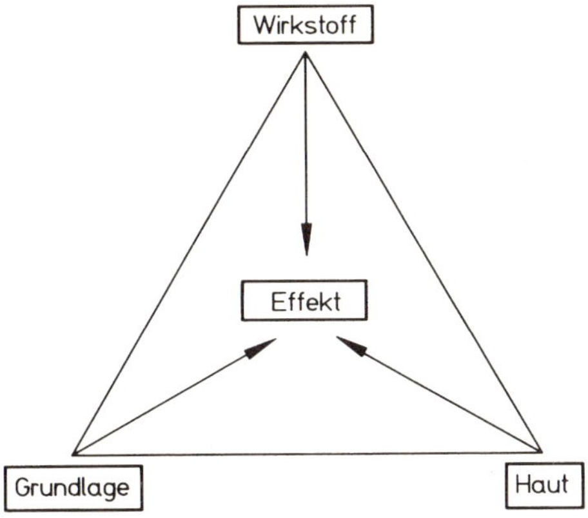

Abb. **12.9** Wechselbeziehungen zwischen Wirkstoff, Grundlage und Haut.

der Grundlage bestimmt (s. Abb. **12.9**). Bei der Entwicklung der Rezeptur ist zu unterscheiden, ob der Wirkstoffes lokal oder systemisch wirken soll. Hauterkrankungen sind meist im Bereich der Epidermis und der oberen Dermis lokalisiert.

Bei beabsichtigter lokaler Wirkung wird folglich eine optimale Wirkstoffanreicherung in der Haut angestrebt, wobei ein stärkerer Flux in das Blutgefäßsystem unerwünscht ist. Eine gezielte Lokalisation des Wirkstoffes nur im erkrankten Hautbereich ist bisher praktisch nicht möglich. Bei beabsichtigter systemischer Wirkung wird eine möglichst vollständige Permeation des applizierten Wirkstoffes durch die Haut ohne nennenswerte Zurückhaltung in der Haut angestrebt.

Nur wenige Wirkstoffe sind in der Lage, unterstützt durch geeignete Salbengrundlagen, die Epidermis so zu durchwandern, daß nach ihrer Resorption im Plasma Konzentrationen erreicht werden, die eine systemische Wirkung ermöglichen. Als Beispiele seien Sexualhormone, Herzglykoside, Scopolamin und Nitroglycerin genannt. Mit diesen Wirkstoffen ist es auch möglich, Transdermale Therapeutische Systeme (s. Kap. 17, Abschn. 3) zu entwickeln.

Der erste Schritt bei topischer Applikation besteht in der *Diffusion* des gelösten Wirkstoffs zur Grenzfläche Grundlage/Haut und der anschließenden *Penetration* des gelösten Wirkstoffs in die Epidermis (s. Kap. 7, Abschn. 2.7, Abb. **7.22**). Bei Suspensionssalben ist vorhergehendes Auflösen des Wirkstoffs in der Grundlage erforderlich. Der weitere Wirkstofftransport in den Bereich des Blutgefäßsystems in der oberen Dermis wird als *Permeation*, die Aufnahme in das Blutgefäßsystem als *Resorption* bezeichnet.

Wasser, Elektrolyte und hydrophile Moleküle penetrieren – wenn überhaupt – nur langsam in die Haut. Mit steigender Lipophilie des Wirkstoffs steigt die Penetration, wobei O/W-Verteilungskoeffizienten $\gg 1$ (*n*-Octanol/Wasser) günstig sind. Daher werden nichtdissoziierte schwache Säuren und Basen besser aufgenommen als in der dissoziierten Form. Hochmolekulare Verbindungen, wie Polymere, penetrieren schlecht.

Eine kleine Partikelgröße in Suspensionssalben fördert die Lösungsgeschwindigkeit. Daher sollten die Wirkstoffpartikeln kleiner als 50 μm sein.

In der Regel bleiben die Salbengrundstoffe im Stratum corneum und vermögen die Lipidschichten nicht zu durchwandern. Einige Substanzen sind allerdings in der Lage, die Penetration von Wirkstoffen durch die Haut zu verstärken. Derartige penetrationsfördernde Substanzen werden als **Enhancer** bezeichnet. Die Begriffe **Permeationsförderer, -verbesserer, Resorptions-** oder **Penetrationsvermittler** werden synonym gebraucht.

Penetrationsfördernde Substanzen müssen pharmakologisch inert sein. Sie dürfen kein irritatives oder allergenes Potential besitzen. Nach Absetzen der Substanz sollte die Barrierefunktion der Haut schnell und vollständig regeneriert werden.

Penetrationsfördernde Substanzen lassen sich verschiedenen chemischen Substanzklassen zuordnen. Beispiele sind kurz- und langkettige Alkohole, Amide, Azone (= Laurocapram = 1-Dodecylazacycloheptan-2-on), ätherische Öle, Fettsäuren und Fettsäureester, Pyrrolidone, Dimethylsulfoxid, Cyclodextrinderivate. Diese Substanzvielfalt weist auf unterschiedliche Wirkmechanismen hin, die jedoch noch nicht in allen Einzelheiten geklärt sind.

Zum einen können die betreffenden Substanzen den kolloid-kristallografischen Zustand der Hautlipide verändern oder gar vollständig zerstören. Damit bilden sich anstelle der echtkristallinen flüssigkristalline oder sogar amorphe Zustände aus, die allein schon aufgrund der geringeren Dichte, aber auch der geringeren intermolekularen Wechselwirkungen eine höhere Permeabilität besitzen. Eine andere Möglichkeit ist eine Veränderung des Hydratationszustandes des Keratins im Stratum corneum.

Daneben sollte die Anwesenheit von penetrationsfördernden Substanzen im Stratum corneum auch zu einer Änderung des Verteilungsverhaltens des Wirkstoffs zwischen den lipophilen und wäßrigen Phasen führen.

Durch den Zusatz von **Keratolytika,** wie Harnstoff in Konzentrationen über 40%, kann die interzelluläre Substanz gelockert werden. **Tenside** sind für eine bessere Spreitung der Dermatika auf der Haut günstig.

Weitere Methoden wurden herangezogen, um die Permeation von Wirkstoffen durch die Haut zu erhöhen. Ein möglicher Weg ist der Einsatz von **Prodrugs** (s. a. Kap. 7, Abschn. 4.3.2 und Kap. 23, Abschn. 2). Die Verwendung von Estradiolestern z. B. führt zum erhöhten Anfluten von Estradiol im Rezeptorkompartiment. Die lipophilen Ester permeieren besser durch die Haut als Estradiol und werden während der Hautpassage vollständig enzymatisch verseift.

Die **Iontophorese** ist eine Methode, ionogene Wirkstoffe durch Anlegen einer elektrischen Spannung transdermal zur Anwendung zu bringen. Die zum Einsatz kommenden Geräte bestehen im Prinzip aus zwei Elektroden und einer Stromquelle. Eine der auf die Haut aufgebrachten Elektroden enthält den Wirkstoff. Bei Schließen des Stromkreises wandern Wirkstoffmoleküle durch die Haut und können resorbiert werden. Ein Vorteil insbesondere der mit gepulstem Gleichstrom arbeitenden Iontophorese ist die Möglichkeit, auch Makromoleküle, selbst Peptide wie Insulin und Vasopressin, partiell durch die Haut systemisch verfügbar zu machen.

Die Beobachtung, daß in der Grundlage suspendierte Wirkstoffe meist besser von der Haut aufgenommen werden als aus einer Lösungssalbe ist auf das Vorliegen günstigerer Werte des Verteilungskoeffizienten zurückzuführen. Außerdem ist aus Suspensionssalben eine konstantere Penetrationsgeschwindigkeit erreichbar, da sich ungelöster Wirkstoff in dem Maße in der Grundlage nachlöst wie gelöster Wirkstoff in die Haut penetriert (Sinkbedingungen, s. Kap. 4, Abschn. 2.3.6).

Bei Suspensionssalben ist daher mit einem geringeren Einfluß der Grundlage auf die Penetration des Wirkstoffs in die Haut zu rechnen als bei Lösungssalben. Letztere zeigen einen ausgeprägteren Einfluß der Grundlage. Je besser löslich der Wirkstoff in der Grundlage ist, desto stärker wird er von der Grundlage festgehalten.

Alle Wirkstoffe, die einen spezifischen pharmakologischen Effekt an lebenden Zellen der Haut ausüben sollen, müssen die Lipidbarriere durchwandern, da die äußerste noch lebende Schicht,

Tabelle **12.1** Einfluß der Grundlagen auf die Wirkung topisch applizierter Darreichungsformen (nach Thoma, 1983)

Grundlage	Erkrankungsstadium	Effekt	Tiefenwirkung
feuchter Umschlag	↑	↑	↑
Puder	akut	kühlend	
Schüttelmixtur		trocknend	
Paste			
Lösung		entzündungswidrig	
Hydrogel			
O/W-Milch	subakut		zunehmend
O/W-Creme			
Kühlsalbe			
W/O-Salbe		wärmestauend	
Lipogelsalbe	chronisch	mazerierend	
Pflaster		aktivierend	
Okklusion	↓	↓	↓

das Stratum granulosum, unter dieser liegt. Wirkstoffe, die ihre Wirkung im Corium, der Lederhaut oder tiefer entfalten sollen, müssen darüber hinaus sogar durch das engmaschige Netz der Kapillargefäße des Stratum papillare dringen. Damit ist in den meisten Fällen gleichzeitig mit der lokalen Therapie eine Aufnahme der Wirkstoffe in den Kreislauf nicht zu vermeiden. Wenn dabei systemische Wirkungen ausbleiben, so liegt dies im allgemeinen an der durch die Verteilung entstehenden niedrigen Plasmakonzentration. Die Grundlage einer Darreichungsform kann die Wirkung beeinflussen (s. Tab. **12.1**). Ein feuchter Umschlag wirkt wie ein Docht und ist damit entquellend und oberflächlich wirksam. Die Voraussetzungen für eine Wirkstoffresorption sind ungünstig. Die kühlende, trocknende und entzündungswidrige Wirkung ist für ein akutes Stadium geeignet, wobei neben den feuchten Umschlägen Puder und Schüttelmixturen verwendet werden. Eine Okklusivfolie (s. Kap. 20, Abschn. 5.3) wirkt dagegen wärmestauend, quellend, hydratisierend und bietet somit günstigere Voraussetzungen für die Penetration und Permeation von Wirkstoffen und damit für die Behandlung chronischer Zustände. Vaseline, Lipogelgrundlagen oder W/O-Cremes schaffen ebenfalls Okklusionsbedingungen. Andere Grundlagen lassen sich zwischen diesen beiden Extremen einordnen.

Bei lokal applizierten Corticoiden ist durch Okklusion eine bis zu 100fache Erhöhung der Penetration beobachtet worden. Je akuter das Krankheitsbild ist, desto bedeutsamer ist der Anteil der Grundlage am Therapieerfolg, während mit zunehmender Chronizität die Bedeutung des Wirkstoffs zunimmt.

Die Wahl der Grundlage wird auch vom Hauttyp (s. Kap. 7, Abschn. 2.7) mitbestimmt. Für Seborrhoiker sind hydrophile Grundlagen günstiger zu beurteilen, während für Sebostatiker lipophile Grundlagen verträglicher sind.

8 Qualitätsprüfung von halbfesten Arzneiformen

Neben der chemischen Prüfung, die sich auf den Wirkstoff und die Hilfsstoffzusammensetzung bezieht, werden zahlreiche physikalische und physikalisch-chemische Untersuchungsmethoden zur Qualitätsbeurteilung der halbfesten Arzneiformen herangezogen. Diese erlauben nicht immer voll zuverlässige Aussagen, da die Strukturforschung der pharmazeutischen kolloiden Systeme noch nicht weit genug fortgeschritten ist. Besonders problematisch sind Aussagen über Phasenverteilungen und Dispersität sowie über die stoffliche Zusammensetzung und die Struktur der einzelnen Phasen. Bei vielen Methoden, wie den thermoanalytischen und den rheologischen Verfahren, erfolgen durch die Untersuchung selbst so tiefgreifende Veränderungen in der Probe, daß Rückschlüsse über den Originalzustand nur mit Einschränkungen gemacht werden können. Im folgenden sind gebräuchliche Untersuchungsmethoden aufgelistet. Einige davon sind bevorzugt für Ausgangsmaterialien bestimmt bzw. geeignet, andere für Fertigprodukte. Die Auswahl der anzuwendenden Verfahren richtet sich nach der Art der Probe und ist dieser in jedem Fall speziell anzupassen.

Fettkennzahlen des Arzneibuches: Hydroxylzahl, Verseifungszahl, Säurezahl, unverseifbarer Anteil und Iodzahl.

Wechselwirkung mit Wasser: Feuchtigkeitsgehalt, Wassergehalt (s. Kap. 14, Abschn. 8 und Kap. 5, Abschn. 2.5.1), Wasseraufnahmefähigkeit, Wasserbindungszustand (Thermogravimetrie), Abschätzung des Emulsionstyps (s. Kap. 4, Abschn. 5.6.3).

Dispersität: Mikroskopie mit polarisiertem Licht, Transmissions- oder Raster-Elektronen-Mikroskopie.

Thermoanalytische Verfahren: Schmelzbereich, Steigschmelzpunkt, Fließschmelzpunkt, Klarschmelzpunkt und Erstarrungstemperatur (rotierendes Thermometer, Gefrierpunktmeßgerät), Thermomikroskopie sowie Differentialthermoanalyse (DTA), Differential-Scanning-Calorimetry (DSC), Thermogravimetrie (TG), Thermomechanische Analyse (Dilatometrie, TMA) (s. Kap. 4, Abschn. 2.2.2).

Mechanische Eigenschaften: Konsistenz (Penetrometer), Fließeigenschaften (Viskosimeter, s. Kap. 4, Abschn. 2.1.3, 2.1.5 und 5.2) sowie viskoelastische Eigenschaften (oszillierendes Rotationsviskosimeter, Resonanzfrequenzmethoden).

Die besondere Schwierigkeit der Konsistenzbeurteilung halbfester Systeme besteht darin, daß die meisten Untersuchungsmethoden, z. B. die Rotationsviskosimetrie, zu einer Zerstörung der Systeme führen und keine befriedigenden Informationen über den mechanischen Zustand von ungescherten Proben geben. Für die Konsistenzbeurteilung von streichfähigen Arzneizubereitungen hat sich aus diesem Grund die **Penetrometrie** bewährt. Das Prinzip des Penetrometers beruht darauf, daß man einen kegelförmigen Senkkörper durch seine Eigenmasse in die zu untersuchende Masse eindringen läßt und die nach einer vorgegebenen Zeit erreichte Eindringtiefe bestimmt. Die Eindringtiefe ist außer von der Konsistenz des Materials vom Gewicht des Senkkörpers und dem Öffnungswinkel des Kegels abhängig. Aufgrund dieser Tatsache ist es möglich, das Meßsystem dem jeweils interessierenden Meßbereich optimal anzupassen. In Abb. **12.10** ist der Aufbau eines Arzneibuch-Penetrometers schematisch wiedergegeben.

In-vitro-Wirkstoff-Freigabe

Die In-vitro-Wirkstoff-Freigabe aus halbfesten Arzneiformen wird bevorzugt in In-vitro-Membranmodellen (s. a. Kap. 7, Abschn. 6.2.1) bestimmt. Hierbei handelt es sich um Zweikam-

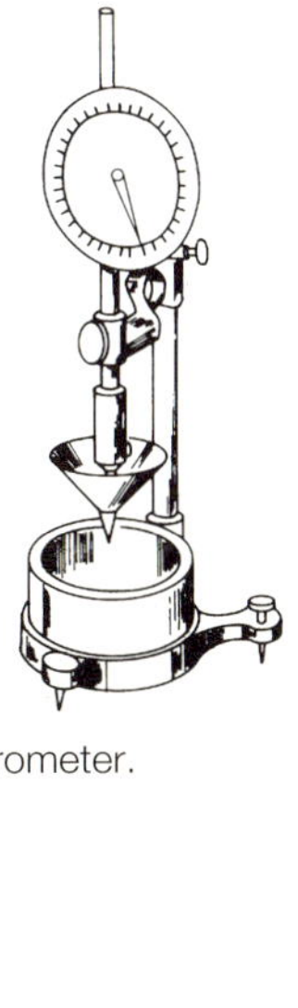

Abb. **12.10** Penetrometer.

mermodelle, wobei die Donatorkammer von der Akzeptorkammer durch eine Resorptionsmembran getrennt ist. Dies kann eine synthetische Membran oder excidierte tierische oder menschliche Haut sein. Auf die Membranseite in der Donatorkammer wird die halbfeste Zubereitung aufgebracht. Der freigesetzte Wirkstoff diffundiert durch die Membran in die Akzeptorkammer, die von Pufferlösung, z. B. Phosphatpuffer pH 7,4, durchströmt wird. Das ganze System ist auf eine Temperatur von 32 °C bzw. 37 °C temperiert. In Zeitabhängigkeit wird in der Pufferlösung die Konzentration des freigesetzten Wirkstoffes bestimmt.

Zu bedenken ist hierbei, daß alle bisher bekannten Membranen die realen Bedingungen nur bedingt Simulieren können. Deshalb gibt es für halbfeste Arzneizubereitungen im Gegensatz zu den festen Arzneiformen bis heute noch keine offizinellen Methoden zur Bestimmung der Wirkstoff-Freigabe.

Bezüglich weiterer Untersuchungsverfahren sei auf die Monographien der verwendeten Hilfsstoffe hingewiesen.

Weiterführende Literatur

Asche, H., Essig, D., Schmidt, P. C. (1984), Technologie von Salben, Suspensionen und Emulsionen, Wissenschaftliche Verlagsgesellschaft mbH, Stuttgart.

Barry, B. W. (1991), Lipid-Protein-Partitioning Theory of Skin Penetration Enhancement, J. Controlled Release *15*, 237.

Egermann, H. (1985), Grundlagen für Dermatika. I. Die Grundlagen und ihre Eigenwirkungen auf die Haut. II. Einfluß der Grundlagen auf die Wirksamkeit der Arzneistoffe, Österr. Apoth. Ztg. *39*, 601, 641.

Loth, H. (1986, 1987), Grundlagen des intra- und transdermalen Transports von Arzneistoffen I und II, Acta Pharm. Technol. *32*, 109; *33*, 3.

Niedner, R., Ziegenmeyer, J. (1992), Dermatika, Therapeutischer Einsatz, Pharmakologie und Pharmazie, Wissenschaftliche Verlagsgesellschaft mbH, Stuttgart.

Shah, V. P., Behl, C. R., Flynn, G. L., Higuchi, W. I., Schaefer, H. (1992), Principles and Criteria in the Development and Optimization of Topical Therapeutic Products, Int. J. Pharm. *82*, 21.

Thoma, K. (1983), Grundlagen für Dermatika und ihre Bedeutung für die Therapie, Schriftenreihe der Bundesapothekerkammer, Frankfurt/Main, Bd. III, Grüne Reihe, S. 183.

Kapitel 13

Suppositorien, Vaginalzubereitungen

1 Allgemeines, Definitionen

Suppositorien, Vaginalzubereitungen und Stifte sind verschieden geformte einzeldosierte Darreichungsformen, die zum Einführen in Körperhöhlungen, hauptsächlich in das Rektum, in die Harnröhre oder die Vagina, bestimmt sind. Entsprechend der Grundlage lassen sich verschiedene Typen voneinander unterscheiden:

- lipidhaltige und
- wasserlösliche Zubereitungen.

Je nach Verteilung der Wirkstoffe unterscheidet man Lösungs-, Emulsions- und Suspensions-Zubereitungen. Die Lipide bzw. Lipidgemische sollen bei Körpertemperatur schmelzen und aus der Schmelze die inkorporierten Wirkstoffe freigeben. Dieser Mechanismus schränkt zwangsläufig die Verwendbarkeit der Lipidgrundlagen auf Klimazonen ein, bei denen Temperaturen nahe der Körpertemperatur nicht erreicht werden. Hieraus ergibt sich auch die Forderung, daß derartige Suppositoriengrundlagen einen möglichst engen Schmelzbereich aufweisen. Eine derartige Bedingung erfüllen nur Lipide, die nahezu vollständig in einer bestimmten einheitlichen kristallographischen Form kristallisieren. Lipidgemische für Suppositorien setzen sich damit deutlich von denen ab, die Salbengrundlagen darstellen.

Lipide können polymorph sein. Sie weisen dann neben den echt kristallinen Strukturen (s. Kap. 4, Abschn. 2.2.1) im allgemeinen auch eine charakteristische Übergangsform zu dem flüssigkristallinen Lamellarzustand auf (s. Kap. 4, Abb. **4.51**), der einheitlich über alle Lipide als α-Form oder α-Phase bezeichnet wird. Die echt kristallinen Formen, die meist monoklin sind, führen die Bezeichnungen β bzw. γ. Echt kristallin ist ein Lipid dann, wenn alle Atome und Atomgruppen einen streng geordneten periodischen Aufbau besitzen. Dies bedeutet, daß auch die CH_2-Gruppen der Kohlenwasserstoff-Ketten in allen Raumrichtungen der Materie streng geordnet vorkommen und lediglich um die diesem Ordnungsprinzip folgenden Schwerpunktlagen thermische Oszillationen ausführen.

Der Übergang von einer echt kristallinen Form zur α-Form erfolgt dabei in der Weise, daß die Paraffinkohlenwasserstoff-Ketten oberhalb einer bestimmten Temperatur beginnen, frei um ihre Längsachse zu rotieren, so daß sie einen zylindrischen Raum einnehmen. Die Wechselwirkung der Paraffinkohlenwasserstoff-Reste untereinander ist damit stark eingeschränkt. Die Materie nimmt jedoch die unter Wahrung einer Parallelorientierung der Kohlenwasserstoff-Reste und ihrer freien Drehbarkeit noch mögliche dichteste Packung ein. Die dichteste Zylinderpackung ist eine Hexagonalpackung, d. h. man beobachtet einen hexagonalen Aufbau, wenn man in Richtung der Längsachsen der Kohlenwasserstoff-Reste auf das Kristallisat blickt.

Im festen Zustand besitzen die Lipidgrundlagen aufgrund ihrer hohen Kristallinität ein wesentlich geringeres Lösungsvermögen als Salbengrundlagen. Das Lösungsvermögen verbessert sich in der Schmelze oder in den flüssigkristallinen Übergangsformen. Sind eingearbeitete Wirkstoffe in diesen Zuständen löslich, so zeigen sie meist im festen Bereich ein eutektisches Mischungsverhalten.

Bevorzugt werden als Lipide Triglyceride verwendet. Eine Suppositoriengrundlage des Arzneibuches, die lange Zeit bevorzugt verwendet wurde, ist die **Kakaobutter,** ein natürliches Triglycerid-Gemisch. Sie besteht aus blaßgelblichen, bei Raumtemperatur spröden Tafeln oder Stücken mit angenehmem kakaoartigem Geruch. Die Gewinnung erfolgt durch Abpressen aus Kakaokernen oder Kakaomasse mit anschließender Reinigung durch Filtration oder Zentrifugation. Die Fettsäurefraktion der Kakaobutter setzt sich aus ca. 35% Stearinsäure, 34% Ölsäure, 26% Palmitinsäure und 3% Linolsäure zusammen. Auffallend sind die hohen Anteile an ungesättigten Fettsäuren. Von Nachteil ist, daß die Triglyceride der Kakaobutter in verschiedenen Modifikationen vorkommen können. Der Schmelzpunkt der stabilen β-Modifikation liegt bei 34,5 °C. Daneben existieren noch eine β'-Modifikation mit einem Schmelzpunkt von 31 °C und eine α-Modifikation mit einem Schmelzpunkt von 22 °C. Um bei der Verarbeitung die stabile β-Form zu erhalten, darf höchstens bis zu 33 °C erwärmt werden. Bei diesem **Cremeschmelzverfahren** wird die Schmelze nicht völlig klar, und es bleiben noch genügend Kristallkeime zurück, um die Masse wieder in der β-Modifikation erstarren zu lassen. Neben der Bildung von tieferschmelzenden Modifikationen, die nicht unbeträchtliche Herstellungsprobleme verursachen, hat die Kakaobutter noch einen weiteren Nachteil. Sie zeigt beim Abkühlen keine Volumenkontraktion, und deshalb müssen die Gießformen mit einem Formentrennmittel, zum Beispiel mit Seifenspiritus oder einer Lösung von Silikonöl in Aceton oder Essigsäureethylester behandelt werden. Kakaobutter ist heute als Suppositoriengrundlage durch Hartfett weitgehend verdrängt.

Hartfett ist ein halbsynthetisches Gemisch von Mono-, Di- und Triglyceriden von gesättigten Fettsäuren (s. auch Neutralöl, Kap. 12, Abschn. 1.2). Ausgangsmaterialien für die Herstellung sind Palmkern- und Kokosfette, da diese einen sehr hohen Anteil an Laurinsäure haben. Diese Naturfette werden zur Herstellung von Hartfett zunächst verseift und das erhaltene Fettsäuregemisch zur Beseitigung der ungesättigten Fettsäuren hydriert. Anschließend wird fraktioniert destilliert, um niedere Fettsäuren wie Caprin-, Capryl- und Capronsäuren abzutrennen. Nach Auswahl der geeigneten Fettsäuren wird wieder mit Glycerol verestert. Auf diese Weise werden Hartfette mit bestimmten Schmelzeigenschaften und bestimmten Hydroxylzahlen durch die Einstellung entsprechender Verhältnisse zwischen Mono-, Di- und Triglyceriden hergestellt. Diese Hartfette haben weit bessere Stabilitätseigenschaften als Kakaobutter. Vor allem, weil die ungesättigten Fettsäuren fehlen. Mit steigenden Hydroxylzahlen nehmen die Emulgiereigenschaften der Hartfette wegen der günstigeren Hydrophilie zu, die durch die höheren Mono- und Diglycerid-Gehalte erreicht wird. Andererseits wird Hartfett um so spröder, je niedriger die Hydroxylzahlen sind.

Hartfett ist in einer Vielzahl von Typen handelsüblich. Hartfette mit niedrigen Hydroxylzahlen sind günstiger für Zubereitungen, die hydrolyseempfindliche Wirkstoffe enthalten, z. B. Acetylsalicylsäure. Hartfette mit höheren Steigschmelzpunkten sind dagegen für Formulierungen mit Wirkstoffen geeignet, die Schmelzpunkterniedrigungen nach sich ziehen. Für diese Fälle gestattet das Arzneibuch die Verwendung von Hartfett mit höheren Steigschmelzpunkten. Ein breiter Spielraum ist im Arzneibuch den Hydroxylzahlen der Hartfette eingeräumt. Die Hydroxylzahl darf bis zu 50 betragen. Neben fast reinen Triglyceriden mit niedrigen Hydroxylzahlen enthalten Hartfette auch Mono- und Diglyceride. Normalerweise besteht die Fettsäurefraktion des Hartfettes aus gesättigten Fettsäuren $C_{11}H_{23}COOH$ bis $C_{17}H_{35}COOH$. Der Hauptanteil ist Laurinsäure mit 37–51 %.

In begrenztem Maße zeigt auch Hartfett Polymorphie, es besitzt jedoch im Vergleich zu Kakaobutter ein erheblich gleichmäßigeres Erstarrungs- und Kristallisationsverhalten, so daß praktisch keine Herstellungsprobleme auftreten. Eine problemlose Entnehmbarkeit von gegossenen Arzneiformen auf Hartfettbasis ohne die Anwendung von Trennmitteln aus den Gießformen wird durch eine stärkere Volumenkontraktion gewährleistet.

Schmelzpunkterniedrigungen, die durch in der Suppositoriengrundlage lösliche Wirkstoffe auftreten, kann man durch Wahl eines Hartfetts mit einem über der Körpertemperatur liegenden Schmelzpunkt ausgleichen. Ist es erforderlich, größere Mengen polarer Substanzen oder womöglich auch kleine Mengen Wasser oder eine wäßrige Wirkstofflösung in Suppositorien einzuarbeiten, so wählt man ein Hartfett mit einem hohen Monoglycerid-Anteil, d. h. einer hohen Hydroxylzahl. Die höheren Hydroxylzahlen weisen, wegen der hiermit verbundenen Erniedrigung der Lipophilie, auf gewisse Emulgatoreigenschaften hin. Schließlich sei noch die Möglichkeit erwähnt, einen Hartfett-Typ zu verwenden, der ein breiteres Schmelzintervall aufweist. Dies ist z. B. vorteilhaft, wenn es gilt, in einem Suppositorium einen Wirkstoff einzuarbeiten, der in einer niedrig viskosen Schmelze rasch sedimentieren würde. Der breite Schmelzbereich erlaubt es, in seinen tieferen Temperaturen höher viskose Schmelzen herzustellen, in denen die Sedimentation behindert ist.

Die lipiden Grundlagen werden in erster Linie für Suppositorien verwendet, die zur rektalen Applikation bestimmt sind.

Neben den lipiden Suppositoriengrundlagen werden auch wasserlösliche Massen verwendet. Diese sollen nicht nach Schmelzen bei Körpertemperatur, sondern nach Auflösung durch das in den Körperhöhlen vorhandene Wasser die inkorporierten Wirkstoffe freigeben. Da im Rektum nur sehr wenig Wasser vorhanden ist, ist bei der rektalen Applikation die Ausnutzung eines derartigen Effektes als problematisch zu bezeichnen. Andererseits kann man dadurch, daß diese Substanzen nicht bei Körpertemperatur schmelzen müssen, höherschmelzende Materialien einsetzen, die sich dann auch für wärmere Klimata eignen.

Für die rektale Applikation werden **Macrogol 6000** oder **Polyethylenglykol 6000** bzw. Mischungen von Macrogolen hoher und niedriger Molekülmassen eingesetzt. Der Schmelzbereich derartiger Massen liegt zum Teil sehr hoch bei 55 bis 60 °C. Macrogolsuppositorien zeigen Nachhärtungserscheinungen, was auf einen fortlaufenden Anstieg des Kristallinitätsgrades zurückzuführen ist. Zu bedenken ist ferner, daß Macrogole mit vielen Wirkstoffen Unverträglichkeiten zeigen.

Suppositoriengrundlagen aus **Glycerol-Gelatine** werden für Rektalzäpfchen bei Obstipation verwendet, eignen sich aber ganz besonders für Vaginalzäpfchen als Wirkstoffträger. Sie enthalten nach dem Arzneibuch 12,5% Gelatine, 62,5% Glycerol und 25% Wasser. Die Masse stellt ein transparentes festes Gel dar. Sie wird allerdings aufgrund ihrer Zusammensetzung leicht mikrobiell befallen.

Herstellung

Suppositorien, Vaginalzubereitungen und Stifte werden vorwiegend nach dem Gießverfahren, in selteneren Fällen nach dem Preßverfahren hergestellt. Im **Gießverfahren** wird die Grundlage gemeinsam mit den Wirkstoffen aufgeschmolzen und bildet mit diesen, je nach Art der Rezeptur, in der Schmelze eine Emulsion, Suspension oder Lösung. Um eine rasche Rekristallisation nach dem Ausgießen zu ermöglichen und um eine homogene Wirkstoffverteilung zu gewährleisten, sollte die Schmelztemperatur so tief wie möglich gehalten werden. Einerseits erreicht man damit, daß der Cremeschmelzzustand nicht überschritten wird und in der Masse noch genügend Rekristallisationskeime für die stabile Modifikation der Lipide vorhanden sind, und andererseits, daß die Schmelze eine so hohe Viskosität aufweist, daß Sedimentationen oder Aufrahmungen behindert sind. Auch sollte aus diesem Grund die Schmelzzeit so kurz wie möglich gehalten werden. Die so hergestellte Schmelze wird in zerlegbare Formen ausgegossen, die die Herstellung mehrerer Zäpfchen bzw. Suppositorien gleichzeitig ermöglichen. Die Dosierung der geschmolzenen Mischung erfolgt durch das Volumen der Form für jedes einzelne Suppositorium zwangsläufig volumetrisch. Die Größe der Einzelformen ist so bemessen, daß Suppositorien für Erwachsene etwa 2 g und Suppositorien für Kinder etwa 1 g wiegen.

Da die Suppositoriengrundlagen unterschiedliche Dichten besitzen und die Dichte der fertigen Rezeptur durch den Wirkstoff noch eine weitere Variation erfahren kann, muß die Grundlage, die für die Herstellung solcher Zubereitungen benötigt wird, individuell so eingestellt werden, daß diejenige Menge der Rezeptur, die gerade das Volumen der Form ausfüllt, die vorgeschriebene Wirkstoffmenge enthält. Um dies zu ermitteln, bedient man sich verschiedener Verfahren. Zunächst kann man sich eines **Eichfaktors der Form** für die jeweils ausgewählte Grundlage bedienen. Unter dem Eichfaktor versteht man die mittlere Masse eines aus der Grundlage hergestellten Formlings in der betreffenden Form.

Die Veränderung, die die Dichte der betreffenden Grundlage durch den Wirkstoff erfährt, wird durch den **Verdrängungsfaktor** bestimmt. Dieser ist das Verhältnis zwischen der Dichte der Grundlage und der Dichte des Wirkstoffs. Er gibt an, wieviel Gramm der Grundmasse mit einem Gramm des Wirkstoffs volumenäquivalent sind. Aus diesen beiden Größen läßt sich die Menge der für die Herstellung einer bestimmten Anzahl der Formlinge benötigten Grundmasse berechnen.

Daneben gibt es auch die Möglichkeit, die Grundmasse so zu bemessen, daß das Volumen nur etwa zu 80 bis 90% für das Füllen der vorgesehenen Formen ausreicht. Man gießt die Masse aus und füllt dann die Form mit reiner Masse vollständig auf. Nach dem Zerlegen der Form wird die Mischung erneut aufgeschmolzen und wieder ausgegossen.

Mit dem Kristallisationsprozeß geht im allgemeinen eine Dichteänderung einher, die zu einer Volumenkontraktion führt. Diese erleichtert die Trennung des fertigen erstarrten Formlings von der Form. Kakaobutter besitzt jedoch den Nachteil, daß die Volumenkontraktion nur gering ist. Die Entnehmbarkeit aus den Gießformen ist deshalb oft schwierig.

Die Massen von Glycerol-Gelatine-Suppositorien sind in Bezug auf die Schmelztemperatur relativ unkritisch. Nach dem Ausgießen der Zäpfchen müssen diese einige Stunden in der Form belassen werden, da die Aushärtung sehr langsam vor sich geht.

Sowohl die lipiden Grundmassen als auch Macrogol-Mischungen eignen sich für die Herstellung von Suppositorien, Stiften o. ä. nach dem **Preßverfahren.** Hierzu werden die Wirkstoffe mit der geraspelten Grundmasse vermischt und in Spezialpressen in die Zäpfchenform gepreßt.

2 Biopharmazeutische Probleme

Suppositorien sollen lokal oder systemisch, Vaginalzubereitungen in der Regel lokal wirksam sein. Die Bioverfügbarkeit rektal verabreichter Wirkstoffe ist meist kleiner als bei peroraler Verabreichung, so daß häufig höhere Dosen erforderlich sind.

Bei Vorliegen von Substanzen mit einem hohen First-pass-Effekt können aber auch höhere Bioverfügbarkeiten bei rektaler Verabreichung als zum Beispiel bei peroraler Gabe erreicht werden. So betrug die absolute Bioverfügbarkeit von Morphin bei rektaler Gabe 53%, bei peroraler Einnahme 37%. Die teilweise verlangsamte Resorption bei rektaler Gabe wird zum Erreichen eines Retardeffektes bei der Behandlung chronischer Erkrankungen ausgenutzt.

Die Wirkstoffaufnahme erfordert

- die Freigabe des Wirkstoffs aus der Grundlage,
- den Übertritt in die Rektalschleimhaut und
- die Diffusion zum Blutgefäßsystem mit anschließender Resorption.

Die Wirkstoff-Freigabe, das heißt alle Schritte bis zum Vorliegen des gelösten Wirkstoffs, setzt bei lipophilen Grundlagen das Schmelzen, bei hydrophilen Grundlagen deren Lösen im Darmsekret mit anschließendem Auflösen des Wirkstoffs voraus. Wegen der geringen Schleimmenge ist das meist ein langsamer Prozeß. Günstigere Voraussetzungen für die Resorption bestehen bei Vorliegen des Wirkstoffs in suspendierter Form. Über den Zusammenhang von Wirkstoffeigenschaften und Grundlagentyp können die in Tab. **13.1** aufgeführten orientierenden Abhängigkeiten aufgestellt werden. Bei schlecht wasserlöslichen Wirkstoffen wird in der Regel eine möglichst kleine Partikelgröße die Wirkstoff-Freigabe begünstigen, während für gut wasserlösliche Wirkstoffe die Reduzierung der Partikelgröße zu einer langsameren Freisetzung führen kann. In diesen Fällen bestimmt die Sedimentationsgeschwindigkeit zur Grenzfläche Grundlage/Schleim in der erweichenden Grundlage die Resorptionsgeschwindigkeit. In einer lipophilen Grundlage eingearbeitetes Natriumsalicylat mit einer Teilchengröße zwischen 125 und 250 μm ergibt wesentlich höhere Plasmaspiegel im Vergleich zu einem Präparat mit einer Teilchengröße von 20 μm.

Tabelle **13.1** Wirkstoffeigenschaften und Grundlagentyp

Löslichkeit des Wirkstoffs in Fett	in Wasser	günstigste Grundlage
schlecht	gut	Fettmasse
gut	schlecht	wasserlösliche Masse
schlecht	schlecht	Fettmasse oder wasserlösliche Masse*

* mit mikronisiertem Wirkstoff

Außerdem wird die Resorption z. B. von der Größe des Verteilungskoeffizienten des Wirkstoffs zwischen Rektalschleimhaut und Grundlage sowie dem Ionisationsgrad von Wirkstoffsäuren oder -basen beeinflußt. Durch Zusatz penetrationsfördernder Substanzen (s. Kap. 12, Abschn. 7) wird versucht, eine Erhöhung resorbierter Wirkstoffmengen zu erreichen.

Günstige Resorptionsvoraussetzungen bestehen bei Verabreichung von Wirkstoff-Lösungen, z. B. Chloralhydrat, als **Mikroklysmen.** Selbstverständlich ist bei lokal wirksamen Klysmen eine Resorption unerwünscht.

Bei vaginaler Verabreichung muß eine etwaige Wirkstoff-Resorption als Nebenwirkung angesehen werden. Die gute Durchblutung der Vaginalschleimhaut macht die Vagina als Resorptionsorgan geeignet. Im Vergleich zu anderen Körperhöhlen liegt nur wenig Flüssigkeit als Transsudat vor (s. Kap. 7, Abschn. 2.2). Zur Behandlung der Vaginalschleimhaut eignen sich vor allem Darreichungsformen mit wasserlöslichen Grundlagen, wie Glycerol-Gelatine. Vaginaltabletten werden häufig mit Brausegemischen versetzt, um trotz der geringen Schleimmenge einen schnellen Zerfall sicherzustellen.

Bei der Formulierung von vaginalen Zubereitungen ist darauf zu achten, daß der physiologische, schwach saure pH-Wert der Vaginalflüssigkeit nach der Applikation nicht verändert wird, da es andererseits zu einer Änderung der vaginalen Mikroflora kommen kann (s. Kap. 7, Abschn. 2.2).

3 Qualitätsprüfungen

Die Qualitätsprüfmethoden für diese Arzneiformen lehnen sich naturgemäß eng an diejenigen der halbfesten Zubereitungen oder ihrer Ausgangsstoffe an (s. Kap. 12, Abschn. 1, 2 und 8). In bestimmten Fällen können auch Prüfungen von festen Arzneiformen als Vorbild dienen.

Der Zustand von Suppositorien läßt sich am besten mit thermoanalytischen Methoden beurteilen. Zur Bestimmung der mechanischen Festigkeit wurden verschiedene Methoden beschrieben, bei denen bei einer gegebenen Untersuchungstemperatur die Suppositorien einer zunehmenden mechanischen Belastung, z. B. durch Gewichte, ausgesetzt werden. Es wird diejenige Belastung ermittelt, bei denen die Suppositorien brechen.

Grobdisperse Systeme sind auf Dispersität und Homogenität zu prüfen. Dies gilt besonders für Suspensionssuppositorien, bei denen die Gefahr besteht, daß unmittelbar nach dem Ausgießen der suspendierte Wirkstoff in die Spitze des Suppositoriums sedimentiert.

Das Arzneibuch fordert für gegossene Suppositorien und Rektalkapseln nur die Prüfungen auf Gleichförmigkeit des Gehaltes und der Masse sowie eine Bestimmung der Zerfallszeit.

Letztere zählt zu den speziellen Prüfmethoden dieser Arzneiformen. Das DAB/Ph.Eur. beschreibt eine einfache Apparatur für die Zerfallsprüfung von Suppositorien oder Vaginalkugeln (s. Abb. **13.1**). In diese Apparatur werden die Prüfobjekte zwischen zwei grob perforierte Platten eingelegt und diese Vorrichtung in einem Wasserbad von 36 bis 37 °C alle 10 Minuten umgedreht. Als Zerfallszeit gilt der Zeitpunkt, in dem die Proben vollständig zerfallen oder durch und durch weich geworden sind.

Wegen der Bedeutung der Erweichungs-, Zerfalls- oder Auflösungseigenschaften dieser Arzneiformen, vor allem im Hinblick auf die Biopharmazie und wegen der Unvollkommenheit der Arzneibuchprüfmethode, sind je nach Zielrichtung noch eine Reihe von nichtoffiziellen Apparaturen im Gebrauch. Dazu gehören beispielsweise der Suppositorien-Schmelzprüfer (Abb. **13.2a**) und der Suppositorien-Penetrationstester (Abb. **13.2b**).

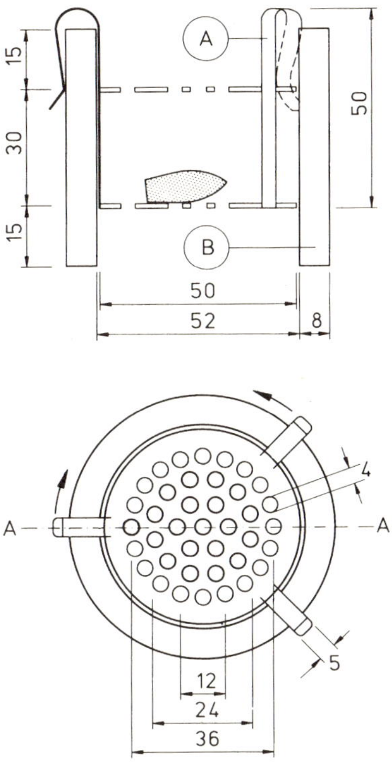

Abb. **13.1** Gerät zur Bestimmung der Zerfallszeit nach DAB/Ph. Eur. für Suppositorien und Vaginalkugeln (aus Müller, 1986). Angaben der Abmessungen in mm. **A** Einsatz, bestehend aus zwei perforierten, kreisförmigen Edelstahlblechen und drei Halteklammern, **B** Glas- oder Kunststoffzylinder.

Für die Untersuchung der In-vitro-Wirkstoff-Freigabe kommen ähnliche Verfahren in Anwendung wie für die Bestimmung von peroralen Arzneiformen. Daneben werden auch Membranmodelle verwendet (s. Kap. 7, Abschn. 6.2.1 und Kap. 12, Abschn. 8).

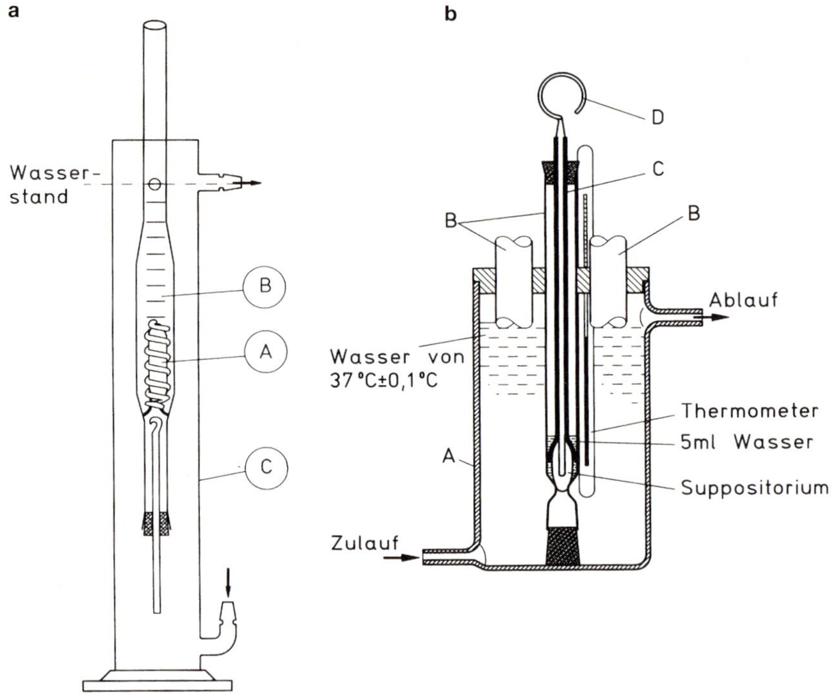

Abb. **13.2 a** Suppositorien-Schmelzprüfer Erweka SSP (aus Müller, 1986). **A** Haltespirale aus Glas, **B** graduiertes Prüfrohr, **C** auf Körpertemperatur erwärmtes Wasserbad. Die im Verlaufe der Prüfung abgeschmolzenen Anteile der Grundlage steigen auf, und es kann ihr Volumen pro Zeiteinheit abgelesen werden.

Abb. **13.2 b** Suppositorien-Penetrationstester Erweka PM3 (aus Müller, 1986). Dieses Gerät geht auf Krowczynski (1959) zurück und wurde von Erweka modifiziert. **A** Wasserbad, **B** Prüfrohre zur Aufnahme der Proben, die zur Prüfung mit jeweils 5 ml Wasser beschickt werden, **C** Führungsrohr mit Prüfstab **D** (Gewicht 7,5 g). Das Eindringen des Prüfstabes in die Probe zeigt den Grad der Erweichung pro Zeiteinheit an und das Ablaufen der geschmolzenen Probe durch die untere Verengung des Prüfrohres die vollkommene Verflüssigung.

Weiterführende Literatur

Deshpande, A. A., Rhodes, C. T., Danish, M. (1992), Intravaginal Drug Delivery, Drug Del. Ind. Pharm. *18,* 1225.

Hermann, T. W. (1995), Recent research on bioavailability of drugs from suppositories, Int. J. Pharm. *123,* 1.

Müller, B. W. (1986), Suppositorien, Wissenschaftliche Verlagsgesellschaft mbH, Stuttgart.

Sucker, H., Fuchs, P., Speiser, P. (1991), Pharmazeutische Technologie, 2. Aufl., Georg Thieme Verlag, Stuttgart.

Thoma, K. (1980), Arzneiformen zur rektalen und vaginalen Applikation, Werbe- und Vertriebsgesellschaft Deutscher Apotheker, Frankfurt/Main.

Abbildungsnachweise

Krowczynski, L. (1959), Dissert. Pharm. (Warschau) *11,* 269.

Kapitel 14

Feste Arzneiformen

1 Allgemeines, Definitionen, feste Arzneiformen als disperse Systeme

Die festen Arzneiformen können aus technologischer Sicht, ebenso wie die flüssigen und halbfesten, in einer Gruppe systematisch zusammengefaßt werden. Diese Gruppe umfaßt sowohl partikuläre feste Formen wie Pulver, Puder, Granulate und Pellets, als auch kompakte Arzneiformen, z. B. Tabletten, Dragées und Filmtabletten. Die schüttfähigen pulvrigen, körnigen oder stückigen Stoffe werden in der Verfahrenstechnik auch **Haufwerke** genannt. Pastillen und Kapseln werden ebenfalls der Gruppe der festen Arzneiformen zugerechnet. Für Kapseln ist diese systematische Einordnung nicht unumstritten, denn innerhalb ihrer festen Hüllen können sie sowohl feste, halbfeste als auch flüssige Füllungen enthalten. Trotzdem sind sie wegen ihrer festen äußeren Beschaffenheit am besten unter die festen Arzneiformen einzureihen.

Aus physikalischer Sicht können feste Arzneiformen als disperse, vorwiegend grobdisperse Systeme mit den Phasen fest/fest, flüssig/fest und gasförmig/fest betrachtet werden (s. Kap. 4). Diese Systeme liegen in der Praxis jedoch nicht ausschließlich in reiner Form, sondern auch miteinander vermischt vor.

Die locker geschütteten Pulver und Granulate haben noch eine deutlich erkennbare Luft- oder Gasphase. Bei der Herstellung von Tabletten aus Pulvern oder Granulaten werden durch die Komprimierung die Luft- oder Gasphase bzw. die Porosität reduziert. Einzelne Pulver-, Granulat- oder Tablettenpartikeln* können selbst wieder eigene, meist feiner dispergierte Systeme darstellen. Die Lösungsgeschwindigkeit eines Wirkstoffes aus der Arzneiform, also die Freigabe des Wirkstoffes und damit auch seine Wirksamkeit, werden sowohl vom Dispersitätsgrad als auch von der Löslichkeit der bei der Granulatherstellung benutzten Hilfsstoffe oder der Tablettenmatrix beeinflußt. Aus der Noyes-Whitney-Gleichung (s. Kap. 4, Abschn. 2.3.6) geht unter anderem hervor, daß die Lösungsgeschwindigkeit eines Stoffes um so schneller wird, je größer seine **benetzbare** Oberfläche ist. Ist ein Wirkstoff molekulardispers in eine Matrix oder einen Hilfsstoff aufgenommen, so befindet er sich bereits in einem gelösten Zustand. Je nach Aggregatzustand liegt eine flüssige oder feste Lösung vor. Die Wirkstoff-Freigabe aus solchen Systemen wird von der Lösungsgeschwindigkeit der Matrix oder des Trägermaterials diktiert. Ähnlich verhält es sich auch bei den gröberen kolloiddispersen Verteilungen.

Die Freigabe von schlecht löslichen oder unlöslichen Wirkstoffen kann dementsprechend durch Einbettung in Matrices verbessert oder beschleunigt werden, wenn diese in Wasser gut löslich sind (s. Kap. 7, Abschn. 4.2.2).

Wird beispielsweise das schlecht in Wasser lösliche Griseofulvin in geschmolzenem Macrogol 4000 gelöst und diese molekulardisperse Lösung durch schockartiges Abkühlen auf Kühlwalzen oder auf Kühlbändern erstarrt (feste Lösungen, s. Kap. 4, Abschn. 2.3.4), stellen die einzelnen Granulatpartikeln ein feinstdisperses System fest/fest von kleinen Griseofulvin-Kristallen in Macrogol 4000 dar. Da sich Macrogol 4000 sehr leicht in Wasser löst, wird das Griseofulvin aus diesen festen Dispersionen oder Einbettungen, nach der Einnahme, in physiologischen Flüssigkeiten in feinstdisperser Form verfügbar.

* Unter einem(r) Partikel versteht man allgemein ein Einzelindividium einer dispersen Phase eines dispersen Systems. Damit ist nicht nur ein Kristall in einer Suspension oder ein einzelnes Korn eines Pulvers ein Partikel, sondern auch ein Aerosoltröpfchen, ein Tröpfchen der inneren Phase einer Emulsion und eine Gasblase in einer Flüssigkeit oder einem Feststoff. Für Feststoffpartikeln wird im deutschen Sprachgebrauch häufig der Begriff Korn verwendet.

Ist der Wirkstoff nicht direkt im Einbettungsmaterial löslich, wie im oben erwähnten Fall das Griseofulvin im Macrogol, ist die Herstellung solcher **fester Dispersionen** schwierig. Diese Schwierigkeiten lassen sich jedoch überwinden, wenn es gelingt, ein Lösungsmittel oder ein Lösungsmittelgemisch zu finden, in dem sowohl der Wirkstoff als auch das Einbettungsmaterial löslich sind. Nach ausreichender Dispergierung von Wirkstoff und Einbettungsmaterial müssen die Lösungsmittel wieder abgedampft werden.

Als Einbettungsmaterialien sind neben Macrogol noch viele weitere Hilfsstoffe (s. Kap. 6) geeignet, z. B. Polyvinylpyrrolidon, Poloxamer (Pluronic F68), Harnstoff, Mannit, Dextrin, Bernsteinsäure, Methylcellulose u. ä. Bei der Vergrößerung der Oberflächen oder der Grenzflächen zur besseren Steuerung der Verfügbarkeit eines Wirkstoffs darf nicht übersehen werden, daß sich hiermit auch die anderen Grenzflächeneffekte entsprechend ändern, z. B. die Benetzbarkeit.

Werden gut wasserlösliche Wirkstoffe in Einbettungsmaterialien dispergiert, die in Wasser unlöslich sind, z. B. in Wachs, erfolgt die Freigabe aus diesen festen Dispersionen entsprechend verzögert (s. Kap. 16, Abschn. 5.3 und 6.2.3).

Die Grenzflächeneffekte hängen immer von den Eigenschaften der beiden beteiligten Phasen ab, vor allem von deren Kohäsion oder Adhäsion, Löslichkeit oder Mischbarkeit, Hydrophilität oder Hydrophobizität, Hygroskopizität, Quelleigenschaften, Schmelzverhalten etc.

Werden beispielsweise hydrolyseempfindliche Wirkstoffe, wie Acetylsalicylsäure, zum Zwecke eines verbesserten Auflösungsverhaltens fein vermahlen, nimmt im gleichen Maße wie die Oberfläche vergrößert wird auch die Hydrolysebereitschaft zu.

Eine verstärkte Hydrolysebereitschaft kann zu Stabilitätsproblemen führen, wenn die andere Phase z. B. Wasser oder Wasserdampf an die Oberfläche der Acetylsalicylsäure abgibt. Dementsprechend kann Acetylsalicylsäure in feinstvermahlener Form und ohne daß eine höhere Hydrolyserate resultiert, nur mit ausreichender Stabilität in Hartfett eingearbeitet werden, wenn die OH-Zahl und damit die Hydrophilität bzw. die Wasseraufnahme des Hartfettes entsprechend niedrig ist. Dieses Beispiel zeigt, daß eine verbesserte Lösungsgeschwindigkeit eines Wirkstoffs eine Verschlechterung der Haltbarkeit nach sich ziehen kann. Andererseits sind aber solche Beeinträchtigungen bei entsprechender Kenntnis der Kausalzusammenhänge nicht unabwendbar. Sind die Einflüsse der anderen Phase nicht so leicht auszuschalten wie eben geschildert, muß ein Kompromiß zwischen optimaler Verfügbarkeit und optimaler Haltbarkeit angestrebt werden.

Nicht selten sind Wirkstoffe, z. B. Cinnarizin, nicht nur schlecht löslich, sondern auch noch schlecht benetzbar bzw. ausgesprochen hydrophob. Werden solche Wirkstoffe feinst vermahlen, kann die angestrebte schnellere Lösungsgeschwindigkeit durch die sich parallel hierzu verstärkende Hydrophobizität noch weiter gehemmt bzw. zurückgedrängt werden.

Ein gutes Benetzen eines Stoffes ist als ein der Auflösung vorgeschalteter Schritt aufzufassen. Theoretisch wird diesem Umstand Rechnung getragen, wenn in der Noyes-Whitney-Gleichung die Oberfläche als benetzbare Oberfläche definiert wird und in der Praxis, wenn dem gemahlenen, hydrophoben Wirkstoff ein geeignetes Netzmittel zugesetzt wird.

Über die Herstellung von festen Dispersionen lassen sich nicht nur gesteuerte Auflösungsgeschwindigkeiten von Wirkstoffen erreichen. Unerwünschtes Kristallwachstum kann dadurch vermieden werden, daß die einzelnen dispergierten Wirkstoffpartikeln in einer festen Dispersion voneinander getrennt gehalten und fixiert werden. Auf diese Weise werden Diffusionsvorgänge und darauf folgende Konzentrationsänderungen im festen Zustand auf ein Minimum beschränkt.

Diese Betrachtungen der festen Arzneiformen als disperse Systeme machen deutlich, wie wichtig der disperse Aufbau von Arzneiformen und die Eigenschaften der beteiligten Phasen für die optimale Wirksamkeit und Haltbarkeit sind.

2 Pulver

Pulver sind disperse Systeme, bestehend aus einer festen dispersen Phase und einer gasförmigen Phase, mit der Besonderheit, daß die Einzelpartikeln der inneren Phase sich gegenseitig berühren. Hierauf sind die für Pulver charakteristischen rheologischen Eigenschaften zurückzuführen.

Die Fließeigenschaften von Pulvern lassen sich nach den Erkenntnissen der modernen **Schüttgutmechanik** beschreiben. Danach sind Pulver zwischen den Festkörpern und den Flüssigkeiten einzuordnen.

In einer Flüssigkeit sind die Moleküle in allen Raumrichtungen frei beweglich, so daß sich der hydrostatische Druck allseits gleichmäßig fortpflanzt. Die Masse einer Flüssigkeitssäule löst eine vertikale Druckspannung σ_y und eine ebenso große horizontale Druckspannung σ_x auf die Wandungen des Gefäßes aus. Für ideale Flüssigkeiten gilt also $\sigma_x = \sigma_y$ und $\sigma_x/\sigma_y = 1 = \lambda_0$. λ_0 wird als Ruhedruckbeiwert bezeichnet.

Ein rein elastischer Festkörper erfährt durch seine Eigenmasse eine Belastung in vertikaler Richtung, der Druck auf die Unterlage ist die vertikale Druckspannung σ_y. Aufgrund der inneren Stabilität des Festkörpers werden Horizontalspannungen abgefangen, so daß auf den seitlichen Begrenzungen des Festkörpers keine horizontale Druckspannung wirkt. Es gilt für den idealen Feststoff $\sigma_x = 0$ und damit auch

$$\lambda_0 = \frac{\sigma_x}{\sigma_y} = 0 \tag{1}$$

Die Partikeln einer Pulverpackung haben dagegen unter vertikaler Belastung die Möglichkeit, im begrenzten Umfang horizontal auszuweichen. Daraus resultiert für ein in einem Behälter befindliches Pulver an den Wandungen eine horizontale Druckspannung σ_x, die zwischen den Grenzwerten 0 und σ_y liegt. Der Ruhedruckbeiwert λ_0 wird durch die Ungleichung

$$0 \leqq \lambda \leqq 1 \tag{2}$$

beschrieben.

Während des Fließens ist die Schubspannung τ bei einer idealen Flüssigkeit direkt proportional zur Schergeschwindigkeit D. Die Proportionalitätskonstante ist die Viskositätskonstante η. Eine Abhängigkeit der Schubspannung von der Normalspannung, d.h. einer Kraft pro Flächeneinheit senkrecht zur Bewegungsrichtung, besteht nicht. Es gilt:

$$\tau = \eta D \tag{3}$$

Die Festkörperreibung ist dagegen durch die Beziehung (4) beschrieben.

$$F_r = r_g F_N \tag{4}$$

F_r Gleitreibung (die Kraft, die für die Erhaltung der Bewegung aufgebracht werden muß)
r_g Gleitreibungskoeffizient (eine dimensionslose Zahl)
F_N Normalkraft (diejenige Kraft, mit der der gleitende Körper auf seine Unterlage gepreßt wird)

Normiert man diese Gleichung auf die Flächeneinheit, so erhält man Gl. (5).

$$\tau = r_g \sigma \tag{5}$$

τ Schubspannung
σ Normalspannung

Man erkennt, daß die Festkörperreibung im Gegensatz zur inneren Reibung der Flüssigkeiten von der Normalspannung abhängig ist. Das Fließen von Pulvern unterscheidet sich demnach von dem der Flüssigkeiten dadurch, daß die Teilchenbewegung von der Festkörperreibung beherrscht wird. Damit hängt das Pulverfließen von der Normalspannung ab. Aus dem Phänomen der Festkörperreibung ergibt sich aber auch, daß die Fließvorgänge von Bruchvorgängen des Pulverbettes beherrscht werden. Aus diesem Grund ist ein Schergefälle D nicht definierbar.

Ähnlich wie beim plastischen Fließverhalten sind Schüttgüter innerhalb eines begrenzten Schubspannungsbereiches elastisch und beginnen erst oberhalb einer bestimmten Schubspannung, die als Fließgrenze oder Bruchspannung bezeichnet wird, zu fließen. Im Gegensatz zu plastischen Körpern ist jedoch diese Schubspannung von der Normalspannung abhängig. In der Bodenmechanik wird seit langem ein von Coulomb aufgestelltes Fließkriterium benutzt, um die Standsicherheit von Bauwerken auf verschiedenen Böden abschätzen zu können. Die Schubspannung τ, bei der sich der Boden irreversibel verformt, wird in eine lineare Beziehung zur Normalspannung σ gesetzt. Danach ist in der Fließgrenze: $\tau = \sigma \cdot \tan\varphi + c$ (s. Abb. **14.1**).

Der Winkel der inneren Reibung ist durch φ dargestellt. c wird als Kohäsion bezeichnet und ist diejenige Schubspannung, bei der unter einer Normalspannung von Null, d.h. dem unbelasteten Zustand, das Fließen einsetzt. Der Bereich unter der Geraden ist ohne weiteres realisierbar. Er verkörpert alle Wertepaare, die eine reinelastische Verformung des Pulverbettes zur Folge

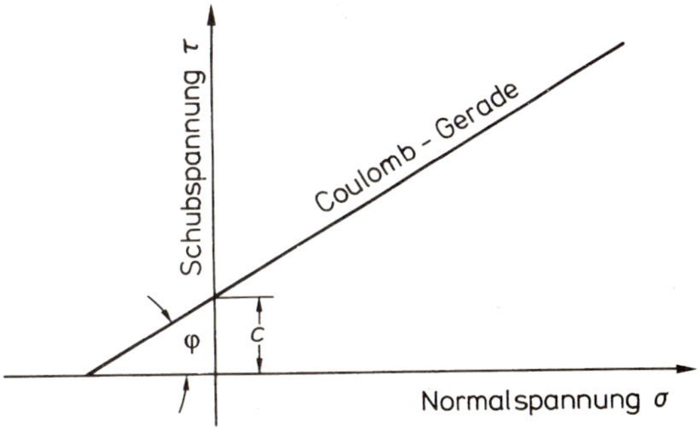

Abb. **14.1** Darstellung eines normalen Schubspannungsdiagramms mit einer Coulomb-Gerade.

haben. An der Coulomb-Geraden setzt der Fließvorgang ein, so daß Wertepaare oberhalb der Coulomb-Geraden praktisch nicht verifizierbar sind.

Diese Betrachtungsweise schließt nicht die Tatsache ein, daß sowohl der Reibungswinkel φ als auch die Kohäsion c nicht nur von der Normalspannung, sondern auch von der Packungsdichte des Schüttgutes abhängig sind.

Nach Jenike liegen die Fließpunkte nicht auf einer Geraden, sondern auf einer leicht gekrümmten Linie. Dabei ist für jede Dichte der Pulverpackung eine andere Kurve zugrunde zu legen (s. Abb. **14.2**).

Die zu jeder Dichte zugehörige Kurve wird als Fließort bezeichnet. Sie gibt für die betreffende Schüttgutdichte die Schubspannungswerte wieder, bei denen unter verschiedenen Normalspannungen der Fließvorgang einsetzt. Man erkennt aus Abb. **14.2**, daß bei einer gegebenen Normalspannung mit zunehmender Dichte des Schüttgutes eine zunehmende Schubspannung erforderlich ist, um den Fließvorgang auszulösen. Ein Material mit der Dichte ρ_3, das sich unter der Normalspannung σ_y befindet, benötigt eine Schubspannung τ_1, um in den Fließvorgang überzugehen. Während des Fließens kann man beobachten, daß die Dichte des in Bewegung befindlichen Pulvers abnimmt und sich einem stationären Wert nähert. Der Zustand, in dem sich das Pulver dann befindet, wird als stationäres Fließen bezeichnet. Die Dichte des Pulvers ist dabei durch die Normalspannung vorgegeben. Aufgrund dieser Tatsache ist der Zustand des stationären Fließens in Bezug auf Dichte des Pulvers und Schubspannung für jede Normalspannung eindeutig festgelegt. Im stationären Fließen ist die Schubspannung direkt proportional zur Normalspannung.

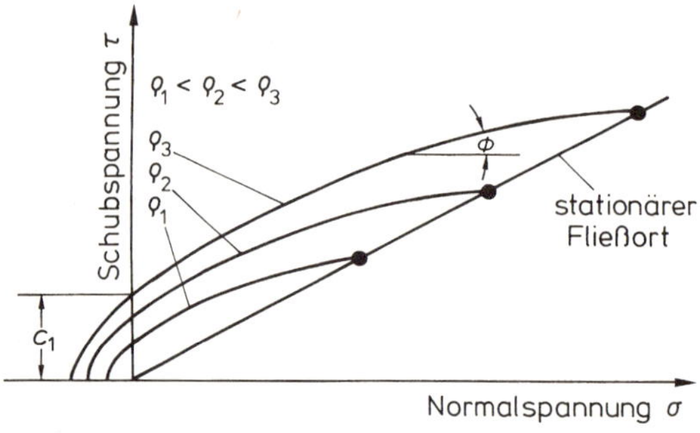

Abb. **14.2** Schar von drei Fließorten nach Jenike für unterschiedliche Schüttgutdichten.

2.1 Meßtechnik pulvertechnologischer Eigenschaften

2.1.1 Fließeigenschaften

Das **Fließverhalten** von Pulvern läßt sich auf verschiedene Weise charakterisieren. Läßt man aus einem Trichter das zu untersuchende Pulver auf eine ebene Unterlage auslaufen, so baut sich unter dem Trichter ein Kegel auf. Aus dem Durchmesser und der Höhe des Kegels läßt sich der **Böschungswinkel,** das ist der Winkel des Kegelmantels gegen die Unterlage, bestimmen. Ein großer Böschungswinkel resultiert bei einer hohen Kohäsivität des Pulvers, wogegen sich bei guten Fließeigenschaften und einer geringen Kohäsivität ein entsprechend flacher Kegel mit einem geringen Böschungswinkel aufbaut.

Während der Böschungswinkel den Übergang vom fließenden zum ruhenden Pulver charakterisiert und dementsprechend von der interpartikulären Gleitreibung beherrscht wird, geht der **Abrutschwinkel** aus dem ruhenden Pulver hervor. Zu seiner Bestimmung wird ein Pulverbett geneigt und der Winkel bestimmt, bei dem das Fließen einsetzt. Der Abrutschwinkel leitet sich also aus der interpartikulären Haftreibung ab.

Das Fließverhalten eines Pulvers kann ferner mit einem genormten Auslauftrichter bestimmt werden. Dabei ermittelt man die Zeit, die das Pulver benötigt, um aus dem Trichter auszulaufen.

Aber nicht nur die Fließgeschwindigkeit, sondern auch die Gleichmäßigkeit des Fließvorganges kann man mit dieser einfachen Methode beurteilen, indem man mehrere Messungen durchführt und die Streuung der Meßwerte als Kriterium für die Gleichmäßigkeit des Fließvorganges heranzieht.

Grundsätzlich werden bei fließfähigen Pulvern zwei verschiedene Fließcharakteristika unterschieden:

- Massenfluß und
- Kernfluß.

Wird ein an seinem unteren Ende in einen Trichter übergehender Zylinder mit dem zu untersuchenden Pulver gefüllt, so kann bei **Massenfluß** beobachtet werden, daß sich mit dem Auslaufen des Pulvers der Meniskus vollkommen gleichmäßig absenkt, d. h. alle Pulverpartikeln über den gesamten Querschnitt annähernd die gleiche Fließgeschwindigkeit besitzen.

Im Gegensatz dazu senkt sich bei **Kernfluß** bereits relativ kurze Zeit nach Beginn des Fließvorgangs der Meniskus der Substanzsäule in der Mitte trichterförmig ab. Mit dem Auslaufen wird die trichterförmige Absenkung steiler, bis sie schließlich die Auslauföffnung erreicht und den gesamten Querschnitt der Auslauföffnung einnimmt. Damit unterbricht sie den weiteren Auslaufvorgang. In dem Auslaufgefäß bleibt wandständig ein mehr oder minder großer Teil der Substanz stehen. Der Trichter im Inneren der Substanz ist durch einen Böschungswinkel charakterisiert, der nicht identisch mit dem oben erwähnten Böschungswinkel ist. Wie dieser ist er aber auch um so größer, je schlechter die Fließeigenschaften der Substanz sind.

Sind die Wandungen des trichterförmigen Auslaufs des Probenbehälters ebenso steil oder steiler als der Böschungswinkel beim Kernfluß, so findet der Auslauf mit Massenfluß statt. Damit können die Fließeigenschaften einer Substanz über den Öffnungswinkel des Auslauftrichters, durch den gerade noch Massenfluß auftritt, charakterisiert werden.

2.1.2 Partikelgröße und Partikelgrößenverteilung

Die **Partikelgröße** der Einzelpartikeln ist lediglich bei exakt sphärischer Form durch den Durchmesser eindeutig beschrieben. Im Falle nichtsphärischer Partikeln wird die Partikelgröße durch eine Durchmesserangabe d charakterisiert, die sehr unterschiedlich sein kann. Nachstehend ist eine Reihe von Größendefinitionen aufgeführt, die alle nebeneinander gebräuchlich und je nach der besonderen Fragestellung oder dem gewählten Meßprinzip von besonderem Interesse sind. Im folgenden sei mit l die Länge, mit b die Breite und mit h die Höhe des Partikels bezeichnet.

$d = b$	zweitgrößte Hauptabmessung
$d = l$	größte Hauptabmessung
$d = \frac{l+b}{2}$	Mittelwert von Länge und Breite
$d = \frac{l+b+h}{3}$	Mittelwert über alle Abmessungen
$d = \sqrt{l \cdot b}$	Seitenlänge des flächengleichen Quadrates der Projektion
$d = \sqrt[3]{l \cdot b \cdot h}$	Kantenlänge des volumengleichen Würfels
$d = \sqrt{\frac{lb + lh + hb}{3}}$	Kantenlänge des oberflächengleichen Würfels
$d = \sqrt[3]{6 \cdot \frac{V_k}{\pi}}$	Durchmesser der volumengleichen Kugel
$d = \sqrt{\frac{S_k}{\pi}}$	Wurzeldurchmesser der oberflächengleichen Kugel
$d =$ 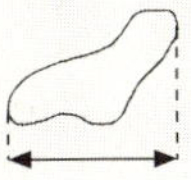	Ferretscher Durchmesser, Abstand zweier vertikaler, an die Projektion des Partikels angelegter Tangenten
$d =$ 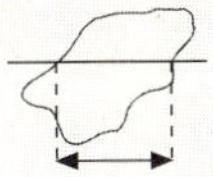	Martinscher Durchmesser, Länge einer Horizontalen, die die Projektion des Partikels in zwei gleich große Flächen teilt
$d =$ 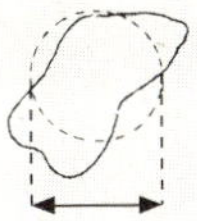	Durchmesser des der Projektionsfläche äquivalenten Kreises
$d = \sqrt{\frac{18\,\eta v}{(\rho_1 - \rho_2) \cdot g}}$	Stokesscher Durchmesser, Durchmesser einer Kugel gleicher Dichte ρ_1, die in einem Medium der Dichte ρ_2 und der Viskosität η eine dem Partikel gleiche Sedimentationsgeschwindigkeit v besitzt
$d = l$	Maschenweite des Siebes

Zur Festlegung der Partikelgröße bedient man sich der dem Zweck der Messung am ehesten gerechtwerdenden Definition. Hierfür einige Beispiele.

Für die Direkttablettierung wird als Hilfsstoff Cellulose verwendet. Je länger die Cellulosepartikeln sind, um so schlechter sind im allgemeinen die Fließeigenschaften, um so geringer ist die Schüttdichte und um so schlechter ist der Zerfall des Preßlings. Aus diesem Grund ist es von Interesse, zur Beurteilung der Qualität einer Cellulose die größte Längsausdehnung der Partikeln zu kennen.

Bei der Herstellung von Suspensionen interessiert in erster Linie die Sedimentationsgeschwindigkeit der Partikeln im Trägermedium. Diese ist von der Partikelgröße abhängig. Als Partikelgröße wählt man in diesem Fall am sinnvollsten den Stokesschen Durchmesser (s. Kap. 4, Abschn. 5.3).

Es gibt zahlreiche sehr unterschiedliche Meßverfahren für die **Partikelgrößenverteilung**. Grundsätzlich ist aber zwischen zwei verschiedenen Erfassungsarten der Meßgrößen zu unterscheiden:

- Zählverfahren und
- Mengenmeßverfahren.

Die einfachste und am häufigsten angewandte Methode nach dem Mengenmeßverfahren ist die **Siebanalyse.** Hierzu werden Siebe unterschiedlicher Maschenweite zu einem Turm zusammengefaßt, wobei das unterste Sieb die geringste Maschenweite und das oberste Sieb die größte Maschenweite haben soll. Prüfsiebe besitzen genormte Maschenweiten. Der Prüfsiebturm wird in eine Prüfsiebmaschine eingesetzt und in dieser intensiv bewegt. Nach einer bestimmten Siebdauer werden die auf den einzelnen Sieben verbleibenden Rückstände gewogen. Man trägt nun in einem Diagramm, wie es als Beispiel in Abb. **14.3** wiedergegeben ist, auf der Abszisse die Maschenweite der betreffenden Siebe auf und auf der Ordinate die Masse der jeweiligen Siebrückstände. Da mit den zwangsläufig vorgegebenen Abständen zwischen den Maschenweiten der Siebe die zu untersuchende Substanz in Partikel- bzw. Kornklassen unterteilt wird, erhält man keinen kontinuierlichen Kurvenzug, sondern ein **Stufendiagramm**, das als **Histogramm** bezeichnet wird.

Nach Aufbringen von z. B. 100 g Substanz auf das oberste Sieb wird unmittelbar mit dem Rückstand auf jedem Sieb die prozentuale Häufigkeit erhalten, mit der ein Korn des untersuchten Pulvers in die jeweilige Kornklasse fällt. Diese ist zwangsläufig um so größer, je größer die Klassenbreite ist. Um diesen Effekt auszuschalten, wird anstelle der Häufigkeit die relative Häufigkeit *yh* über der Maschenweite entsprechend Abb. **14.4** aufgetragen.

Durch Näherungsverfahren, die graphisch oder aber auch mit Hilfe eines Rechners vorgenommen werden können, läßt sich nun eine Partikelverteilungskurve darstellen. Eine solche Partikelverteilungskurve ist in das Histogramm eingezeichnet.

Eine Normalverteilung (Gauß-Verteilung) wird erhalten (s. Kap. 2, Abschn. 2), wenn die zur Diskussion stehenden Partikeln langsam wachsen, d. h. wenn sich das Kristallisat langsam aufbaut, oder wenn die Partikeln aus biologischen Wachstumsprozessen hervorgegangen sind, z. B. Stärkekörner. Die Normalverteilung ist durch einen symmetrischen Kurvenzug und durch die Standardabweichung charakterisiert. Der Kurvenzug hat sein Maximum bei der häufigsten Korngröße, die zugleich auch die mittlere Korngröße ist. Partikeln, die aus schnellen Prozessen hervorgehen, wie z. B. Präzipitate, Zerstäubungstrocknungsprodukte, Aerosolpartikeln oder die Partikeln der Tröpfchen der inneren Phase einer Emulsion, weisen eine unsymmetrische Verteilung auf, bei der die kleineren Partikeln eine stärkere Betonung besitzen als größere. Diese unsymmetrische Verteilung läßt sich durch Logarithmieren der Abszisse wieder in eine symmetrische Glockenkurve transponieren. Sofern dies möglich ist, spricht man von einer **logarithmischen** oder auch

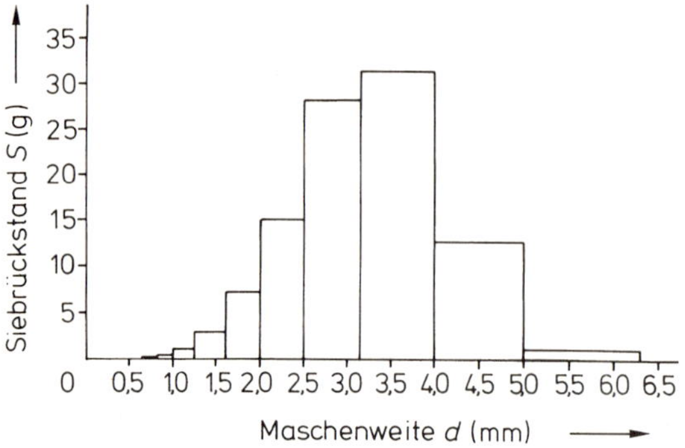

Abb. **14.3** Histogramm einer Siebanalyse.

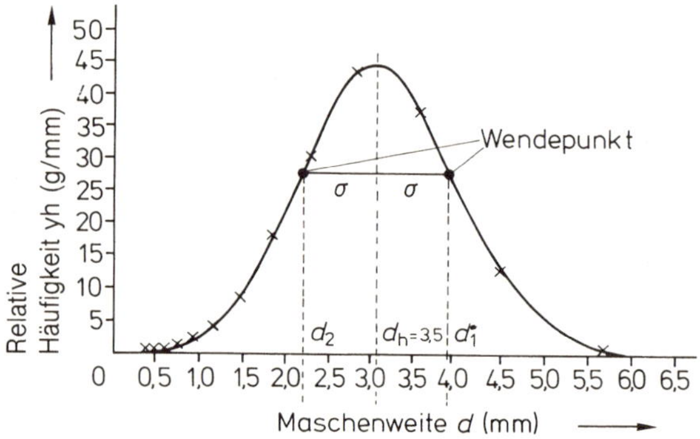

Abb. **14.4** Entzerrtes Histogramm mit approximierter Partikelverteilungskurve (Gauß-Verteilung).

ζ-Verteilung, wobei ζ für den Logarithmus des Partikeldurchmessers steht.

Im allgemeinen bedient man sich nicht der vorstehenden Darstellungsweise, sondern man trägt in Diagrammen die Rückstandssumme gegen die Partikelgröße auf. Unter der **Rückstandssumme** versteht man bei der Siebanalyse die gesamte Masse der Proben, die sich über dem jeweiligen Sieb befindet. Hier sind also die Rückstände aller Siebe, die sich oberhalb des Siebes der interessierenden Maschenweite befinden, mit zu dem Rückstand dieses Siebes zu rechnen. Die Rückstandssumme R ist eine komplimentäre Größe zur Durchgangssumme. Unter der **Durchgangssumme** D versteht man die Gesamtmasse des eingesetzten Materials, die das jeweilige Sieb passiert hat. Rückstandssumme und Durchgangssumme ergänzen sich zur eingesetzten Probenmenge. Beide Größen sind von den Klassenbreiten des Analysenverfahrens unabhängig.

Wenn diese Begriffe auch ursprünglich aus der Siebanalyse abgeleitet wurden, so werden sie heute praktisch auf alle anderen Verfahren übertragen. Deshalb wird unter der Rückstandssumme der Anteil aller Partikeln an der Gesamtzahl bzw. an der Masse verstanden, die über eine bestimmte Partikelgröße hinausgehen. Die Durchgangssumme gibt dagegen den Anteil der unter dieser Größe liegenden Partikeln an.

Trägt man in einem Wahrscheinlichkeitspapier in der Abszisse die Partikelgröße linear auf und in der Ordinate die Rückstandssumme, so erhält man bei einer Partikelgrößenverteilung, die der Gauß-Verteilung folgt, eine Gerade. Je steiler die Gerade ist, um so enger ist die Kornverteilung, je flacher sie liegt, um so breiter ist sie. Ein entsprechendes Diagramm ist in Abb. **14.5** wiedergegeben.

In entsprechender Weise kann man bei einem Material vorgehen, das logarithmisch verteilt ist, d.h., man trägt auf einem entsprechenden Diagrammpapier die Partikelgröße in der Abszisse logarithmisch ab.

Materialien, die diesen Verteilungen nicht entsprechen, wie z.B. viele Mahlprodukte, folgen der **RRSB-Verteilung**. Diese geht aus einer Näherungsfunktion für die relative Häufigkeit yh hervor.

$$yh = -\frac{dR}{d(d)} = 100 \cdot bnd^{n-1} \cdot e^{-b}\, d^{n} \qquad (6)$$

In Gl. (6) stellen b und n empirisch gefundene Konstanten dar. Durch Integration und Umformung erhält man Gl. (7).

$$1 - D = R = 100 \cdot e^{-\left(\frac{d}{d'}\right)^{n}} \qquad (7)$$

d' ist eine charakteristische Korngröße, während n die Steilheit der Verteilung wiederspiegelt. Als für die Verteilung charakteristische Korngröße wählt man $d = d'$ und erhält für $R = 100 \cdot e^{-1} =$ 36,8%, bzw. D = 63,2%. Die charakteristische Korngröße d' ist also diejenige, bei der die Durchgangssumme 63,2% bzw. die Rückstands-

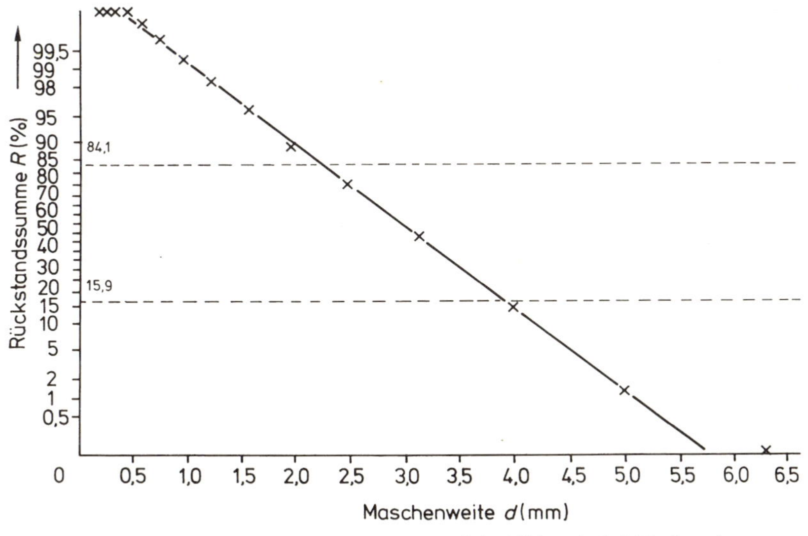

Abb. **14.5** Partikelgrößen einer Normalverteilung, dargestellt im Wahrscheinlichkeitsnetz.

summe 36,8% beträgt. Zur vereinfachten Darstellung entsprechend den vorhergehenden Diagrammen im Wahrscheinlichkeitsnetz bedient man sich eines RRSB-Diagrammpapiers (s. Abb. **14.6**). Nach DIN sind Rückstandssumme und Durchgangssumme nicht in Prozent, sondern in Anteilen definiert, d. h. sie ergänzen sich zu eins. Zur Darstellung gelangt die Massenverteilungssumme, die der Durchgangssumme entspricht. Das RRSB-Diagramm ist auf der Ordinate doppelt logarithmisch geteilt, so daß mit D die Größe log (log $1/R$) linear abgetragen wird. Die Abszisse ist einfach logarithmisch geteilt. Hier wird der Durchmesser d aufgetragen. Folgt ein Partikelkollektiv der RRSB-Verteilung, so erhält man eine Gerade mit der Steigung n. n wird als die Gleichmäßigkeitszahl bezeichnet. Sie kann nach Parallelverschiebung der Geraden, so daß diese durch einen am Rand eingezeichneten Polpunkt P geht, an einem Randmaßstab abgelesen werden. Gleichzeitig erlaubt ein weiterer Randmaßstab die Ermittlung einer spezifischen Oberfläche. Dieser liegt die vereinfachende Annahme zugrunde, daß die Partikeln alle kugelförmig und an ihrer Oberfläche glatt sind. Schließlich ist die Größe D = 0,632 durch eine horizontale gestrichelte Linie markiert. Durch Fällen des Lotes vom Schnittpunkt dieser Linie mit der Verteilungsgeraden läßt sich auf der Abszisse der Wert für d' ermitteln.

Alle drei Darstellungsarten, die Normalverteilung, die logarithmische Verteilung und die RRSB-Verteilung, sind dadurch charakterisiert, daß sie einen Lageparameter, der eine repräsentative Korngröße des Partikelkollektivs darstellt, und einen Streuungsparameter, der die Breite der Verteilung wiederspiegelt, aufweisen. Die entsprechenden Größen sind bei der Normalverteilung $\overline{d}$ und σ und bei der logarithmischen Verteilung, $\overline{\zeta}$ und σ_{ζ}. Bei der RRSB-Verteilung stellt d' den Lageparameter dar. Die Gleichmäßigkeitszahl n ist als indirekter Streuungsparameter anzusehen.

Die Verteilungen sind nur dann homogen, wenn das gesamte Partikelkollektiv aus einer einzigen Zufallsgesetzmäßigkeit hervorgeht. Bei Pulvermischungen aus zwei oder mehreren Partikelkollektiven entstehen Verteilungen mit abgeflachten Maxima oder mehreren Maxima, wenn die Verteilungen weiter auseinander liegen. Dies äußert sich in entsprechender Weise in den Rückstandssummendiagrammen.

Die Abtrennung einer Siebfraktion aus einem Partikelkollektiv stellt einen nachträglichen Eingriff in die Wahrscheinlichkeitsverteilung der Größen dar, der sich ebenfalls in den Diagrammen der Rückstandssummenverteilungen zu erkennen gibt.

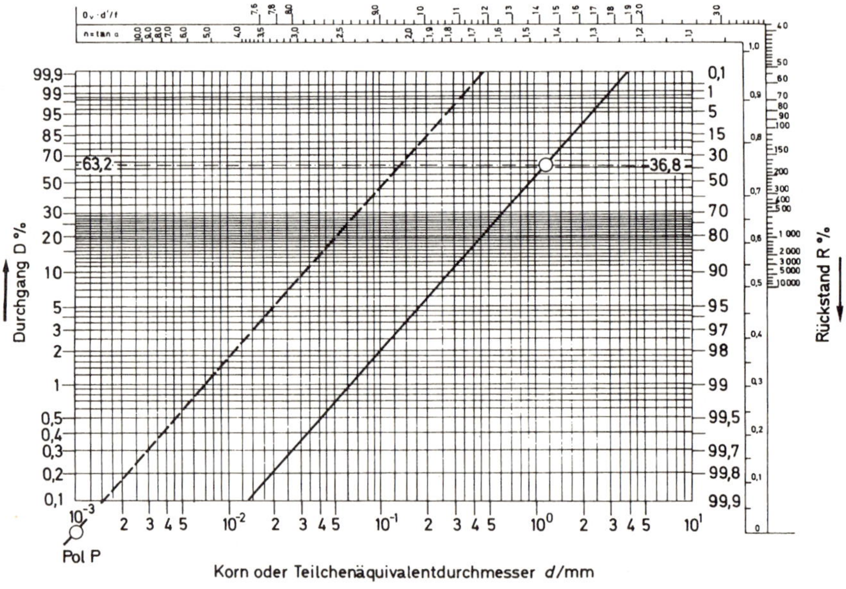

Abb. **14.6** Beispiel einer RRSB-Verteilung im RRSB-Körnungsnetz.

Es ist aber auch zu beachten, daß das Meßverfahren als solches zu einer repräsentativen Größenverteilung führen muß. Die Schwierigkeiten, die sich dabei einstellen, seien anhand eines nadelförmigen Materials demonstriert. Bei der Analyse eines nadelförmigen Materials erhält man – je nach durchgeführtem Verfahren – zwei überlagerte Partikelgrößenverteilungen, obgleich ein einheitliches Partikelkollektiv vorliegt. Diese beiden Verteilungen rühren daher, daß viele Meßverfahren, so auch die Siebanalyse, sowohl die größte Längsausdehnung als auch die Querdimension der Partikeln erfassen. Die erhaltenen Diagramme spiegeln eine scheinbare Pulvermischung aus zwei unterschiedlichen Partikelkollektiven wieder.

Die als Beispiel angeführte Siebanalyse ist ein **Mengenmeßverfahren.** Ein typisches **Zählverfahren** ergibt sich bei der Auswertung mikroskopischer oder elektronenmikroskopischer Bilder. Hierzu wird das zu untersuchende Material möglichst gleichmäßig auf einen Objektträger gebracht, wobei man darauf achten muß, daß einerseits alle Flächenelemente des Objektträgers gleichmäßig mit allen Partikeln des Partikelkollektivs bedeckt sind und daß andererseits möglichst wenig Partikeln sich gegenseitig berühren. Allein diese Präparation ist oft problematisch. Ein von einem größeren Partikelkollektiv gewonnenes Bild wird dann projiziert und jedes einzelne Partikel entweder von Hand oder automatisch mit Hilfe entsprechender optischer Abtastvorrichtungen vermessen. Dabei wird eine der eingangs aufgeführten Größen als Partikeldurchmesser bestimmt. Bei der Handvermessung ist die Anwendung des Ferretschen Durchmessers am bequemsten. Man geht dabei in horizontaler Richtung zeilenweise über das Bild, legt die vertikalen Begrenzungen an den jeweils äußersten linken und äußersten rechten Punkt des Partikels und bestimmt den Abstand dieser vertikalen Linien.

Nach willkürlicher Festlegung bestimmter Kornklassen lassen sich die Partikeln des betreffenden Bildes klassieren, d.h. man kann die Anzahl der Partikeln einer jeden Kornklasse auszählen. Die Partikelzahl je Kornklasse gilt in Analogie zur Siebanalyse als Rückstand, so daß Diagramme der relativen Häufigkeit bzw, der Rückstandssummen erstellt werden können.

Anstelle der Handvermessung werden mikroskopische, besonders aber rasterelektronenmikroskopische Bilder halbautomatisch bzw. vollautomatisch ausgewertet. Bei der halbautomatischen Auswertung bedient man sich eines Computers, der mit Hilfe einer speziellen Bildunterlage, eines Grafiktabletts, in der Lage ist, sämtliche Koordinaten der Partikelprojektion aus einem elektronenmikroskopischen oder mikroskopischen Bild durch Umfahren der Partikeln mit einem Spezialstift aufzuzeichnen. Zur Kontrolle werden die jeweils bereits vermessenen Partikeln auf einem Bildschirm abgebildet. Da die Koordinaten der Umrisse der Partikeln im Computer festliegen, ist es lediglich eine Frage des Programms, welche der diskutierten Größen in die Rechnung eingehen. Selbst bei faserigen Partikeln kann die größte Längsausdehnung berechnet werden. Ebenso ist es möglich, eine Flächenbestimmung durchzuführen und damit den Durchmesser eines flächengleichen Kreises zu bestimmen und dergleichen mehr. Häufig wird bei dieser und der vollautomatischen Analysenmethode der Martinsche Durchmesser bestimmt.

Bei der vollautomatischen Bildanalyse wird ein mikroskopisches Bild über eine Fernsehkamera elektronisch abgerastert oder unmittelbar das elektronische Signal eines Rasterelektronenmikroskopes ausgewertet. Bei der Abrasterung des Bildes können ebenfalls die Koordinaten eines jeden Punktes ermittelt werden, so daß aus den Hell-Dunkel-Effekten über einen Computer die Geometrie der Projektion eines jeden Partikels ermittelt werden kann.

Schließlich sei noch als Zählverfahren die Coulter-Counter-Methode (s. Abb. **14.7**) erwähnt. Nach dieser Methode wird eine bestimmte Menge der zu untersuchenden Substanz in einer Elektrolytlösung dispergiert und mit einer konstanten Geschwindigkeit durch eine kapillare

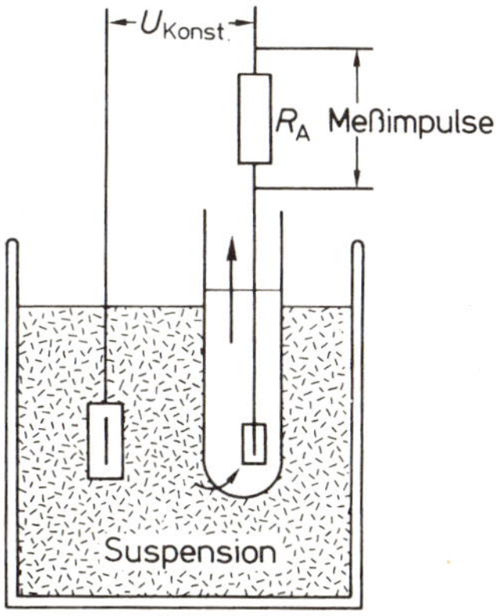

Abb. **14.7** Coulter-Counter-Partikelgrößenmeßgerät, schematisch.

Öffnung, die zwei getrennte Elektrodenräume verbindet, gesaugt. Die Elektroden liegen in Serie mit einem Arbeitswiderstand R_A an einer konstanten Spannung.

Aufgrund der Leitfähigkeit der Elektrolytlösung fließt durch das System ein Strom, der an R_A zu einem proportionalen Spannungsabfall führt. Passiert ein Partikel die Kapillare, so tritt infolge der Querschnittsänderung eine Leitfähigkeitsänderung ein, die der Partikelgröße proportional ist. Die Leitfähigkeitsänderung der Meßzelle führt zu einer Veränderung des Stroms im Kreislauf und damit zu einer Veränderung der an R_A abfallenden Spannung. Es resultiert aufgrund der relativ hohen Geschwindigkeit des Vorgangs ein kurzer Spannungsimpuls, dessen Höhe von der Partikelgröße abhängig ist. Über Diskriminatoren können die Impulse nach ihrer Höhe klassiert werden und die zu jeder Impulshöhenklasse gehörenden Impulse ausgezählt werden.

Diese Methode ist nur anwendbar, wenn die Substanz der betreffenden Partikeln in der Elektrolytlösung praktisch unlöslich ist. Die Partikeln dürfen unter dem Einfluß der Elektrolytlösung keinerlei Größenänderung, z. B. durch Quellung, erfahren.

Aus den Zählmethoden gewonnene Meßergebnisse lassen sich auch in Rückstandssummendiagrammen darstellen, die bei einem einheitlichen, unter einer einzigen Zufallsbedingung entstandenen Partikelkollektiv den bereits diskutierten Verteilungen folgen. Die Zählmethoden führen jedoch zunächst zu anderen Diagrammen als die Mengenmeßverfahren. Dies ergibt sich zwangsläufig aus der Tatsache, daß bei den Zählmethoden kleine Partikeln gleichgewichtig bewertet werden wie große, während bei den Mengenmeßverfahren die kleinen Partikeln wegen ihrer geringeren Massen in erheblich geringerem Umfang in das Meßergebnis eingehen. Dies bewirkt, daß bei den Zählverfahren eine Verschiebung der Diagramme im Sinne einer stärkeren Betonung der kleinen Partikeln zu beobachten ist.

2.1.3 Partikelform

Die Partikelform wird bei Kristallen am einfachsten über den Habitus beschrieben. Unter dem Habitus versteht man eine sehr grobe Formangabe. Dabei wird zunächst klassifiziert in

- isometrische oder isodimensionale und
- anisometrische bzw. anisodimensionale Partikeln.

Isometrisch sind solche Partikeln, die in den drei Raumrichtungen etwa die gleichen Dimensionen aufweisen wie eine Kugel, ein Würfel oder ein kurzes Prisma. Viele Kristalle sind anisometrisch. Typische Angaben zum Habitus sind in diesem Fall: prismatisch, nadelförmig, plättchenförmig.

Eine weitere grobe Charakterisierung der Form von Partikeln kann durch die verschiedenen Formfaktoren erfolgen.

Der **oberflächenbezogene Formfaktor** ist der Faktor, mit dem das Quadrat des gemessenen Partikeldurchmessers d zu multiplizieren ist, um die tatsächliche Oberfläche zu erhalten. Für die Kugel gilt

$$\text{Oberfläche} = \pi d^2 \tag{8}$$

Der oberflächenbezogene Formfaktor der Kugelgestalt ist also π.

Das Kugelvolumen ist gegeben durch Gl. (9).

$$\text{Volumen} = \frac{\pi}{6} \cdot d^3 \tag{9}$$

Der **volumenbezogene Formfaktor** ist der Faktor, mit dem die 3. Potenz des gemessenen Durchmessers zu multiplizieren ist, um das Volumen des Partikels zu erhalten. Er beträgt für kugelförmige Partikeln demnach $\pi/6$. Der Betrag von π ist 3,142, der von $\pi/6$ ist 0,524. Je weiter ein Partikel von der Kugelgestalt abweicht, um so weiter werden auch diese beiden Formfaktoren von denen der Kugel abweichen. Gleichzeitig muß aber auch festgestellt werden, daß die Formfaktoren in ihrer Größe nicht nur von der Gestalt des Partikels, sondern auch von der Definition des jeweiligen Durchmessers abhängen. So ist es z. B. verständlich, daß der Formfaktor, der beim Martinschen Durchmesser definiert ist, anders sein muß als der beim Stokesschen Durchmesser, und dieser wiederum muß anders sein als bei einem Durchmesser, der aus einer Siebanalyse ermittelt wird.

Der **geometrische Formfaktor** ist eine Größe, die angibt, wie weit die Form der betreffenden Partikeln von der Kugelgestalt abweicht. Mit Kenntnis des Volumens eines jeden Partikels läßt sich ein Durchmesser errechnen, der dem einer volumengleichen Kugel entspricht. Für diese volumengleiche Kugel ist mit πd^2 die Oberfläche festgelegt. Hat also das Partikel Kugelgestalt, so wird es diese Oberfläche haben. Je weiter das Partikel von der Kugelgestalt abweicht, um so größer wird die spezifische Oberfläche sein. Man bezeichnet nun als den geometrischen Formfaktor das Verhältnis zwischen der Oberfläche des Partikels und der einer volumengleichen Kugel. Dieser Formfaktor wird u. a. für die Ermittlung der spezifischen Oberfläche aus dem RRSB-Diagramm benutzt.

Eine exakte Beschreibung der Partikelform ist bei Pulvern im allgemeinen nicht möglich. Dies gilt insbesondere dann, wenn die betreffenden Pulver Präzipate oder Mahlprodukte darstellen.

2.1.4 Dichte

Für die Technologie besonders interessant bei der Charakterisierung der Eigenschaften eines Pulvers ist die Beschreibung der **Dichte**. Hierbei ist zu berücksichtigen, daß es je nach Zielsetzung der entsprechenden Messungen sinnvoll ist, eine oder mehrere Dichten verschiedener Art nebeneinander zu bestimmen.

Füllt man ein Pulver lose in einen Behälter ein, so nimmt es den Zustand der **Schüttdichte** ein. Die Schüttdichte repräsentiert noch weitgehend den Zustand, den das Pulver beim Fließvorgang inne hatte. Im allgemeinen liegen die Partikeln regellos nebeneinander und zeigen kaum Vorzugsorientierungen. Allerdings kann bereits bei starker Anisometrie ein gewisser Ordnungszustand auftreten.

Durch mechanische Erschütterungen ist es möglich, auf die einzelnen Pulverpartikeln soviel Energie zu übertragen, daß sie in der Lage sind, die interpartikuläre Reibung zu überwinden, um einen höheren Ordnungszustand einzunehmen. Mit dem höheren Ordnungszustand sackt die Substanzsäule etwas in sich zusammen, der Schwerpunkt des Pulvers hat danach eine niedrigere Lage als im Zustand der Schüttdichte. Hieraus resultiert, daß das Pulver insgesamt eine geringere potentielle Energie besitzt als zuvor. Mit der Erniedrigung der potentiellen Energie geht auch eine Verringerung der Entropie des Pulvers einher. Man kann den Zustand des Pulvers, wenn es die Schüttdichte einnimmt, als metastabil bezeichnen oder auch mit einer metastabilen unterkühlten Schmelze vergleichen, die durch Zufuhr einer Aktivierungsenergie in den stabilen Zustand umgewandelt wird. Die äußeren mechanischen Erschütterungen lassen sich am einfachsten durch wiederholtes mechanisches Aufstampfen des Gefäßes hervorrufen. Danach wird die Dichte, die das Pulver besitzt, auch als **Stampfdichte** bezeichnet.

Die der Schüttdichte reziproke Größe ist das **Schüttvolumen,** das ein spezifisches Volumen darstellt. Ebenso korrespondiert mit der Stampfdichte das **Stampfvolumen.**

Zur Ermittlung der Schüttdichte wird eine bestimmte Pulvermenge abgewogen und lose in einen Meßzylinder gefüllt. Danach wird das Volumen, das dieses Pulver einnimmt, bestimmt und der Quotient aus Masse und Volumen ermittelt. Beim Stampfvolumen geht man in entsprechender Weise vor, jedoch setzt man den betreffenden Meßzylinder in ein Stampfvolumeter ein, in dem genormte Stampfbewegungen ausgeführt werden können. Nach einer vorgegebenen Anzahl von Stampfbewegungen wird dann das Volumen, das die Masse einnimmt, durch die Einwaage dividiert und damit die Stampfdichte ermittelt.

Es liegt auf der Hand, daß isometrische Partikeln keine oder nur sehr geringfügige Unterschiede zwischen der Stampfdichte und der Schüttdichte zeigen können. Ein kugelförmiges Isokorn, d. h. ein Pulver, das aus gleichgroßen kugelförmigen Partikeln besteht, nimmt nach dem Einfüllen in ein Gefäß bereits einen sehr hohen Ordnungszustand ein, der durch die dichteste Kugelpackung diktiert wird. Diese ist aber in verschiedenen Teilen des Pulverbettes unterschiedlich orientiert. Dazwischen liegen Störbereiche. Mit dem Stampfen wird die erforderliche Aktivierungsenergie in das Pulver eingetragen, die zu einer Ausheilung der Störbereiche führen kann. Dieser Prozeß ist absolut vergleichbar mit dem Tempern mehr oder minder stark gestörter Kristallisate.

Schüttdichte und Stampfdichte werden als **Bulkdichten** bezeichnet. Eine Bulkdichte beschreibt die Dichte eines Haufwerkes einschließlich aller vorhandenen Lufträume. Sie ist von sehr großer technologischer Bedeutung. Es sei an dieser Stelle nur daran erinnert, daß Tablettiermaschinen und Kapselfüllmaschinen volumetrisch dosieren. Die Masse der entstehenden Tablette ist demnach vom Matrizenvolumen und der Bulkdichte des betreffenden Materials abhängig. Bei großen Unterschieden zwischen Schütt- und Stampfdichte besitzt auch die Bulkdichte eine große Variationsbreite, so daß Variationen in der Dosierung bei Tablettenmaschinen und Kapselfüllmaschinen zu erwarten sind. Zur Charakterisierung solcher technologischer Belange kann auch der **Hausner-Faktor (*HF*)** herangezogen werden.

$$HF = \frac{\text{Stampfdichte}}{\text{Schüttdichte}}$$

Dieser Quotient aus Stampfdichte und Schüttdichte wird auch als Maß für die Kompressibilität eines Haufwerkes bezeichnet.

Den Bulkdichten stehen die scheinbare Dichte und die wahre Dichte gegenüber. Bei den letzteren werden die interpartikulären Gasvolumina des Pulverbettes bei der Volumenbestimmung nicht erfaßt. Beide Dichten stellen somit keine echten Pulverdichten, sondern lediglich Dichten der Einzelpartikeln dar.

Die **scheinbare Dichte** wird mit Vorzug in einem Quecksilberpyknometer ermittelt. Man bestimmt dabei dasjenige Volumen der Substanz, in das Quecksilber nicht einzudringen vermag. Dabei kann man näherungsweise davon ausgehen, daß die interpartikulären Hohlräume mit Quecksilber ohne weiteres aufgefüllt werden können, während kleinere Poren und Kapillaren der Partikeln selbst nur bedingt gefüllt werden.

Bei der **wahren Dichte** bedient man sich einer Flüssigkeit geringerer Oberflächenspannung und Viskosität, in der die Partikeln nicht löslich sind, oder eines Gases. Beim einfachen Flüssigkeitspyknometer stellt man nach Verdrängung der Luft in allen Hohlräumen, in die die Flüssigkeit einzudringen vermag, fest, welches Volumen der zu untersuchenden Substanz die Prüfflüssigkeit in dem Pyknometer verdrängt. Aus diesem Volumen und der Einwaage läßt sich die wahre Dichte der Substanz ermitteln. Selbstverständlich ist die wahre Dichte der Substanz von der Art des Meßmediums abhängig. Gase vermögen in wesentlich feinere Poren einzudringen als Flüssigkeiten. Hierauf beruht das Druckvergleichspyknometer. Hierbei bringt man die zu untersuchende Sustanz in ein zylinderförmiges Gefäß und verdichtet durch Eintreiben eines Kolbens das Gasvolumen über der Substanz. In einem Vergleichsgefäß gleichen Volumens führt man ebenfalls eine Verdichtung durch. Während der Messung wird darauf geachtet, daß zwischen den beiden Meßzylindern keine Druckdifferenz besteht. Nach einer bestimmten Kompression werden die beiden Kolbenwege und damit die Volumendifferenzen, über die die Kompression durchgeführt wurde, ermittelt. Hieraus läßt sich das Verdrängungsvolumen der zu untersuchenden Substanz feststellen. Zur Erfassung sehr feiner Kapillaren und Poren wird anstelle von Luft Helium verwendet. Auch die wahre Dichte, die mit Hilfe eines Druckvergleichspyknometers ermittelt worden ist, hat demnach je nach Art des verwendeten Gases unterschiedliche Werte.

In die Werte der wahren Dichte geht die Dichte der reinen Substanz ein. Es werden aber auch geschlossene Poren mit erfaßt.

2.1.5 Spezifische Oberfläche

Zur Charakterisierung der Oberfläche eines Pulvers bedient man sich der **volumenspezifischen Oberfläche** O_V und der **massenspezifischen Oberfläche** O_m. Beide stehen über die wahre Dichte ρ_W miteinander in Beziehung.

$$O_m = \frac{O_V}{\rho_W} \tag{10}$$

Es lassen sich verschiedene spezifische Oberflächen definieren, je nachdem, wie weit Oberflächenrauhigkeit, Sackporen oder durchgehende Kapillaren der Partikeln mit berücksichtigt werden. Die Wahl der Bestimmungsmethode ist dem Zweck der Messung und der besonderen Fragestellung anzupassen. Gilt es z. B. Partikeln mit einem feinkörnigen Material einzuhüllen, so kann zur Ermittlung des Bedarfs an feinkörnigem Material eine relativ einfache Methode herangezogen werden. Ist die Partikelgrößenverteilung bekannt, so läßt sich aus dem RRSB-Körnungsnetz durch Verschiebung der RRSB-Geraden durch den Pol an einem Randmaßstab eine **Oberflächenkennzahl** O_k ablesen. Aus der Division des abgelesenen Wertes durch den Durchmesser der Rückstandssumme 36,8%, d', erhält man die volumenbezogene spezifische Oberfläche des Pulvers unter der Annahme, daß alle Partikeln sphärisch sind und eine glatte Oberfläche besitzen. Die Abweichung von der Kugelgestalt kann durch den geometrischen Formfaktor f korrigiert werden. Die volumenbezogene spezifische Oberfläche unter Vernachlässigung der Partikelrauhigkeit und jeglicher Poren ist dann für dieses Pulver:

$$O_V = \frac{O_k \cdot f}{d'}. \tag{11}$$

Mit Hilfe der **Gaspermeationsmethode** läßt sich auf indirektem Wege eine spezifische Oberfläche ermitteln. Diese berücksichtigt insbesondere neben der aus Größe und Form sich ergebenden Oberfläche die Oberflächenrauhigkeit und zum Teil auch durchgängige Kapillaren größeren Durchmessers. Das Verfahren lehnt an das Hagen-Poiseuillesche Gesetz an (s. Kap. 4, Abschn. 2.1.3 und Kap. 5, Abschn. 2.4.1). Nach diesem ist die pro Zeiteinheit bei einer Druckdifferenz Δp durch eine Kapillare der Länge l und des Radius r fließende Gas- oder auch Flüssigkeitsmenge Q der Viskosität η

$$Q = \frac{\Delta p \cdot \pi r^4}{8\,\eta l}. \tag{12}$$

Bei Durchströmung eines porösen Körpers steht dem durchströmenden Medium eine größere Zahl von Kapillaren zur Verfügung. Die Kanäle des Pulverbetts besitzen eine mehr oder minder große Oberflächenrauhigkeit, die dem Durchströmungsvorgang entgegenwirkt. Der Zusammenhang zwischen der Durchströmungsgeschwindigkeit V/t, d. h. dem Volumen pro Zeiteinheit eines durch ein Pulverbett strömenden Gases, und der volumenbezogenen spezifischen Oberfläche O_V ist durch die **Carman-Kozenysche Gleichung** gegeben (Gl. (13)).

$$\frac{V}{t} = \frac{\varepsilon^3 \cdot \Delta p \cdot A \cdot \rho_L}{(1-\varepsilon)^2 \cdot \eta l \cdot O_V^2} \qquad (13)$$

A Querschnitt der durchströmten Substanzsäule
l Länge der durchströmten Substanzsäule
Δp Druckdifferenz oberhalb und unterhalb der Substanzsäule
ε Porosität
η Viskosität des durchströmenden Gases
ρ_L Dichte der Meßflüssigkeit

Aufgrund dieser Beziehung ist es möglich, mit Hilfe der relativ einfachen Apparatur nach Blaine die Bestimmung der spezifischen Oberfläche durchzuführen. Der Aufbau ist schematisch in Abb. **14.8** wiedergegeben.

Das Gerät besteht im wesentlichen aus einem mit einer Flüssigkeit gefüllten U-Rohr, das auf einem Schenkel das Meßgefäß mit der auf eine bestimmte Porosität komprimierten Substanz trägt. Das U-Rohr ist mit zwei Meßmarken versehen und einem Entlüftungshahn, der es erlaubt, die Flüssigkeitssäule in dem unter der Probe befindlichen Schenkel durch Vakuum anzuheben. Mit Schließen des Hahnes senkt sich die Flüssigkeitssäule durch das über die Probe einströmende Gas wieder ab. Man bestimmt nun die Zeit, die zwischen dem Passieren der zwei

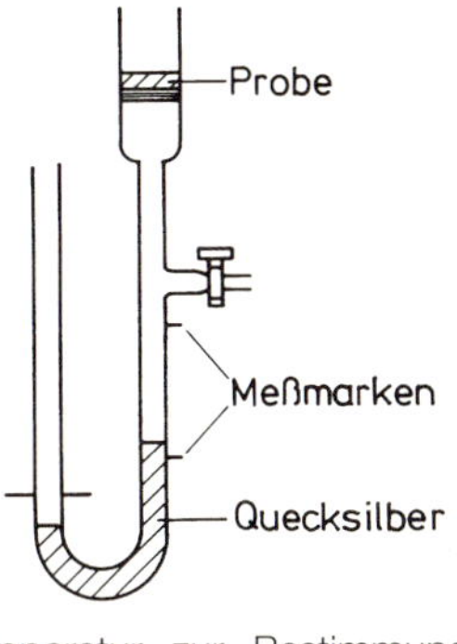

Abb. **14.8** Apparatur zur Bestimmung der spezifischen Oberfläche nach Blaine, schematisch.

Meßmarken verstreicht, d. h. die Zeit, die erforderlich ist, um eine bestimmte Luftmenge durch die Probe strömen zu lassen. Die volumenbezogene Oberfläche O_V errechnet sich nach der vereinfachten Gl. (14). k ist die Gerätekonstante.

$$O_V^2 = \frac{\Delta p \cdot \mathrm{A} \cdot \rho_L \cdot \varepsilon^3 \cdot t}{l \cdot \mathrm{V} \cdot (1-\varepsilon)^2 \cdot \eta} = \frac{k \cdot \varepsilon^3 \cdot t}{(1-\varepsilon)^2 \cdot \eta} \qquad (14)$$

Die **Porosität** eines Pulvers ist definiert als der Gasanteil am Gesamtvolumen. Ist das Gesamtvolumen V, das Volumen der reinen Substanz oder das wahre Volumen V_W, so ist die Porosität $(V - V_W)/V$ bzw. $1 - V_W/V$. Während mit der Gaspermeationsmethode nur ein Teil der tatsächlich vorhandenen Oberfläche erfaßt wird, erlaubt die Gasadsorptionsmethode die nahezu quantitative Bestimmung der tatsächlichen Oberfläche.

Der **Gasadsorptionsmethode** liegt die Beobachtung von Brunauer, Emmet und Teller zugrunde, daß zwischen der adsorbierten Gasmenge an einer Oberfläche V von 1 g Substanz, derjenigen Gasmenge, die zu einer monomolekularen Bedeckung dieser Oberfläche erforderlich ist V_m, dem Druck p und dem Sättigungsdampfdruck des betreffenden Gases p_s folgende Beziehung besteht

$$\frac{p}{V \cdot (p_s - p)} = \frac{1}{V_m C} + \frac{(C-1) \cdot p}{V_m C \cdot p_s}. \qquad (15)$$

Bei Gültigkeit dieser Gleichung, die auch BET-Gleichung genannt wird, muß bei Auftragung von $p/[V(p_s-p)]$ gegen p/p_s in einem Diagramm eine Gerade erhalten werden, deren Steigung und Ordinatenabschnitt die Größen C und V_m darstellen. C ist eine Konstante.

Ist diejenige Menge des Gases bekannt, die zur Ausbildung einer monomolekularen Schicht erforderlich ist, so kann über die Fläche, die ein Mol des betreffenden Gases bei monomolekularer Ausbreitung bedeckt, die Oberfläche der Probe errechnet werden. Dieser Rechnung liegt folgender Zusammenhang zugrunde (Gl. (16)).

$$O_m = \frac{A_m N_A V_m}{V_M} \qquad (16)$$

A_m Flächenbedarf eines Moleküls des betreffenden Gases
N_A Avogadrosche Zahl ($6{,}02 \cdot 10^{23}$ Moleküle pro Mol)
V_m Volumen des betreffenden Gases, das zu einer monomolekularen Bedeckung der Probenoberfläche führt
V_M Molvolumen des betreffenden Gases
O_m Massenspezifische Oberfläche

Im allgemeinen verwendet man für diese Methode ein Inertgas, wie z. B. Stickstoff. Für Stickstoff ergibt sich dann

$$O_m = 4{,}35 \cdot V_m. \qquad (17)$$

Ein wesentlich besseres Eindringvermögen in die feinsten Poren besitzt Helium, das anstelle von Stickstoff verwendet werden kann.

Für die Ermittlung der Lage der BET-Geraden benötigt man im allgemeinen mehrere Meßpunkte. Apparativ vereinfacht wird die Messung durch eine Einpunktmethode mit Hilfe des AREA-Meters nach Ströhlein. Die Apparatur besteht im wesentlichen aus einem Proben- und einem Vergleichsgefäß, die über ein Manometer miteinander verbunden werden können. Proben- und Vergleichsgefäß werden unmittelbar vor der Messung mit Stickstoff gefüllt, wobei sich in dem Probengefäß die entgaste und mit Stickstoff gespülte Probe befindet. Nach Druckausgleich werden die beiden Gefäße miteinander über das Manometer verbunden. Man taucht nun beide Gefäße in flüssigen Stickstoff. Bei dieser Abkühlung findet eine verstärkte Adsorption des Stickstoffs an den ihm angebotenen Oberflächen statt. Aufgrund der im Verhältnis zur Gefäßoberfläche großen Oberfläche der Probe kommt es im Probengefäß zu einem stärkeren Druckabfall als im Vergleichsgefäß. Hieraus können die an der Probe adsorbierte Stickstoffmenge bestimmt und die spezifische Oberfläche der Probe errechnet werden.

Die Anreicherung von Bestandteilen gasförmiger oder flüssiger Phasen an Festkörpergrenzflächen wird als **Adsorption** bezeichnet. Je nach Art der Bindung zwischen Adsorbens und Adsorbat wird zwischen **Physisorption**, wenn nur Sekundärbindungskräfte wirksam werden, und **Chemisorption** unterschieden, wenn die Bindungen stärker sind und mehr chemischen Bindungen gleichen. Bei Physisorptionen sind deshalb vollständige, bei Chemisorptionen kaum Desorptionen möglich.

Für eine gegebene Temperatur bestehen definierte Beziehungen zwischen dem Volumen V_{ads} des adsorbierten Gases und dem relativen Druck p/p_s (Quotient aus Druck und Sättigungsdruck des betreffenden Gases). Diese Beziehungen können als Adsorptionsisothermen graphisch dargestellt werden.

Unter Annahme einer monomolekularen Adsorptionsschicht gilt die Langmuirsche Adsorptionsisotherme. Für praktische Anwendungen, wie die vorher beschriebene Oberflächenbestimmung, ist jedoch die BET-Isotherme für Mehrschichten-Physisorptionen von größerer Bedeutung.

2.1.6 Wassergehalt

Der Wassergehalt eines Pulvers ist für dessen technologische Eigenschaften im allgemeinen von großer Bedeutung. Kristallwasser, das im Gegensatz zu Sorptionswasser relativ fest gebunden ist, führt zur Ausbildung von Pseudomodifikationen mit verminderter Löslichkeit. Sorptionswasser verursacht eine Erhöhung der Kohäsivität, verschlechtert die Fließeigenschaften und erhöht die Agglomerationstendenz (s. Kap. 5).

Substanzen mit polaren funktionellen Gruppen neigen zu Wasserdampfsorption. Dabei kann der Wasserdampf in der Oberfläche zur Adsorption gelangen oder z. B. im Fall der Stärke oder hydratbildender Kristalle auch ins Innere der Partikeln eindringen, wobei die Adsorption schließlich in eine Absorption übergeht. Adsorption und Absorption werden unter dem Überbegriff Sorption zusammengefaßt. Die Menge des sorbierbaren Wasserdampfes ist von der Art der betreffenden Substanz und deutlich vom Wasserdampfpartialdruck bzw. der relativen Feuchtigkeit und weniger ausgeprägt von der Temperatur abhängig.

Diagramme, welche die von einer Substanz sorbierte Wassermenge in Abhängigkeit von der relativen Feuchtigkeit der umgebenden Atmosphäre bei einer bestimmten Temperatur wiedergeben, werden als **Sorptionsisothermen** bezeichnet (s. Kap. 5, Abschn. 2.5.1). Ist die Sorptionsisotherme eines Pulvers bekannt, kann mit Hilfe eines Probenhygrometers, nachdem sich die Gleichgewichtsfeuchtigkeit eingestellt hat, der Feuchtigkeitsgehalt eines Pulvers bestimmt werden (s. Abschn. 8). Bei dem Probenhygrometer handelt es sich um einen dicht schließenden Behälter, in dessen Deckel ein Hygrometer eingebaut ist.

Andere Bestimmungsmethoden zur Messung des Wassergehaltes von Pulvern sind gravimetrische Verfahren im Trockenschrank, Thermogravimetrie oder unter IR-Strahlern, Dielektrizitätskonstantenmessungen und die Karl-Fischer-Titration.

2.2 Pulverförmige Arzneizubereitungen

In der Gruppe dieser Arzneizubereitungen sind Pulver aus einer Substanz – ungemischte Pulver – und gemischte Pulver zu unterscheiden. Einzeldosisarzneiformen enthalten Einzeldosen von Wirkstoffen, z. B. in Papierbriefchen oder in Kapseln. Sie werden auch abgeteilte Pulver genannt. Vielfach werden aber nicht solche Einzeldosen, sondern mehrere Dosen in ein Behältnis abgefüllt. In diesen Fällen liegen nicht abgeteilte Pulverarzneiformen vor. Pulverförmige Arzneizubereitungen haben heute nur noch geringe Bedeutung. Von größerer Wichtigkeit sind pulverförmige Vor- und Zwischenprodukte zum Herstellen von Granulaten, Tabletten, Kapseln, Suspensionen, Trockensäften und Trockentropfen.

Zur **Herstellung pulverförmiger Zubereitungen** ist eine Reihe von Grundoperationen, wie Zerkleinern, Mischen, Sieben und Trocknen, anwendbar (s. Kap. 5).

Je nach Zusammensetzung und Bearbeitung haben Pulver sehr unterschiedliche physikalisch-chemische Eigenschaften. Zur Beurteilung der pharmazeutisch-technologischen Verarbeitbarkeit und des biopharmazeutischen Verhaltens sind besonders die nachfolgend aufgeführten Eigenschaften von Bedeutung.

- Löslichkeit, Lösungsgeschwindigkeit,
- Partikelgrößen, Partikelformen,
- Fließverhalten,
- wahre und scheinbare Dichten, Schütt- und Stampfvolumen, Porosität,
- Oberflächeneigenschaften, wie Benetzbarkeit, Chemisorption oder Physisorption.

Die Prüfmethoden zur Erfassung oder Bewertung dieser Eigenschaften sind im vorhergehenden Abschnitt behandelt worden.

Puder sind pulverförmige Arzneiformen mit Partikelgrößen in der Regel unter 100 μm, die zum Einstäuben oder Aufstreuen bestimmt sind. Puder sollen entweder selbst bestimmte Effekte ausüben, wie adsorbieren, kühlen oder gleitfähig machen, oder Wirkstoffe, z. B. Antibiotika, lokal zur Anwendung bringen. Entsprechend dem Verwendungszweck und Zustand des Applikationsortes, z. B. intakte Haut, geschädigte Haut oder tiefere Wunden, ist die Zusammensetzung der Puder sehr unterschiedlich. Bei der Anwendung auf intakter Haut oder bei vorwiegend kosmetischer Anwendung kann ein breites Spektrum von anorganischen und organischen festen Hilfsstoffen eingesetzt werden, sofern sie genügend feine Partikeln aufweisen, toxikologisch unbedenklich sind und vor allem die Haut nicht reizen. Am häufigsten werden Talkum, Calcium- und Magnesiumcarbonat, Kieselsäure, Magnesiumoxid, Metallseifen, Cellulosepulver, reine und modifizierte Stärken, Milchzucker und bestimmte Polymerpulver (s. Kap. 6) verwendet. An Wundpuder, die bei offenen Wunden angewendet werden, sind höhere Anforderungen zu stellen. Sie müssen mit keimarmen oder keimfreien und möglichst resorbierbaren Hilfsstoffen hergestellt werden. Wundpuder für die chirurgische Anwendung müssen steril sein.

3 Granulate

Granulate sind gröbere oder körnigere Haufwerke als Pulver. Die Bezeichnung Granulat leitet sich von dem lateinischen Wort „granula" für Körner ab. Pharmazeutische Granulate werden in der Regel durch die Zusammenlagerung bzw. Aggregierung feinerer Pulverpartikeln hergestellt. Je nach Herstellungstechnik können die Granulatpartikeln die verschiedenartigsten Formen haben. Kugelförmige Granulatpartikeln werden als **Pellets** bezeichnet. Diese Bezeichnung leitet sich von dem englischen Wort für Kügelchen oder Schrotkorn her. Wie Pulver haben Granulate als eigenständige Arzneiform nur eine geringe Bedeutung. Ihr Einsatz als Zwischenprodukt bei der Herstellung von Tabletten oder zur Füllung von Kapseln steht im Vordergrund.

Prinzipiell werden pharmazeutische Granulate über folgende Schritte oder Grundoperationen hergestellt:

1. Mischen,
2. Aggregieren bzw. Formen der gemischten Pulverpartikeln durch Befeuchten, unter Druck oder durch Erwärmen,
3. Trocknen der Feuchtgranulate,
4. Klassieren durch Sieben; die angestrebte mittlere Partikelgröße richtet sich nach den Anforderungen der Anwendung oder der Weiterverarbeitung, z. B. Umhüllen oder Tablettengrößen.

Mit der Herstellung von Granulaten werden je nach Verwendungszweck in erster Linie folgende Ziele angestrebt:

- Vergrößerung der Partikeln und hiermit Verkleinerung der spezifischen Oberflächen sowie Erniedrigung des Schüttvolumens. Hierdurch sollen die Fließeigenschaften und die

Dosierungsgenauigkeit verbessert werden. Außerdem sollen die Staubanteile reduziert werden.
- Verbesserung der plastischen Verformbarkeit als Grundvoraussetzung der Komprimierung zu Tabletten.
- Optimierung der Oberflächenbeschaffenheit, der Benetzbarkeit, der Porosität, der Löslichkeit oder der Zerfallszeit in Hinblick auf die Bioverfügbarkeit.
- Ausschaltung von Entmischungstendenzen, z. B. durch Fixierung des Wirkstoffs in der Mischung vor der Granulation.

3.1 Granuliertechniken und Granulatherstellung

Die systematische Einteilung der Granulate wird meist nach der Technologie ihrer Herstellung vorgenommen. Granulate können durch Feuchtgranulierung, durch Trockengranulierung bzw. Kompaktierung und durch Schmelzerstarrungsgranulierung hergestellt werden. Die gebräuchlichste Granuliertechnik ist die **Feuchtgranulierung,** da diese Technik den wenigsten Einschränkungen unterworfen ist und am sichersten zu Granulaten mit günstigen Eigenschaften führt. Auf diese Art lassen sich praktisch alle Substanzen außer den gegenüber Flüssigkeit empfindlichen Stoffen granulieren.

Bei den Feuchtgranuliertechniken wird zwischen **Klebstoffgranulierung** und **Krustengranulierung** unterschieden, je nachdem ob die Befeuchtung und Aggregierung der zu granulierenden Pulvermischungen mit Lösungen von Bindemitteln bzw. Klebstoffen oder einfach mit reinen Lösungsmitteln oder Lösungsmittelgemischen durchgeführt wird (s. Abb. **14.9**).

Der Trend für die Granuliermethode der Zukunft geht momentan aus ökonomischen und ökologischen Gründen in Richtung praktisch hermetisch geschlossener Eintopf- und Einschrittverfahren in Intensivmischern mit effektiven Konvektions- und Strahlungstrockenmethoden.

In der Technik werden **Aufbaugranulationen** und **Abbaugranulationen** unterschieden. Bei ersterer werden feine Partikeln zu gröberen Aggregaten aufgebaut, während bei letzterer aus gröberen Stücken durch Zerkleinern feinere Granulate hergestellt werden. In einem pharmazeutischen Granulierverfahren laufen oft Aufbau- und Abbaugranulierschritte nacheinander oder nebeneinander ab.

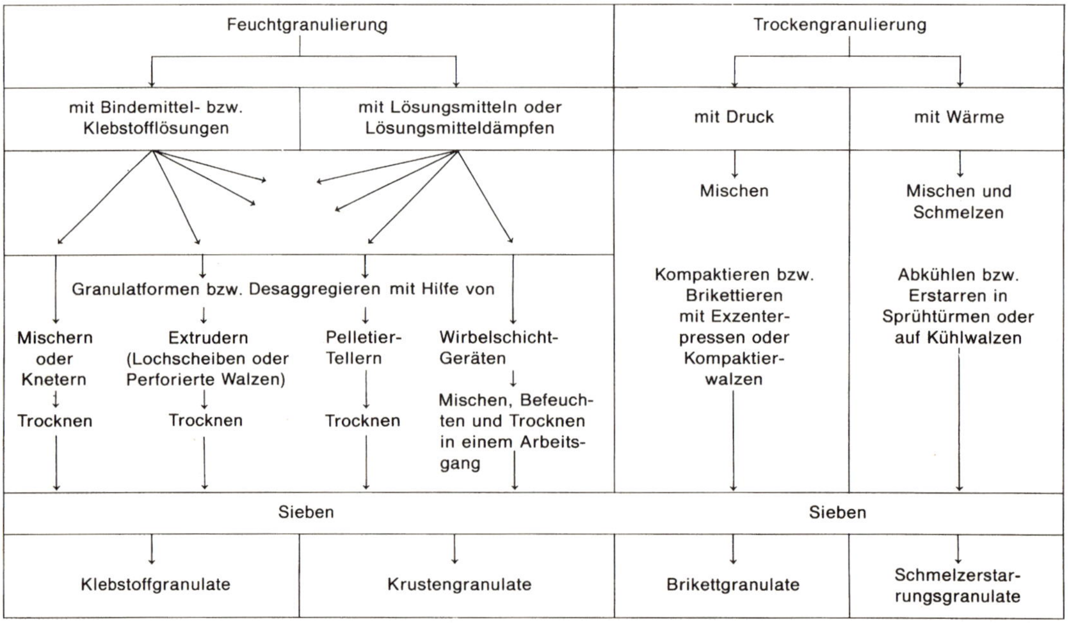

Abb. **14.9** Übersicht der wichtigsten Granuliertechniken.

Die einfachere Technik bei der Feuchtgranulierung ist die **Herstellung von Krustengranulaten,** da die Herstellung einer Bindemittellösung entfallen kann. Diese Technik setzt allerdings voraus, daß sich mindestens ein Bestandteil der zu granulierenden Pulver in dem zugesetzten Lösungsmittel oder dem eingeblasenen Lösungsmitteldampf löst oder anlöst. Ein Beispiel für die Herstellung von Krustengranulaten sind Lutschtabletten auf Saccharosebasis. Das Pulvergemisch wird hier mit Wasser oder Wasser-Ethanol-Mischung befeuchtet. Die Saccharose wird wegen ihrer guten Löslichkeit schon von geringsten Wasserzusätzen angelöst. Es bilden sich zunächst Flüssigkeitsbrücken aus Sirup zwischen den nicht gelösten Feststoffpartikeln, die nach Abtrocknen der Lösungsmittel kristallisieren und Feststoffbrücken bilden. Von Nachteil ist die Hygroskopizität der Saccharose, da Wasseraufnahme und weiterführende Brückenbildungen zu erheblichen Nachhärtungen führen. Bei Lutschtabletten ist dies ohne Belang, nicht jedoch bei normalen Tabletten, von denen man kurze Zerfallszeiten erwartet. Deshalb wird bei der Herstellung normaler Tabletten der praktisch nicht hygroskopische Milchzucker der Saccharose vorgezogen. Der Hauptnachteil der Krustengranuliertechnik ist, wie auch das Beispiel der Lutschtabletten auf Saccharosebasis zeigt, daß die angelösten Stoffe, sofern sie nicht polymer sind, vielfach kristallin erstarren und deswegen keine sehr starken Bindungen zwischen den einzelnen Kristallpartikeln entstehen. Kristallgitter zeichnen sich durch hohe Festigkeiten aus. Die Bindungskräfte zwischen einzelnen Kristalloberflächen sind dagegen erheblich geringer. Dies ist auch beim schnellen Antrocknen von Drageeüberzügen der Fall. Hierbei kristallisieren die einzelnen Schichten zu schnell. Dies macht sich dann durch einen hohen Abrieb unangenehm bemerkbar (s. Abschn. 5.1, Überzüge mit Zucker).

Die **Klebstoffgranulierung**, bei der hauptsächlich Lösungen polymerer Bindemittel angewendet werden, ist dagegen sicherer und komplikationsloser. Klebstoffbrücken sind nicht kristallin und ergeben deshalb durch ihre Plastizität und je nach Formschlüssigkeit einen starken Zusam-

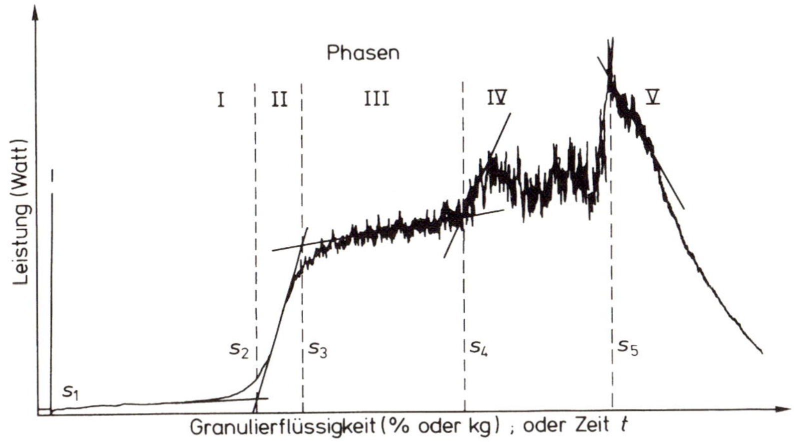

Abb. **14.10** Leistungsaufnahme eines Planetenmischers als Funktion der zugegebenen Granulierflüssigkeitsmenge (nach Bier et al., 1979). Die Kurve zeigt fünf Phasen, denen folgende Bedeutungen zugeschrieben werden.
Phase I (s_1–s_2). Die Pulvermischung wird angefeuchtet, ohne daß jedoch eine Agglomerierung stattfindet. Deshalb ist auch noch kein Anstieg der Strom-Leistungsaufnahmekurve zu beobachten.
Phase II (s_2–s_3). Diese Phase ist durch den Beginn der Agglomerierung bzw. des Granulataufbaues gekennzeichnet, die Leistungsaufnahmekurve zeigt einen steilen Anstieg.
Phase III (s_3–s_4). Das Plateau zwischen s_3 und s_4 stellt den Bereich der optimalen Befeuchtung der zu granulierenden Pulvermischung dar. Unterhalb von s_3 ist die Mischung noch zu trocken, die Granulate werden zu weich, und oberhalb von s_4 ist die Mischung bereits zu feucht.
Phase IV (s_4–s_5). Die Pulvermischung ist überfeuchtet, und die Leistungsaufnahmekurve zeigt unregelmäßige Schwankungen.
Phase V. Die überfeuchtete Pulvermischung geht in eine flüssige Suspension über, was durch einen steilen Abfall der Leistungsaufnahmekurve zum Ausdruck kommt.

menhalt. Die Eigenschaften der Brücken, wie Festigkeit und Wiederauflösbarkeit, hängen eng mit denen des verwendeten Bindemittels zusammen. Wenn die physikalischen Eigenschaften der Bindungen, insbesondere die Zerfallszeit der Granulate während der Verwendbarkeitsdauer, gleichbleiben sollen, dürfen sich die Feststoffbrücken in diesem Zeitraum weder physikalisch noch chemisch verändern.

Meist werden diese beiden Techniken zur Feuchtgranulierung in Mischern oder Mischknetern durchgeführt (s. Kap. 5, Abschn. 3.1.6). Es wird dann von **Mischgranulierung** gesprochen. Für die Mischgranulierung gibt es heute effektive Methoden der **Prozeßsteuerung**, z. B. durch Messung der elektrischen Leistungsaufnahme des Mischerantriebs. Die Leistungsaufnahmekurven zeigen für verschiedene Phasen der Mischgranulierung einen charakteristischen Verlauf (s. Abb. **14.10**).

Diese Art der Prozeßsteuerung gewährleistet eine optimale Befeuchtung der Pulvermischungen bei der Mischgranulierung mit Granulierflüssigkeiten, eine jederzeit sichere Reproduzierbarkeit der Granulatqualitäten und ermöglicht nicht zuletzt ein GMP-gerechtes Dokumentieren des Herstellungsganges (s. Kap. 1).

Extruder- bzw. Lochscheiben- oder Lochwalzengranulierungen sind apparativ aufwendiger, denn zusätzlich zu einem Mischer wird noch ein Extruder- oder ein Lochwalzengranulator benötigt. Ein wesentlicher Vorteil dieser Granuliertechnik ist jedoch, daß etwa nur ein Drittel oder die Hälfte der sonst üblichen Mengen an Granulierflüssigkeit gebraucht werden. Deshalb sind die auf diese Art hergestellten Granulate schneller und mit weniger Energieaufwand zu trocknen. Der Grund, weshalb diese Granuliertechnik mit weniger Wasser auskommt, ist, daß nicht von feuchtplastischen Massen wie beim Mischgranulieren ausgegangen werden muß, sondern von angefeuchteten Pulvern, die erst beim Pressen durch die Lochscheiben oder Lochwalzen plastisch werden. Es werden also sowohl Prinzipien der Feuchtgranulierung als auch der Trockengranulierung mit Druck ausgenützt.

Bei der **Trockengranulierung** werden die Bindungen zwischen den zu granulierenden Pulverpartikeln durch die Anwendung von hohen mechanischen Drücken bewirkt. Dies kann sowohl mit Tablettenpressen erreicht werden, wobei als Zwischenprodukte größere Tabletten oder Briketts entstehen, als auch mit Kompaktierwalzen, die Schülpen ergeben. Die erhaltenen Briketts oder Schülpen werden anschließend mit gegenläufigen Stachelwalzen zerkleinert und/oder durch Siebe geschlagen. Die Trockengranulierung ist eine wirtschaftliche Granuliertechnik, die sich für feuchtigkeitsempfindliche Wirkstoffe, wie Penicillin-Derivate, anbietet. Sie setzt jedoch ausreichend komprimierbare bzw. gut plastisch verformbare Pulvermischungen voraus. Außerdem ist die Kompaktierung nur anwendbar, wenn die zu verpressenden Wirkstoffe durch den erforderlichen hohen Energieaufwand in ihrer Stabilität nicht beeinträchtigt werden (z. B. Enzyme, metastabile Kristallmodifikationen etc.).

Schmelzerstarrungsgranulate werden entweder durch Schmelzen und Schockerstarren, durch Ausgießen und Zerkleinern oder durch Sprüherstarren in Sprühtürmen hergestellt. Bevorzugte Hilfsstoffe sind hierbei Hartfette oder Wachse; die Einsatzgebiete sind Retard- und Depotarzneiformen (s. Kap. 16).

Die **Wirbelschichtgranulierung** entwickelte sich aus dem Wirbelschichttrocknen, indem Wirbelschichttrockner (s. Kap. 5, Abschn. 2.5.5) mit Einsprühvorrichtungen für die Granulierflüssigkeiten ausgerüstet wurden (s. Abb. **14.11**). Außer-

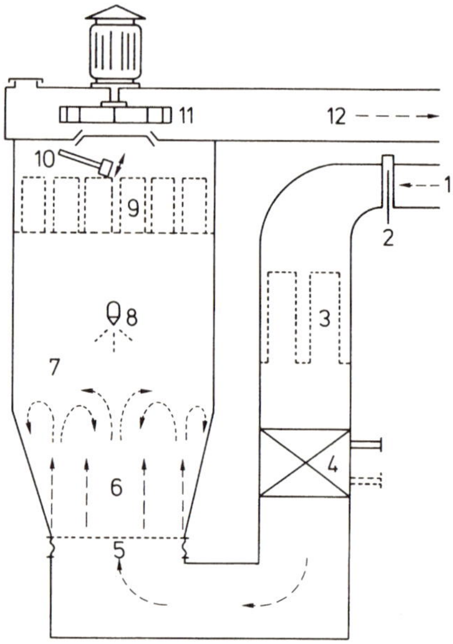

Abb. **14.11** Wirbelschichtgranulator (GLATT, Binzen).
1 Zuluft,
2 Zuluftregulierschieber,
3 Zuluftfilter,
4 Lufterhitzer,
5 Anströmboden,
6 Materialbehälter,
7 Entspannungszone,
8 Sprühdüse,
9 Abluftfilter,
10 Abrüttler,
11 Ventilator,
12 Abluft

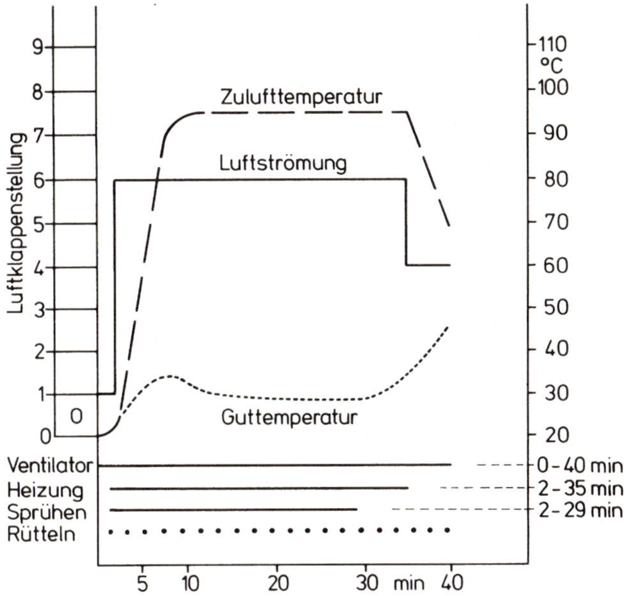

Abb. **14.12** Verlauf einer Wirbelschichtgranulierung. Zuerst erfolgt 2 min lang Mischen bei geringer Luftströmung, danach eine Erhöhung der Luftströmung, dann wird Granulierflüssigkeit eingesprüht und die Trockenluftheizung eingeschaltet. Nach 29 min ist die Granulierlösung eingesprüht. Die Trockenluftströmung wird reduziert, um Granulatabrieb zu vermeiden. Die ab 35 min ansteigende Guttemperatur zeigt, daß der Prozeß beendet werden kann. Die Arbeitstemperatur der Zuluft liegt bei 95 °C. Alle 2 min wird der Abluftfilter durch Rütteln gereinigt.

dem mußte der Unterteil des Wirbelschichtgranulators oberhalb des Siebbodens konisch gestaltet werden, um annähernd eine Sprudelschicht (s. Kap. 5, Abschn. 2.5.5, Abb. **5.19g**) mit hoher Turbulenz und daher gutem Mischeffekt zu erhalten.

In einem Wirbelschichtgranulator erzeugt ein Ventilator einen Luftstrom, der mit dem zu granulierenden Gut eine Wirbelschicht bildet. In die Wirbelschicht wird zum Granulataufbau die Granulierflüssigkeit nach dem Gegenstrom- oder Gleichstromprinzip eingesprüht. Durch Aufheizen des Luftstromes wird die Trocknung eingeleitet. Der Verlauf einer Wirbelschichtgranulierung kann Abb. **14.12** entnommen werden. Der schwerwiegendste Nachteil bei der Wirbelschichtgranulierung ist die ungleichmäßige Gutbewegung, welche auf die meist sehr heterogenen, zu granulierenden Pulvergemische zurückzuführen ist (s. Kap. 5, Abschn. 2.5.5, Wirbelschichttrockner und Wirbelschicht). Die zu granulierenden Materialien sind in der Pharmazie häufig aus verschiedenen Stoffen mit unterschiedlichen Dichten sowie einigen weiteren unterschiedlichen physikalischen Eigenschaften zusammengesetzt.

Zunächst wurde versucht, eine homogenere Gutbewegung durch den Einbau von Bodenrotoren in die Wirbelschichtgranulatoren zu erreichen. Heute sind die Turbojet-Geräte mit einem verstellbaren Lamellenboden die modernsten Granulatoren und Überzugsapparaturen. Sie zeichnen sich durch relativ gut gelenkte Luftgleitschichten aus, die neben einer geringeren mechanischen Belastung auch einen niedrigeren Luftverbrauch gewährleisten (s. Kap. 14, Abschn. 5.3, Geräte zum Überziehen, Wirbelschichtumhüllung).

Die Wirbelschichtgranulierung ist ein schnelles, rationelles Feuchtgranulierverfahren, da die Arbeitsschritte Mischen, Granulataufbau durch Einsprühen der Granulierflüssigkeit und Trocknen in *einer* Apparatur stattfinden. Zur Verarbeitung von voluminösen Mischungen, die stärker verdichtet werden müssen, ist die Wirbelschichtgranulierung weniger geeignet.

Zur **industriellen Herstellung von Granulaten** werden hauptsächlich drei dieser Granuliertechniken herangezogen und zwar die Mischgranulierung, die Wirbelschichtgranulierung und die Trockengranulierung (s. Abb. **14.13**).

Die Herstellung von Pellets oder das **Pelletieren** ist eine spezielle Aufbaugranuliertechnik zur Herstellung kugelförmiger Granulatpartikeln. Sie kann in Dragierkesseln, Pelletiertellern oder anderen Pelletiermaschinen durchgeführt werden. Spezielle Pelletieranlagen sind der Marumerizer® oder der Spheronizer® (s. Abb. **14.14**).

Sie bestehen aus einem Extruder- oder Lochwalzenkompaktor und einem Kessel mit einer rotierenden Bodenscheibe, auf der die Pellets geformt

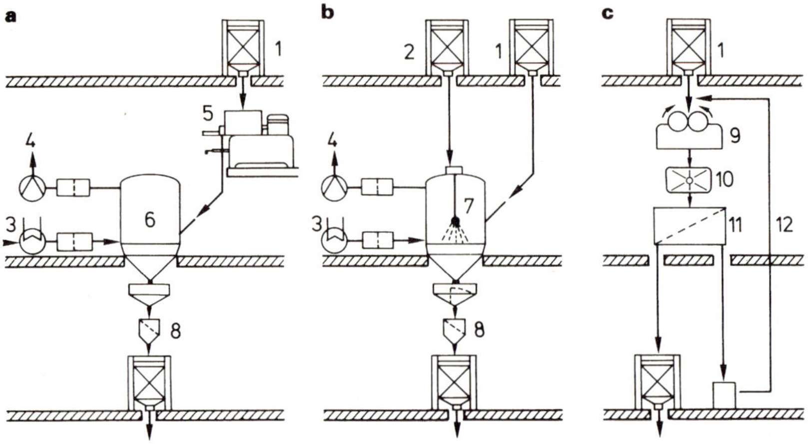

Abb. **14.13** Fließschemen der drei industriell am häufigsten verwendeten Granulierverfahren. **a** Mischgranulierung mit Mischern oder Mischknetern, **b** Wirbelschichtgranulierung, **c** Trockengranulierung (nach Bayer AG)
1 Vorratsbehälter für das Ausgangsmaterial, 2 Vorratsbehälter für die Granulierflüssigkeit, 3 Zuluft, 4 Abluft, 5 Intensivmischer, 6 Wirbelschichttrockner, 7 Wirbelschichtgranulator, 8 Siebe, 9 Kompaktierwalzen, 10 Stachelwalzen zum Zerkleinern, 11 Klassiersieb, 12 Feingutrückführung.

werden. In den Extruder wird die angefeuchtete Masse eingefüllt und durch eine Lochscheibe oder Lochwalze gepreßt. Hierbei entsteht ein zylinderförmiges Granulat, das in den Kessel mit der rotierenden Bodenscheibe fällt, wo es zu kugelförmigen Pellets rolliert wird. Besonders geeignet zur Pelletisierung sind Mischungen aus mikrokristalliner Cellulose, wegen der hervorragenden Wasserbindungsfähigkeit, und Lactose. Häufig werden als Ausgangsmaterial zum Pelletieren Starterpellets aus möglichst gleichförmigen und gleichgroßen Kristallkernen oder Zuckerpellets eingesetzt, auf die dann sukzessive Wirkstoffschichten aufgezogen werden.

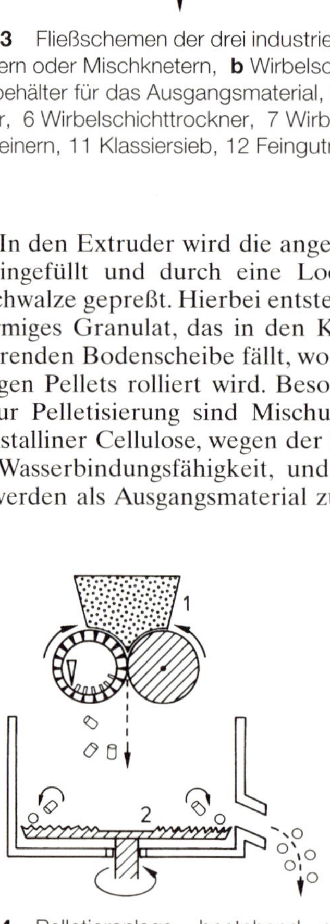

Abb. **14.14** Pelletieranlage, bestehend aus einem Lochwalzenkompaktor (1), der aus einem feuchten Pulver Zylindergranulate formt, und einem Pelletierbehälter mit rotierender Bodenscheibe (2), auf der die Zylindergranulate zu Pellets rolliert werden. Anstelle des Lochwalzenkompaktors kann auch ein Lochscheibenextruder eingesetzt werden (Prinzip Marumerizer® und Spheronizer®).

Im Prinzip wird der Aufbau der Pellets mit Feuchtgranuliertechniken erreicht.

In Hartgelatinekapseln abgefüllte Pellets verteilen sich nach der Einnahme und der sich anschließenden Auflösung der Kapseln im Magen-Darm-Trakt und geben ihren Wirkstoff über größere Flächen gleichmäßig verteilt frei (s. Kap. 16, Abschn. 6.2.1 und 6.2.5).

3.2 Bindung in Granulaten

Interpartikuläre Bindungen können durch elektrostatische Aufladung, durch kohäsive Wechselwirkungen unmittelbar, mit Hilfe einer Flüssigkeit oder eines Bindemittels über adhäsive Wechselwirkungen oder durch interpartikuläre Verwachsungen zustande kommen. In der Regel wird daher zwischen meist schwächeren kohäsiven, interpartikulären Bindungen ohne Brücken sowie stärkeren Bindungen über Flüssigkeitsbrücken oder Feststoffbrücken unterschieden, wobei zwischen allen dieser Bindungen gleitende Übergänge bestehen.

- Agglomerationen durch elektrostatische Ladungen (Abb. **14.15 A** und **B**) können in besonderen Fällen, z. B. durch Reibung, auftreten (s. a. Kap. 4, Abschn. 5.4). Diese Bindungen machen sich vor allem bei der Verschlechterung des Fließvermögens von Haufwerken bemerkbar.

- Kohäsive Bindungen zwischen Granulatpartikeln ohne Brücken, die für die Granulatbildung wichtig sind, entstehen hauptsächlich durch kohäsive oder adhäsive Wechselwirkungen von Wassersorptionshüllen auf gleichen oder ungleichen Stoffen oder Primärpartikeln. Das Zustandekommen erfolgt weniger durch freie Sekundärvalenzen, wie z. B. van der Waals-, Dipol-Dipol- oder Wasserstoff-Brükkenbindungen der reinen Oberflächen. Diese können wegen der hierfür erforderlichen und kaum erreichbaren geringen Abstände bei interpartikulären Berührungen nicht abgesättigt werden. Auch die im Falle von Wasserstoff-Brückenbindungen notwendigen sterischen Voraussetzungen können nur in sehr geringem Umfang erreicht werden. Aus diesem Grund sind trockene, sorptionshüllenfreie Pulver auch nicht kohäsiv.Mit zunehmendem Feuchtigkeitsangebot bauen sich auf Partikeln mit polarer Oberfläche über Wasserstoffbrücken fest gebundene und nicht bewegliche Wassersorptionshüllen auf. Diese können als gemeinsame Sorptionsschichten der Partikeln aufgefaßt werden. Sie verursachen eine stärkere Kohäsivität (Abb. **14.15 C** und **D**).
- Flüssigkeitsbrücken (Abb. **14.15 E**).

Mit zunehmender Schichtdicke der Sorptionshülle nimmt das Wasser in den äußersten Schichten zunehmend die normale Wasserstruktur an. Ist die Schicht so stark geworden, daß zwischen den Partikeln echte Flüssigkeitsbrücken auftreten, dann wird die Agglomera-

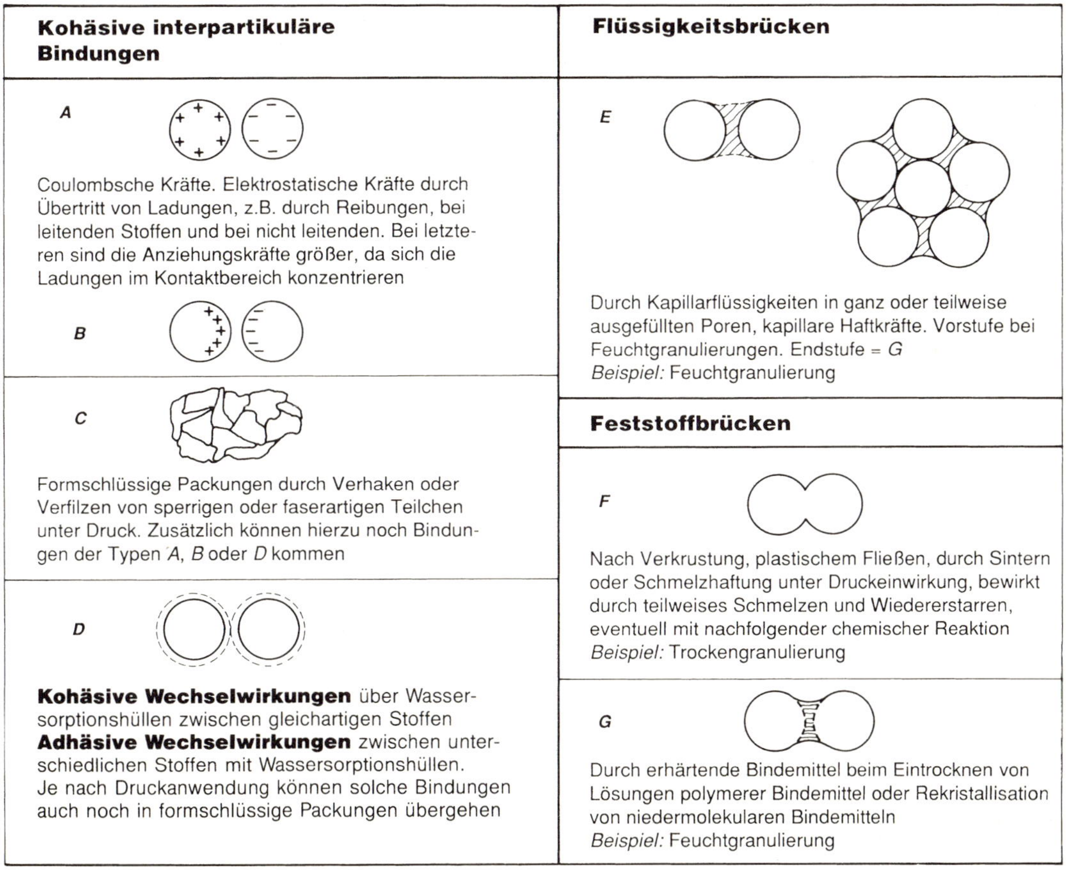

Abb. **14.15** Bindungsmechanismen in Granulaten, (nähere Erklärungen im Text).

tion von einem anderen Phänomen, nämlich von Kapillarkräften, beherrscht. Diese werden aus dem konvexen Flüssigkeitsmeniskus ersichtlich, der sich zwischen den polaren und damit gut benetzbaren Oberflächen ausbildet. Jede gekrümmte Oberfläche führt zwischen den aneinandergrenzenden Phasen (in diesem Fall der Luft und der Flüssigkeit) zu einer Druckdifferenz Δp, wonach $\Delta p = 2\sigma \cdot r^{-1}$, mit der Oberflächenspannung σ und dem Krümmungsradius r. Da die Gasphase zwangsläufig unter Atmosphärendruck steht, muß in der interpartikulären Flüssigkeit ein Unterdruck herrschen, der die beiden Partikeln immobilisiert.

- Feststoffbrücken.

  Hier ist zwischen Feststoffbrücken mit Bindemitteln und Sinterbrücken zu unterscheiden.

- Bindemittelbrücken (Abb. **14.15 G**) werden bei der Trocknung von Polymerlösungen gebildet. Solche Bindemittellösungen führen im Granulierprozeß zunächst zur Agglomeration über Flüssigkeitsbrücken. Im Verlaufe der Trocknung nimmt die Viskosität der zwischen den Partikeln kapillar aufgenommenen Flüssigkeit zu, bis sie schließlich zu einer festen Masse erstarrt. Das Polymer gewährt, insbesondere wenn es sich in amorpher Form verfestigt und wenn es über eine hohe Konzentration verschiedener polarer Gruppen verfügt, die mit polaren Grenzflächen der Partikeln in Wechselwirkung treten können, eine hohe Bindungsfestigkeit. Bei Feststoffbrücken aus Bindemitteln bleibt die Individualität der verbundenen Partikeln erhalten. Agglomerate dieser Art können deshalb nach Auflösung der Bindemittelbrücken wieder in die ursprünglichen Partikeln zerfallen.

- Sinterbrücken (Abb. **14.15 F**).

  Unter diesem Begriff werden alle Feststoffbrücken verstanden, bei denen die Individualität der ursprünglichen Partikeln durch unmittelbare Verwachsungen zu größeren Aggregaten verloren gegangen ist. Dies kann durch Verkrustung aus einer Lösung oder durch eine echte Versinterung aus einem Oberflächenschmelzfluß auftreten. Verkrustungen treten grundsätzlich während der Trocknung beim Feuchtgranulationsprozeß dann auf, wenn von der Granulierflüssigkeit Partikeln angelöst werden und das gelöste Material bei der Rekristallisation die Partikeln fest miteinander verbindet.

  Echte Sinterbrücken entstehen bei der Rekristallisation einer die Partikeln verbindenden Schmelze. Diese kann z. B. durch tribomechanische Prozesse, d. h. durch interpartikuläre Reibung, bei örtlich hohen Energiekonzentrationen vorkommen.

Ob Feststoffbrücken große Flächen zwischen den Partikeln miteinander verbinden oder nur punktuelle Bindungen entstehen, hängt nicht nur von der Art und der Konzentration der Bindemittel ab, sondern auch von den Granulierbedingungen.

In Knetern mit starkem Kneteffekt entstehen Granulate hoher Dichte, in Wirbelschichtgranulatoren dagegen eher lockere Granulate. Bei der Verwendung von Lösungsmitteldämpfen anstelle von Lösungen werden hochporöse Instantgranulate aufgebaut, die beim Einbringen in Flüssigkeiten wegen ihrer hohen Porosität außerordentlich rasch dispergieren (s. Abb. **14.16**).

Die wichtigsten Bindemittel bei der Herstellung von Granulaten in der pharmazeutischen Technologie und ihre üblichen Anwendungskonzentrationen* sind:

Stärkekleister	5–15%.
Gelatine	1– 3%.
Polyvinylpyrrolidon	3– 5%.
Celluloseether	1– 5%.

Die erforderlichen Anwendungskonzentrationen ergeben sich aus der Effektivität der Bindemittel. Von stark wirkenden Bindemitteln müssen geringere Mengen eingesetzt werden.

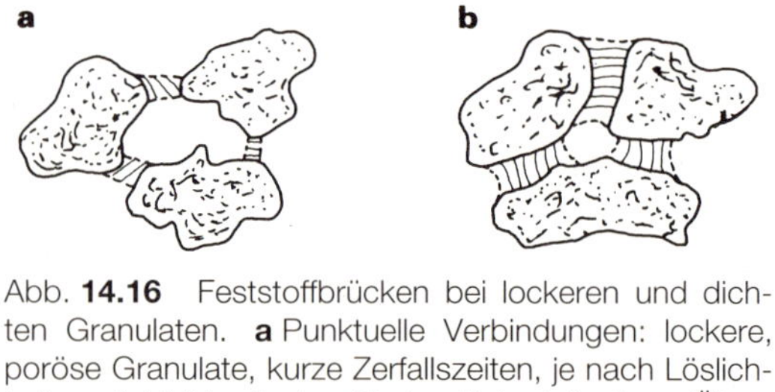

Abb. **14.16** Feststoffbrücken bei lockeren und dichten Granulaten. **a** Punktuelle Verbindungen: lockere, poröse Granulate, kurze Zerfallszeiten, je nach Löslichkeit und Klebkraft der Bindemittel; **b** breitere Überbrückungen: höhere Dichten, weniger Poren.

* Diese Prozentangaben beziehen sich auf Feststoffanteile der Bindemittel pro trockenes Granulatgemisch.

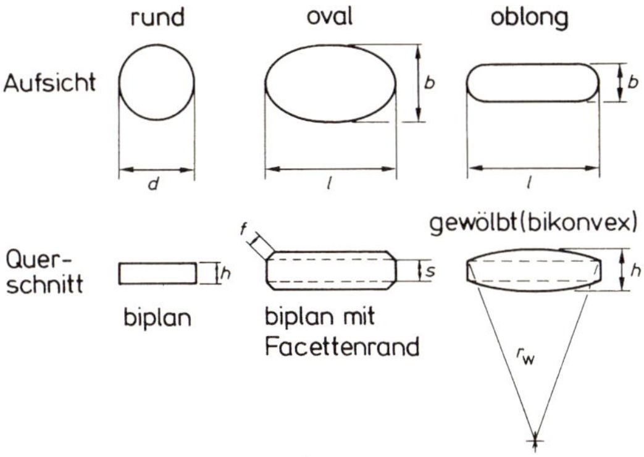

Abb. **14.17** Die wichtigsten Tablettenformen.
d Durchmesser (2 *r*),
l Länge, *b* Breite,
f Facette, *s* Steghöhe,
h Tablettenhöhe,
r_w Wölbungsradius

4 Tabletten

Tabletten werden aus technologischer Sicht als einzeln dosierte feste Arzneiformen definiert, die durch Komprimieren aus Pulvern oder Granulaten in verschiedensten Formen hergestellt werden (s. Abb. **14.17**). Gewölbte Tabletten sind vorzugsweise Zwischenprodukte bei der Herstellung umhüllter Tabletten. In dieser Eigenschaft werden sie auch als Kerne bezeichnet.

Der Ursprung des Begriffes Tablette ist das lateinische Wort „Tabuletta" und bedeutet Täfelchen. Die lateinische Übersetzung von Tablette im Arzneibuch ist jedoch nicht „Tabuletta", sondern „Compressi". Die Bezeichnung „Compressi" (Komprimate) kommt ebenfalls aus dem Lateinischen von „comprimere" und bedeutet zusammenpressen. Damit wird eine sinnvolle Verbindung zur Herstellungstechnologie hergestellt. Diese begriffliche Verbindung ist deshalb sinnvoll, weil sie ohne Einschränkung der äußeren Formgebung alle durch Komprimierung hergestellten Arzneiformen umfaßt. Die Bezeichnung „Tabuletta" dagegen bezieht sich streng genommen nur auf tafelförmige Arzneiformen.

Auch **Pastillen** können tafelförmig sein, obwohl sie definitionsgemäß keine Tabletten sind. Pastillen werden nämlich nicht durch Komprimieren, sondern durch Austropfen, Ausstechen oder Ausstanzen aus plastischen Massen verschiedenster Zusammensetzung geformt.

Physikalisch sind Tabletten als disperse Systeme gasförmig/fest einzustufen. Der Anteil der Gasphase bzw. der Poren kann dabei je nach dem Grad der Komprimierung erheblich variieren. Tabletten sind die meistgebrauchte Arzneiform. Die Gründe für ihre weite Verbreitung liegen auf der Hand.

- Sie können aus fast allen festen Wirkstoffen maschinell in großen Mengen wirtschaftlich hergestellt werden;
- sie haben eine hohe Dosierungsgenauigkeit;
- sie sind einfach und angenehm einzunehmen;
- sie sind lange haltbar, einfach zu verpacken, gut zu lagern und zu transportieren;
- die Freigabe der Wirkstoffe aus Tabletten kann mit entsprechenden Formulierungs- und/oder Herstellungstechniken in weiten Grenzen gesteuert bzw. modifiziert werden.

Tabletten werden meist nicht aus reinen Stoffen, sondern aus Gemischen von Wirkstoffen und Hilfsstoffen hergestellt. Die Hilfsstoffe haben dabei die Aufgabe, den Tabletten die Eigenschaften zu geben, die im Hinblick auf die Einfachheit und Sicherheit ihrer Handhabung, zur Optimierung ihrer Bioverfügbarkeit und ihrer Herstellung erforderlich sind.

4.1 Hilfsstoffe zum Tablettieren und Granulieren

Die speziellen Hilfsstoffe zum Tablettieren und Granulieren (s. a. Kap. 6) können gemeinsam abgehandelt werden, da für die Herstellung der beiden Arzneiformen weitgehend dieselben Stoffe verwendet werden (s. Tab. **14.1**).

4.2 Basisrezepturen für Tabletten

Die Zusammensetzung von Tabletten kann äußerst vielfältig sein. Sie müssen individuell für jeden Wirkstoff, für jeden Verwendungszweck und für jede Herstellungstechnologie entwickelt werden. Jeder Wirkstoff hat bestimmte physikalische und chemische Eigenschaften, z. B. gute oder schlechte Komprimierbarkeit oder Löslichkeit, höhere oder niedrigere Hygroskopizität, Hydrolyse- oder Oxidationsempfindlichkeit etc. Diese Eigenschaften sind bei der Wahl der Hilfsstoffe und der Herstellungsverfahren genauso zu berücksichtigen, wie die angestrebte Bioverfügbarkeit und Haltbarkeit der fertigen Arzneiform. Es ist falsch, Tabletten mit feuchteempfindlichen Penicillinen mit Wasser zu granulieren oder zu

Tabelle **14.1** Hilfsstoffe zum Tablettieren und Granulieren

Art des Hilfsstoffes	Verwendungszweck und Beispiele
Füllstoffe	Inerte und physiologisch gut verträgliche Stoffe zur Volumenauffüllung bei niedrigdosierten Wirkstoffen oder zur besseren Dispergierung von Wirkstoffen in den Arzneiformen, z. B. zur Verhinderung eines zu nahen Zusammenlagerns einzelner Wirkstoffpartikeln. *Beispiele:* Milchzucker, Cellulosepulver, Mannit, Calciumdiphosphat, verschiedene Stärken.
Sprengmittel, Zerfallsförderer oder -beschleuniger	In Wasser stark quellende Stoffe, die sich jedoch bis zu Temperaturen von 37 °C nicht lösen dürfen, z. B. Stärken und Stärkederivate, quervernetztes Polyvinylpyrrolidon, niedrig substituierte Natriumcarboxymethylcellulose. Bei Brausetabletten werden CO_2-Entwickler, wie $NaHCO_3$, eingesetzt.
Bindemittel oder Klebstoffe bei der Feuchtgranulierung	Zur Herstellung von Klebstofflösungen für die Feuchtgranulierung, z. B. Stärkekleister, Gelatine, Polyvinylpyrrolidon, Celluloseether, Zucker. Höhere Dosen von Bindemitteln als üblich können auch als Gegensprengmittel, z. B. bei Lutschtabletten, verwendet werden.
Trockenbindemittel bei der Trockengranulierung	Zur Verbesserung der plastischen Verformbarkeit oder zur Ermöglichung formschlüssiger Bindungen, z. B. mikrokristalline Cellulose, enzymatisch abgebaute und sprühgetrocknete Stärke, faserige Stoffe.
Feuchthaltemittel	Zusätze zu Tablettenmischungen, wenn diese zum Austrocknen neigen und aus diesem Grund schlecht tablettierbar werden, z. B. Glycerol oder Sorbit.
Trockenmittel oder Adsorptionsmittel	Zum Einbinden von flüssigen Wirkstoffen oder zur Vermeidung von Verflüssigungen von Tablettiermischungen, z. B. hochdisperse Kieselsäure.
Gleitmittel (Fließregulierungs-, Schmier- oder Formentrennmittel)	Zur Verbesserung der Fließeigenschaften bzw. der Rieselfähigkeit, z. B. hochdisperse Kieselsäure. Zum Reduzieren der Reibung zwischen den zu tablettierenden Mischungen und dem Tablettierwerkzeug (Stempel und Matrizen), z. B. Stearinsäure, Magnesiumstearat.

Tabletten mit hydrolyseempfindlicher Acetylsalicylsäure alkalisch reagierende Hilfsstoffe zu geben. Ebenso falsch ist es, Tabletten, die rasch zerfallen sollen, mit der hygroskopischen Saccharose oder Lutsch- bzw. Kautabletten, die sich in der Mundhöhle auflösen sollen, mit Sprengmitteln herzustellen. Rektal- und Vaginaltabletten müssen so formuliert sein, daß sie ihre Wirkstoffe auch in den geringen am Applikationsort zur Verfügung stehenden Flüssigkeitsmengen freigeben. Abb. **14.18** zeigt eine systematische Übersicht von Tabletten nach Verwendung und Herstellungstechnologie.

Bei der Entwicklung von Tabletten kann von folgender Basisrezeptur einer Tablettiermischung ohne Wirkstoff bzw. eines Simplexgranulates ausgegangen werden:

I	Stärke (Sprengmittel)		10–20%
	Bindemittel		1–15%
	Milchzucker (Füllmittel)		ad 100%
II	Stärke (Sprengmittel)		10%
	Talkum (Gleitmittel)		5–8%
	Magnesiumstearat oder Stearinsäure	(Schmiermittel)	0,5% bzw. 1,0%

In einigen Pharmakopöen werden solche einfachen, grundlegenden Granulatrezepturen unter der Bezeichnung Simplexgranulat beschrieben.

Im praktischen Sprachgebrauch wird bei Tablettenmischungen zwischen inneren Phasen (I) und äußeren Phasen (II) unterschieden. Die innere Phase mit dem Füllmittel, dem Bindemittel und erforderlichenfalls einem Sprengmittel ist das eigentliche Granulat. Die Bestandteile der äußeren Phase (II) werden dem Granulat (innere Phase I) vor der Tablettierung zugemischt. Je nach Höhe der Wirkstoffdosierung können Füllmittel ganz oder teilweise durch Wirkstoffe ersetzt bzw. kompensiert werden. Für die Wahl der Tablettenbindemittel gelten im Prinzip dieselben

Tablettenarten	Applikationsart/ Ort der Wirkstoffabgabe	Charakteristika
Einfache Tabletten 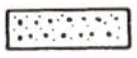	*p.o.*, im Magen oder im Darm	Häufigste Form bzw. Normalform der Tabletten, mit Sprengmitteln, rascher Zerfall
Lutschtabletten 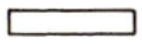	in der Mundhöhle (oral)	Ohne Sprengmittel, gegebenenfalls mit Zerfallsverzögerer, hauptsächlichste Füllmittel: Saccharose, Sorbit und Mannit
Kautabletten 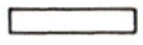	in der Mundhöhle und z. T. im Magen	
Sublingual- und Bukkaltabletten 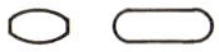	unter der Zunge bzw. in der Backentasche	
Lösungstabletten 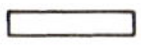	Nach Auflösung: oral oder *p.o.*, topisch, seltener parenteral	Gut löslich, möglichst nur lösliche Hilfsstoffe
Brausetabletten 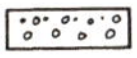	Nach Auflösung: *p.o.*	Mit Brausemischung aus Säurekomponenten und Bicarbonaten oder Carbonaten, sehr feuchtigkeitsempfindlich
Implantationstabletten	*s.c.*	Sterile oder aseptische Herstellung

p.o. = peroral; *s.c.* = subcutan

Tablettenarten	Applikationsart/ Ort der Wirkstoffabgabe	Charakteristika
Vaginaltabletten 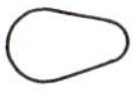	intravaginal	Spezielle anwendungsbezogene Formen und Zusammensetzungen
Rektaltabletten 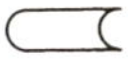	rektal	
Mehrschichtentabletten (Sandwich-Tabletten) 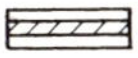	*p.o.*	Geeignet zur Trennung von miteinander unverträglichen Wirkstoffen oder zur Trennung von Initial- und Erhaltungsdosis bei Retardarzneiformen
Manteltabletten (Dry-coated-Tabletten) 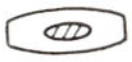	*p.o.*	
Punkttabletten (Bull-eye-Tabletten) 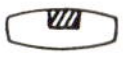	*p.o.*	
Gerüsttabletten 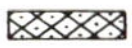	*p.o.*	Polymer- oder Wachsgerüste bzw. -matrices mit eingebetteten Wirkstoffen

Abb. **14.18** Systematik der Tabletten nach Art der Verwendung oder nach der Herstellungstechnologie.

Überlegungen, wie sie im vorhergehenden Abschnitt für die Granulatbindemittel beschrieben wurden (s. Abschn. 3.2).

Für Tabletten, die den Wirkstoff schnell freigeben sollen, sind gut lösliche Bindemittel auszuwählen. Gut lösliche Wirkstoffe können mit schwer oder unlöslichen Bindemitteln retardiert werden. Die Granulierung unlöslicher Wirkstoffe mit unlöslichen Bindemitteln ist in der Regel ein Fehler. In der äußeren Phase werden einer Tablettiermischung alle die Bestandteile zugegeben, die in feinpulvriger Form besser wirksam sind, wie Sprengmittel, Schmiermittel und Fließregulierungsmittel, oder die sich während der Granulierung verflüchtigen oder verändern können, wie z. B. Aromen.

Wenn hydrophobe Wirkstoffe oder der Verwendungszweck der Tabletten es erfordern, können der inneren oder der äußeren Phase auch noch Netzmittel bzw. Lösungsvermittler, Süßstoffe oder andere Hilfsstoffe zugesetzt werden. Pharmazeutische Tabletten sollen nicht nur eine hohe mechanische Festigkeit aufweisen. Sie müssen im Gegensatz zu technischen Komprimaten in phy-

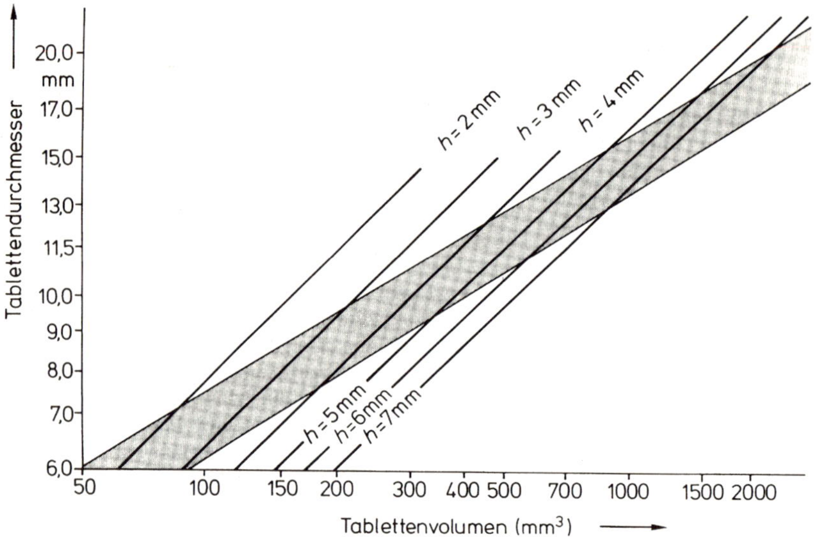

Abb. **14.19** Standardisierung von Tablettengrößen.

siologischen Flüssigkeiten auch wieder rasch zerfallen. Dies sicherzustellen, ist Aufgabe der Sprengmittel. Schmiermittel sollen das Ausstoßen der Tablette aus der Matrize erleichtern. Formentrennmittel sollen das Festkleben der Tabletten an den Stempeln verhindern.

Nach einer Faustregel soll das Verhältnis innere Phase zur äußeren Phase bzw. Granulatanteil zu Fein- oder Pulveranteil im Hinblick auf optimale Fließeigenschaften und Packungsdichten zwischen 80:20 und 90:10 liegen.

Wie unterschiedlich Tablettenrezepturen zusammengesetzt sein können, zeigt das folgende Beispiel von Calcium-Brausetabletten, die neben normalen Tablettenhilfsstoffen auch noch eine Brausemischung enthalten.

I	Calciumgluconat	529,2 T*
	Calciumcarbonat	54,0 T
	Puderzucker (Füllstoff)	121,2 T
	Natriumcyclamat (Süßstoff)	54,0 T
	Orangenaroma (Geschmackskorrigenz)	3,6 T
II	Citronensäure wasserfrei } (Brausemischung)	297,0 T
	Natriumhydrogencarbonat } (Brausemischung)	180,0 T
	Macrogol 4000 pulv. (Gleitmittel)	36,0 T
		1275,0 T

* T = Teile

4.3 Tablettengrößen und Tablettenmassen

Die geeigneten Tablettendurchmesser für bestimmte Tablettenvolumina hängen einerseits von den maximalen Füllraumtiefen der Tablettenpressen und andererseits von einem ästhetischen Verhältnis zwischen Tablettendurchmesser und Tablettenhöhe ab. Diese Grenzwerte lassen sich graphisch (s. Abb. **14.19**) und tabellarisch festlegen (s. Tab. **14.2**).

Aus den Tablettenvolumina errechnen sich in Abhängigkeit von den Dichten die Tablettenmassen. In der Praxis werden solche Tabellen

Tabelle **14.2** Zusammenstellung von Tablettendurchmessern, -höhen und -volumina

Tabletten-durchmesser (mm)	Tablettenhöhen min. und max. (mm)	Tablettenvolumen min. und max. (mm³)
6	1,8–3,0	50– 100
7	2,0–3,7	70– 140
8	2,3–4,1	110– 200
9	2,7–4,7	160– 300
10	3,0–5,1	220– 400
11	3,3–5,8	300– 500
11,5	3,6–6,1	350– 600
12	3,8–6,5	400– 700
13	4,2–7,0	500– 900
15	5,0–8,0	800–1400

oder Graphiken zur Ermittlung der kleinsten erforderlichen Zahl von Standardformaten für Tabletten benutzt, um alle Tablettenvolumina bzw. -massen zwischen bestimmten Grenzwerten lückenlos abzudecken. Je kleiner die Anzahl der erforderlichen Tablettier- und Verpackungswerkzeuge für ein ganzes Sortiment ist, desto wirtschaftlicher läßt sich dessen Tablettierung und Verpackung durchführen.

Aus Abb. **14.19** ist leicht zu erkennen, daß bei Wahl der Zwischengröße 11,5 mm auf die Tablettierwerkzeuge der Durchmesser 11 mm, 12 mm und 14 mm verzichtet werden kann. Mit der Standardreihe der Durchmesser für Tablettenwerkzeuge von 10 mm, 11,5 mm, 13 mm und 15 mm können alle Tabletten der Volumina 220–1400 mm^3 ohne größere Überschneidungen hergestellt werden (s. Tab. **14.2**).

4.4 Tablettenmaschinen

Zur Herstellung von Tabletten stehen Exzenter- und Rundlaufpressen zur Verfügung. Bei den **Exzenterpressen** wird die Preßkraft von einem Exzenter über den Oberstempel auf das zu komprimierende Gut übertragen. Der Unterstempel hat dabei nur die Aufgabe, den Matrizenraum nach unten zu begrenzen und nach der Komprimierung die fertigen Tabletten auszustoßen. Im Gegensatz zu Rundlaufpressen sind bei Exzenterpressen während des Preßvorganges nur der Oberstempel und der Füllschuh beweglich. Auf den Füllschuh wird ein Fülltrichter aufgesetzt, der für den Substanznachfluß sorgt. Mit Hilfe der Unterstempeleinstellung wird die Füllraumtiefe in der Matrizenbohrung und somit die Einstellung der Tablettenmasse reguliert. Die Verdichtung wird durch die Eintauchtiefe des Oberstempels eingestellt (s. Abb. **14.20**). Während die Oberstempelbewegung durch den Exzenter direkt bewirkt wird, erfolgen die Ausstoßbewegungen des Unterstempels und die Füllschuhbewegung über eine Schablonensteuerung, die synchron mit dem Exzenterantrieb läuft. Die Tablettiermischungen oder -granulate im Füllschuh und im Fülltrichter dürfen sich bei den Rüttelbe-

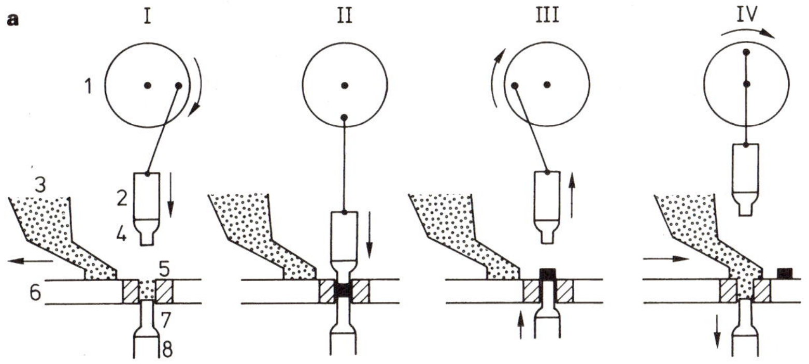

Abb. **14.20a** Schematische Darstellung des Preßvorgangs auf einer mit Einfachstempeln ausgerüsteten Exzentertablettenpresse.
1 Exzenterscheibe, 2 Oberstempelhalter, 3 Fülltrichter, 4 Oberstempel, 5 Matrize, 6 Matrizentisch, 7 Unterstempel, 8 Unterstempelhalter

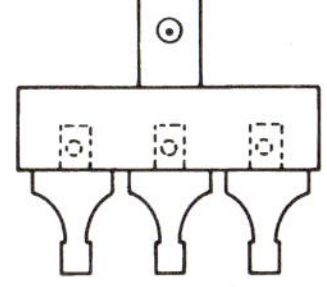

14.20b
Mehrfachstempel

Position I. Der Unterstempel ist in der Ausgangsstellung und begrenzt den Füllraum (Volumen der Matrizenbohrung) derart, daß er genau soviel von der zu tablettierenden Mischung aufnehmen kann, wie der Masse einer Tablette entspricht. Der Oberstempel ist auf dem Weg nach unten.
Position II. Unterer Wendepunkt mit maximaler Verdichtung des Tablettiergutes.
Position III. Der Oberstempel ist auf dem Weg nach oben, während der Unterstempel die fertige Tablette aus der Matrize drückt. Auf eine exakte Unterstempeljustierung ist hierbei unbedingt zu achten, um Beschädigungen von Tabletten und von Stempelrändern zu vermeiden.
Position IV. Der Oberstempel hat den oberen Wendepunkt erreicht, und der Unterstempel ist wieder in seiner Ausgangsstellung. Gleichzeitig bewegt sich der Füllschuh über die Matrizenöffnung, füllt diese mit dem zu tablettierenden Gut und geht wieder in seine Ausgangsstellung zurück. Anschließend beginnt der Komprimierprozeß mit der Position I wieder von neuem.

wegungen der Exzenterpressen nicht entmischen. Matrizen und Matrizentisch sind bei den Exzenterpressen feststehend.

Matrizen sind zylindrische Scheiben zum Einsetzen in den Matrizentisch; sie haben zentrische Bohrungen, deren Abmessungen dem Tablettendurchmesser entsprechen und die das zu tablettierende Gut aufnehmen. Bedenkt man, daß die Stempel auf 1/100 mm genau in die Matrizen eingepaßt sind, dann ist höchste Sorgfalt bei jedem Aus- und Einbau von Stempeln und Matrizen in Tablettenpressen selbstverständlich. Sollen die Tablettenwerkzeuge ihre Präzision über einen längeren Zeitraum bewahren, dann sind sie sofort nach jedem Gebrauch gründlich zu reinigen, zu polieren und gegen Stoß und Fall gesichert aufzubewahren.

Exzenterpressen haben mit Einfachwerkzeugen nur geringe Stundenleistungen von rund 1500 bis 3000 Tabletten. Mit Mehrfachwerkzeugen, das sind Stempelhalterungen mit mehreren Stempeleinsätzen und Matrizen der entsprechenden Anzahl von Bohrungen, lassen sich diese Leistungen erhöhen. Exzenterpressen werden hauptsächlich zur Herstellung kleinerer Chargen oder zur Herstellung größerer Komprimate, z. B. von Briketts oder Veterinärtabletten (Boli), eingesetzt.

Bei **Rundlaufpressen** wird die Verdichtung mit Ober- und Unterstempel, die durch zwei

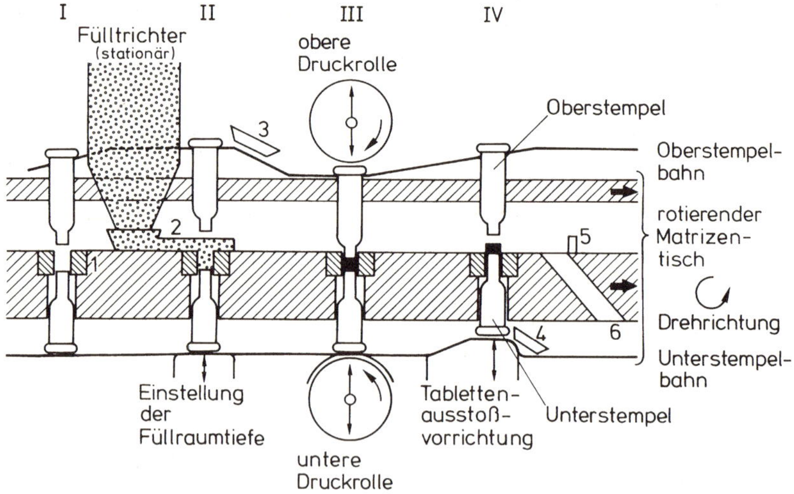

Abb. **14.21** Schematische Darstellung des Preßvorganges auf einer Rundlauftablettenpresse.
1 Matrizen, 2 Füllrechen, 3 Niederzugschiene für Oberstempel, 4 Niederzugschiene für Unterstempel, 5 Tablettenauswerfer, 6 Ablaufrinne; die rotierenden Maschinenteile sind schraffiert, die schwarzen Pfeile geben die Drehrichtung an.
Position I. Der Oberstempel ist auf der Oberstempelbahn auf dem Weg nach oben. Der Unterstempel ist in seiner untersten Stellung und öffnet den Füllraum der Matrize voll für die Aufnahme des zu tablettierenden Gutes. Zwischen den Positionen I und II fließt aus dem Fülltrichter das zu tablettierende Gut in den Füllrechen, der die Aufgabe hat, dieses gleichmäßig in die Füllräume der Matrizen zu verteilen. Da die Unterstempel auf ihrer Unterstempelbahn dabei auf dem untersten Niveau bleiben, werden die Füllräume etwas überfüllt.
Position II. Der Oberstempel ist auf dem obersten Niveau seiner Bahn. Der Unterstempel wird bei der Einstellung der Füllraumtiefe auf eine der Dosierung entsprechende Höhe angehoben, wobei der letzte Füllrechenteil die Überfüllungen abstreift. Auf diese Weise werden sehr exakte und gleichmäßige Dosiergenauigkeiten gewährleistet.
Position III. Zwischen der oberen und unteren Druckrolle, an der Preßstation, werden die optimale Verdichtung zur Formung der Tablette sowie die optimale Preßzone in der Matrize durch Regulieren der beiden Druckrollen eingestellt. Die Niederzugschienen sollen nicht regelmäßig in Aktion treten, sondern nur wenn sich die Stempel einmal nicht frei bewegen, weil beispielsweise Pulverteilchen in die Führungen eingedrungen sind.
Position IV. Der Unterstempel stößt die fertige Tablette aus. Die Unterstempelstellung muß dabei äußerst sorgfältig vorgenommen werden, damit die Tabletten einwandfrei und unversehrt abgestreift werden und die Stempelränder nicht am Abstreifer beschädigt werden. Der Abstreifer schiebt die Tablette anschließend auf eine Ablaufrinne. Der Oberstempel ist zur selben Zeit wieder auf dem Weg nach oben, und dann beginnt der Komprimiervorgang wieder von vorne.

Druckrollen aufeinander zugeführt werden, gleichzeitig bewirkt. Die Stempelpaare (Ober- und Unterstempel) befinden sich gemeinsam mit den Matrizen in einem rotierenden Matrizentisch, wobei pro Umlauf eines Stempelpaares eine Tablette gepreßt wird. Die Auf- und Abbewegungen der Stempel werden in der Hauptsache von schienenartigen Bahnen bestimmt. Zusätzliche Niederzugschienen unterstützen schwierige Bewegungsphasen vor den Preßstationen (Druckrollen) und nach dem Tablettenausstoß. Fülltrichter und Füllrechen stehen bei den Rundlaufpressen im Gegensatz zu den Exzenterpressen fest (s. Abb. **14.21**).

Die gezeigte schematische Darstellung ist auf vier charakteristische Positionen eines Umlaufes des Matrizentisches abstrahiert. In Wirklichkeit gibt es auf der runden rotierenden Matrizenscheibe so viele Stationen, wie die Maschine Matrizen und Stempelpaare besitzt. Es gibt Rundlaufpressen, die pro Umlauf und Stempelpaar eine Tablette pressen und solche, die dieses Ergebnis bereits mit einem halben Umlauf erreichen. Diese Maschinen müssen zwei Preßstationen und zwei Füllstationen haben. Die Leistungen von Rundlaufpressen reichen von rund 10000 bis zu 1 Million Tabletten pro Stunde, je nach Anzahl der Stempelpaare, der Rotationsgeschwindigkeit, der Preßstationen und der eventuellen Verwendung von Mehrfachwerkzeugen. Rundlauftablettenpressen eignen sich vor allem zur Herstellung großer Chargen. Von Nachteil ist, daß die Größe der herzustellenden Tabletten durch die Größe der rotierenden Matrizenscheibe und der Anzahl der Stempelpaare begrenzt ist. Je kleiner die Matrizenscheibe und je größer die Anzahl der Stempelpaare ist, desto kleiner werden die maximalen Durchmesser der einsetzbaren Matrizen sein. Ein weiterer Nachteil ist, daß Rundlaufpressen nicht so hohe Preßkräfte erlauben wie Exzenterpressen. Demgegenüber steht der Vorteil einer raschen und wirtschaftlichen Herstellung großer Tablettenmengen. Bei sehr schnell laufenden Rundlaufpressen kann die Nachfließgeschwindigkeit des zu tablettierenden Materials problematisch werden. Deshalb sind heute alle Hochleistungsrundlaufpressen mit **Rührflügelfüllschuhen** ausgerüstet (s. Abb. **14.22**).

Wegen der unterschiedlichen Preßcharakteristiken und Preßgeschwindigkeiten zwischen Exzenter- und Rundlauftablettenpressen ist es nicht überraschend, wenn bestimmte Tablettiermischungen, die sich auf Exzenterpressen einwandfrei verarbeiten lassen, für Rundlaufpressen keineswegs optimal sind.

Die Herstellung von **Mehrschichten- oder Manteltabletten** (s. Abb. **14.18**) wird meist mit Rundlauftechniken durchgeführt. Sie erfordert jedoch speziell konstruierte Maschinen. Voraussetzung sind mindestens zwei Füll- und Preßstationen. Außerdem muß der Unterstempel auf verschiedene Füllhöhen einregulierbar sein. Denn zur Herstellung von Mehrschichtentabletten geht der Unterstempel an der ersten Füllstation auf eine Teilfüllraumtiefe und füllt auf diese Weise die erste Schicht ein. An der ersten Preßstation wird diese so schwach als möglich komprimiert. Danach geht der Unterstempel auf die nächste Füllraumtiefe und füllt an der zweiten Füllstation die zweite Schicht ein. An der letzten Preßstation findet die endgültige Komprimierung statt (s. Abb. **14.23a**).

Wichtig hierbei ist, daß zwischen den Füllrechen der einzelnen Füllstationen Vorrichtungen für eine saubere Trennung der einzelnen Schichten eingerichtet werden können und daß die ersten Schichten schwächer komprimiert werden. Findet die Hauptkomprimierung, d.h. die Kompri-

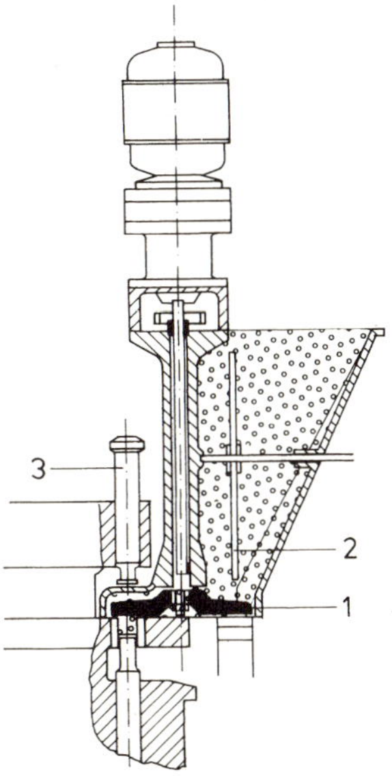

Abb. **14.22** Schematische Darstellung eines Rührflügelfüllschuhes, wie sie heute praktisch an allen Hochleistungstablettenpressen anstelle der Füllrechen verwendet werden; 1 horizontal rotierender Rührflügel, 2 oszillierender Mischstab, 3 Stempel der Tablettenpresse (Fette GmbH, Schwarzenbek b. Hamburg).

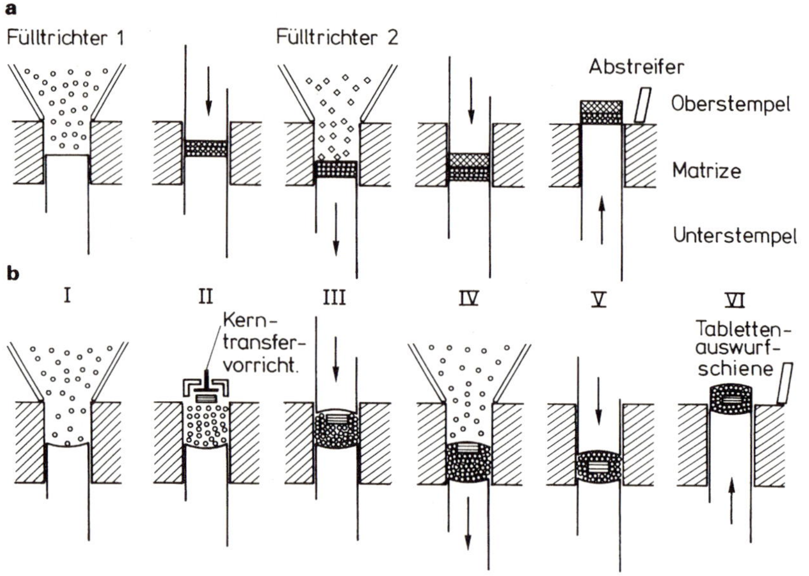

Abb. **14.23** Herstellung von Mehrschichtentabletten (**a**) und von Manteltabletten (**b**) (nach Kilian & Co, GmbH, Köln-Niehl).

a I Unterstempel auf Teilfülltiefe, Einfüllung der ersten Schicht in die Matrize
a II Leichte Komprimierung der ersten Schicht durch den Oberstempel
a III Absenken des Unterstempels auf die nächste Füllhöhe. Einfüllen der zweiten Schicht
a IV Endkomprimierung
a V Ausstoßen der Mehrschichtentablette
b I Unterstempel auf Teilfülltiefe, Einfüllung der Mantelmischung für die untere Mantelhälfte
b II Aufsetzen und Zentrieren des Kernes mit der Transfer- und Zentriervorrichtung
b III Leichtes Komprimieren der unteren Mantelhälfte, gleichzeitig Anpressen des Kernes
b IV Weiteres Absenken des Unterstempels auf die nächste Fülltiefe, Einfüllen der zweiten Hälfte der Mantelmischung
b V Endkomprimierung
b VI Ausstoßung der Manteltablette

mierung mit der höchsten Verdichtung, nicht mit dem letzten Schritt statt, ergeben sich Probleme bei der Haftung zwischen den Schichten. Die Herstellung von Mantel- oder Punkttabletten verläuft ganz ähnlich wie die Herstellung von Dreischichtentabletten. Abweichend hiervon wird anstelle der mittleren Schicht – bei der Manteltablette – oder der letzten Schicht – bei der Punkttablette – ein Tablettenkern eingesetzt (s. Abb. **14.23b**). Eine Punkttablette ist praktisch eine Manteltablette, bei welcher der Kern nicht vollständig umhüllt ist. Der Kern ist deshalb an der Oberseite sichtbar (s. Abb. **14.18**, Abschn. 4.2). Das Einsetzen der Kerne in die Mantelmischung besorgt ein Transfer- und Zentriermechanismus. Manteltabletten können entweder auf einer synchron laufenden Doppelrundlaufpresse (Drycota, Manesty) hergestellt werden oder auf zwei Rundlaufpressen (Prescota, Kilian). Bei der Doppelrundlaufpresse werden die Kerne auf dem einen Turm der Rundlaufpresse hergestellt und durch den dazwischenliegenden Transfer- und Zentriermechanismus auf den Turm der zweiten Rundlaufpresse überführt, wo das Aufpressen des Mantels erfolgt. Für die andere Methode sind eine normale Rundlaufpresse zur Herstellung der Kerne und eine Spezialrundlaufpresse mit einem Transfer- und Zentriermechanismus erforderlich. Vorteil der Doppelrundlaufpresse zur Herstellung von Manteltabletten ist, daß die Kerne auf dem ersten Turm sehr weich vorgepreßt werden können. Die Endkomprimierung ergibt auf diese Weise eine sehr gute Haftung zwischen Kern und Mantel. Vorteil der Methode mit zwei Maschinen ist, daß beide Maschinen auch zur Herstellung von normalen Tabletten eingesetzt werden können. Dies wird jedoch mit dem Nachteil erkauft, daß die Kerne härter gepreßt werden müssen, damit sie schadlos auf die zweite Maschine überführt werden können.

4.5 Herstellung von Tabletten

Der einfachste und ökonomischste Weg zur Tablettenherstellung ist die **Direkttablettierung,** d. h. ohne vorhergehende Granulation. Voraussetzung dazu sind eine ausreichende plastische Verformbarkeit der Tablettiermischungen, gute Fließeigenschaften und keine Entmischungstendenzen. Diese drei Voraussetzungen zu beherrschen, ist außerordentlich schwierig. Kristalline Substanzen können aufgrund ihrer Kristallstruktur einen großen Elastizitätsbereich aufweisen, der erst bei hohen Materialspannungen in eine irreversible Verformung, plastisches Fließen oder Bruch übergeht. Außerdem kann die Anisotropie der Kristalle auf den ganzen Preßling übertragen werden. Entmischungserscheinungen treten vor allem bei niedrig dosierten Tabletten nachteilig in Erscheinung. Schon geringe Abweichungen bei den Mischungsbestandteilen in Partikelgröße oder Partikelform können zu Tabletten führen, die nicht ausreichend mechanisch fest sind. Aus diesen Gründen wird die Direkttablettierung nicht allzu oft durchgeführt. Daneben ist auch die **Trockengranulierung** eine Möglichkeit der trockenen Verarbeitung von feuchtigkeitsempfindlichen Mischungen. Eine wichtige Regel bei dieser Technologie ist, daß Trockengranulate weicher gepreßt werden müssen als die anschließend daraus herzustellenden Tabletten. Wird diese Regel nicht eingehalten, ist es schwierig oder sogar unmöglich, die Trockengranulate auf Tablettenpressen noch genügend weiter zu verformen. Das Ergebnis sind nicht genügend feste Tabletten. Trockengranulate sind das Zwischenprodukt der Wahl für Tabletten, die feuchtigkeitsempfindliche Wirkstoffe enthalten. Entmischungstendenzen werden durch die Trockengranulierung praktisch ausgeschaltet.

Feuchtgranulate lassen sich am sichersten und am komplikationslosesten tablettieren. Deshalb

Tabelle **14.3** Fehler, die bei der Tablettenherstellung auftreten können

Fehler	Ursachen und Behebung
Ungenügende mechanische Festigkeit	– zu geringer Preßdruck – ungeeignetes Bindemittel oder zu wenig Bindemittel – zu hoher Stärkeanteil – zu hoher Gleit- oder Schmiermittelzusatz – zu niedriger Feuchtigkeitsgehalt bzw. übertrocknete Tablettiermischung – ungenügende plastische Verformbarkeit
Deckeln der Tabletten (schichtenweises Aufreißen)	– zu niedrige Feuchtigkeit, Verbesserung durch Zusatz eines Feuchthaltemittels – durch Lufteinschlüsse, evtl. Behebung durch Spezialtablettenmaschine mit Vordruckrolle oder durch Reduktion der Preßgeschwindigkeit, evtl. auch Reduktion des Preßdrucks – zu hohe Rückdehnung, Verbesserung durch Zusatz eines Hilfsstoffes, welcher die plastische Verformbarkeit erhöht, z. B. mikrokristalline Cellulose – Vorzugsorientierungen im Komprimat, daher unterschiedliche achsiale und radiale mechanische Festigkeit. Behebung durch Granulieren der Mischungs-Komponenten oder Verminderung der Partikelgrößen des Ausgangsmaterials
Kleben der Tablettenmischung an den Stempelwerkzeugen oder zu hohe Reibung in den Matrizen („Harzen")	– zu wenig Schmier- bzw. Formentrennmittel – zu hoher Feuchtigkeitsgehalt der Mischung – Schmelzpunkterniedrigung durch eutektisches Verhalten, Behebung durch Zusatz eines Adsorptions- bzw. Trocknungsmittels, z. B. hochdisperse Kieselsäure
Ungenügende Zerfallszeit	– ungeeignetes Sprengmittel – zu wenig oder fehlender Zerfallsbeschleuniger – zu hydrophob bzw. zu wenig oder fehlender Netzmittelzusatz – zu wenig wasseraufsaugende Hilfsstoffe wie hochdisperse Kieselsäure oder Stärke – zu geringe Porosität bzw. zu hoher Preßdruck – gut lösliche Komponenten in der Mischung, die über osmotische Effekte Zerfallsbeschleuniger unwirksam machen
Dosierungsschwankungen	ungenügendes Fließverhalten der Tablettenmischung, Verbesserung durch Optimierung der Partikelgrößen oder Zusatz von hochdisperser Kieselsäure

sind sie das häufigste Zwischenprodukt bei der Herstellung von Tabletten.

Fehler, die beim Herstellen von Tabletten auftreten können, sind in Tab. **14.3** zusammengestellt.

4.5.1 Bindung in Tabletten

Voraussetzung zur Herstellung von mechanisch ausreichend stabilen Tabletten mit geringen Masseschwankungen bzw. mit hohen Dosierungsgenauigkeiten ist, daß die Tablettiermischungen oder Granulate ausreichend plastisch verformbar sind und auch bei hohen Herstellungsgeschwindigkeiten gut in die Matrizenbohrungen fließen. Die Ordnungsgrade dieser Schüttungen in den Matrizen müssen reproduzierbar sein. Sie sind in etwa vergleichbar mit denen, die bei der Bestimmung von Schütt- und Stampfvolumen erreicht werden (s. Abschn. 2.1.4). Dies erklärt auch, weshalb die Schütt- und Stampfvolumina zur Charakterisierung und Optimierung von Tablettenmischungen herangezogen werden.

Im Verlaufe von Komprimierprozessen werden die säulenförmigen Schüttungen in den zylindrischen Matrizenbohrungen zunächst zwischen Ober- und Unterstempel zusammengeschoben.

Die Vorverdichtung ist beendet, wenn die Partikeln nicht mehr aneinander abgleiten können. Durch das weitere Vordringen der Stempelwerkzeuge in die Matrize erfolgt nach diesem Abschnitt die Verformung der Partikeln. Die Verformung ist zunächst elastisch. Sie führt zum Aufbau von Zwangskräften, die vom vordringenden Stempel überwunden werden müssen. Der Bereich, über den die für die Tablettierung in Frage kommenden Substanzen elastisch verformbar sind, ist relativ klein.

Nach Überschreiten der Elastizitätsgrenze setzt die irreversible Verformung ein, die für die Tablettierung mit Vorzug eine plastische Verformung sein sollte. Die Fließgrenze, d. h. diejenige Materialspannung, oberhalb der das plastische Fließen beobachtet werden kann, sollte so niedrig wie möglich sein. Spröde Substanzen, die bei überelastischer Beanspruchung brechen, sowie hochelastische Materialien eignen sich kaum für die Tablettierung. Sie lassen sich jedoch durch Einbettung in geeignete Hilfsstoffe mit guten plastischen Eigenschaften in besser tablettierbare Produkte überführen.

Für den Zusammenhalt der Komprimate kommen Kohäsions- bzw. Adhäsionskräfte, Feststoffbrücken oder formschlüssige Bindungen in Betracht (s. Abschn. 3.2, Abb. **14.15**). Die verschiedenen Bindungsarten kommen häufig nebeneinander vor. Je nachdem welche der Bindungen die Eigenschaften der Tabletten im wesentlichen beherrscht, lassen sich die Preßlinge klassifizieren.

1 Preßlinge, die durch Kohäsions- bzw. Adhäsionskräfte zusammengehalten werden. Sie sind im Hinblick auf rasche Zerfallbarkeiten vorteilhaft.

2 Preßlinge mit sich langsam lösenden Feststoffbrücken, die Sinterbrücken oder aber auch Bindemittelbrücken sein können. Sie werden z. B. für Lutschtabletten hergestellt.

Formschlüssige Bindungen werden nur in vereinzelten Spezialfällen angestrebt. Prinzipiell gilt also für die Bindung in Tabletten ähnliches wie für die Bindung in Trockengranulaten (s. Abschn. 3.2).

Fehlerfreie Kristalle sind besonders fest und haben ausgeprägte elastische Eigenschaften, die sich in einem hohen Elastizitätsmodul widerspiegeln (Hookesches Gesetz s. Kap. 4, Abschn. 2.3.3). Sie sind deshalb erst im Bereich hoher Materialspannungen irreversibel verformbar. Besser zu verformen sind Realkristalle, die sich durch eine mehr oder minder hohe Konzentration von Gitterfehlern, wie z. B. Leerstellen, Zwischengitterplätzen, Fremdbausteinen, Stufen- oder Schraubenversetzungen, auszeichnen. Die Gitterstrukturen solcher Kristalle sind um so geschwächter, je höher die Fehlstellenkonzentration ist. Die Verformbarkeit ist auch entscheidend von der Art der das Gitter zusammenhaltenden Sekundärvalenzen sowie der Geometrie des Gitters abhängig. Acetylsalicylsäurekristalle lassen sich leichter plastisch verformen als Milchzuckerkristalle.

Häufig werden bei der Granulatbereitung oder auch bei der Direkttablettierung den Wirkstoffen Hilfsstoffe zugesetzt, die ein ausgesprochen gutes plastisches Fließvermögen besitzen. Diese führen aufgrund ihrer niedrigen Fließgrenze zu einer Verminderung der Preßkräfte und sind in der Lage, weniger gut verformbare Arzneistoffkristalle zu umfließen. Eine derartige Funktion übernehmen im allgemeinen bereits Zusätze von Bindemitteln. Bindemittel sind mit Vorzug makromolekulare polare amorphe Substanzen, die aufgrund ihrer amorphen Beschaffenheit ein isotropes Verformungsverhalten aufweisen und damit optimale Voraussetzungen für das Einfließen in jeden zur Verfügung stehenden Hohlraum liefern.

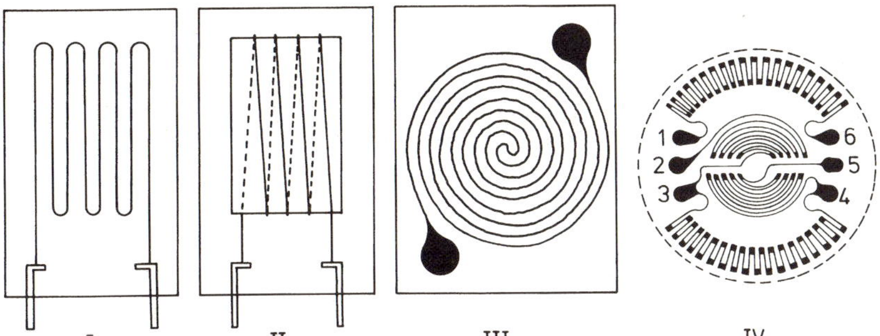

Abb. **14.24** Schematische Darstellung einiger Drahtgitter- (I, II, III) und Foliengitter-Dehnmeßstreifen (IV) mit zwei bzw. sechs Anschlußkontakten.

4.5.2 Verfolgung des Druckverlaufes bei der Herstellung von Tabletten

Durch die Ausrüstung von Tablettenpressen mit elektronischen Kraftmeßvorrichtungen und Weggebern, die die jeweilige Position der Stempelwerkzeuge erfassen, läßt sich eine relativ exakte Analyse über alle mechanischen Vorgänge, die sich während der Tablettierung abspielen, durchführen.

Für die Messung der Preßkräfte eignen sich zwei verschiedene Aufnehmertypen:

1 Dehnmeßstreifen (DMS)

2 piezoelektrische Aufnehmer oder Druckgeber.

Dehnmeßstreifen – früher Dehnungsmeßstreifen genannt – bestehen aus meanderförmig gelegten oder spiralig gewickelten Konstantandrähten oder dünnen entsprechend geformten Metallfolien, die in Polymerfolien eingebettet sind (s. Abb. **14.24**).

Dehnmeßstreifen werden zur Kraftmessung auf belastete Maschinenteile geklebt und übernehmen dadurch die unter der Belastung an diesen Maschinenteilen auftretenden Verformungen. Da die Maschinenteile unter den üblichen Belastungen ideal elastisch verformt werden, ist auch die Verformung des Dehnmeßstreifens und damit des eingebetteten Drahtes proportional zu den zu messenden Kräften. Die Verformung des Drahtes führt damit zu Widerstandsänderungen, die diesen Veränderungen proportional sind und die in einer Brückenschaltung in Spannungssignale überführt werden können. Die Dehnmeßstreifen werden im Falle von Kraftmessungen bei der Tablettierung bei Exzenterpressen vorzugsweise auf die Stempelhalter geklebt. Eine Applikation der Streifen auf die Stempel, die aufgrund ihres kleineren Querschnitts größere Verformungen erleiden und daher ein empfindlicheres Signal liefern sollten, ist zu vermeiden, da die Verformungen der Stempel bei hohen Belastungen den Proportionalbereich überschreiten.

Zur Ausschaltung von Temperatureinflüssen werden entweder zwei Dehnmeßstreifen – einer in der Stauchungs- bzw. Dehnungseinrichtung und ein zweiter quer dazu – aufgebracht, oder es wird ein Spezialdehnmeßstreifen benutzt (s. Abb. **14.24** IV) und in eine Kompensationsschaltung gebracht.

Piezoelektrische Druckgeber nutzen den piezoelektrischen Effekt aus, der darauf beruht, daß bei reinen Quarzkristallen oder bestimmten Werkstoffen, z. B. Bariumtitanat, bei Zug- oder Druckbelastungen durch Kristallgitterverspannungen elektrische Ladungen auftreten (s. Abb. **14.25**). Werden solchen Kristallen oder geeigneten synthetischen Werkstoffen an zwei Seiten Elektroden aufgedampft, lassen sich über diese Elektroden die den Zug- oder Druckbeanspruchungen proportionalen elektrischen Spannungen abnehmen und nach entsprechenden Verstärkungen weiter verarbeiten. Die piezoelektrischen Druckgeber lassen sich nicht einfach wie Dehnmeßstreifen aufkleben. Sie sind so in die Maschine einzubauen, daß sie den gesamten Kraftfluß oder einen definierten Anteil desselben aufnehmen. Dafür sind sie gegenüber Temperatureinflüssen, die bei Dehnmeßstreifen kompensiert werden müssen, praktisch unempfindlich. Mit Dehnmeßstreifen oder piezoelektrischen Druckgebern ausgerüstete Tablettenpressen werden als instrumentierte Tablettenpressen bezeichnet und sowohl zur Datengewinnung bei der Forschung und Entwicklung als auch während der produktionsmäßigen Herstellung von Tabletten eingesetzt.

Forschungs- und Fabrikationstablettiermaschinen werden heute in den verschiedensten Ausführungen serienmäßig mit Kraftaufnehmern ausgerüstet.

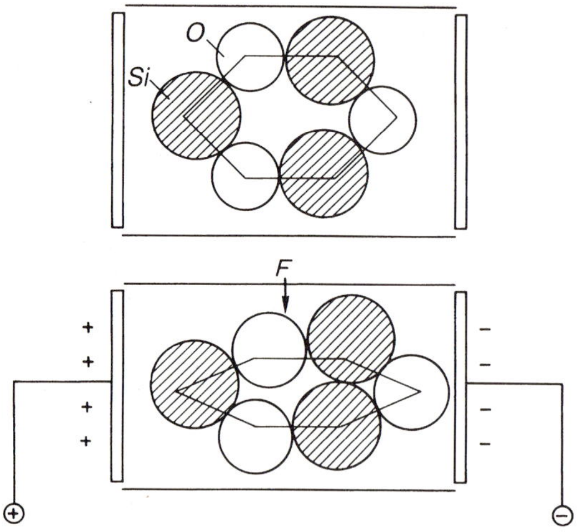

Abb. **14.25** Schematische Darstellung des piezoelektrischen Effektes. *F* Krafteinwirkung; *Si* = Silicium; *O* = Sauerstoff.

In der Forschung und Entwicklung werden die bei der Tablettierung auftretenden Preßkräfte häufig in Abhängigkeit von der jeweiligen Stellung der Preßwerkzeuge aufgenommen. Zu diesem Zweck bedient man sich **induktiver Weggeber.** Diese bestehen aus einer länglichen Spule mit Mittelabgriff. In der Spule befindet sich ein frei beweglicher Eisenkern, der mit dem Oberstempelhalter mechanisch fest verbunden wird. Die Spule dagegen ist mechanisch mit irgendeinem Bezugspunkt der Maschine, z. B. dem Unterstempelhalter, gegen den die jeweilige Stellung des Oberstempelhalters gemessen werden soll, fest verbunden. Befindet sich der Spulenkern genau in der Mitte der Spule, sind die Selbstinduktivitäten und damit die Wechselstromwiderstände der beiden Spulenhälften genau gleich. Bei einer Verschiebung gegenüber dieser Lage, die durch eine Veränderung der Stellung des Oberstempelhalters zustande kommt, ändert sich das Verhältnis der Wechselstromwiderstände der beiden Spulenhälften zueinander, so daß bei einer entsprechenden Brückenschaltung eine der Stellungsänderung proportionale Spannung gemessen werden kann. Induktive Weggeber gestatten sehr genaue und empfindliche geometrische Vermessungen. Sie werden u. a. auch in elektronischen Waagen verwendet.

Für die Messung gerade bei der Tablettierung wichtig ist die sorgfältige Wahl des Bezugspunktes, da häufig übersehen wird, daß viele Maschinenteile durch die Belastung der Maschine ihre Lage verändern.

Die den Preßkräften proportionalen Spannungen werden zur unmittelbaren Aufzeichnung einem Oszillografen zugeführt oder aber zunächst digitalisiert und in einer geeigneten Datenverarbeitungsanlage abgespeichert.

Wenn die Preßkraft in Abhängigkeit zur Zeit in einer Exzenterpresse sowohl für den Oberstempel als auch für den Unterstempel aufgezeichnet wird, ergeben sich die in den Abb. **14.26** dargestellten Diagramme.

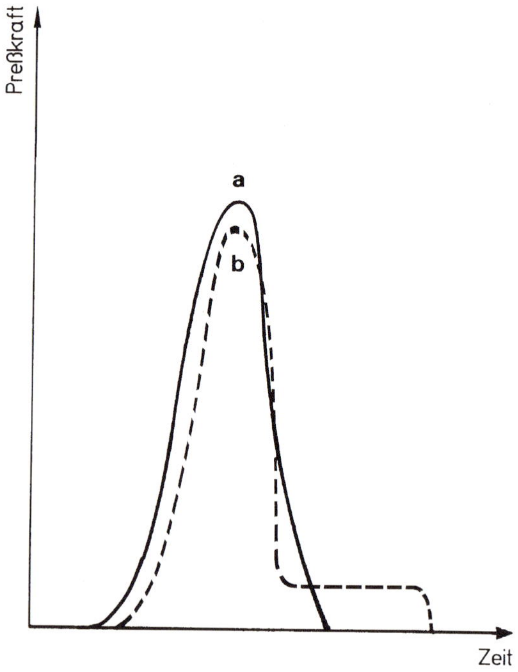

Abb. **14.26** Registrierung der Preßkraft bei der Tablettierung in einer Exzenterpresse: **a** mit Kraftmessung am Oberstempel (durchgezogene Linie), **b** mit Kraftmessung am Unterstempel (gestrichelte Linie).

Das Diagramm **14.26a** zeigt, daß der Kraftanstieg und der Kraftabfall unsymmetrisch zueinander verlaufen. Dies ergibt sich zwangsläufig aus der irreversiblen Verformung des Tablettiergutes. Die Preßkraft steigt unmittelbar oder kurz nach Eindringen des Stempels in die Matrize stetig bis zum Kompressionsmaximum an. Die Preßkraft im Kompressionsmaximum spiegelt die elastischen Kräfte in der Substanz wider, die im

Augenblick der maximalen Kompression vorherrschen. Diese werden in der nachfolgenden Entspannungsphase wieder abgebaut. Da die Tablette sich aber nur über einen kleinen Weg entspannt, fällt die Preßkraft nach dem Kompressionsmaximum steiler ab als sie sich vor dem Maximum aufgebaut hat.

Das Unterstempelkraftdiagramm **14.26b** zeigt einen geringfügig anderen Verlauf. Der Preßkraftanstieg beginnt zu einem etwas späteren Zeitpunkt als beim Oberstempel, da infolge der Reibung der Substanz an der Matrizenwand die Kraftübertragung vom Oberstempel zum Unterstempel verzögert erfolgt. Die Preßkraft im Maximum ist infolge der ebenfalls reibungsbedingten unvollständigen Kraftübertragung geringer. Der Kurvenverlauf ist wie am Oberstempeldiagramm unsymmetrisch, zeigt aber am Kraftabfallast eine über längere Zeit bestehende Restkraft, die erst mit dem Ausstoß der Tablette auf Null abfällt. Diese Restkraft hat ebenfalls eine Ursache in der Reibung. Sie spiegelt die Haftreibung der fertigen Tablette in der Matrize wider, wobei zu berücksichtigen ist, daß diese neben dem Haftreibungskoeffizienten von der Intensität der radialen Verspannungen abhängt.

Abb. **14.27** zeigt als Beispiel ein Diagramm, das die am Oberstempel einer Exzenterpresse auftretende Kraft in Abhängigkeit von der jeweiligen Position des Oberstempels in der Matrize wiedergibt.

Der Koordinatenursprung O wird zweckmäßigerweise so gewählt, daß er der Position des Oberstempels unmittelbar vor dem Eintauchen in die Matrize entspricht. Mit U ist der untere Totpunkt des Stempels markiert. Würde der Stempel bis zur Berührung des Unterstempels in

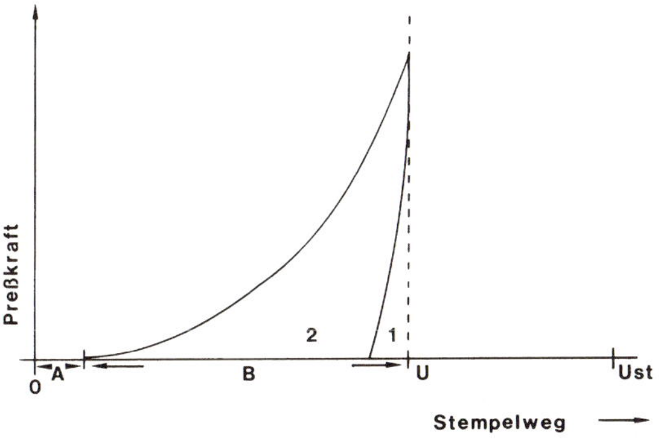

Abb. **14.27** Abhängigkeit der Preßkraft bei der Tablettierung in einer Exzenterpresse von der jeweiligen Position des Oberstempels in der Matrize.

die Matrize vordringen, so würde dies bei der Position Ust geschehen.

Die Vorkompression, bei der die Partikeln noch aneinander abgleiten können und damit dem vordringenden Stempel ausweichen, ist durch den Abschnitt A gekennzeichnet. Erst nach der Vorkompression setzt im wesentlichen die Partikeldeformation und damit der Anstieg der Preßkraft ein. In dieser Phase B der Tablettierung wird ein ständig steigender Anteil des Preßgutes bis über die Elastizitätsgrenze verspannt und plastisch unter Auffüllung von Hohlräumen verformt. Aufgrund dieser Tatsache muß die Preßkraft, die als eine integrale Erscheinung aller Materialspannungen im Preßgut zu verstehen ist, ständig ansteigen. In jedem betroffenen Bereich ist die Höhe der Materialspannung durch den Übergang in die irreversible Verformung limitiert.

Mit Überschreiten des unteren Totpunktes U kehrt sich die Arbeitsrichtung des Oberstempels um. Die Tablette entspannt sich nun über einen kurzen Weg, bis die Preßkraft am Stempel auf Null abgesunken ist.

Da es sich bei diesem Diagramm um ein Kraft-Weg-Diagramm handelt, stellt jede Fläche innerhalb dieses Diagramms als Produkt aus Kraft und Weg einen mechanischen Energiebetrag dar. Danach läßt sich folgende energetische Betrachtung durchführen:

Die Fläche unter der Kraftanstiegskurve, das Integral des Kraftanstiegs, stellt diejenige mechanische Energie dar, die von der Maschine auf die Substanz bis zum Kompressionsmaximum übertragen worden ist. Die Fläche unter der Kraftabfallkurve (1) stellt diejenige mechanische Energie dar, die bei der Entspannung von der Substanz nach Überschreiten des unteren Totpunktes an die Maschine wieder abgegeben wurde. Die Tablette hat sich in dieser Phase in Richtung der Werkzeugbewegung entspannt. Die vom gesamten Kurvenzug umschlossene Fläche (2), die die Differenz zwischen den erstgenannten beiden darstellt, ist diejenige mechanische Energie, die für die irreversible Verformung, d. h. im wesentlichen für die plastische Verformung, verbraucht und in Wärme umgewandelt wird.

Derartige Überlegungen zur Energiebilanz dürfen bei Exzenterpressen nur anhand von Oberstempeldiagrammen durchgeführt werden, da nur der Oberstempel eine aktive Kompressionsarbeit leistet und daher sich nur am Oberstempel wesentliche mechanische Energieübertragungen abspielen – sieht man von der Ausstoßarbeit des Unterstempels ab.

Instrumentierte Tablettenpressen eignen sich aufgrund der durchgeführten Überlegungen für folgende Aufgaben:

1 Entwicklung von Tablettenrezepturen mit optimalen Kompressionseigenschaften.

2 Überwachung der Tablettenfabrikation.

Für die erste Aufgabe ist auf folgende Kriterien zu achten:

- Die Vorkompressionsphase sollte so kurz wie möglich sein.
- Die für die Herstellung einer Tablette mit guten mechanischen Eigenschaften erforderliche Preßkraft sollte so niedrig wie möglich sein.
- Die bis zum Kompressionsmaximum auf die Substanz übertragene mechanische Energie sollte unter Einhaltung der bereits genannten Bedingungen so groß wie möglich sein. Optimal wäre ein linearer Kraftanstieg vom Eintauchpunkt in die Matrize bis zum unteren Totpunkt.
- Der Kraftabfall sollte so steil wie möglich sein. Dies beinhaltet, daß so viel wie möglich der aufgewendeten mechanischen Energie für die irreversible Verformung verbraucht wird.
- Oberstempel- und Unterstempelkraft-Zeitdiagramme sollten so wenig wie möglich voneinander abweichen. Damit werden die während der Verdichtung und Entspannung auftretenden Reibungskräfte weitgehend vermieden.
- Die am Unterstempeldiagramm erkennbare Restkraft sollte so niedrig wie möglich sein.
- Bei sehr empfindlichen Messungen läßt sich oft nachweisen, daß bereits vor Erreichen des unteren Totpunktes, d. h. vor dem Verdichtungsmaximum, die Preßkraft abzufallen beginnt. Dieser Effekt sollte so klein wie möglich sein. Er weist auf kritische Verarbeitungsgeschwindigkeiten hin und zeugt unter Umständen von einer Empfindlichkeit der betreffenden Substanz gegenüber der Kompressionscharakteristik der jeweiligen Tablettiermaschine.

Der zweiten Aufgabe, d. h. der Überwachung der Tablettenfabrikation, kommen die serienmäßigen Instrumentierungen insbesondere der Rundlauftablettenpressen (s. Abb. **14.28**) weitgehend entgegen.

Mit ihnen ist es im allgemeinen möglich, folgende Daten zu erfassen:

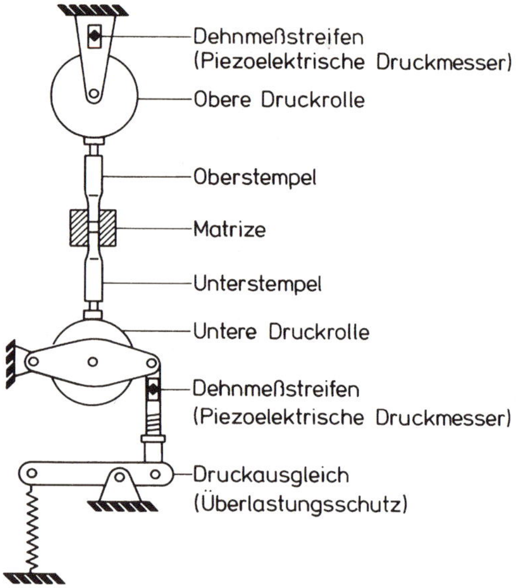

Abb. **14.28** Schematische Darstellung einer Rundlauftablettenpresse mit Druckmeßeinrichtung.

- die Maximalkraft einer jeden einzelnen Kompression unter gleichzeitiger Zuordnung zu der jeweiligen Preßstation und
- den Mittelwert der Preßkraft aus einer bestimmten Zahl von Kompressionen.

Die Werte stehen unmittelbar oder nach entsprechender statistischer Auswertung in einem integrierten Rechner für die Dokumentation zur Verfügung. Gleichzeitig können die Meßdaten für automatische Dosierungsregelungen oder aber auch für Sicherheitsabschaltungen genutzt werden. Die Preßkraft wird dabei häufig als eine indirekte Information für die Dosierung betrachtet. Da die Preßkraft aber nicht nur von der Dosierung, sondern von sehr vielen verschiedenen Bedingungen der Tablettenfabrikation abhängig ist, stellt sie eine ideale Größe für die integrale Fabrikationsüberwachung und Inprozeßkontrolle dar.

5 Überzogene feste Arzneiformen

Das Arzneibuch führt nur überzogene und magensaftresistente (magensaftrestistent überzogene) Tabletten in der Monographie „Tabletten" sowie überzogene und magensaftresistente (magensaftresistent überzogene) Granulate in der Monographie „Granulate" auf. Als Kerne für überzogene Arzneiformen kommen aber nicht nur Tabletten, sondern auch natürliche Kerne, z. B. Samen oder Früchte, und einige halbfeste Formen in Frage.

Wegen der unterschiedlichen Massenkräfte ist es sehr viel einfacher, größere Kerne zu überziehen oder umhüllen, als Pulver oder Granulate. Je kleiner die zu überziehenden Kerne sind, desto mehr neigen sie zum Zusammenkleben, da hierbei die Adhäsionskräfte im Gegensatz zu den Massenkräften stärker zur Wirkung kommen.

Die Bezeichnung **Dragée** ist hauptsächlich den mit Zucker bzw. mit Zuckersirup überzogenen festen Arzneiformen vorbehalten. Es wird angenommen, daß die Bezeichnung Dragée aus dem Griechischen von „Tragemata“ kommt und soviel wie Süßigkeit oder Naschwerk bedeutet. Wegen der zeitraubenden Herstellung werden auch **Dünnschichtdragées** hergestellt.

Die mit Polymer überzogenen Arzneiformen heißen **Film- oder Lacktabletten.** Heute hat sich der Begriff Filmtablette mehr durchgesetzt.

Die manchmal benützte Bezeichnung Filmdragée ist nach der vorher angegebenen Definition nicht richtig, da es sich bei diesen Arzneiformen meist nicht um Zuckerumhüllungen handelt.

Überzogene Tabletten sollen einen möglichst lückenlosen, gleichmäßigen Überzug aus Zucker oder Polymer haben. Magensaftresistent überzogene Tabletten werden mit Filmbildnern umhüllt, die eine mindestens zweistündige Beständigkeit in saurem Magensaft gewährleisten. Im Darmsaft bzw. in einer entsprechenden Pufferlösung sollen sich diese Überzüge anschließend innerhalb von höchstens 60 min auflösen (s. Kap. 6, Abschn. 3.2).

Mit dem Überziehen von Arzneiformen werden folgende Zwecke verfolgt:

- Modifizierung oder Steuerung der Wirkstoffabgabe aus der Arzneiform, z. B. durch eine magensaftresistente und dünndarmlösliche Umhüllung;
- Bewahrung des Wirkstoffs oder der Arzneiform vor Inaktivierung durch Luftsauerstoff, Feuchtigkeit, Licht oder durch den stark sauren und enzymatisch aktiven Magensaft;
- Verhinderung von Irritationen, z. B. an der Magenschleimhaut;
- Verbesserung der Einnahme durch Maskierung von schlechtem Geruch und/oder schlechtem Geschmack;
- Erleichterung der Identifizierung;
- Vermeidung von Staubabrieb, vor allem bei starken Wirkstoffen.

5.1 Überzüge mit Zucker

Das Überziehen von Kernen mit Zucker, das Dragieren, ist ein sehr altes Umhüllungsverfahren. Es wurde ursprünglich von Zuckerwarenherstellern übernommen und im Laufe der Jahre immer mehr an pharmazeutische Anforderungen angepaßt. **Dragiersirupe** sind hochkonzentrierte Zuckerlösungen mit bis zu 80% Zuckergehalt. Sie sind das wichtigste Ausgangsmaterial bei der konventionellen Dragierung. Zur Herstellung der Dragiersirupe wird als Zucker vorwiegend Saccharose verwendet, da diese bei nicht zu hoher Hygroskopizität am besten in Wasser löslich ist. Den Dragiersirupen können auch noch andere, den Umhüllungsprozeß günstig beeinflussende Hilfsstoffe zugesetzt werden. Um beispielsweise das transparente, mehr glasurartige und weniger kristalline Erstarren der Sirupschichten zu fördern, wird den Saccharosesirupen noch 10 bis 40% Stärkesirup als Kristallisationsverzögerer hinzugesetzt. Stärkesirup wird durch Kochen von Stärkesuspensionen mit Säure hergestellt. Er enthält je nach Kochzeit in bestimmten Grenzen schwankende Gehalte des Monosaccharids Glucose, des Disaccharids Maltose und Oligosaccharide. Letztere sind für die fadenziehenden Eigenschaften des Stärkesirupes verantwortlich.

Die Dragiersirupe werden portionsweise auf Kerne, die im Dragierkessel rollierende Bewegungen ausführen, aufgegossen. Die einzelnen Portionen müssen so bemessen sein, daß sie die Oberflächen der zu umhüllenden Kerne gleichmäßig und gerade ausreichend befeuchten. Hat sich eine eingegossene Portion gleichmäßig verteilt, wird Dragierpuder eingestreut; anschließend wird durch genau dosiertes Einblasen von kalter oder warmer Luft getrocknet. Diese abwechselnden Auftrag- und Trockenschritte beim Überziehen von Kernen werden so oft wiederholt, bis die vorgesehenen Schichtdicken oder die Endmasse erreicht sind. Ein zu starkes Trocknen der Dragées macht sich durch „Absterben“ bemerkbar. Dies bedeutet, daß die aufgetragenen Portionen nicht glasig, sondern kristallin erstarren und dabei staubig laufen. Es entstehen höhere Mengen von Abrieb, da Kristalle untereinander weniger Bindung haben als Glasurschichten. Dragierpuder bestehen z. B. aus Talkum oder Gemischen aus Talkum und Puderzucker.

Bei diesen konventionellen Dragierverfahren werden folgende unterschiedlich zusammengesetzte Schichten nacheinander und portionsweise aufgetragen:

1. Andeckschicht aus wenigen Portionen Andecksirup und dazwischengestreutem Andeckpuder,
2. Auftragschicht aus mehreren Portionen Auftragsirup und dazwischengestreutem Auftragpuder,
3. glättende Schicht aus reinem, eventuell angefärbtem Sirup, um der Dragéeoberfläche Brillanz zu geben,
4. Glänzen oder Polieren mit Wachs oder Wachslösung als Abschluß.

Die **Andeckschicht** hat die Aufgabe, die Kerne mechanisch zu festigen und gleichzeitig das Eindringen von Feuchtigkeit in die Kerne zu verhindern. Zum Andecken werden den Dragiersirupen deshalb höhere Konzentrationen **Bindemittel**, wie Gelatine, Celluloseether oder Polyvinylpyrrolidon, **Antiklebmittel**, z. B. Talkum, sowie **strukturgebende Füllmittel**, wie Calciumcarbonat oder kolloidale Kieselsäure, zugesetzt.

Die **Auftragsirupe** sind ähnlich zusammengesetzt, aber erheblich niedriger konzentriert und deshalb weniger viskos. Sie sollen die Kerne bzw. Dragées auf Gewicht bringen und gleichzeitig ausrunden. Die **Auftragschicht** stellt die mengenmäßig größte Schicht einer Dragéehülle dar.

Als **Glättsirupe** werden hauptsächlich klare, reine Sirupe eingesetzt, die gegebenenfalls noch angefärbt werden oder noch Stärkesirupe enthalten.

Das abschließende **Polieren** der Dragées wird durch Befeuchten mit Lösungen von Hartwachsen und anschließendem Abdampfen der Lösungsmittel erreicht. Ein besserer und haltbarer Glanz wird erzielt, wenn dieser Arbeitsgang in besonderen mit Stoff oder Filz ausgeschlagenen Kesseln nach einer Zwischentrocknung durchgeführt wird.

Da diese Mehrschichten- oder Mehrschrittverfahren unökonomisch und vor allem nicht zu automatisieren sind, wurden rationellere Dragierverfahren entwickelt. Diese werden heute vorwiegend angewandt. Bei diesen Verfahren wird vor allem auf das Einstreuen von Dragierpudern verzichtet. Die Formulierungen zum Überziehen werden so zusammengesetzt, daß sie möglichst rasch glatte und homogene Dragéehüllen aufbauen, ohne daß eine Unterteilung in mehrere unterschiedlich zusammengesetzte Schichten notwendig ist. Dies wird in erster Linie durch die Erhöhung der Feststoffanteile, z. B. durch die Suspendierung von Puderzucker oder von anderen Füllstoffen in den Dragiersirupen erreicht. Auf diese Weise entstehen **Dragiersuspensionen**. Diese Dragiersuspensionen mit hohen Feststoffgehalten verlangen jedoch eine besondere Optimierung des Glättmittelzusatzes.

Die nachfolgend aufgeführte Rezeptur ist ein Beispiel für eine Dragiersuspension:

Zucker (Saccharose)		58–64%
Gelatine	(als Bindemittel)	0,5–1%
Macrogol-stearat-400	(als Glättmittel und Dispergator)	1%
Titandioxid	(als Aufheller und Deckmittel)	0,05%
Aerosil	(als Trockenmittel zur Verbesserung der Hafteigenschaften und Strukturbildung)	0,5–1%
Pigmentfarben		q.s.
Wasser		32–39%

Dragiersuspensionen sind nicht für jedes Dragiergerät optimal. Sie sind vor allem im Wasser/Feststoff-Verhältnis auf das benützte Dragiergerät sowie dessen Zu- und Abluftleistung abzustimmen. Der Vorteil von Überzugsverfahren mit Dragiersuspensionen liegt darin, daß fast der gesamte Umhüllungsprozeß mit einer einzigen Dragiersuspension durchgeführt werden kann. Solche Verfahren können deshalb ohne Probleme mit Mikroprozessoren automatisch gesteuert werden. Bei empfindlichen Kernen ist unter Umständen zu Beginn noch zusätzlich eine dünne Isolierschicht bzw. Schutzumhüllung erforderlich. Wenn eine gewisse Brillanz der Dragées gefordert wird, sind zum Abschluß einer Umhüllung mit einer Dragiersuspension noch mindestens fünf Portionen von klarem oder leicht eingefärbtem Sirup aufzutragen. Auch das Glänzen ist als eigener bzw. getrennter Arbeitsschritt meistens nicht zu umgehen.

Die Herstellungszeiten für Dragées hängen in hohem Maße von der Dicke der aufzutragenden Dragéehülle ab. Sie lassen sich deshalb beträcht-

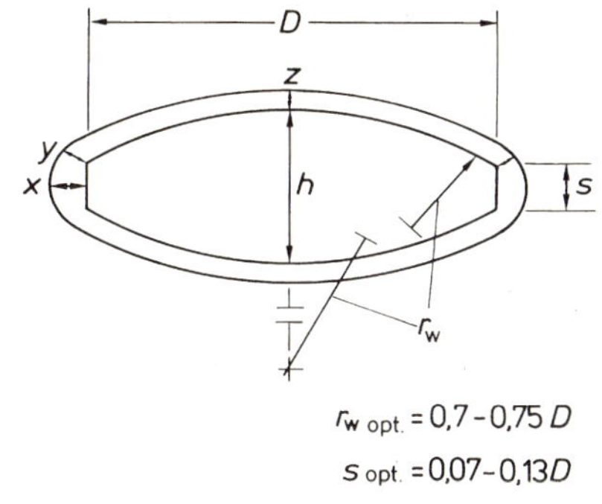

Abb. **14.29** Optimale Dragéekernformen als Voraussetzung für gleichmäßige und gleichdicke Zuckerüberzüge. *D* Dragéekerndurchmesser, *h* Dragéekernhöhe, *s* Steghöhe, r_w Wölbungsradius, *y* minimale Dicken des Überzugs, *x* und *z* maximale Dicken des Überzugs.

lich verkürzen, wenn die Schichtdicke der Dragéehülle vermindert wird. Bei konventionellen Dragées beträgt die Masse der aufzutragenden Hülle bezogen auf die Kernmasse um 100%. Werden mit Dragiersuspensionen **Dünnschichtdragées** hergestellt, deren Dragéehüllen bezogen auf die Kernmasse auf 20–50% reduziert werden, verkürzen sich die Herstellungszeiten auf die Hälfte oder bis zu etwa 1/4. Voraussetzung für die Herstellung solcher Dünnschichtdragées sind optimierte Kernformen. Sind die Stege zu hoch und/oder die Wölbungen der Kerne zu flach, entstehen zu scharfe Stegkanten. An solchen zu scharfen Stegkanten bildet sich eine zu dünne, durchscheinende Dragéedecke. Optimale Abmessungen für gut zu dragierende Kerne sind in Abb. **14.29** dargestellt.

5.2 Überziehen mit Polymeren

Außer mit Zucker können feste Arzneiformen auch mit Filmbildnern, die in der Regel Polymere sind, überzogen werden (s. Kap. 6, Abschn. 3.2). Die hierbei entstehenden überzogenen Arzneiformen heißen Film- oder Lacktabletten. Polymere werden in Form von Lösungen oder Dispersionen, falls die Löslichkeit nicht ausreicht, auf die Kerne aufgetragen. Nach dem Abtrocknen der Lösungsmittel bleiben die Polymere als zusammenhängende, gleichmäßige Filmhülle auf den Kernen zurück. Aus Lösungen entstehen hierbei die festen Filmschichten durch Eindickung über einen Gelzustand. Bei den Dispersionen ist es Voraussetzung, daß die fein dispergierten Filmbildnerpartikeln so weich bzw. gequollen sind, daß sie im Verlaufe des Eindickungsvorganges koaleszieren und verfilmen können (s. Abb. **14.30**).

Wegen der höheren Klebrigkeit der Polymere im Gegensatz zu Zucker werden die Formulierungen zum Überziehen, die Polymerlösungen oder -dispersionen, vorteilhafter auf das zu überziehende Gut aufgesprüht und nicht aufgegossen.

Hierzu können zwei Techniken benützt werden. Sicherer ist das **diskontinuierliche Überziehen**, bei dem ähnlich wie beim Dragieren jeweils kleine Portionen aufgesprüht und anschließend im Luftstrom angetrocknet werden. Das **kontinuierliche Verfahren,** bei dem die Formulierungen zum Überziehen ohne Unterbrechung aufgesprüht und durch gleichzeitig eingeblasene Luft getrocknet werden, ist dagegen schneller. Es erfordert jedoch eine sehr sorgfältige Einstellung der Sprührate.

Zum Aufsprühen können **Einstoff- bzw. Hochdrucksprühdüsen, Zweistoffsprühdüsen oder Dreistoffsprühdüsen** eingesetzt werden (s. Kap. 5, Abschn. 2.2).

Bei der Einstoffsprühdüse wird nur die Formulierung zum Überziehen versprüht. Dazu muß in der Sprühvorrichtung mit Hochdruckpumpen ein Druck von $50 \cdot 10^5$ bis $200 \cdot 10^5$ Pa aufgebaut werden. Mit Zweistoffsprühdüsen ausgerüstete Sprühvorrichtungen stehen dagegen unter normalem Druck. Die Formulierung zum Überziehen wird in der Zweistoffsprühdüse mit Preßluft vereinigt und nach Verlassen der Sprühdüse durch die sich entspannende Luft versprüht.

Da die Filmbildnerlösungen oder -dispersionen rascher als Zuckerlösungen getrocknet werden können, sind die Formen der Filmtablettenkerne beim Überziehen weniger kritisch. Es gibt praktisch keine Beschränkungen auf bestimmte Wölbungsradien und Steghöhen. Nur biplane Kerne

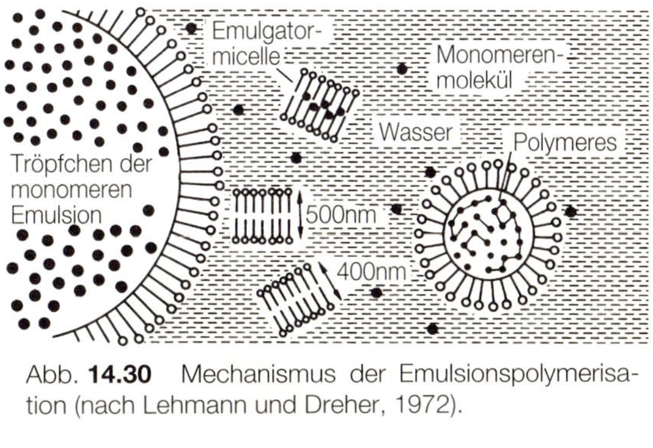

Abb. **14.30** Mechanismus der Emulsionspolymerisation (nach Lehmann und Dreher, 1972).

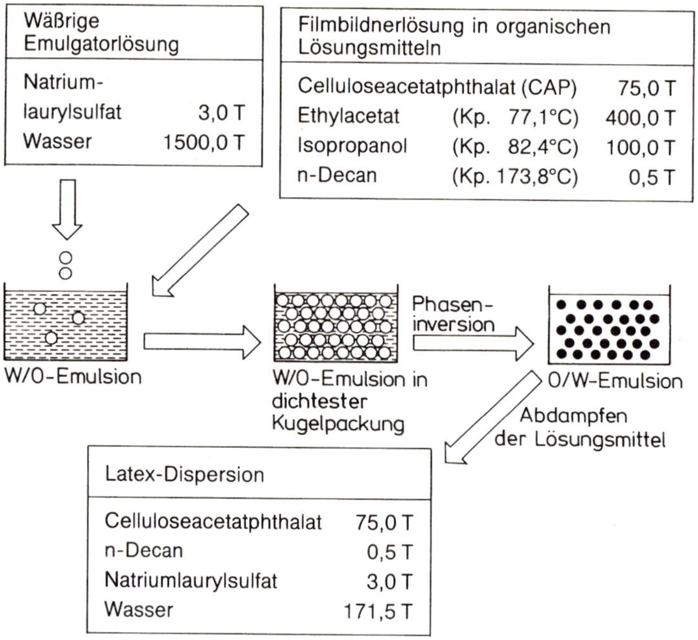

Abb. **14.31** Beispiel für die Herstellung einer Latex-Dispersion zur Filmumhüllung auf physikalischem Weg (nach Ortega, 1977). Nähere Erklärung im Text.

ohne Wölbung lassen sich nicht überziehen. Sie kleben nach dem Befeuchten geldrollenartig zusammen.

Formulierungen zum Überziehen von Filmtabletten setzen sich aus folgenden Bestandteilen zusammen:

- Filmbildner, z. B. Celluloseacetatphthalat,
- Weichmacher, z. B. Triacetin,
- Dispersionsmittel oder Glättmittel, z. B. Polyoxyethylen-20-Sorbitanmonolaurat,
- Deckmittel, z. B. Titandioxid,
- Farbstoff und
- Lösungsmittel, z. B. Ethanol und Aceton.

Wegen der günstigeren Löslichkeit von Polymeren in organischen Lösungen werden die Formulierungen zum Überziehen am einfachsten mit organischen Lösungsmitteln hergestellt. Aus toxikologischen Erwägungen und aus Umweltschutzgründen, aber auch wegen der Brennbarkeit vieler organischer Lösungsmittel werden heute zunehmend wäßrige Formulierungen zum Überziehen mit Polymeren entwickelt und eingesetzt. Nachdem die meisten Polymeren nicht wasserlöslich sind, müssen sie dabei mit geeigneten Dispersionsmitteln, z. B. Netzmitteln oder Emulgatoren, in Wasser dispergiert werden (Abb. **14.31**) (makromolekulare Filmbildner, s. Kap. 6, Abschn. 3.2).

Organische Lösungsmittel sind nicht zu umgehen, wenn beispielsweise hydrolyseempfindliche Wirkstoffe zu überziehen sind oder wenn sich das Polymere nicht durch vertretbare Mengen von amphiphilen Hilfsstoffen in Wasser dispergieren läßt. In diesen Fällen bleibt dann die Möglichkeit, die organischen Lösungsmittel mit Hilfe einer Lösungsmittel-Rückgewinnungsanlage aus der Abluft zu entfernen. Eine derartige Lösungsmittel-Rückgewinnung ist allerdings aufwendig und kostspielig.

Die Hauptvorteile der Filmtabletten im Vergleich zu Dragées sind

- dünnere und deshalb leichtere Filmtablettenüberzüge,
- kürzere Herstellungszeiten,
- differenzierte Auflösungseigenschaften je nach Filmbildnerart und
- günstigere Haltbarkeit.

Die Gegenüberstellung der Massen der Überzüge von Dragées, Dünnschichtdragées und

Filmtabletten zeigt die Überlegenheit der Filmtabletten in dieser Hinsicht:

	Masse der Überzüge in bezug auf die Kernmasse (%)
Dragées	50–150%
Dünnschichtdragées	20– 50%
Filmtabletten	5– 15%

Makromoleküle als pharmazeutische Filmbildner und ihre Anwendungsmöglichkeiten

Zum Überziehen von festen Arzneiformen eignen sich praktisch alle physiologisch unbedenklichen Polymere. Neben ausreichenden Filmbildungsqualitäten müssen sie bestimmte Löslichkeiten, insbesondere in physiologischen Flüssigkeiten aufweisen. In Tab. **14.4** sind die am häufigsten pharmazeutisch verwendeten Filmbildner zusammengestellt.

Wasserlösliche Polymere, wie Methylcellulose oder Natriumcarboxymethylcellulose, werden in wäßriger Lösung zur Herstellung zuckerfreier, in Wasser löslicher Überzugszubereitungen eingesetzt. Polymere, die sowohl in Wasser als auch in organischen Lösungsmitteln löslich sind, z. B. Hydroxypropylcellulose oder Hydroxypropylmethylcellulose, können in organischen Lösungsmitteln gelöst und auf Kerne mit wasser- bzw. hydrolyseempfindlichen Wirkstoffen aufgetragen werden. Sie bilden **Schutzüberzüge,** da sie in Gegenwart von Feuchtigkeit zunächst nur quellen, wobei alle Poren geschlossen werden. Erst in einem Überschuß von Wasser lösen sich die Überzüge rasch, und es entstehen keine Bioverfügbarkeitsprobleme. Diese Schutzüberzüge sind effektiver als die konventionellen Andeckschichten (s. Abschn. 5.1), wenn sie zwischen Kerne und

Tabelle **14.4** Übersicht über die wichtigsten pharmazeutischen Filmbildner (s. Hilfsstoffe, Kap. 6)

Filmbildner	Typ	Mittl. *M**	löslich in	unlöslich in	Bemerkungen zur Anwendung
Cellulose-Derivate					
Methylcellulose (MC)	N	20 000–150 000	H_2O, Methanol, Aceton, H_2O + Ethanol bis zu 40%	org. LM	Wasserlösl. Filmüberzüge, diese Löslichkeit nimmt zunächst mit steigendem DS zu, fällt dann wegen fehlender freier OH-Gruppen wieder ab
Hydroxypropylmethylcellulose (HPMC)	N	10 000–150 000	H_2O, wäßr. Alk., binäre u. ternäre Gemische aus Alk., hal. KW und Ket.	Ethanol, Chloroform, Ether, KW	Wasser- und lösungsmittellösliche Filmüberzüge, Schutzüberzüge
Hydroxypropylcellulose (HPC)	N	60 000–1,2 Mio.	H_2O, Alk., Propylenglykol	KW, Glycerol, Öle	Wasser- und lösungsmittellösliche Filmüberzüge, Schutzüberzüge
Hydroxyethylcellulose (HEC)	N		H_2O	org. LM	Wasserlösliche bis Diffusionsüberzüge. Die Löslichkeit nimmt mit steigendem DS zu, DS 0,3–1: H_2O-unlöslich, löslich in 5–10%iger NaOH, DS >3: H_2O-löslich
Natrium-Carboxymethylcellulose (Na-CMC, Celluloseglykolat)	A	80 000–600 000	H_2O	org. LM	Wasserlösliche Überzüge, unterschiedliche DS, Handelstypen DS 1,5–0,3 DS <0,3: H_2O-unlöslich, alkalilöslich, DS 0,45–1,5: H_2O-löslich

* Molekülmassen

Tabelle **14.4** Fortsetzung

Filmbildner	Typ	Mittl. *M**	löslich in	unlöslich in	Bemerkungen zur Anwendung
Ethylcellulose (EC)	N		Ester, Ket., Alk., hal. KW, aromat. KW	H_2O	Diffusionsüberzüge, Handelstypen DS 2–3 (45–50% Ethoxylgehalt), Löslichkeit nimmt mit steigendem DS zu
Celluloseacetatphthalat (CAP)	A	40 000	Ester, Ket., Etheralkohole, cycl. KW, Gemisch Alk. + hal. KW, wäßr. Lösg. pH >5,9	H_2O, Alk., KW, hal. KW	Magensaftresistente Überzüge, darmlöslich pH >6, hydrolysegefährdet in alkalischem Milieu
Hydroxypropylmethylcellulosephthalat (HPMCP)	A	20 00	Aceton + Ethanol, Methanol +Methylenchlorid	H_2O	Magensaftresistente Überzüge, dünndarmlöslich, HP-50 pH >5,0, HP-55 pH >5,5
Polyacrylate, Polymethacrylate					
Eudragit E	K	150 000	polare org. LM, (Alk., Ket., hal. KW), Ethanol + H_2O 6:4, wäßr. Lösg. pH 2–5	H_2O pH >5, Benzin	Wasser- und speichelunlösliche Überzüge, magensaftlöslich, pansenunlöslich und labmagenlöslich
Eudragit NE 30 D**	N	800 000		H_2O	Wasserunlösliche Überzüge und Diffusionsüberzüge
Eudragit L	A	135 000	Alk. Etheralkohole, Ket., Ethanol + H_2O 6:4, wäßr. Lösg. pH >6	Ester, hal. KW, Benzin, Toluol, wäßr. Lösg. pH <6	Magensaftresistente Überzüge, darmlöslich
Eudragit L 30 D**	A	250 000	wäßr. Lösg. pH >5,5	wäßr. Lösg. pH <5,5	Magensaftresistente Überzüge, darmlöslich
Eudragit S	A	135 000	wie Eudragit L wäßr. Lösg. pH >7	wie Eudragit L wäßr. Lösg. pH <7	Magensaftresistente Überzüge, darmlöslich
Eudragit RL und RS	Q	150 000	hal. KW, Gemisch Alk. + Aceton oder Alk. + hal. KW	Benzin, Tetrachlorkohlenstoff	Diffusionsüberzüge, Typ RS ist etwas schlechter löslich als RL
Vinylpolymere					
Polyvinylpyrrolidon (PVP)	N	10 000–350 000	H_2O, Alk.,Glycerol, Methylenchlorid	Ether, KW	In Wasser und in org. LM lösliche Überzüge
Polyvinylacetatphthalat (PVAP)	A	25 000–40 000	Alk., wäßr. Alk.-Lösg.	H_2O	Magensaftresistente Überzüge, darmlöslich
Natürliche Filmbildner					
Schellack	N	ca. 1000	Alk., Diethylenglykol	H_2O	Wasserunlösliche Überzüge

N = nichtionisch, A = anionisch, K = kationisch, Q = quartäre Ammonium-Gruppe, org. = organisch, hal. = halogeniert, LM = Lösungsmittel, Alk. = niedere aliphatische Alkohole, Ket. = Ketone, KW = Kohlenwasserstoffe, DS = durchschnittlicher Substitutionsgrad, DP = durchschnittlicher Polymerisationsgrad

* Molekülmassen

** liegen als wäßrige Dispersionen vor, deshalb können keine genaueren Löslichkeitsangaben gemacht werden wasserunlösliche Endüberzugsschichten, z. B. magensaftresistenten Überzügen oder Diffusionsüberzügen, aufgetragen werden.

Die Herstellung wäßriger Formulierungen zum Umhüllen aus in Wasser nicht löslichen Polymeren kann sowohl chemisch als auch physikalisch erfolgen. Der chemische Weg zu einer wäßrigen Polymethacrylat-Dispersion führt beispielsweise über eine Emulsionspolymerisation.

Hierbei werden mit Hilfe von Emulgatoren die Monomeren in Wasser emulgiert. Die Emulgatoren reichern sich in den Grenzflächen zwischen Monomerentröpfchen und Wasser an, sie bilden aber auch Mizellen, in denen Monomermoleküle solubilisiert werden. Einige Monomermoleküle gehen aber auch direkt in Lösung. Mit wasserlöslichen Polymerisationsinitiatoren wird die Emulsionspolymerisation gestartet. Als erste reagieren die gelösten Monomermoleküle. Sie bilden aktivierte Monomere oder Oligomere und wandern nach und nach in die Mizellen und in die Tröpfchen ein. Infolge ihrer Aktivierung übertragen sie den Polymerisationsprozeß auf die dort befindlichen Monomeren (s. Abb. **14.30**).

Auf diese Weise entstehen aus den Mizellen und Tröpfchen nahezu kugelförmige Latexpartikeln mit Durchmessern von 0,01 bis 1 μm. Die Emulsion geht in eine wäßrige Latex-Dispersion über. Unter Latex-Dispersionen versteht man in der makromolekularen Chemie Dispersionen, die halbfeste, plastische oder elastische Partikeln sehr fein dispergiert enthalten und damit der Erscheinungsform des natürlichen Latex sehr nahe kommen. Ein Nachteil dieser durch Emulsionspolymerisation hergestellten Latex-Dispersionen ist, daß sie nicht unbegrenzt haltbar sind. Die Latexpartikeln neigen bei Temperaturen, die über den Bereich von 10 bis 30 °C hinausgehen, zu Veränderungen. Außerdem sind solche Emulsionspolymerisate nicht ohne weiteres selbst herstellbar. Deshalb werden diese Latex-Dispersionen in der Regel als gebrauchsfertige Flüssigkeiten bezogen.

Die physikalische Herstellung von Latex-Dispersionen ist im Prinzip einfacher. Es sind jedoch meist so hohe Zusätze von amphiphilen Stoffen erforderlich, daß Änderungen der substanzspezifischen Löslichkeitseigenschaften des Polymeren, z. B. der Magensaftresistenz und der Dünndarmlöslichkeit, nicht ausgeschlossen werden können. Ein Weg zur physikalischen Herstellung von Latex-Dispersionen geht über die Auflösung des Polymeren in organischen Lösungsmitteln. In die erhaltene organische Lösung wird anschließend eine wäßrige Lösung mit Emulgatoren, die geeignet sind, das Polymere in Wasser zu dispergieren, sukzessive eingerührt. Dabei entsteht zunächst – solange die organische Phase im Überschuß vorhanden ist – eine W/O-Emulsion. Bei weiterem Zusatz der Emulgatorlösung findet schließlich eine Phaseninversion statt, und es bildet sich eine feindisperse O/W-Emulsion. Daraus kann durch Abdampfen der organischen Lösungsmittel eine Latex-Dispersion gewonnen werden (s. Abb. **14.31**).

Die Filmbildung aus solchen Latex-Dispersionen unterscheidet sich von der Filmbildung aus Lösungen. Werden aus kolloidalen Filmbildnerlösungen die Lösungsmittel abgedampft, entstehen immer stärker konzentrierte Sole, die bei weiterer Konzentration Gele und schließlich, ein Ausgießen in dünner Schicht vorausgesetzt, nach vollständiger Trocknung in trockene Filme übergehen.

Bei den wäßrigen Latex-Dispersionen rücken die kugelförmigen Latexpartikeln im Verlaufe der Verdampfung des Wassers immer näher zusammen und bilden schließlich eine dichte Kugelpakkung. Bei weiterem Wasserverlust muß es zur Deformation der Partikeln kommen. Es treten immer höhere Kapillarkräfte auf, die schließlich zur Koaleszenz der Partikeln führen, sofern diese noch weich und fließfähig genug sind.

Ein Charakteristikum, ob die Dispersionspartikeln zur Koaleszenz bereit oder befähigt sind, ist die **Mindestfilmbildetemperatur (MFT)**. Sie steht im Zusammenhang mit dem Glasübergangstemperaturbereich (s. Kap. 4, Abschn. 2.2.1), der bei amorphen Polymeren das Übergangsstadium zwischen kautschukelastischem und festem, glasartigem Zustand kennzeichnet. Die Mindestfilmbildetemperatur gibt die Temperatur an, bei der Filmbildnerpartikeln noch eine so hinreichende Plastizität bzw. plastische Fließfähigkeit besitzen, daß Koaleszenz zu einem klaren Film eintreten kann.

Besitzen Filmbildnerpartikeln alleine diese Eigenschaft bei pharmazeutisch anwendbaren Temperaturen noch nicht, müssen geeignete **Weichmacher** zugesetzt werden. Hieraus ist die Bedeutung der Weichmacher ersichtlich, die sich nicht alleine auf die Verbesserung der Flexibilität und der Haftfähigkeit von Filmen erstreckt, sondern auch auf die Absenkung der Mindestfilmbildetemperatur.

Es gibt innere und äußere **Weichmacher**. Die inneren Weichmacher werden zusammen mit den

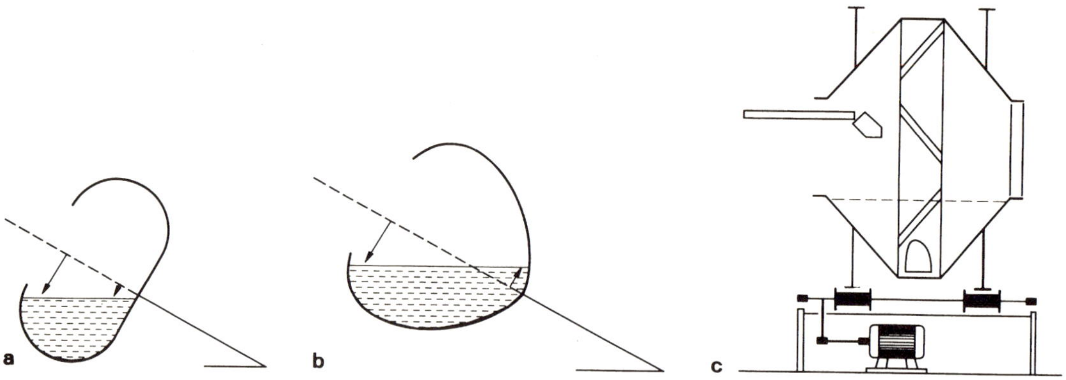

Abb. **14.32 a** Tulpenförmiger, **b** birnenförmiger, **c** um eine waagrechte Achse rotierender Dragierkessel (Pellegrini, Mailand).

Monomeren polymerisiert und sind deshalb pharmazeutisch-technologisch nur wenig interessant. In der Pharmazie werden den Formulierungen zum Überziehen in der Regel äußere Weichmacher zugesetzt. Dies sind geruch- und geschmacklose, nicht flüchtige, physiologisch unbedenkliche Flüssigkeiten, die imstande sind, sich aufgrund ihrer Affinität zwischen die Filmbildnermoleküle in den Lösungen einzuschieben und deren intermolekulare Kräfte abzuschwächen. Das Resultat dieser Interaktion sind günstigere Filmeigenschaften, vor allem in Hinblick auf die Flexibilität. Es ist jedoch zu beachten, daß auch die pharmazeutischen Eigenschaften, z..B. die Magensaftresistenz, durch hohe Zusätze von Weichmachern genauso beeinflußt werden können wie durch zu hohe Zusätze von amphiphilen Stoffen zu Dispersionen.

5.3 Geräte zum Überziehen

Einfache Dragierkessel

Die konventionellen, ursprünglich aus der Zuckerwarenindustrie stammenden Dragierkessel sind die ältesten immer noch gebräuchlichen Dragiergeräte. Sie existieren in verschiedenen Formen und werden heute fast ausschließlich aus rostfreiem Stahl hergestellt (s. Abb. **14.32**).

Da diese konventionellen Kessel (Abb. **14.32a** und **b**) um eine schräggestellte Achse rotieren, überlagern sich eine horizontale Umwälzbewegung und vertikal wirkende Zentrifugalkräfte (s. Abb. **14.33**). Diese Überlagerung ist der Grund für den guten Mischeffekt in diesen Dragierkesseln. Bei eingehender Beobachtung der Gutbewegung sind deutlich mehrere Bewegungszonen zu erkennen (s. Abb. **14.34**).

Der bewegungsarmen oder „toten" Zone (Abb. **14.34,** I), die sich zwischen auf- und absteigenden Schichten im umwälzenden Gut ausbildet, ist besondere Beachtung zu schenken, denn hier sammeln sich vorwiegend nicht oder nur wenig befeuchtete Kerne, sowie Kerne mit glatter Oberfläche an. Mit Hilfe von Rührarmen, Umlenkschikanen oder durch kräftiges Durchrühren mit Rührpaddeln kann dies vermieden werden. Neben der bewegungsarmen Zone ist auch die Zone der schnellsten Bewegung des Gutes wichtig (Abb. **14.34** III). Von dieser Zone aus verteilt sich die eingegossene oder eingesprühte Formulierung zum Überziehen am raschesten. Deshalb soll das Eingießen oder das Einsprühen in diese Zone erfolgen.

Ein Nachteil der konventionellen Dragierkessel ist ihre begrenzte Kapazität. Die schräggestellte Achse erlaubt nur eine bestimmte Belastung.

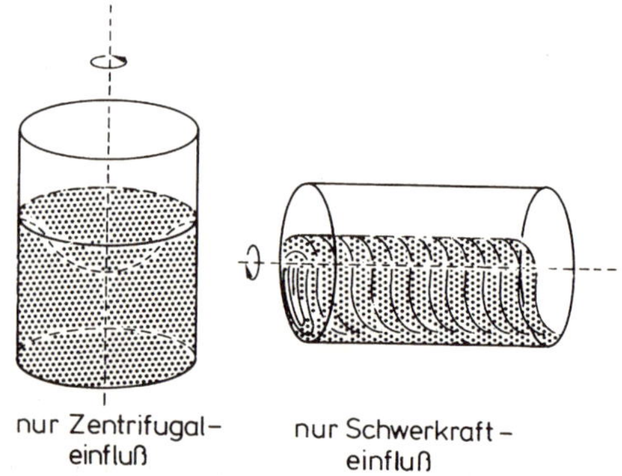

Abb. **14.33** Überlagerung von verschiedenen Bewegungen.

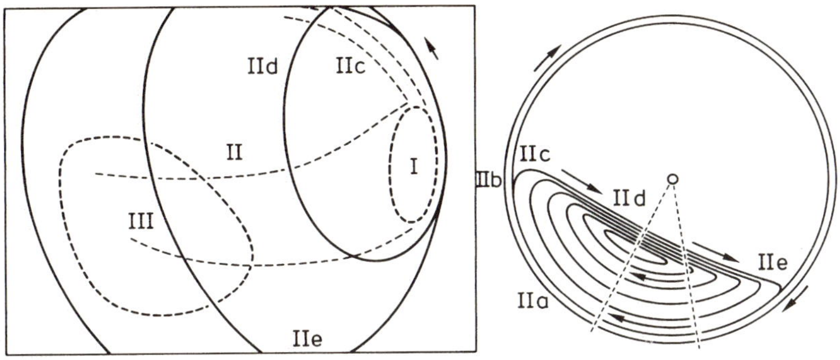

Abb. **14.34** Die verschiedenen Bewegungszonen in einem Dragierkessel: I bewegungsarme oder „tote" Zone, die sich durch das gesamte Gut zieht, II Umwälzbewegung des Gutes, a mit der Kesselwand aufsteigend, b von der Kesselwand lösend, c ballistische Kurve, d abwärtsfließende Relativbewegung, e Abbremsung auf Kesselgeschwindigkeit, III Zone der schnellsten Bewegung.

Außerdem ergeben sich bei Chargenvergrößerung Unzulänglichkeiten bei der Trockenluftzuführung. Diese Nachteile werden behoben, wenn auf Dragierkessel ausgewichen wird, die um eine waagrechte Achse rotieren (s. Abb. **14.32c**). Diese Kessel haben eine robuste Rollenlagerung, die sehr hohe Massen laden können und damit sehr hohe Auslastungen zulassen. Deshalb wird die Kapazität solcher waagrecht rotierenden Kessel praktisch nur durch die mechanische Belastbarkeit des zu dragierenden Gutes begrenzt. Allerdings haben diese nicht um eine schräggestellte Achse rotierenden Kessel wegen der fehlenden Zentrifugalkräfte einen etwas ungünstigeren Mischeffekt. Dieser Nachteil muß durch den Einbau von Mischschikanen oder Mischschaufeln kompensiert werden.

Dragierkessel mit verbesserter Trocknungsluftführung

In einfachen konventionellen Dragierkesseln bestreicht die eingeblasene Trocknungsluft nur die Oberfläche der zu überziehenden Gutschüttung. Bei Chargenvergrößerungen wächst die Masse bzw. das Volumen des zu überziehenden Gutes räumlich, also in der 3. Potenz des Durchmessers, während die dem Trocknungsluftstrom ausgesetzte Oberfläche nur in der 2. Potenz zunimmt. Bei Chargenvergrößerungen wird deshalb das Verhältnis der für die Trocknungsluft erreichbaren Oberfläche zur Masse des zu überziehenden Gutes immer ungünstiger. Aus diesem Grunde wurde eine Reihe von Vorrichtungen zu einer effektiveren Trockenluftapplikation erprobt und eingeführt (s. Abb. **14.35**).

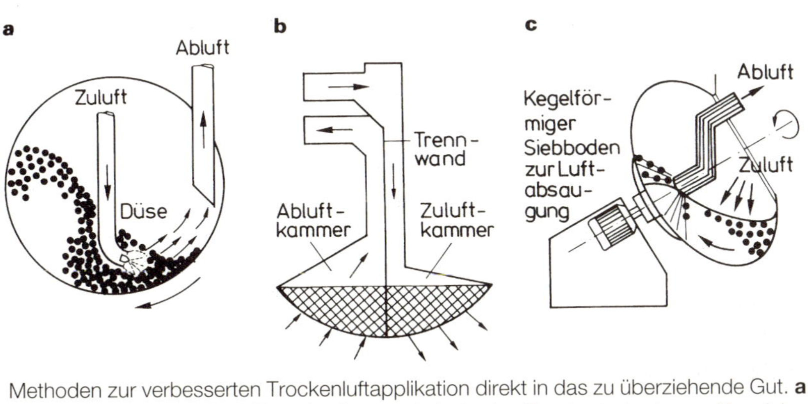

Abb. **14.35** Methoden zur verbesserten Trockenluftapplikation direkt in das zu überziehende Gut. **a** Tauchrohrverfahren. **b** Tauschschwertverfahren. Das Tauschschwert wird wie das Tauchrohr in das zu überziehende Gut eingetaucht. **c** PIK-AS-Verfahren.

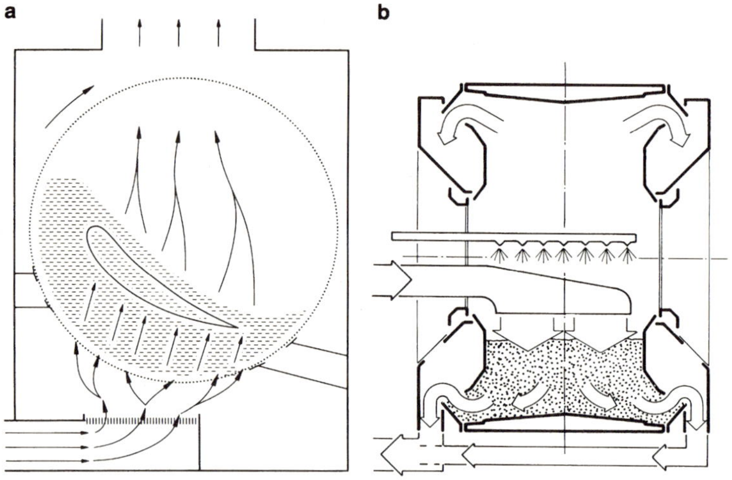

Abb. **14.36** **a** Dragierkessel mit perforiertem Boden. Die Trockenluft durchströmt das zu überziehende Gut, für Gleichstrom- und Gegenstromverfahren geeignet. **b** Butterfly-Coater, verbreitert sich nach unten, deshalb niedrigere Guthöhen, Gleichstromverfahren, die Trockenluft wird von oben zugeführt, strömt durch das Gut und wird durch seitliche, kiemenartige Schlitze abgesaugt (HÜTTLIN, Steinen).

Luftdurchströmte Dragierkessel mit perforierten Böden oder seitlichen Luftschlitzen

Da das Einblasen der Trockenluft in das zu überziehende Gut über ein Tauchrohr in einigen Fällen immer noch nicht wirksam genug ist, waren Konstruktionen von Kesseln mit perforierten Böden oder seitlicher Entlüftung, die eine völlige Durchströmung des Gutes mit Trockenluft erlauben, die logische Weiterentwicklung (s. Abb. **14.36**).

Diese Kessel gibt es heute in zahlreichen Ausführungen, mit durchgehender Bodenperforierung, mit unterbrochenen Perforierungen, mit Luftströmungsrichtungen von unten nach oben und von oben nach unten. Eine außergewöhnliche Entwicklung ist der Butterfly-Coater (s. Abb. **14.36b**). Im Gegensatz zu allen anderen luftdurchströmten Kesseln weist dieser seitliche Entlüftungsschlitze auf, und außerdem verjüngt sich seine Form nicht V-förmig, sondern verbreitert sich X-förmig. Diese Konstruktion bringt einen guten Mischeffekt bei niedrigen Schichthöhen und davon abhängig eine geringe mechanische Belastung der Kerne. Die seitlichen Entlüftungsschlitze funktionieren bei entgegengesetzter Umdrehungsrichtung des Kessels als Entladungshilfen.

In diesen durchströmten Kesseln lassen sich genau abgestufte Trockenluftdosierungen realisieren. Dies ist für Überzugsschichten, die mit bestimmten Geschwindigkeiten angetrocknet werden müssen, von Bedeutung. Zuckerschichten beispielsweise, die sich amorph, glasartig verfestigen sollen, müssen in der Regel sehr langsam angetrocknet werden. Polymerfilme sind in dieser Hinsicht weniger kritisch. Wäßrige Formulierungen zum Überziehen mit Polymeren erfordern stärkere Trockenluftströme als solche mit organischen Lösungsmitteln.

Wirbelschicht-, Fließbett- oder Flugschichtüberzugsgeräte

Im Gegensatz zu den luftdurchströmten, rotierenden Kesseln wird bei Wirbelschicht-, Fließbett- oder Flugschichtüberzugsgeräten die Bewegung des zu überziehenden Gutes nicht durch eine Kesselrotation, sondern durch den Luftstrom bewirkt (s. Abb. **14.37** und in Kap. 5, Abschn. 2.5.5, Abb. **5.17** und **5.19**).

Die hierzu erforderlichen hohen Strömungsgeschwindigkeiten haben zur Folge, daß viel größere Luftmengen durch diese Geräte strömen als zum Trocknen der Überzüge benötigt werden. Dragiersirupe trocknen dabei so schnell, daß in diesen Geräten keine glasurartigen Zuckerüberzüge erhalten werden. Durch das schnelle Antrocknen erstarren die Dragiersirupe kristallin, nicht glasig, d. h. die Schichten „sterben ab". Deshalb eignen sich diese Gerätetypen nicht zum Überziehen mit Zucker. Wirbelschichten sind daher zum Umhüllen von Pulvern und Granulaten besser geeignet, da sich die in Wirbelschichten auftretenden Scherkräfte hierbei günstiger auswirken.

In der Wirbelschicht herrscht im wesentlichen eine starke, fast ungesteuerte Gutbewegung. Beim Wurster-Flugschichtüberzugsgerät (s. Abb. **14.37a**) wird durch einen im Innenteil stärker perforierten Boden eine gleichmäßiger gesteuerte Gutbewegung erreicht.

Die günstigste Gutbewegung im Hinblick auf die Gleichmäßigkeit hat der Kugelcoater (Abb. **14.37b**). Durch seine Form und durch die Trockenluftströmung, die über den verstellbaren Lamellenboden erhalten wird, ergeben sich besser kontrollierbare, zirkulierende Gutbewegungen, die Luftgleitschichten. Da die Gutbewegung durch weniger Luft bewirkt wird, ist auch der Energieverbrauch niedriger.

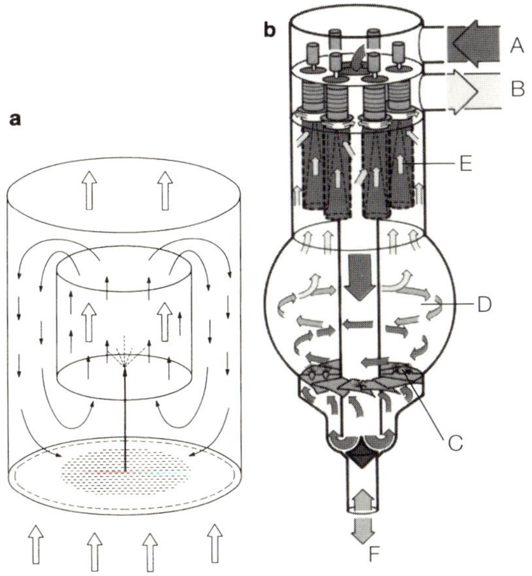

Abb. **14.37** Flugschicht- oder Luftgleitschichtüberzugsgeräte. **a** Bei diesem Gerät hat der Siebboden unter dem zentralen Führungszylinder innen mehr und größere Perforationen. Das zu überziehende Gut wird deshalb durch den Führungszylinder nach oben getragen und im Gleichstrom besprüht. Nach der Entspannung fließt es außerhalb vom Führungszylinder zurück (Wurster-Verfahren).
b Moderner Kugelcoater (Turbojet), mit homogenem Gutfluß, A = Zuluft, B = Abluft, C = Sprühdüsen im Lamellenboden, D = Zirkulierendes Fließbett, E = Innenkegel-Abluftfilter, der sich durch alternierende, pulsierende Gegenluftströmung selbst reinigen kann, F = Befüllungs- und Entleerungsstutzen (HÜTTLIN, Steinen).

Vakuum-Umhüllung oder -Überziehen

Zum Arbeiten mit organischen Lösungsmitteln empfehlen sich Vakuum-Überzugsanlagen. Dies sind um waagrechte Achsen rotierende Kessel, die sich hermetisch verschließen lassen und die in der Regel mit einer Lösungsmittel-Rückgewinnungseinrichtung ausgestattet sind.

6 Kapseln

Das Arzneibuch beschreibt Kapseln als feste Darreichungsform und unterscheidet zwischen Hart- und Weichgelatinekapseln sowie in Anlehnung an die Tablettenmonographie zwischen magensaftresistenten Kapseln und Kapseln mit modifizierter Wirkstoff-Freigabe. Die Hüllen von Kapseln bestehen nach dem Arzneibuch aus Gelatine oder anderen Stoffen. Als Zusätze zu den Kapselhüllen sind die Weichmacher Glycerol und Sorbitol vorgesehen. Ferner können noch oberflächenaktive Stoffe, Deckmittel, Konservierungsmittel, Süßstoffe, Arzneimittelfarbstoffe und gegebenenfalls Geschmacks- und Geruchskorrigentien zugesetzt werden. Die Kapseln können unterschiedliche Formen und unterschiedliches Fassungsvermögen haben. Das Füllgut bzw. der Kapselinhalt kann fest, pastös oder flüssig sein und darf keinerlei Interaktionen mit den Kapselhüllen eingehen.

Da **Stärkekapseln** kaum noch eine Rolle spielen, werden sie im Arzneibuch nicht erwähnt. **Mikrokapseln** werden in diesem Buch an anderer Stelle beschrieben (s. Kap. 15, Abschn. 2).

6.1 Hartgelatinekapseln

Hartgelatinekapseln werden auch Steckkapseln genannt, da sie aus zwei zusammensteckbaren Teilen bestehen, dem Kapselboden und der Kapselkappe. Sie werden als Leerkapseln hergestellt, bestehen praktisch aus reiner Gelatine und weisen einen Wassergehalt zwischen 10 und 12% auf. Dieser Wassergehalt entspricht der Gleichgewichtsfeuchtigkeit bei 70–80% *rF*, 22 °C (s. Sorptionsisothermen, Abb. **5.13,** Kap. 5, Abschn. 2.5.1). Hartgelatinekapselgrößen sind normiert und decken die Füllvolumina von 0,13 ml bis 1,37 ml ab (s. Abb. **14.38**).

Es werden auch Hartgelatinekapseln angeboten, die hinsichtlich Füllvolumen und Kapsellänge von diesen Normen abweichen. Da diese Kapseln jedoch im Durchmesser der Norm entsprechen, lassen sie sich auch auf normalen Hartgelatinekapsel-Füllmaschinen und der Norm ent-

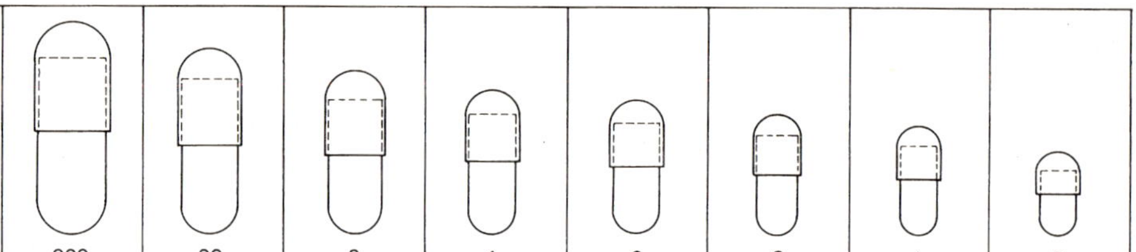

Kapselgröße (Maßstab: 1cm)	000	00	0	1	2	3	4	5
Füll-volumen [ml]	1,37	0,95	0,68	0,50	0,37	0,30	0,21	0,13
Kapsellänge [mm] (geschlossen)	28,00	23,50	21,30	19,30	17,90	16,10	14,10	10,30
Kapselkappe (Durchmesser)[mm]	9,90	8,50	7,62	6,90	6,35	5,71	5,20	4,82

Abb. **14.38** Hartgelatinekapselgrößen und äußere Abmessungen.

sprechenden Füllwerkzeugen abfüllen. Diese Kapseln sind aber nur etwa halb so lang wie die normalen; ihr besonderes Kennzeichen ist, daß die Kapselkappe den Kapselboden stärker überlappt. Damit soll eine unbeabsichtigte Kapselöffnung erschwert werden. Hartgelatinekapseln werden je nach Fabrikat mit verschiedenen Verschlußvorrichtungen versehen, um ein einwandfreies Verschließen der Kapseln sicherzustellen. Solche Kapselverschlüsse bestehen in der Hauptsache aus einem Vorverschluß und einer Hauptverriegelung (s. Abb. **14.39**).

Die Leerkapseln werden mit eingerastetem Vorverschluß geliefert, damit sie zum Abfüllen leicht geöffnet werden können. Nach dem Abfüllen werden Kapselkappe und Kapselboden soweit zusammengeschoben, bis die Hauptverriegelung einrastet. Weitere Feinheiten an Hartgelatinekapseln sind „Air-Vent"-System sowie konische Gleitränder an Kapselböden oder unten leicht erweiterte Kapselkappen. Während das „Air-Vent"-System ein besseres Entweichen der Luft beim Schließen ermöglicht, sollen die Gleitränder oder Erweiterungen das Schlitzen beim Zusammenschieben von Kapselboden und Kapselkappe nach dem Füllvorgang verhindern. Für eine rasche Entlüftung ist vor allem beim Abfüllen von Flüssigkeiten und Pasten zu sorgen. Bei den sehr paßgenauen Hartgelatinekapseln kön-

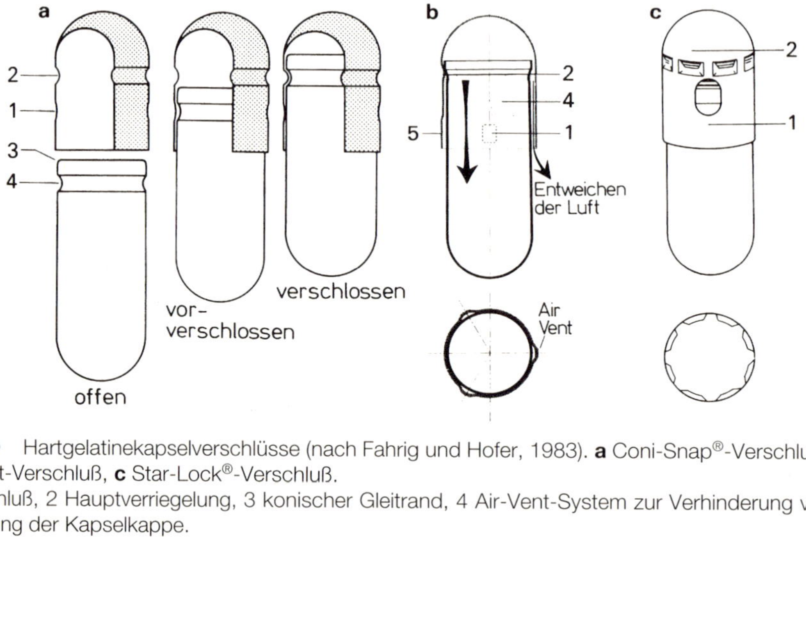

Abb. **14.39** Hartgelatinekapselverschlüsse (nach Fahrig und Hofer, 1983). **a** Coni-Snap®-Verschluß, **b** Lok-Caps® mit Air-Vent-Verschluß, **c** Star-Lock®-Verschluß.
1 Vorverschluß, 2 Hauptverriegelung, 3 konischer Gleitrand, 4 Air-Vent-System zur Verhinderung von Luftpolstern, 5 Erweiterung der Kapselkappe.

nen durch rückfedernde Luftpolster Probleme dadurch entstehen, daß sich z. B. die Kapseln nicht fest schließen lassen und sich wieder öffnen. Beim Star-Lock®-Verschluß besteht die Hauptverriegelung nicht aus einer durchlaufenden Rille, sondern aus einzelnen kleinen Einbuchtungen.

Herstellung von Hartgelatinekapseln

Die thermoreversible Sol-Gel-Umwandlung ist die besondere Eigenschaft von Gelatinelösungen, die zur Herstellung von Gelatinekapseln genutzt wird. Der erste Vorbereitungsschritt bei der Kapselherstellung ist die Aufbereitung der Gelatinelösung als Hüllenmaterial. Dazu wird granulierte Gelatine in kaltem Wasser gequollen und anschließend in einem Vakuumkessel durch Erwärmen auf 60 bis 70 °C in eine blasenfreie, kolloidale Lösung überführt. In dieses Sol werden gegebenenfalls noch Farbstoffe zur Anfärbung und Titandioxid als Weißpigment eingearbeitet.

Die Maschinen zur automatischen Herstellung von Hartgelatinekapseln sind etwa 8 bis 10 m lang und haben zwei parallel zueinander umlaufende Bahnen. Auf der einen Bahn werden die Kapselkappen, auf der anderen die dazugehörigen Kapselböden hergestellt. In jeder Bahn werden fließbandartig mit Tauchstiften besetzte Metallstäbe Seite an Seite aneinandergereiht. Jeder Stab hat 30 Präzisionstauchstifte, die auch Dokken oder Pins (engl. Stifte) genannt werden. Insgesamt kommen auf eine Umlaufbahn 30 000 solcher Tauchstifte. Sie benötigen bei einer mittleren Geschwindigkeit für einen Umlauf 45 min und bringen damit in 24 h eine Herstellungsleistung von rund 1 Million Kapseln. Dies entspricht einer Stundenleistung von etwa 40 000 Kapseln (s. Abb. **14.40**).

Zu Beginn der Herstellung der Kapselhüllen mit diesem Tauchverfahren werden jeweils fünf der parallel aneinandergelegten Metallstäbe mit insgesamt 150 Tauchstiften in die warmen Gelatinelösungen, die sich am Kopfteil jeder der beiden Bahnen befinden, getaucht und wieder herausgezogen (1). In Abhängigkeit von der Viskosität der Gelatinelösung werden dabei die Tauchstifte mit einem mehr oder weniger dicken Film überzogen. Damit sich die Gelatinelösung auf den Tauchstiften gleichmäßig verteilt, drehen sich die Metallstäbe mit den 150 überzogenen Tauchstiften bei der Aufwärtsbewegung zum Trocknungstunnel zweieinhalbmal um ihre Längsachse (2). Bei diesem Vorgang kühlt sich die Gelatinelösung auf Raumtemperatur ab und geht vom Sol in den halbfesten Gelzustand über. Die mit Gelatinelösung überzogenen Tauchstifte werden blockweise, je 25 Stäbe mit insgesamt 750 Tauchstiften, in die Trockenkanäle geschoben, wo sie

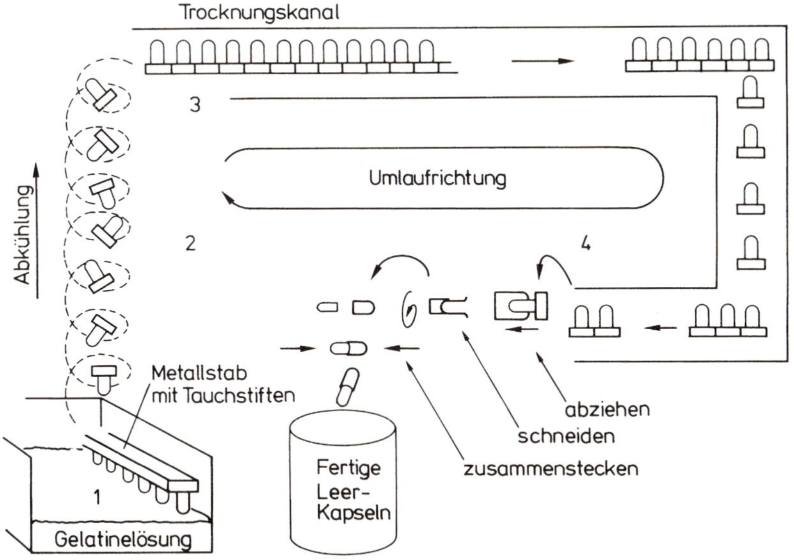

Abb. **14.40** Herstellung von Hartgelatinekapseln nach dem Tauchverfahren (schematisch).

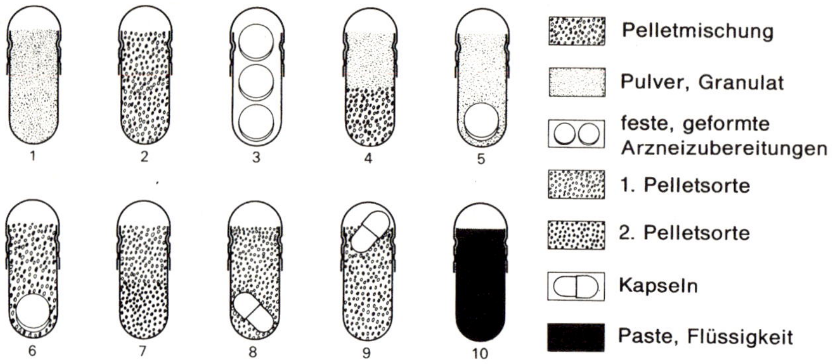

Abb. **14.41** Einige mögliche Kombinationen von verschiedenen pharmazeutischen Formulierungen in Hartgelatinekapseln (aus Fahrig und Hofer, 1983); unter 1. und 2. Pelletsorte sind z. B. Pellets mit unterschiedlichen Freigabecharakteristiken ihrer Wirkstoffe zu verstehen.

mit klimatisierter Luft (etwa 20% *rF,* 22 °C) getrocknet werden (3). Nach einem etwa dreiviertelstündigen Umlauf bis zum Ende der Maschine und wieder zurück zum Kopfteil haben die Kapselrohlinge einen Wassergehalt von 10 bis 12% erreicht. Die Metallstäbe werden dann auf der Bahn für die Kapselkappen und auf der für die Kapselböden um 90 ° gedreht (4), die Rohlinge abgezogen und mit rotierenden Messern genau auf eine vorgegebene Länge abgeschnitten. Zuletzt werden Kapselkappe und Kapselboden bis zum Einrasten des Vorverschlusses ineinandergeschoben und die Kapseln ausgeworfen. Die beiden Kapselteile müssen exakt aufeinander passen; dies setzt eine hohe Präzision bei der Herstellung der Tauchstifte voraus. Sehr kritisch im Hinblick auf die Gleichmäßigkeit der Kapselwanddicken sind die starken Rundungen an den Kapselenden.

Abfüllen von Hartgelatinekapseln

Hartgelatinekapseln sind besonders zur Aufnahme von Pulvern, Granulaten und Pellets geeignet. Dies schließt nicht aus, daß sie nicht auch mit Tabletten, kleineren Kapseln, pastösen oder flüssigen Füllgütern gefüllt werden (s. Abb. **14.41**).

Mit Flüssigkeiten gefüllte Hartgelatinekapseln müssen hermetisch verschlossen werden, z. B. mit einer Banderole aus Gelatinelösung oder durch kurzes Eintauchen in ein wasserhaltiges Lösungsmittel. Hierbei sollen sich die zwischen Kapselkappe und Kapselboden überlappenden Oberflächen leicht anlösen.

Hartgelatinekapseln sind in einfacher Weise rezepturmäßig zu füllen (s. Abb. **14.42**). Die Leerkapseln werden dabei per Hand mit dem Kapselboden nach unten in die Lochplatten des Abfüllgerätes eingesteckt und die Kapselböden durch leichtes Verschieben der beiden unteren Lochplatten B und C fixiert. Nach Abheben der Kapselkappen mit der Deckelplatte wird die genau abgewogene Füllgutmenge für die vorgesehene Kapselanzahl gleichmäßig in die Kapselböden eingestrichen. Zuletzt werden die Kapselkappen wieder aufgesetzt und mit der Druckplatte bis zum Einrasten der Hauptverriegelung über die

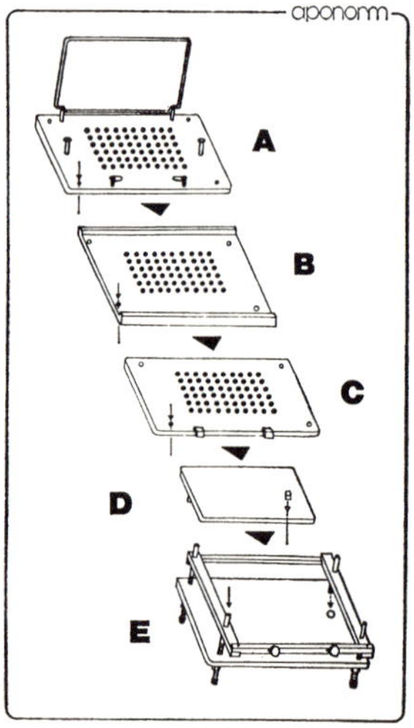

Abb. **14.42** Schematischer Aufbau eines Kapselfüllgerätes (Aponorm).
A Deckelplatte zum Abheben der Kapseloberteile, **B/C** Lochplatten zur Führung der Kapselunterhälften, **D** Druckplatte, **E** Grundgerät (Rahmenteil) zur Aufnahme der Einsätze (A–D) für verschiedene Kapselgrößen.

gefüllten Kapselböden gedrückt. Für die Abfüllung größerer Chargen steht eine Reihe von Füllmaschinen mit Stundenleistungen bis zu etwa 200 000 Hartgelatinekapseln zur Verfügung. Prinzipiell arbeiten diese Maschinen wie die rezepturmäßigen Abfüllgeräte mit den drei Takten: Trennen von Kappe und Boden, Füllen und Zusammenstecken. Zum automatischen Füllen haben sie jedoch zusätzlich unterschiedliche sDosierungsvorrichtungen, z. B. mit Schnecken- oder Spindeldosierung, Stopf- und Dosierscheiben, Röhrchendosierung, Dosierkammern und Formatschiebern sowie mit Dosierpumpen (s. Abb. **14.43**).

Das Dosierkammer- und Formatschieberverfahren eignet sich besonders für die Abfüllung von Pellets oder Tabletten, die Dosierpumpen für Flüssig- und Pastenabfüllungen (s. Abb. **14.44**).

Vor- und Nachteile von Hartgelatinekapseln

- Hartgelatinekapseln haben die Pillen aus Rezeptur und Defektur verdrängt, da sie im Hinblick auf Stabilität, Bioverfügbarkeit und Hygiene besser sind.
- Sie bieten sich zur Verarbeitung von druck-, temperatur- und feuchtigkeitsempfindlichen sowie bei entsprechender Anfärbung der Kap-

a

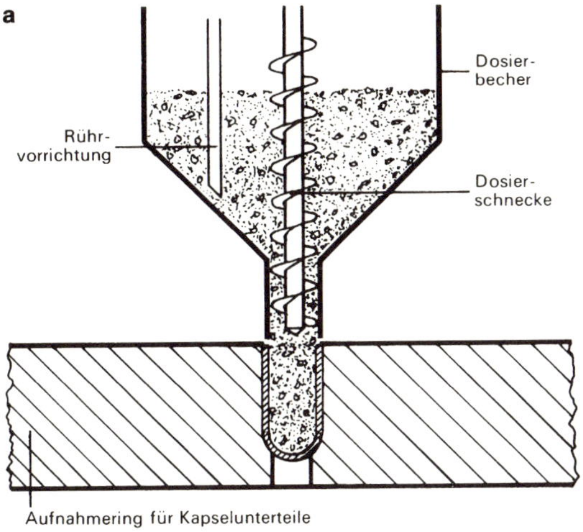

Abb. **14.43** Verschiedene Dosierungsvorrichtungen für Hartgelatinekapsel-Füllmaschinen (nach Fahrig und Hofer, 1983).
a Schnecken- bzw. Spindeldosierverfahren;
b Stopf- und Dosierscheibenverfahren: durch 5faches Einstopfen des Pulvers oder Granulates in die Bohrungen der Dosierscheibe wird jeweils ein Formling hergestellt, der mit dem 6. Arbeitsschritt in das Kapselunterteil eingedrückt wird. Die Dosierung des Formlings kann über die Niveaueinstellung des Kapselfüllmaterials reguliert werden;
c Röhrchendosierverfahren: durch mehrfaches Eintauchen des Dosierröhrchens in das nivellierte Reservoir wird ein Formling gebildet, der in das Kapselmaterial überführt wird;
d Doppelschieberverfahren.

b

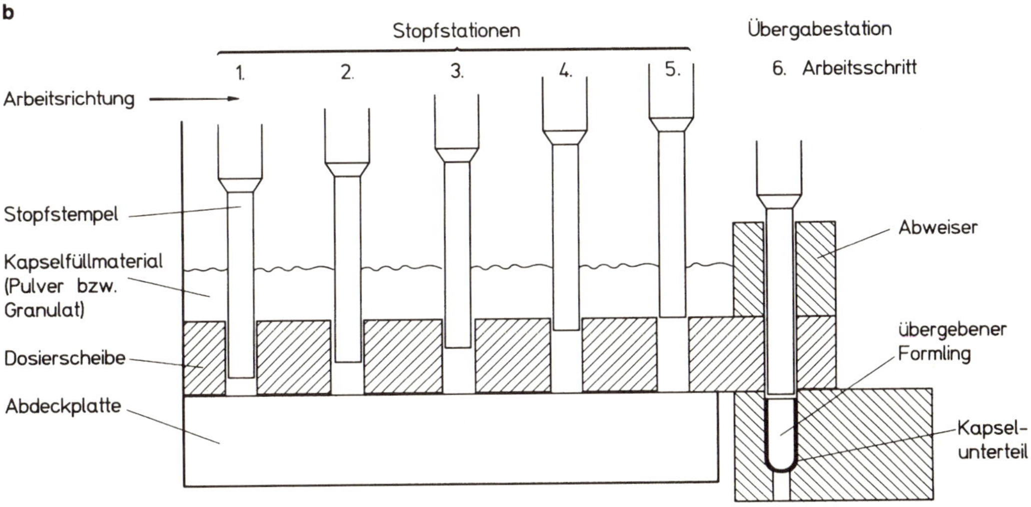

c

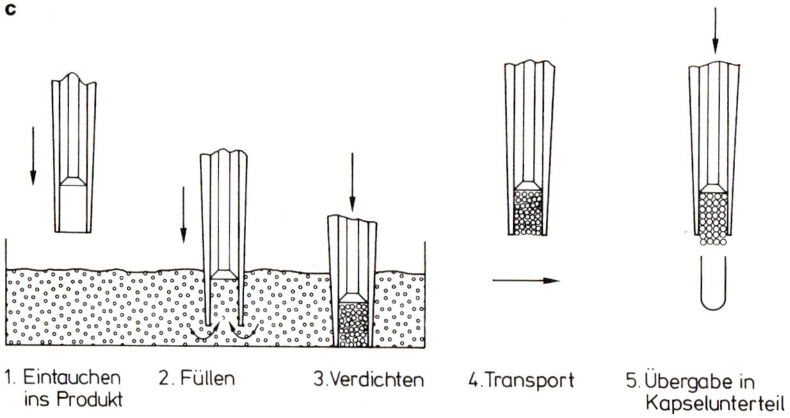

d

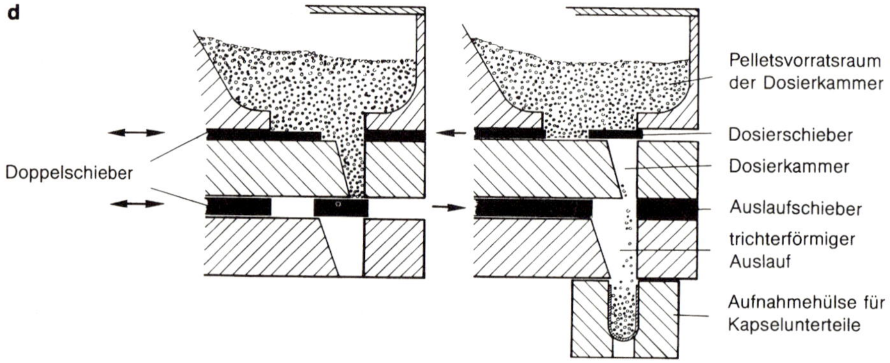

Abb. **14.43** Fortsetzung

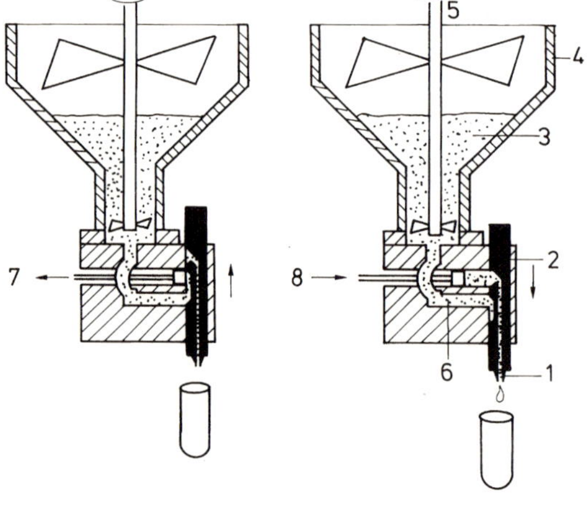

Abb. **14.44** Vorrichtung zum Abfüllen von Flüssigkeiten und pastösen Füllgütern in Hartgelatinekapseln (Höfliger + Karg, Waiblingen).
1 Füllnadel, austauschbar für unterschiedlich viskose Massen, 2 Steuerschieber mit Durchlaßventil, 3 Füllgut, 4 Füllgutbehälter mit wasserbeheizbarer Doppelwand, 5 stufenlos regulierbarer Rührer, 6 Dosierkammer, 7 Dosierkolben in Ansaugposition, beim Ziehen des Kolbens nach links wird Füllgut über das geöffnete Durchlaßventil in die Dosierkammer gesogen, 8 beim Absenken des Steuerschiebers wird das Durchlaßventil geschlossen, anschließend wird der Kolben nach rechts gedrückt und die genau dosierte Menge des Füllgutes über die Dosiernadel in den unteren Teil einer Hartgelatinekapsel abgefüllt. Die Dosiergenauigkeit ist auch während des Laufes der Maschine durch Veränderung des Kolbenhubs regulierbar.

selhülle auch von lichtempfindlichen Wirkstoffen an. Sie können allerdings keinen unbegrenzten Schutz vor Feuchtigkeit und Luftsauerstoff gewährleisten.

6.2 Weichgelatinekapseln

Weichgelatinekapseln haben dickere Hüllen als Hartgelatinekapseln und enthalten in den Kapselhüllen zusätzlich noch Glycerol und/oder Sorbit als Weichmacher. Dies ist auch der Grund für die Namensgebung, denn Weichgelatinekapseln müssen nicht weicher als Hartgelatinekapseln sein.

Weichgelatinekapselhüllen können auch Konservierungsmittel enthalten. Sollen Wirkstoffe aus Stabilitätsgründen vom Füllgut getrennt werden, können sie in die Kapselhülle eingearbeitet werden. Dies wird beispielsweise im Falle von Vitamin B_{12} in Multivitaminkapseln durchgeführt.

Der Wassergehalt von Weichgelatinekapselhüllen ist meist etwas geringer als der von Hartgelatinekapselhüllen. Er liegt bei 7 bis 8% und entspricht der Gleichgewichtsfeuchtigkeit bei 45 bis 65% *rF* bei 22 °C (Sorptionsisothermen, s. Abb. **14.52**). Die Gleichgewichtsfeuchtigkeit hängt von der Art und Menge der zugesetzten Weichmacher ab. Wegen ihres Weichmachergehaltes sind Weichgelatinekapseln hygroskopischer als Hartgelatinekapseln.

Weichgelatinekapseln gibt es in einer großen Formen- und Größenvielfalt (s. Abb. **14.45**). Die Größenangaben beziehen sich auf das amerikanische Hohlmaß „minim" und geben das Füllvolumen an.

Die effektive Größe wird bei Weichgelatinekapseln nicht allein von der Größe der in die Formwalzen eingefräßten Formen bestimmt, sondern auch von der durch die Dosierpumpen in die Kapseln hineingepreßte Füllgutmenge. Deshalb können Weichgelatinekapseln bezogen auf das Nennvolumen etwas über- oder unterfüllt werden. Weichgelatinekapseln werden im Gegensatz zu Hartgelatinekapseln in einem Arbeitsgang geformt, gefüllt und verschlossen.

Herstellung von Weichgelatinekapseln

Die Herstellung von Weichgelatinekapseln im Tauchverfahren per Hand und das Verschließen dieser Kapseln mit einem Tropfen Gelatinelösung hat nur noch historische Bedeutung, da bei der rezepturmäßigen Abfüllung geringer Mengen von Kapseln, z. B. in der Apotheke, heute Hartgelatinekapseln verwendet werden. Industriell werden Weichgelatinekapseln nach verschiedenen Methoden hergestellt. Allerdings werden die meisten dieser Verfahren nur mehr selten praktiziert. Durchgesetzt hat sich hauptsächlich das von **R. P. Scherer** 1933 erfundene **Rotary-Die-Verfahren**, das Verfahren mit den **rotierenden Formwalzen.**

Abb. **14.46** zeigt in einem Fließschema die Herstellung von Weichgelatinekapseln von der Aufbereitung der Gelatinelösung für die Kapselhüllen und der Aufbereitung des Füllgutes bis zum Trocknen der fertigen Kapseln.

Die Gelatinelösungen zur Herstellung von Weichgelatinekapselhüllen haben z. B. folgende Zusammensetzungen.

Größen	
Kapselinhalt in minim	ml
1	0,0616
2	0,123
3	0,185
5	0,308
10	0,616
20	1,232
40	2,464
80	4,928
100	6,777

Formen

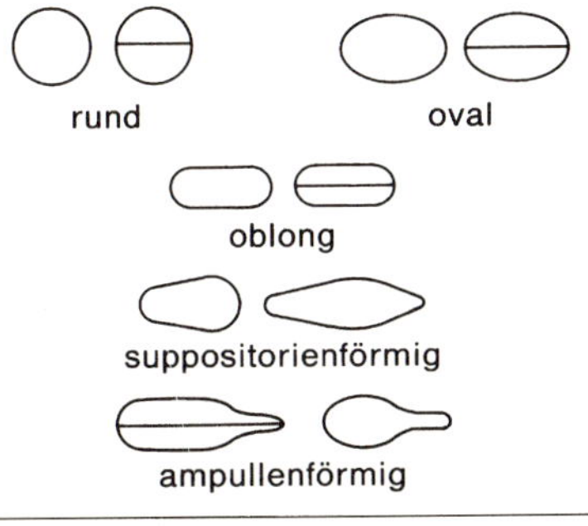

Abb. **14.45** Weichgelatinekapselgrößen und -formen (R. P. Scherer GmbH).

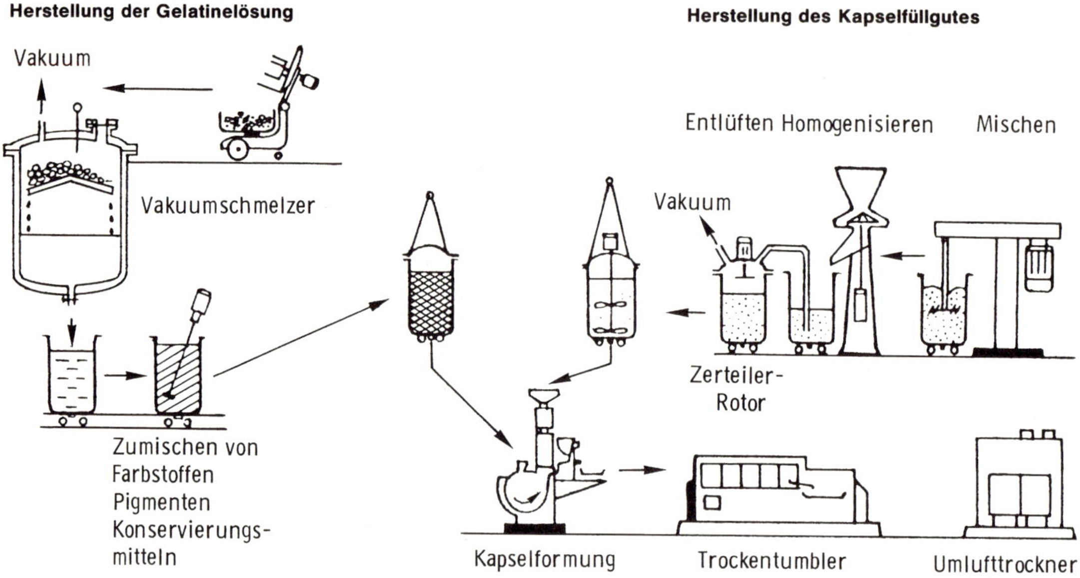

Abb. **14.46** Schematischer Arbeitsablauf bei der Weichgelatinekapselherstellung.

Hilfsstoffe	für harte Kapselhüllen (%)	für weichere Kapselhüllen (%)
Gelatine	46	40
Weichmacher	20	30
Wasser	34	30

Nach Herstellung dieser Gelatinegrundlösung können je nach Bedarf noch Arzneimittelfarbstoffe, Weißpigmente, Geruchs- und Geschmackskorrigentien, Süßstoffe und Konservierungsmittel zugegeben werden. Die Gelatinlösung wird zur Weichgelatinekapselherstellung bei 60 bis 70 °C in fließfähigem Zustand angewandt. Unterhalb 60 °C sind sie ein festes Gel.

Bei der Herstellung von Weichgelatinekapseln ist zu beachten, daß deren Hüllen im Zeitpunkt der Füllung einen Wassergehalt von 30 bis 35% haben. Diese Feuchtigkeit wird beim Trocknen nicht vollständig abgedunstet, sondern zum Teil auch an das Füllgut abgegeben, wenn dieses nicht ausreichend hydrophob ist oder hydrophobisiert wird. Deshalb ist für hydrolyseempfindliche Wirkstoffe die Abfüllung in Hartgelatinekapseln, die als fertige Leerkapseln praktisch trocken sind, günstiger.

Als **Füllgut** können theoretisch alle fließ- oder pumpfähigen Lösungen, Suspensionen oder Emulsionen eingesetzt werden. Einzige Vorbedingung ist, daß sie die Gelatinehülle nicht angreifen. Wasser oder wasserhaltige Gemische sind demnach ungeeignet. Ethanol und Glycerol dürfen in Füllgüter nur in begrenzten Mengen eingearbeitet werden. Ethanol diffundiert leicht durch die Kapselhüllen und läßt die Kapseln schrumpfen. Glycerol penetriert leicht in die Kapselhüllen und weicht diese auf. In der Hauptsache haben sich Pflanzenöl/Wachs-, Paraffinöl/Hartparaffin- und Macrogol 400/Macrogol-4000-Gemische bewährt (s. Tab. **14.5**).

Die wachsartigen Bestandteile dieser Grundlagen für Kapselfüllgüter sollen nicht nur als Suspendierhilfsmittel fungieren, sondern außerdem auch ein ausreichendes Schmieren der Dosierpumpen sicherstellen. Lecithin-Zusätze bewirken eine Verflüssigung und verbessern hierbei die Pumpfähigkeit des Füllgutes.

Die Wirkstoffe und die anderen festen Bestandteile sind mit Partikelgrößen von weniger als 100 μm im Füllgut zu suspendieren, damit Verstopfungen der feinen Füllkanäle und Störungen bei der Nahtbildung vermieden werden. Aus dem gleichen Grunde müssen die Füllgüter vor dem Abfüllen sorgfältig homogenisiert werden. Das Füllgut wird vor der Abfüllung im Vakuum entlüftet, um die Volumen/Masse-Dosierung von Ansatz zu Ansatz reproduzierbar zu machen und

Tabelle **14.5** Beispiele von Füllgütern für Weichgelatinekapseln

Beispiele für lipophile Pflanzenöl- bzw. Triglyceridgrundlagen		
– Rüböl	40	T
Pflanzenöle, partiell hydriert	6	T
Sojaöl hydriert	1,5	T
Bienenwachs	1,5	T
Lecithin	1	T
– Neutralöl	33	T
Triglyceride, gesättigt	11	T
Lecithin	1	T
Beispiel für eine lipophile Paraffingrundlage		
– Paraffinöl, dickflüssig	7	T
Hartparaffin	1	T
Beispiel für eine hydrophile Macrogolgrundlage		
– Macrogol 400	8	T
Macrogol 4000	1	T
Beispiel für eine emulgierende Grundlage		
– Polyoxyethylen-23-monolaurylether	5	T
Sorbitan-monooleat	2	T
Neutralöl	3	T

(Hilfsstoffe, s. Kap. 6)
T = Teil(e)

um sauerstoffempfindliche Bestandteile vor der Oxidation zu schützen.

Die eigentliche Verkapselung findet **vollautomatisch zwischen den gegenläufig rotierenden Formwalzen (Rotary-Die)** statt. Bei der Durchführung dieses Verfahrens (s. Abb. **14.47**) wird zunächst die Gelatinelösung in zwei endlose Gelatinebänder von definierter Dicke (1) auf rotierende Kühltrommeln ausgegossen. Bei der Abkühlung von 60 bis 70 °C auf Raumtemperatur geht die Gelatinelösung vom Sol- in den Gelzustand über. Damit die gummiartigen, noch stark wasserhaltigen Gelatinebänder an den Walzen der Maschine nicht festkleben, werden die Bänder mit einem hauchdünnen Ölfilm überzogen (2). Die zwei endlosen Gelatinebänder, die auch unterschiedlich gefärbt sein können, werden von links und von rechts der Verkapselungsmaschine zugeführt. Zwischen den Formwalzen (3) werden die Weichgelatinekapseln geformt. Über den Füllkeil (4) wird von einer Dosierpumpe (5) das Füllgut stoßweise unter Druck zudosiert. Aus den beiden Gelatinebändern werden dabei von den in die Formwalzen eingefrästen Kapselformen taschenförmige Gebilde gestanzt und an der Kapselunterseite sowie an den beiden Seitenwänden verschweißt. Kurz bevor die Oberseiten dieser taschenförmigen Gebilde bzw. die Kapseln

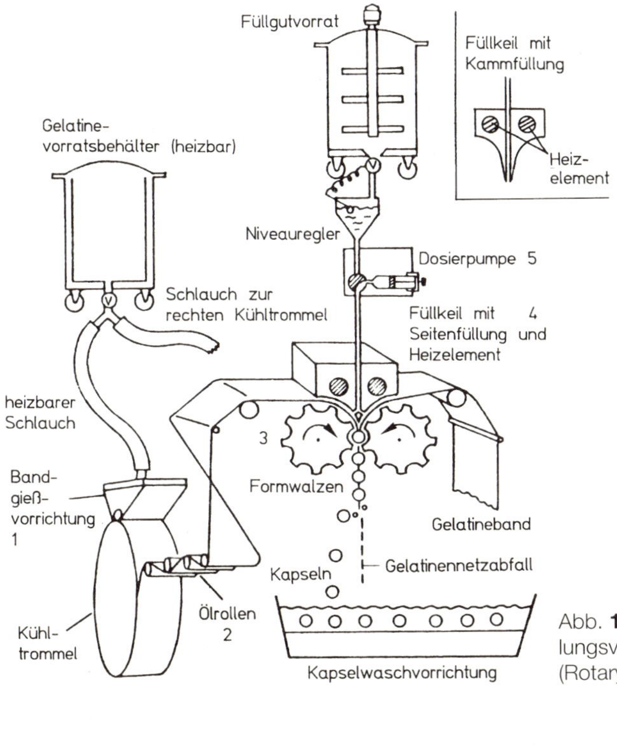

Abb. **14.47** Schematische Darstellung des Verkapselungsverfahrens mit den rotierenden Formwalzen (Rotary-Die-Prozeß, R. P. Scherer GmbH).

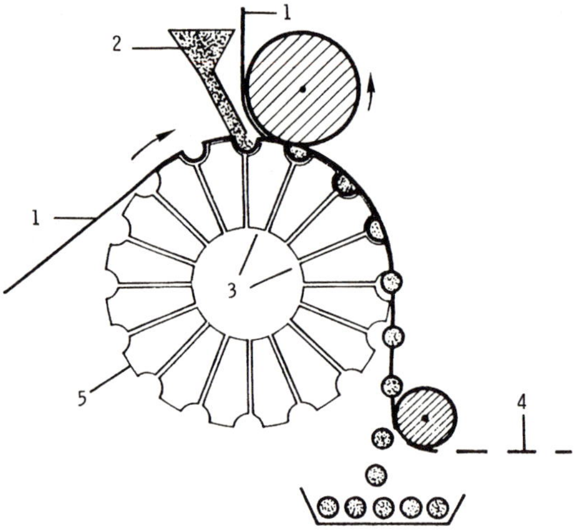

Abb. **14.48** Schematische Darstellung des Accogel-Verfahrens (aus Fahrig und Hofer, 1983). 1 Gelatinefolie, 2 Füllgutzuführung, 3 Vakuumkanäle, 4 ausgestanztes „Gelatinenetz“, 5 Formwalze.

endgültig verschweißt werden, erfolgt die Kapselfüllung durch Dosierpumpenstöße. Hierbei wölben sich die Kapseln zu ihrer endgültigen Form. Schließlich werden die rundum verschweißten Kapseln in die Kapselwaschvorrichtung ausgeworfen. In dieser werden die Ölfilme wieder abgewaschen. Die umlaufenden Schweißnähte an den Kapseln sind ein auffallendes Charakteristikum für Weichgelatinekapseln mit Ausnahme der nach dem Tropfverfahren hergestellten. Die Verschweißung wird durch oberflächliches Anwärmen der inneren Oberflächen der Gelatinebänder durch die in die Füllkeile eingebauten Heizelemente bewirkt (s. Abb. **14.47**).

Das **Accogel-Verfahren,** das die Weichgelatinekapseln durch Vakuumanwendung auf rotierenden Formwalzen formt, ist ein anderer, vollautomatischer Rotary-Die-Prozeß (s. Abb. **14.48**).

Dieses Verfahren erlaubt nicht nur die Verkapselung von flüssigen und pastösen Füllgütern, sondern auch von pulverförmigen. Zur Abfüllung von Pulvern ist allerdings eine zusätzliche Dosierwalze, die zwischen Füllgutzuführung und Formwalze eingesetzt wird, zum Abmessen und zum Vorkomprimieren der Pulver erforderlich. Zu bedenken ist hierbei der hohe Wassergehalt der Weichgelatinekapselhüllen zum Zeitpunkt der Abfüllung.

Mit der Norton-Verkapselungsmaschine werden nach dem automatischen **„Reciprocating-Die-“ Verfahren** Weichgelatinekapseln hergestellt (s. Abb. **14.49**). Dieses Verfahren geht ebenfalls von Gelatinebändern aus. Mit Formen, die sich alternierend zusammen und wieder auseinander bewegen und die eine große Ähnlichkeit mit

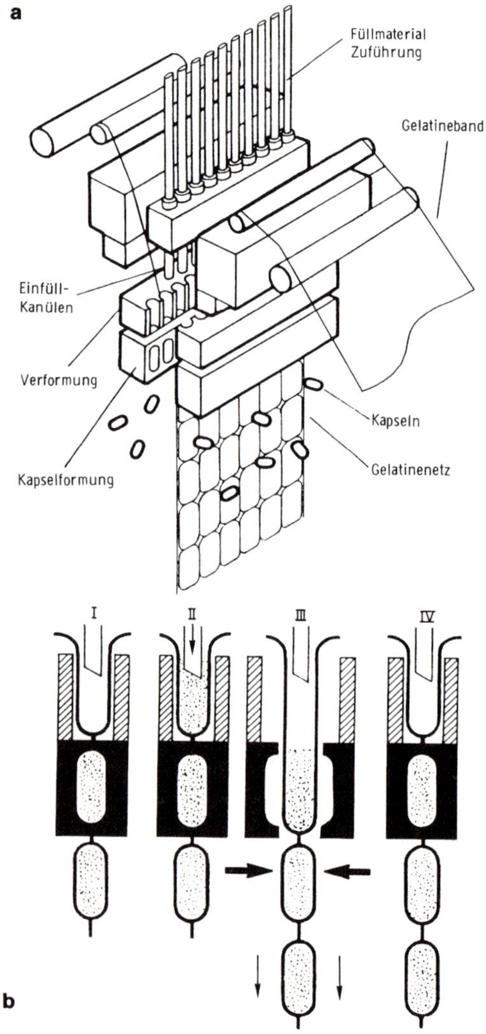

Abb. **14.49** Schematische Darstellung der Funktion einer Norton-Weichgelatinekapselmaschine (aus Fahrig und Hofer, 1983). **a** Füllvorrichtung einer Norton-Verkapselungs-Maschine (schematisch); **b** Schritt I: Kapselvorformung im oberen Teil, Verschließen im unteren Teil. Schritt II: Füllung, Zudosierung. Schritt III: Auseinandergehen der Formteile und Vorrücken der Gelatinebänder um eine Kapsellänge. Schritt IV = Schritt I: Zusammengehen der Formteile.

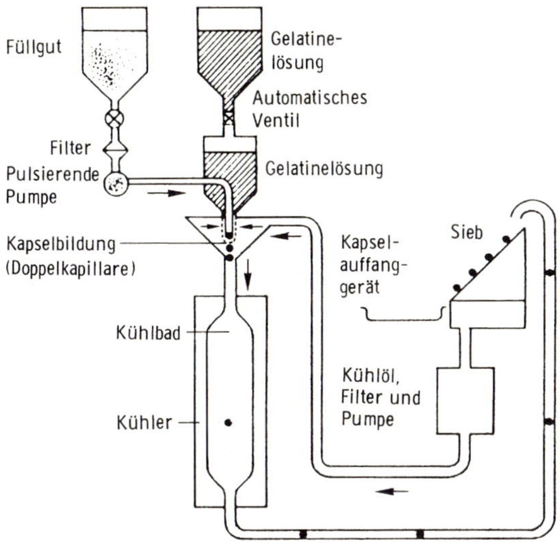

Abb. **14.50** Schematische Darstellung des Globex-Mark-II-Verkapselungsverfahrens (nach Fahrig und Hofer, 1983).

Suppositoriengießformen haben, werden längliche, sackartige Taschen geformt, gefüllt und im nächsten Schritt verschlossen.

Mit dem **Tropf- oder Blasverfahren**, auch Globex-Verfahren genannt, werden vollautomatisch **nahtlose Weichgelatinekapseln** hergestellt (s. Abb. **14.50**). Das Herzstück der hierzu verwendeten Kapselmaschine ist eine konzentrische Doppelkapillare, bei der innen das Füllgut und im außenliegenden Teil die Gelatinelösung fließt. Von dieser Doppelkapillare werden durch pulsierende Pumpenstöße Kapseln in ein mit Öl gefülltes Kühlbad getropft. An der Mündung dieser Doppelkapillare fließen Füllgut und Gelatinelösung zusammen und formen infolge günstiger Grenzflächenspannung bzw. wegen der günstigen Kohäsionskräfte des Füllgutes und der Gelatinelösung nahtlose Weichgelatinekapseln. Dieses Verfahren ist fast ausschließlich zur Verkapselung von Ölen geeignet (s. Abb. **14.50**). Mit einer entsprechend modifizierten Maschine lassen sich auch Minikapseln herstellen.

Halbautomatische Verfahren zur Herstellung von Weichgelatinekapseln sind das **Colton- (a)** und das **Upjohn-Verfahren (b)** (s. Abb. **14.51**). Sie sind jedoch heute historisch und praktisch weitgehend überholt.

Die Herstellung von Weichgelatinekapseln ist nicht nur wegen der hierzu erforderlichen komplizierten Maschinen sehr aufwendig, sondern wegen der erforderlichen anspruchsvollen Klimatisierung aller Herstellungs- und Verpackungsräume. Die Sorptionsisothermen von Gelatinekapseln lassen erkennen, warum für die Herstellung von Weichgelatinekapseln eine Klimatisierung auf 20–30% *rF*, 22 °C erforderlich ist (s. Abb. **14.52**). Aus den Sorptionsisothermen kann man auch gut herauslesen, daß Hartgelatinekapseln deutlich weniger hygroskopisch sind und bei ihnen bereits eine Klimatisierung auf 40–50% *rF*, 22 °C ausreicht.

Vor- und Nachteile von Weichgelatinekapseln

- Weichgelatinekapseln sind besonders zur Verkapselung von nichtwäßrigen Flüssigkeiten geeignet.

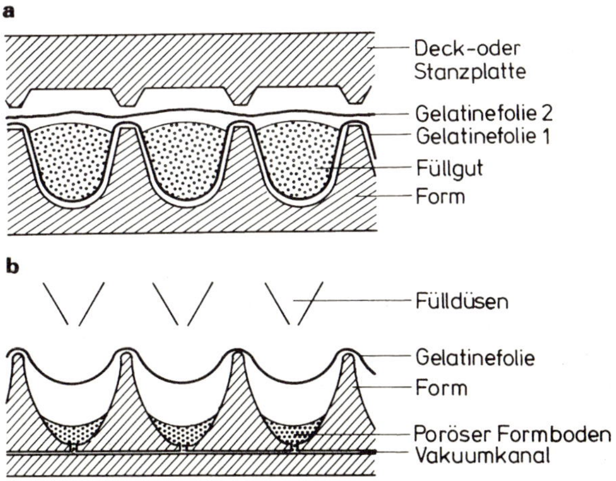

Abb. **14.51** Die halbautomatischen Verfahren zur Weichgelatinekapselherstellung (nach Fahrig und Hofer, 1983).
a Über eine untere Formplatte wird eine Gelatinefolie gelegt. Durch Anwärmen der Formplatte schmiegt sich die Gelatinefolie in die einzelnen Bohrungen der Kapselformen. Nach Zudosieren des Füllgutes in die einzelnen Wölbungen wird eine zweite Gelatinefolie darübergelegt und die Kapseln durch Aufdrücken einer Stanzplatte ausgestanzt; **b** Die Kapselherstellung verläuft ganz ähnlich wie beim Colton-Verfahren, nur daß die erste Gelatinefolie durch Vakuum in die Formbohrungen gesaugt wird.

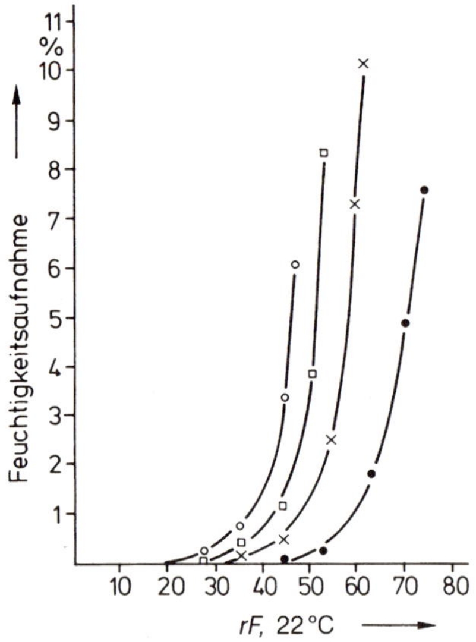

Abb. **14.52** Sorptionsisothermen von Gelatinekapseln (nach Fahrig und Hofer, 1983).
o–o–o WK-Glycerol-Masse
□–□–□ WK-Glycerol-Sorbitol-Masse
x–x–x WK-Sorbitol-Masse
●–●–● Hartgelatinekapseln
(WK = Weichgelatinekapseln)

– Sie gewährleisten einen weitgehenden Sauerstoff- bzw. Luftausschluß und bieten sich deshalb zur Verkapselung von oxidationsempfindlichen Wirkstoffen an, z. B. von Vitamin A.

– Sie lassen sich in großer Formen- und Größenvielfalt herstellen.

– Wegen des ungünstigen Einflusses auf die Nahtbildung sind oberflächenaktive Stoffe in den Füllgütern nur begrenzt einzusetzen.

– Die Eigenherstellung ist außerordentlich aufwendig, vor allem durch die Klimatisierung aller Herstellungsräume auf die niedrigen Luftfeuchtigkeiten von 20–30% *rF*, 22 °C. Sie ist deshalb in der Regel spezialisierten Lohnherstellern vorbehalten.

– Eine starke Feuchtigkeitseinwirkung vom Augenblick der Füllung von Weichgelatinekapseln bis zum Ende der Trocknung ist nicht vollkommen auszuschließen.

6.3 Nachbehandlung von Gelatinekapseln

Hart- und Weichgelatinekapseln können auf verschiedene Arten nachbehandelt werden. Die einfachste Nachbehandlung ist das Bedrucken von Kapseln mit Farbstofflösungen, die Arzneimittelfarbstoffe enthalten, um eine bessere Identifizierung zu ermöglichen.

Eine Behandlung von Gelatinekapseln mit 1 bis 2%iger acetonischer Formaldehyd-Lösung führt durch Quervernetzung der Gelatine zu schwerlöslichen Kapseln. Es ist zu beachten, daß derartig nachbehandelte Gelatinekapseln keine regelrechte Magensaftresistenz besitzen, sondern ihre Inhaltsstoffe hauptsächlich nach Diffusionsregeln freigeben. Außerdem ist der Verlauf der Quervernetzung nicht zu kontrollieren und die Reproduzierbarkeit unsicher. Eine gewisse Vernetzung von Gelatine kann auch durch Zusatz von Xylose anstelle von Formaldehyd oder anderen geeigneten Aldehyden erreicht werden, denn in diesem Zucker ist die Aldehydgruppe ebenfalls noch ausreichend aktiv. Es ist jedoch eine bräunliche Verfärbung in Kauf zu nehmen (Maillard-Reaktion).

Eine dem Arzneibuch entsprechende Magensaftresistenz kann nur durch Überziehen mit dünndarmlöslichen magensaftresistenten Filmbildnern, z. B. Celluloseacetatphthalat, erreicht werden. Das Überziehen von Gelatinekapseln mit Filmbildnern ist wegen der Quelleigenschaften der Gelatinekapselhüllen kein leichtes Unterfangen. Außerdem ist auch die Haftung zwischen Filmbildner und Gelatine meist ausgesprochen schlecht. Befriedigende Überzüge kommen deshalb nur zustande, wenn der geeignetste Weichmachertyp und seine Dosierung sehr sorgfältig ausgewählt und erprobt werden.

7 Biopharmazeutische Probleme

Sowohl eine beabsichtigte lokale als auch systemische Wirkung erfordern die Freisetzung des Wirkstoffs aus der festen Darreichungsform. Bei Pulvern bedeutet dies lediglich die Auflösung, bei Granulaten, Kapseln oder Tabletten ist ein vorheriger Zerfall erforderlich, sofern nicht eine retardierte Wirkstoff-Freigabe (s. Kap. 16) oder Magensaftresistenz (s. Abschn. 5) beabsichtigt ist. Die Geschwindigkeit der Wirkstoff-Freigabe kann in weiten Grenzen durch pharmazeutisch-technologische Faktoren beeinflußt und gesteuert werden (s. Kap. 7, Abschn. 4.2.2). Für feste Darreichungsformen lassen sich folgende Aussagen machen:

– Sofern **Granulate** nicht als Zwischenstufe zur Tablettenherstellung benötigt werden, ist insbesondere bei Verwendung von Brausegranulaten eine schnelle Wirkstoff-Freigabe möglich.

- In **Kapseln** mit pulverförmigem Füllgut liegt eine geringere Verdichtung als in Tabletten vor. Art und Eigenschaften des Füllguts können jedoch die Freigabe beeinflussen, so daß Kapselzubereitungen insbesondere aus Hartgelatinekapseln nicht immer eine bessere Freigabe als Tabletten zeigen. Deshalb müssen auch Kapseln mit Pulverfüllungen Sprengmittel enthalten bzw. die Benetzbarkeit muß optimiert werden.
- Durch Überführung in **Tabletten** ist eine starke Verringerung der für die Verdauungssäfte frei zugänglichen Oberfläche der Wirkstoffpartikeln eingetreten. Daher müssen schnell wirkende Tabletten im Magen zerfallen. Dann liegt, sofern keine Benetzungsprobleme auftreten, eine der wäßrigen Suspension vergleichbare Situation vor.
- Bei **überzogenen Tabletten** kommt noch zusätzlich die für das Auflösen, Durchlässigwerden bzw. die mechanische Zerstörung des Überzugs erforderliche Zeit hinzu. Verringerte Bioverfügbarkeiten, die sich nicht nur in der unvermeidbaren Resorptionsverzögerung, sondern auch in einer insgesamt verringerten resorbierten Wirkstoffmenge auswirken können, treten häufig bei **magensaftresistenten Zubereitungen** auf. Nach dem Auflösen des Überzugs in den oberen Darmbereichen kann die Darmpassage-Zeit nicht mehr ausreichen, um den Wirkstoff vollständig zur Resorption zu bringen.

8 Qualitätsprüfungen von festen Arzneiformen

Zur Qualitätsfestlegung von festen Arzneiformen von der Arzneiformenentwicklung bis zu Inprozeß- und Endkontrollen werden hauptsächlich folgende Prüfungen herangezogen (s. Tab. **14.6**).

Spezielle Qualitätsprüfmethoden für feste Arzneiformen

Die **Zerfallszeit** von peroral einzunehmenden, festen Arzneiformen wird in einem Zerfallsprüfgerät bei 36 bis 38 °C bestimmt (s. Abb. **14.53**). Dieses Zerfallsprüfgerät ist auch im Arzneibuch beschrieben.

Tabelle **14.6** Prüfmethoden für Pulver, Granulate, Tabletten und Kapseln

Dichtebestimmungen (Abschn. 2.1.4)
Schüttdichte oder Schüttvolumen, Stampfdichte oder Stampfvolumen,
Scheinbare Dichte,
Wahre Dichte,
Pulver und Granulate
Porosität (s. Abschn. 2.1.5)
Fließverhalten (Abschn. 2.1.1) (Kern- und Massenfluß)
Partikelgrößen (Abschn. 2.1.2)
Siebanalysen,
mikroskopische und elektronenmikroskopische Methoden,
Oberflächenbestimmungsmethoden,
elektronische Methoden (Coulter Counter)
Kristallographische Beschaffenheit (Polymorphie) oder amorpher Zustand (Kap. 4, Abschn. 2.2.2)
Löslichkeit, Auflösungsgeschwindigkeit und Wirkstoff-Freigabe (Kap. 4, Abschn. 2.3.4 und 2.3.6 und Kap. 7, Abschn. 6.2 und 4.2.2)
Zerfallbarkeit, Magensaftresistenz
Wasser- bzw. Feuchtigkeitsgehalt
Hygroskopizität, Sorptionsisothermen (Kap. 5, Abschn. 2.4.1)
Mechanische Festigkeit (Härte, Bruch-, Druck-, Zug-, Biege- oder Abriebfestigkeit)
Dosierungsgenauigkeit
Gleichförmigkeit des Gehaltes (Content Uniformity)
Kapselwandstärken

In dem Zerfallsprüfgerät werden jeweils sechs Tabletten oder andere feste Darreichungsformen geprüft. Sie gelten als in der Prüfflüssigkeit zerfallen, wenn die Partikeln durch den Siebboden der Röhrchen des Zerfallsprüfgerätes gefallen sind. Mit dieser Methode können keine Auflösungsgeschwindigkeit und keine Wirkstoff-Freigabe geprüft werden (s. Kap. 4, Abschn. 2.3.6, und Kap. 7, Abschn. 6.2).

Je nach Darreichungsform oder je nach der vorgesehenen Applikationsart können verschiedene Prüfflüssigkeiten im Zerfallstester Verwendung

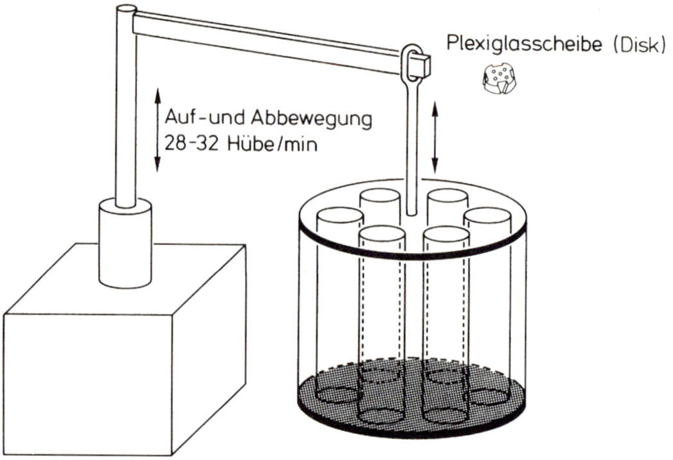

Abb. **14.53** Zerfallsprüfgerät. Das Gestell mit den sechs Prüfröhrchen, die zur Aufnahme der zu prüfenden festen Darreichungsformen über dem Siebboden dienen, taucht in eine auf 36–38 °C thermostatierte Prüflösung ein, die sich in der Regel in einem 1-l-Becherglas befindet.

finden, z. B. HCl-Lösung mit einer Konzentration von 0,1 mol/l oder Pufferlösungen etc. Die durchlöcherten Plexiglasscheibchen bzw. Disks, die auf die zu prüfenden Tabletten in den sechs Röhrchen gelegt werden, sollen die Partikeln durch die Siebböden drücken und eine eindeutige Endpunktbestimmung erlauben.

Die modernsten Typen der Zerfallsprüfgeräte sind mit elektronischen Endpunktsensoren ausgerüstet. Diese Geräte sind zweckmäßig, z. B. wenn die Prüfflüssigkeit während einer Bestimmung trübe und undurchsichtig wird. Sie versagen jedoch in einigen Fällen, vor allem, wenn die Arzneiformen in klebrige Partikeln zerfallen. Das Arzneibuch unterscheidet **Zerfallsprüfung von überzogenen magensaftlöslichen und magensaftresistenten bzw. dünndarmlöslichen festen Arzneiformen.** Die magensaftlöslichen Arzneiformen müssen in Wasser oder in HCl-Lösung mit einer Konzentration von 0,1 mol/l innerhalb von 60 min zerfallen sein. Magensaftresistent umhüllte Arzneiformen müssen je nach Zusammensetzung der zu untersuchenden Tabletten zunächst 2 bis 3 h in HCl-Lösung mit einer Konzentration von 0,1 mol/l äußerlich unbeschadet, ohne Risse aufzuweisen oder Anzeichen einer Wirkstoff-Freigabe zu zeigen, überstehen. In begründeten Ausnahmefällen kann diese Widerstandszeit auf 1 h reduziert werden. Diese Zeit darf keinesfalls unterschritten werden. Diese Prüfung wird ohne die Plexiglasscheibe durchgeführt. Anschließend an diese Prüfung der Magensaftresistenz wird die HCl-Lösung als Prüfflüssigkeit gegen eine Pufferlösung mit pH 6,8 ausgetauscht. In dieser Prüfflüssigkeit müssen die magensaftresistenten festen Arzneiformen innerhalb von 1 h zerfallen. Diese Magensaftresistenzprüfung hat den Nachteil, daß ein Eindringen von Prüfflüssigkeit in die Kerne nicht sicher festgestellt wird, weil nur die äußere Beschaffenheit zu beobachten ist. Dies könnte bei säureempfindlichen Wirkstoffen von Nachteil sein.

Für die Bestimung der **Feuchtigkeits- oder Wassergehalte** gibt es eine Reihe von Methoden. Ein Problem ist die unterschiedlich starke Bindung von Feuchtigkeit bzw. Wasser an das Gut (s. Kap. 5, Abschn. 2.4).

Zu den **gravimetrischen Verfahren** gehören das Abdampfen der Feuchtigkeit mit Hilfe von Wärme in Trockenschränken oder luftdurchströmten Trockenöfen, z. B. Brabender Schnellwasserbestimmer, in der Trockenpistole und auf Waagen mit IR-Strahlern, z. B. Ultra-X oder Toppan-Waage. Mit diesen Verfahren kann nicht zwischen Wasser und nichtwäßrigem Lösungsmittel sicher unterschieden werden. Eine gravimetrische Methode ohne Anwendung von Wärme ist die Trocknung im Exsikkator, wobei der Dampfdruck über dem zu trocknenden Gut mit Trockenmittel und/oder Vakuum reduziert wird.

Indirekte Feuchtigkeitsmeßmethoden sind die Bestimmungen der hygroskopischen Gleichgewichtsfeuchtigkeit über dem Gut durch Haarhygrometer, Psychrometer, Lithiumchlorid-Hygrometer oder Taupunkt-Hygrometer.

Haarhygrometer nutzen die Eigenschaft, daß entfettete Haare oder Synthesefasern ihre Längen mit der Luftfeuchtigkeit ändern. Sie sind in bestimmten Zeitabständen nachzueichen.

Psychrometer bestehen aus zwei Thermometern. Die Quecksilberkugel des einen Thermometers ist mit einem angefeuchteten Gewebe umgeben. Strömt Luft um die Kugeln der beiden Thermometer, verdunstet je nach Feuchtigkeitsgehalt der Luft die Feuchtigkeit aus dem Gewebe schneller oder langsamer und erzeugt proportional dazu mehr oder weniger Verdunstungskälte. Die Temperaturdifferenz zwischen den beiden Thermometern ist die psychrometrische Differenz, ein Maß für die relative Luftfeuchtigkeit. Diese psychrometrische Differenz ist um so größer, je trockener die Luft ist. Aus der Sprungschen Psychrometerformel, mit der sich die relative Luftfeuchtigkeit berechnen läßt, leiten sich Nomogramme, Feuchtigkeitsrechenschieber und Tabellen ab, mit deren Hilfe sich in der Praxis in Sekundenschnelle die relative Luftfeuchtigkeit ablesen läßt, wenn man die psychrometrische Differenz kennt.

Die Funktion eines **Lithiumchlorid-Hygrometers** beruht auf der Hygroskopizität des Lithiumchlorids und der elektrischen Leitfähigkeit von Lithiumchlorid-Lösungen. Diese Hygrometer bestehen aus einem Temperaturfühler, der von einem mit gesättigter Lithiumchlorid-Lösung getränktem Glasseidengewebe umgeben ist. Das Glasseidengewebe wird noch mit einem Silber- oder Platindraht umwickelt, an den eine niedrige Wechselstromspannung angelegt werden kann. Fließt Strom durch diesen Drahtwendel, dann fließt auch ein Teil dieses Stromes durch das mit Lithiumchlorid-Lösung gesättigte Gewebe, das sich hierbei erwärmt. Die Erwärmung veranlaßt die Verdampfung eines bestimmten Teiles des Wassers. Die Lösung konzentriert sich oder kristallisiert aus. Dadurch erhöht sich der Widerstand, der Stromfluß verringert sich, und die Temperatur sinkt entsprechend ab. Da das mit Lithiumchlorid-Lösung gesättigte Gewebe aufgrund seiner Hygroskopizität bestrebt ist, ein Feuchtigkeitsgleichgewicht mit der umgebenden Luft herzustellen, ist ein bestimmter Stromfluß bzw. eine bestimmte Heizleistung erforderlich. Dieser Stromfluß kann zur indirekten Messung der relativen Luftfeuchtigkeit herangezogen werden.

Ein **Taupunkt-Hygrometer** arbeitet sehr einfach. Der Hauptbestandteil dieses Instrumentes ist ein Metallspiegel, der abgekühlt werden kann. Sobald bei diesem Vorgang der Taupunkt bzw. die Sättigungskonzentration der umgebenden Atmosphäre unterschritten wird, beschlägt der Spiegel, und die Lufttemperatur bei diesem Taupunkt ergibt nach dem h,x-Diagramm (s. Kap. 5, Abschn. 2.5.1) einen Wert für die relative Luftfeuchtigkeit.

Bei **Dielektrizitätsmessungen** bzw. bei der Dekametrie wird der Unterschied zwischen den hohen Dielektrizitätskonstanten des Wassers und den niedrigeren von feuchtigkeitshaltigen Produkten zur Feuchtigkeitsbestimmung ausgenutzt. Diese Methoden bieten den Vorteil, daß sie innerhalb von Sekunden Feuchtigkeitswerte angeben. Eine gewisse Problematik ist hierbei die Tatsache, daß nicht nur die produktspezifische Leitfähigkeit, sondern auch die Schüttdichte bzw. das Partikelgrößenspektrum die Messungen beeinflussen. Das bedeutet, daß nicht nur für jedes Substrat, sondern auch für gleiche Substrate mit unterschiedlichen Partikelspektren eigene Eichkurven erstellt werden müssen.

IR- und mikrowellenspektroskopische Feuchtigkeitsmeßmethoden nutzen die Strahlungsabsorption im Bereich von spezifischen Meßbanden zur quantitativen Feuchtigkeitsbestimmung aus.

Die **Karl-Fischer-Wassergehaltsbestimmung** ist eine iodometrische Titration von wasserhaltigen Substraten und geeigneten wasserfreien Extraktionsmitteln. Diese Bestimmungen können durch Probenmaterial gestört werden, das mit Iod reagieren kann. Außerdem kann Wasser unvollständig extrahiert werden, wenn z. B. das Extraktionsmittel zu schwach ist, um die Bindung des Wassers an das Gut zu lösen und quantitativ zu extrahieren.

Die **mechanische Festigkeit** von festen Arzneiformen, hauptsächlich Tabletten, kann durch Bestimmungen der Bruchfestigkeit, der Biegefestigkeit, der Härte oder der Abriebfestigkeit bzw. der Friabilität charakterisiert werden.

Unter **Bruchfestigkeitsprüfung** ist die Herbeiführung des Bruches von Tabletten unter bestimmten Krafteinwirkungen zu verstehen. Meist wird dabei die Widerstandsfähigkeit gegen eine radial oder diametral einwirkende Kraft im Zeitpunkt des Zerbrechens der Probe gemessen. Je nachdem, ob es sich bei den einwirkenden Kräften um Zug- oder Druckeinwirkung handelt, wird von **Zug- oder Druckfestigkeiten** gesprochen. Auf dem Markt ist eine Reihe von Geräten zur Bestimmung der Bruchfestigkeit von festen

Arzneiformen mit verschiedenen Funktionsprinzipien (s. Abb. **14.54**). Zu beachten ist, daß je nach Konstruktionsprinzip Meßfehler auftreten können und daß sogar Geräte desselben Typs erheblich streuende Ergebnisse liefern. Insbesondere hat bei handbetriebenen Geräten der Prüfer einen erheblichen Einfluß, je nachdem ob er das Gerät schneller oder langsamer bedient. Die zuverlässig arbeitenden automatischen Apparate zur Bestimmung der Bruchfestigkeit müssen deshalb mit einem Synchronmotor ausgestattet sein. Je nach Übertragung der Krafteinwirkung auf die zu prüfenden festen Arzneiformen ist auf Reibungsverluste bzw. auf Reibungsänderungen zu achten. Diese können die Meßergebnisse beträchtlich verfälschen, insbesondere bei Verschmutzung, z. B. durch Staub.

Ein weiteres Problem ist die Benennung der Kraft- oder Druckeinwirkung bzw. die Zuordnung von physikalischen Dimensionen zu diesen Kräften. Durch die unterschiedlichen Formen und Größen der zu prüfenden Tabletten sind die Berührungs- bzw. Kontaktflächen zwischen Tablette und Stempel oder Dorn des Gerätes nicht immer genau zu definieren. Als günstigster Ausweg bietet sich deshalb an, diese Bestimmungen als Konventionsmethoden zu betrachten und die Ergebnisse ohne Dimension, aber unter genauer Angabe der Durchführung anzugeben. Welche Bestimmungsmethode oder welche Durchführungsart gewählt wird, hängt vor allem von der Art und Form der Tabletten sowie von bestimmten Anwendungskriterien ab. So kann die Bruchfestigkeit von ovalen und oblongförmigen Tabletten längs- und querdiametral bestimmt werden. Bei Tabletten, die vom Patienten geteilt werden sollen oder die für Durchdrückpackungen vorgesehen sind, ist aus anwendungstechnischen Gründen eine Biegefestigkeitsprüfung durchzuführen. Hierbei prüft man die axiale Widerstandsfähigkeit einer auf zwei Stützen aufliegenden Tablette gegenüber einer zentral einwirkenden Kraft (s. Abb. **14.54c**).

Härteprüfungen werden durchgeführt, indem man einen spitzen Dorn oder eine Nadel senkrecht in die Oberfläche einer festen Arzneiform eindringen läßt (Abb. **14.54d**). Auf diese Weise wird die Widerstandskraft der Oberfläche gegen das Eindringen von spitzen oder kegelförmigen Prüfkörpern festgestellt. Diese Bestimmungsmethode arbeitet praktisch nach denselben Prinzipien wie die technischen Härtebestimmungen nach Shore, Brinell oder Vickers. Es handelt sich um eine Art Penetrometer.

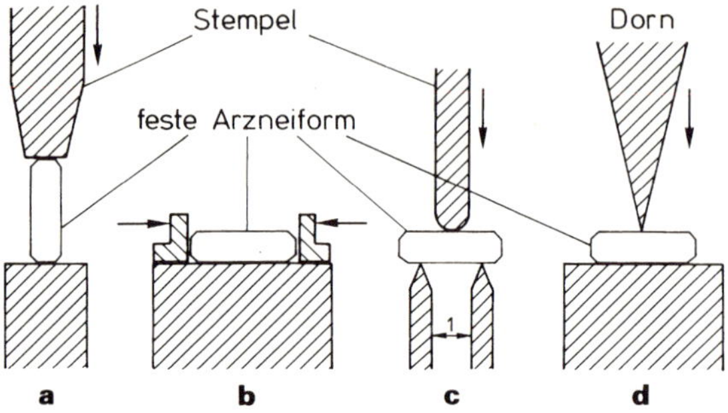

Abb. **14.54** Prüfung der mechanischen Festigkeit von festen Arzneiformen, insbesondere von Tabletten.
a Krafteinwirkung auf eine senkrecht zwischen zwei Stempeln oder einem Stempel und einem Amboß eingespannte Tablette; **b** Krafteinwirkung auf eine waagrecht zwischen zwei zusammendrückenden Backen liegende Tablette; **c** Krafteinwirkung auf eine Tablette, die zwei Stützen überbrückt (1 = veränderlicher Abstand), Biegefestigkeitsbestimmung; **d** Krafteinwirkung mit einem spitzen Dorn oder einer Nadel auf die Oberfläche einer waagrecht liegenden Tablette, Härtebestimmung.

Die **Abriebfestigkeit** (Friabilität) von Tabletten oder Granulaten ist vor allem für die Weiterverarbeitung und für die Verpackung wichtig. Kerne mit hohem Abrieb sind beispielsweise nicht zu überziehen. Bei stark wirksamen Produkten kann sich ein zu hoher Staubanteil nicht nur belästigend, sondern vielfach auch toxisch auf das Personal und die Patienten auswirken. Zur Bestimmung der Abriebfestigkeit wird das Prüfgut in rotierenden Trommeln mit oder ohne Einbauten einige Zeit mechanisch belastet und der Staubabrieb gewogen. Bei Granulaten muß vor- und nachher eine Siebanalyse durchgeführt, und die Unterschiede müssen verglichen werden. Bei sehr harten Granulaten sind einige Mahlkugeln oder -würfel zusammen mit dem Prüfmuster in die Trommel zu geben.

Die **Kontrolle der Gleichmäßigkeit von Kapselwandstärken** wird am besten durch mikroskopische Messungen an Querschnitten durchgeführt. Bei Weichgelatinekapseln werden in analoger Weise auch die Schweiß- bzw. Siegelnähte geprüft.

Weiterführende Literatur

Banker, G. S. (1966), The Theory and Practice of Film-Coating, J. Pharm. Sci. *55*, 81–89.

Bauer, K. H., (1979), Rotor-Einbauten in Wirbelschichten zur Verbesserung der Gutbewegung, Pharm. Ind. *41*, 973–976.

Bauer, K. H., Lehmann, K., Osterwald, H. P., Rothgang, G. (1988), Überzogene Arzneiformen, Wissenschaftliche Verlagsgesellschaft mbH, Stuttgart.

Dürr, M., Hanssen, D., Harwalik, H. (1972), Kennzahlen zur Beurteilung der Verpreßbarkeit von Pulvern und Granulaten, Pharm. Ind. *34*, 905–911.

Führer, C. (1962), Über den Druckverlauf in Tablettenpressen, Dtsch. Apoth. Ztg. *102*, 827–832.

id. (1963), Pharm. Ind. *25*, 674–676.

id. (1963), Pharm. Ind. *25*, 733–735.

Führer, C. (1966), Physikalische und kristallographische Grundlagen der Tablettenbildung, Informationsdienst APV *12*, 143–153.

Hilmann, J., Fuchs, P. (1977), Meßordnung der Kompressionscharakteristik von Preßmassen an Exzenterpressen und ihre Aussagefähigkeit, Pharm. Ind. *39*, 72–76.

Hüttlin, H. (1991), Entwicklung und Verfahrenstechnik, Firmenschrift, Steinen.

Ritschel, W. A. (1966), Die Tablette, Editio Cantor Verlag, Aulendorf, Württemberg.

Rumpf, H. (1958), Grundlagen und Methoden des Granulierens, Chem. Ing. Techn. *30*, 144–158.

Schubert, H. (1979), Grundlagen des Agglomerierens, Chem. Ing. Tech. *51*, 266–277.

Abbildungsnachweise

Bier, H. P., Leuenberger, H., Sucker, H. (1979), Determination of the Uncritical Quantity of Granulating Liquid by Power Measurements on Planetary Mixers, Pharm. Ind. *41*, 375–380.

Fahrig, W., Hofer, U. (1983), Die Kapsel, Wissenschaftliche Verlagsgesellschaft mbH, Stuttgart.

Lehmann, K., Dreher, D. (1972), Anwendung wäßriger Kunststoffdispersionen zum Überziehen von Arzneiformen, Pharm. Ind. *34*, 894–899.

Ortega, A. M. (1977), Diss. Purdue Univ., Lafayette, USA.

Kapitel 15

Mikropartikeln, Nanopartikeln, Liposomen

1 Allgemeines, Definitionen

Mikropartikeln, Nanopartikeln und Liposomen sind partikuläre Wirkstoffträger. Mit Ausnahme größerer Mikropartikelpopulationen sind sie von kolloidaler Größenordnung. In diesen Arzneiformen ist der Wirkstoff in charakteristischer Weise in einem – unter Umständen biologisch abbaubaren – Hilfsstoff eingelagert. Mikropartikeln und Nanopartikeln zeigen in mancher Hinsicht Übereinstimmung im Aufbau, in der Herstellung und in den verwendeten Hilfsstoffen zur Bildung der Kapselwand oder der Matrix. Mikro- und Nanopartikeln sind feste Stoffe, Liposomen sind dagegen aus Phospholipid-Bilayers aufgebaute halbfeste Lipidvesikeln.

Mikrokapseln. Der feste oder flüssige Wirkstoff ist von einem Polymer als Wandmaterial umhüllt (s. Abb. **15.1**).

Mikropartikeln. Übergeordneter Begriff für Mikrokapseln bzw. Mikrosphärulen mit einem Partikeldurchmesser von 1 bis 1000 μm.

Mikrosphärulen. Im Gegensatz zu den Mikrokapseln ist der Wirkstoff in einer Polymermatrix ohne Ausbildung einer gesonderten Kapselwand eingebettet (s. Abb. **15.1**).

Nanopartikeln. Im weiteren Sinne aus Wirkstoff und Polymer bestehende kolloidale Feststoffsysteme mit einem Durchmesser von 50 bis 1000 nm. Es wird zwischen Nanokapseln und Nanosphärulen unterschieden.

Nanokapseln. Verfestigte mizellare Systeme, verfestigte Mikroemulsionen oder umhüllte kolloidale Feststoffsysteme.

Nanosphärulen, Nanopellets. Kolloidale Teilchen, bei denen der Wirkstoff in eine Polymermatrix eingebettet ist.

Liposomen. Kolloidale, kugelförmige Lipidvesikeln mit wäßrigem Kern mit Durchmessern von 20 nm bis 3 μm.

Die partikulären Wirkstoffträger können zu verschiedenen Darreichungsformen, wie Pulver, Hartgelatinekapseln, Suspensionen, Tabletten, Suppositorien, Parenteralia usw., verarbeitet werden.

Tab. **15.1** gibt einen Überblick über die wichtigsten pharmazeutischen Verwendungsmöglichkeiten von partikulären Wirkstoffträgern.

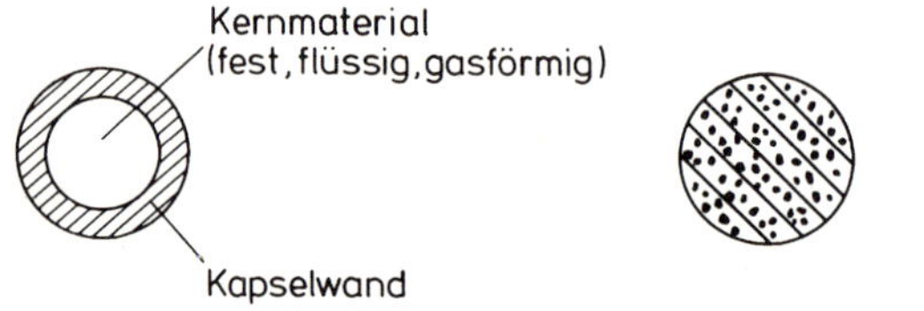

Abb. **15.1** Mikrokapseln und Mikrosphärulen.

2 Mikrokapseln, Mikrosphärulen, Nanokapseln, Nanosphärulen

Das Prinzip der Mikroverkapselung wurde erstmals technisch auf die Herstellung von kohlefreien Reaktivdurchschreibpapieren übertragen.

Tabelle **15.1** Pharmazeutische Verwendungsmöglichkeiten von Mikrokapseln, Nanopartikeln, Liposomen als partikuläre Wirkstoffträger

- Überführung von flüssigen, insbesondere auch von flüchtigen Verbindungen, in feste, frei fließende Pulver
- Stabilitätserhöhung von Wirkstoffen
- Retardierung von Wirkstoffen
- Transport von Diagnostika
- Organspezifischer Transport (Drug-Targeting)
- Geschmacksüberdeckung
- Vermeidung von Unverträglichkeiten mit anderen Wirk- oder Hilfsstoffen

Eine auf der Rückseite des Oberblatts befindliche, einen Leukofarbstoff enthaltende Mikrokapselschicht wird in dem Bereich des jeweiligen Schreibmaschinenanschlags zerstört und reagiert dann unter Farbstoffbildung mit der auf der Oberseite des Unterblatts befindlichen Farbreaktionskomponente.

2.1 Herstellungsverfahren

Folgende Verfahrensgruppen können unterschieden werden:

- Überzugsverfahren
  - im Dragierkessel
  - in der Wirbelschicht
- Phasentrennverfahren – Koazervation
- Mechanisch-physikalische Verfahren
  - Sprühtrocknung, Sprüherstarrung
  - Zentrifugalverfahren
- Polymerisationsverfahren
  - Emulsions-Polymerisation
  - Grenzflächen-Polymerisation
- Dispersion von Polymeren

Die Zuordnung der einzelnen Verfahren zu den angeführten Verfahrensgruppen ist nicht immer eindeutig.

Überzugsverfahren

Das **Überziehen im Dragierkessel** erfolgt durch Einsprühen einer geeigneten Polymerlösung oder -dispersion auf feste Wirkstoffpartikeln geeigneter Größe (s. auch Kap. 14, Abschn. 5). Das **Überziehen** fester Partikeln **in der Wirbelschicht** kann z. B. nach dem Wurster-Verfahren (s. Abb. **14.37**) erfolgen. In beiden Fällen werden Mikrokapseln oder überzogene Partikeln gebildet.

Phasentrennverfahren – Koazervation

Mehrere Verfahren beruhen auf der Wandbildung durch Phasentrennung mittels Koazervation. Koazervation bedeutet die Überführung eines gelösten Polymeren in eine polymerreiche, noch lösungsmittelhaltige Phase mittels Desolvatation (s. Abb. **15.2**). Das Koazervat lagert sich an der Grenzfläche des zu verkapselnden Materials unter Ausbildung einer zusammenhängenden Kapselwand an und wird durch Trocknung oder Polymerisation verfestigt.

In Abhängigkeit vom angewendeten Koazervationsverfahren können Flüssigkeiten, feste Partikeln und Dispersionen von Feststoffen in Flüssigkeiten mikroverkapselt werden. Zu überziehendes wasserlösliches Material wird in einem organischen Lösungsmittel, in Wasser unlösliches Material in Wasser mikroverkapselt. Bei den ohne großen Geräteaufwand auskommenden Verfahren erfolgt die Wandbildung durch einfache oder durch komplexe Koazervation.

Bei der **einfachen Koazervation** wird die Phasentrennung durch Aussalzen mit Natrium- oder Ammoniumsulfat, Temperaturänderung, pH-Änderung oder Alkoholzusatz bewirkt. Dieses Verfahren erfordert höhere Polymerkonzentrationen. Zur Koazervation von Acetylsalicylsäure z. B. wird Ethylcellulose als Wandmaterial bei 80 °C in Cyclohexan gelöst. In der Lösung werden annähernd würfelförmige Acetylsalicylsäure-Kristalle – keine Kristallnadeln! – suspendiert. Bei Temperaturerniedrigung separiert sich die Ethylcellulose-Phase und lagert sich auf den Kristallen ab. Die umhüllten Kristalle werden abgetrennt und mit Cyclohexan gewaschen.

Bei der **komplexen Koazervation** wird die Abscheidung des Wandmaterials durch Zugabe eines entgegengesetzt geladenen gelösten Polymers erreicht. Die Methode wird bei verdünnteren wäßrigen Polymerlösungen angewendet.

Als Polymere werden Gelatine, Ethylcellulose, Cellulosenitrat, arabisches Gummi usw. herange-

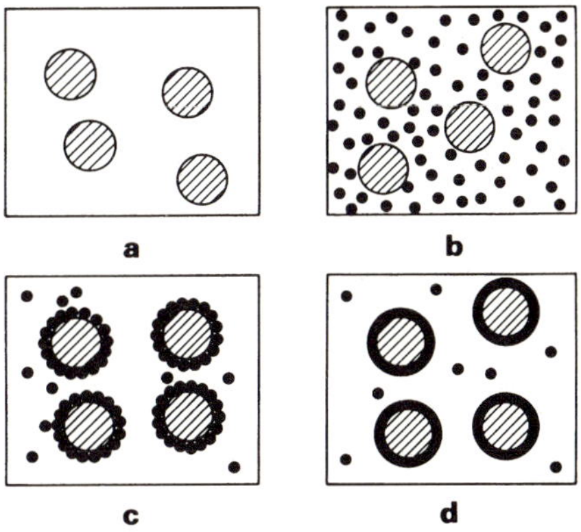

Abb. **15.2** Schema der Mikroverkapselung durch Koazervation (nach Sliwka, 1975);
a Dispergierte Wirkstofftröpfchen in Polymerlösung, **b** beginnende Koazervation, **c** allmähliche Abscheidung des Koazervates an der Oberfläche der Wirkstofftröpfchen, **d** Koaleszenz des Koazervates zur Wandmaterialphase.

zogen, wobei komplexe Koazervation z. B. mit dem System Gelatine/arabisches Gummi erfolgen kann.

Mechanisch-physikalische Verfahren

Das Einbetten von Partikeln in einem geeigneten Hilfsstoff kann durch **Sprühtrocknung** (s. Kap. 5, Abschn. 2.5.6) erfolgen. Bei dieser Methode wird eine Wirkstoff-Polymer-Lösung, -Suspension oder W/O-Emulsion versprüht. Der Wirkstoff fällt meist in eingebetteter Form in Mikrosphärulen an. Bei Verwendung geschmolzener Fette oder Wachse wird mittels **Sprüherstarrung** mikroverkapselt.

Bei dem **Zentrifugalverfahren** wird fester oder flüssiger Wirkstoff dem Zentrum einer schnell rotierenden Scheibe zugeführt. Die durch die Zentrifugalkraft von der Scheibe geschleuderten Partikeln müssen einen Film der Polymerlösung passieren und werden so mit einer Kapselwand überzogen.

Polymerisationsverfahren

Die **Emulsions-Polymerisation** (s. Kap. 14, Abschn. 5.2, Abb. **14.30**) zur Herstellung von Nanosphärulen ist ein schnelles Verfahren, das leicht auf einen größeren Produktionsmaßstab umgestellt werden kann. Als Polymerbildner werden unter anderem Methacryl- und Methylmethacrylsäure, Acrylamid oder Styrol verwendet. Die Emulsions-Polymerisation von Polycyanoacrylaten führt zu biologisch abbaubaren Nanosphärulen. Der Wirkstoff befindet sich entweder in der Monomerlösung und wird in die Matrix mit einpolymerisiert, oder er wird nach der Polymerisation dem wirkstofffreien Polymer zugesetzt. Im letzten Fall werden die wesentlichen Wirkstoffmengen an der Polymergrenzfläche adsorbiert.

Die Emulsions-Polymerisation kann auch in organischer Lösung durchgeführt werden, wo sich jedoch die großen erforderlichen Mengen an organischem Lösungsmittel nachteilig bemerkbar machen.

Bei der **Grenzflächen-Polymerisation** erfolgt die Wandbildung aus monomeren oder oligomeren Ausgangsstoffen an der Grenzfläche einer W/O-Emulsion. Das Verfahren kann je nach Verfahrensführung zu Mikro- oder zu Nanokapseln führen.

Dispersion von Polymeren

Durch Monomer-Polymerisation hergestellte Partikeln können toxische Rest-Monomere enthalten. Um dies zu vermeiden, wurden Verfahren entwickelt, bei denen bereits vorgebildete natürliche Makromoleküle oder synthetische Polymere zu Mikro- bzw. Nanosphärulen umgeformt werden.

Bei dem Verfahren der **Hitze-Denaturierung** wird die wäßrige Phase, die den Wirkstoff und das Polymer, meist Albumin oder Gelatine, enthält, mittels Ultraschall oder Hochdruckhomogenisation in eine ölige Phase emulgiert. Einbringen der W/O-Emulsion in heißes Öl von 120 bis 180 °C führt zur Denaturierung der Makromoleküle. Nach Abkühlen auf Raumtemperatur können die gebildeten Nanosphärulen abgetrennt und gewaschen werden.

Zur Vermeidung einer bei der Denaturierung erfolgenden Hitzeschädigung des Wirkstoffs kann die Hitzedenaturierung durch eine Quervernetzung des Albumins, z. B. mit Formaldehyd, ersetzt werden.

Bei dem Verfahren der **Desolvatation** werden das Protein und der Wirkstoff in Wasser gelöst. Durch Zusatz von Ethanol oder konzentrierter Natriumsulfatlösung erfolgt die Desolvatation des Proteins. Die hierfür verwendeten Mengen dürfen nicht so groß sein, daß Koazervation eintritt. Anschließend erfolgen die Quervernetzung des denaturierten Proteins mit Glutaraldehyd und Reinigung der Nanosphärulen.

Bei dem Verfahren der **Lösungsmittelverdampfung (Solvent Evaporation, Emulsion Evaporation)** zur Herstellung von Mikro- bzw. Nanosphärulen wird der Wirkstoff in einem chlorierten organischen Lösungsmittel dispergiert (Abb. **15.3**). Die Dispersion wird in die wäßrige Lösung eines Polymers emulgiert. Aus den dispergierten Tröpfchen wird das organische Lösungsmittel bei reduziertem Druck entfernt, wobei das Polymer mit dem eingebetteten Wirkstoff ausfällt.

Ein Nachteil der Mehrzahl der genannten Verfahren ist der Anfall größerer Mengen an organischen Lösungsmitteln. Dies erklärt das wachsende Interesse an der Verwendung von Lipiden, insbesondere von Triglyceriden, für die Herstellung von Mikro- und Nanopartikeln. Das Prinzip besteht in der Einarbeitung des Wirkstoffs in das geschmolzene Lipid und anschließendem Überführen in Partikeln geeigneter Größe. Dies kann z. B. durch Sprüherstarrung (s. Kap. 14, Abschn. 3.1) oder Emulgierung des geschmolzenen Lipids in die wäßrige Phase, insbesondere mittels Hochdruckhomogenisation geschehen. Ein weiterer Vorteil von Lipidsystemen ist deren biologische Abbaubarkeit.

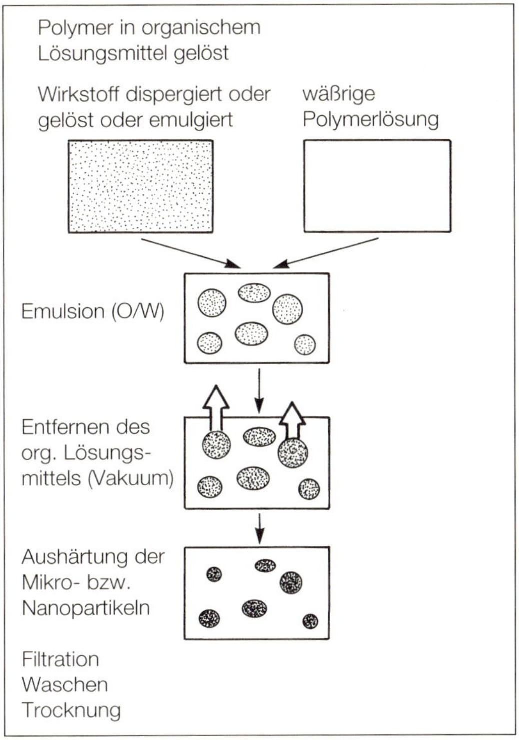

Abb. **15.3** Lösungsmittelverdampfung (nach Lill, 1995).

Die Lagerung von Nanopartikeln als wäßrige Dispersion kann zu teilweiser Biodegradation, Wirkstoff-Freisetzung oder Wirkstoff-Zersetzung führen. Daher sollte eine Überführung in die Trockenform durch Gefriertrocknung erfolgen.

Polymerpartikeln können nicht im Autoklaven wegen Überschreitens der Glasübergangstemperatur (s. Kap. 4, Abschn. 2.2.1) und damit eintretender Partikelaggregation sterilisiert werden. In diesen Fällen ist eine Sterilisation mit ionisierenden Strahlen erforderlich.

2.2 Praktische Verwendung

Mikroverkapselte ätherische Öle werden zur Aromafixierung Tees zugesetzt. Bekannt ist eine mikroverkapselte Acetylsalicylsäure, die weiter zu Tabletten verpreßt wird. Andere Fertigarzneimittel enthalten Mikropartikeln mit Kaliumchlorid bzw. Peptiden; sie sind zur Erzielung einer Retardwirkung bestimmt.

Nanopartikeln werden meist mit dem Ziel einer parenteralen Verabreichung hergestellt. Außer herkömmlichen Wirkstoffen sind Antikörper, Antigene, Toxine oder Viren für eine Nanoverkapselung interessant. Verabreichung von nanoverkapselten Immunglobulinen ergibt eine verlängerte Antikörperproduktion. Probleme können zum Erreichen der erforderlichen Sterilität auftreten. Bisher ist allerdings noch kein Fertigarzneimittel mit Nanokapseln auf dem Markt.

3 Liposomen

Phospholipide bilden in wäßrigem Medium spontan konzentrische, vielschichtige Vesikeln, die Liposomen. Die Liposomenhülle besteht aus einer oder mehreren wasserunlöslichen, quellbaren Phospholipid-Doppelschichten; sie umschließt einen mit wäßriger Lösung gefüllten Kern. Liposomen sind den biologischen Membranen besonders ähnliche Modelle.

Es ist zu unterscheiden zwischen **multilamellaren** Liposomen mit mehreren, konzentrisch angeordneten Phospholipid-Schichten und **unilamellaren** Liposomen mit nur einer Doppelschicht (s. Abb. **15.4** u. **15.5**).

Kleine unilamellare Liposomen (SUV) haben Durchmesser bis etwa 100 nm, während **große unilamellare Liposomen (LUV)** Durchmesser bis in den µm-Bereich aufweisen. Die Lipidhüllen wechseln in den multilamellaren Liposomen (MLV) mit wäßrigen Schichten ab. Liposomen sind geeignete Träger für Wirkstoffe, wobei hydrophile Wirkstoffe in den wäßrigen Schichten, lipophile Wirkstoffe in den Lipidschichten der Membran eingelagert sind (s. Abb. **15.4**).

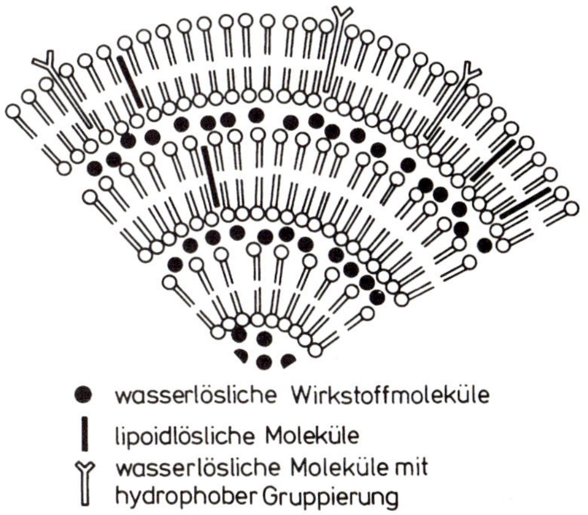

Abb. **15.4** Struktur von multilamellaren Liposomen und Einbaumöglichkeit von Wirkstoffmolekülen (nach Gregoriadis, 1983).

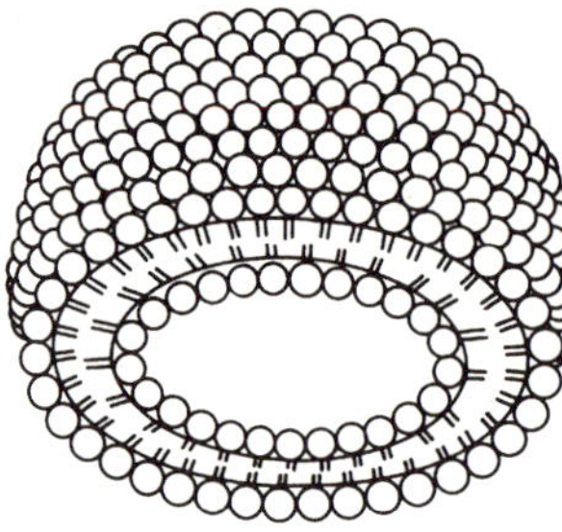

Abb. **15.5** Unilamellares Liposom (nach Fuhrhop, 1980).

3.1 Herstellungsverfahren

Liposomen werden nach unterschiedlichen Verfahren hergestellt. Nur wenige Methoden sind jedoch geeignet, größere Mengen von wasserlöslichen Wirkstoffen einzulagern. MLV entstehen durch Überführung einer organischen Phospholipid-Lösung in einen Film durch Vakuumtrocknung und anschließende Hydratisierung durch Schütteln mit wäßriger Puffer- oder Wirkstofflösung. Ultraschallbehandlung der entstandenen wäßrigen Dispersion ergibt SUV. Aufgrund der hohen Energiezufuhr während der Beschallung ist die Oxidationsgefahr groß, so daß die Beschallung unter Stickstoff erfolgen sollte (s. Abb. **15.6**). Einschlußvolumen und Einschlußkapazität der so hergestellten Liposomen sind gering.

Durch **Extrusion** von MLV-Dispersionen können größere Mengen von SUV hergestellt werden. Die MLV-Dispersion wird unter hohem Druck durch eine enge Öffnung gepreßt.

Unilamellare Liposomen werden z. B. auch durch Injektion ethanolischer Phospholipid-Lösung in ein wäßriges Medium gebildet. Ein anderes Verfahren ist die **Reverse-phase-Evaporation.** Aus in Chloroform oder Isopropylether gelösten Phospholipiden und einer Pufferlösung wird eine W/O-Emulsion hergestellt. Bei Entfernung des organischen Lösungsmittels bildet sich zunächst eine gelartige Matrix aus mit Phospholipid überzogenen Wassertröpfchen, die bei weiterer Lösungsmittelentfernung in eine Suspension unilamellarer Liposomen überführt wird.

Es gibt technologische Probleme bei der Herstellung zu lösen. Unbefriedigend ist bei den meisten Verfahren bisher die Überführung in den Produktionsmaßstab (scaling-up). Auch die Entfernung von bei manchen Methoden anfallenden Restlösungsmitteln kann Probleme aufwerfen. Liposomen sind infolge ihres Phospholipidgehaltes thermolabil und können daher nicht hitzesterilisiert werden. Entkeimungsfiltration (0,22-μm-Filter) für SUV und aseptische Herstellungsbedingungen sind für die Herstellung steriler Liposomen-Zubereitungen erforderlich.

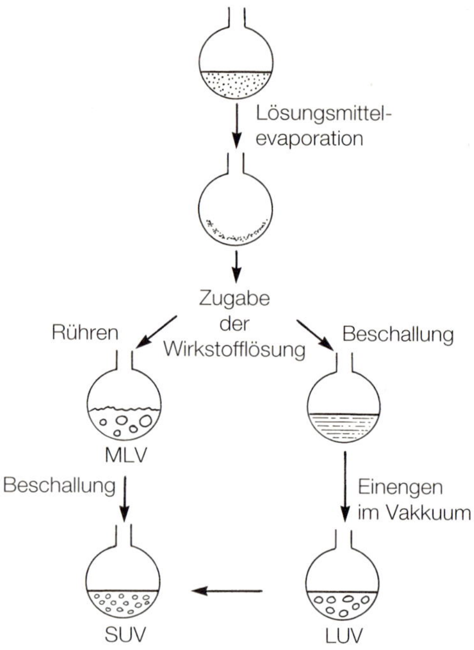

Abb. **15.6** Verfahren zur Herstellung von Liposomen (nach Jantzen und Robinson, 1996).

Liposomen sind chemisch und physikalisch instabil. Die Phospholipide können oxidativ und hydrolytisch verändert werden. Die durchschnittliche Partikelgröße verändert sich während der Lagerung infolge Fusion kleinerer Partikeln zu größeren Partikeln. Teilweiser Wirkstoffaustritt aus den Vesikeln ist bei Lagerung als wäßrige Dispersion nicht zu vermeiden. Die Lagerungsstabilität kann durch die Herstellung lyophilisierter Liposomen erhöht werden.

Es muß sichergestellt werden, daß die Liposomen nach der Applikation stabil bleiben. Serumproteine werden z. B. an die Liposomenwand adsorbiert und erhöhen dadurch die Permeabilität und die Möglichkeit des Austritts von inkorporiertem Wirkstoff. Durch Einbau von Cholesterol kann die Packungsdichte der Membran und damit die Stabilität erhöht werden. Andererseits darf der Einschluß nicht so stabil sein, daß im Zielorgan eine nur unvollständige Wirkstoff-Freigabe erfolgt.

3.2 Praktische Verwendung

Seit einigen Jahren sind einige Liposomen enthaltende Arzneimittel auf dem Markt. Liposomen aus bovinem Surfactant zur intratrachealen Instillation werden für die Behandlung des frühkindlichen Atemnotsyndroms eingesetzt. Zur *i. v.*-Injektion ist ein Amphotericin enthaltendes Liposomen-Präparat, das als Lyophilisat vorliegt, bestimmt. Die Nephrotoxizität des Antibiotikums ist in der liposomalen Darreichungsform deutlich verringert. Zur topischen Applikation sind Econazol und Heparin enthaltende Liposomen-Zubereitungen im Handel. Liposomale Zubereitungen erscheinen für den Einschluß von nichtionischen Röntgenkontrastmitteln zur *i. v.*-Verabreichung aussichtsreich.

In einigen kosmetischen Zubereitungen sind Leerliposomen enthalten. Ihnen wird unter anderem eine Beeinflussung des Hydratationszustandes der Haut zugeschrieben. Ihr Nutzen ist jedoch noch umstritten. Auch nichtionische amphiphile Moleküle können vesikuläre Strukturen aufbauen. Diese Formen werden **Niosomen** genannt.

4 Biopharmazeutische Probleme

Die Geschwindigkeit der Wirkstoff-Freisetzung aus den genannten partikulären Wirkstoffträgern wird in erster Linie durch die Diffusion des Wirkstoffs aus der Polymermatrix bzw. durch die Polymerkapselwand und/oder durch die Löslichkeit bzw. den Abbau, z.B. durch Erosion, des Träger- bzw. Wandmaterials bestimmt.

Die Wirkstoff-Freigabe aus Mikrokapseln erfolgt in Abhängigkeit von der Art und Zusammensetzung des Wandmaterials. Sofern es sich nicht um eine lösliche Kapselwand, wie bei der Gelatine, handelt, ist die Wirkstoff-Freigabe meist diffusionskontrolliert (s. Kap. 16, Abschn. 5.3).

Wenn das Kernmaterial nach der Penetration von Wasser in den Kern quillt, kann es auch zu einem Sprengen der Kapselwand kommen. Bei Mikro- und Nanosphärulen werden die bei Retard-Einbettungsformen beschriebenen Mechanismen wirksam, wobei die zukünftige Verwendung biologisch abbaubarer Polymerer besonderes Interesse beansprucht (s. Kap. 16, Abschn. 5.3, Bioerosion).

Mit partikulären Wirkstoffträgern im kolloidalen Bereich, wie Nanopartikeln und Liposomen, ist auch eine parenterale – unter Umständen auch *i.v.*-Verabreichung möglich (s. Kap. 9). Hierbei ist ebenfalls die Entwicklung eines geeigneten biologisch abbaubaren Polymers wichtig, um eine vollständige Ausscheidung sicherzustellen.

Nach *i.v.*-Verabreichung von Nanopartikeln wird eine gewisse Anreicherung in bestimmten Geweben festgestellt, so daß die Nanokörper mögliche Trägersysteme für einen organspezifischen Transport – Drug-Targeting – sein könnten (s. Kap. 23, Abschn. 2).

Besonders eingehend hinsichtlich eines organspezifischen Wirkstofftransportes sind Liposomen untersucht.

Nach *i.v.*-Verabreichung von mit Wirkstoff beladenen Liposomen an Tiere wird der größte Teil der Liposomen vom retikuloendothelialen System der Leber und von der Milz aufgenommen. Dies ließ den Einbau von Wirkstoffen zur Behandlung von Krankheiten dieser Organe sinnvoll erscheinen. So ließen sich Enzyme unzersetzt in Liposomen in die Leber transportieren und so zur Therapie von Enzymmangelkrankheiten verwenden. Zytostatika oder hochtoxische Antimon-Verbindungen zur Behandlung parasitärer Tropenkrankheiten, wie der Leishmaniasis, sind andere hierfür interessante Wirkstoffgruppen (s. Abb. **15.7**). Die Toxizität von in Lipo-

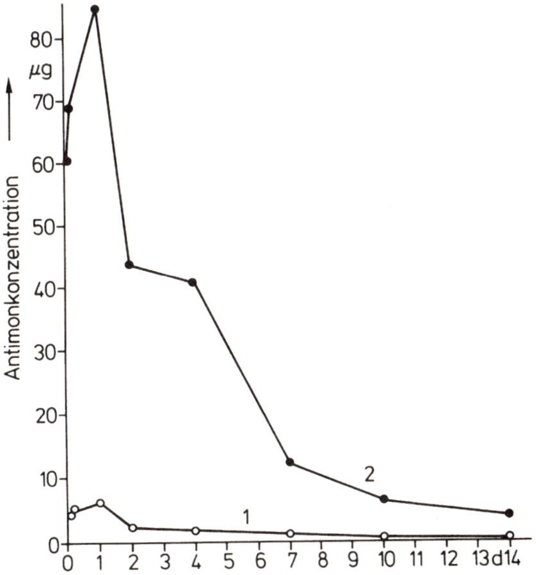

Abb. **15.7** Durchschnittliche Antimon-Konzentration in der Mäuseleber nach *i.v.*-Injektion von freiem (1) und in Liposomen eingeschlossenem (2) Stibogluconat-Natrium (nach Ward et al., 1980).

somen eingekapseltem Amphotericin B konnte um den Faktor 17 erniedrigt werden.

Eine spezifische Wirkstoff-Anreicherung in anderen Organen läßt sich bisher mit Liposomen nicht erreichen. Einführung zellspezifischer Antikörper, wie monoklonaler Antikörper, in die Liposomenwand könnten hier Fortschritte bringen (s. Kap. 23, Abschn. 2).

Hinsichtlich einer peroralen Verabreichung liegen widersprüchliche Berichte vor. Es ist jedoch unwahrscheinlich, daß Liposomen von der Darmschleimhaut aufgenommen werden können. Auch die Möglichkeit der Permeation in die Epidermis wird widersprüchlich diskutiert.

5 Qualitätsprüfung

Bei der Inprozeß-Kontrolle von **Mikro- und Nanopartikeln** ist bei einer beabsichtigten Weiterverarbeitung zu Tabletten oder Abfüllen in Hartgelatinekapseln gutes Fließverhalten wichtig.

Bei der Endkontrolle müssen neben der Partikelgröße und Partikelgrößenverteilung die Beschaffenheit der Überzüge, wie Wandstärke, Unversehrtheit, das Freigabeverhalten und die eventuelle Anwesenheit unzulässiger Restmengen organischer Lösungsmittel überprüft werden. Die Abwesenheit von Restmonomeren bei durch Polymerisation hergestellten Partikeln muß sichergestellt sein.

Im Rahmen der Eingangskontrolle von **Liposomen** ist sicherzustellen, daß ein Phospholipid von höchstem Reinheitsgrad verwendet wird, da davon wesentlich der Erfolg der Herstellung der Liposomen und ihre Lagerungsstabilität abhängen. Die Endkontrolle umfaßt Bestimmungen der Partikelgröße und Partikelgrößenverteilung, z. B. mittels Lichtstreuung, der Einlagerungskapazität, von vorliegendem freiem Wirkstoff und von Restmengen organischer Lösungsmittel.

Weiterführende Literatur

Kissel, T. (1983), Injizierbare Retardformen, Acta Pharm. Technol. *29*, 221.

Kreuter, J. (1994), Colloidal Drug Delivery Systems, Marcel Dekker, New York, Basel, Hongkong.

Müller, R. H. (1991), Colloidal Carriers for Controlled Drug Delivery and Targeting, Wissenschaftliche Verlagsgesellschaft mbH, Stuttgart.

Müller, R. H., Mehnert, W. (1995), Neue Arzneimittel mit Nanopartikeln, Dtsch. Apoth. Ztg. *135,* 2597.

Raab, W. (1991), Liposomen in Dermatologie und Kosmetik – Erwartungen und Realität, Pharm. Ztg. *136,* 2129.

Shun Por Li, Kowarski, C. R., Feld, K. M., Grim, W. M. (1988), Recent Advances in Microencapsulation and Equipment, Drug Dev. Ind. Pharmacy *14,* 353.

Stricker, H. (1986), Liposomale Wirkstoffträger. Biopharmazeutische Aspekte, Dtsch. Apoth. Ztg. *126,* 1159.

Talsma, H., Crommelin, D. J. A. (1992), Liposomes as Drug Delivery Systems, I: Preparation, II: Characterization, Pharmaceutical Technology *4,* H. 10, 24; 4, H. 11, 34.

Vemuri, S., Rhodes, C. T. (1995), Preparation and Characterization of Liposomes as Therapeutic Delivery Systems: A Review, Pharm. Acta Helv. *70,* 95.

Abbildungsnachweise

Fuhrhop, J. (1980), Nachr. Chem. Techn. Lab. *28,* 792.

Gregoriadis, G. (1983), Liposomes as Drug Carriers, Pharamcy Int. 4, 33.

Jantzen, G. M., Robinson, J. R. (1996), Sustained- and Controlled-Release Drug Delivery Systems, in: Modern Pharmaceutics (Banker, G. S., Rhodes, C. T., Hrsg.), 3rd ed., Marcel Dekker, New York, Basel, Hongkong, S. 575.

Lill, N. (1995), Injizierbare Arzneiformen auf Basis biodegradabler Polymere, Pharm. Ztg. Prisma *2,* 269.

Sliwka, W. (1975), Mikroverkapselung, Angew. Chem. *87,* 556.

Ward, R. J., Black, C. D. V., Watson, G. J. (1980), in Drug Measurement and Drug Effects in Laboratory Health Science (Siest, G., Young, D., Hrsg.). Karger Verlag, Basel, S. 111.

Kapitel 16

Darreichungsformen mit kontrollierter Wirkstoff-Freigabe – Retard- und Depotarzneiformen

1 Allgemeines, Definitionen

Die Definitionen für Retard- und Depotarzneiformen sind uneinheitlich.

Retardarzneiformen. Im weiteren Sinne werden als Retardarzneiformen Darreichungs- bzw. Arzneiformen bezeichnet, die den Wirkstoff mit dem Ziel einer verlängerten therapeutischen Wirkung über einen längeren Zeitraum bei verringerter Einnahmefrequenz freigeben. Im engeren Sinn werden als Retardarzneiformen häufig nur entsprechende Arzneimittel zur peroralen Einnahme bezeichnet.

Depotarzneiformen. Teilweise wird dieser Begriff als übergeordnete Bezeichnung für Arzneimittel mit verlängerter Wirkung verwendet. Meist bezieht er sich jedoch auf parenteral verabreichte Darreichungsformen, bei denen ein lokales Depot, z. B. im Muskel oder subkutan, gesetzt wird. Die Begriffe Depot- und Retardarzneiformen werden hier als gleichbedeutend angesehen und auch so verwendet.

Kontrollierte Wirkstoff-Freigabe. Es liegt nicht nur eine verlängerte Wirkstoff-Freigabe vor, sondern der Wirkstoff wird auch mit einer vorausbestimmten, reproduzierbaren Freigabekinetik freigegeben. Hiermit wird eine optimale Wirkstoffkonzentration am Zielorgan angestrebt.

Langzeit-Depotarzneiformen. Die verlängerte Wirkung wird durch Beeinflussung der Biotransformation oder Verlangsamung der Exkretion, meist verursacht durch eine geeignete chemische Struktur des Wirkstoffs, erreicht.

Tabletten mit modifizierter Wirkstoff-Freigabe. Bezeichnung im DAB/Ph. Eur.: Überzogene oder nichtüberzogene Tabletten, die, mit speziellen Hilfsstoffen oder/und nach einem besonderen Verfahren hergestellt, die Freigabegeschwindigkeit oder den Ort der Freigabe des Wirkstoffes gezielt ändern sollen.

Hinsichtlich des zeitlichen Ablaufes der Wirkstoff-Freigabe wird häufig zwischen

- verzögerter Freigabe (extended release, delayed release),
- gestaffelter Freigabe (repeat action release),
- hinhaltender Freigabe (prolonged release), oder
- gleichmäßig hinhaltender Freigabe (sustained release)

unterschieden.

Bei vielen Darreichungsformen läßt sich jedoch eine derartig exakte Zuordnung nur schwer durchführen. Eine **verzögerte Freigabe** liegt zum Beispiel bei magensaftresistenten Zubereitungen vor. Bei der **gestaffelten Freigabe** werden bestimmte Anteile des Wirkstoffs zeitlich gestaffelt freigesetzt. Die **hinhaltende Freigabe** erfolgt über einen längeren Zeitraum kontinuierlich, wobei jedoch die Geschwindigkeit mit der Zeit abnimmt. **Gleichmäßig hinhaltende Freigabe** läuft kontinuierlich ab und erstreckt sich mit konstanter Geschwindigkeit über einen bestimmten Zeitraum.

Häufig ist ein Teil des Wirkstoffs als **Initialdosis,** ein weiterer Teil als **Erhaltungsdosis** enthalten. Die Initialdosis soll schnell therapeutisch wirksame Plasmaspiegel aufbauen, während die langsamer freizugebende Erhaltungsdosis diese dann über einen längeren Zeitraum aufrecht erhalten soll.

2 Therapeutische Ziele, Vor- und Nachteile

Nichtretardierte perorale oder parenterale Darreichungsformen bewirken nach einmaliger Verabreichung den schnellen Aufbau von Plasmaspiegeln. Nach beendeter Resorption kommt es jedoch je nach Größe der Eliminationskonstante zu einem mehr oder weniger schnellen Abfall der Plasmakonzentration des Wirkstoffs (s. Abb.

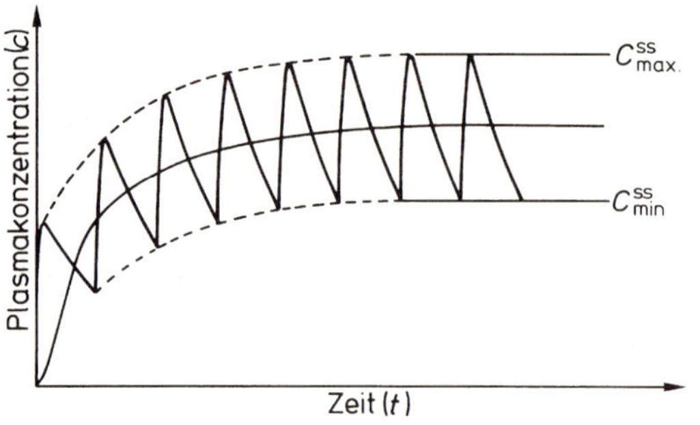

Abb. **16.1** Wirkstoff-Plasmakonzentrationen nach Mehrfachverabreichung einer konventionellen Darreichungsform und einer Depotarzneiform.

16.1). Dies führt bei Stoffen mit schneller Elimination bei mehrfacher Verabreichung zu erheblichen Schwankungen der Plasmaspiegel und kann ein eventuelles temporäres Nachlassen der Wirkung und bei erforderlicher höherer Dosierung auch das eventuelle Auftreten von Nebenwirkungen verursachen.

Es ist das Ziel, durch Verarbeitung von Wirkstoffen zu Depot- bzw. Retardarzneiformen derartige Schwankungen zu vermeiden. Nicht für jedes Therapieziel sind konstante Wirkstoff-Plasmakonzentrationen wünschenswert; Beispiele hierfür sind die Schlafmittel. Auch bei vorliegendem zirkadianem Rhythmus sind den Wirkstoff konstant freisetzende Zubereitungen nicht optimal (s. Abschn. 6.3).

Tab. **16.1** führt die angestrebten therapeutischen Vorteile und mögliche Nachteile von Depotarzneiformen an.

Niedrigere Bioverfügbarkeiten bei Depotarzneiformen können auf eine häufiger zu beobachtende unvollständige Resorption des Wirkstoffs zurückgeführt werden. Bei Wirkstoffen, die im Magen-Darm-Trakt metabolisiert werden, kann auch ein größerer Anteil an metabolisiertem Wirkstoff hierfür verantwortlich sein. Die meisten Enzyme in der Darmschleimhaut sind absättigbar. Bei einer langsameren Wirkstoff-Freigabe aus einer Retardarzneiform wird diese Sättigungsgrenze vielfach langsamer erreicht, was eine intensivere Metabolisierung zur Folge hat. Ein Beispiel hierfür ist Alprenolol.

Durch unsachgemäße Handhabung durch den Patienten, die zu einer Zerstörung des Retardierungsprinzips führt, kann es zu Dose-Dumping kommen.

Tabelle **16.1** Therapeutische Vorteile und Nachteile von Depotarzneiformen.

Vorteile

1 Verbesserte Wirkung:
- Vermeidung subtherapeutischer Plasma- bzw. Gewebskonzentrationen,
- Vermeidung toxischer Plasma- bzw. Gewebskonzentrationen,
- Aufrechterhalten optimaler therapeutischer Plasma- bzw. Gewebskonzentrationen über einen längeren Zeitraum

2 Verminderung der insgesamt verabreichten Dosis bei Erzielung vergleichbarer Wirkung
3 Verbesserte Patienten-Compliance
4 Verringerung der Einnahmehäufigkeit

Nachteile

1 Meist höhere Herstellungskosten
2 Häufig niedrigere Bioverfügbarkeit
3 Mögliche schlagartige Freisetzung der gesamten Wirkstoffmenge (Dose-Dumping)
4 Gefahr der Toleranzausbildung (s. Abschn. 6.3)

3 Biopharmazeutische Grundlagen

Am ehesten lassen sich konstante Wirkstoff-Plasmakonzentrationen mit einer Infusion erreichen. Hierbei wird dem Patienten eine bestimmte Wirkstoffmenge mit einer von der Größe der Elimination abhängigen Infundiergeschwindigkeit zugeführt, so daß konstante Plasmakonzentrationen eingestellt werden können. Durch Injektion einer Initialdosis (Bolus-Injektion) können die erforderlichen Plasmakonzentrationen schnell aufgebaut werden.

Die biopharmazeutischen Verhältnisse von Depotarzneiformen lassen sich mit dem in Abb. **16.2** dargestellten Modell beschreiben.

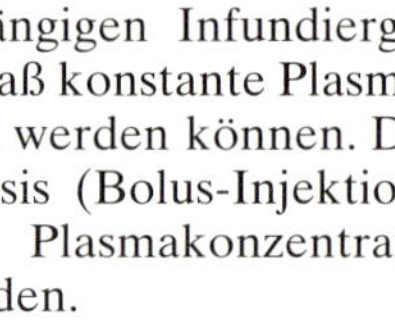

Abb. **16.2** Pharmakokinetisches Modell für Depotarzneiformen.

D_i schnell verfügbare Initialdosis
D_m Erhaltungsdosis
B, G und U Wirkstoffmengen in Blut, Geweben und Harn
k_1, k_2, k_e Geschwindigkeitskonstanten.

Die Initialdosis D_i ist schnell verfügbar, wobei die Resorption meist nach einer 1. Reaktionsordnung mit der Geschwindigkeitskonstanten k_1 abläuft. Die Erhaltungsdosis D_m wird mit der Konstanten k_2 freigegeben und resorbiert, wobei häufig eine Freigabe nach 0. Ordnung angestrebt wird (s. Kap. 3, Abschn. 1.1.1). Der Wert der Freigabekonstante muß dabei der Größe der Eliminationskonstanten angepaßt werden.

Da gelöst vorliegender Wirkstoff bei ausreichender Lipophilie schnell in biologische Membranen diffundieren kann, ist der Freigabeschritt der Erhaltungsdosis der für die weitere Wirkstoffverteilung geschwindigkeitsbestimmende Schritt, sofern die Freigabe ausreichend langsam verläuft.

Die Größen von Initial- und Erhaltungsdosis, D_i und D_m, können sehr vereinfacht annähernd berechnet werden. So lassen sich für die Entwicklung einer peroralen Retardzubereitung, die den Wirkstoff bei Vorliegen eines offenen Einkompartiment-Modells mit einer 0. Ordnung freigeben soll, Gl. (1) bis Gl. (4) anwenden.

$$D_{tot} = D_i + D_m \quad (1)$$

$$D_{tot} = D_i + {}^{o}k_f \cdot \tau \quad (2)$$

$${}^{o}k_f = k_e \cdot C_{ss} \cdot V \quad (3)$$

$$D_i = C_{ss} \cdot V \quad (4)$$

D_{tot} Gesamtdosis
${}^{o}k_f$ Freigabekonstante 0. Ordnung
k_e Eliminationsgeschwindigkeitskonstante
C_{ss} gewünschte konstante Plasmakonzentration
V Verteilungsvolumen
τ Dosierungsintervall

Meist wird durch Depotarzneiformen eine Beeinflussung der Invasionsgeschwindigkeit des Wirkstoffs durch Verzögerung der Wirkstoff-Freigabe angestrebt. Dies kann durch Verlangsamung der Auflösung oder durch Hemmung bzw. zeitweilige völlige Unterbindung der Diffusion von gelöstem Wirkstoff zum Resorptionsort erreicht werden.

Wenn es bisher nur unvollkommen gelingt, mit den herkömmlichen Depotarzneiformen über einen längeren Zeitraum konstante Plasma- bzw. Gewebekonzentration aufrechtzuerhalten, so liegt das einmal an der nicht konstanten Wirkstoff-Freigabe, zum anderen aber auch an intra- und interindividuellen physiologischen Schwankungen.

So ist zum Beispiel die Verweildauer von festen Formlingen im Magen sehr unterschiedlich (s. Kap. 7, Abschn. 2.1.2). Es werden Werte von weniger als einer halben Stunde bis mehr als zehn Stunden angegeben. Die Magenentleerungsgeschwindigkeit, Art und Menge aufgenommener Nahrung sowie die Größe des Formlings haben einen Einfluß. Dies kann zu erheblichen Schwankungen der Resorption und der Bioverfügbarkeit führen. Es wird daher teilweise in Frage gestellt, ob der perorale Applikationsweg überhaupt für die Verabreichung von Darreichungsformen, die einen Wirkstoff kontrolliert freigeben sollen, geeignet ist.

4 Wirkstoffkriterien

Nicht jeder Wirkstoff ist für die Verarbeitung zu Depotarzneiformen geeignet; mehrere Kriterien müssen erfüllt sein (s. Tab. **16.2**).

Das **Therapieziel** kann der Anwendung einer Depotarzneiform entgegenstehen. Wirkstoffe mit geringer **therapeutischer Breite** sind für eine Verarbeitung zu herkömmlichen Depotarzneiformen wenig geeignet. Es ist schwierig, vorausberechenbare Plasmakonzentrationen aufzubauen. Ein Beispiel sind die Herzglykoside.

Probleme können sich bei der Verarbeitung von höher dosierten Wirkstoffen mit sehr **schneller Elimination,** $t_{1/2} < 2$ h, ergeben, z. B. von vielen Penicillinen. Die in der Einzeldosis unterzubringende Wirkstoffmenge kann so groß werden, daß eine zumutbare Verabreichung nicht mehr möglich ist. Relativ problemlos läßt sich die recht große Zahl der Wirkstoffe mit **mittlerer Eliminationshalbwertzeit** – etwa 2 bis 10 h – verarbeiten. Hierzu zählt z. B. das Theophyllin. Wirkstoffe mit **langsamer Elimination** haben bereits selbst einen Retardeffekt, so daß eine weitere Retardierung wenig sinnvoll ist und zusätzlich noch die Gefahr einer Kumulation besteht. Digoxin, Warfarin, Phenytoin sind Beispiele hierfür.

Die **Einzeldosis** in einem Retardformling wird meist größer sein als in einer nichtretardierten Zubereitung. Sie darf aber nicht so groß werden,

Tabelle **16.2** Wirkstoffkriterien für die Verarbeitung zu Depotarzneiformen

- Therapieziel
- Therapeutische Breite
- Eliminationsgeschwindigkeit, -halbwertzeit
- Dosierung
- Resorbierbarkeit im Applikationsbereich
- Wasserlöslichkeit
- Relative Molekülmasse

daß der Retardformling für eine Einnahme zu groß wird.

Die **Resorbierbarkeit im Applikationsbereich** ist von Bedeutung. Der aus der Depotzubereitung freigegebene Wirkstoff muß sehr schnell resorbiert werden. Die Transitzeit durch den resorptionsaktiven Teil des Magen-Darm-Kanals für ein Arzneimittel beträgt etwa 8 h mit einer recht großen Schwankungsbreite. Wirkstoffe, die nur in begrenzten Bereichen des Magen-Darm-Kanals resorbiert werden können, eignen sich nicht für eine Verarbeitung. Beispiele sind Eisen(III)-Ionen und Riboflavin.

Da die meisten Retardierungsprinzipien auf einer Kontrolle des Diffusionsprozesses der gelösten Wirkstoffmoleküle beruhen, ist eine ausreichende **Wasserlöslichkeit** erforderlich. Wirkstoffe mit einer relativen Molekülmasse von mehr als 700 bis 1000, wie Polypeptidhormone oder Enzyme, haben sehr geringe Diffusionsgeschwindigkeiten und sind für die bisher üblichen Retardierungsprinzipien ungeeignet.

5 Verlängerung der Wirkungsdauer von Wirkstoffen

(s. Tab. **16.3**)

5.1 Therapeutische Maßnahmen

Durch Veränderung von Applikationsort und -art sind Verzögerungen der Resorptionsphase möglich. So führt die intramuskuläre Injektion einer gleich zusammengesetzten Wirkstofflösung im Vergleich zur intravenösen Applikation zu einer Verzögerung. Deutliche Depoteffekte sind durch Implantationen ins Unterhautgewebe erreichbar. Perkutan appliziertes, systemisch wirkendes Glyceroltrinitrat hat einen langsameren Wirkungseintritt als eine perorale Zubereitung. Wirkstoffe werden nach rektaler Applikation meist langsamer und unvollständiger resorbiert als nach peroraler Verabreichung.

Ein Eingriff in das pharmakokinetische Verhalten nach der Resorption mit dem Ziel einer Retardierung besteht z. B. in einer Einschränkung der Elimination. Dies kann entweder durch eine praktisch nur selten angewendete Hemmung der Biotransformation durch gleichzeitige Gabe von Enzyminhibitoren oder durch eine Verzögerung der Exkretion erfolgen. Letztere wird durch gleichzeitige Gabe von Vasokonstriktoren oder in begrenztem Maße durch Gabe von Ausscheidungshemmern – Nierenblockern – erreicht. Vasokonstriktoren, wie Adrenalin, verlängern z. B. bei lokaler Applikation durch ihre gefäßverengende Wirkung die Verweildauer von Lokal-

Tabelle **16.3** Maßnahmen zur Verlängerung der Wirkungsdauer von Wirkstoffen

Maßnahme	Prinzip		
	Verzögerung der Resorption	Hemmung der Biotransformation	Verzögerung der Exkretion
Therapeutische Maßnahmen	Applikationsort Applikationsart	Enzyminhibitoren	Vasokonstriktoren Ausscheidungshemmer
Chemische Maßnahmen am Wirkstoff	Salzbildung Prodrugbildung	Chemische Abwandlung Langzeit-Depotarzneiformen	Chemische Abwandlung Langzeit-Depotarzneiformen

Galenische Maßnahmen bei der Verarbeitung zur Darreichungsform	Verzögerung der Wirkstoffauflösung
	Partikelgröße, -form
	  Wechselwirkungen mit Hilfsstoffen
	Errichtung von Diffusionsbarrieren
	  Viskositätserhöhung
	  Membranen
	  Einbettungen
	  Ionenaustauscher
	Quellungsorientierte Freigabe
	Chemisch kontrollierte Freigabe		

anästhetika, während „Nierenblocker" wie Probenecid, Coronamid, eine Hemmung der tubulären Elimination von Wirkstoffen bewirken. Dieser Weg ist wegen möglicher Nebenwirkungen jedoch mit einem Risiko verbunden.

5.2 Chemische Maßnahmen am Wirkstoff

Chemische Maßnahmen laufen auf eine strukturelle Veränderung des Wirkstoffmoleküls hinaus, wodurch eine Verzögerung der Wirkstoff-Freigabe und damit der Resorption oder eine Hemmung der Biotransformation und damit der Exkretion erreicht werden.

Das häufigste Prinzip besteht in der Verwendung von schwer löslichen Wirkstoffsalzen oder von geeigneten Prodrugs (s. Kap. 7, Abschn. 4.2.2.). Hierdurch kann die Freigabegeschwindigkeitskonstante erniedrigt werden.

Bei einem **schwer löslichen Salz** erfolgt dies durch die langsamere Auflösung. Beispiele sind wäßrige Suspensionen von Procain- oder Benzathinbenzylpenicillin oder ölige Suspensionen von Naloxonpamoat. Im Chinidin-polygalacturonat ist das Salz einer Polysäure verwendet.

Einfache, inaktive Derivate, wie Ester, Ether oder Amide, werden als Prodrugs gelöst oder ungelöst verabreicht. Sie müssen erst in die aktive Komponente umgewandelt werden. Als zusätzliche geschwindigkeitsregulierende Komponente tritt die Größe der Hydrolysegeschwindigkeit hinzu. So werden die Ester verschiedener Sexual-Steroidhormone mit Propion-, Undecylen-, Benzoesäure usw. im Muskelgewebe unterschiedlich schnell hydrolysiert.

Tiefergreifende **chemische Molekülabwandlungen** können zu einer Verlangsamung der Biotransformation führen. Bei den Langzeit-Sulfonamiden werden durch die Einführung heterocyclischer Substituenten, wie des Pyrimidin- oder Pyridazin-Restes, eine Verlangsamung der Acetylierung und eine höhere Eiweißbindung erreicht.

5.3 Galenische Maßnahmen

Galenische Maßnahmen bieten die vielfältigsten Möglichkeiten einer Retardierung. Hierbei kann unterschieden werden zwischen

- Verzögerung der Wirkstoffauflösung,
- Errichtung von Diffusionsbarrieren,
- quellungsorientierter Freigabe und
- chemisch kontrollierter Freigabe durch Bioerosion.

Übergänge sind häufig.

Das Prinzip läuft auf eine Verzögerung der Invasion, also des Eintritts des Wirkstoffs in das Blutkompartiment durch Anlegen eines Depots hinaus. Aus dem Depot, das pharmakokinetisch als eigenständiges Kompartiment angesehen werden kann, wird der Wirkstoff verzögert freigegeben. Die Freigabe ist für die weitere Verteilung des Wirkstoffs im Körper geschwindigkeitsbestimmend und damit für die Plasmaspiegelsteuerung verantwortlich.

Verzögerung der Wirkstoffauflösung

Partikelgröße, Partikelform. Wie durch Partikelgrößen-Verringerung schwer löslicher Wirkstoffe eine beschleunigte zeitliche Auflösung erreicht werden kann, läßt sich durch Vergrößerung der Partikeln und damit durch Verringerung der Partikeloberfläche oder durch eine veränderte Kristallform eine verlangsamte Auflösung erreichen.

Durch Verwendung von amorphem – sich schnell lösendem – oder kristallinem – sich langsamer lösendem – Zink-Insulin und durch geeignete Kristallgröße in Suspensions-Injektionen ist die Freigabegeschwindigkeit zu steuern. Auch bei subkutanen Steroid-Implantaten, wie Diethylstilbestrol-Kristallen, wird dieses Prinzip angewendet.

Wechselwirkungen mit Hilfsstoffen

Eine Verlangsamung der Freigabe kann neben der bereits erwähnten Bildung schwer löslicher Salze durch

- Wechselwirkungen mit Hilfsstoffen über Komplexbildung,
- Bildung von Adsorbaten oder
- Bindung an Ionenaustauscher

erreicht werden.

Komplexbildung von Zink mit Insulin ergibt Arzneimittel mit Depotwirkung. Das adrenocorticotrope Hormon oder Cyanocobalamin können über einen Zink-Tannat-Komplex retardiert werden. Bindung von Wirkstoffen an das je nach relativer Molekülmasse sehr langsam resorbierbare Polyvidon kann zu verzögerter Resorption führen.

Adsorbate von Antigenen an Aluminiumhydroxid, Aluminiumphosphat oder andere mineralische Salze liegen in Depot-Impfstoffen vor (s. Kap. 9, Abschn. 7). Beispiele sind Pertussis- oder Diphtherie-Adsorbat-Impfstoffe des Arzneibuchs. Der Depoteffekt ist auf die Einstellung eines Desorptionsgleichgewichtes zurückzuführen. Nur ein begrenzter Teil des Antigens liegt in nichtgebundener und damit für die Resorption verfügbarer Form vor. Der Anteil des ungebundenen Wirkstoffs kann durch die Langmuirsche Adsorptionsisotherme (s. Kap. 14, Abschn. 2.1.5) bestimmt werden.

Bei der **Bindung an Ionenaustauscheradsorbate** liegt ein Übergang zu der Freigabehemmung durch Diffusionsbarrieren vor.

Errichtung von Diffussionsbarrieren

Nach Freigabe aus der Arzneiform muß der Wirkstoff entweder zu einer Resorptionsmembran oder bei direkter Applikation in die Biophase an den Rezeptor diffundieren. Es können Maßnahmen ergriffen werden, die Diffusion zu verzögern oder zeitweise zu unterbinden. Auf diesem Prinzip sind viele Depotarzneiformen aufgebaut.

Erhöhung der Viskosität. Die einfachste Diffusionsbeeinflussung besteht bei flüssigen Formulierungen, wie Injektionslösungen oder -suspensionen, in einer Viskositätserhöhung des Dispersionsmittels. Nach dem 1. Fickschen Diffusionsgesetz (s. Kap. 4, Abschn. 2.3.5) bewirkt dies eine Erniedrigung des Diffusionskoeffizienten und damit der Diffusionsgeschwindigkeit.

Dieses Prinzip wird bei parenteralen Depotarzneizubereitungen durch

- Ersatz der wäßrigen durch eine ölige Phase und
- Zusatz viskositätserhöhender Stoffe zur wäßrigen oder öligen Phase

angewendet (s. Abschn. 6.1).

Suspensionen besitzen einen zusätzlichen Verzögerungseffekt durch den der Diffusion vorgeschalteten Auflösungsprozeß des festen Wirkstoffes.

Diffusionshemmung durch Membranen

Es kann unterschieden werden zwischen
a) membrankontrollierter Diffusion
   - Diffusion durch porenfreie Membranen
   - Diffusion durch porenhaltige Membranen
   - Diffusionsverhinderung mit anschließender Membranauflösung
b) membrankontrollierten osmotischen Effekten.

Bei der **membrankontrollierten Diffusion** ist der Wirkstoff von einer Polymermembran umgeben, deren Permeabilität die Diffusion in das umgebende Medium ermöglicht. Ein besonderer Fall ist eine anfängliche Diffusionsverhinderung mit anschließender Membranauflösung.

Unter Zugrundelegung des Fickschen Diffusionsgesetzes liegt eine konstante Freigabegeschwindigkeit vor, solange beiderseits der Membran konstante Wirkstoffkonzentrationen sind. Dies setzt konstant bleibende Werte der Membranfläche, des Verteilungskoeffizienten in der Membran und des Diffusionsweges voraus. Diese Voraussetzungen können bei Vorliegen eines mit festem Wirkstoff gefüllten Reservoirs eingehalten werden. Die membrankontrollierte Freigabe muß langsamer ablaufen als der nachgeschaltete Resorptionsschritt, um für die Resorption geschwindigkeitsbestimmend zu sein.

Wirkstoffteilchen, Granulat-, Pelletkörner oder Tabletten können von Membranen umgeben sein. Die meisten Mikrokapseln (s. Kap. 15, Abschn. 2), Intrauterinpessare oder Implantate mit Silikonmembranen (s. Abschn. 6.1) sind auf diesem Prinzip aufgebaut. Auch Ocusert, Progestasert, sowie einige Transdermale Therapeutische Systeme sind Beispiele (s. Kap. 17).

Bei der Diffusion durch eine **porenfreie wasserunlösliche Membran** muß der Wirkstoff im Polymer löslich sein (s. Abb. **16.3**).

Ist zum Beispiel eine größere Zahl kleiner Wirkstoffpartikeln von einer Polymermembran der Dicke δ_p, umgeben, so besteht der erste Schritt in der Diffusion der unmittelbar an der Grenzfläche Wirkstoff/Polymer befindlichen Moleküle in das Polymer (s. Abb. **16.4**).

Die Löslichkeit des Wirkstoffes im Polymer ist C_p. Nach der Diffusion durch das Polymer erfolgt

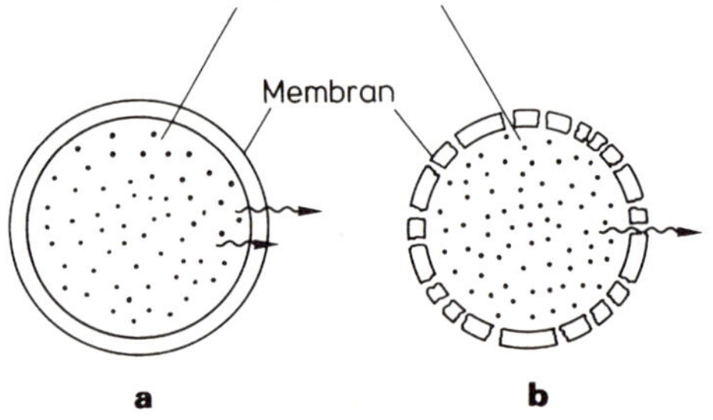

Abb. **16.3** Diffusionskontrollierte Wirkstoff-Freigabe durch unlösliche porenfreie (**a**) und porenhaltige (**b**) Membranen

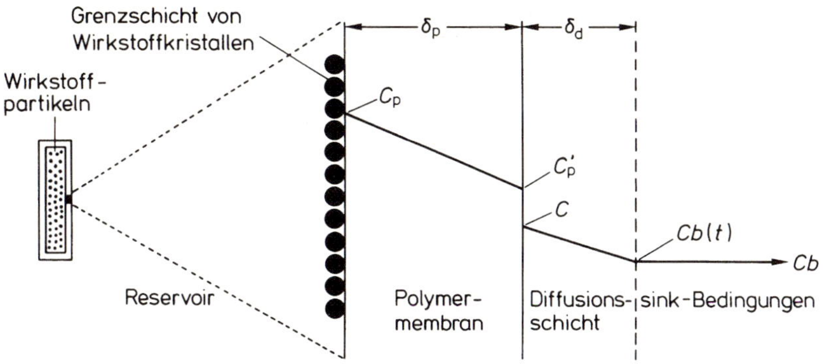

Abb. **16.4** Wirkstoff-Freigabe aus einem mit einer unlöslichen porenfreien Polymermembran umgebenen Reservoir (nach Chien, 1976).

C_p Löslichkeit des Wirkstoffes im Polymer
C'_p Wirkstoffkonzentration an der Grenzfläche Polymer/Lösung
C_d Wirkstoffkonzentration an der Grenzfläche Lösung/Polymer
Cb (*t*) Wirkstoffkonzentration in der umgebenden Lösung zur Zeit *t*
δ_p Dicke der Polymermembran
δ_d Dicke der hydrodynamischen Diffusionsschicht

Diffusion in die die Polymermembran umgebende Diffusionsschicht der Dicke δ_d, um anschließend in das umgebende Auflösungsmedium zu diffundieren, wo Sink-Bedingungen bestehen.

Die Größe des Verteilungskoeffizienten des Wirkstoffes in die Membran und damit die Art des Polymer sowie die Membrandicke erlauben eine Steuerung der Freigabe.

Bei **porenhaltigen Membranen** besteht die Membran aus einem Polymerengemisch, von dem ein Bestandteil wasserlöslich ist. Im Magensaft bilden sich bei Flüssigkeitszutritt durch Herauslösen der wasserlöslichen Komponente, zum Beispiel Macrogol 1500, Poren, durch die die Diffusion erfolgt (s. Abb. **16.5**).

Im Kern bildet sich eine konzentrierte Lösung, die durch die durchlässig gewordene Membran diffusionskontrolliert und bei vorliegenden Sink-Bedingungen mit konstanter Geschwindigkeit herausdiffundiert. Durch die Menge des hydrophilen Stoffes und die Membrandicke kann die Freigabegeschwindigkeit kontrolliert werden, wie am Beispiel der *In-vitro*-Freigabe von Theophyllin aus Mikrokapseln, deren Wandmaterial aus Ethylcellulose mit unterschiedlichem Macrogol-Gehalt besteht, in Abb. **16.5** gezeigt wird. Solange im Wirkstoffkern eine gesättigte Lösung vorliegt, erfolgt die Diffusion bei vorliegenden Sink-Bedingungen nach 0. Ordnung.

In vielen Systemen laufen zusätzlich auch Diffusionsvorgänge außerhalb der Poren durch das wasserunlösliche Polymer ab, wobei die Porendiffusion schneller ist.

Die Wirkstoff-Freigabe aus überzogenen Zubereitungen kann auch durch **Platzen des Überzugs** erfolgen, wenn während des Auflösungsvorgan-

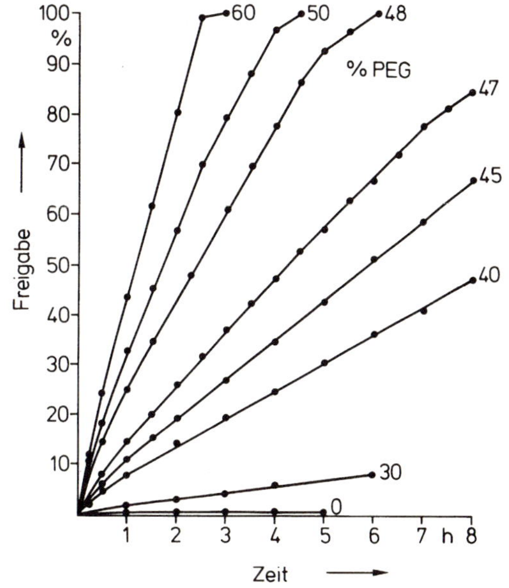

Abb. **16.5** Freigabe von Theophyllin aus Mikrokapseln mit unterschiedlichem Gehalt an Macrogol 1500 im Überzug; pH 4,4, 37 °C (nach Lippold und Förster, 1982).

ges ein so hoher Innendruck entsteht, daß diesem die Membran nicht mehr standhalten kann. Hier läßt sich der Zeitpunkt der Freigabe über die Zusammensetzung und Dicke der Membran steuern.

Die Membran kann allerdings die Wirkstoffdiffusion zunächst auch völlig unterbinden, um sich dann aufzulösen. Hierbei ist zu unterscheiden zwischen einem **pH-unabhängigen Auflösen,** bei dem die Membran sich langsam von außen auflöst und die Membrandicke den Zeitpunkt der Freigabe des wirkstoffhaltigen Kerns bestimmt, und dem **pH-abhängigen Auflösen.** Das letzte Prinzip ist in den magensaftresistenten Überzügen weit verbreitet. Art des magensaftresistenten Überzugs, Zugabe von Feststoffen und Überzugsdicke lassen bis zu einem gewissen Grad den Ort der Wirkstoff-Freigabe im Darm verändern. In beiden Fällen erfolgt diese nach dem Auflösen des Überzugs recht schnell.

Membrankontrollierte osmotische Effekte. Umhüllung einer Tablette, eines Partikels oder einer Wirkstofflösung mit einer semipermeablen Membran bewirkt nach Einbringen in ein wäßriges Medium den Aufbau einer osmotischen Druckdifferenz auf beiden Seiten der Membran. Durch eine kleine Öffnung wird die Wirkstofflösung mit konstanter Geschwindigkeit aus dem umhüllten Reservoir herausgedrückt. Das Prinzip besteht also in der Fähigkeit von Wirkstofflösungen, Wasser mittels Osmose durch die semipermeable Membran anzuziehen. Die Geschwindigkeit wird durch die Fläche, Dicke und Permeabilität der Membran, sowie die Zusammensetzung des Kerns bestimmt. Das Prinzip liegt z. B. den Therapeutischen Systemen Oros und Mini-Osmotische Pumpe zugrunde (s. Kap. 17, Abschn. 4). Peroral zu verabreichende osmotische Systeme sind teilweise mit mehreren kleinen Öffnungen versehen, wodurch eine weitere Beeinflussung der Wirkstoff-Freigabe möglich ist.

Diffusionshemmung durch Einbettungen – Matrixprinzip. Der Wirkstoff ist in einem Hilfsstoff, der eine Matrix oder ein Gerüst bildet, eingebettet. Hierdurch wird eine Diffusionsbarriere aufgebaut. Aus diesem Reservoir diffundiert der Wirkstoff nach Auflösung langsam heraus. Matrix bzw. Gerüst werden während der Magen-Darm-Passage langsam aufgelöst oder enzymatisch bzw. nichtenzymatisch abgebaut, wobei eine Verkleinerung des Formlings erfolgt. Unlösliche Hilfsstoffgerüste werden mit den Fäces unverändert ausgeschieden.

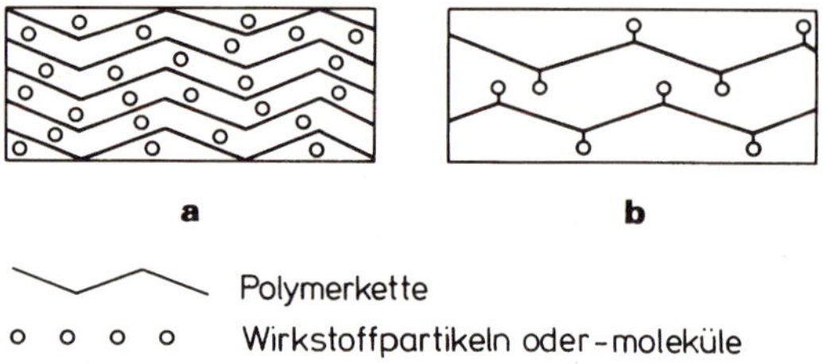

Abb. **16.6** Wirkstoff-Hilfsstoff-Einbettungen (nach Carli);
a physikalisch eingebettet, **b** chemisch gebunden.

Neben einigen anorganischen Substanzen werden vor allem Polymere, Fette und Wachse eingesetzt. Der Wirkstoff kann an den Hilfsstoff chemisch gebunden oder unter Ausbildung physikalischer oder physikalisch-chemischer Wechselwirkungen eingebettet sein, wobei die physikalische Einbettung bei weitem überwiegt (s. Abb. **16.6**).

Je nach Löslichkeit des Wirkstoffes kann zwischen **heterogenen, porenhaltigen** und **homogenen, porenfreien** Matrices unterschieden werden (s. Abb. **16.7**).

Im ersten Fall erfolgt die Freigabe durch die interpartikulären Zwischenräume, die z. B. durch porenbildende hydrophile Zusätze entstehen können, im zweiten Fall diffundiert der gelöste Wirkstoff durch die Matrix selbst.

Die diffusionskontrollierte Wirkstoff-Freigabe aus Matrix-Einbettungen läßt sich mit dem Quadratwurzelgesetz beschreiben. Bei einer porenfreien Matrix gilt die in Gl. (5) angeführte Beziehung.

$$Q = \sqrt{D \cdot (2A - c_s)\, c_s \cdot t} \qquad (5)$$

Bilden sich jedoch während der Wirkstoffabgabe Poren bzw. liegt von vornherein eine porenhaltige Matrix vor, muß die Porosität mit berücksichtigt werden, und Gl. (6) ist anzuwenden.

$$Q = \sqrt{D \frac{\varepsilon}{\tau} - (2A - \varepsilon \cdot c_s)\, c_s \cdot t} \qquad (6)$$

Q nach der Zeit t aus der Matrix je Flächeneinheit abgebene Wirkstoffmenge
D Diffusionskoeffizient
ϵ Porosität der Matrix
τ „Gewundenheitsfaktor“; beschreibt die Porenstruktur der Matrix
A Gesamt-Wirkstoffmenge in der Matrix
c_s Löslichkeit des Wirkstoffes im Auflösungsmedium

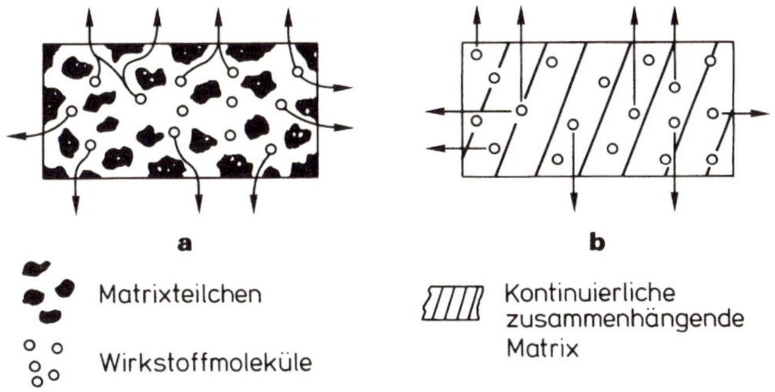

Abb. **16.7** Wirkstoffdiffusion aus Polymermatrices (nach Carli); **a** heterogene, porenhaltige Matrix – die Diffusion erfolgt durch Poren; **b** homogene, porenfreie Matrix – die Diffusion erfolgt durch Matrixmaterial.

Neben dem verwendeten Hilfsstoff spielt die Herstellungstechnologie eine wichtige Rolle. Porosität, Kapillarstruktur und Oberfläche des Formlings können in weiten Grenzen variiert werden und damit die Wirkstoff-Freigabe beeinflussen. Bedeutung hat die Struktur der Kapillaren. Sie können geradlinig oder gewunden sein, wobei Art und Zahl der Windungen und der Kapillardurchmesser wichtig sind. Bei der homogenen porenfreien Matrix ist die Wirkstofflöslichkeit im Polymer von Bedeutung. Das Quadratwurzelgesetz läßt erkennen, daß in einem nicht abbaubaren Formkörper die Wirkstoff-Freigabe nicht mit konstanter Geschwindigkeit ablaufen kann. Die gelösten Moleküle haben mit fortschreitendem Herauslösen aus dem Gerüst eine zunehmend längere Weglänge zurückzulegen. Die Freigabe nimmt mit der Quadratwurzel der Zeit ab. Das Prinzip wird zum Beispiel bei der Herstellung von Retardgranulaten, -tabletten, Implantaten (s. Abschn. 6) oder Transdermalen Therapeutischen Systemen (s. Kap. 17, Abschn. 3) angewendet.

Vorteile der matrixkontrollierten Freigabe gegenüber der diffusionskontrollierten Freigabe bestehen in der meist einfacheren Herstellung, den niedrigeren Herstellungskosten, in der möglichen Verwendung auch für Wirkstoffe mit höherer relativer Molekülmasse und der geringeren Gefahr des Dose-Dumpings. Ein Nachteil kann die nichtkonstante Freigabe sein.

Bei Verwendung von **Ionenaustauscherharzen als Gerüstbildner** muß der salzförmig gebundene Wirkstoff durch ein gleichsinnig geladenes Ion ausgetauscht werden. Bei den häufig aus Copolymeren des Styrols und Divinylbenzols bestehenden Kationenaustauschern erfolgt während der Magen-Darm-Passage die Freigabe der meist an sulfonsaure Gruppen gebundenen Wirkstoffkationen in folgender Weise.

Auszutauschende Gegenionen im Magen: H^+
Auszutauschende Gegenionen im Darm: insbesondere Na^+ und K^+

Die Freigabekinetik ist hierbei abhängig von

- dem Vorhandensein und der Konzentration geeigneter Gegenionen
- der Diffusionsgeschwindigkeit der Gegenionen in das Harzgerüst und
- der Diffusionsgeschwindigkeit der ausgetauschten Wirkstoffionen aus dem Gerüst heraus.

Die Elutionsgeschwindigkeit wird also entscheidend durch die Eigenschaften des Harzes, wie pK_a-Wert, Quellungsvermögen, Vernetzungsgrad und bei Vorliegen eines Granulats vom Partikeldurchmesser bestimmt.

Aber auch vom Wirkstoff her bestehen Beschränkungen hinsichtlich der Anwendung. Eine niedrige Dosierung und eine geeignete Basenstärke sind Voraussetzungen. Besonders geeignet ist das Codein.

Quellungskontrollierte Freigabe

Bei der quellungskontrollierten Freigabe ist zwischen Prozessen zu unterscheiden, denen

- Ficksche Diffusion (Case I-Tansport) und
- Nicht-Ficksche Diffusion (Case II-Transport)

zugrundeliegt.

Im ersten Fall ist der Wirkstoff in einem quellbaren Hilfsstoff, einer hydrophilen Matrix, eingebettet. Nach Zutritt von Wasser erfolgt von außen Hydratisierung mit beginnender Gelbildung. Diese muß ausreichend schnell erfolgen, um das Auflösen der Tablette zu verhindern. Zu Beginn des Quellungsprozesses findet ein relativ schnelles Herauslösen von an der Tablettenoberfläche befindlichen Wirkstoffpartikeln statt. Nach Ausbildung der Gelbarriere ist die Freigabe jedoch matrixgesteuert und damit diffusionskontrolliert. Während der Magen-Darm-Passage erfolgt meist eine allmähliche Erosion des Gels.

In erster Linie werden Hydroxypropylmethylcellulose, Galactomannane und Polyacrylsäuren als Hilfsstoffe verwendet.

Ein anderes Diffusionsphänomen, das nicht dem Fickschen Gesetz unterworfen ist, stellt der Case II-Transport dar. Der Wirkstoff ist in einem glasartigen Polymer eingebettet (Abb. **16.8**). Nach Zutritt von Lösungsmittel penetriert dieses langsam in das Polymer, wobei das ursprünglich lösungsmittelfreie glasige Polymer unter Ausbildung einer Phasengrenze zu quellen beginnt. Nur in diesem Gel ist Wirkstoffdiffusion möglich. Die Phasengrenze wandert mit konstanter Geschwindigkeit von der Oberfläche in das Innere der Matrix, was zu einer gleichbleibenden Wirkstoff-Freigabe führt.

Die Auswahl an Polymeren ist begrenzt, so daß bisher nur wenige pharmazeutische Anwendungen bekannt sind.

Chemisch kontrollierte Freigabe (Bioerosion)

Als nicht-diffusionskontrollierte Freigabe ist die Bioerosion von Wirkstoff-Matrix-Systemen eine chemisch kontrollierte Freigabe. Sie beruht auf oberflächlichem langsamem Auflösen oder Abbau der Matrix. In dem Maße, wie dies erfolgt, wird eingebetteter Wirkstoff freigegeben. Die mathematische Beschreibung der Freisetzungskinetik ist komplex, da parallel Auflösungsvorgänge des Wirkstoffes und der Matrix ablaufen. Dies kann eine zeitabhängige Veränderung der Länge des Diffusionsweges für den Wirkstoff bewirken. Zur Erzielung einer Freigabegeschwindigkeit 0. Ordnung muß reine Oberflächenerosion bei konstant bleibender Oberfläche vorliegen. Dies kann durch plättchenartige Gebilde erreicht werden. Bisher ist allerdings noch nicht ein hierfür optimal geeigneter Hilfsstoff gefunden worden. Es wird vor allem mit Polylactiden und Poly-β-Hydroxybuttersäuren experimentiert, weil diese zu physiologischen Produkten abgebaut werden.

Durch Erosion werden auch Lutschtabletten oder Fettpellets abgebaut. Daneben laufen meist auch Quellungs- und Diffusionsprozesse gleichzeitig ab.

6 Arznei- bzw. Darreichungsformen und ihre Herstellung

6.1 Depot-Parenteralia

Die galenischen Möglichkeiten zur Erzielung einer Depotwirkung parenteral zu verabreichender Wirkstoffe sind in Abb. **16.9** aufgeführt.

Grundsätzlich können Lösungen, Suspensionen und Implantate appliziert werden; eine geringere Bedeutung haben Emulsionen. Ein in der Entwicklung begriffenes Gebiet sind Nanopartikeln, Liposomen (s. Kap. 15), implantierbare und nicht implantierbare Infusionspumpen (s. Kap. 17, Abschn. 5 und 6).

Läßt sich ein Wirkstoff zu unterschiedlichen parenteralen Depotformen verarbeiten, kann hin-

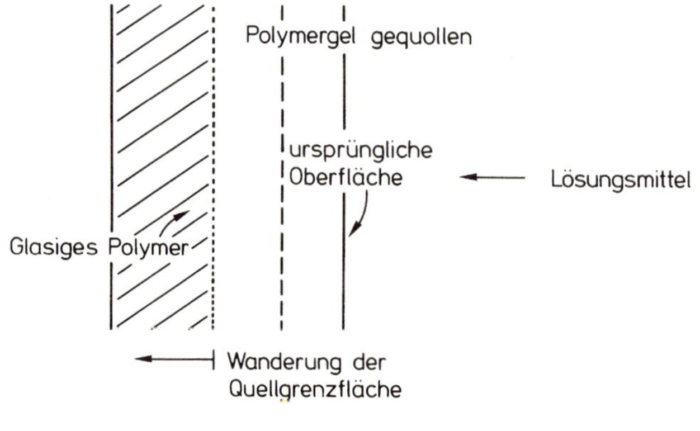

Abb. **16.8** Case II-Quellung von Polymeren (nach Fankhauser, 1982).

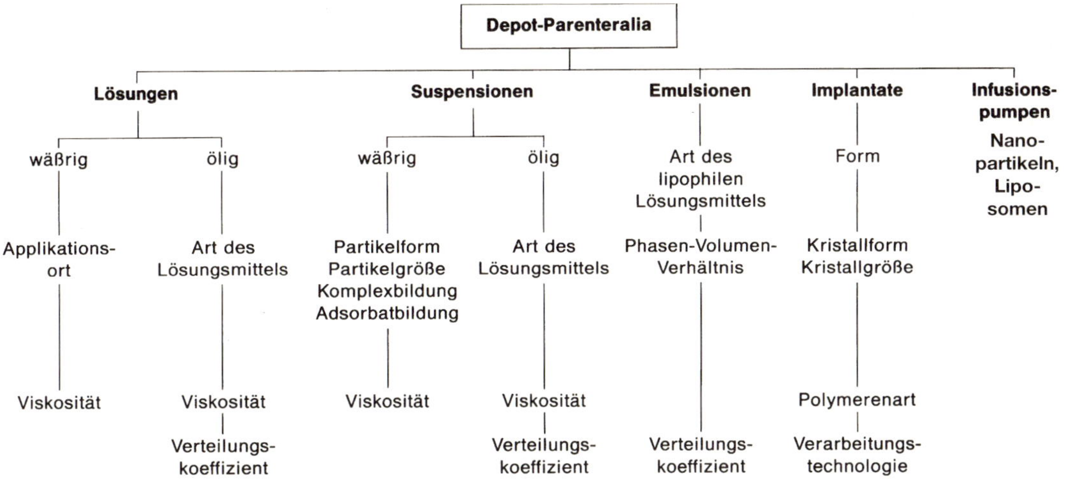

Abb. **16.9** Galenische Möglichkeiten zum Erreichen von Depotwirkungen mit Parenteralia.

sichtlich der Resorptionsgeschwindigkeit und damit des Depoteffektes die nachstehende orientierende Rangfolge aufgestellt werden:

wäßrige Depot-Lösungen > wäßrige Depot-Suspensionen > ölige Depot-Lösungen > ölige Depot-Suspensionen.

Depot-Injektionen werden in erster Linie intramuskulär, teilweise auch subkutan verabreicht. Subkutan können nur wasserlösliche, reizlose Stoffe, wie Insulin, appliziert werden.

Lösungen. Wäßrige Depot-Injektionen werden von den Patienten bevorzugt, da diese Injektion weniger schmerzhaft ist. Durch Zusatz von viskositätserhöhenden Stoffen, wie Methylcellulose, niedermolekularem Polyvidon, Gelatine usw., läßt sich der Depoteffekt erhöhen. Dieses Prinzip wird z. B. bei Lokalanästhetika oder Neuraltherapeutika angewendet.

Die verlängerte Depotwirkung von öligen Lösungen ist einmal auf die verlangsamte Diffusionsgeschwindigkeit der gelösten Wirkstoffmoleküle infolge der höheren Viskosität des lipophilen Lösungsmittels zurückzuführen. Zum anderen muß vor dem eigentlichen Resorptionsschritt ein Verteilungsschritt aus der lipophilen Phase in die wäßrige Gewebsflüssigkeit erfolgen. Dessen Geschwindigkeit hängt von dem Verteilungskoeffizienten des Wirkstoffes zwischen den beiden Phasen ab.

Durch geeignete Wahl der Öle bzw. halbsynthetischen lipophilen Vehikel kann eine weitere Variation der Viskosität und damit der Depotwirkung erreicht werden. Ersatz des Erdnußöls durch Ricinusöl ergibt wegen der höheren Viskosität einen verlängerten Depoteffekt. Auch Zusätze viskositätserhöhender Stoffe, wie Aluminiumstearat, sind möglich.

Suspensionen. Wäßrige oder ölige Suspensionen ermöglichen eine weitere Verlängerung der Depotwirkung. Der Diffusion zum Resorptionsort ist noch der Auflösungsvorgang des suspendierten Wirkstoffes vorgeschaltet (s. Abb. **16.10**).

Verwendung von amorphem Pulver anstelle des kristallinen Wirkstoffes führt infolge der größeren thermodynamischen Aktivität zu einer höheren Auflösungsgeschwindigkeit, was als Initialdosis genutzt werden kann. Hierbei muß jedoch beachtet werden, daß die amorphe Form instabiler sein kann als der kristalline Zustand; eine nicht erwünschte Umwandlung während der Lagerung muß vermieden werden.

Beispiele für die Verwendung von Gemischen amorpher und kristalliner Formen sind subkutan zu verabreichende Zink-Insulin-Zubereitungen, die häufig 30% amorphes und 70% kristallines Insulin enthalten.

Die Größe der Wirkstoffkristalle kann zur Steuerung des Depoteffektes innerhalb bestimmter Grenzen variiert werden. In jedem Fall ist jedoch die Einhaltung einer unteren – etwa 3 bis 5 μm – und einer maximalen oberen Partikelgröße –

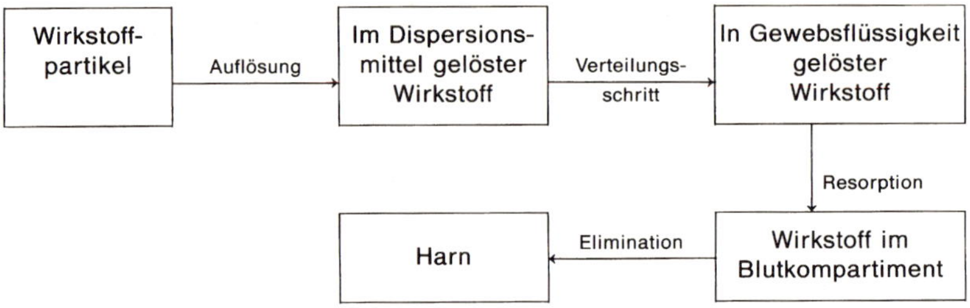

Abb. **16.10** Vereinfachtes pharmakokinetisches Modell der Wirkstoffverteilung nach *i.m.*- oder *s.c.*-Verabreichung einer Injektionssuspension.

etwa 40 μm – erforderlich. Bei Unterschreiten dieses Grenzwertes kann es infolge der erhöhten Oberflächenaktivität zu Aggregationen kommen, während Überschreiten zu Verstopfungen der Injektionskanüle führen kann.

Parenterale Suspensionen stellen an die Herstellung hohe Anforderungen. Durch Zusatz von nichtionischen Netzmitteln, wie Poloxamer oder Phosphatiden (Lecithin), sollen Benetzungsprobleme umgangen werden. Peptisatoren (s. Kap. 4, Abschn. 5.4) und Schutzkolloide (s. Kap. 4, Abschn. 4.1) können zur physikalischen Stabilisierung beitragen. Die Herstellung muß aseptisch erfolgen, da im Endbehältnis eine Hitzesterilisation nicht möglich ist.

Emulsionen werden nur vereinzelt wegen ihrer geringen physikalischen Stabilität extravasal verabreicht. Nach *i. v.*-Gabe von O/W-Emulsionen mit in der Fettphase gelöstem lipophilem Wirkstoff wurde in einigen Fällen eine verlängerte Verweilzeit des Wirkstoffs im Blut und damit ein Depoteffekt beobachtet. Interessant ist, daß nach *i.m.*-Injektion von Zytostatika enthaltenden W/O-Emulsionen eine Wirkstoffanreicherung im Lymphsystem gefunden wurde. Phasen-Volumen-Verhältnis, Verteilungskoeffizient des Wirkstoffes zwischen den Phasen, Viskosität usw. beeinflussen die Resorptionsgeschwindigkeit.

Implantate werden durch eine kleine Haut-Inzision oder mit einem Injektor (einer Hohlnadel mit Trocar) in das Unterhautgewebe implantiert. Die kleinen zylindrischen, sterilen Formlinge bestehen aus dem Wirkstoff allein oder meist aus in einer Polymermatrix eingebettetem oder mit einem polymer-umhüllten Wirkstoff. Besonders Hormone, einschließlich Kontrazeptiva, eignen sich wegen der geringen Dosierung für die Implantationstechnik. Aus einem Levonorgestrel enthaltenden Implantat wird das Hormon über 5 Jahre freigegeben, wobei eine gleichmäßige Freigabe jedoch nicht gegeben ist.

Die Herstellung von Implantaten muß aseptisch unter den gleichen Vorsichtsmaßnahmen, wie sie für flüssige Parenteralia gelten, erfolgen.

Als Polymere wurden zunächst meist biologisch nichtabbaubare Verbindungen, wie Polysiloxan, verwendet. Das hat den Nachteil, daß später das wirkstofffreie Gerüst entfernt werden muß. Daher fand diese Arzneiform bisher keine weite Verbreitung.

Vermehrt werden Implantate mit Hilfsstoffen entwickelt, die kontrolliert biologisch abgebaut werden. Insbesondere Poly- und Copolymere der Milchsäure und Glykolsäure werden bisher zu diesen Untersuchungen herangezogen. Andere denkbare Polymere sind Polyamide, Polyester, Polyacetale, Polysaccharide usw.

Der Nachteil von Implantaten auf Matrixbasis ist, daß mit Verkleinerung der Oberfläche die Diffusionsgeschwindigkeit mit der Zeit abnimmt und daher keine konstante Freigabe zu erreichen ist.

S.c. und *i.m.* zu verabreichende Depotinjektionen von biologisch abbaubaren **Mikropartikeln** werden u. a. zur Wirkungsverlängerung der Zytostatika Buserelin und Goserelin verwendet. Sie sind als 1- bzw. 2-Monats-Implantate im Handel und werden mittels eines flüssigen Vehikels injiziert.

Eine besondere Zubereitung ist zur Implantation in Weichteile oder bei der Knochen-Chirurgie bestimmt. Kleine aus einem Methylmethacrylat-Copolymer bestehende Kügelchen von 7 mm Durchmesser mit eingebettetem Gentamicinsulfat sind mit chirurgischem Draht zu einer Kette verbunden. Nach der Implantation diffundiert das Antibiotikum in das Gewebe, wodurch hier

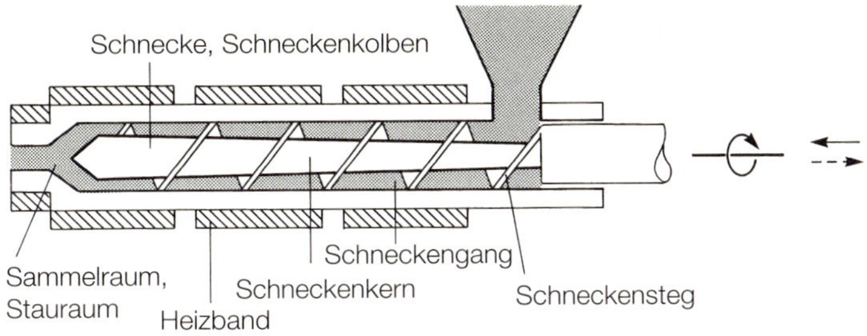

Abb. **16.11** Extrusion mittels Schneckenförderung (nach Hüttenrauch, 1974).

10- bis 100fach höhere Konzentrationen als nach systemischer Verabreichung erhalten werden. Ein Nachteil besteht in der erforderlichen Entfernung der Ketten nach der Wirkstoff-Freigabe.

Das wichtigste Verfahren zur Herstellung von injizierbaren Implantaten ist die **Extrusion.** Dabei wird eine homogene Pulvermischung, bestehend aus thermoplastischem Polymer, dem Wirkstoff und evtl. einem weiteren Hilfsstoff, vorzugsweise mittels Schneckenförderung durch eine Düse gepreßt (s. Abb. **16.11**). Vor der Austrittsöffnung muß die Mischung soweit erhitzt sein, daß Filmbildung einsetzt. Dabei sind je nach Polymer Temperaturen bis weit über 100 °C erforderlich. Nach Austritt aus der Düse erkaltet die Mischung und bildet einen spaghetti-ähnlichen Formkörper. Dieser wird in weiteren Verfahrensschritten auf die entsprechenden Längen gekürzt und in einen geeigneten Applikator verpackt.

Für die Herstellung injizierbarer Mikropartikeln auf Basis biologisch abbaubarer Polymere werden in erster Linie die Verfahren der Phasentrennung und der Lösungsmittelverdampfung herangezogen (s. Kap. 15, Abschn. 2.1).

6.2 Retardarzneiformen zur peroralen Verabreichung

6.2.1 Aufbau und Herstellung

Die festen peroralen Darreichungsformen zugrundeliegenden Retardierungsprinzipien lassen sich mit verschiedenen Herstellungstechniken erreichen. Grundsätzlich kann zwischen Single Units und Multiple Units unterschieden werden.

Bei den **Single Units** handelt es sich meist um eine Retardtablette, die den Magen oder den gesamten Magen-Darm-Kanal unzerfallen passiert. Hierbei kann die äußere Form, z. B. als Gerüsttablette, weitgehend erhalten, durch Erosion laufend kleiner werden, oder der Wirkstoff wird erst nach Auflösen eines magensaftresistenten Überzugs im Darm freigegeben.

Bei Vorliegen von **Multiple Units** zerfällt der ursprüngliche Formling meist im Magen in viele Untereinheiten. Dies können Granulatkörner nach dem Tablettenzerfall oder Pellets bzw. Mikropartikeln nach dem Zerfall einer Hartgelatinekapsel sein. Diese Minidepots treten dann sukzessive aus dem Magen in den Darm über. Sind sie kleiner als 2 mm, können sie sogar bei geschlossenem Sphinkter den Pylorus passieren.

Multiple Units sind meist nicht einheitlich zusammengesetzt, sondern bestehen aus Anteilen, die den Wirkstoff unterschiedlich schnell freigeben. Hierdurch wird eine konstantere Freigabe erreicht.

Die Herstellung fester Retardarzneiformen kann entweder durch Umhüllen des Wirkstoffes mit dem Hilfsstoff erfolgen – **Einhüllungsformen** –, oder der Wirkstoff wird in eine Hilfsstoffmatrix eingebettet – **Einbettungsformen.** Übergänge sind häufig.

6.2.2 Einhüllungsformen, magensaftresistente Überzüge

Wirkstoffhaltige Einzelkristalle, Granulatkörner oder Pellets werden mit einem Überzug versehen, anschließend in Hartgelatinekapseln abgefüllt oder zu Tabletten verpreßt. Auch Tabletten selbst können umhüllt werden. Als Hilfsstoffe werden Fette, Wachse und verschiedene Polymere verwendet.

Sofern der Überzug in Magensaft unlöslich, jedoch darmsaftlöslich ist, liegt ein magensaftresistenter Überzug vor. Auch dieses Prinzip wird zur Retardierung verwendet. Auf den magensaftresistenten Kern kann zusätzlich eine wirkstoffhaltige Schicht als Initialdosis aufgebracht werden.

Beispiele für magensaftresistente Überzugsmaterialien mit den ungefähren pH-Werten der Auflösung sind z. B. Celluloseacetatphthalat (pH > 6,0), Polymethacrylsäurederivate (Eudragit L pH > 6,0 und S pH > 7,0), Hydroxypropylmethylcellulosephthalat (je nach Veresterungsgrad pH > 5,0 oder > 5,5).

Interessant ist die Möglichkeit, durch abwechselndes Aufbringen von Wirkstoff- und Überzugsschichten, die sich bei unterschiedlichen pH-Werten auflösen, eine Freigabe in Intervallen (s. pulsatile Freigabe, Abschn. 6.3) zu erreichen.

Das Umhüllen kann mit den üblichen Verfahren zur Herstellung überzogener Darreichungsformen im Dragierkessel, in der Wirbelschicht oder mittels Koazervation bzw. Grenzflächenpolymerisation bei Mikrokapseln erfolgen (s. Kap. 14, Abschn. 5.2 und Kap. 15, Abschn. 2).

6.2.3 Einbettungsformen

Der Wirkstoff wird mit Hilfsstoffen, die eine Matrix oder ein Gerüst ausbilden können, zu Granulaten, Pellets oder Tabletten verarbeitet. Einbettungsgranulate und -pellets werden in Hartgelatinekapseln abgefüllt. Resinate sind auch als Saft-Zubereitungen im Handel. Tabletten können so aufgebaut sein, daß sie im Magen in Multiple Units zerfallen oder den Magen-Darm-Trakt als Single Unit passieren.

Fett- und Wachs-Einbettungen. Wirkstoffe können in eine Mischung von verdaulichen und unverdaulichen Fetten oder fettähnlichen Substanzen eingebettet werden. Dies erfolgt durch Auflösen oder Suspendieren in dem geschmolzenen Fett, Wachs oder der Fett-Wachs-Mischung und Granulieren nach dem Erkalten bzw. durch Sprüherstarrung.

Häufiger verwendete verdauliche Stoffe sind Glycerolmonostearat und -palmitat, Stearinsäure, Diglykolstearat, Glyceroltrioleat. Unverdaulich sind z. B. Carnaubawachs, Bienenwachs und Cetylstearylalkohol. Durch Zusatz von wasserlöslichen Hilfsstoffen kann die Ausbildung von Poren erreicht werden.

Eine Initialdosis kann durch Aufdragieren einer wirkstoffhaltigen, schnell verfügbaren Überzugsschicht bzw. Auftablettieren eines Mantels auf einen Tablettenkern oder durch Verarbeitung zu einer Schichttablette eingearbeitet werden. Daneben werden die an der Außenseite des Formlings eingebetteten Wirkstoffpartikeln schneller freigegeben als die mehr im Inneren befindlichen und können so die Aufgabe der Initialdosis übernehmen.

Polymer-Einbettungen. Die Herstellung erfolgt nach Mischen des Wirkstoffes mit dem Matrix- bzw. Gerüstbildner und eventuell weiteren Hilfsstoffen durch Granulieren oder Pelletisieren und anschließendem Tablettieren bzw. durch direktes Tablettieren des Wirkstoff-Hilfsstoff-Gemisches. Die Mikroporen-Struktur kann durch das Verhältnis der löslichen Stoffe zu dem unlöslichen Matrixbildner und durch die Preßkraft bei der Tablettierung verändert werden. Niedrige Preßkraft ergibt eine poröse Matrix, höhere Kräfte erzeugen kleinere Poren. Eine zunächst wirkstofffreie Polymermatrix kann auch nachträglich erst mit der Wirkstofflösung gesättigt werden. Die Verfahren zur Herstellung retardierender Mikrosphärulen sind in Kap. 15, Abschn. 2.1 beschrieben.

Als Polymere werden zum Beispiel Polyvinylacetat, Polyvinylchlorid, Ethylcellulose, Methacrylat-Acrylat-Copolymere oder Celluloseacetatphthalat bzw. anionische Polymere aus Methacrylsäure und Methacrylsäureestern verwendet. Die beiden letzten Polymere ergeben im Magen beständige, im Dünndarm lösliche Einbettungen. Hydroxypropylcellulose ist ein Hydrogelbildner.

Eine besondere Form der Einbettung ist die **Thermoplastgranulierung** mittels Extrusion (s. S. 373).

Die für die Herstellung von **Ionenaustauscheradsorbaten**, auch Resinate genannt, erforderliche Beladung des unlöslichen Kationenaustauschers mit kationaktiven Wirkstoffen, wie Codein oder Etilefrin, erfolgt durch Äquilibrieren mit der Wirkstofflösung. Die Initialdosis kann dem beladenen Ionenaustauscher als ungebundener Wirkstoff zugegeben werden. Handelspräparate liegen meist als Hartgelatinekapseln oder als Säfte vor.

Gerüstformen mit unverdaulichen Gerüsten können insbesondere bei längerer Verabreichung Probleme aufwerfen. Resinate können Störungen des Elektrolythaushaltes bewirken. Bei Verengungen des Darmlumens kann es zu Ablagerungen der Leergerüste mit folgendem Darmverschluß kommen.

Aus Gerüstformen, aber auch aus den meisten anderen Retardzubereitungen muß mit einer verringerten Bioverfügbarkeit im Vergleich zur nichtretardierten Zubereitung gerechnet werden. Die unteren Darmbereiche sind häufig nicht mehr imstande, dort noch freigegebenen Wirkstoff zu resorbieren.

6.2.4 Mehrschichtentabletten, Manteltabletten

Bei einer **Zweischichtentablette** (s. Kap. 14, Abschn. 4.2 und 4.4) enthält die eine Schicht die Initialdosis, die zweite Schicht die nach unterschiedlichen Retardierungsprinzipien aufgebaute Erhaltungsdosis. Meist erfolgt nach der Einnahme Zerfall der verdichteten Schichten. Bei einer **Dreischichtentablette** wird der Wirkstoff nach dem Zerfall der Tablette aus den drei Schichten mit unterschiedlichen Geschwindigkeiten freigegeben.

Bei **Manteltabletten** enthält der Kern die nach unterschiedlichen Prinzipien aufgebaute Retard-, der Mantel die Initialdosis. Der Kern kann noch zusätzlich mit einem magensaftresistenten Überzug versehen sein, so daß auch bei längerem Verweilen im Magen nach dem Zerfall des Mantels ein vorzeitiges Herauslösen des Wirkstoffes aus dem retardierten Kern verhindert wird.

Auf einen Tabletten- oder besser Dragéekern können ein oder mehrere wirkstoffhaltige, retardierte oder nichtretardierte Schichten auch aufdragiert werden. So entstehen **Manteldragées, Zweischichten-** oder **Mehrschichtendragées.**

6.2.5 Pellets

Nach der Einnahme einer Pellet-Zubereitung erfolgt eine langsame, konstante Wirkstoff-Freigabe, die weniger physiologischen Schwankungen ausgesetzt ist. Hierin liegt auch heute als typische Multiple Units ein wesentlicher Vorteil der Pellets.

Der Aufbau von Pellets, deren Durchmesser zwischen 0,1 und 2 mm liegt, ist unterschiedlich. Bei hochdosierten Wirkstoffen enthalten sie meist in ihrer ganzen Kernmasse nichtretardierten Wirkstoff. Bei den **Diffusionspellets** wird eine Poren enthaltende Membran bestimmter Dicke und Durchlässigkeit als Diffusionsbarriere aufgebracht. Bei niedrig dosierten Stoffen kann der Wirkstoff auch auf nur aus Zucker bestehende Neutralpellets – auch als Nonpareille bezeichnet

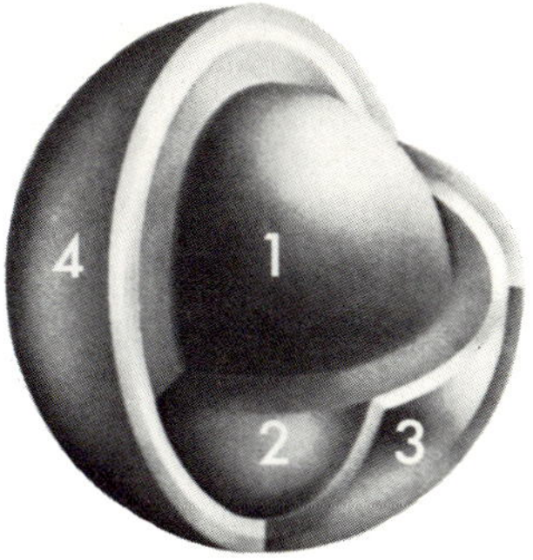

Abb. **16.12** Schema eines Retardpellets mit Initial- und Erhaltungsdosis. Erläuterungen im Text (nach Herstellerangaben).

– aufgetragen werden. Anschließend werden berechnete Pelletanteile mit verschiedenen Überzügen, die sich in unterschiedlichen Bereichen des Magen-Darm-Trakts auflösen, umhüllt und gemischt. Hierdurch und über den Pelletradius kann die Freigabegeschwindigkeit gesteuert werden.

Ein Aufbauprinzip ist in Abb. **16.12** am Beispiel eines Isosorbid-5-mononitrat enthaltenden Arzneimittels angegeben.

Auf einem Neutralkern 1 liegt das Wirkstoffdepot mit 70% der Gesamtdosis 2. Die Freigabe erfolgt mittels Diffusion durch die steuernde Membran 3. Darüber liegt die Initialdosis mit 30% Wirkstoff 4.

Der Pelletkern kann auch aus einer Matrix bzw. einem Gerüst mit eingebettetem Wirkstoff bestehen. Verwendung von Fetten oder Wachsen als Einbettungssubstanz führt zu Fettpellets.

Sofern ein in Hartgelatinekapseln abzufüllendes Pelletarzneimittel magensaftresistent gemacht werden soll, empfiehlt es sich, die Pellets als solche mit den magensaftresistenten Überzügen unterschiedlicher Art zu umhüllen und nicht die Gelatine-Kapselwand magensaftresistent zu machen. Im ersten Fall zerfällt die Kapsel im Magen und entläßt dort die resistenten Minidepots. Sie haben alle Vorteile von Multiple Units. Im zweiten Fall durchwandert die magensaftresistente Kapsel als Single Unit wie eine magensaftresistente Tablette den Magen und löst sich erst im Darm auf.

Die Herstellung geht von herkömmlichen Verfahren der abbauenden und aufbauenden Granulierung mit anschließender Ausrundung aus (s. Kap. 14, Abschn. 3.1). Diese liefern jedoch in der Regel keine ideal kugelförmigen Formlinge, so daß weitere Operationen, die zu einer Ausrundung führen, heranzuziehen sind. Das Umhüllen erfolgt im Dragierkessel oder in der Wirbelschicht. Fett- oder Wachspellets werden meist durch Sprüherstarrung hergestellt. Durch Abfüllung unterschiedlich zusammengesetzter Anteile in einer Hartgelatinekapsel läßt sich über einige Stunden eine recht konstante Wirkstoff-Freigabe erhalten.

6.2.6 Depot-Weichgelatine-Kapseln

Bei der Depot-Weichgelatine-Kapsel bildet sich eine Matrix erst nach Zutritt von Feuchtigkeit aus. Eine Lösung des Wirkstoffes in einem Polymer, wie Schellack, Polyacrylaten oder Polyvinylacetat, wird in Macrogolen gelöst oder suspendiert. Zur Steuerung der Wirkstoff-Freigabe können weitere Hilfsstoffe zugesetzt werden. Das so vorbereitete Füllgut wird in noch fließfähiger Form verkapselt.

Unter Einwirkung der Verdauungssäfte entsteht nach Herauslösen des Macrogols ein mikroporöser, fester Depotkörper, aus dem der Wirkstoff, z. B. Codein oder Chlorphenaminmaleat, über mehrere Stunden herausdiffundiert oder erodiert wird (s. Abb. **16.13**).

6.3 Darreichungsformen mit pulsatiler Wirkstoff-Freigabe

Eine Wirkstoff-Freigabe nach einer 0. Ordnung mit dem Ziel konstanter Plasmakonzentrationen setzt voraus, daß pharmakokinetische und pharmakodynamische Parameter zeitunabhängig von der Wirkstoffapplikation sind. Das Konzept ist nicht bei Vorliegen zirkadianer Rhythmen (s. Abschn. 6.3) wünschenswert. In diesen Fällen sind Darreichungsformen erforderlich, die den Wirkstoff zu den Zeiten freigeben, zu denen er im Körper besonders benötigt wird. Derartige Systeme heißen **pulsatile Darreichungsformen.** Auch das Auftreten von Toleranzerscheinungen macht die Abweichung von einer konstanten Wirkstoff-Freigabe erforderlich.

Bei den pulsatilen Darreichungsformen kann unterschieden werden zwischen
Systemen mit zeitlicher Verzögerung
- zeitkontrollierte osmotische Pumpen
- Pulsincap®-System
- zeitkontrollierte „Explosions"-Systeme

Doppel-Puls-Systemen
Mehrfach-Puls-Systemen
Systemen zur Toleranzprophylaxe.

Systeme mit zeitlicher Verzögerung sollen den Wirkstoff erst eine bestimmte Zeit nach der Applikation freisetzen. So sind vielfach therapeutische Plasma-Wirkstoffkonzentrationen in den Morgenstunden wünschenswert. Beispiele sind Asthma, Arthritis, Parkinsonsche Krankheit. Diese Systeme sollen die Arzneimitteleinnahme bereits am vorangehenden Abend erlauben.

Als **zeitkontrollierte osmotische Pumpe** wird das Zweikammersystem (Push-Pull-Osmotische Pumpe, s. Kap. 17, Abschn. 4.2) verwendet. Ein Polymer mit definierten Quellungseigenschaften ist der osmotisch wirksame Hilfsstoff. Die Quellung beginnt erst eine bestimmte Zeit nach der Einnahme, wodurch der Wirkstoff verzögert freigesetzt wird. Voraussetzung für die Anwendung der osmotischen Pumpe ist, daß der Wirkstoff in der ganzen Länge des Magen-Darm-Kanals resorbiert werden kann. Durch Überziehen des osmotischen Zweikammersystems mit einem magensaftresistenten Polymer, das sich erst im Dünndarm zu lösen beginnt, kann das System so programmiert werden, daß die Wirkstoff-Freigabe erst im Kolon beginnt. Dies ermöglicht die gezielte Behandlung dort lokalisierter Erkrankungen bzw. eine Resorption aus dem Kolon.

Das **Pulsincap®-System** besteht aus einer formstabilen, in den Verdauungsflüssigkeiten unlöslichen Kapselhälfte (Abb. **16.14**). In dieser Kap-

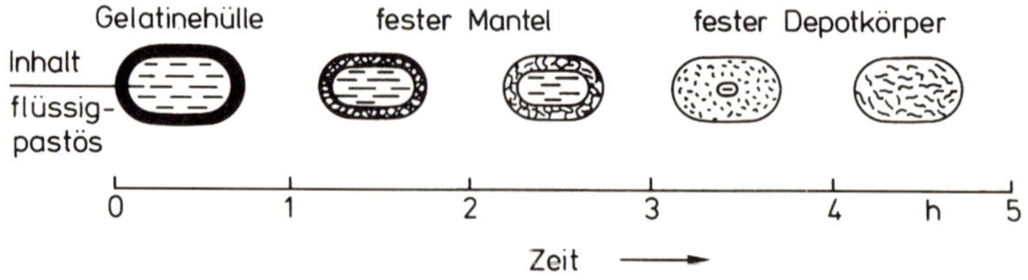

Abb. **16.13** Schema der Bildung einer Depotmatrix bei Depot-Weichgelatine-Kapseln (nach Widmann et al., 1970)

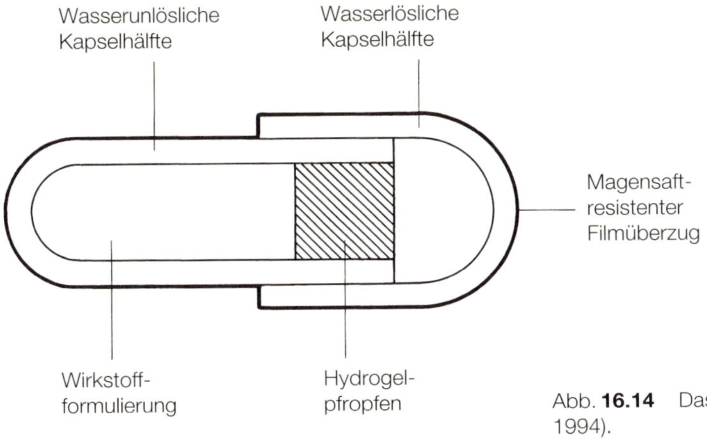

Abb. **16.14** Das Pulsincap®-System (nach Junginger, 1994).

selhälfte, die mit einem Verschluß aus quellbarem Polymer verschlossen ist, befindet sich die Wirkstofformulierung. Die zweite Kapselhälfte löst sich in der Magen-Darm-Flüssigkeit nach Einbringen in den Magen. Gleichzeitig beginnt der Polymerverschluß zu quellen, wobei er aus der formstabilen Kapselhälfte herausgedrückt wird. Der gesamte Wirkstoff kann jetzt konzentriert freigesetzt werden. Durch geeignete Wahl des Polymertyps kann der Quellungsprozeß zwischen 1 und 10 h betragen. Wenn der Wirkstoff erst im Kolon freigesetzt werden soll, kann die wasserlösliche Kapselhälfte mit einem magensaftresistenten Überzug versehen werden.

Bei den **zeitkontrollierten „Explosions"-Systemen** ist eine Single-Unit- oder Multiple-Units-Darreichungsform (s. Abschn. 6.2.1), die ein osmotisch wirksames Agens enthält, mit einer semipermeablen Membran überzogen. Deren Zusammensetzung und Dicke bestimmen die Geschwindigkeit der Wasserpermeation in den wirkstoffhaltigen Kern nach Eintritt der Darreichungsform in den Magen-Darm-Kanal. Nach Erreichen eines bestimmten Quellungsdruckes vermag die Membran dem Druck nicht mehr standzuhalten. Der Formling platzt („explodiert") und setzt den Wirkstoff frei.

Ein **Doppel-Puls-System** kann aus einer Dreischichtentablette (s. Abschn. 6.2.4), die zum Teil mit einer meist aus Ethylcellulose bestehenden wasserunlöslichen Schicht d überzogen ist, bestehen (Abb. **16.15**). Schicht a enthält die schnell freizusetzende Wirkstoffdosis. Die mittlere Schicht b ist eine aus in Wasser quellbaren Polymeren zusammengesetzte Barriere, die die Wirkstoff-Freigabe aus der Schicht c verzögern soll. Das Ausmaß der Verzögerung wird durch die Zusammensetzung und Dicke der Polymerschicht gesteuert. Mit einer so entwickelten Tablette können zwei Plasma-Wirkstoffmaxima im Abstand von mehreren Stunden erreicht werden.

Unter die meist noch in der Entwicklung befindlichen **Mehrfach-Puls-Systeme** fallen in erster Linie implantierbare mechanische Pumpsysteme (s. Kap. 17, Abschn. 5) und iontophoretische Systeme zur topischen Anwendung (s. Kap. 12, Abschn. 7). Die insbesondere für die pulsatile Freisetzung von Peptidhormonen entwickelten, meist *s.c.* zu implantierenden Pumpen setzen den Wirkstoff mit einer bestimmten Frequenz frei. So werden mit der Zyklomatpumpe, die als Kolbenpumpe arbeitet, bei einem Pulsintervall von 90 oder 120 min 50 μl/min bzw. 25 μl/min Gonadorelin (Hypothalamushormon) freigesetzt. Mit entsprechend konstruierten Pumpen können bestimmte Insulinmengen pulsatil, z. B. im Abstand von 3 min, freigesetzt werden.

Mittels Iontophorese können Wirkstoffe pulsatil durch die Haut transportiert werden. Durch zeitabhängiges Ein- und Ausschalten des elektri-

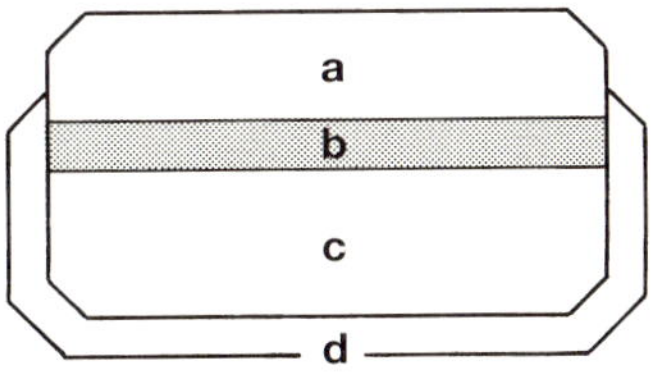

Abb. **16.15** Schema einer Dreischichtentablette als Doppel-Puls-System.
a: Initialdosis, b: Polymerbarriere für die zeitlich verzögerte Freigabe aus Schicht c, d: wasserunlöslicher Überzug.

schen Stroms wurden bei Ratten deutlich differenzierbare Vasopressin-Permeationsgeschwindigkeiten erhalten.

Die Möglichkeit einer Toleranzentwicklung bei längerem konstanten Wirkstoffangebot wird insbesondere bei Nitroverbindungen beobachtet. Zur Toleranzprophylaxe bei Applikation Nitroglycerol enthaltender Transdermaler Therapeutischer Systeme (s. Kap. 17, Abschn. 3) wurden Pflaster entwickelt, die den Wirkstoff biphasisch freisetzen. Ein solches Pflaster führt innerhalb von 6 h zu maximalen Plasmakonzentrationen. In den folgenden 18 h nimmt die Konzentration dann schnell ab.

7 Qualitätsprüfung

Zusätzlich zu den für die betreffenden Arzneiformen typischen Qualitätskontrollen wird bei peroralen Retardarzneiformen als weitere Maßnahme insbesondere eine Überprüfung der *In-vitro*-Wirkstoff-Freigabe vorgenommen. Im Prinzip werden die Verfahren, die zur Bestimmung der Wirkstoff-Freigabe aus normalen Tabletten angewendet werden, benutzt, wobei häufig Auflösungsmedien wechselnder pH-Werte zwecks Angleichung an die Magen-Darm-Verhältnisse eingesetzt werden. Ein Beispiel ist der **Half-Change-Test** in verschiedenen Modifikationen. Ein Teil des ursprünglich sauren Auflösungsmediums wird nach bestimmten Zeitabschnitten, besser kontinuierlich, durch künstlichen Darmsaft ersetzt. Hierdurch kann der pH-Wert von den Bedingungen des Magens denen des Darms angepaßt werden.

Einen endgültigen Aufschluß darüber, ob eine Retard- bzw. Depotarzneiform auch *in vivo* die gewünschte Freigabe hat und ob eine gewisse Plasmaspiegelkonstanz und ausreichende Bioverfügbarkeit vorliegen, erhält man allein durch eine *In-vivo*-Bestimmung am Menschen.

Für parenterale Zubereitungen kann praktisch nur durch den *In-vivo*-Versuch eine Aussage über den Depoteffekt erhalten werden.

Weiterführende Literatur

Higuchi, T., (1961, 1963) Mechanism of Sustained-Action-Medication: Theoretical Analysis of Rate of Release of Solid Drugs Dispersed in Solid Matrices, J. Pharm. Sci. *50,* 874; *ibid. 52,* 1145.

Jantzen, G. M., Robinson, J. R. (1996), Sustained- and controlled-release drug delivery, in: Modern Pharmaceutics (Banker, G. S., Rhodes, Ch. T., eds.), Marcel Dekker, New York, Basel, Hongkong, p. 575.

Kissel, T. (1983), Injizierbare Retardformen, Acta Pharm. Technol. *29,* 221.

Lill, N. (1995), Injizierbare Arzneiformen auf Basis biodegradabler Polymere, Pharm. Ztg. Prisma *2,* 269.

Lippold, B. C. (1991), Quellende Polymere für Hydrogel- und Hydrokolloideinbettungen mit retardierter Wirkstofffreisetzung, Pharm. Unserer Zeit *20,* 179.

Pflegel, H. (1982), Biopharmazeutische Aspekte parenteraler Arzneiformen, Pharmazie *37,* 307.

Rothgang, G. (1976), Magensaftresistente Überzüge, Acta Pharm. Technol. *Suppl. 1,* 99.

Thoma, K. (1982), Depotarzneimittel – Grundlagen und neue Entwicklungen, Oesterr. Apoth. Ztg. *36,* 365.

Zuidema, J., Pieters, F. A. J. M., Duchateau, G. S. M. J. E. (1988), Release and Absorption Rate Aspects of Intramuscularly Injected Pharmaceuticals, Int. J. Pharm. *47,* 1.

Abbildungsnachweise

Chien, Y. W. (1976), Chem. Pharm. Bull. *24,* 1471.

Fankhauser, P. (1982), Acta Pharm. Technol. *28,* 311.

Hüttenrauch, R. (1974), Pharmazie *29,* 297.

Junginger, H. E. (1994), Österr. Apoth. Ztg. *48,* 325.

Lippold, B. C., Förster, H. (1982), Pharm. Ind. *44,* 735.

Widmann, A., Eiden, F., Tenczer, J. (1970), Arzneim.-Forsch. *20,* 283.

Kapitel 17

Therapeutische Systeme

1 Allgemeines, Definitionen

Mit den herkömmlichen Depot- bzw. Retardformen ist zwar eine verlängerte Wirkung unter Vermeidung der bei Mehrfachverabreichung nichtretardierter Zubereitungen üblichen Ausbildung von Plasmakonzentrationsmaxima und -minima möglich. Eine kontrollierte, also vorausberechenbare, konstante Wirkstoff-Freigabe und damit konstante Plasmakonzentrationen sind kaum zu erreichen. Therapeutische Systeme stellen einen neuen Weg dar, konstante Plasmakonzentrationen zu erhalten.

Diese Systeme sind anders aufgebaut als die herkömmlichen Arzneiformen (s. Abb. **17.1**). Sämtliche Elemente sind in einem **Trägerelement** als äußerer Umhüllung, auch als Plattform bezeichnet, vereint. Das Trägerelement verbindet das System mit dem Applikationsort. Das **Wirkstoff-Abgabe-Kontrollelement** und die **Abgabeöffnung** können eine Einheit bilden. Ihr Aufbau garantiert als **Therapeutisches Programm** die kontinuierliche Abgabe des Wirkstoffs in vorausbestimmbarer Menge mit bestimmter Geschwindigkeit während eines festgelegten Zeitraumes an den Anwendungsort. Die Freigabe erfolgt also während einer bestimmten Zeit angenähert nach einer 0. Ordnung. Neuere Entwicklungen ermöglichen auch eine pulsatile Freisetzung (s. Kap. 16, Abschn. 6.3). Als **„Energiequellen"** kommen Diffusionsprozesse, Osmose oder mechanische Energie in Betracht.

Therapeutische Systeme sind bisher für die lokale okulare und zur intrauterinen Applikation, als perorale und transdermale Systeme sowie zur Erzielung systemischer Wirkungen als Infusionssystem und implantierbare osmotische Pumpe entwickelt worden.

2 Therapeutische Systeme für die lokale Anwendung

Ein zur Glaukombehandlung an das Auge konstant Pilocarpin abgebendes System besteht aus einem von zwei Kunststoffmembranen umgebenem Reservoir, das 5,0 mg (Ocusert P 20) bzw. 11,0 mg (Ocusert P 40) Pilocarpinbase enthält,

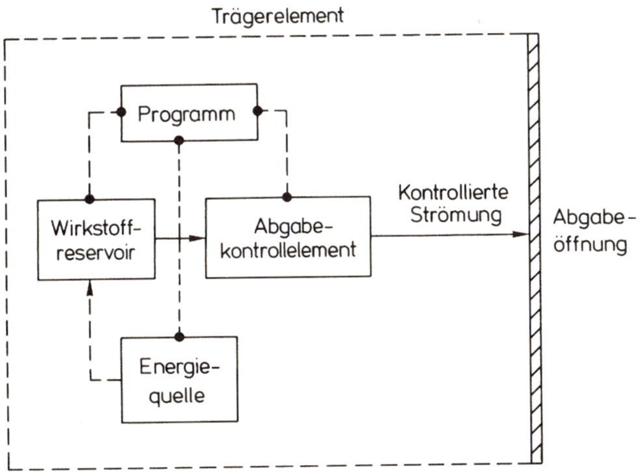

Abb. **17.1** Prinzipieller Aufbau eines Therapeutischen Systems (nach Heilmann, 1983).

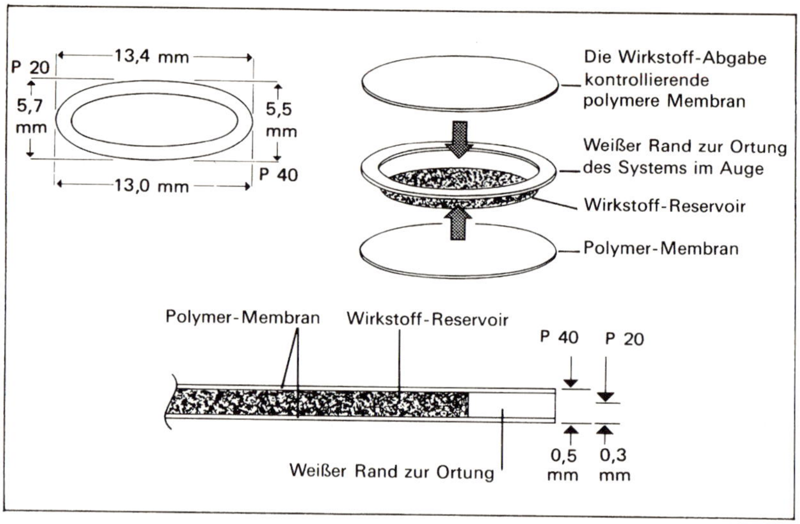

Abb. **17.2** Schema des Pilocarpin enthaltenden Systems Ocusert (nach Heilmann, 1983).

die in ein Alginsäuregel eingebettet ist (s. Abb. **17.2**). Die membrangesteuerte Freigabe setzt ein, sobald das System in die feuchte Umgebung des Bindehautsacks eingelegt wird. Sieben Tage lang werden dann konstant 20 μg/h bzw. 40 μg/h Pilocarpin freigegeben (s. Abb. **17.3**). Dies führt zu einer vier- bis achtfach geringeren Wirkstoffbelastung im Vergleich zu einer alternativ durchgeführten Therapie mit Pilocarpin-Tropfen. Ein Problem für manchen Patienten liegt darin, das System über längere Zeiten im Auge zu behalten. Das Ocusert wurde, vor allem aus wirtschaftlichen Gründen, in einigen Ländern wieder vom Markt genommen.

Der Aufbau eines Langzeitkontrazeptivums, das Progesteron an das Uteruslumen abgibt, ist in Abb. **17.4** und Tab. **17.1** dargestellt.

Tabelle **17.1** Aufbau des Progesteron abgebenden Therapeutischen Systems Biograviplan® (Progestasert®).

1. Wirkstoff: Progesteron
2. Wirkstoff-Abgabeeinheit
   - Wirkstoffreservoir: 38 mg Progesteron in Siliconöl suspendiert, mit Bariumsulfat
   - Abgabe-Kontrollelement ist identisch mit Abgabeöffnung: Kunststoffmembran (Ethylen-Vinylacetat-Copolymer)
   - Energiequelle: Wirkstoffkonzentration im Reservoir
3. Trägerelement: Kunststoffmembran
4. Therapeutisches Programm: 65 μg/d Progesteron werden 1 Jahr lang freigegeben

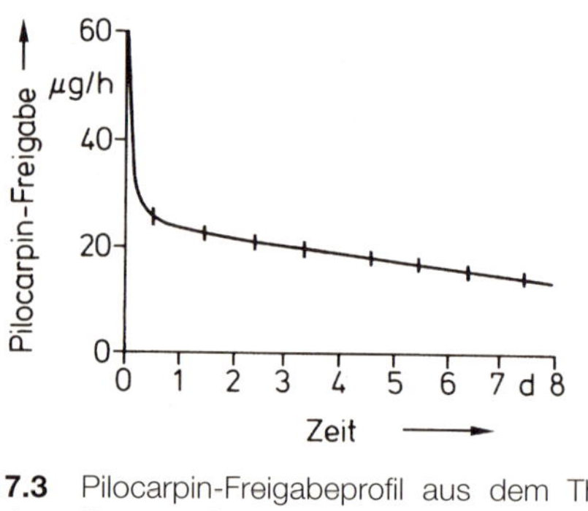

Abb. **17.3** Pilocarpin-Freigabeprofil aus dem Therapeutischen System Ocusert P-20 (nach Baker und Lonsdale, 1975).

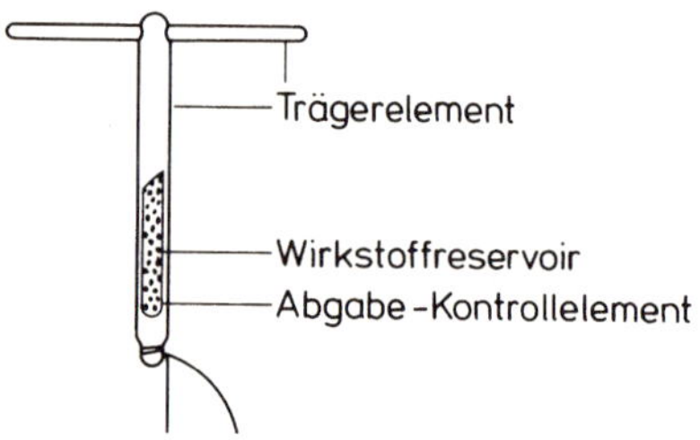

Abb. **17.4** Progesteron abgebendes Therapeutisches System Biograviplan® (Progestasert®).

Als „Energiequelle“ dient in beiden Fällen die nach dem 1. Fickschen Diffusionsgesetz ablaufende Diffusion von höheren zu niederen Wirkstoffkonzentrationen (s. Kap. 4, Abschn. 2.3.5). Diese Wirkstoff-Abgabeeinheiten sind so konstruiert, daß, solange ungelöster Wirkstoff im Reservoir vorliegt, kontinuierlich eine bestimmte Menge gesättigter Wirkstofflösung durch die Membran in die Tränenflüssigkeit bzw. uterine Flüssigkeit diffundiert. Die Diffusionsgeschwindigkeit wird von der Beschaffenheit der Membran, wie Dicke, Oberfläche und Struktur bestimmt.

3 Transdermale Therapeutische Systeme (TTS)

Wirkstoffe können mit speziellen Pflastern durch die Haut systemisch recht genau dosiert werden. Diese Transdermalen Therapeutischen Systeme besitzen derzeit die größte praktische Bedeutung.

Damit ein Wirkstoff transdermal wirken kann, muß er in ausreichender Menge durch die Epidermis der Haut diffundieren und vom Blutkreislauf aufgenommen werden (s. auch Kap. 7, Abschn. 2.7 und Kap. 12, Abschn. 7). Der wichtigste begrenzende Faktor für die Verarbeitung zu einem derartigen System ist die unterschiedliche Durchlässigkeit der Haut für Wirkstoffe.

Scopolamin zur Prophylaxe der Reisekrankheit, Nitroglycerol zur Langzeitprophylaxe von Angina pectoris, das Sexualhormon Estradiol, das Antihypertonikum Clonidin und das Opioid Fentanyl sind Beispiele für Wirkstoffe, die in Transdermalen Therapeutischen Systemen in mehreren Ländern zugelassen sind. Ein Nikotin enthaltendes System dient zur Raucherentwöhnung. Es eignen sich insbesondere Verbindungen hoher Lipophilie mit relativen Molekülmassen von weniger als 500 und kurzen biologischen Halbwertzeiten (<5 h). Vielfach ist zum Erreichen der für die Wirkung ausreichenden Plasmakonzentrationen der Zusatz eines Penetrationsvermittlers erforderlich.

Die Applikationsdauer ist unterschiedlich. So werden zum Beispiel aus dem hinter das Ohr auf die Haut aufgebrachtem Scopolamin enthaltenden 2,5 cm^2 großen System drei Tage lang konstant etwa 2,5 μg/h Wirkstoff freigegeben. Das sind insgesamt 0,5 mg der 1,5 mg Scopolamin im Depot.

Die bisher auf dem Markt befindlichen Nitroglycerol enthaltenden Pflaster, die auf der Herzgegend auf die Brust appliziert werden, sind für eine Wirkstoff-Freigabe von meist 24 h konzipiert. 5 bzw. 10 mg Wirkstoff werden während dieser Zeit konstant abgegeben. Das sind etwa 20% der im Reservoir befindlichen Nitroglycerol-Menge. Der Rest dient als Energiequelle.

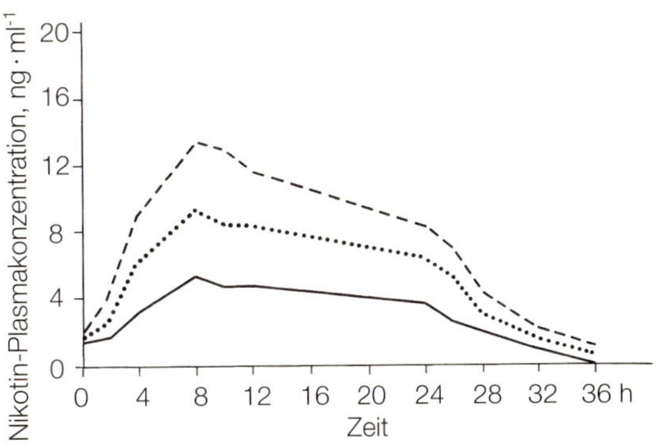

Abb. **17.5** Mittlere Nikotin-Plasmakonzentration nach Applikation von drei transdermalen Pflastern unterschiedlicher Fläche (nach Lane et al., 1993).
— 10 cm^2, ······ 20 cm^2, --- 30 cm^2; n = 8

Zur Vermeidung einer Toleranzentwicklung sollten die Pflaster nach 12 h für den gleichen Zeitraum abgenommen werden.

Eine Entwöhnungstherapie mit den auf dem Markt befindlichen Nikotinpflastern mit einer – je nach Zigarettenkonsum variierenden – Wirkstoff-Freigabe von 7 mg, 14 mg bzw. 21 mg in 24 h erfordert bei täglichem Pflasterwechsel eine Anwendungsdauer von 4 bis 12 Wochen.

Eine Erhöhung der Wirkstoff-Plasmakonzentration kann nur über die Größe der applizierten Pflasterfläche erfolgen. Die Fläche unter der Plasmakonzentrations-Zeitkurve (AUC) steigt proportional der applizierten Fläche, wie in Abb. **17.5** am Beispiel von Nikotinpflastern gezeigt ist.

Membrangesteuerte Systeme

Die kontrollierte Wirkstoff-Freigabe erfolgt membran- oder matrixgesteuert. Das mehrschichtige **membrangesteuerte** System besteht von außen nach innen aus der Abdeckfolie, dem Wirkstoffreservoir, der Kontrollmembran, der Adhäsivschicht und der Abziehfolie (s. Abb. **17.6**). Die Abziehfolie schützt das System bis zur Anwendung, die Adhäsivschicht bildet den Kontakt zur Haut. Art des Membran-Kunststoffes und der Porengröße ermöglichen die Steuerung der Abgabegeschwindigkeit.

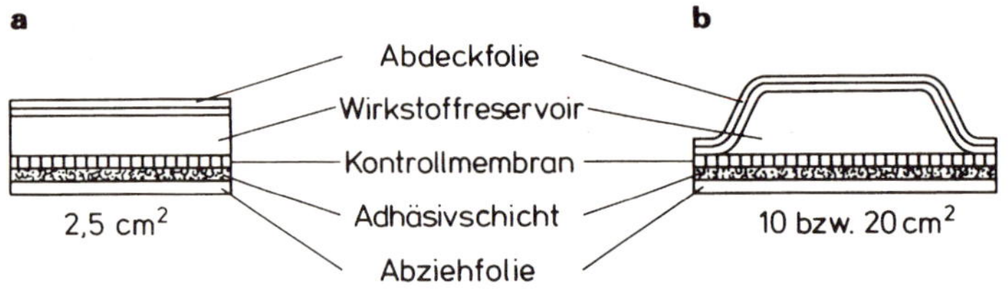

Abb. **17.6** Scopolamin (**a**) bzw. Nitroglycerol (**b**) enthaltende membrangesteuerte Transdermale Therapeutische Systeme.

Das Reservoir kann aus einer Suspension oder Lösung des Wirkstoffs in einem festen oder flüssigen Medium bestehen; der Wirkstoff kann an ein Trägermaterial adsorbiert vorliegen. So ist in dem Scopolamin enthaltenden System der Wirkstoff in einem gelierten Mineralöl suspendiert. Wirkstoffreservoir und Adhäsivschicht sind durch eine mikroporöse Kontrollmembran aus Polypropylen voneinander getrennt. In der Adhäsivschicht befindet sich eine Initialdosis zum schnellen Aufbau des Fließgleichgewichtes. In einem Nitroglycerol enthaltenden System liegt der Wirkstoff als Lactoseverreibung in Silikonöl dispergiert vor. Der Substanztransport kann auch bei diesen Systemen mit hinreichender Genauigkeit mit dem 1. Fickschen Diffusionsgesetz nach Gl. (1) beschrieben werden, wobei die Haut als einfache, homogene Membran behandelt wird.

$$J = \frac{D \cdot K}{h} \Delta c \qquad (1)$$

Der Substanzfluß J ist bei gleichbleibenden Werten der Diffusionskonstante D, des Verteilungskoeffizienten Hornschicht/Vehikel K und der Hornschichtdicke h vom Konzentrationsunterschied Δc beiderseits der Hornschicht abhängig. Da die Wirkstoff-Plasmakonzentration durch den Abtransport des resorbierten Wirkstoffs immer sehr niedrig ist, liegt außerhalb der Hornschicht ein Wirkstoffüberschuß vor, was eine nahezu konstante Diffusion durch die Haut garantiert. Die Höhe der Plasmakonzentration wird durch die Größe der Wirkstoff-Abgabefläche des Pflasters bestimmt.

Wenn in der Adhäsivschicht eine Initialdosis des Wirkstoffs vorliegt, ist die Freigabe zu Beginn erhöht. Sofern der Wirkstoff andererseits in die Adhäsivschicht diffundieren muß, um freigegeben zu werden, liegt eine anfängliche Verzögerung vor (lag-time).

Matrixgesteuerte Systeme

Bei dem matrixgesteuerten Typ wird das Wirkstoffreservoir durch homogene Verteilung des Wirkstoffs in einem Gel oder einer Polymermatrix aufgebaut, die sich im einfachsten Fall zwischen der okklusiven Abdeckfolie und der Abziehfolie befindet. Wenn die Matrix selbst keine ausreichenden adhäsiven Eigenschaften hat, ist das zusätzliche Aufbringen einer Adhäsivschicht erforderlich. Dies kann auch durch Aufbringen eines äußeren Ringes aus Klebstoff um die Matrix herum erfolgen (Abb. **17.7a**).

Zur Herstellung der Matrix werden vorwiegend Polypropylen, Ethylen-Vinylacetat-Copolymere und Polyacrylate eingesetzt. Der Wirkstoff und gegebenenfalls weitere Hilfsstoffe können darin suspendiert, emulgiert oder gelöst vorliegen. Der

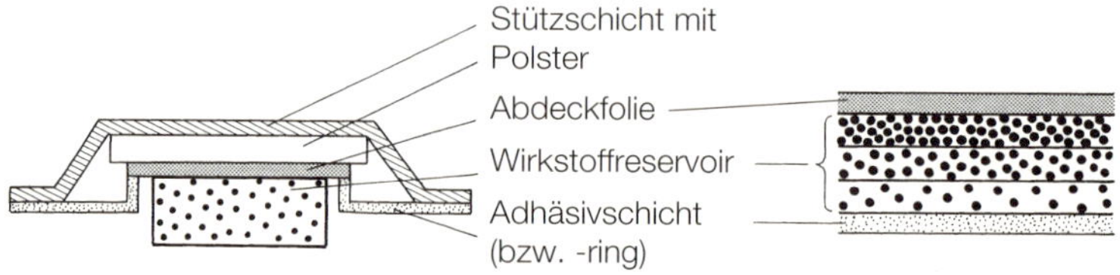

Abb. **17.7** Nitroglycerol enthaltende matrixgesteuerte Transdermale Therapeutische Systeme:
a mit nicht konstanter, **b** mit annähernd konstanter Nitroglycerol-Freigabe.

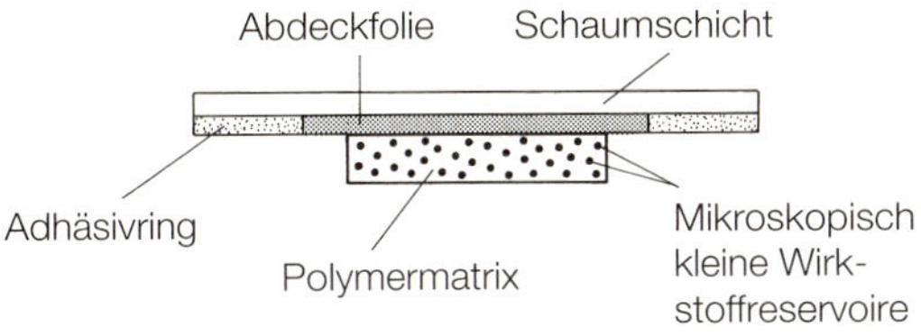

Abb. **17.8** „Microsealed Drug Delivery System" als transdermales Matrixsystem.

Aufbau des Nitroglycerol-Reservoirs in einem Fertigarzneimittel erfolgt z. B. durch Dispergieren einer Wirkstoff-Lactoseverreibung in einem Gel aus Wasser, Glycerol, Polyvinylalkohol und Povidon. In einem anderen Präparat ist das Prinzip des „Microsealed Drug Delivery-Systems" verwirklicht. In einer polymerisierten Silikonmatrix liegt eine Vielzahl von mikroskopisch kleinen sphärischen Reservoiren vor, in denen sich das Nitroglycerol als Lactoseverreibung in einer wäßrigen Macrogollösung befindet (Abb. **17.8**).

Die Wirkstoff-Freigabe aus Matrices läßt sich in Abhängigkeit von der Zusammensetzung und dem Aufbau des Systems mit unterschiedlichen mathematischen Modellen beschreiben. Sie folgt in der Regel nicht einer 0. Ordnung. Durch Aufbau eines Mehrschichtenlaminats wird versucht, die aus der Matrix abnehmende Wirkstoff-Freigabe auszugleichen. Die oberste, der Haut abgewandte Schicht des Wirkstoffreservoirs enthält höhere Nitroglycerolmengen als die beiden folgenden Schichten (s. Abb. **17.7b**).

Folgende **Nachteile** der Therapie mit Transdermalen Therapeutischen Pflastern sind anzuführen:

- Der Wirkungseintritt erfolgt verzögert, so daß z. B. ein Nitroglycerolpflaster nicht für eine Notfalltherapie, z. B. bei Angina pectoris-Anfällen, verwendet werden können.
- Wegen der begrenzten Pflasterkapazität und der begrenzten Hautgängigkeit ist das System nur für niedrigdosierte Wirkstoffe anwendbar.
- Manche Wirk- und Klebstoffe können zu Allergien und Irritationen führen.
- Die Abdeckfolie schafft Okklusionsbedingungen. Die hierdurch bewirkte Quellung der Haut kann zu veränderten Diffusionsbedingungen für den Wirkstoff führen.
- Nur mit einer begrenzten Zahl von Wirkstoffen lassen sich bisher die therapeutisch erforderlichen Plasmakonzentrationen aufbauen.
- Der Wirkstoff wird bei den meisten Pflastertypen unvollständig an die Haut abgegeben.
- Bei manchen Wirkstoffen muß mit dem Auftreten von Toleranzerscheinungen gerechnet werden.

Im Rahmen der **Endkontrolle** wird insbesondere die In-vitro-Wirkstoff-Freigabe überprüft. Das Arzneibuch führt hierfür drei Verfahren an, die sich durchweg auf die Blattrührer-Methode des Arzneibuchs (s. Kap. 7, Abschn. 6.2.1) zurückführen lassen.

Bei dem ersten Verfahren enthält die Blattrührer-Apparatur zusätzlich eine kreisrunde **Freisetzungsscheibe** aus Edelstahl, auf der das Pflaster mit der Freigabeseite nach oben zwischen Unterseite des Rührblattes und dem Gefäßboden angebracht ist. Bei der zweiten Ausführung wird anstelle der Stahlscheibe eine **Extraktionszelle** zur Aufnahme des Pflasters verwendet. Bei dem dritten Verfahren ist das Rührblatt durch einen **rotierenden Zylinder** aus Edelstahl ersetzt. Das Pflaster wird auf den Zylinder aufgebracht. Die vorgeschriebene Temperatur der Prüfflüssigkeit von jeweils 32 ± 0,5 °C entspricht der Temperatur der Hautoberfläche.

4 Osmotische Therapeutische Systeme

4.1 Prinzip der Osmotischen Pumpe

Bei den Osmotischen Therapeutischen Systemen erfolgt die Wirkstoff-Freigabe mittels osmotischer Energie. Das Prinzip der osmotischen Pumpe beruht darauf, daß eine osmotisch aktive Substanz von einer für Wasser semipermeablen Membran umgeben ist. Nach Einbringen in eine wäßrige Umgebung ergibt die mit dem eindringenden Wasser sich bildende gesättigte Lösung einen hohen osmotischen Druck. Durch eine – oder mehrere – mit einem Laserstrahl gesetzte kleine Öffnung in der Membran wird die konzentrierte wirkstoffhaltige Lösung mit hoher Geschwindigkeit herausgedrückt (Abb. **17.9**).

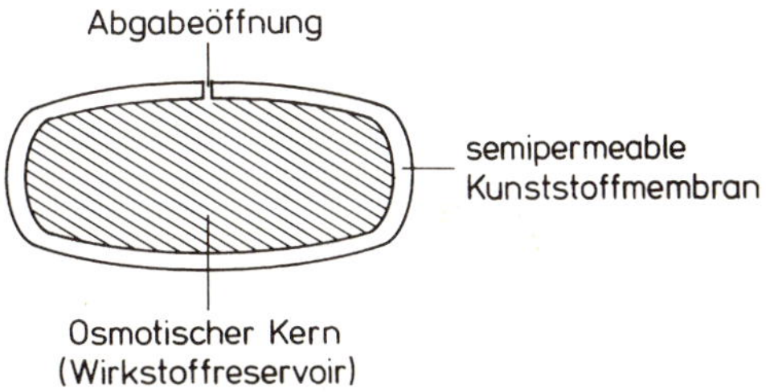

Abb. **17.9** Schema der Osmotischen Pumpe Oros; Einkammersystem.

Die Größe der Substanzabgabe dm/dt ist proportional der Größe der Wasseraufnahme dV/dt und der gelösten Substanzmenge C. Die Zusammenhänge können durch Gleichungen (2) und (3) ausgedrückt werden.

$$\frac{dm}{dt} = C\,\frac{dV}{dt} \qquad (2)$$

$$\frac{dV}{dt} = K \cdot \frac{A}{l} \cdot (\Delta\pi - \Delta P) \qquad (3)$$

Die Fließgeschwindigkeit des Wasservolumens dV/dt ist abhängig von der Permeabilität K, der Fläche A und Dicke l der Membran, der hydrostatischen Druckdifferenz ΔP und der osmotischen Druckdifferenz $\Delta\pi$.

Die osmotischen Drucke pharmazeutisch verwendeter Lösungen sind sehr hoch. Sie liegen z. B. für eine gesättigte Natriumphosphatlösung bei 30 bar, für eine gesättigte Lösung eines Lactose-Fructose-Gemisches bei bis zu 500 bar. Die semipermeable Membran besteht häufig aus Celluloseacetat.

Die Wirkstoff-Freigabe dieser Systeme ist weitgehend unabhängig von den physiologischen Schwankungen, wie pH-Wert oder Zusammensetzung der Verdauungssäfte, und der aufgenommenen Nahrung.

Osmotische Pumpen werden zur peroralen und parenteralen Wirkstoffverabreichung eingesetzt.

4.2 Orales Osmotisches Therapeutisches System (OROS)

Die für die perorale Einnahme bestimmten OROS-Systeme sind nach dem Ein- oder Zweikammersystem aufgebaut.

Bei dem **Einkammersystem** ist ein tablettenähnlicher osmotisch aktiver Kern als Wirkstoffreservoir allseitig von einer 200–300 μm dicken, semipermeablen Membran umgeben (s. Abb. **17.9**). Zur Erhöhung des osmotischen Effektes kann bei geringer Dosis oder nicht ausreichender Wirkstofflöslichkeit dem Reservoir ein gut löslicher, osmotisch aktiver Hilfsstoff, wie Natriumchlorid oder Glucose, zugesetzt werden.

Nach Einnahme des Systems diffundiert Wasser durch die Membran und beginnt die Bestandteile des Reservoirs aufzulösen. Durch den sich einstellenden osmotischen Druck wird Wirkstofflösung während der Magen-Darm-Passage kontinuierlich durch die Abgabeöffnung herausgedrückt. Gleichzeitig kommt es zu einem Nachstrom von Wasser durch die Membran. Die Wirkstoffabgabe ist so lange konstant, solange ungelöster Wirkstoff im Reservoir vorliegt.

Eine längere Freigabe als über 8 bis 12 h ist wenig sinnvoll, da nach diesem Zeitraum meist die resorptionsaktiven Bereiche des Darms passiert sind.

Zum Aufbau eines ausreichend hohen Druckes sollte die Wirkstofflöslichkeit mindestens 5–10% betragen. Im Handel sind z. B. Nifedipin, Phenylpropanolamin, Prazosin oder Salbutamol enthaltende Einkammersysteme.

Beim **Zweikammersystem (Push-Pull-Osmotische Pumpe)** befindet sich in einer Kammer der osmotisch aktive Hilfsstoff. In der anderen, durch eine Barriere abgetrennten Kammer ist der Wirkstoff inkorporiert. Meist liegt er fein dispergiert in einem polymeren Hydrogelbildner vor. Es kann aber auch eine Wirkstofflösung verwendet werden. Die Barriere kann eine flexible impermeable Membran sein, oder sie bildet sich als fiktive Barriere infolge des unterschiedlichen Quellungsverhaltens der Substanzen in den beiden Kammern (s. Abb. **17.10**).

Beide Kammern sind von der semipermeablen Membran umgeben, so daß das Wasser in beide Kammern osmotisch einströmt („pull"). Dieses Prinzip wird angewendet, wenn infolge zu geringer Löslichkeit des Wirkstoffs nach Eindringen des Wassers in das Reservoir kein ausreichender Druck erzeugt werden kann.

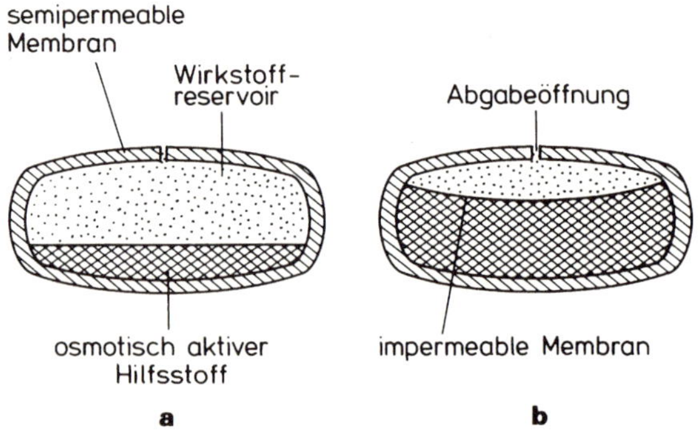

Abb. **17.10** Schema der Osmotischen Pumpe; Zweikammersystem (nach Theeuwes, 1984); **a** vor Funktionsbeginn; **b** in Funktion.

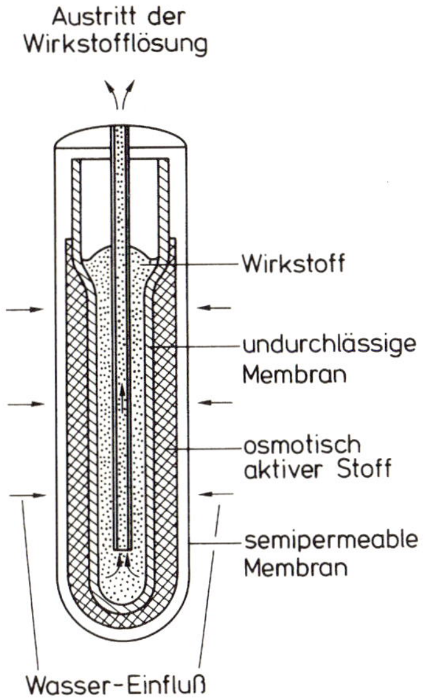

Abb. **17.11** In Funktion befindliche Mini-Osmotische Pumpe OSMET (nach Theeuwes, 1984).

In dem Nifedipin enthaltenden Handelspräparat ist z. B. der Wirkstoff in einer Mischung von Hydroxypropylmethylcellulose und Macrogol unter Zusatz einer kleinen Menge Natriumchlorid dispergiert, während die Hilfsstoff enthaltende Kammer das quellbare Hydroxypropylmethylcellulose-Gemisch allein enthält. Nach Wassereintritt bildet sich im Wirkstoffreservoir ein suspensoides System, das durch die Öffnung mit konstanter Geschwindigkeit herausgedrückt wird. Der hierfür erforderliche Druck wird durch den Quellungsvorgang in der wirkstofffreien Kammer erreicht. Diese dehnt sich kolbenartig in die wirkstoffhaltige Kammer aus („push“).

Die Herstellung dieses lediglich mit einer fiktiven Barriere versehenen Zweikammersystems erfolgt mit einer für die Herstellung von Mehrschichtentabletten verwendeten Tablettenmaschine (s. Kap. 14, Abschn. 4.4) mit anschließendem Überziehen und Setzen der kleinen Öffnung.

Ein für Tierversuche während der Arzneimittelentwicklung gedachtes System erlaubt die Füllung mit einer Testlösung bzw. -suspension (**Mini-Osmotische Pumpe** OSMET, s. Abb. **17.11**). Über 6 bis 30 h kann der Wirkstoff freigegeben und dessen gastrointestinale Resorption untersucht werden.

5 Implantierbare Infusionspumpen

Das Prinzip der Mini-Osmotischen Pumpe wird auch bei den ersten implantierbaren Infusionspumpen angewendet. Diese wurden ursprünglich als Verschiebepumpe ALZET zur Implantation bei Labortieren entwickelt, um pharmakokinetische Untersuchungen durchführen zu können. Mittels einer Fülleinheit kann das System nachgefüllt werden.

Die ersten beim Menschen implantierbaren Pumpen wurden in den USA zur direkten Abgabe des Zytostatikums Fluoruridin in die kanzeröse Leber und zur kontinuierlichen Heparinabgabe zugelassen. Sie werden durch eine Treibgasfüllung mechanisch betrieben und bewirken eine Fließrate von 2,5 bis 3 ml/d. Für Krebspatienten können implantierbare Pumpen zur Abgabe niedriger Morphindosen verwendet werden; durch die direkte Einleitung in das Zentralnervensystem ist hier nur ein Bruchteil der sonst üblichen Dosis erforderlich.

Bei Insulin enthaltenden Pumpen wird ein Programm vom Arzt vorgegeben; die Kontrolle des Blutzuckers erfolgt durch den Patienten, der auch bei diesem System Diät einhalten muß, mehrmals täglich.

6 Externe, tragbare Infusionspumpen

Mit dem am Oberarm tragbaren Infusionssystem TRAVENOL mit einer maximalen Kapazität von 60 bzw. 100 ml Wirkstofflösung kann durch mechanische Energie kontinuierlich über 24 h mit vorprogrammierter Abgaberate Wirkstoff intravenös über ein Schlauchsystem abgegeben werden. Da das Wirkstoffreservoir vom Patienten ausgewechselt werden kann, ist eine Abgabe über Tage bis Monate möglich. Antikoagulantien, Antibiotika und Zytostatika sind bevorzugte, auf diesem Weg verabreichte Wirkstoffgruppen.

Andere tragbare Dosiergeräte dienen zur kontinuierlichen Verabreichung von Insulin oder Opiaten. So läßt sich mit dem PROMEDOS-Gerät eine Basalrate von 0,075 bis 1,5 ml/d applizieren, wobei die Einstellung mit einem Schraubenzieher vorgenommen wird und Zusatzinfusionen nur über einen Sicherheitsmechanismus auslösbar sind. Das zigarettenschachtelgroße Gerät von etwa 260 g Leermasse faßt 30 ml Opiatlösung und kann z. B. an einer Halskette getragen werden.

Weiterführende Literatur

Chien, Y. W. (1991), Transdermal systemic drug delivery, recent development and future prospects, S. T. P. Pharma Sci. *1,* 5.

Heilmann, K. (1983), Therapeutische Systeme, Ferdinand Enke Verlag, Stuttgart.

Monkhouse, D. C., Huq, A. S. (1988), Transdermal Drug Delivery – Problems and Promises, Drug Dev. Ind. Pharm. *14,* 183.

Santus, G., Baker, R. W. (1995), Osmotic drug delivery: a review of the patent literature, J. Controlled Release *35,* 1.

Abbildungsnachweise

Baker, D. C., Lonsdale, H. K. (1975), Chem. Technol. *5,* 668.

Chien, Y. W. (1990), in: Encyclopedia of Pharmaceutical Technology (Swarbrick, J., Boylan, J. C., eds.), Marcel Dekker, New York, Basel, S. 294.

Lane, J. D., Westman, E. C., Ripka, G. V., Wu, J., Chin-Chih Chiang, Rose, J. E. (1993), Drug Dev. Ind. Pharm. *19,* 1999.

Theeuwes, F. (1984), Pharmacy Int. *5,* 293.

Kapitel 18
Pflanzliche Arzneizubereitungen

1 Allgemeines, Definitionen

Das Arzneibuch enthält nur wenige Monographien über pflanzliche Arzneizubereitungen. In der Selbstmedikation – und in jüngster Zeit auch vermehrt in der ärztlichen Verordnung – spielen Phytopharmaka bzw. Phytotherapeutika dennoch eine wichtige Rolle. Über 30% der auf dem Markt befindlichen Arzneimittel sind pflanzliche Arzneizubereitungen, und rund weitere 20% enthalten neben synthetischen auch noch pflanzliche Wirkstoffe, z. B. Extrakte, ätherische Öle, isolierte Reinsubstanzen etc. Der größte Teil der pflanzlichen Arzneizubereitungen sind heute Fertigarzneimittel oder industriell hergestellte Zwischen- bzw. Vorprodukte, z. B. Tinkturen und Extrakte.

Für die Qualitätsbeurteilung der pflanzlichen Arzneizubereitungen ist eine gründliche Kenntnis der angewandten Herstellungstechnologien unerläßlich. Pflanzliche Arzneizubereitungen können aus Ganzdrogen, mehr oder weniger zerkleinerten Drogen oder Drogenteilen (s. Abschn. 3) sowie aus diversen Auszügen bzw. Extrakten derselben oder aus Konzentraten bestehen. Im pharmazeutischen Sprachgebrauch werden unter Drogen getrocknete pflanzliche und tierische Ausgangsmaterialien verstanden. Während Arzneiformen oder Arzneizubereitungen üblicherweise aus reinen Wirkstoffen durch Zugabe von Hilfsstoffen hergestellt werden, handelt es sich bei pflanzlichen Arzneizubereitungen von Anfang an um äußerst komplex zusammengesetzte Mehrstoff-Systeme.

Arzneipflanzen oder Drogen enthalten außer **Wirkstoffen** noch Begleitstoffe sowie Gerüststoffe, die in der Ernährungswissenschaft als Ballaststoffe bezeichnet werden. **Begleitstoffe** können durch ihren Einfluß auf die Pharmakokinetik die arzneiliche Aktivität der Wirkstoffe positiv oder negativ beeinflussen. Als Beispiele seien die Resorptionsförderung durch Saponine und die Resorptionsverschlechterung durch Gerbstoffe sowie die Resorptionsverzögerung durch Schleimstoffe genannt.

Der Einfluß der Begleitstoffe ist primär auf Veränderungen der Benetzbarkeit, Löslichkeit und des Verteilungsverhaltens des Wirkstoffs, sowie auf Veränderungen der Resorptionsmembran zurückzuführen. In der Analytik können Begleitstoffe auch als **Leitsubstanzen** herangezogen werden. **Ballaststoffe** sind mit wenigen Ausnahmen, z. B. die von Leinsamen und Flohsamen, unwirksam und ihre Anwesenheit ist unerwünscht. Bei Lebensmitteln können Ballaststoffe dagegen durchaus erwünscht sein, z. B. für ballastreiche Kost bei Obstipation. Zu den Ballaststoffen in weitestem Sinne zählen Cellulose, Hemicellulosen, Pektine, unverdauliche Schleime, Lignine und Wachse bzw. unverdauliche Fettsäure-Derivate der Cuticula. Es sind Gerüststoffe, also Materialien, die Zellwände bilden und die Pflanze verfestigen.

Pflanzliche Arzneizubereitungen können entweder direkt als Arznei- bzw. Darreichungsform, z. B. Baldrian-Tinktur, Thymian-Fluidextrakt, Rosmarin-Wein etc., angewendet werden oder sie dienen als Zwischenprodukte zur Herstellung von Darreichungs- bzw. Arzneiformen oder Fertigarzneimitteln. Im einfachsten Fall erfolgt dabei ein bloßes Zusammenmischen von verschiedenen Zubereitungen, wobei auf Inkompatibilitätserscheinungen, wie die Ausfällung von Inhaltsstoffen, geachtet werden muß. Technologisch anspruchsvoller sind die Einarbeitungen von pflanzlichen Arzneizubereitungen in Tabletten, Dragées, Kapseln, Sirupe, Emulsionen, Suspensionen, Salben, Gele etc. Pflanzliche Arzneizubereitungen werden

- aus Frischpflanzen bzw. Frischpflanzenteilen oder
- aus Drogen bzw. Drogenteilen hergestellt.

2 Arzneizubereitungen aus Frischpflanzen

Frischpflanzen bzw. Frischpflanzenteile können entweder unmittelbar nach der Ernte oder unter Einschaltung einer Kühlkette auch noch später zu folgenden Arzneizubereitungen verarbeitet werden:

- zu Frischpflanzenpreßsäften,
- zu Urtinkturen nach den Vorschriften des Homöopathischen Arzneibuches (HAB 1),
- zu Frischpflanzendestillaten und -extrakten.

Frischpflanzenpreßsäfte. Die Bedeutung der Frischpflanzenpreßsäfte läßt sich aus den verarbeiteten Mengen an Frischpflanzen erkennen. Allein im Inland werden schätzungsweise 3000 t Frischpflanzen zu Preßsäften verarbeitet. Die Frischpflanzenpreßsäfte zählen wegen ihrer komplexen Zusammensetzung und der damit verbundenen ganzheitlichen Betrachtungsweise zu wichtigen Phytopharmaka innerhalb der Naturheilkunde. „Preßsäfte aus frischen Pflanzen und Pflanzenteilen, sofern sie ohne Lösungsmittel mit Ausnahme von Wasser hergestellt sind" (AMG 1976) gehören außerdem zu denjenigen Arzneimitteln, die aufgrund des AMG auch mit Heilaussagen außerhalb der Apotheke und im Reisegewerbe vertrieben werden dürfen.

Herstellung von Frischpflanzenpreßsäften. In der Regel muß mit der Herstellung noch vor dem Eintreten der enzymatisch ausgelösten Welkprozesse begonnen werden. Aus diesem Grund werden, soweit möglich, die Ausgangspflanzen in der Nähe der Produktionsstätten kultiviert, z. B. Baldrian, oder in der näheren Umgebung wild gesammelt, z. B. Ackerschachtelhalm und Crataegusarten. Sofern dies nicht möglich ist, wie beispielsweise bei den in der Bretagne angebauten Artischocken, müssen diese Pflanzen in Kühllastwagen zum Ort der Verarbeitung transportiert werden. Zum Teil werden die Frischpflanzen tiefgefroren eingelagert, wodurch eine Saftherstellung unabhängig vom Erntetermin ermöglicht wird.

Am Anfang des Produktionsganges stehen eine Reinigung des Pflanzenmaterials durch Waschen und eine Absonderung fremder Bestandteile. Die gereinigten, gehäckselten, geraspelten oder gemusten Pflanzenteile werden in nassem Zustand gepreßt. Als Sondermaßnahme kann vor dem Einbringen in die Pressen das Pflanzengut wenige Sekunden lang mit gespanntem Wasserdampf behandelt werden. Diese Art „Dampfinjektion" verfolgt folgende Zwecke:

- Enzyme, insbesondere die Phenoloxidasen und β-Glucosidasen, werden inaktiviert,
- ein „Aufschließen", d. h. ein teilweises Zerstören der Zellwände, damit die pharmazeutisch wichtigen Inhaltsstoffe – sekundäre Pflanzeninhaltsstoffe – besser aus den Pflanzenzellen ausgewaschen bzw. herausgelöst werden können und,
- durch die Dampfinjektion wird eine Eiweißausfällung bewirkt, so daß sich der Saft später besser klären läßt.

Zum Pressen werden in der Praxis sowohl diskontinuierlich arbeitende Spindelpressen und hydraulische Seiherpressen als auch kontinuierliche Schneckenpressen benutzt. Es wird mit Drücken bis zu $250 \cdot 10^5$ Pa (250 bar) gearbeitet. Muß das Preßgut in Tücher eingeschlagen werden, können wegen der Gefahr des Zerreißens dieser Tücher nur Preßdrücke bis zu $100 \cdot 10^5$ Pa (100 bar) angewendet werden. Zum Auspressen von Früchten kommen auch Willmes-Pressen zur Anwendung. Die Ausbeuten sind hierbei allerdings unbefriedigend. Willmes-Pressen bestehen aus einer rotierenden Siebtrommel, die im Zentrum einen kontrahierbaren Preßbalg enthält. Beim Aufblasen dieses Preßbalgs mit Preßluft werden die Früchte bzw. das Preßgut gegen die Siebwände gedrückt. Die sich vergrößernden Preßflächen und die großen Siebflächen sind die Vorteile dieser Apparatur.

Die Preßsäfte werden in Saftwannen aufgefangen und in den meisten Fällen sofort einem Klärungsprozeß unterworfen. Während früher zur Feststoffabscheidung grobe Filter und Filtertücher in diskontinuierlich arbeitenden Rahmen- oder Kammerfilterpressen verwendet wurden, ist es heute zur Klärung üblich, Zentrifugen bzw. Separatoren oder Dekanter zur Klärung einzusetzen. Insbesondere Separatoren mit selbstentleerender Trommel haben sich bewährt. Bei der Klärung oder Trubentfernung handelt es sich in erster Linie um die Abtrennung pflanzlicher Eiweißverbindungen. Frischpflanzenpreßsäfte sind nie völlig klar. In modernen Produktionsanlagen wird der geklärte Preßsaft mittels indirekter **Ultrahocherhitzung (Uperisation)** keimfrei gemacht und sofort bei Temperaturen zwischen 72 und 75 °C in keimfreie Flaschen abgefüllt. Die verschlossenen Flaschen durchlaufen anschließend einen Kühltunnel, so daß für thermolabile Stoffe die kritische Temperatur von etwa 70 °C nach wenigen Minuten unterschritten wird. Die Abfüllung muß nicht unbedingt nach der Pressung und Klärung erfolgen, sondern es kann auch eine kurzfristige Einlagerung des Preßsaftes in sterile Tanks aus rostfreiem Stahl zwischengeschaltet und die Abfüllung einige Tage später vorgenommen werden. In diesem Falle wird der Preßsaft in Plattenwärmeaustauschern (Gegenstromaustauscher) wenige Sekunden auf 130 °C erhitzt und nach Abkühlung eingelagert. Eine zweite Möglichkeit der Keimreduzierung bzw. der Haltbarmachung ist die **Pasteurisation**, die in der Regel in den abgefüllten Flaschen vorgenommen wird. Nach der Pasteurisation werden die abgefüllten Flaschen 2 bis 3 Wochen in Quarantäne gehalten. Eine Hitzesterilisation ist wegen thermolabiler Inhaltsstoffe nicht möglich und eine aseptische Herstellung äußerst schwierig. Sekundärverunreinigungen sind deshalb nicht auszuschließen. Hinzu kommt, daß im allgemeinen keine Konservierungsstoffe zugesetzt werden. Eine mikrobiologische Prüfung muß daher sicherstellen, daß bei der jeweiligen Charge kein mikrobieller Verderb eintreten kann.

Nach dem Anbruch müssen die Frischpflanzenpreßsäfte wegen der Gefahr von Sekundärkontaminationen kühl gelagert und innerhalb von 10 Tagen aufgebraucht werden.

Die **Uperisation**, das kurzzeitige Ultrahocherhitzen auf über 150 °C, z. B. durch Versprühen einer Zubereitung in Dampf mit anschließender sofortiger Abkühlung, ist wie die Pasteurisation und die Tyndallisation ein Verfahren zur Keimreduzierung. Diesen drei Verfahren haften jedoch erhebliche Unsicherheitsfaktoren an, vor allem die Nichtabtötung von Sporen. Unter **Pasteurisation** wird ein Erhitzen auf mindestens 70 °C über mindestens 30 min verstanden. Die **Tyndallisation** ist ein zwei- bis vierfaches fraktioniertes Erhitzen auf 70 bis 80 °C für mindestens 30 min. Dazwischen wird die Temperatur 16 bis 24 h lang auf 20 bis 25 °C abgesenkt.

Homöopathische Urtinkturen aus Frischpflanzen. Bei den unter Verwendung von Frischpflanzen hergestellten homöopathischen Urtinkturen (s. Kap. 19, Abschn. 4) handelt es sich entweder um Mischungen von Frischpflanzensäften mit Ethanol oder um direkte Ethanolmazerate von Frischpflanzen.

Frischpflanzendestillate und -mazerate. Aus bestimmten Frischpflanzen bzw. Frischpflanzenteilen werden Destillate, z. B. Meerrettichdestillat, oder **ölige oder fettige Auszüge** hergestellt. Destillate aus Frischpflanzen ergeben höhere Ausbeuten an flüchtigen Pflanzeninhaltsstoffen, z. B. ätherischen Ölen und Senfölen. Darüber hinaus entsprechen sie mehr der Zusammensetzung wie sie in der nativen Pflanze vorliegt. Die Extraktion frischer Blüten mit Fett bei Raumtemperatur (**Enfleurage-Verfahren**) liefert ätherische Öle von sehr hoher geruchlicher Qualität. Diese Methode wird insbesondere zur Gewinnung von Rosen-, Jasmin- und Nelkenöl angewendet. Ein hochwertiges Johanniskrautöl wird erhalten, wenn frisch geerntete Johanniskrautblüten mit einem Pflanzenöl, z. B. Olivenöl, eine längere Zeit mazeriert werden. Auch ölige Knoblauchmazerate werden aus frischen Knoblauchzwiebeln hergestellt.

3 Arzneizubereitungen aus Drogen und Drogenteilen

Die getrockneten Arzneipflanzen und Arzneipflanzenteile – definitionsgemäß im folgenden als **Drogen** (syn. Vegetabilien) bezeichnet – werden entweder in **unveränderter** oder in **zerkleinerter** Form angewendet. Eine Zerkleinerung kann Vorteile aber auch Nachteile mit sich bringen.

3.1 Ganzdrogen

Ganzdrogen oder unzerkleinerte Drogen (*lat.* totus, abgekürzt tot.) werden entweder unzerkaut zusammen mit viel Flüssigkeit eingenommen, z. B. Leinsamen und Flohsamen, oder sie werden für die arzneiliche Nutzanwendung gekaut, z. B. Heidelbeeren, Wacholderbeeren und Kürbissamen. Ganzdrogen können aber auch zur Herstellung von Teezubereitungen verwendet werden, z. B. Kamillen-, Lavendel-, Holunder- und Primelblüten. Bei Früchten und Samen ist es zweckmäßig, wenn diese unmittelbar vor der Herstellung des Teeaufgusses zerquetscht oder angestoßen werden, z. B. Anis-, Fenchel-, Koriander- und Kümmelfrüchte. Bei Leinsamen gibt es das „Linusit®-Verfahren“, bei dem durch einen Walzenstuhl die Samenschale nur vorsichtig aufgebrochen wird (s. Abb. **18.1**). Hierbei bleiben das tieferliegende Endosperm und die im Inneren liegenden Kotyledonen, die beide fettes Öl enthalten, intakt. Mit diesem Feinaufbrechverfahren soll erreicht werden, daß einerseits im Darm eine optimale Quellung der Leinsamenschleimepidermis möglich ist und zum anderen kein kurzfristiges Verderben des Leinsamens durch Ranzigwerden auftritt. Bekanntlich wird zerkleinerter, z. B. geschroteter Leinsamen, bereits nach wenigen Tagen ranzig. Bei dem Feinaufbrechverfahren ist dagegen eine Haltbarkeit bis zu neun Monaten gewährleistet, insbesondere wenn bei dem betreffenden Leinsamen-Fertig-

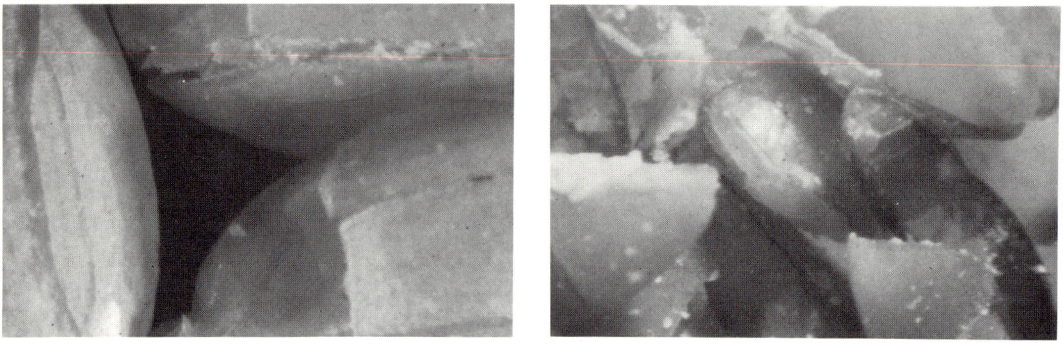

a b

Abb. **18.1** Leinsamen. **a** vorsichtig aufgebrochen (Linusit®-Verfahren), **b** geschrotet.

arzneimittel bei der Abfüllung zusätzlich eine Schutzbegasung mit Stickstoff vorgenommen wird. Die meisten Ganzdrogen müssen wegen der besseren Handhabung durch den Anwender und zur besseren Wirkstoffausnutzung zerkleinert werden.

3.2 Zerkleinerte Drogen

Die Zerkleinerung von Drogen kann entweder durch Schneiden oder durch Vermahlen erfolgen (s. Kap. 5, Abschn. 2.1). Bei **geschnittenen Drogen** (*lat.* concisus, abgekürzt conc.) werden Grobquadratschnitte, z. B. bei Blattdrogen, Grobwürfelschnitte, z. B. bei Wurzeldrogen, Groblängsschnitte, z. B. bei Blattdrogen, und Feinschnitte (*lat.* concisus minutus, abgekürzt conc. min.) unterschieden (s. Abb. **18.2**).

Das Arzneibuch (seit DAB 8) und der DAC schreiben keine Schnittgrößen beim Zerkleinern der Drogen mehr vor. Aus diesem Grunde können bei den geschnittenen Drogen Schnittgrößen zwischen 4 und 15 mm und bei den Feinschnitten Schnittgrößen zwischen 0,3 und 2 mm angetroffen werden. Viele Kräutertee-Hersteller gehen davon aus, daß in einem Drogenfeinschnitt keine Partikeln kleiner als 0,315 mm enthalten sein dürfen. Homogene Teemischungen werden erhalten, wenn die Einzeldrogen in möglichst gleicher Schnittgröße vorliegen. In der Praxis liegen die Schnittgrößen für Grob- und Normalschnitte zwischen 4 und 6 mm und die der Feinschnitte zwischen 1 und 2 mm.

Zum Schneiden der Drogen werden spezielle Hochleistungsschneidemaschinen eingesetzt. Die

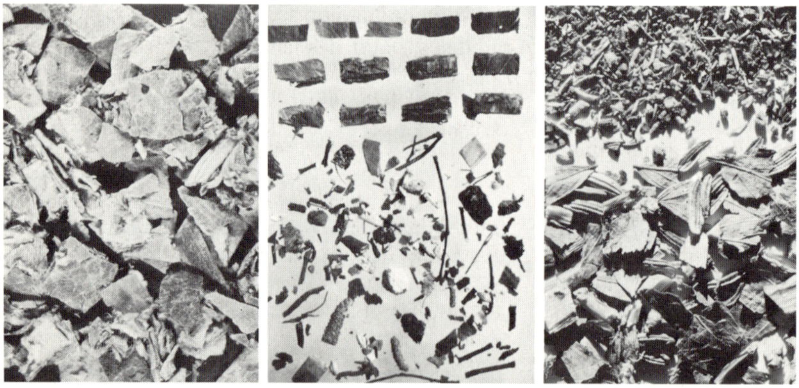

a b c

Abb. **18.2 a** Quadratschnitt von Huflattich, **b** Längsschnitt von Birkenblättern, **c** Grob- und Feinschnitt von ein und derselben Droge.

Schnittweiten dieser Maschinen lassen sich von 2 bis 15 mm einstellen. Bei vielen Drogen, insbesondere bei Blatt- und Krautdrogen, muß vor dem Schneiden die trockene Ganzdroge auf einen Feuchtigkeitsgehalt über 12% gebracht werden. Dadurch wird nicht nur ein besserer Schnitt mit geraden Schnitträndern erreicht, sondern es wird auch der Anteil an unerwünschten feineren Teilen, bei Normalschnitt nicht kleiner als 4 mm und beim Feinschnitt nicht kleiner als 0,5 mm, möglichst gering gehalten. Das **Anfeuchten** erfolgt im einfachsten Fall mit Sprengern oder fortschrittlicher in heizbaren **Anfeuchteschwingförderern**. In diesen Anlagen wird in einem allseitig beheizten Tunnel mittels Dampf und Preßluft eine Wirbelschicht erzeugt. In dieser Wirbelschicht nehmen die trockenen Drogen unter optimalen Bedingungen in kürzester Zeit die erforderliche Feuchtigkeit auf. Das Entstehen einer fördernden Wirbelschicht wird durch mechanische Schwingungen unterstützt.

Nach dem Schneiden schließen sich im allgemeinen ein **Klassieren** in Grob-, Fein- und Pulveranteile und eine Beseitigung fremder Bestandteile (z. B. unerwünschte Pflanzenteile, mineralische Verunreinigungen, Insekten) an. Hierzu werden die verschiedensten Typen an Windsicht- und Schüttelsiebanlagen verwendet. Zur Reinigung der Samendrogen eignen sich in besonderem Maße die Saatgutreinigungsanlagen. Obwohl eine Handverlesung über einem laufenden Band als einzige optimale Drogenreinigung einzustufen ist, steht dieses Vorgehen nur in den seltensten Fällen am Ende eines Drogenreinigungsprozesses.

Abb. **18.3** zeigt die schematische Darstellung eines kompletten Bearbeitungs-Prozesses, wie er in modernen drogenverarbeitenden Betrieben vorgenommen wird.

Zur Herstellung von **Feinschnitten** oder **Pulvern** werden Mühlen, z. B. Stiftmühlen, eingesetzt. Geeignet sind auch Walzenstühle mit gegeneinander laufenden glatten oder mit Stacheln besetzten Walzen. Die Drogenfeinschnitte dienen zur Herstellung von Teeaufgußbeuteln. Nicht in allen Fällen übertreffen bei den Teeaufgußbeuteln die Vorteile der besseren Extrahierbarkeit und der günstigeren Zubereitungsmöglichkeit die Nachteile, z. B. höhere Wirkstoffverluste als bei grob geschnittenen Drogen. Bei Drogen mit flüchtigen Wirkstoffen können nicht nur bei der Herstellung des Feinschnittes, sondern auch während der Lagerung beachtliche Verluste auftreten. Bei Drogen mit nichtflüchtigen Wirkstoffen, z. B. mit Flavonoiden, Bitterstoffen, Schleimstoffen u. a., überwiegen dagegen die Vorteile des Feinschnittes.

Bei den durch Vermahlen hergestellten **Drogenpulvern** werden nach dem Zerkleinerungsgrad grobe (> 0,8 mm), mittelfeine (> 0,315 mm), feine (> 0,16 mm) und sehr feine Pulver (< 0,1 mm) unterschieden.

Zur groben Pulverisierung bzw. zur Vorzerkleinerung werden meist Hammermühlen eingesetzt. Zur weiteren Vermahlung (s. Kap. 5, Abschn. 2.1) werden Kugel- oder Stiftmühlen herangezogen. Drogen mit flüchtigen oder thermolabilen Inhaltsstoffen sollten durch Kaltvermahlen zerkleinert werden. Das **Kaltvermahlen** oder Gefriervermahlen erfolgt normalerweise bei Temperaturen zwischen – 5 °C und + 10 °C. In Sonderfällen, z. B. bei der Vermahlung von Pollen, muß mit Hilfe von flüssigem Stickstoff bei noch tieferen Temperaturen gearbeitet werden. Die Kaltvermahlung wird vor allem von der Gewürzindustrie genutzt. Eine Sonderform der Zerkleinerung ist das **Schroten**. Der Partikeldurchmesser von geschroteten Produkten liegt zwischen 0,5 und 5 mm.

Zur Verbesserung der Extrahierbarkeit werden Früchte und Samen bei der Herstellung wäßriger, weiniger oder alkoholischer Mazerate und Perkolate häufig geschrotet. Besonders geeignet sind hierzu Walzenstühle mit geriffelten Walzen. Feingepulverte Drogenpulver werden auch zur Herstellung von Tabletten und Dragées verwendet. Weniger bedeutend ist die direkte Abfüllung in Hartgelatinekapseln. Beim Einsatz von Drogenpulvern stellt die natürliche mikrobielle Kontamination ein Problem dar, da hierbei meist keine Abtötung der vegetativen Keime erfolgt, wie im Falle eines Teeaufgusses. Solche Drogenpulver wurden deshalb mit keimreduzierenden Gasen, z. B. Ethylenoxid, behandelt. Die Begasung mit Ethylenoxid ist aus toxikologischen Gründen seit 1990 in den meisten Ländern verboten (s. Kap. 5, Abschn. 5.1.2).

Als toxikologisch unbedenkliches Verfahren zur Bekämpfung vorratsschädlicher Insekten (z. B. Brotkäfer, Rotbrauner Reismehlkäfer, Kapuzenkugelkäfer, Dörrobstmotte u. a.) wird neuerdings die **Kaltentwesung** mit flüssigem Stickstoff durchgeführt. Bei diesem Entwesungsverfahren werden die Drogen in einer Stahlkammer flüssigem Stickstoff ausgesetzt, wobei die letale Temperatur im Gebindekern mindestens –18 °C und im Gebinderand –60 °C betragen muß. Die Kammertemperatur liegt bei etwa –80 °C.

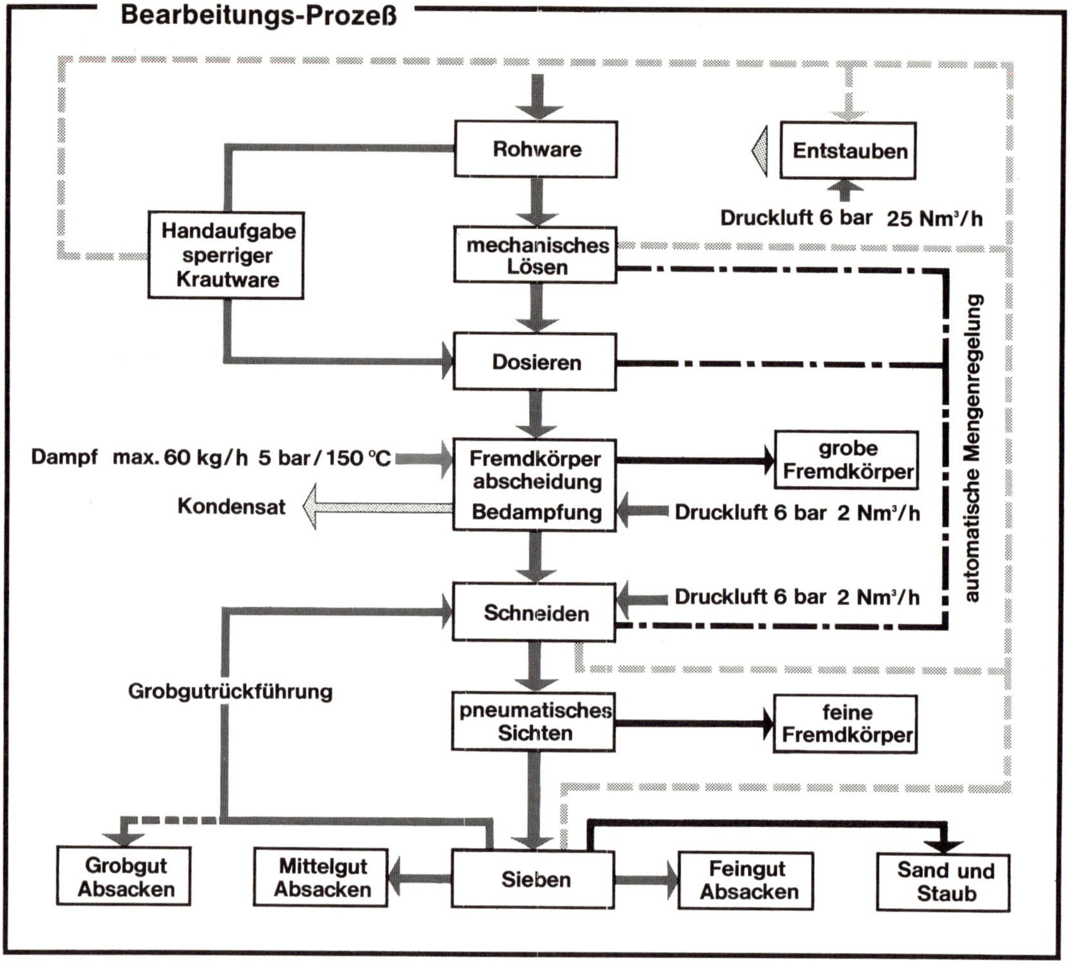

Abb. **18.3** Drogen und Gewürzkräuter-Aufbereitungslinie (Franz Sagemüller GmbH, Bockhorn).

3.3 Flüssige Arzneiformen aus Drogen und Drogenteilen

Die flüssigen pflanzlichen Arzneiformen können nach den verwendeten Extraktionsmitteln und nach den angewandten Extraktionsverfahren eingeteilt und benannt werden.

3.3.1 Extraktionsmittel

Für Auszüge, die zugleich als direkt anwendbare flüssige Arzneiformen verwendet werden können, eignen sich die folgenden Extraktionsmittel (Menstrua):

- kaltes Wasser, für Kaltansätze bzw. Macerata,
- heißes Wasser, für Aufgüsse bzw. Infusa und für Abkochungen bzw. Decocta,
- verdünnte Essigsäure, für medizinische Essige bzw. Aceta,
- Südwein, für medizinische Weine bzw. Vina medicata,
- Ethanol-Wasser-Gemische, Ethanol und fette Öle bzw. Neutralöle.

Zur Gewinnung von Zwischenprodukten, z. B. von Trockenextrakten, sind Methanol, organische Lösungsmittel, wie Aceton, Ether, Dichlormethan, sowie überkritische Gase (s. S. 393) gebräuchlich. Die Extraktions- bzw. Lösungsmittel sind nach Wirk- und Begleitstoffeigenschaften, insbesondere deren Löslichkeitsverhalten, sowie nach Kompatibilitäts- und Stabilitätskriterien sorgfältig auszuwählen.

Bei der **Extraktion mit überkritischen Gasen** wird die Eigenschaft verdichteter Gase ausgenutzt, Stoffe zu lösen. Mit zunehmender Dichte nähern sich die Eigenschaften von Gasphasen immer mehr denjenigen von Flüssigkeiten an. In der Nähe der kritischen Temperaturen der Gase ist dies bereits bei mäßigen Drücken von 50 bis $300 \cdot 10^5$ Pa (= 50 bis 300 bar) der Fall.

Als *überkritisch* bezeichnet man den thermodynamischen Zustand eines Stoffes/Gases oberhalb seiner kritischen Temperatur T_c und oberhalb seines kritischen Druckes P_c. Für Kohlendioxid gilt beispielsweise:

$$P_c\,(CO_2) = 74 \cdot 10^5 \text{ Pa } (= 74 \text{ bar}) \text{ und}$$

$$T_c\,(CO_2) = 31\ °C$$

Dies bedeutet, daß bei der Anwendung von überkritischem Kohlendioxid als Extraktionsmittel der Druck knapp über 74 bar und die Temperatur über 31 °C liegen müssen.

Abb. **18.4** zeigt eine einfache Anlage, mit der im Bereich der 1,1- bis 1,5fachen kritischen Temperatur des Gases sowie im Bereich des 2- bis 4fachen Druckes in einem Extraktionsbehälter (A) aus zerkleinertem Leinsamen fettes Leinöl herausgelöst werden kann. Das extrahierte Öl wird in einem Abscheider (B) vom Gas getrennt und das kondensierte Gas (C) dem Extraktionsprozeß mit Hilfe einer Druckerhöhungspumpe (P) wieder zugeführt.

Die Extraktion mit überkritischen Gasen vereinigt bis zu einem gewissen Grad die Merkmale

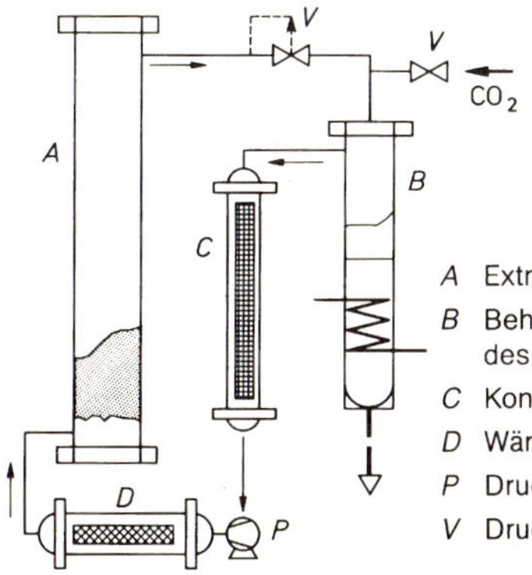

A Extraktionsbehälter
B Behälter zur Abscheidung des fetten Öles
C Kondensator für CO_2
D Wärmeaustauscher
P Druckerhöhungspumpe
V Druckregelventile

Abb. **18.4** CO_2-Hochdruckextraktionsanlage.

der **Destillation** und der **Extraktion**, deshalb wird für die Extraktion mit überkritischen Gasen die Bezeichnung **„Destraktion“** vorgeschlagen.

Wenn bei dem Extraktionsverfahren Gase eingesetzt werden, deren kritische Temperaturen niedrig sind, z. B. Kohlendioxid, so daß unter 100 °C „überkritisch“ extrahiert werden kann, eignet sich das Verfahren auch zur Gewinnung und Abtrennung thermolabiler Naturstoffe. In Laborversuchen wurde mit Hilfe von überkritischem Kohlendioxid (bei 72 bis $500 \cdot 10^5$ Pa und zwischen 32 und 80 °C) das ätherische Öl aus Kamillenblüten unzersetzt, d. h. in genuiner Zusammensetzung und in guten Ausbeuten extrahiert.

Großtechnisch wird die „Destraktion“ zur Zeit zur Gewinnung hochwertiger Hopfenextrakte für die Brauereiindustrie, zur Herstellung von Gewürzextrakten mit anspruchsvollen Aromen, zur Entcoffeinierung von Rohkaffee und zur Entfettung von Pankreas vor der Enzymisolierung eingesetzt. Die Enzymaktivitäten (Lipase, Amylase) der mittels Kohlendioxidextraktion gewonnener Enzymkonzentrate liegen deutlich höher als die der mittels herkömmlicher Lösungsmittelextraktion hergestellten Pankreaskonzentrate.

Das Verfahren der „Destraktion“ kann auch zur **Fraktionierung** herangezogen werden, beispielsweise wurde Lebertran mit Hilfe von überkritischem Ethan in 50 Fraktionen aufgeteilt. Zu diesem Zwecke wird während des Extraktionsvorganges die Dichte der überkritischen Phase erniedrigt, z. B. durch Entspannen bei konstanter Temperatur oder durch Temperaturerhöhung bei konstantem Druck. Experimentelle Untersuchungen zeigten, daß bei der Fraktionierung unterschiedliche chemische Strukturen der aufzutrennenden Stoffe eine größere Rolle spielen als unterschiedliche Siedepunkte. In erster Linie ist die selektive Affinität des betreffenden Stoffes zum überkritischen Gas maßgebend.

Der **Nachteil** der Extraktion mit überkritischen Gasen liegt in den hohen Investitionskosten für eine komplette Extraktionsanlage. Eine Anlage mit einer Kapazität von rund 300 jato kostet rund 2 Millionen DM. Daraus errechnet sich ein finanzieller Aufwand von DM 1,33 pro kg Ausgangsstoff. Hinzu kommen noch rund DM 0,66 pro kg Rohstoff für Instandhaltung und Wartung.

Auf Grund der hohen Anlagekosten wird die **Entwesung** von Drogen mit Hilfe der Kohlendioxid-Druckbehandlung nicht in die Praxis umgesetzt werden können. Diese Art von absolut unbedenklicher **Entwesung** wird PEX-Verfahren genannt (*P*ressure und *E*xpansion). Bei einer Druckbehandlung mit Kohlendioxid bei etwa $50 \cdot 10^5$ Pa (rund 50 bar) waren nach 20 min sowohl die vorhandenen lebenden Schadinsekten als auch deren Larven und Eier abgetötet. Von gleichem Interesse ist die Möglichkeit, **Insektizide** vom Typ der chlorierten Kohlenwasserstoffe (z. B. HCH, DDT etc.) aus Anthranoid-Drogen oder aus Ginseng-Wurzeln zu entfernen, ohne daß dabei der Gehalt an Anthranoiden bzw. Ginsenosiden abnehmen würde.

3.3.2 Extraktionsverfahren und Extraktionsprodukte

Je nachdem, ob die zu extrahierenden Wirkstoffe vorteilhafter durch **Auswaschen** oder durch **Diffusion** zu gewinnen sind, schreibt das Arzneibuch für die Ausgangsdroge bestimmte Partikelgrößen vor. Je feiner Drogen zerkleinert werden, desto mehr Zellen werden zertrümmert, so daß mehr Zellinhalt ausgewaschen werden kann. Bei Diffusionsprozessen bleiben bei einer nicht so weitgehenden Drogenzerkleinerung mehr Ballaststoffe in der größeren Anzahl intakt gebliebener Zellen zurück.

Für die wichtigsten Extraktionsverfahren schreibt das Arzneibuch genaue Herstellungsvorschriften vor.

Wäßrige Auszüge

Die Herstellungsvorschriften für die wäßrigen Auszüge, die Infusa, Decocta und Macerata, sind standardisiert und unterscheiden sich deshalb von der Teezubereitung der Laien. Bei den offiziellen Herstellungstechniken werden die physikalischen und chemischen Eigenschaften der für die arzneiliche Wirkung verantwortlichen Inhaltsstoffe der betreffenden Drogen (z. B. flüchtig oder thermolabil) zugrunde gelegt. Außerdem werden auch pflanzenanatomische Gegebenheiten, wie dicke Epidermis und hohe Anteile an holzigen Strukturen, berücksichtigt. Danach richtet sich, ob das Herstellungsverfahren für einen Aufguß (*lat.* Infusum), für eine Abkochung (*lat.* Decoctum) oder für einen Kaltansatz (*lat.* Maceratio) gewählt wird.

Bei **Aufgüssen** werden die Drogen in der vorgeschriebenen Zerkleinerung mit 3 bis 5 Teilen kalten Wassers 15 min lang vorgequollen. Anschließend werden sie mit der restlichen Menge Wasser, die auf Siedetemperatur gebracht wurde, übergossen. Nach fünfminütiger Temperierung auf mindestens 90 °C wird der Aufguß bedeckt bis zur Abkühlung auf Raumtemperatur stehen gelassen. Dieses Verfahren eignet sich besonders für Drogen mit ätherischen Ölen und für Drogen mit Bitterstoffen, wenn letztere thermolabil sind. **Abkochungen** werden bei Wurzel-, Rinden- und Holzdrogen angewendet. Dazu werden die Drogen in Wasser von mindestens 90 °C geschüttet, dann 30 min lang gekocht und warm abgeseiht. **Kaltansätze** werden von bestimmten Drogen, z. B. von Eibischwurzeln wegen ihres Stärkegehaltes, von Sennesblättern wegen der Gefahr unerwünschter Überdosierungen an Anthranoiden, von Mistelkraut zur Verhinderung der Extraktion von zu viel Viscotoxin und von Bärentraubenblättern wegen deren Gerbstoffgehalt, hergestellt. Hierbei werden die Drogen bei Raumtemperatur unter gelegentlichem Umschütteln oder Umrühren mindestens 30 min lang extrahiert bzw. mazeriert und abgeseiht. Aus hygienischen Gründen bzw. zur antimikrobiellen Behandlung sollen die abgeseihten Auszüge vor der Anwendung noch kurz aufgekocht werden.

Die industrielle Herstellung wäßriger Drogenauszüge, bei der die Aufguß- und Kaltansatztechnik eine untergeordnete Rolle spielt, muß nicht mit den Arzneibuchvorschriften übereinstimmen. Gleiches gilt für die Herstellung wäßriger Kräuterteeauszüge zu Hause.

Tassenfertige Tees bzw. Instanttees

Bei der großtechnischen Herstellung von sofort in Wasser löslichen Instanttees bzw. von tassenfertigen Pulvertees ist Wasser das Extraktionsmittel der Wahl. Diese tassenfertigen Pulvertees sind in einer Vielzahl von Fertigarzneimitteln auf dem Markt und weisen erhebliche qualitative Unterschiede auf. Diese Unterschiede bestehen

- im Herstellungsverfahren,
- im Anteil an Trockenextrakten bzw. im Anteil an Träger- oder Füllstoffen und
- im Gehalt an ätherischem Öl.

Als Herstellungsverfahren werden das Walzentrocknen, das Sprühtrocknen und das Feuchtgranulieren zusammen mit Zucker angewendet. Das Sprühtrocknen liefert die qualitativ besten Produkte (s. Kap. 5, Abschn. 2.5.6). Als Trägersubstanzen oder Füllmittel werden für die sprüh- und walzengetrockneten Produkte Milchzucker und vielfach auch Maltodextrine der unterschiedlichsten Zusammensetzung sowie neuerdings ein wasserlösliches, kurzkettiges, tierisches Protein eingesetzt. Der Einsatz an Füllmitteln schwankt bei den sprüh- und walzengetrockneten Teepulvern zwischen 50 und 92%, d. h. die

Menge am Drogenextrakt liegt zwischen 8 und 50%. Bei den granulierten Instanttees ist im allgemeinen Weißzucker (Saccharose) der überwiegende Bestandteil, der bis zu 97% betragen kann.

Da sich bei der Herstellung dieser Teepulver die ätherischen Öle der eingesetzten Drogen weitgehend verflüchtigen, müssen dem fertigen Pulver die erforderlichen Mengen an ätherischem Öl entweder in Ethanol gelöst oder in mikroverkapselter Form zugesetzt werden. Die mikroverkapselten ätherischen Öle (s. Kap. 15, Abschn. 2) lassen sich den getrockneten Pulvertees nicht nur mit einer guten homogenen Verteilung zumischen, sondern diese Zubereitung der ätherischen Öle verhilft außerdem noch zu einer verbesserten Stabilität.

Nichtwäßrige Extraktionen

Die weinigen Auszüge sind entweder als **Medizinalweine**, z. B. Rosmarin-Wein, „Herzweine", als **Elixiere**, wie Birken-, Ginseng-, Melissen- und Schwedenkräuter-Elixier, oder als **Tonika** bzw. Kräftigungsmittel auf dem Markt. Die größte Bedeutung haben die alkoholischen Auszüge, die Tinkturen, z. B. Arnika-, Baldrian- und Enzian-Tinktur, sowie die Fluidextrakte, wie Kamillen- oder Thymian-Fluidextrakt etc.

Tinkturen (*lat.* Tincturae) sind laut Arzneibuch Auszüge aus Drogen, die mit Ethanol geeigneter Konzentration hergestellt werden. Üblicherweise werden Tinkturen aus 1 Teil Droge und 10 bzw. 5 Teilen Extraktionsflüssigkeit hergestellt. Als Tinkturen werden auch Lösungen von Trockenextrakten in Ethanol entsprechender Konzentration verstanden. Die Herstellung der Tinkturen erfolgt durch Mazeration oder durch Perkolation. Sämtliche Herstellungsvorgänge sind mit Apparaturen aus indifferentem Material durchzuführen, die gegenüber Extraktionsmitteln und Drogeninhaltsstoffen beständig sind.

Fluidextrakte (*lat.* Extracta fluida) werden mit Ethanol oder mit Mischungen aus Ethanol und Wasser so hergestellt, daß ein Teil Fluidextrakt einem Teil der getrockneten Ausgangsdroge entsprechen. Die Herstellung erfolgt analog wie die der Tinkturen. Tinkturen und Fluidextrakte sind vor Licht geschützt zu lagern. Beispiele für Tinkturen- und Fluidextrakt-Monographien im Arzneibuch sind: Arnikatinktur, Baldriantinktur, Zusammengesetzte Chinatinktur, Guajaktinktur (als Reagens), Ipecacuanhatinktur, Myrrhentinktur, Opiumtinktur und Thymianfluidextrakt.

Als **Mazerationen** werden üblicherweise alle Pflanzenauszüge bezeichnet, die bei Raumtemperatur gewonnen werden. **Digestionen** sind Mazerationen bei höheren Temperaturen. Von den öligen Auszügen, die sowohl durch Mazeration als auch durch Digestion der zerkleinerten Drogen mit Pflanzenölen oder mittelkettigen Triglyceriden (s. Kap. 12, Abschn. 1.2), z. B. Miglyol®, gewonnen werden, sind Knoblauchöl und Johanniskrautöl zu nennen. Medizinische Essige, wie Sabadillessig und Meerzwiebelessig, sind nur noch von historischem Interesse.

3.3.3 Beschreibung der Extraktionsverfahren

Einfache Extraktionsmethoden sind

- ruhende Mazeration (s. Abb. **18.5a**),
- Bewegungsmazeration (s. Abb. **18.5b**),
- Wirbelextraktion,
- Digestion,
- Perkolation (s. Abb. **18.5c**),
- Reperkolation,
- Evakolation und
- Diakolation.

Spezielle Extraktionsverfahren sind

- Kombination von Mazeration und Perkolation (s. Abb. **18.5d**),
- Ultraschallextraktion,
- Gegenstromextraktion (s. Abb. **18.5e**),
- Extraktion mit Separatoren, Zentrifugen und Dekantern.

Die **Mazeration** ist die im Apothekenlaboratorium am häufigsten genutzte Extraktionsmethode. Industriell werden für Kleinansätze sowohl die „ruhende" Mazeration als auch die **Bewegungsmazeration** (s. Abb. **18.5b**) wegen ihrer einfachen Durchführbarkeit nach wie vor eingesetzt. Es wird dabei in Kauf genommen, daß bei einer gewöhnlichen Mazeration, wie sie im Arzneibuch beschrieben ist, keine erschöpfende Extraktion der Drogen erreicht wird. Es stellt sich stets ein Gleichgewicht zwischen extrahierbaren Stoffen in der Droge und im Extraktionsmittel (Lösungsmittel) ein. Gewisse Vorteile hat noch die Bewegungsmazeration, die in geschlossenen Mischern, wie Kubus- oder Pflugscharmischern u. a., durchgeführt wird (s. Kap. 5, Abschn. 3.1.6). Die Bewegungsmazeration ermöglicht entweder kürzere Arbeitszeiten, oder sie liefert bessere Ausbeuten. Die **Wirbelextraktion** bzw. Turbomazeration oder Turboextraktion, die mit Hilfe hochtouriger Rührer oder besser Rotor-Stator-Mischgeräten auch im Apothekenlaboratorium

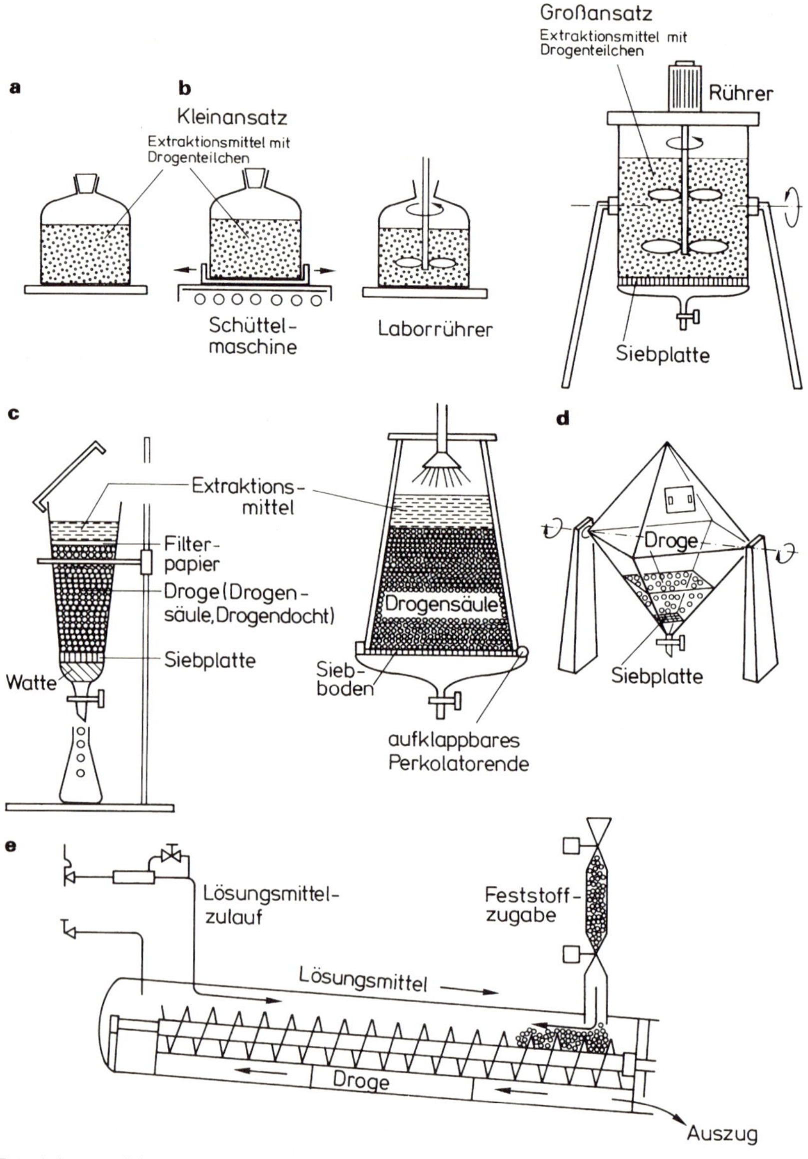

Abb. **18.5** Extraktionsverfahren. **a** Ruhende Mazeration, **b** Bewegungsmazeration, **c** Perkolation, **d** Kombination von Mazeration und Perkolation mittels kubischer Perkolatoren, **e** Gegenstromextraktion.

durchgeführt werden kann, liefert gute Ergebnisse. Gegenüber analogen Verfahren ist die Wirbelextraktion erheblich kürzer, da infolge der auftretenden Scherkräfte Zellen aufgerissen werden. Die Rotor-Stator-Mischer, wie der Ultra-Turrax, sollen Rührgeschwindigkeiten von mindestens 10 000 U $\cdot$ min^{-1} erlauben. Neben der Art und Intensität der Bewegung ist auch bei der Mazeration der Zerkleinerungsgrad der Droge ein wesentlicher Einflußparameter. Wenn sich das Auswaschen aus Zellen, die durch Zerkleinerung zerstört wurden, nicht nachteilig auswirkt, ergeben feingepulverte Drogen bessere Ausbeuten als grob gepulverte, geschrotete oder feingeschnittene. Zu fein gepulverte Drogen bereiten allerdings meist Schwierigkeiten bei der anschließenden Klärung des Auszuges durch Filtrieren oder Zentrifugieren. Im Apothekenlaboratorium und bei industriellen Kleinansätzen ist das Problem der schwierigeren Klärung noch in Kauf zu nehmen. Aber bei Ansätzen über 100 l werden bei der Mazeration meist keine Drogen eingesetzt, die Partikeln mit Größen unter 1 mm haben. Bei diesen größeren Ansätzen haben sich Ausgangsstoffe mit mittleren Partikelgrößen von 2 mm bewährt.

Die Temperatur als Einflußparameter wird in der Praxis wenig genutzt. Es gibt jedoch Hinweise, daß durch Temperaturerhöhung die Ausbeute verbessert werden kann. Beispielsweise wird zur Isolierung des Silymaringemisches aus den Mariendistelfrüchten eine Digestion mit 75 °C warmem Ethylacetat durchgeführt.

Zur Herstellung des Belladonnaextraktes muß nach dem Arzneibuch die **Perkolation** angewendet werden. In der Industrie gehört die Perkolation wegen ihrer erschöpfenden Extraktion zu den am häufigsten angewendeten Drogenextraktionsverfahren. Erwähnenswert ist, daß die Perkolation vom Laboratoriums- bis zum Produktionsmaßstab in den unterschiedlichsten Ansatzgrößen betrieben werden kann. Die Perkolation ist ein **kontinuierliches Extraktionsverfahren**. Dies läßt bereits den Hauptvorteil gegenüber den diskontinuierlichen Extraktionsverfahren erkennen. Ein gewisser Nachteil besteht darin, daß kontinuierlich frisches Extraktionsmittel auf die Drogensäule aufgegeben werden muß (s. Abb. **18.5c**). Dies hat einen hohen Verbrauch an Extraktionsmittel zur Folge und zieht zusätzlich etwas längere Extraktionszeiten nach sich. Außerdem muß in einigen Fällen das erhaltene Perkolat durch Abdestillieren eines Teiles des Extraktionsmittels konzentriert werden.

Durch die Anwendung der **Reperkolation** lassen sich die genannten Nachteile beseitigen. Bei diesem sehr häufig genutzten Verfahren werden mehrere Perkolatoren zu einer Batterie zusammengeschaltet und dabei extraktreiches, unbehandeltes Drogengut mit extraktarmer Nachlaufflüssigkeit aus einem vorgeschalteten Perkolator extrahiert. Dabei erreicht man nicht nur eine erschöpfende Extraktion, sondern auch einen hohen Durchsatz bei relativ geringem Einsatz an Extraktionsmittel. Eine Perkolation im Vakuum wird als **Evakolation**, eine Perkolation unter Druck als **Diakolation** bezeichnet.

Bei der Perkolation sind die folgenden Punkte besonders zu beachten:

- Das Vorquellen des Drogengutes im Perkolator, das auch als Drogensäule oder Drogendocht bezeichnet wird, und
- der Zerkleinerungsgrad des Drogenmaterials.

Durch das Vorquellen des Drogenmaterials wird eine problemlose Elution durch Diffusionsprozesse erst ermöglicht. Diese Diffusionsprozesse sind wichtig, da auf diese Weise nur bestimmte Extraktivstoffe und vor allem wenig Ballaststoffe aus den gequollenen, aber intakten Zellen nach Diffusionsregeln herausgelöst bzw. eluiert werden.

Neben reduzierten Auswaschvorgängen sind die Diffusionsvorgänge die wichtigsten Schritte bei der Perkolation. Nach der Arzneibuchvorschrift ist das Vorquellen außerhalb des Perkolators durchzuführen. Eine bestimmte Bauweise und das dazu zu verwendende Material schreibt das Arzneibuch nicht vor. Die Höhe des Drogendochtes soll mindestens das fünffache des mittleren Durchmessers betragen. Bei industriellen Ansatzgrößen wird das Vorquellen meist direkt im Perkolator vorgenommen und zwar gleich während der Beschickung des Perkolators mit dem Drogenmaterial. Damit sich keine „Nester", d. h. trockene, vom Lösungsmittel nicht erreichbare Bezirke innerhalb der gepackten Drogensäule bilden können, muß das Füllen des Perkolators langsam und mit genügend Lösungsmittel zum Anquellen erfolgen. Bei stark quellenden Drogen, z. B. Flohsamen und Eibischwurzeln, kann mit einem erheblichen Druckanstieg innerhalb des Perkolators gerechnet werden. Schleimdrogen werden z. T. aus diesem Grunde nicht perkoliert.

Eine sehr fein pulverisierte Droge wäre auch bei der Perkolation für eine gute Ausbeute an Extraktivstoffen förderlich. Jedoch führen feine Drogenpartikeln leicht zum Verstopfen des Perkolators und ergeben zudem trübe Auszüge. Der nach dem Abtrennen der Flüssigkeit vom Drogenrückstand erhaltene Auszug wird auch als **Miscella** bezeichnet. Für die Durchführung einer reibungslosen Perkolation muß das zerkleinerte Drogengut weitgehend frei von Pulveranteilen sein. Das Entleeren und Wiederbefüllen eines verstopften Perkolators ist ein arbeitsintensiver Vorgang. Deshalb müssen die Regeln der Perkolation sorgfältig beachtet werden.

Gelegentlich bereitet die Entleerung von Großperkolatoren Probleme. Durch eine nach unten sich konisch erweiternde Bauform des Perkolators (Abb. **18.5c**) wird nicht nur die Entleerung erleichtert, sondern es wird auch die Fläche des Siebbodens und damit der Durchsatz erhöht.

Das Arzneibuch schreibt weder für die Mazeration noch für die Perkolation ein abschließendes Auspressen des Drogenrückstandes vor. Bei den technischen Extraktionsverfahren ist das Auspressen des Drogenrückstandes aus wirtschaftlichen Gründen unerläßlich, und es empfiehlt sich, dies auch im Apothekenlabor durchzuführen. Der Drogenrückstand enthält im allgemeinen noch erhebliche Mengen an aufgesaugtem Extraktionsmittel zusammen mit den erwünschten Extraktivstoffen. Zum Abpressen werden entweder diskontinuierliche Spindelpressen und hydraulische Seiherpressen oder kontinuierliche Schneckenpressen verwendet.

Bei der **Kombination aus Mazeration und Perkolation** besitzt der Perkolator keine zylindrische Bauform, sondern die Form eine Würfels (s. Abb. **18.5d**), eines Oktaeders oder eines Rhomboeders. Das Drogenmaterial wird zunächst einer Bewegungsmazeration unterworfen. Wie bei der einfachen Mazeration ist hier die zeitaufwendige Arbeit des Vorquellens gleich mit integriert. Außerdem ist bei diesem Kombinationsverfahren die Volumenzunahme stark quellender Drogen kein limitierender Faktor mehr. Nach dem Ablassen des Mazerates und dem darauffolgenden Absitzenlassen des Drogengutes in einer der Spitzen des Würfels, Oktaeders oder Rhomboeders, die mit einer Siebplatte versehen ist, wird die Perkolation angeschlossen. In dem Mazerat sind in der Regel bereits über 60% der Extraktivstoffe enthalten, und es wird für die anschließende erschöpfende Extraktion nur noch wenig Extraktionsmittel benötigt. Bei kleineren Ansätzen bieten sich für dieses kombinierte Verfahren handelsübliche geschlossene Mischer an.

Die **Ultraschallextraktion** hat nicht nur wegen der hohen Energiekosten, sondern auch wegen der Möglichkeiten der Entstehung von Zersetzungsprodukten bis heute keine breite Anwendung gefunden. Es wird mit Schallfrequenzen von 25 bis 1000 kHz gearbeitet. Bei entsprechender Verfahrensoptimierung eignet sich jedoch die Methode zur Extraktion im Laboratoriumsmaßstab, da in den meisten Fällen eine Extraktionszeit von nur 5 bis 15 min ausreichend ist.

Die **Gegenstromextraktion** ist ein wichtiges Verfahren, weil in kurzer Zeit große Mengen an Drogen extrahiert werden können. Es ist ein kontinuierlich arbeitendes Verfahren, bei dem sich Droge und Extraktionsmittel in permanent gegenläufiger Bewegung befinden. Die Gegenstromextraktion wird in einigen Pharmaunternehmen zum Teil mit technischen Abwandlungen eingesetzt.

Bei den **Gegenstrom-Schneckenextraktoren** wird das Drogenmaterial mit Hilfe einer Transportschnecke in Richtung Austragsende des Extraktionszylinders (Abb. **18.5e**) gefördert. Das Extraktionsmittel fließt in entgegengesetzter Richtung vom Austragsende zum Ort der Drogenaufgabe. Die Vielzahl der Prozeßvariablen, wie Fördergeschwindigkeit der Droge, Strömungsgeschwindigkeit und Menge des Extraktionsmittels, Druckerhöhung im Zylinder, Temperaturerhöhung u. a. ermöglicht eine weitgehende Anpassung an die unterschiedlichen Extraktionsprobleme.

Bei den **Gegenstrom-Karussellextraktoren** wird eine karussellartig angeordnete und rotierende Perkolatorenbatterie im Gegenstrom mit Extraktionsmittel beschickt. Die Droge befindet sich also stationär in den Perkolatorkammern, während die Kammern im Karussell gegen den Extraktionsmittelstrom rotieren. Diese Extraktoren dienten zunächst zur schonenden und wirtschaftlichen Extraktion von Ölsaaten. Inzwischen werden immer mehr dieser Anlagen zur Drogenextraktion ganz allgemein eingesetzt. Dies ist auf ihre vollautomatische Arbeitsweise, ihren geringen Extraktionsmittelbedarf und auf die guten Ausbeuten zurückzuführen.

Die **Extraktionszentrifugen und -separatoren** stellen eine weitere Möglichkeit der Gegenstromextraktion dar. Wegen des geringen Drogendurchsatzes wird dieses Verfahren nur in Einzelfällen eingesetzt, beispielsweise zur Gewinnung öliger Auszüge für Badeextrakte.

Auswahlkriterien für Extraktionsverfahren

Besonders für großtechnische Extraktionsverfahren ist es erforderlich, eine sorgfältige Auswahl des geeignetsten Extraktionsverfahrens zu treffen. Bei der Entscheidung zwischen kontinuierlichen und diskontinuierlichen Extraktionsverfahren spielt die Größe des Ansatzes die ausschlaggebende Rolle. Ansätze bis zu 100 l werden meist durch Mazeration hergestellt, wobei die Wahl nicht selten auf die zeitsparende Wirbelextraktion fällt. Für größere Ansätze sind Perkolation und kontinuierliche Gegenstromverfahren sinnvoller und wirtschaftlicher.

Zähflüssige Extrakte und Trockenextrakte aus Drogen und Drogenteilen

Zähflüssige Extrakte bzw. Dickextrakte (*lat.* Extracta spissa, abgekürzt Extr. spiss.) sind pflanzliche Zubereitungen, die durch Einengen flüssiger Auszüge bis zur zähen Konsistenz konzentriert werden. Sie sind in der Wärme zähflüssig, bei Raumtemperatur sind sie dagegen nicht mehr fließfähig. Die Anfälligkeit gegenüber mikrobiellen Verunreinigungen ist bei den zähflüssigen Extrakten besonders zu beachten. Sie müssen deshalb kühl gelagert werden. Von pharmazeutischer Bedeutung sind der Süßholzwurzeldicksaft, der Wacholderbeerendicksaft und der Hefeextrakt.

Trockenextrakte (*lat.* Extracta sicca, abgekürzt Extr. sicc.) sind pflanzliche Zubereitungen, die durch Einengen flüssiger Auszüge bis zur Trokkene bzw. bis zu einer Restfeuchtigkeit von etwa 2% erhalten werden. Die Trockenextrakte des Arzneibuches werden durch Zusatz von indifferenten Hilfsstoffen bzw. Füllstoffen, wie Milchzucker oder Dextrin, erforderlichenfalls auf einen vorgeschriebenen Wirkstoffgehalt eingestellt. Es kann auch hochdisperse Kieselsäure verwendet werden. Damit wird nicht nur eine Herabsetzung der Hygroskopizität erreicht, sondern die Fließeigenschaften werden auch noch verbessert. Die Menge des benötigten Füllstoffes wird nach Gl. (1) berechnet.

$$x = \frac{(100 - R) \cdot a}{b} - T \qquad (1)$$

a gefundener Gehalt an Wirkstoffen im eingedickten Auszug (g)
b geforderter Gehalt an Wirkstoffen im Trockenextrakt (%)
R zulässige Restfeuchtigkeit im Trockenextrakt (%)
T Masse des eingedickten Auszuges (g)
x Zusatz an Füllstoff (g)

In den meisten Fällen wird erst nach Zugabe der Füllstoffe bis zur gewünschten Restfeuchte getrocknet. Trockenextrakte müssen unter Ausschluß von Feuchtigkeit gelagert werden. In der Apotheke empfiehlt es sich, ab Mengen von 500 g ein Trockenmittel zuzusetzen, z. B. Blaugel. Industriell hat sich das Verpacken in wasserdampfdichte Kunststoffsäcke oder in dicht schließende Hobbocks (Versandgefäße für Fette, Farbstoffe etc.) bewährt.

Bei der **Herstellung von Trockenextrakten** muß durch Eindampfen oder Verdampfen von Extraktionsmitteln zunächst die Konzentration an Extraktivstoffen auf etwa 50 bis 70% Trockensubstanz erhöht werden. Unter **Eindampfen** ist die Gewinnung eines Konzentrats mit höherem Anteil an Extraktivstoffen zu verstehen, unter **Verdampfen** dagegen eine Erhöhung der Extraktivstoffe bei gleichzeitiger Rückgewinnung des Extraktionsmittels. Dem ersten Herstellungsschritt, der bereits zu den vorher erwähnten zähflüssigen Extrakten führen kann, schließt sich als zweite Stufe die eigentliche **Trocknung** an (s. Kap. 5, Abschn. 2.5). Das zunächst erforderliche Einengen muß produktschonend erfolgen. In der Regel wird gefordert hierfür eine Wassertemperatur von 70 °C und eine Produkttemperatur von nicht mehr als 50 °C einzuhalten. Dazu ist beispielsweise der **Vakuum-Rotationsverdampfer** geeignet, denn durch Anlegen eines Vakuums läßt sich die Verdampfungstemperatur erheblich reduzieren. Neben den Laboratoriums-Rotationsverdampfern gibt es auch noch größere Apparate für Technikumansätze. Für großtechnische Ansätze werden zum Einengen **Röhrenverdampfer** mit Selbstumlauf (Destillationsanlagen), Röhrenverdampfer mit Zwangsumlauf, Fallfilmverdampfer, Dünnschichtverdampfer, Zentrifugal-Rotationsverdampfer und Rotations-Dünnschichtverdampfer verwendet.

Die Forderung nach schonenden Verdampfungsbedingungen und nach kurzen Verweilzeiten für wärmeempfindliche Inhaltsstoffe hat nach dem Röhrenverdampfer zunächst zur Entwicklung der **Fallfilmverdampfer** und schließlich zu der des **Dünnschichtverdampfers** geführt. In den beiden letzten Typen kommt die Extraktionslösung als sehr dünne Schicht oder als Film mit dem Heizmantel in Berührung. Auf diese Weise wird das Verdampfen bei sehr kurzer Verweilzeit ermöglicht. Sie beträgt höchstens eine Minute. Bei den Dünnschichtverdampfern wird mit Hilfe von Pendel-, Schab- oder Gleitwischern der Flüssigkeitsfilm produktspezifisch beeinflußt. Dies führt zu einer um 30 bis 50% verkürzten Verweilzeit im Gegensatz zu den Fallfilmverdampfern, bei denen die Filmdicke nur durch die Eigenschaften des Drogenauszuges, durch Temperaturen von Auszug und Heizmedium sowie durch die zugeführte Menge des zu verdampfenden Auszuges beeinflußt werden kann. Hochviskose Auszüge werden dabei häufig unter Vakuum eingedampft. Bei der sich anschließenden Endtrocknung der konzentrierten, dickflüssigen Extrakte können verschiedene Verfahren zum Einsatz kommen (s. Kap. 5, Abschn. 2.5). In neuerer Zeit werden die Drogen-Trockenextrakte immer mehr durch **Sprühtrocknung** hergestellt (s. Kap. 5, Abschn. 2.5.6). Bei dem deklarierten Verhältnis von trokkener Ausgangsdroge zu Trockenextrakt ist in aller Regel der Anteil an Sprühhilfsstoffen (Trägersubstanzen) nicht zu erkennen. Der Extrakt kann in wenigen Fällen zu 100% aus getrockneten Extraktivstoffen bestehen, in anderen Fällen aber nur 50% ausmachen.

Die **Gefriertrocknung** (s. Kap. 5, Abschn. 2.5.7) ist ein sehr schonendes Verfahren für temperaturempfindliche Naturstoffe, kommt jedoch zur Herstellung pflanzlicher Trockenextrakte in der Industrie aus Kostengründen zur Zeit noch nicht in Frage. In phytochemisch arbeitenden Labors zählt die Gefriertrocknung zu den routinemäßig genutzten Trocknungsverfahren. In der Industrie ist seit 1995 ein „Gefrierextruder" mit einem Durchsatz von 100 l/h, der mit Hilfe von Düsen und einer Strangschneideeinrichtung zu gut getrockneten Gefrierpartikeln führt, in Erprobung. Das Verfahren soll insbesondere zur Trocknung empfindlicher Hefesuspensionen eingesetzt werden.

4 Qualitätsprüfung

Die Qualitätsprüfung pflanzlicher Zubereitungen beinhaltet gemäß § 4 AMG 76 zunächst die gleichen Prüfungen wie sie für Arzneimittel mit synthetischen Wirkstoffen vorgeschrieben sind. Dies sind

1. Identitätsprüfungen,
2. Reinheitsprüfungen und
3. Gehaltsbestimmungen.

Als praktikable Vorprüfungen besitzen organoleptische Befunde, z. B. Geschmack, Geruch, Aussehen, bei Phytopharmaka mehr Bedeutung als bei Arzneimitteln, die aus chemischen Grundstoffen hergestellt sind. Insbesondere die Prüfung von Geruch und Geschmack, wobei man sich eng an die Prüfverfahren in der Lebensmittelherstellung, z. B. an die organoleptische Dreiecksprüfung, anlehnen kann, sind sehr aussagekräftige Kontrollmaßnahmen. Innerhalb der Reinheitsprüfungen kommt bei pflanzlichen Arzneizubereitungen der Prüfung auf Pestizide, wie Insektizide, Fungizide, Herbizide, auf Schwermetalle, z. B. Blei, Cadmium, Quecksilber, und auf Begasungsrückstände, z. B. Ethylenoxid (seit 1990 verboten) und Methylbromid, eine große Bedeutung zu. Gleiches gilt für die Prüfung des mikrobiellen Zustandes.

Das Arzneibuch schreibt 1996 zum ersten Mal für 34 Pestizide konkrete *Grenzwerte* (mg/kg) für Drogen vor. Grenzwerte für Pestizide, die bisher weder in einem Arzneibuch noch in den EG-Richtlinien angegeben sind, werden nach folgender Formel errechnet:

$$\frac{\mathrm{ADI} \cdot \mathrm{M}}{100 \cdot \mathrm{MDD}}$$

ADI = täglich zulässige Dosis (acceptable daily intake) in Milligramm je Kilogramm Körpermasse
MDD = Tagesdosis der (**m**aximum **d**aily **d**ose) Droge in Kilogramm
M = Körpermasse in Kilogramm (60 kg)

Bei **geschnittenen Einzeltees und gemischten Kräutertees** stehen an erster Stelle die Überprüfung der Morphologie, am besten unter Zuhilfenahme einer Lupe oder eines Binokulars, und der Anatomie durch mikroskopische Untersuchung, wobei sowohl die Identität als auch zum Teil die Reinheit kontrolliert werden. Die Homogenität der Teemischung bzw. die quantitative Zusammensetzung muß durch Heraussuchen und Auswiegen der einzelnen Bestandteile aus mindestens 10 g Kräutertee-Mischung überprüft werden.

Chromatographische Verfahren, wie beispielsweise die Anfertigung eines Dünnschicht-Fingerprint-Chromatogramms, können die oben genannten klassischen pharmakognostischen Prüfverfahren zwar ergänzen und absichern, jedoch nicht gänzlich ersetzen. Der besondere Wert dieser chromatographischen Prüfung liegt darin, daß das Chromatogramm in der Regel bereits eine semiquantitative Bestimmung bestimmter Inhaltsstoffe zuläßt.

Quantitative Bestimmungen müssen bei gemischten Tees stets von den verwendeten Einzeldrogen vorgenommen werden. Die Mischung selbst kann nur zur Ermittlung beispielsweise des Gesamtgehaltes an ätherischem Öl oder an Flavonoiden herangezogen werden.

Bei flüssigen Arzneipflanzenzubereitungen, z. B. **Tinkturen, Fluidextrakten, medizinischen Weinen**, und bei **Extrakten** werden *Identität* und *Reinheit* mittels chemischer Farbreaktionen und Dünnschichtchromatographie ermittelt. In der industriellen Fertigung werden die Arzneibuchbestimmungen durch physikalische Messungen, z. B. Brechzahl, optische Drehung, und durch andere chromatographische Verfahren (HPLC, GC) ergänzt. Eine große Rolle bei der chromatographischen Auswertung spielen die „Leitsubstanzen" (syn. „Leitstoffe"). Die Arzneibuch-„Leitsubstanzen" können z. T. nur als Chromatographie-Vergleichssubstanzen bezeichnet werden, da sie in vielen Fällen in dem zu untersuchenden Drogenauszug gar nicht vorkommen und lediglich der Kontrolle des chromatographischen Arbeitsvorganges dienen. So läßt beispielsweise das Arzneibuch bei der dünnschichtchromatographischen Reinheitsprüfung eines Arnikaauszuges Rutin als Vergleichssubstanz auftragen, und Thymol wird zur Identitätsprüfung von Extrakten aus der Javanischen Gelbwurzel verwendet. Geeignetere „Leitsubstanzen" sind selbstverständlich Drogeninhaltsstoffe, die gleichzeitig Bestandteile der betreffenden Drogenauszüge sind, beispielsweise Rosmarinsäure in einem wäßrigen Melissenextrakt oder Menthol in einem alkoholischen Destillat aus Pfefferminzblättern. In der Industrie wird in der Regel auch nach diesem Prinzip geprüft. Sind die Leitsubstanzen gleichzeitig Inhaltsstoffe, die für die Wirksamkeit der betreffenden Arzneizubereitung mitverantwortlich gemacht werden können, so lassen sich diese Leitsubstanzen für eine *semiquantitative Wirkstoffbestimmung* sowie auch für die *Stabilitätsprüfung* heranziehen. Bei entsprechender Verfeinerung der chromatographischen Analysenmethode, z. B. densitometrische Direktauswertung, können auch quantitative Angaben gemacht werden. Die Forderung, für die Stabilitätsprüfung in jedem Falle den labilsten Pflanzeninhaltsstoff und nicht eine Leitsubstanz auszuwählen, stößt wegen der Komplexität der pflanzlichen Arzneizubereitungen in der Regel auf große Schwierigkeiten. Sie ist insbesondere dann auch nicht im Sinne der Arzneimittelsicherheit zwingend notwendig, wenn der betreffende labile Inhaltsstoff nichts zur Wirksamkeit beiträgt.

Weitere Prüfungen sind: Bestimmung des Ethanolgehaltes, Prüfung auf Methanol und höhere Alkohole sowie auf Schwermetalle und schließlich die Ermittlung des Trockenrückstandes. Bei alkaloidhaltigen Extrakten, z. B. Belladonna-Extrakt, und Tinkturen, z. B. Ipecacuanhatinktur, verlangt das Arzneibuch eine Bestimmung des Gesamtalkaloidgehaltes, bezogen jeweils auf ein bestimmtes Hauptalkaloid. In der industriellen Kontrolle werden neben dieser Arzneibuch-Gesamtgehaltsprüfung häufig auch die Mengen der einzelnen Hauptinhaltsstoffe ermittelt, beispielsweise Scopolamin neben Hyoscyamin oder Cephaelin neben Emetin oder Serpentin neben Reserpin usw.

Weiterführende Literatur

Billet, R. (1981), Verdampfung und ihre technische Anwendung, Verlag Chemie, Weinheim, Deerfield Beach, Florida, Basel.
Hanke, G. (1984), Qualität pflanzlicher Arzneimittel, Wissenschaftliche Verlagsges. mbH. Stuttgart.
List, P. H., Schmid, W., Weil, E. (1969), Reinsubstanz oder galenische Zubereitung? Arzneim. Forsch. *19*, 181.
List, P. H., Schmidt, P. C. (1984), Technologie pflanzlicher Arzneizubereitungen, Wissenschaftliche Verlagsges. mbH, Stuttgart.
Müller, F. (1963), Überlegungen und Berechnungen zur Extraktion von pflanzlichen Drogen, Arzneim. Forsch. *13*, 551.
Müller, R. H., Hildebrand, G. E. (1997), Pharmazeutische Technologie – Moderne Arzneiformen, Wissenschaftliche Verlagsgesellschaft mbH, Stuttgart.
Nürnberg, E. (1980), Darstellung und Eigenschaften pharmazeutisch relevanter Sprühtrocknungsverfahren, Acta Pharm. Techn. *26*, 39.
Schilcher, H. (1981), Probleme bei der Beschaffung von Drogen mit Arzneibuchqualität, Pharm. Ztg. *126*, 2119.
Schneider, G. M., Stahl, E., Wilke, G. (1980), Extraction with Supercritical Gases, Verlag Chemie, Weinheim, Deerfield Beach, Florida, Basel.
Schultz, O. E., Klotz, J. (1954), Versuche zur Verbesserung von Extraktionsausbeuten, 3. Mitt., Arzneim. Forsch. *4*, 325.
Schultz, O. E., Klotz, J. (1955), Gesetzmäßigkeiten der Perkolation, Editio Cantor Verlag, Aulendorf/Württemberg.
Spaich, W., Gracza, L. (1979), Biopharmazeutische Aspekte der Phytotherapie, Erfahrungsheilkunde *6*, 393.
Stahl, E., Rau, G., Adolphi, H. (1985), Entwesung von Drogen durch Kohlendioxid-Druckbehandlung (PEX-Verfahren), Pharm. Ind. *47*, 528.
Zosel, K. (1978), Praktische Anwendung der Stofftrennung mit überkritischen Gasen, Angew. Chem. *90*, 748.

Kapitel 19

Homöopathische Zubereitungen und Darreichungsformen

1 Was sind homöopathische Arzneimittel?

Vom pharmazeutischen-technologischen Gesichtspunkt aus fallen die meisten homöopathischen Arzneimittel durch zwei Besonderheiten auf:

- Soweit sie pflanzlicher Herkunft sind, werden sie bevorzugt aus Frischpflanzen und Frischpflanzenteilen hergestellt.
- Sie werden überwiegend nicht als solche dosiert, sondern „potenziert" (s. Abschn. 3, S. 403) und dabei stofflich sehr stark verdünnt.

Zu den weiteren Besonderheiten homöopathischer Arzneimittel gehören ihre Prüfung an gesunden Versuchspersonen zur Aufstellung des Arzneimittelbildes und die Auswahl zur Therapie nach dem Ähnlichkeitsprinzip „similia similibus curentur". Dies bedeutet im Deutschen „Ähnliches soll mit Ähnlichem geheilt werden". Es wird also dasjenige Arzneimittel – zumeist stark verdünnt – verordnet, dessen Arzneimittelbild den vorliegenden charakteristischen Symptomen des Patienten am nächsten kommt. Jedoch verwenden und verordnen die Homöotherapeuten nicht selten auch die unverdünnten „Urtinkturen" und nähern sich damit der Phytotherapie. Das Homöopathische Arzneibuch (HAB 1) führt keineswegs nur die Mittel der klassischen Homöopathie nach Samuel Hahnemann (1755 bis 1843) auf, sondern auch noch die der folgenden Heilmethoden.

Anthroposophische Heilweise. Bei ihr erfolgt die Arzneimittelwahl nicht nach der Ähnlichkeitsregel, dem Simileprinzip, sondern gemäß dem anthroposophisch erweiterten Welt- und Menschenbild nach der Lehre von Rudolf Steiner.

Isopathiemethode. Hier wird nicht ein Medikament verordnet, das im Arzneiversuch am Gesunden eine möglichst ähnliche Krankheit auslöst, sondern das die Krankheit verursachende Agens selbst, z. B. bei Tuberkulose hoch potenzierte und sicherheitshalber abgetötete Tuberkelbakterien.

Therapie mit Nosoden. Der Name kommt von griechisch Nosos, die Krankheit. Als Nosoden werden Krankheitsprodukte, insbesondere Körperausscheidungen bezeichnet, wie Sputum, Eiter, Menstrualblut, ferner Mikroorganismen und Zersetzungsprodukte tierischer Organe. Sie werden sterilisiert und stark potenziert als Injektion oder Verreibung gegeben. Manche Richtungen zählen auch Allergene wie Ni oder Hg zu den Nosoden.

Organtherapie. Mit Glycerol hergestellte, wäßrig potenzierte und sterilisierte Auszüge aus Tierorganen, wie Niere, Leber, Kleinhirn etc., werden zur Behandlung der entsprechenden Organe dem Patienten injiziert, alkoholisch potenzierte werden peroral gegeben.

Isopathiemethode, Nosodentherapie und Organtherapie haben Verwandtschaft mit der Immunotherapie.

Der Gesetzgeber, der durch das Arzneimittelgesetz die pharmazeutische Qualität und die Herstellung nach festgelegten Regeln für *alle* Arzneimittel sicherstellen wollte, einschließlich derjenigen der besonderen Therapierichtungen – auch „alternative Heilmethoden" genannt – hat dazu den folgenden Weg gewählt: Herstellungs- und Prüfverfahren der Mittel aller dieser Therapierichtungen werden in das HAB 1 aufgenommen. Damit entfiel für die Definition des Begriffs „Homöopathisches Arzneimittel" der Bezug auf das wirkliche Kennzeichen der eigentlichen Homöopathie, das ist das Arzneifindungsprinzip „similia similibus". Statt dessen muß man aus dem § 39, Abs. 2, Nr. 7 AMG 1976 eine Definition herauslesen: Ein homöopathisches Arzneimittel ist ein solches, das nach einem Verfahren des Homöopathischen Arzneibuchs hergestellt wurde und den Anforderungen des HAB entspricht. Es kann beim Bundesinstitut für Arzneimittel und Medizinprodukte registriert, standardregistriert oder auch zugelassen worden sein.

Das somit durch sein Herstellungsverfahren als homöopathisch charakterisierte Arzneimittel erhält im Arzneimittelgesetz eine besondere Stellung. Aus diesem Grunde und wegen fehlender Analysierbarkeit der höheren Verdünnungsstufen sind die im HAB niedergelegten Herstellungsregeln starrer als diejenigen in den anderen Teilen des Arzneibuchs.

Da die Herstellungsregeln ohne gewisse Mindestkenntnisse der geistigen Hintergründe der betreffenden Therapierichtungen völlig unverständlich sind, wird bei der Besprechung der einzelnen Regeln kurz darauf eingegangen.

2 Homöopathische Arzneigrundstoffe, Arzneiträger und Hilfsstoffe

In den Allgemeinen Bestimmungen unterscheidet das HAB Arzneigrundstoffe, Arzneiträger und Hilfsstoffe. Arzneigrundstoffe entsprechen in etwa den Wirkstoffen, die Arzneiträger den Lösungsmitteln oder den Füllstoffen und die Hilfsstoffe den sonst üblichen Hilfsstoffen für Arzneiformen. Definierte Stoffe als Arzneigrundstoffe entsprechen den Arzneibuchanforderungen.

Frische Pflanzen sind bei trockenem Wetter möglichst staub- und schmutzfrei zu sammeln oder zu ernten. Kranke, stärker beschädigte oder abgestorbene Teile werden verworfen. Wartezeiten für Pflanzenschutzmittel sind zu beachten, die Rückstandsmengen dürfen die nach der Pflanzenschutzmittel-Höchstmengen-Verordnung zulässigen nicht übersteigen.

Eine Reinigung der Pflanzen erfolgt, wenn nötig, mit wenig Wasser. Die Erntezeiten sind vorgeschrieben. Muß Frischpflanzenmaterial aufbewahrt oder verschickt werden, so wird es gekühlt, tiefgefroren oder in Ethanol eingelegt, der dann mitverarbeitet wird.

Bei Tieren sind gegebenenfalls Wartezeiten einzuhalten. Lebende niedere Tiere werden in die gleiche Menge Ethanol (Massengehalt) eingebracht, höhere mit Ether oder Chloroform vor der Verarbeitung betäubt.

Unter den Arzneiträgern ist Ethanol verschiedener Konzentrationen vom absoluten bis herab zu 15% (Massengehalt) der wichtigste. Die zahlreichen Konzentrationsstufen sollen erreichen, daß jede Zubereitung auch bei geänderter Herstellungsweise den gleichen Ethanolgehalt hat wie nach dem früher gebräuchlichen HAB 1934. Weitere Arzneiträger und Hilfsstoffe (s. Kap. 6) sind Ether, Argon, Ascorbat-Phosphat-Pufferlösung, Calciumbehenat, Cellulose, Glycerol, Glycerol 85%, Hämatit, Hartfett, Hefe, Honig, Lactose, Likörwein, Magnesiumstearat, Molke, Natriumchlorid, isotonische Natriumchlorid-Lösung, Natriumhydrogencarbonat, Pflanzenöle, Saccharose, hochdisperses Siliciumdioxid, Stärke, gereinigtes Wasser, Wasser für Injektionszwecke, Wollwachsalkoholsalbe, Zink und Zuckersirup. Die Anzahl ist also wesentlich kleiner als sonst in der Arzneimittelherstellung üblich, sie umfaßt z. B. weder Farbstoffe noch Konservierungsmittel.

3 Zubereitungen und Darreichungsformen

Flüssige Zubereitungen sind Urtinkturen und Lösungen sowie deren flüssige Verdünnungen (Dilutionen). Feste Zubereitungen sind Verreibungen und deren feste Verdünnungen (Triturationen). Die verschiedenen Verdünnungsgrade dieser Zubereitungen werden durch Potenzierung erhalten. Unter Potenzierung wird die stufenweise Verdünnung fester oder flüssiger Zubereitungen nach der jeweils angegebenen Vorschrift verstanden.

Der Grad der Verdünnung wird in der Regel durch die Zahl der Verdünnungsstufen im Herstellungsgang entsprechend dem Verdünnungsverhältnis gekennzeichnet. Das Zeichen D kennzeichnet die im Verhältnis 1 zu 10 (1 + 9), im „Dezimalsystem“, das Zeichen C die im Verhältnis 1 zu 100 (1 + 99), im „Centesimalsystem“ hergestellten Verdünnungen. Weiterhin gibt es die seltenere Verdünnung im Verhältnis 1:20, die „Vicesimalverdünnung“ nach HAB 1, Vorschrift 38 und die unter Einschaltung von Streukügelchen-Potenzen in besonderer Weise durchzuführende „LM-Potenzierung“ im Verhältnis 1:50 000, HAB 1, Vorschrift 17. Die Bezeichnung geht auf unkorrekten Gebrauch der lateinischen Zeichen L für 50 und M für 1000 zurück.

Eine den Zeichen D oder C zugesetzte arabische, bei den LM-Potenzen römische Zahl kennzeichnet die Anzahl der Verdünnungsschritte.

Flüssige Verdünnungen werden in Gefäßen hergestellt, deren Rauminhalt um mindestens ein Drittel größer ist als die aufzunehmende Flüssigkeitsmenge. Zur Potenzierung wird nach der jeweiligen Vorschrift verdünnt und jedesmal mindestens 10mal kräftig geschüttelt. Für jede Verdünnung muß ein eigenes Gefäß benutzt werden (Mehrgläsermethode). Nicht zulässig ist die sogenannte Einglasmethode, bei der immer in dem gleichen Fläschchen potenziert wird, indem neun Teile der vorhergehenden Verdünnungsstufe ausgegossen werden und der verbliebene eine Teil wieder zu zehn Teilen verdünnt und verschüttelt wird. Der Grund für die Bevorzugung der Mehrgläsermethode ist die bessere Reproduzierbarkeit. Adsorptionseffekte wirken sich weniger aus. Trotzdem weichen die erhaltenen Konzentrationen besonders in den höheren Verdünnungsstufen meist erheblich von den berechneten ab.

Feste Verdünnungen werden nach Vorschrift 6 oder 7 des HAB 1 hergestellt.

Bei der Herstellung flüssiger oder fester Verdünnungen darf keine Stufe übersprungen werden, sofern nichts anderes angegeben ist.

Urtinkturen (Kurzzeichen Ø) sind entweder Mischungen pflanzlicher Preßsäfte mit Ethanol (HAB 1, Vorschrift 1) oder Auszüge aus frischen oder getrockneten Pflanzen sowie deren Absonderungen, Pflanzenteilen, Pflanzenbestandteilen, Tieren, Teilen von Tieren sowie deren Absonderungen mit den jeweils genannten flüssigen Arzneiträgern.

Die Wahl der Herstellungsvorschrift 1, 2 und 3 erfolgt bei Frischpflanzen und Frischpflanzenteilen je nach dem Gehalt an Preßsaft und der An- oder Abwesenheit von ätherischen Ölen, Harzen und Schleimen. Die gleichen Auswahlprinzipien galten auch für die Angaben in den Monographien.

Urtinkturen und ihre Dilutionen dürfen nicht stärker getrübt sein, als es der Natur des jeweiligen Ausgangsmaterials entspricht. Für Urtinkturen aus Drogen und aus Tieren, die nicht monographisch im HAB aufgeführt sind, gilt normalerweise die Vorschrift 4, für Lösungen die Vorschrift 5.

Bei Lösungen wie bei Urtinkturen kann das HAB die Einstellung auf bestimmte Werte vorschreiben. Derartige Grenzwerte, z. B. relative Dichte, Trockenrückstand und Gehaltsgrenzen bei starkwirkenden Inhaltsstoffen, sind dem homöopathischen Verständnis eigentlich genauso fremd wie quantitatives Denken anstelle des Denkens in Potenzierungsstufen überhaupt. Der Homöotherapeut will Reize setzen oder Informationen vermitteln, und nach seinem Verständnis spielt dabei die vom Organismus aufgenommene Wirkstoffmenge keine wichtige Rolle, so wie auch akustische oder optische Signale an keine Stoffübergänge gebunden sind. Grenzwerte dienen allein der Sicherung gleichbleibender pharmazeutischer Qualität und der Arzneimittelsicherheit. Auch die manchmal übertrieben anmutenden Reinheitsprüfungen, besonders bei Einzelsubstanzen, sind an sich unhomöopathisch, vor allem, weil die Stoffe doch nur sehr stark verdünnt eingesetzt werden. Hier handelt es sich um Stoffe, die in sonstigen Arzneibuchteilen nicht beschrieben sind, so daß das HAB 1 die einzige Festlegung von Reinheit und Gehalt beinhaltet. Methoden zur Unterscheidung zwischen D 3 und D 4 sind dann angegeben, wenn D 3 verschreibungspflichtig, D 4 dagegen rezeptfrei ist.

4 Herstellungsvorschriften

Urtinkturen und Lösungen. Bei frischen Pflanzenmaterialien, bei denen keine Gehaltsbestimmungen vorgeschrieben sind, die aber je nach Wetter, Standort etc. sehr unterschiedliche Gehalte besitzen können, wird eine weitgehende Normung durch die Bestimmung entweder des Trocknungsverlustes – anstelle der früher vorgeschriebenen umständlichen Saftgehaltsbestimmung – oder des Gehalts an einem gut bestimmbaren, vornehmlich einem starkwirkenden Inhaltsstoff erreicht. Der Trocknungsverlust tritt zugleich an die Stelle des „Saftes", der nach Hahnemann gleich dem „Arzneigehalt" der Pflanzen ist, und bestimmt auch gemeinsam mit dem Gehalt an Preßsaft die Wahl der Herstellungsregel: Bei Pflanzen mit mehr als 70% Preßsaft und ohne ätherisches Öl, Harz oder Schleim wird nach dem Zerkleinern Saft ausgepreßt, filtriert und mit einer genormten Menge Ethanol versetzt. Die Vorschrift 1, HAB 1, wird wegen häufiger Auspreß- und Filtrationsschwierigkeiten nur in ganz wenigen Fällen vorgeschrieben.

Pflanzen mit weniger als 70% Preßsaft und ohne ätherisches Öl, Harz oder Schleime, aber mit mehr als 60% Feuchtigkeit, bestimmt durch den Trocknungsverlust, z. B. Berberis-Früchte, werden frisch zerkleinert und mit Ethanol bestimmter Konzentration mazeriert, HAB 1, Vorschrift 2a und 2b. Pflanzen mit weniger als 60% Feuchtigkeit oder mit ätherischem Öl, Harz oder Schleim, z. B. Chelidonium-Wurzeln, werden frisch zerkleinert und mit den in den Vorschriften 3a bis 3c angegebenen Mengen und Konzentrationen an Ethanol mazeriert. Getrocknete Pflanzen, wie Chinarinde, sowie Tiere, z. B. Bienen und Ameisen, werden mit Ethanol mazeriert oder perkoliert, Vorschrift 4. Die Herstellung von Lösungen regelt die Vorschrift 5.

Wird in Monographien die Einstellung auf bestimmte Werte gefordert, so ist nach den „Vorschriften“ zu verfahren. Ein *Beispiel:* Vorschrift 2a, Urtinkturen und flüssige Verdünnungen.

Die Pflanze oder die Pflanzenteile werden fein zerkleinert. Von einer Probe wird der Trocknungsverlust bestimmt. Die zerkleinerte Pflanzenmasse wird zur Inhibierung fermentativer Veränderung sofort mit mindestens der Hälfte ihrer Masse Ethanol 86% versetzt und bei einer 20 °C nicht übersteigenden Temperatur in gut verschlossenen Gefäßen gelagert.

Nach Gl. (2)* wird die für die Pflanzenmasse erforderliche Menge Ethanol 86% (A_2) errechnet, die bereits zugesetzte Menge Ethanol davon abgezogen und der Rest mit dem Ansatz gemischt.

$$A_2 = \frac{M \cdot T}{100} \text{ (kg)} \qquad (2)$$

M Masse (Gewicht) der Pflanzenmasse (in kg)
T Trocknungsverlust der Probe (in %)

Der Ansatz bleibt mindestens 10 Tage lang bei einer 20 °C nicht übersteigenden Temperatur unter wiederholtem Umschütteln stehen. Danach wird abgepreßt und filtriert.

Die Einstellung von Urtinkturen auf einen in der Monographie gegebenenfalls geforderten Wert erfolgt ausschließlich durch Verdünnen, und zwar wird beispielsweise in einem nach Vorschrift 1 hergestellten Ansatz in dem erhaltenen Filtrat der Trockenrückstand bzw. der Gehalt bestimmt. Die zur Einstellung auf den vorgeschriebenen Wert erforderliche Menge Ethanol 43% (A_1) wird nach Gl. (1)* errechnet.

$$A_1 = \frac{G\,(N_x - N_0)}{N_0} \text{ (kg)} \qquad (1)$$

G Masse des Filtrates (in kg)
N_0 in der Monographie geforderter Wert für Trockenrückstand oder Gehalt (in %)
N_x Trockenrückstand oder Gehalt des Filtrats (in %)

Das Filtrat wird mit der errechneten Menge Ethanol 43% gemischt. Nach mindestens 5 Tage langem Stehen bei einer 20 °C nicht übersteigenden Temperatur wird, falls erforderlich, filtriert.

* Diese Gleichungsnumerierung entsprechen auch den im HAB verwendeten.

Entsprechende Gleichungen gibt das HAB 1 auch für Urtinkturen nach den Vorschriften 3 und 4 an.

Die so hergestellten flüssigen ersten Stufen der Verarbeitung (Urtinkturen und Lösungen) müssen – ebenso wie die Ausgangsstoffe – den Untersuchungsvorschriften des HAB entsprechen. Sie werden in dieser Form aber nur selten verordnet, sondern meistens potenziert (s. Abschn. 3) zu Dilutionen im C- oder D-System. Hier ist zu beachten, daß für die Herstellung der 1. Stufe (nur dieser!) unterschiedliche Mengen der Lösung bzw. Urtinktur eingesetzt werden, je nach dem Gehalt der Lösung bzw. der Urtinktur.

Das Verdünnungsmedium ist vorgeschrieben, es ist nach den Löslichkeiten ausgewählt, und es wird im Laufe der fortlaufenden Verdünnungen so bald wie möglich durch den bei der klassischen Homöopathie nach Hahnemann bevorzugten Ethanol 43% ersetzt. In der Anthroposophie strebt man dagegen die Verwendung von Ethanol 15% an.

Zur Injektion bestimmte Lösungen werden mit „Wasser für Injektionszwecke“ hergestellt und potenziert. Sie werden durch den Zusatz „aquos.“ gekennzeichnet. Dies ist die Vorschrift 5b des HAB 1.

Verreibungen. Verreibungen werden ebenfalls stufenweise im Dezimal- oder Centesimalverhältnis hergestellt, und zwar mit Milchzucker. Die Verreibung erfolgt manuell genau nach den Anweisungen Hahnemanns, HAB 1, Vorschrift 6: Der Arzneiträger wird in drei gleiche Teile geteilt und der erste Teil in einem Porzellanmörser kurze Zeit verrieben. Nach Zugabe des Arzneigrundstoffes wird 6 min lang verrieben, 4 min lang mit einem Porzellanspatel abgeschabt, abermals 6 min lang verrieben, wiederum 4 min lang abgeschabt, dann das zweite Drittel Arzneiträger zugesetzt und weiter verfahren, wie oben angegeben. Schließlich wird der Rest des Arzneiträgers hinzugefügt und wieder in der angegebenen Weise verfahren, so daß zur Herstellung der Verreibung insgesamt mindestens 1 h Arbeitszeit benötigt wird. Entsprechend wird bei den folgenden Verdünnungen verfahren.

Bei Mengen über 1000 g wird maschinell verrieben (s. HAB 1). Die Teilchengröße des Ausgangsstoffs ist durch die Siebnummer festgelegt. Von den Teilchen der Verreibung D 1 (C 1) müssen 80% kleiner als 10 μm sein; kein Teilchen darf größer als 50 μm sein. Die strengen Verreibungsvorschriften gelten aber nur bis zur D 4 bzw. C 4, zur Herstellung der darüber hinausgehenden Verreibungsstufen wird nur noch die vorgeschriebene Menge Milchzucker in 3 Portionen zugemischt. Letztere Vorschrift entspricht der experimentell gewonnenen Erkenntnis, daß weiteres Verreiben über die 4. Verreibungsstufe (D 4 oder C 4) hinaus die Partikelgröße nicht mehr verändert. Sie widerspricht jedoch den Vorstellungen und Anweisungen Hahnemanns, der schrieb:

„Diese merkwürdige Veränderung in den Eigenschaften der Naturkörper durch mechanische Einwirkung auf ihre kleinsten Teile – durch Reiben und Schütteln –, während sie durch Dazwischentreten einer indifferenten Substanz trockener oder flüssiger Art voneinander getrennt sind, entwickelt die latenten, vorher unmerklich wie schlafend in ihnen verborgen gewesenen dynamischen Kräfte, welche vorzugsweise auf die Lebenskraft und auf das vegetative System Einfluß haben.

Man nennt daher diese Bearbeitung derselben Dynamisieren oder Potenzieren (Entwickeln der Arzneikraft) und die Produkte davon Dynamisationen oder Potenzen in verschiedenen Graden. Man hört noch täglich die homöopathischen Arzneipotenzen bloß Verdünnungen nennen. Sie sind aber das Gegenteil derselben, nämlich wahre Aufschließung der Naturstoffe unter Zutageförderung der in ihrem Innern verborgen gelegenen, spezifischen Arzneikräfte, durch Reiben und Schütteln bewirkt, wobei ein zu Hilfe genommenes, unarzneiliches Verdünnungsmedium bloß als Nebending hinzutritt.

Verdünnung allein, z. B. die Auflösung eines Grans Kochsalz, ergibt fast reines Wasser; das Gran Kochsalz verschwindet in der Verdünnung mit viel Wasser und wird dadurch nie zur Kochsalz-Arznei. Diese erreicht dagegen durch unsere wohl bereitete Dynamisation eine bewunderungswürdige Stärke."

Soweit Hahnemann. Er beschrieb auch schon den Übergang von Dilutionen auf Triturationen und umgekehrt, den heute die Vorschriften 7 und 8 regeln. Trotzdem wäre es nicht zulässig, bei der Herstellung einer Verreibung C 100 viele der 100 Arbeitsstunden dadurch zu sparen, daß man von der Verreibung C 4 eine Lösung macht, diese flüssig potenziert bis zur Stufe C 99, die flüssige C 99 dann im Verhältnis 1:100 auf Lactose aufbringt, mischt, schonend trocknet, siebt und nochmals mischt. Vielmehr muß dieses abweichende Verfahren deklariert werden.

Tabletten (HAB 1, Vorschrift 9). Homöopathische Tabletten waren Hahnemann noch unbekannt. Sie werden aus den entsprechenden Verreibungen gepreßt. Begrenzte Zusätze von Magnesiumstearat oder Calciumbehenat als Gleitmittel und von Stärke als Zerfallsbeschleuniger sind erlaubt, ebenfalls im Bedarfsfall die Granulation mit wäßriger Lactose-Lösung, Ethanol geeigneter Konzentration oder Stärkekleister.

Streukügelchen (HAB 1, Vorschrift 10). Zu ihrer Herstellung werden Zuckerkügelchen mit 1/100 Massenteil der betreffenden (!) Dilution gleichmäßig befeuchtet und an der Luft getrocknet. Die betreffende Dilution muß mindestens 60% Ethanol enthalten.

Injektionslösungen (HAB 1, Vorschrift 11). Die beiden letzten Potenzierungen (bei Dezimalverdünnungen) bzw. die letzte (bei Centesimalverdünnungen) erfolgen mit Wasser für Injektionszwecke, die Isotonisierung in der Regel mit Kochsalz. Im übrigen gelten die Anforderungen des Arzneibuchs an Parenteralia. Konservierungsmittelzusätze sind nicht erlaubt, deshalb gibt es Mehrdosenbehältnisse nur für die Anwendung bei Tieren.

Flüssige Verdünnungen zur Injektion, die ausschließlich zur *s.c.* oder *i.m.*-Injektion bestimmt sind, dürfen getrübt sein oder Teilchen enthalten, soweit durch die Natur des Ausgangsmaterials bedingt.

Flüssige Einreibungen (HAB 1, Vorschrift 12). Die Herstellung flüssiger Einreibungen für die Hahnemannsche Homöopathie erfolgt durch abgestuftes Verdünnen von Urtinkturen nach Vorschrift 12. Sie können bis 10% Glycerol enthalten. Die Vorschriften 12b bis i beschreiben Einreibungen für andere alternative Heilweisen, darunter ölige Auszüge, Mischungen fetter und ätherischer Öle, Warmauszüge etc. Diese meist nur von einzelnen Firmen hergestellten Produkte tragen kennzeichnende Zusatzbezeichnungen wie H 5%, W 10% etc. „H" steht hierbei für heiß und „W" für warm.

Salben (HAB 1, Vorschrift 13). Homöopathische Salben werden auf Grundlage von Wollwachsalkoholsalbe unter Verwendung der Urtinkturen, Dilutionen, Lösungen oder Verreibungen im Verhältnis 1:10 hergestellt. Zusetzen von Antioxidantien und Stabilisatoren ist nicht erlaubt.

Suppositorien (HAB 1, Vorschrift 14). Als Basis dient Hartfett ohne Antioxidantien und Stabilisatoren, auch Färben ist nicht erlaubt. Zur Konsistenzverbesserung dürfen nur Cellulose, Honig und hochdisperses Siliciumdioxid verwendet werden.

Augentropfen (HAB 1, Vorschrift 15). Sie werden durch Potenzieren der letzten Stufe mit isotonischer Natriumchlorid-Lösung oder anderem

Isotonisierungsmittel hergestellt. Falls sie in Mehrdosenbehältnisse abgefüllt werden, sind sie zu konservieren.

Mischungen (HAB 1, Vorschrift 16). Sehr wichtig für Fertigarzneimittel-Hersteller ist die Vorschrift 16. Sie legt fest, was für Mischungen als „Zubereitungen nach Vorschrift 16" hergestellt werden können. Dabei ist nahezu jede denkbare Mischung erlaubt. Sie muß nur klar deklariert werden.

LM-Potenzen (HAB 1, Vorschrift 17). Diese Vorschrift ist eine von Hahnemann in seinen letzten Jahren erfundene Potenzierungsmethode, sie führt mit besonders großen Verdünnungsschritten zu den LM-Potenzen. Von der jeweils vorhergehenden Stufe wird 1 Streukügelchen in Wasser gelöst, mit Ethanol durch 100maliges Schütteln potenziert und diese Lösung auf 50 000 Streukügelchen (≙ 100 g) gleichmäßig aufgebracht. Zuletzt wird getrocknet. Die Ausgangspotenz LM I wird aus der Verreibung C 3, die bei Hahnemann „Trit. I" hieß, hergestellt, indem 1 Gran (≙ 60 mg) gelöst, flüssig potenziert und dann auf 50 000 Kügelchen aufgebracht wird. Die Herstellung flüssiger LM-Potenzen erfolgt durch Lösen, Flüssigpotenzieren und Verdünnen aus der jeweils vorhergehenden Streukügelchen-LM-Potenz.

Soweit die Herstellungsregeln für die Homöopathika der eigentlichen Homöopathie. Die weiteren Herstellungsvorschriften des HAB normen die Herstellung von Mitteln für spezielle Therapierichtungen.

Anthroposophische Mittel. Für die anthroposophisch erweiterte Heilkunst sind z. B. die Mittel nach den Vorschriften 18 bis 24 bestimmt. 18a bis f sind „Urtinkturen mit Wärmebehandlung und deren flüssige Verdünnungen". Sie werden als **ethanolische Digestio** bezeichnet und sind dadurch gekennzeichnet, daß der Mazerationsansatz für die Urtinkturen täglich 1 h lang auf 37 °C erwärmt wird. Die vielen Buchstaben entsprechen den unterschiedlichen Ethanol-Konzentrationen. Bei der Potenzierung dieser ethanolischen Digestionen wird der Ethanol-Gehalt stufenweise bis auf 15% herabgesetzt. Auch die Urtinkturen nach der Vorschrift 19a bis f haben eine Wärmebehandlung hinter sich. Hier wird jedoch der Mazerationsansatz ½ h lang unter Rückfluß zum Sieden erhitzt. Entsprechend werden diese Zubereitungen als **ethanolisches Decoctum** bezeichnet. Vorschrift 20 beschreibt die Herstellung der **ethanolischen Infusa.**

Die in den Vorschriften 21 und 22 beschriebenen **Rh-Urtinkturen** werden aus Preßsaft bzw. aus zerkleinerten Frischpflanzen durch einen Vergärungsprozeß in tageszeitlichem Warm-Kalt-Rhythmus hergestellt, nämlich abwechselnd 37 °C und 4 °C, je 12 h lang. Zum Schluß wird tyndallisiert.

Vorschrift 23 beschreibt wäßrige Urtinkturen mit Wärmebehandlung über 90 °C, bezeichnet als **Decoctum** und ausschließlich bestimmt für die Herstellung von Injektabilia und Augentropfen, ebenso die Vorschrift 24. Sollen sie aufbewahrt werden, müssen sie steril sein.

Die genannten, der anthroposophischen Denkweise entstammenden Vorschriften bezwecken, die Tagesrhythmik und die Rhythmik der Jahreszeiten in den Arzneimittel-Herstellungsprozeß mit einzubeziehen.

Spagyrische und spagirische Mittel. Die Vorschriften 25 und 26 beschreiben spagyrische Urtinkturen nach Zimpel und ihre flüssigen Verdünnungen. Die Spagyrik läßt sich auf alchemistische und paracelsische Gedankengänge zurückführen. Die aus dem Griechischen stammende Bezeichnung bedeutet „herausziehen und zusammenbringen". Gemäß der Absicht des Paracelsus „ich scheid das, das Arcanum ist, von dem, das nit Arcanum ist, und gieb dem Arcano seine rechte Dosim" sollen sowohl die flüchtigen, geistartigen, als auch die mineralischen Wirkkomponenten (beides Arcana) aus der Heilpflanze herausgetrennt und wieder vereint werden zum Arzneimittel. Dazu werden die Pflanzenteile zerkleinert und mit Hefe vergoren. Dann wird destilliert und das Wasserdampfdestillat in vorgelegtem Ethanol aufgefangen. Die ausdestillierten Pflanzenrückstände werden abgepreßt, getrocknet und verascht. Zuletzt wird die Asche mit dem ethanolhaltigen Destillat extrahiert. Spagyrische Urtinkturen werden unverdünnt oder auch potenziert verwendet, nach dem Simileprinzip oder nach den Indikationen der Phytotherapie.

Die Spagirischen Urtinkturen nach Krauß, HAB 1, Vorschrift 27 bis 30, gewinnt man durch Hefegärung der mit Zucker versetzten Frischpflanzen oder auch Drogen, Abpressen des Preßsaftes und Perkolation der festen Rückstände mit Ethanol 86%. Preßsaft, Perkolat und Ethanol werden zur Urtinktur gemischt.

Die spagyrischen Urtinkturen nach HAB 1, Vorschrift 31, haben eine erste Destillation bei

$3{,}2 \cdot 10^5$ Pa und eine zweite mit der Asche bei Normaldruck hinter sich („spag. bidest.").

Gepufferte wäßrige Urtinkturen nach HAB 1, Vorschrift 32. Sie werden durch Mazeration frischer Pflanzenteile mit Ascorbat-Phosphat-Pufferlösung gewonnen und werden verdünnt injiziert („col."). Die Bezeichnung ist von „colloidal" abgeleitet.

Urtinkturen mit Wärmebehandlung und Fermentation. Die Vorschriften 33 bis 37 legen die Herstellung dieser zur Injektion bestimmten Präparate fest. Sie erfolgt unter Einschluß verschiedener alkoholischer und milchsaurer Gärungsprozesse mit Zusätzen von Molke, Honig, Lactose, Hämatit, Zink etc. Kennzeichnend sind die rhythmischen Verläufe von Wärme – Asche – Licht – Asche, daher der Firmenname WALA.

Urtinkturen mit Kältebehandlung. 14tägige Kaltmazeration bei 4 °C und Abpressen liefert die Urtinkturen „K" nach Vorschrift 38. Sie werden sofort im Vicesimalsystem potenziert zu Iniectabilia in den Verdünnungsstärken H bis A (A bedeutet am stärksten verdünnt).

Globuli velati nach Vorschrift 39a bis c (Mantelglobuli) sind Streukügelchen, auf die feste oder flüssige homöopathische Zubereitungen mittels Zuckersirup als Mantel aufgebracht wurden.

Gemeinsam potenzierte Mischungen. Es werden Mischungen mehrerer Wirkstoffe oder Zubereitungen gemeinsam weiterpotenziert. Die Einzelheiten beschreiben die Vorschriften 40a bis c.

Gl-Urtinkturen. Tierische Ausgangsstoffe können nach Vorschrift 41a bis c mit Natriumchlorid-Lösung und Glycerol 7 Tage lang mazeriert werden. Der Auszug wird potenziert für Injektionszwecke (HAB 1, Vorschrift 41). Analog hergestellte, mit Ethanol potenzierte Organextrakte sind Peroralia.

5 Haltbarkeit

Ausgangsstoffe des HAB 1 gelten so lange als haltbar, wie sie den Prüfvorschriften entsprechen, desgleichen die prüfpflichtigen Urtinkturen, Lösungen und Verreibungen der 1. Stufe. Nicht verschreibungspflichtige Dilutionen, Triturationen und Globuli, die in einer höheren Verdünnung als der tiefst herstellbaren vorliegen, gelten generell als 3 Jahre haltbar. In homöopathischen Komplexmitteln enthaltene Verdünnungsstufen oberhalb der Stufe D 3 gelten bei sachgemäßer Lagerung als 5 Jahre haltbar.

Weiterführende Literatur

Hahnemann, S. (1978), Organon der Heilkunst, Ausg. 6B bearbeitet von Hochstetter, K., K. F. Haug Verlag, Heidelberg.
Homöopathisches Arzneibuch, 1. Ausg. 1978, Gesamtausgabe nach der Neufassung 1985 mit dem 1. (1981), 2. (1983), 3., 4. (1985) und 5. Nachtrag (1991), Deutscher Apotheker Verlag, Stuttgart, und Govi Verlag, Frankfurt/Main.
Homöopathisches Repetitorium (1980), Deutsche Homöopathie Union, Dortmund.
Wiesenauer, M. (1984), Homöopathie für Apotheker und Ärzte, Deutscher Apotheker Verlag, Stuttgart.
Zimmermann, W., Csallner, H. (1985), Homöopathie und verwandte Arzneibehandlungen – ein Handbuch für Apotheker, Deutscher Apotheker Verlag, Stuttgart.

Kapitel 20

Verbandstoffe

1 Allgemeines, Definitionen

Unter Verbandstoffen werden im allgemeinen Produkte verstanden, die aus Fasern, Geweben oder Schichten natürlicher und/oder synthetischer Herkunft bestehen. Zu den Aufgaben der Verbandstoffe gehört es

- Wunden zu versorgen,
- Blutungen zu stillen,
- Körpersekrete aufzusaugen,
- Arzneimittel auf Wunden oder in Körperhöhlen zu applizieren,
- Körperteile zu stützen, zu verbinden, zu umhüllen oder zu komprimieren.

Je nach Rohmaterial und Verwendungszweck ergeben sich sehr verschiedenartige Produkte. Eine schematische Übersicht ergibt sich aus Tab. **20.1**.

In der gesetzlichen Zuordnung ist seit Erlaß des Gesetzes über Medizinprodukte (Medizinproduktegesetz, MPG) im Jahre 1994 eine Änderung eingetreten. Die meisten Verbandstoffe unterliegen neuerdings den Vorschriften dieses Gesetzes und nicht mehr denen des AMG. Lediglich mit Arzneimitteln versehene Gegenstände, deren Hauptzweck die pharmakologische Wirkung des enthaltenen Arzneimittels ist – und nicht nur ein physikalischer Effekt –, unterliegen noch den Vorschriften des AMG.

Richtlinien zur Qualitätsbestimmung von Verbandstoffen finden sich im Arzneibuch und in DIN-Vorschriften. Die Notwendigkeit genauer Qualitätsfestlegung ergibt sich aus den hohen Anforderungen für die optimale und sichere Versorgung der verletzten oder in anderer Weise geschädigten Körperpartien.

2 Rohstoffe

Unter den Rohstoffen zur Herstellung von Verbandstoffen finden sich Materialien natürlicher Herkunft, in der Hauptsache Celluloseprodukte wie **Baumwolle, Viskose** und **Zellstoff**. Daneben nimmt die Verwendung von Polymeren in Form von Fasern oder Folien immer mehr zu. Bevorzugte Polymermaterialien hierzu sind Celluloseacetat, Polyamid, Polyester, Polyethylen, Polypropylen, Polyurethan und Polyvinylchlorid.

2.1 Cellulose

Cellulose ist aus β-glykosidisch, in 1,4-Stellung isotaktisch verknüpften Glucose-Einheiten aufgebaut (s. Kap. 6, Abschn. 3.2). Je nach Herkunft und Bearbeitung liegen unterschiedliche Polymerisationsgrade pro Makromolekül vor. Bei roher Baumwolle liegt der Polymerisationsgrad bei etwa 7000, nach dem Bleichen beträgt er nur

Tabelle **20.1** Schematische Zusammenstellung der Verbandstoffe nach ihrer Verwendung (nach Riedel et al., 1995)

Typen	Wundauflagen	Fixierverbandstoffe	Kompressions-, Stütz- und Starrverbandstoffe
Verwendung	Wundkontakt, Sekretaufnahme, mechanischer und bakterieller Schutz, Polsterung	Fixierung der Wundauflage auf der Wunde, Fixierung von medizinischen Hilfsmitteln auf der Haut	Kompression von Körperteilen, Stützung von Körperteilen, Ruhigstellung von Körperteilen
Beispiele	Verbandmull, Mullkompressen, Zellstoff-Mull-Kompressen	Mullbinden, Schlauchverbände, Netzverbände, Fixierbinden, Heftpflaster	Idealbinden, dauerelastische Binden, Zinkleim-Binden, Gipsbinden

noch 1500 bis 3000. Der Polymerisationsgrad von Zellstoff liegt bei 2500 bis 3500, der von Viskose bei 500 bis 1500.

Die ausgezeichneten Eigenschaften der Cellulose als Rohmaterial für Verbandstoffe erklären sich teilweise aus ihrer physikalischen Struktur: Cellulose liegt in Form von Fibrillen vor, die in Wasser stark quellen, sich jedoch nicht lösen. Wasser wird dabei sowohl molekular gebunden als auch in Kapillaren eingelagert. Wie in mikrokristalliner Cellulose können sich Teile der Cellulose kristallähnlich organisieren. Andere Bereiche sind mehr oder weniger ungeordnet und haben amorphe Struktur. Je nach Herkunft oder Verarbeitung ist Cellulose ein Produkt von ausgeprägter Polymorphie.

Baumwolle. Die bei weitem wichtigste natürliche Faser zur Herstellung von Verbandstoffen ist die Baumwolle. Sie wird aus den Samenhaaren von Gossypium-Arten gewonnen. Die aus den aufgesprungenen Kapseln hervorquellenden Haarbäusche werden maschinell geerntet, ihre Samenkerne werden entfernt und die verbleibenden Fasern zu Ballen gepreßt. Die weitere Verarbeitung schließt mehrere mechanische und chemische Schritte ein. Endprodukte sind Garne oder Wattevliese zur weiteren Verarbeitung. Je nach Herkunft, Verarbeitung oder Qualität bestehen sie aus reinen Cellulose-Fasern unterschiedlicher mittlerer Länge von 10 bis 50 mm und einer Stärke von 10 bis 40 μm.

Viskose, wurde ursprünglich als Zellwolle bezeichnet. Im Unterschied zur natürlichen Faser Baumwolle handelt es sich bei der Viskose um regenerierte Cellulose, also um eine Chemiefaser. Als Rohstoff dient gereinigte und gebleichte Cellulose, die aus Holz oder Stroh gewonnen wird. Dieser Rohstoff durchläuft verschiedene chemische Aufschlüsse. Nach Umsetzen mit Natriumhydroxid und Schwefelkohlenstoff erhält man das Cellulose-Xanthogenat, das in verdünnter Natronlauge in Form einer dickflüssigen Masse (Viskose) löslich ist. Sie wird unter Druck durch Spinndüsen in ein schwefelsaures Fällbad gepreßt, wobei unter Zersetzung des Xanthogenats wieder Cellulose in Form von feinen Spinnfäden entsteht (Lösungsspinnverfahren). Die Fäden werden auf geeignete Längen zugeschnitten und bilden nach weiteren Prozeßschritten den Rohstoff für Verbandwatte oder für Garne. Länge und Stärke der Fasern ergeben sich aus der Herstellung und richten sich nach ihrer Verwendung.

Zellstoff. Zellstoff ist die gereinigte Form der Holzcellulose, die aus Holz oder Stroh gewonnen wird. Das Ausgangsprodukt wird einem sauren oder alkalischen Aufschluß unterzogen. Die Begleitstoffe gehen dabei in Lösung, während die Fasern zurückbleiben und anschließend gebleicht werden. Sie werden gewaschen und getrocknet und dienen als Ausgangsstoff zur Herstellung von Viskose, sowie von Verbandzellstoff und Zellstoffflocken. Je nach Ausgangsmaterial unterscheiden sich die dabei aus Zellstoff anfallenden Fasern beträchtlich, z. B. in Bezug auf die Faserlänge sowie typische morphologische Merkmale.

Die weitere Verarbeitung des Zellstoffs erfolgt durch schichtförmige Verdichtung und Verfilzung aus wäßriger Suspension und anschließendem Trocknen zu Verbandzellstoff. Wird dieses Produkt wieder zerfasert, erhält man ein voluminöses, weiches Erzeugnis mit hohem Aufsaugvermögen, den **Fluff,** der wie Verbandzellstoff ein Ausgangsprodukt für andere Verbandstoffe bildet.

2.2 Polymere

Neben den aus Cellulose bestehenden Fasern stehen auch vollsynthetische Materialien als Rohstoffe zur Verfügung (s. Kap. 6, Abschn. 3.2). Teils werden sie zur Faserherstellung, teils für Folien oder als Klebemassen eingesetzt. Die Technologien zu ihrer Herstellung und ihrer Verarbeitung stammen aus der polymerverarbeitenden und der Textilindustrie.

Chemiefasern

Zur Herstellung von Chemiefasern für Verbandstoffe eignet sich eine Reihe verschiedener auch in der Textilindustrie sehr bedeutender Polymermaterialien, z. B.

- **Polyamide,** als deren bekannteste Produkte Perlon® (Polyamid 6), das aus Caprolactam synthetisiert wird, und Nylon® (Polyamid 6,6), ein Polykondensat aus Adipinsäure und Hexamethylendiamin, zu nennen sind. Die festen Polyamide werden geschmolzen und im Schmelzspinnverfahren unter Druck durch Düsen zu Fasern ausgezogen. Ein Streckprozeß führt zu einer Orientierung der Molekülketten in Längsrichtung und bewirkt auf diese Weise eine hohe Festigkeit. Die erhaltenen Fasern werden zu Fäden versponnen.
- **Polyester**, Polykondensate aus Ethylenglykol und Terephthalsäure, dienen nach dem Verspinnen der erhaltenen Fasern, z. B. als Diolen®, Trevira® oder Vestan®, für Wundauflagen oder Polsterwatte.

- **Polyurethane**, die durch Polyaddition von Diisocyanaten und Glykolen sowie vielen anderen Hydroxy-gruppenhaltigen Verbindungen hergestellt werden. Polyurethan-Elastomer-Fäden werden wegen ihrer bemerkenswerten Elastizität vor allem bei der Herstellung dauerelastischer Binden eingesetzt.
- **Polypropylen**, das durch Polymerisation von Propylen synthetisiert wird. Durch Schmelzen, Ausziehen von Fasern durch Spinndüsen unter Druck und Verspinnen zu Fäden (Schmelzspinnverfahren) werden Fäden erhalten, die sich zur Herstellung von Wundauflagen und Polsterwatten eignen.
- **Celluloseacetat**, eine acetylierte Cellulose, auch Kunst- oder Acetatseide genannt. Die Fäden werden zur Herstellung von Grundgeweben für Pflaster verwendet.

Folien

Zur Herstellung von Folien für Verbandstoffe eignen sich Polyethylen, Polyvinylchlorid, Polyester usw. Folien werden durch Extrudierverfahren (s. Kap. 16, Abschn. 6.1) unter Hitze und Druck hergestellt. Durch die Einarbeitung von Weichmachern (s. Kap. 14, Abschn. 5.2) wird die geforderte Weichheit bzw. Geschmeidigkeit und Verformbarkeit eingestellt.

Klebemassen

Traditionelle Klebemassen (s. Abschn. 5.3) sind auf natürlichem oder synthetischem Kautschuk als Hauptbestandteil aufgebaut. Es werden aber auch andere Polymere verwendet, die sich durch eine besondere Elastizität und Klebkraft auszeichnen. Unter der Sammelbezeichnung **Kautschuk** werden Naturkautschuk, *cis*-1,4-Polyisopren, Styrol-Butadien-Copolymerisate, Polyisobutylen und Butylkautschuk zusammengefaßt. Diese Polymere werden mit Hilfsstoffen, wie Harzen, Weichmachern und Füllstoffen, zu den Klebemassen verarbeitet, die durch Beschichtung von Geweben oder Folien Pflaster ergeben.

Polyacrylat-Klebemassen enthalten als Hauptbestandteil Polymerisate aus substituierten Acrylsäuren, z.B. Ethyl-, Butyl-, Ethylhexyl- oder Isoamylacrylsäure. Die Polyacrylatklebemassen sind besonders hautfreundlich und gut verträglich.

Fumarsäureester-Copolymerisate sind die Basis zur Herstellung von hautfreundlichen Sprühverbänden.

Polyurethanklebemassen konnten sich auf dem Markt bisher im Gegensatz zu den Polyacrylatklebemassen nicht durchsetzen. Offensichtlich ist die schwierige Entfernung von Restmonomeren der Hauptgrund dafür.

2.3 Zwischenprodukte

Watte. Die nach Reinigung der natürlichen Baumwolle erhaltenen Fasern können zusammen mit Viskose zu Watte weiterverarbeitet werden. Durch spezielle Verfahren werden die Fasern aufgelockert und zu hauchdünnen Floren verwoben. Mehrere dieser Flore werden aufeinandergelegt und ergeben ein fortlaufendes Wattevlies, das in Zick-Zack-Form oder in Form von Watterollen abgepackt wird.

Gewebe. Zur Herstellung von Geweben können Fasern natürlicher oder synthetischer Herkunft eingesetzt werden. Der Herstellungsprozeß durchläuft folgende Stufen.

Beim **Spinnen und Zwirnen** werden die zunächst wirren Faserbündel geordnet. Der geordnete Strang wird gestreckt und gedreht bzw. gezwirnt. Je nach Verwendungszweck wird locker oder stark gezwirnt. Das entstandene Garn wird auf Spulen gewickelt und mit Verfahren, die auch in der Textilindustrie üblich sind, zu Verbandstoffen weiterverarbeitet. Das **Weben** der Garne geschieht auf automatischen Webstühlen. Hierbei ist das Prinzip von Kette und Schuß wichtig. Die Kettfäden sind die längsgerichteten Fäden. Der Schußfaden wird mit Hilfe des Schiffchens wechselseitig von rechts nach links und von links nach rechts zwischen den Kettfäden eingetragen. Nach jedem Schuß wird die Hälfte der Kettfäden (der 1., 3., 5. usw.) nach unten, die andere Hälfte (der 2., 4., 6. usw.) nach oben ausgelenkt und umgekehrt. Dadurch erfolgt eine Verbindung von Kett- und Schußfäden. Die dabei entstehende Verflechtung des Gewebes ist ausschlaggebend für seine „Bindung“.

Viele Verbandstoffe, wie z.B. Mullbinden und Verbandmull, besitzen die Leinwandbindung, die in Abb. **20.1** schematisch dargestellt wird.

Die bei jedem Schuß stattfindende Umkehr des Schußgarns auf beiden Seiten führt zur Webkante, die das Ausfransen der Ränder verhindert.

Die auf diese Art und Weise entstehenden Gewebe besitzen Eigenschaften, die von der Natur der Fasern bzw. Garne abhängen, ebenso aber auch von der Dichte der Fadenstellungen. Für die Herstellung von Verbandmull rechnet man mit etwa 17 bis 24 Fäden pro cm^2. Bei Mullbinden

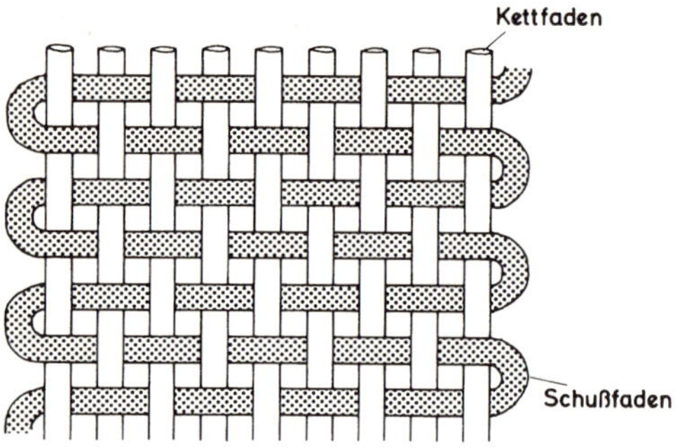

Abb. **20.1** Schematische Darstellung der sog. Leinwandbindung; hell: Kettfäden, gerastert: Schußfäden; links und rechts Webkanten durch Umkehrung des Schußfadens.

sind es zwischen 20 und 24 Fäden. Dies bezieht sich auf die Summe von Kett- und Schußfäden, wobei oft etwas mehr Kett- als Schußfäden vorliegen.

Mullbinden und Verbandmull werden aus reiner Baumwolle gefertigt. Ihre Webart ist gleich. Sie unterscheiden sich nur in der Breite des Gewebes. Für andere Gewebe können andere Garne eingesetzt werden.

Gewirke. Im Unterschied zu Geweben werden Gewirke durch Maschen gebildet. Ein einfaches Beispiel sind Strickwaren. Industriell werden Gewirke an automatischen Strickmaschinen gefertigt. Entscheidend für die Qualität der Produkte ist die Maschenzahl pro cm^2. Aus Baumwollgarnen können z. B. Trikotschlauchbinden hergestellt werden, die an Rundstrickmaschinen gewirkt werden. Wie das Weben ist auch das Wirken eine Standardtechnik der Textilindustrie.

Vliesstoffe. Vliesstoffe werden weder gewoben noch gewirkt. Der Zusammenhalt dieser unregelmäßigen „Gewebe" oder „Vernetzungen" ist eine Folge von punktuellen, mechanischen und chemischen Vernetzungen der eingesetzten Fasern, z. B. durch Verhaken der Fasern bzw. durch Verkleben. Vliesstoffe können daher kostengünstiger hergestellt werden als Gewebe oder Gewirke. Die wichtigsten Rohstoffe sind Viskose, Baumwolle und synthetische Fasern aus Polyamid, Polyester und Polypropylen. In vielen Fällen bilden die Vliese wichtige Zwischenprodukte zur Herstellung von Verbandstoffen. Die Verarbeitung von Zellstoff führt zu Vliesstoffen, die als Verbandzellstoff eingesetzt werden können (s. Abschn. 2.1).

3 Wundauflagen

Wundauflagen sind Verbandstoffe, die nach dem Medizinproduktegesetz dazu bestimmt sind, oberflächengeschädigte Körperteile zu bedecken und dabei Wundsekrete bzw. Körperflüssigkeit aufzusaugen. Diese Arzneimittel kommen unter anderem für folgende Anwendungen in Frage:

- Bagatellverletzungen, z. B. bei einfachen Schnitt-, Schürf- und Brandwunden,
- Brandwunden, z. B. für großflächiges Abdekken von schweren Brandverletzungen und Verbrühungen,
- Postoperative Wundversorgung jeglicher Art,
- Abdecken geschädigter Hautpartien, z. B. bei Decubitus, Ulcus cruris, Ekzemen usw.,
- Abdecken künstlicher Körperöffnungen und Drainagen, z. B. bei Tracheostomie, Colostomie, Nephrostomie, Wunddrainagen,
- Operationsvorbereitung und -durchführung, z. B. Abdeckung des Operationsfeldes, Tücher zur Positionierung des Patienten und von Organen, als Wärme- und Feuchtigkeitsschutz.

Ein erheblicher Anteil der dafür eingesetzten Erzeugnisse besteht ganz oder überwiegend aus Cellulose in der dafür jeweils geeigneten Form. Daneben werden andere Materialien eingesetzt. Über die allgemeinen Anforderungen an solche Wundauflagen lassen sich einige Grundsätze aufstellen:

- Ausreichende **Saugfähigkeit** sowie **Saugkapazität** sind erforderlich, damit die Wundauflage größere Mengen von Wundsekret aufnehmen kann und auf diese Weise zur Selbstreinigung des Wundfeldes beiträgt.
- Die Wundauflage muß **Schutz gegenüber Fremdkörpern und Druck** bieten. Vor allem müssen Luftkeime ferngehalten werden, die meist an Staub oder Wassertröpfchen gebunden sind. Der Schutz der Wunde vor Druck hängt von der Dicke der Wundauflage und von ihrer Kompressibilität ab.
- Die Wundauflage darf **keine mechanischen oder physiologischen Reize** auf die geschädigten Körperpartien ausüben, die eine Störung des Heilungsprozesses bewirken.
- Eine **Kompatibilität der Wundauflage mit Wirkstoffen** ist Voraussetzung, daß die Applikation von Arzneizubereitungen, z. B. von Pudern, Salben, Schüttelpinselungen usw., in der Wirkung nicht beeinträchtigt wird.

- Das **Verkleben der Wundauflage mit der Wundoberfläche ist zu verhindern.** Bei hydrophilen Wundauflagen kann dies nur durch häufiges Wechseln erreicht werden, da Wunde und Wundauflage beim Eintrocknen des Sekretes verkrusten.

  Alternativ ist ein Abdecken der Wunde mit einer Salbenschicht denkbar. Dies führt jedoch zum Verlust der Saugfähigkeit der Wundauflage. Günstigeres Verhalten wird erreicht, wenn Wunde und saugfähige Schicht durch eine hydrophobe aber poröse Trennschicht vor direktem Kontakt geschützt werden.
- Ein **gleichmäßiges Auflegen** muß sich auch unter ungünstigen lokalen Verhältnissen ermöglichen lassen. Denn dies ist Voraussetzung für eine gleichmäßige Aufnahme von Wundsekret.
- Um die bakterielle Kontamination von Wunden zu vermeiden, müssen **Wundauflagen sterilisierbar** sein. Die Sterilisation wird meist in gesättigtem Wasserdampf durchgeführt.

Die in der Praxis üblichen Wundauflagen können die genannten Anforderungen nicht immer in gleicher Weise erfüllen. Je nach Verwendung müssen in der einen oder anderen Richtung Kompromisse gemacht werden: So sind z. B. Luft- und Wasserdampfdurchlässigkeit um so größer, je dünner die Wundauflagen sind. Gleichzeitig nehmen jedoch die ebenfalls geforderte Saugfähigkeit und Saugkapazität ab.

3.1 Ausgangsmaterialien

Dominierende Bedeutung besitzen Baumwolle und Viskose. Sie kommen in Form von Watte, Verbandmull, Gewirken und Vliesstoffen zur Anwendung. Besonders als Einlage von Wundauflagen werden auch Zellstoff und Fluff eingesetzt. Allen von der Cellulose abgeleiteten Materialien kommt eine ausgezeichnete Saugfähigkeit und Saugkapazität bei gleichzeitig hoher Reizlosigkeit zu. Für Luft und Wasserdampf besteht eine große Durchlässigkeit.

Wichtig sind auch Polymere, die in Form von porösen Folien oder Vliesstoffen allein oder oft auch in Kombination mit cellulosehaltigen Materialien eingesetzt werden.

3.2 Wichtige Typen von Wundauflagen

Einfache Wundauflagen aus Verbandmull

- **Verbandmull** selbst kann nach entsprechendem Zuschnitt und mehrlagigem Falten als Wundauflage eingesetzt werden.
- **Mullkompressen** bestehen aus meist 20fädigem Verbandmull, der zu geeigneten Größen gefaltet ist. Ausreichendes Saugvermögen besteht meist erst ab 16fach gelegten Kompressen. Sterilisierte Kompressen sind in Aufreißpackungen aus Folien oder Papier erhältlich. Mullkompressen sind in einer Vielzahl von Größen und Zuschnitten erhältlich. Größere Kompressen werden als Operationskompressen eingesetzt.
- **Bauchtücher** sind meist nur 6fach gelegt und vorzugsweise grün oder blau eingefärbt. Hauptsächlich werden sie bei Operationen eingesetzt und dienen zum Abdecken, Aufsaugen und zum Positionieren von Organen bzw. Körperteilen.
- **Röntgenkontrast-Kompressen** werden durch Einweben von bariumsulfathaltigen Fäden in Verbandmull erhalten. Diese sind im Unterschied zu gewöhnlichem Verbandmull im Röntgenbild sichtbar. Damit wird ein sicheres Erkennen und Entfernen aller bei einer Operation verwendeten Kompressen erreicht.
- **Nabelkompressen** haben einen speziellen Zuschnitt und dienen zum Auflegen auf den Nabelbereich von Neugeborenen.
- **Tupfer** werden direkt bei der Wundbehandlung eingesetzt. Es ist eine Reihe von Varianten bekannt, z. B. **Krüllgazetupfer**, die aus Verbandmull zu Pflaumengröße gefaltet und locker zusammengeballt werden, und **Schlinggazetupfer**, bei denen im Gegensatz zu den Krüllgazetupfern die beim Falten entstehenden Zipfel verschlungen sind; **Präpariertupfer** sind klein dimensionierte Tupfer zum Präparieren besonders feiner Operationsfelder wie Nerven, Gefäße etc. **Spitztupfer** sind speziell für die Applikation am Gehörgang angepaßt.

Kombinierte Wundauflagen

Neben den einfachen Wundauflagen aus Verbandmull gibt es auch noch solche, die aus verschiedenen Materialien kombiniert sind.

- **Zellstoff-Mull-Kompressen** sind Zellstoffbänder bzw. -schichten, die entweder ein- oder zweiseitig mit Verbandmull abgedeckt oder in Verbandmull eingeschlagen bzw. mit Verbandmull umhüllt werden.
- **Watte-Mull-Kompressen** bestehen aus einem Wattevlies, das ein- oder auch zweiseitig mit Verbandmull belegt ist. Die Wattekerne können jedoch auch völlig in Verbandmull eingeschlagen sein.

- **Vliesstoff-Kompressen** bestehen aus einer Hülle aus zellwollhaltigem Vliesstoff und einem saugfähigen Kern aus Watte, Fluff oder ebenfalls Vliesstoff. Diese wirkungsvollen Wundauflagen sind in vielen Variationen auf dem Markt. Bei Kombination mit Verbandmull spricht man von Vliesstoff-Mull-Kompressen.
- **Tampons** bestehen meist aus einem Kern aus Watte und einer Hülle aus Verbandmull oder einem gewirkten Netzschlauch. Je nach Verwendung werden unterschiedliche Größen eingesetzt. Auch aus Watte gepreßte Tampons sind für bestimmte Zwecke üblich, z. B. Zahnwatterollen. Tampons dienen im Unterschied zu Kompressen meist zur Einlage in Wundbereiche und sind vor allem zur Sekretaufnahme und/oder zur Abgabe eines damit imprägnierten Wirkstoffs bestimmt.

Nachteil der beschriebenen Wundauflagen ist, daß ihr Kontakt mit den geschädigten Oberflächen beim Trocknen des Haut- oder Wundsekrets zu einer Verkrustung führt, die das Abheilen gefährdet. Dies kann entweder durch häufiges Wechseln der Auflage oder bei länger aufliegenden Verbänden durch die Anwendung folgender Wundauflagen gemäßigt oder eingeschränkt werden.

- **Salbenkompressen** aus textilen Trägern, die entweder durch Tränken mit O/W-Emulsionen und anschließendem Trocknen oder durch Behandlung mit Kohlenwasserstoff- oder mit Lipogelen hydrophobiert werden. Ihre Oberfläche besteht aus einer gazeartigen Lage, deren Öffnungen Weiten von 1 bis 3 mm haben. Im übrigen entspricht ihr Aufbau dem normaler Kompressen. Sie werden bei besonders stark sezernierenden Wunden eingesetzt und zeigen keine Neigung, sich mit dem Wundgewebe zu verbinden.
- **Wundauflagen mit Geweben aus hydrophoben Materialien**, z. B. Polyamiden, Polyestern, Polyurethanen usw., die entweder unter Verwendung von Vliesstoffen aus vollsynthetischen hydrophoben Fasern oder durch eine vollsynthetische, poröse Außenfolie in Kombination mit einem saugfähigen Kern hergestellt werden.
- **Metallbedampfte Wundauflagen** werden durch Bedampfen von Vliesstoffen und Geweben erhalten. Sie sind für Wasser, Blut und Sekret durchlässig, ohne jedoch mit der Wunde zu verkleben. Die beste Wirkung wird erreicht, wenn die Auflage fein perforiert ist. Werden solche Auflagen mit Verbandmull, Watte oder Zellstoff kombiniert, erhält man gebrauchsfertige Wundkompressen. Sie eignen sich für alle Zwecke, besonders aber auch für Brandwunden und – bei besonderem Zuschnitt – zur Abdeckung künstlicher Körperöffnungen und Drainagen.

Schäume als Wundauflagen

Außer den normalen gewebten oder gewirkten Wundauflagen sind auch noch geschäumte Wundauflagen auf dem Markt. Sie bestehen vielfach aus hydrophoben, vollsynthetischen Materialien, nehmen jedoch wegen ihrer starken Kapillarität große Mengen an Wundsekret auf. Auch die hydrophilen Kollagen- oder Gelatineschwämme können solche Aufgaben erfüllen. Die durch Abbau von tierischem Stützgewebe hergestellten Kollagene oder Gelatinen müssen nach dem Verschäumen allerdings durch Quervernetzung, z. B. mit Formaldehyd, in wasserbeständige, nicht mehr lösliche Formen überführt werden. Dünne, hochporöse Schaumschichten oder -folien aus diesen Materialien eignen sich als temporärer Hautersatz nach Verbrennungen bis zur Transplantation oder in der kosmetischen Chirurgie. Kollagen besitzt eine außerordentlich geringe Allergisierungstendenz.

4 Watten

Watte besteht aus Einzelfasern und eignet sich daher prinzipiell nicht zur direkten Auflage auf Wunden oder geschädigte Hautpartien. Dies würde zu einem Verkleben einzelner Fasern führen, so daß die Auflage sich nicht mehr als ganze ablösen ließe. Watte dient daher nur als Teil eines Verbandes, z. B. um eine Wunde zu polstern, sie vor Kälte zu schützen oder um größere Mengen an Wundsekret zu sammeln. Ein direkter Kontakt zur Wundoberfläche wird durch eine Zwischenlage eines Gewebes, z. B. Verbandmull, vermieden. Außerdem kann Watte dazu eingesetzt werden, um flüssige oder halbfeste Zubereitungen auf Wunden oder die Haut aufzutragen, etwa zur Desinfektion, zur Applikation von Wirkstoffen oder zur Säuberung.

Watte kann aus Baumwolle, Viskose oder beidem bestehen. Im einzelnen lassen sich folgende Typen unterscheiden:

- **Verbandwatte** besteht entweder aus reiner Baumwolle oder aus Baumwolle- und Viskose-Gemischen.

- **Augenwatte** besteht aus einer besonderen Qualität reiner Baumwolle, die längere Einzelfasern enthält und deshalb weniger zum „Ausfusseln" neigt.
- **Kosmetikwatten** bestehen entweder aus reiner Viskose, oder sie weisen einen geringen Baumwollanteil auf. Beliebt sind Zubereitungen in Form von Wattebäuschen oder von scheibenförmigen Watte-Pads oder Kosmetik-Pads. Im Unterschied zu Verband- und Augenwatte kann Kosmetikwatte optische Aufheller enthalten.
- **Polsterwatten** können qualitativ minderwertige Watten sein. Es wird auch kein bestimmtes Saugvermögen für Sekrete gefordert. Wichtig ist jedoch die Bauschelastizität. Neben Baum- und Viskose sind auch reine Synthetikwatten gebräuchlich, die sich wegen ihrer geringen Wasseraufnahme und ihrer hervorragenden Bauschelastizität gut als Polsterwatten eignen.

5 Fixierverbandstoffe

Fixierverbandstoffe haben die Aufgabe, Wundauflagen über den gewünschten Körperpartien zu befestigen. Unter diesen Begriff fallen eine Reihe verschiedener Binden sowie die Schlauch- und Stülpverbände, Netzverbände, außerdem Pflaster. Sie haben folgende Aufgaben zu erfüllen:

- Befestigung der Wundauflage,
- Ruhigstellung der Wunde,
- gleichmäßige Auflage ohne Abschnürungen,
- guter Sitz, auch über Gelenken und gewölbten Körperpartien,
- gute Luft- und Wasserdampfdurchlässigkeit

5.1 Binden

Binden sind die wichtigsten Hilfsmittel zur Fixierung von Wundauflagen. Es wird zwischen folgenden Typen unterschieden:

- **Mullbinden** werden aus Verbandmull hergestellt. Sie haben in der Regel Webkanten auf beiden Seiten. Zur Verwendung als direkte Wundauflage sind sie nicht vorgesehen. Trotzdem haben sie eine gewisse Saugfähigkeit und besitzen dabei eine außerordentlich gute Durchlässigkeit für Wasserdampf und Luft. Die Befestigung von Wundauflagen mit Mullbinden im Bereich von Gelenken und Wölbungen erfordert teilweise recht komplizierte Wickeltechniken, einschließlich dem Drehen der Binde um 180° längs ihrer Achse (Umschlagtouren). Auch mit viel Routine ist der Sitz solcher Verbände oft nicht befriedigend. Dies beruht hauptsächlich auf der geringen Querelastizität der Binden. Traditionelle Mullbinden werden daher zunehmend von elastischen Fixierbinden ersetzt.
- **Elastische Fixierbinden** eignen sich aufgrund ihrer Längs- und Querelastizität vor allem zur Anwendung im Bereich von Gelenken und gewölbten Körperpartien. Spezielle Wickeltechniken und Umschlagtouren sind nicht erforderlich. Auch die bei Mullbinden häufigen Abschnürungen werden nicht beobachtet. Ihre Elastizität verdanken sie der Verwendung von elastischen Garnen. Solche sind auf verschiedene Weise zugänglich. Entweder können Fäden aus Elastomeren oder aus stark gekräuselten Polyamid-Fäden oder überdrehten Baumwollgarnen hergestellt werden. Als Elastomere dienen z. B. Endlos-Einzelfäden aus Polyurethanen. Bei Verwendung von gekräuselten Polyamid-Fäden werden meist Mischgewebe mit cellulosehaltigen Fasern eingesetzt. Das Überdrehen der Baumwollgarne bezweckt, daß diese Garne sich beim Entspannen durch Ausbildung verdrillter Schlaufen zusammenziehen, die sich bei erneuter Spannung aufdrehen lassen. Diesem Vorgang steht jedoch eine Kraft entgegen, die die Elastizität der daraus gefertigten Binden ausmacht.
- **Selbsthaftende Fixierbinden** führen zu einer weiteren Verbesserung der Gebrauchseigenschaften der Binden als Fixierverbandstoffe. Sie werden durch Imprägnieren mit hautverträglichen Latex-Emulsionen hergestellt. Werden elastische Fixierbinden auf diese Weise behandelt, erhält man Binden, die gut auf sich selbst haften. Man erreicht damit rutschfeste Verbände und erspart sich die sonst übliche, aber umständliche und auftragende Fixierung durch Verknoten oder elastische Klammern. Das Haftvermögen der Haftpunkte mit sich selbst ist viel ausgeprägter als mit der Haut oder den Haaren des Patienten. Diese Binden lassen sich daher in einem Zug leicht und schmerzlos abnehmen.
- **Vliespolsterbinden** stellen eine weitere Variation der Fixierbinden dar. Sie bestehen aus einem weichen, anschmiegsamen Polstervlies, z. B. einem Polyester-Polypropylen-Gemisch, und besitzen selbst bei hoher Sekretaufnahme noch ein gutes Polstervermögen, da ihre Vliesstruktur beim Befeuchten mit wäßrigen Flüssigkeiten nicht zusammenfällt. Diese Binden

eignen sich daher besonders zum Unterpolstern von Verbänden aller Art.

Binden mit besonders hoher Rückdehnkraft eignen sich zwar ebenfalls zur Fixierung von Verbänden, werden jedoch meist zur Kompression des Verbandbereichs eingesetzt (s. Abschn. 5.4).

5.2 Schlauch-, Stülp- und Netzverbände

Neben der Fixierung von Verbänden mit Hilfe von Binden besteht auch die Möglichkeit, elastische Verbände in Schlauchform anzulegen. Dabei werden zwei unterschiedliche Prinzipien genutzt. Einmal lassen sich nahtlos gewirkte Trikotverbände in Schlauchform anwenden, die überwiegend aus Baum- oder Viskose hergestellt sind, oder es werden netzartige Verbände eingesetzt, die ebenfalls in Schlauchform gefertigt sind, jedoch aus vollsynthetischen Garnen oder Elastomeren bestehen.

- **Gewirkte Schlauch- und Stülpverbände** sind feine, nahtlos in Trikotart gewirkte, strumpfartige Schläuche. Sie lassen sich leicht über Wundauflagen stülpen und bilden einen gut sitzenden, rutschfesten Verband, der ohne Einschnürung fest anhaftet. Er eignet sich auch für sonst problematische Körperpartien, wie Gelenkbeugen, Achselhöhle, Kopf, Schulter, Brust usw. Verbände dieser Art sind als Endlosschläuche in mehreren Weiten erhältlich. Zur Fixierung einer Wundauflage wird jeweils ein auf passende Länge zugeschnittenes Stück verwendet. Die Dehnbarkeit solcher Trikotschläuche erklärt sich aus ihrer Wirktechnik. Die Maschen lassen sich sowohl in Längs- als auch Querrichtung dehnen, wobei sich das Schlauchstück entweder in Längsrichtung streckt oder verkürzt und dabei seinen Umfang verengt oder weitet. Durch Drehen des Schlauches auf der Stelle kann ihm dort, wo fester Sitz erwünscht ist, seine Dehnbarkeit genommen werden, während er an den anderen Stellen elastisch und locker sitzt. Wechselseitiges Drehen und lokales Dehnen läßt die gleichmäßige Umhüllung auch schwieriger Körperpartien zu. Technisch gilt diese Verbandtechnik in vielen Fällen als einfacher als die herkömmliche Bindentechnik. Die Weitmaschigkeit der Gewebe garantiert gute Luft- und Wasserdampfdurchlässigkeit.
- **Netzschlauchverbände** bestehen im Unterschied zu den in Trikotart gewirkten Verbänden aus besonders weitmaschigen und hochelastischen Geweben aus überwiegend synthetischen Materialien. Üblich sind Kombinationen aus Polyamid- und Gummifäden, die teilweise auch mit Baumwolle ergänzt werden. Anlegetechnik und Vorteile entsprechen denen der vergleichbaren Trikotware. Wegen ihrer ausgeprägten Dehnbarkeit sitzen sie jedoch überall elastisch am Körper. Drehen des Verbands strafft den Sitz nicht wesentlich. Je nach Applikationsort werden Netzschlauchverbände unterschiedlicher Abmessungen eingesetzt. Die angewandte Webart läßt das Ausschneiden von Löchern zu, ohne daß es zu Laufmaschen kommt.

Schlauch- und Stülpverbände eignen sich auch zur Unterfütterung von Gipsverbänden.

5.3 Pflaster

Bei den Pflastern lassen sich zwei Gruppen unterscheiden:

- Heftpflaster und
- Wundschnellverbände.

Heftpflaster bestehen aus meist schmalen, mit einer Klebemasse beschichteten Streifen. Sie sind meist in Rollenform erhältlich und sind zum Fixieren von Verbänden oder medizinischen Instrumenten auf der Körperoberfläche bestimmt, z. B. von Dauerkanülen.

Wundschnellverbände leiten sich von den Heftpflastern her. Ein Teil der klebenden Fläche ist jedoch bereits mit geeigneten Wundauflagen beschichtet, wofür Mull-Kompressen, Mull-Watte-Kompressen, Spezialgewebe oder Vliesstoffe in Frage kommen. Die Oberflächen der Wundauflagen können mit netzartigen hydrophoben Folien oder Beschichtungen abgedeckt sein oder auch mit Aluminium bedampft sein. Dies soll die Gefahr einer irreversiblen Verkrustung der Auflage mit der Wunde mindern (s. Abschn. 3). Die Wundauflagen sind oft mit antiseptischen Wirkstoffen imprägniert. Derartige Wundschnellverbände werden in verschiedenen Breiten angeboten und müssen entweder auf die gewünschte Länge zugeschnitten werden, oder sie werden bereits zugeschnitten geliefert. Für Spezialzwecke gibt es Sonderformen bzw. -typen in reicher Auswahl.

Wundschnellverbände dienen in erster Linie für Bagatellverletzungen, wie z. B. kleine Schürf-, Schnitt- und Brandverletzungen sowie für Risse und kleinere Furunkel. In größeren Dimensionen können sie auch für die postoperative Wundversorgung stark sezernierender und druckempfindlicher Bereiche eingesetzt werden.

Die zur Herstellung von Pflastern eingesetzten Trägermaterialien sind recht verschiedenartig. Es kommen z. B. Gewebe aus Baum- oder Viskose unterschiedlichster Herkunft und Ausführung in Frage. Teilweise sind die Gewebe reißfest, andere aus praktischen Gründen besonders leicht reißbar. Diese leicht reißbaren Gewebe – in der Hauptsache Heftpflaster zum Fixieren – können auch ohne Verwendung einer Schere einfach in der benötigten Größe abgerissen werden. Andere verhalten sich elastisch, was besonders für die Wundversorgung beweglicher Gliedmaßen und/oder für eine leichte Kompression eines Wundfeldes unter Zug geeignet ist. Auch Gewebe aus Celluloseacetat sowie Vliesstoffe aus Polyester oder Polyamid mit teilweise guter Querelastizität werden eingesetzt. Alternativ zu Geweben oder Vliesstoffen können Folien verwendet werden, die sich besonders gut für wasserfeste Pflaster eignen. Sollen diese geschmeidig und flexibel sein, bieten sich Polyvinylchlorid-Folien mit Weichmacherzusatz an. Ebenso lassen sich Polyethylen-Folien verwenden. Durch Perforation können auch solche Folien für Luft und Wasserdampf durchlässig gemacht werden. Die wasserabstoßende Wirkung bleibt dabei erhalten, da sich die Poren je nach Porendurchmesser aufgrund des hohen Benetzungswinkels nicht benetzen lassen. Polyethylen hat den Vorzug besonders guter Transparenz.

Auch bei den **Klebemassen** (s. Abschn. 2.2) sind unterschiedliche Prinzipien zu erkennen. **Konventionelle Klebemassen** bestehen aus Kautschuk unter Zusatz von Harzen, Weichmachern, Füllkörpern und Alterungsschutzmitteln. Als Kautschuk können sowohl Naturkautschuk als auch synthetische Arten eingesetzt werden, z. B. Polyisobutylen, Butadien-Styrol-Copolymerisate usw. Harze verleihen der Klebemasse die geforderte Klebrigkeit. Es werden Kollophonium und einige seiner Derivate, außerdem Polyterpenharze aus α-Pinen und andere Kohlenwasserstoff-Harze verwendet. Als Weichmacher kommen vorzugsweise Wollwachsprodukte, wie Lanolin, aber auch Vaselin, langkettige Fettsäureester, niedrigviskose Kautschuke und niedrigschmelzende Kohlenwasserstoff-Harze in Frage. Als Füllstoff wird überwiegend Zinkoxid eingesetzt. Alterungsschutzmittel dienen zur chemischen Stabilisierung des Kautschuks und damit der Haltbarkeit des Pflasters. Bei ausreichender Optimierung der Bestandteile erhält man Klebemassen mit guten Hafteigenschaften.

Eines der wichtigsten Probleme, die mit derartigen konventionellen Klebemassen verbunden sind, ist ihre relativ hohe Tendenz zur Allergisierung der Haut, die verbreitet zu Rötungen und Entzündungen, ja zur Unverträglichkeit führt. Dies kann durch hypoallergene Klebemassen, unter denen vor allem die **Polyacrylat-Klebemassen** von Bedeutung sind, umgangen werden. Sie entstehen durch radikalische Polymerisation von Ethyl-, Butyl-, 2-Ethylhexyl- und Isoamyl-acrylsäureestern. Besonderer Wert wird auf einen sehr niedrigen Gehalt an Monomeren und Oligomeren gelegt, denen eine allergisierende Wirkung zugeschrieben wird. Solche Pflaster sind ausgezeichnet hautverträglich, hinterlassen keine Rückstände auf der Haut und lassen sich auch von behaarter Haut schmerzlos abziehen. Außerdem haben sie eine hohe Lagerstabilität und sind mit Dampf sterilisierbar. Da sie kein Zinkoxid oder andere anorganische Zusätze enthalten, sind sie für Röntgenstrahlen voll durchlässig.

Eine gewisse Bedeutung für **Sprühverbände** kommt den Fumarsäureester-Copolymerisaten zu. Sie werden in der Regel als Aerosolzubereitungen aus Aerosolbehältnissen direkt auf die Haut gesprüht. Nach Abdampfen des Lösungsmittels bildet sich ein die Wunde bedeckender Film aus. Diese Sprühverbände eignen sich auch gut zum Befestigen von Wundauflagen.

Das Auftragen der Klebemassen auf die Trägermaterialien geschieht in Form ihrer Lösungen in geeigneten flüchtigen Lösungsmitteln. Bei konventionellen Kautschuk-Klebemassen wird Benzin eingesetzt. Das Auftragen von Polyacrylat-Klebemassen erfordert stärker polare Lösungsmittel. Die Lösungen werden in geeigneter Konzentration und Viskosität durch Walzen-, Rakel-, Gieß- oder Sprühvorrichtungen kontinuierlich in dünner Schicht auf Bänder des Trägermaterials aufgetragen. Unmittelbar an das Auftragen schließt sich ein Trocknungsprozeß an, bei dem die Bänder durch explosionsgeschützte Trockenkammern bei hoher Konvektion geschleust werden. Die Bänder werden zu Rollen aufgewickelt und zu Heftpflastern, Wundschnellverbänden oder Spezialartikeln weiterverarbeitet. Zur Beschichtung des Trägermaterials können auch wäßrige Latex-Dispersionen eingesetzt werden.

Zur Abdeckung der noch freien Klebeschicht von Wundschnellverbänden werden siliconisierte Spezialpapiere oder Polyethylen-Folien herangezogen. Sie müssen sich leicht wieder abziehen lassen. Dies wird – bei gleichzeitiger hoher Adhäsion zwischen Klebemasse und Trägermaterial – durch geringere Adhäsionskräfte zwischen Klebemasse und Abdeckung erreicht. Diese Deckfolien erleichtern die Applikation der Wundschnellverbände ohne bakterielle Kontamination der Wunde.

Eine wichtige Eigenschaft der Pflaster ist ihre Klebekraft. Sie darf durch die Hautfeuchtigkeit nicht gestört werden. Um die Feuchtigkeit nicht zurückzuhalten, müssen Pflaster wasserdampfdurchlässig sein. Weiterhin müssen Pflaster die Bewegungen der Haut mitmachen, um nicht mechanisch allmählich abgelöst zu werden. Dieses Ablösen wird durch eine ausreichende Elastizität des Trägermaterials verhindert.

Keine Pflaster im engeren Sinne sind pflasterähnliche Spezialprodukte, wie z.B. **Pflasterbinden,** die als starre Schutz- und Stützverbände etwa in der Sportmedizin oder als Extensions- oder Streckverbände in der konservativen Behandlung von Frakturen angewendet werden. Es handelt sich dabei um reißfeste, auf Viskosegewebe oder Kunststoff-Folien gestrichene Pflasterbinden.

Nabelbruchpflaster dienen zur Behandlung von Nabelbrüchen von Säuglingen. Das unter Zug angelegte Pflaster vermag den vorgetretenen Nabelbruch wieder einzustülpen.

Okklusivfolien sind meist mit Polyacrylat beschichtete flexible Kunststoffolien, die zur Okklusionstherapie herangezogen werden. Der nach Applikation fast vollkommene Abschluß von Luft und Feuchtigkeit und die damit verbundene starke Hydratisierung der Haut schaffen ein zur Behandlung bestimmter Hautkrankheiten vorteilhaftes Milieu. Die Okklusion verbessert auch die transdermale Aufnahme einer Reihe von Wirkstoffen, indem sie die Durchlässigkeit der Hornschicht erhöht. Eine Weiterentwicklung sind selbstklebende Folien, die mit Wirkstoffen beladen sind. Bei ausreichender transdermaler Aufnahme des Wirkstoffs ist auf diesem Weg auch eine systemische Therapie möglich. Diese Applikationsart ist vorläufig nur hochwirksamen Wirkstoffen vorbehalten, die mit ausreichender Geschwindigkeit durch die Hornschicht diffundieren können (s. Kap. 17, Abschn. 3). Einfache selbstklebende Okklusivfolien dienen auch zum hermetischen Abschluß von Fisteln und künstlichen Körperöffnungen in der Krankenpflege, z.B. vor dem Baden oder Duschen. Großflächige selbstklebende Abdeckfolien aus Polyvinylchlorid oder Polyvinylalkohol werden als Operations- oder Inzisionsfolien eingesetzt. Die vor einer Operation angeklebten Folien sollen Infektionen im Behandlungsbereich vorbeugen.

5.4 Kompressions-, Stütz- und Starrverbandstoffe

Trotz äußerst unterschiedlicher Anwendungsgebiete bietet das technische Konzept der Kompressions-, Stütz- und Starrverbände stark fließende Übergänge. Ihre Anwendung reicht z.B. von der Kompression einer venösen Durchblutungsstörung über die Ruhigstellung eines Gelenks bis zur Fixierung einer Knochenfraktur.

Kompressionsverbandstoffe

Hauptanwendungsgebiet dieser Gruppe sind Störungen des venösen Rückflusses des Blutes. Zumindest im Bereich der Extremitäten kann der fehlende venöse Druck durch Kompression von außen kompensiert werden, was den Rückfluß zum Herzen verstärkt. Gängiges Mittel dazu sind elastische Binden, die in verschiedenen Ausführungen angeboten werden und sich nach Material und Verhalten unterscheiden. Üblicherweise werden folgende Unterscheidungen getroffen:

- **Dauerelastische und nicht-dauerelastische Kompressionsbinden** werden grob danach unterschieden, ob sie ihre Elastizität im gedehnten Zustand über längere Zeit beibehalten oder ob sie sie relativ schnell verlieren. Dies ist vor allem eine Funktion der verwendeten Materialien und der Herstellung.
- **Kurzzug- und Langzugbinden** haben ein unterschiedliches Kraft-Dehnungsverhalten. Abb. **20.2** zeigt die typischen Kraft-Dehnungs-Kurven der beiden Bindentypen. Da Spannungs- und Entlastungskurven sich nicht decken, spricht man von einer Hysteresekurve. Bei der Beurteilung der Kurvenverläufe ist zu beachten, welche Kraftänderungen bestimmte Längenänderungen zur Folge haben.

Bei den als Kurzzugbinden bezeichneten Qualitäten treten schon bei geringer Dehnung bedeutende Rückstellkräfte auf. So führt die rhythmische Anspannung und Erschlaffung der Beinmuskulatur beim Anlegen einer Kurzzugbinde zu einer entsprechenden Rhythmik des Kompressionsdrucks. Bei Langzugbinden bewirken die durch das Muskelspiel ausgelösten kleinen Änderungen des Beinumfangs dagegen nur geringe Veränderungen der Rückstellkräfte, so daß der vom Verband ausgeübte Kompressionsdruck nahezu konstant bleibt.

Ob Kurzzug- oder Langzugbinden verwendet werden, ist von der Indikation abhängig bzw. eine

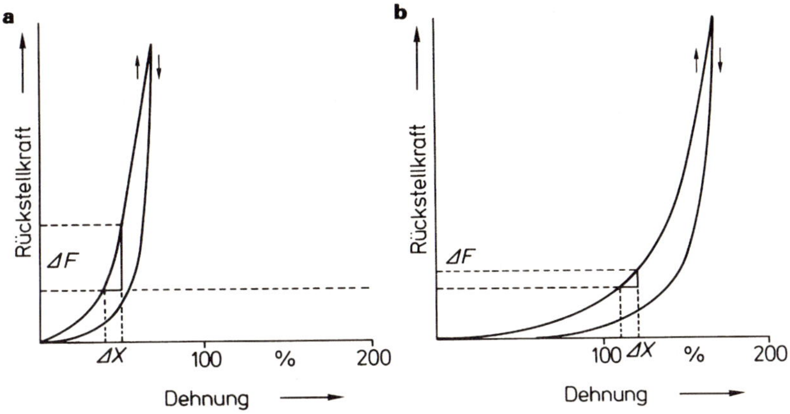

Abb. **20.2** Schematische Kraft-Dehnungs-Kurven von Kurzzug- (**a**) und Langzugbinden (**b**). Die aufwärts und abwärts gerichteten Pfeile bezeichnen die Spannungs- und Entlastungskurven. Die Dehnungsänderung Δx hat unterschiedliche Kraftänderungen ΔF zur Folge.

Frage der Therapie. Im allgemeinen spricht man von Langzugbinden bei einer Dehnbarkeit im Bereich von etwa 200% und von Kurzzugbinden bei einer Dehnbarkeit von 50–70%.

Binden, die als Mittelzugbinden bezeichnet werden können, liegen zwischen den beiden Extremen. Im Einzelfall bedarf es bei der Anwendung derartiger Binden je nach Typ ganz unterschiedlicher Wickeltechniken, die das Anlegen durch den Fachmann oder genaue Anweisungen notwendig machen, um die jeweils indizierte Kompression zu erzielen bzw. einzuhalten.

Im einzelnen sind folgende Erzeugnisse üblich:

- **Idealbinden** sind elastische Binden aus Baumwolle. Die Kette dieser Binden besteht aus überdrehten Baumwollgarnen (s. Abschn. 2.3). Dadurch ergibt sich die Möglichkeit, die Binde in Längsrichtung elastisch zu dehnen. Die Kanten sind meist als Webkanten ausgebildet. Idealbinden sind nicht dauerelastisch, da sie ihre Elastizität bei häufigem Spannen und Entspannen rasch einbüßen. Durch Waschen und Trocknen wird die Elastizität jedoch vollständig wiederhergestellt. Sie gelten als typische Kurzzugbinden, da ihre Rückstellkraft auch bei geringer Dehnung kräftig zunimmt.
- **Dauerelastische Binden** werden unter Verwendung dauerelastischer Kettgarne hergestellt. Darunter fallen z. B. gekräuselte Polyamid-Fäden oder Elastomere aus Polyurethan oder Kautschuk. Je nach Ausführung und Webart erhält man Kurzzug- oder Langzugbinden mit allen Übergängen, die im Handel in großer Vielfalt angeboten werden. Die Schußgarne dieser Binden sind meist aus Baumwolle und sind daher nicht elastisch. Die Elastizität der Binden bezieht sich folglich nur auf die Längsrichtung. Bei Verwendung von Schußfäden aus elastischen Garnen erhält man Binden, die sich sowohl längs- als auch querelastisch verhalten. Das Verhältnis von Quer- zu Längselastizität läßt sich durch die technische Konzeption genau vorherbestimmen.
- **Selbsthaftende Binden und Pflasterbinden** werden für Kompressionsverbände verwendet, die über längere Zeit angelegt werden sollen. Diese Technik gewährleistet einen dauerhaften Sitz und erleichtert das Anlegen von rutschfesten Verbänden. Als Klebemassen werden die auch bei Pflastern üblichen Produkte eingesetzt. Dies sind vor allem die konventionellen Klebemassen mit Zinkoxidzusatz und die lokal besser verträglichen, hypoallergenen Polyacrylat-Klebemassen (s. Abschn. 2.2 und 5.5). Bei geringer Beschichtung tritt lediglich Haftung mit sich selbst ein, während eine stärkere Beschichtung auch einen Klebekontakt mit der Haut herbeiführt.

Stützverbandstoffe

Die Anwendung von Stützverbänden liegt hauptsächlich auf dem Gebiet der Ruhigstellung von Gelenken, ganzen Gliedmaßen und anderen Körperteilen bei unterschiedlichsten Indikationen. Hauptsächlich werden dazu sogenannte Langzugbinden eingesetzt, d. h. Binden, die auch bei starker Dehnung nur einen geringen Zuwachs der Rückstellkraft aufweisen. Zwischen den als Stützverband oder als Kompressionsverband einsetzbaren Binden gibt es jedoch – je nach Indikation und Therapie – so stark fließende Übergänge, daß keine klare Trennung möglich ist. Die Unterteilung der verschiedenen Typen an Binden kann daher dem gleichen Schema wie bei den Kompressionsverbänden folgen, d. h. Idealbinden, dauerelastische Binden und selbsthaftende bzw. Pflasterbinden.

Eine weit stärkere Ruhigstellung von Extremitäten wird durch halbstarre **Zinkleimverbände** erreicht. Man erhält sie durch Imprägnieren von kräftigen Mullbinden oder Idealbinden als textilem Trägermaterial mit Zinkleim. Zinkleim besteht traditionell aus Zinkoxid und einer Glycerol-Gelatine-Lösung. Meist wird ein Konservierungsmittel zur mikrobiologischen Stabilisierung zugesetzt. Geeignete Ersatzstoffe für Gelatine sind Alginate und Bindemittel aus Cellulose-Derivaten. Beim Anlegen gebrauchsfertiger Binden kann die Zink-Gel-Masse leicht in die gewünschte Form modelliert werden und erstarrt zu einer „halbstarren" Form hoher Formbeständigkeit. Indikationsgebiete sind die Nachbehandlung von Frakturen, außerdem Prellungen, Verstauchungen, Ulcus cruris und venöse Durchblutungsstörungen. Zur Erhaltung der Stabilität gebrauchsfertiger Zinkleimbinden wird eine sorgfältige Verpackung gefordert, die das Eintrocknen des Zinkleims verhindert. Dies kann durch gewachste Papiere oder Polyethylenfolie erreicht werden. Insgesamt ist die Lagerstabilität jedoch begrenzt.

Während Gliedmaßen in der Regel durch Anlegen elastischer Binden leicht gestützt oder ruhiggestellt werden können, gelingt dies am Körper meist nicht zufriedenstellend. Abhilfe schaffen hier etwa 30 cm breite Verbandmanschetten aus elastischem Material um den gesamten Körper. Sie können durch Klettverschlüsse geschlossen und leicht wieder geöffnet werden. Sie werden besonders zur Entlastung von Wundrändern nach Operationen am Abdomen oder auch bei Rippenfrakturen eingesetzt und bestehen aus den üblichen dauerelastischen Materialien.

Starrverbandstoffe

Die extreme Form des Stützverbands ist der Starrverband. Während Zinkleimverbände als halbstarr bezeichnet werden, handelt es sich hier um vollständig starre Verbände. Am geläufigsten sind dabei die **Gipsverbände,** während Verbände auf der Grundlage von Kunstharzen oder Polyurethanen sich auf dem Markt noch nicht voll durchsetzen ließen. Indikationen sind Frakturen aller Art und Ruhigstellung von Körperteilen und Gelenken aus den verschiedensten Gründen.

Das zugrundeliegende Prinzip des Gipsverbands ist das Abbinden des Gipshalbhydrats 2 $CaSO_4 \cdot H_2O$ zum Doppelhydrat $CaSO_4 \cdot 2H_2O$. Das Halbhydrat entsteht durch Brennen oder Kochen des natürlich vorkommenden oder als Nebenprodukt bei chemischen Prozessen anfallenden Doppelhydrats, wobei das Kristallwasser entzogen wird.

Zur Herstellung von Gipsbinden werden Mullbinden oder breiter Verbandmull mit Suspensionen von Halbhydrat und wasserlöslichen bzw. quellbaren Bindemitteln in wasserfreien, organischen Lösungsmitteln bestrichen. Das Lösungsmittel wird durch einen mäßig warmen Luftstrom entfernt. Die Gipsauflage beträgt etwa 400 bis 500 $g \cdot m^{-2}$. Kaum noch üblich sind Gipsbinden, bei denen Halbhydrat in trockener Form in Mullbinden eingestreut wird.

Die Anwendung der Gipsbinden erfolgt so, daß die Binden in etwa 20 °C warmes Wasser etwa 2 bis 6 s eingetaucht werden. Die Abbindezeit bis zum Erstarren beträgt etwa 4 bis 6 min. Diese Zeit steht somit zur Verfügung, um den Verband in die gewünschte Form zu modellieren. Größere Verbände müssen daher in Etappen angelegt werden. Besonders kräftige Verbände werden mit den **Longetten** erzielt. Es handelt sich um mehrfach gefaltete Binden zur großflächigen Verarbeitung. Das Anlegen der Verbände verläuft so, daß die Binden oder Longetten schichtweise bis zur gewünschten Stärke um oder auf die betroffenen Körperteile gelegt werden. Die Oberfläche kann im feuchten Zustand glattgestrichen werden. Gipsverbände werden zur Schonung der Hautoberfläche und zur leichten Polsterung meist unterfüttert. Dazu sind z. B. Vliesstoffe (s. Abschn. 2.3) oder Schlauchverbände aus Trikot-Ware geeignet (s. Abschn. 5.2).

Beim Abbinden des Halbhydrats wird Wärme frei, so daß besonders bei dicken Verbänden die Temperatur unerträglich hoch ansteigen kann. Es muß daher langsam gearbeitet werden. Um möglichst tragfähige und dabei leichte Verbände zu erhalten, wird überwiegend mit Hartgipsverbänden gearbeitet. Sie sind schon nach etwa 30 min belastbar und wegen ihrer kristallinen Struktur widerstandsfähiger als Alabastergipsverbände. Gipsbinden können wegen der Wasseraufnahme des Halbhydrats nicht länger als etwa 6 Monate bei einfacher Verpackung gelagert werden. Bei hermetisch dichter Verpackung sind weit längere Lagerzeiten möglich.

Neben den verbreiteten klassischen Gipsbinden haben auch Gips-Kunstharzbinden noch eine gewisse Bedeutung. Sie enthalten ein Melamin-Formaldehyd-Vorkondensat, das nach Kontakt mit Wasser in Gegenwart eines Katalysators kondensiert und aushärtet. Durch Kombination der Härtung von Gips und Kunstharz erhalten solche Verbände bei geringerer Stärke und geringer Masse gleiche Festigkeit. Sie eignen sich daher besonders in solchen Fällen, bei denen der Verband möglichst wenig auftragen soll. Da das Kunstharz Formaldehyd abgibt, können solche Verbände bei empfindlicher Haut zu Reizungen und Ekzemen führen. Auch derartige Binden sind wegen ihrer Wasseraufnahme nur beschränkt etwa ein Jahr haltbar.

Weiterführende Literatur

Hagers Handbuch der Pharmazeutischen Praxis, Band 1 (Wurm, G.), 5. Auflage, Springer Verlag, Berlin, Heidelberg, New York, S. 1–42.

Riedel, E., Triebsch, W., Sedlarik, K.M. (1995), Verbandstoff-Fibel, 4. Aufl., Wissenschaftliche Verlagsgesellschaft mbH, Stuttgart.

Hoffmann, R. (1991), Pflaster, in Pharmazeutische Technologie (Sucker, H., Fuchs, P., Speiser, P., Herausgeb.), Georg Thieme Verlag, Stuttgart, New York, S. 637–642.

Kapitel 21

Primärpackmittel

1 Allgemeines, Definitionen

Arzneizubereitungen oder Darreichungsformen müssen zu ihrem besseren Schutz, zur besseren Handhabung und zur Lagerung zweckmäßig verpackt werden. An Arzneimittelverpackungen werden, vor allem weil Arzneimittel bei nicht bestimmungsgemäßer Anwendung sehr gefährlich werden können, besondere Anforderungen gestellt. So werden in der Pharmazie nicht nur Verpackungen mit speziellen Dosierungsvorrichtungen verwendet, sondern auch Kalenderpackungen, welche die bestimmungsgemäße rechtzeitige Applikation sicherstellen sollen, und Verpackungen mit kindersicheren Verschlüssen bzw. mit Sicherheitsverschlüssen zum Schutz gegen unbefugtes Öffnen. Die wichtigsten Begriffe im Verpackungswesen werden in der DIN 55 405 definiert (s. Abb. **21.1**).

Bei den Packmitteln werden Innenbehältnisse oder Primärpackmittel und Außenumhüllungen bzw. Sekundärpackmittel unterschieden. Aus pharmazeutisch-technologischer Sicht sind die Primärpackmittel von besonderem Interesse, während die Außenumhüllung sekundär ist. Die Begründung hierfür ist, daß die Primärpackmittel mit den Arzneizubereitungen oder Darreichungsformen in unmittelbarem Kontakt stehen. Bei der Auswahl von Primärverpackungen müssen deshalb die Möglichkeiten von chemischen und physikalischen Wechselwirkungen zwischen Primärpackmittel und Arzneizubereitung bedacht und sorgfältig geprüft werden. Primärpackmittel können einen entscheidenden Einfluß auf die Arzneimittelqualität haben. Die Hauptaufgaben einer Verpackung bestehen darin, daß sie die in ihnen enthaltenen Arzneizubereitungen vor äußeren Einwirkungen, z. B. gegenüber Licht, Luft, Feuchtigkeit und mikrobiellen Verunreinigungen, schützen und daß sie eine sichere und genau zu dosierende, komplikationslose Applikation durch den Patienten gestatten. Die Bedeutung der Verpackung für die Arzneimittelqualität ist am besten daraus zu ersehen, daß bestimmte Darreichungsformen nur in geeigneter Primärverpackung stabil auf den Markt gebracht werden können. Brausetabletten müssen beispielsweise wasserdampfdicht verpackt werden, während das extrem lichtempfindliche Nifedipin angemessen vor Licht geschützt werden muß.

2 Beschreibung von Primärpackmitteln bzw. Behältnismaterialien

2.1 Glas

Glas ist ein anorganisches Schmelzprodukt, das beim Abkühlen praktisch ohne Kristallisation er-

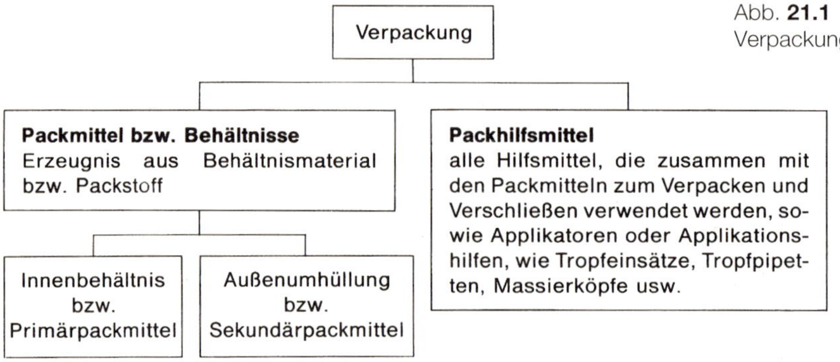

Abb. **21.1** Die wichtigsten Begriffe im Verpackungswesen.

starrt. Glas kann deshalb auch als unterkühlte Schmelze mit isotroper Struktur bezeichnet werden. Der Hauptbaustein bzw. der Hauptstrukturbildner des Glases ist SiO_2 (s. Abb. **21.2**). Das Netzwerk von Glas kann durch viele Zusätze verändert werden. Bortrioxid ist ein Stabilisator, der die chemische Beständigkeit verbessert. Aluminiumoxid macht das Glas weniger spröde. Beide Zusätze führen auch zu einem günstigen Wärmeausdehnungskoeffizienten. Damit Glas leichter schmelzend und damit besser formbar wird, werden Flußmittel zugesetzt, z. B. Alkali- und/oder Erdalkalioxide.

Mit Eisen-, Chrom- oder Mangan-Salzen kann Glas eingefärbt werden. Tab. **21.1** zeigt die prozentuale Zusammensetzung einer Reihe von Glassorten. Glas ist ein in der Pharmazie häufig verwendetes Behältnismaterial für Flaschen, Ampullen und Röhrchen. Einfache Flaschen und Röhrchen werden aus billigen Kalk-Natron-Gläsern hergestellt. Diese haben höhere Wärmeausdehnungskoeffizienten und sind nicht sehr beständig gegenüber wäßrigen Flüssigkeiten. Ampullen und Flaschen für Parenteralia müssen deshalb aus hochwertigeren Gläsern hergestellt werden, z. B. aus Bor-Silicat-Gläsern. Chemisch am beständigsten sind Quarzgläser. Wegen der hohen Schmelztemperaturen sind sie jedoch schwer zu bearbeiten.

Pharmazeutisch wichtige Eigenschaften von Glas

Sauberkeit und Permeabilität. Der dichte, porenfreie Aufbau des Glases garantiert nicht nur eine außerordentlich glatte Oberfläche, sondern auch eine absolute Dichtigkeit, selbst bei dünnwandigsten Behältnissen. Die glatte Oberfläche ist auf die aus der Schmelze entstehende „Feuerpolitur" zurückzuführen. Wegen der glatten Oberfläche können sich Verunreinigungen nur sehr schwer festsetzen.

Sterilisierbarkeit. Die Undurchlässigkeit für Dämpfe und Gase ändert sich auch bei starken Temperaturunterschieden nicht, und der günstige Wärmeausdehnungskoeffizient sowie die extrem hohe Formbeständigkeit bis zu etwa 500 °C erlauben Autoklavierungen bei 121 oder 134 °C ohne Probleme.

Transparenz und Lichtschutz. Die optische Transparenz ist eine der nützlichsten Eigenschaften des Glases. Diese Eigenschaft ist vor allem für die Kontrolle des Inhalts auf Reinheit oder auf manifeste Veränderungen wichtig. Eine der wenigen Veränderungen, denen Glas unterworfen ist, ist die geringfügige Braunverfärbung, die bei der Sterilisation farbloser Gläser mit γ-Strahlen auftritt. Diese Verfärbung beruht auf Veränderungen im Glasgefüge durch die Erzeugung

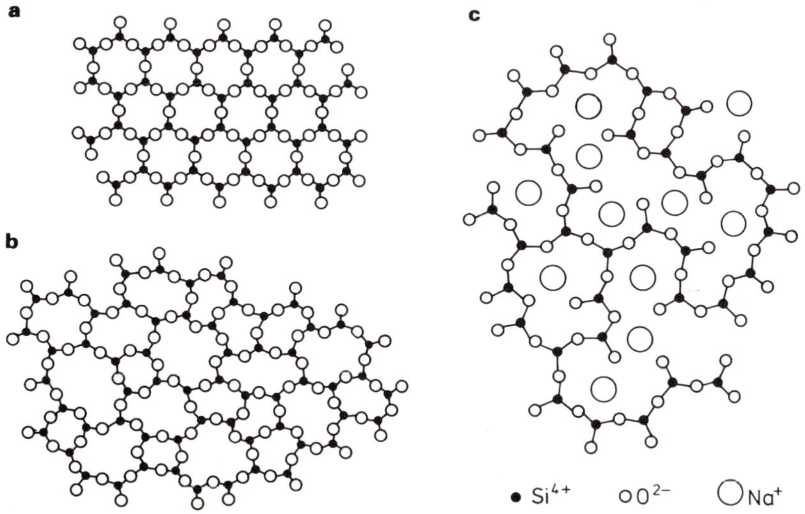

Abb. **21.2** Vereinfachte planare Darstellung von SiO_4-Netzwerken; **a** regelmäßige SiO_4-Tetraeder in Silicatkristallen, **b** unregelmäßige, nichtkristalline Silicatglasstrukturen, **c** Natriumsilicatglas (aus Pfaender und Schröder, 1980).

Tabelle **21.1** Prozentuale Zusammensetzung verschiedener Glassorten.

	Na_2O	K_2O[b]	MgO	CaO	BaO	B_2O_3	Al_2O_3[c]	SiO_2	Sonstige
Kalknatronglas, Normalglas, Französisches Glas	15			12				73	
Flaschenglas	10	2	1	13			6	65	2 Fe_2O_3, MnO
Bleiglas (leichtschmelzend, stark lichtbrechend)	5–8	6–15	0,3	0–2		0–1	0,3	35–65	As_2O_3 18–20 PbO
Jenaer Geräteglas 20	7,7		0,1	0,8	3,9	4,6	8,3	74,5	TiO_2
Jenaer Duran-Glas[a]	4,4			0,3		12	2,3	81	
Pyrex-Glas[a]	4,4			0,2		11,8	2,3	80,6	(0,7 As_2O_3)
Jenaer Supremax-Glas Alumosilicatglas (hoher Smp.)	0,7	0,3	8,2	4,6		7	23,5	55,7	
Vycor-Glas (quarzreich)	0,5					3	0,5	96	
Quarzglas								99,5	LiO_2, F

[a] Borosilicatgläser
[b] Zusätze von K machen Glas schwerer schmelzbar
[c] Zusätze von Al machen Glas weniger spröde und unterdrücken die Kristallisation

von Elektronenfehlplätzen. Durch Erhitzen können diese Veränderungen leicht wieder behoben werden, da hierbei die Elektronen auf ihre ursprünglichen Plätze zurückschwingen und die Gläser wieder farblos werden. Die Verfärbung kann jedoch von vorneherein verhindert werden, indem die betreffenden Gläser mit Cer stabilisiert werden. Gegenüber allen übrigen Strahlungen ist Glas beständig. Müssen lichtempfindliche Arzneizubereitungen gegen Lichteinstrahlung geschützt werden, empfiehlt sich die Auswahl von gefärbten Gläsern, welche die für das betreffende Produkt schädliche Strahlung absorbieren. Hierzu werden in erster Linie braungefärbte Gläser eingesetzt. Abb. **21.3** zeigt Transmissionskurven unterschiedlich eingefärbter Gläser. Hieraus läßt sich die Durchlässigkeit für Strahlen bestimmter Wellenlängen erkennen.

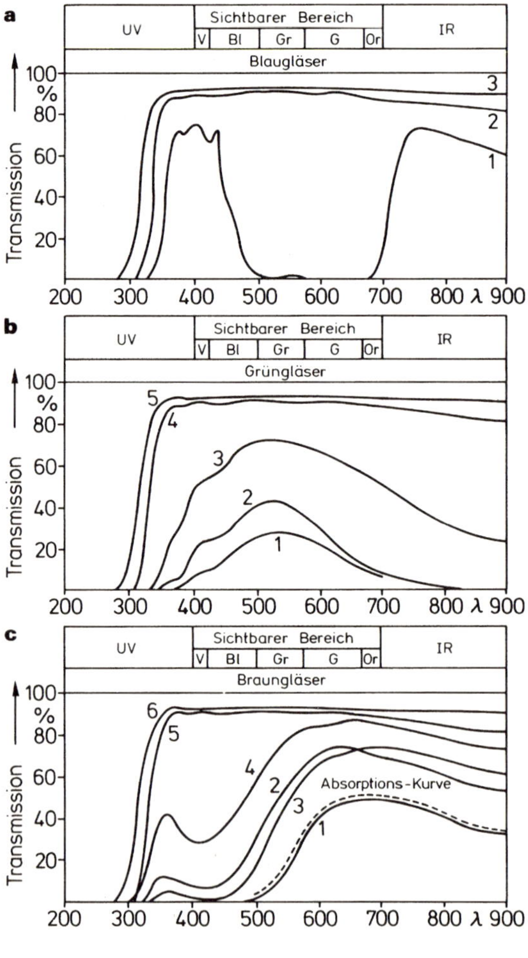

Abb. **21.3** Transmissionskurven (Durchlässigkeit) von unterschiedlich eingefärbten Gläsern (nach Roth, 1958).

a Blaugläser,
1 = 2 mm Blauglas,
2 = 5 mm Weißglas,
3 = 2 mm Weißglas;

b Grüngläser,
1 = 5 mm Gelb-Grün,
2 = 5 mm Blau-Grün,
3 = 2 mm Blau-Grün,
4 = 5 mm Weißglas,
5 = 2 mm Weißglas;

c Braungläser
1 = 5 mm Normalbraun,
2 = 5 mm Hellbraun,
3 = 2 mm Normalbraun,
4 = 2 mm Hellbraun,
5 = 5 mm Weißglas,
6 = 2 mm Weißglas,
- - - - - - - - errechnete Transmissionskurve

Chemische Beständigkeit des Glases

Die chemische Beständigkeit ist das wichtigste Kriterium für den Einsatz von Glasbehältnissen in der Pharmazie. An der Glasoberfläche können die in Abb. **21.4** dargestellten Reaktionen ablaufen.

Allgemein gilt, daß Säuren und Alkalien Glas stärker angreifen als Wasser und Alkalien ihrerseits wieder stärker aktiv sind als Säuren. Bei der Säureeinwirkung werden nicht nur Alkalisilicate herausgelöst, sondern es werden auch Silicate der zweiwertigen Metalle angegriffen bzw. aufgelöst. Nach Abwaschen der hierbei gebildeten und gelösten Salze sind die Glasoberflächen durch die Vermehrung der hydratisierten Kieselsäure-Gruppen widerstandsfähiger (s. nächster Abschnitt). Bei der Einwirkung von Alkalien findet zunächst eine „Quellung" der Glasoberfläche statt, der dann eine Auslaugung folgt.

Vergütung

In den einfachsten Fällen erfolgt die Vergütung von Gläsern zur Verbesserung der chemischen Beständigkeit durch eine Behandlung mit Dämpfen oder Lösungen von Säuren oder sauren Salzen, z. B. Schwefeldioxid, Mineralsäuren oder Ammoniumsulfat. Diese Art der Säurevergütung geht nach mehrmaligem Gebrauch dieser Behältnisse wieder verloren. Das Siliconisieren von Gläsern kann auf verschiedene Arten durchgeführt werden.

- Bei der **Behandlung mit Dichlordimethylsilan** (Vorsicht! Stark reizend!), das am günstigsten in einem chlorierten Kohlenwasserstoff gelöst ist, läßt man diese Verbindung mit dem auf der Glasoberfläche befindlichen Wasserfilm und mit freien Silanolgruppen an der Glasoberfläche unter geeigneten Bedingungen reagieren, z. B. bei erhöhten Temperaturen. Hierbei laufen die in der Gleichung dargestellten Reaktionen ab.

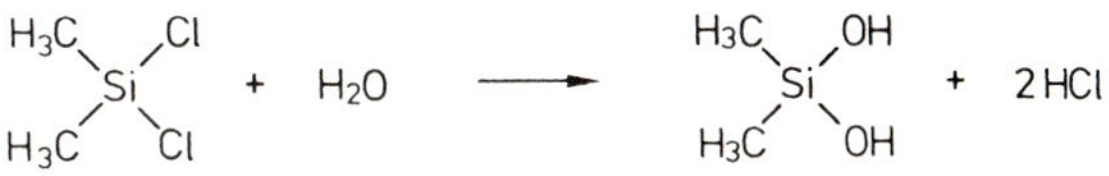

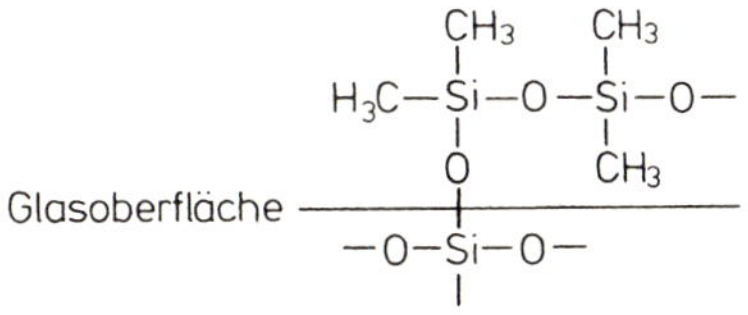

Die Glasoberfläche wird auf diese Art mit einem dünnen Dimethylsilanolfilm oder mit einem teilweise mit der Glasoberfläche veran-

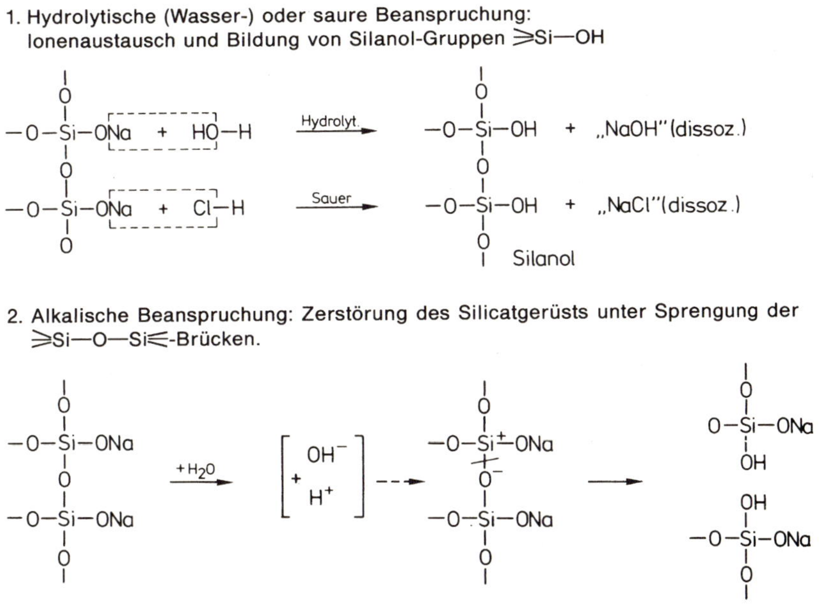

Abb. **21.4** Chemische Reaktionsmechanismen der Glasoberfläche.

kerten Polydimethylsilanfilm überzogen und hydrophobisiert.

- In einem **Trocknungsverfahren** werden getrocknete Glasbehältnisse mit einer Lösung von Siliconöl in chlorierten Kohlenwasserstoffen behandelt und der nach dem Abtropfen zurückbleibende Siliconöl-Film durch Erhitzen eingebrannt.
- Im **Naßverfahren** werden die nach der Reinigung noch nassen Behältnisse mit einer Siliconemulsion behandelt und eingebrannt.

Neben einer Verbesserung der chemischen Beständigkeit des Glases führen Siliconisierungen zu einem besseren Ablaufen des Inhaltes von den Glaswänden und damit zu einer leichteren und sicheren Entnehmbarkeit.

Als Nachteil ist das hauptsächlich beim Zuschmelzen von Ampullen zu beobachtende Verkohlen von Siliconvergütungen anzuführen. Die Verbesserung der chemischen Beständigkeit ist demnach vorteilhafter durch die Auswahl der geeigneten Glasqualitäten zu erreichen.

Prüfung von Gläsern

Nach dem Arzneibuch werden die zur Herstellung von Behältnissen benutzten Glasqualitäten durch Bestimmung ihrer hydrolytischen Resistenz ermittelt. Es stehen hierzu zwei Methoden zur Verfügung. Die **Oberflächenmethode**, bei der die Beständigkeit der inneren Oberfläche von Glasbehältnissen geprüft wird, und die **Gries- oder Glaspulvermethode**, mit der die Resistenz der gesamten Glasmasse untersucht wird. Bei der Oberflächenmethode wird je nach Größe der Behältnisse eine bestimmte Anzahl mindestens zweimal mit gereinigtem Wasser bei Raumtemperatur gespült. Anschließend werden die zu prüfenden Behältnisse mit destilliertem Wasser gefüllt und entsprechend den jeweiligen Praxisanforderungen zugeschmolzen oder bedeckt und im Autoklaven unter Sterilisationsbedingungen erhitzt. Eine Stunde nach Entnahme aus dem Autoklaven werden die an das destillierte Wasser abgegebenen Alkalien titrimetrisch bestimmt.

Bei der Glaspulvermethode werden etwa 100 g Glas von mindestens drei Behältnissen zunächst

Tabelle **21.2** Übersicht über die vier Glasarten des Arzneibuchs

Glasart	Charakterisierung	Verwendung
I	Diese Glasart wird als Neutralglas bezeichnet. Sie besitzt die höchste hydrolytische Resistenz, die sowohl mit der Oberflächen- als auch mit der Glaspulvermethode zu überprüfen ist. Dabei soll der Verbrauch von HCl-Lösung (*c* = 0,01 mol/l) je nach mittlerem Füllvolumen der entsprechenden Behältnisse zwischen < 0,2 und < 2,0 ml liegen. Zu dieser Glasart gehören beispielsweise die Borosilicatgläser	Für hochempfindliche parenterale Zubereitungen und für mehrfach verwendbare Behältnisse für Parenteralia.
II	Während die Oberflächenresistenz dieser Gläser den Anforderungen an die Glasart I entsprechen muß, kann die nach der Glaspulvermethode ermittelte Resistenz der gesamten Glasmasse geringer sein und in die Bereiche der Anforderungen an die Glasart III abfallen. Die Qualität für die Glasart II kann durch Oberflächenvergütung, z. B. durch Oberflächenbehandlung mit sauren Lösungen, mit Dämpfen oder mit Siliconen erreicht werden (s. Abschn. 1.1)	Die dieser Glasart entsprechenden Behältnisse dürfen nur einmal verwendet werden, da die durch chemische Vorbehandlung erhaltene Qualitätsverbesserung bei mehrmaliger Benutzung wieder verloren geht.
III	Diese Glasart besitzt die mittlere hydrolytische Resistenz. Bei der Prüfung der hydrolytischen Resistenz sollen je nach Größe der jeweiligen Behältnisse zwischen < 2,2 und < 20,0 ml HCl-Lösung (*c* = 0,01 mol/l) verbraucht werden. Zu dieser Glasart gehören die Natronkalk-Silicatgläser	Nur bei Parenteralia verwendbar, bei denen die Gefahr des Herauslösens von Kationen nicht gegeben ist, z. B. für parenterale Pulver oder für flüssige, nichtwäßrige Parenteralia.
IV	Diese Glasart besitzt nur eine geringe hydrolytische Resistenz. Sie besteht aus Natronkalkgläsern	Nicht für Parenteralia verwendbar. Die Glasart ist für feste und einige flüssige oder halbfeste Zubereitungen geeignet.

mit einem Hammer grob zerkleinert und dann in einem Mörser weiter zerstoßen. Von dem so erhaltenen Glaspulver werden 20 g 30 min lang auf 121 °C erhitzt, und zuletzt erfolgt die acidimetrische Bestimmung der abgegebenen Alkalien. Das Arzneibuch unterscheidet die vier in Tab. **21.2** zusammengefaßten Glasarten.

2.2 Kunststoffe, Polymere

Unter Kunststoffen sind vollsynthetische oder aus Naturstoffen abgewandelte makromolekulare Stoffe zu verstehen. Kunststoffe werden auch noch in den Kap. 6 (Abschn. 3.2) und 20 (Abschn. 2.2) behandelt.

Kunststoffe finden zur Herstellung praktisch aller Packmittel und Packhilfsmittel Verwendung. Bei den Kunststoffen werden **Thermoplaste,** die durch Erwärmen verformbar sind, und **Duroplaste,** die sich durch Erwärmen nicht mehr verformen lassen, unterschieden. Duroplaste werden durch thermische oder katalytische Vernetzungsreaktionen, die zu mehrfachen Molekülvergrößerungen führen, gewonnen.

Beschreibung einiger Packmittel aus Kunststoff

In Tab. **21.3** sind die Eigenschaften einiger wichtiger polymerer Packmittel zusammengestellt, deren Kenntnis im Hinblick auf die Anforderungen von Verpackungen wichtig ist. Bei den Zahlenangaben, die als Richtwerte aufzufassen sind, handelt es sich um Mittelwerte aus verschiedenen Literaturdaten. Die Eigenschaften dieser Kunststoffe lassen sich durch bestimmte Herstellungsbedingungen und vor allem durch Zusätze noch erheblich verändern bzw. verbessern. Als Zusätze zu Packmitteln kommen Weichmacher, Stabilisatoren, Füllstoffe, UV-Absorber, Pigmente und Farbstoffe in Frage. Es ist bei der Auswahl von Primärpackmitteln auch darauf zu achten, ob solche Zusätze Wechselwirkungen mit Arzneizubereitungen verursachen können.

Polyethylene (PE) lassen sich je nach Polymerisationsbedingungen aus Ethylen in unterschiedlichen Eigenschaften herstellen. Wie Tab. **21.4** zeigt, können die Produkte ölig, wachsweich oder hart sein und sich in ihrer Molekülmasse und Molekülgestalt, z. B. linear oder verzweigt sowie in ihren Eigenschaften erheblich unterscheiden.

Tabelle **21.3** Wichtige Eigenschaften von polymeren Packmitteln

	Erweichungsbereich* (°C)	Schmelzbereich (°C)	Durchlässigkeit für Dämpfe und Gase (Foliendicke 50 μm) ($g \cdot m^{-2} \cdot d^{-1}$, 85% *rF*, 23 °C) nach DIN 53 122	($cm^3 \cdot cm^{-2} \cdot d^{-1}$, 75% *rF*, 23 °C, 1013 kPa) nach DIN 53 380		
			für Wasserdampf	für O_2	für N_2	für CO_2
PE mit niederer Dichte (PE-HD)	80	115–130	2,0–3,0	2000–3500	1000–1200	9 000–13 000
PE mit hoher Dichte (PE-ND)	120	130–160	0,5–0,7	1000–1900	400–600	5 000–7 000
Polypropylen (PP)	140–160	165	1,0–1,5	1000–1400	200–350	4 000–5 000
Polyvinylchlorid (PVC)						
PVC-hart	70		6,0–10,0	100–150	40–80	500–800
PVC-weich (mit Weichmacher)			20,0	1500	350	8 500
Polyvinylidenchlorid (PVDC)			0,1–1,0	5–10	2	20–40
Polystyrol (PS)	90–95	220–250	14,0–25,0	2500	200–400	10 000–15 000
Polyamide (PA)	140	220	30,0–60,0	40–120	10–25	300–700
Polycarbonat (PC)	140	240–255		4000–6000	200–300	18 000–20 000
Polyethylenterephthalat (PETP)		320–330	0,6–3,0	20–50	3–10	100–200
Cellophan			> 500	80–120	15–30	300–500
Celluloseacetat (CA)						
niederacetyliert		230–255	100–200	900	180	5 800
höheracetyliert		260–300				

* Dieser Erweichungsbereich kann auch als Grenztemperaturbereich bezeichnet werden, bis zu dem eine problemlose Anwendung von Verfahren zur Keimreduzierung durch Hitze möglich ist.

Tabelle **21.4** Polyethylene

Molekülmasse (etwa)	Polymerisationsgrad	Zustand	Erweichungstemperatur (°C)
500	20	Schmierfett	20
1 000	35	Hartparaffin	55
2 000	70	mikrokristallines Wachs	85
6 000	200	weicher Kunststoff	
20 000– 40 000	750	PE-ND (verzweigt)	110–115
40 000–200 000 (bis zu 10^6)		PE-HD (linear)	125–135

Je nach Polymerisationsverfahren können Hochdruck- oder Niederdruckpolyethylene hergestellt werden (HD-PE oder ND-PE). Hochdruck-PE besteht aus gesättigten, gelegentlich verzweigten Paraffinen, es ist elastisch, sehr biegsam, kann ohne Weichmacher verarbeitet werden, wird als PE mit niederer Dichte auch als Weich-PE bezeichnet. Niederdruck-PE besteht aus linearen Kohlenwasserstoff-Ketten mit 3 bis 5 bzw. 1 bis 2 Verzweigungen pro 1000 Kohlenstoff-Atome. Diese Verzweigungen begründen eine höhere Festigkeit und eine bessere Thermostabilität. Es wird deshalb Hart-PE oder PE mit hoher Dichte genannt. Polyethylen-Ketten können sich beim Erstarren aus der Schmelze mit hoher Kristallinität erstarren. Höhere Kristallinitätsgrade ziehen höhere Dichten nach sich. Die Polyethylenprodukte, die bei höheren Drucken hergestellt werden, zeigen meist niedrigere Dichten, während die bei niedrigeren Drucken hergestellten höhere Dichten aufweisen. Im angelsächsischen Sprachgebrauch sind deshalb auch die Bezeichnungen High-Density- und Low-Density-Polyethylene üblich, deren Abkürzungen HD-PE und LD-PE leicht zu Mißverständnissen führen können. Polyethylene sind physiologisch einwandfrei und gegenüber den meisten Arzneizubereitungen chemisch weitgehend inert. Da Polyethylene keine Weichmacher enthalten und deshalb durch Herauslösen keine Bestandteile verlieren können, sind sie als Behältnismaterial für parenterale Zubereitungen geeignet. Unverträglichkeiten der Polyethylene sind meist physikalischer Natur. In Gegenwart von organischen Lösungsmitteln wird PE spröde, und auch gegenüber Öl sind sie nicht stabil. Dafür zeigen sie eine gute Stabilität gegenüber Säuren und Laugen. Wegen der hohen Dampfdurchlässigkeit besteht auch eine hohe Durchlässigkeit für Aromen und Parfums. PE hat ein hohes Absorptionsvermögen; besonders Konservierungsmittel werden leicht absorbiert. Auf diese Weise kann die Konservierungsgüte von Arzneizubereitungen erheblich vermindert werden. Ein einfaches Gegenmittel ist die Sättigung von Behältnissen mit dem entsprechenden Konservierungsmittel durch Vorbehandlung mit einer konzentrierten Lösung desselben vor der Abfüllung. Aus PE werden Behältnisse, Folien und Verschlüsse hergestellt.

Polypropylen (PP) ähnelt in seinen chemischen und physikalischen Eigenschaften dem PE mit hoher Dichte. Polypropylen zeichnet sich durch Härte und Formbeständigkeit sowie durch eine gute Chemikalienbeständigkeit aus. Es hat einen hohen Kristallinitätsgrad, ist ausgezeichnet thermostabil und läßt sich deshalb besser hitzesterilisieren als Polyethylen. Als Nachteil ist anzuführen, daß Polypropylen bei niederen Temperaturen, etwa ab 0–5 °C, brüchig wird. Aus Polypropylen werden Behältnisse, Folien und Injektionsspritzen hergestellt.

Polyvinylchlorid (PVC) ist ein kostengünstiger Massenkunststoff, der durch Änderung der Reaktionsbedingungen in unterschiedlichen Qualitäten hergestellt werden kann. PVC hat eine hohe Chemikalienbeständigkeit, z. B. gegenüber Ölen oder Alkoholen, und niedrige Gas- und Dampfdurchlässigkeiten. Problematisch sind die Toxizität des Monomeren und die geringe Stabilität des Polymeren gegenüber Erwärmen unter Licht und/oder Sauerstoffeinfluß. Deshalb müssen zu Polyvinylchloriden zur Verbesserung der Produkteigenschaften Zusätze wie Stabilisatoren, Antioxidantien, UV-Absorber und Weichmacher, zugeführt werden. PVC wird zur Herstellung von Behältnissen, Folien und Schrumpfpackungen verwendet.

Polystyrole (PS) sind sehr hart und von klarer Transparenz. Sie sind jedoch sehr empfindlich gegenüber Lösungsmitteln und gegenüber Erwärmen. Polystyrol ist Ausgangsmaterial für verschiedene Behältnisse und Injektionsspritzen.

Polyamide (PA) haben eine hohe Zähigkeit, Verschleißfestigkeit und Chemikalienbeständigkeit. Unter Feuchtigkeitseinfluß können sie beträchtlich aufquellen. Sie sind unter den Bezeichnungen Nylon und Perlon bekannt und werden in der Pharmazie zur Herstellung von Folien und Fasern verwendet.

Polycarbonate (PC) werden hauptsächlich zu Flaschen mit hoher Bruchfestigkeit, Hitze- und Chemikalienbeständigkeit verarbeitet. Ein Nachteil ist der hohe Preis dieses Materials.

Polyethylenterephthalat (PETP) hat als Folienmaterial viele nützliche Eigenschaften, wie außerordentlich niedrige Dampf- und Gasdurchlässigkeiten, hohe Beständigkeit gegenüber Chemikalien und eine hohe mechanische Festigkeit. Es ist klar transparent, geruch- und geschmacklos, physiologisch einwandfrei und ohne Weichmacher zu verarbeiten. Ein Nachteil ist die schlechte Verschweißbarkeit von Folien.

Cellophan ist ein preisgünstiges Packmittel von hoher Transparenz. Zur Herstellung von Cellophan wird einer Cellulose-Xanthogenat-Lösung zunächst Glycerol als Weichmacher zugesetzt. Anschließend wird dieses Gemisch in ein Fällbad eingetragen, das aus einer schwefelsauren Na_2SO_4-Lösung besteht. Wegen seiner hohen Gasdurchlässigkeit wird Cellophan meist nur beschichtet verwendet, z. B. mit Polyethylen, Polyvinylchlorid oder Nitrolack.

Celluloseacetat (CA) ist Ausgangsmaterial für Folien und Lacke.

Elastomere, z. B. Naturkautschuk, Syntheseisopren, Butylkautschuk, Chlorbutylkautschuk und Siliconkautschuk, werden zur Herstellung von Verschlüssen und Dichtungen eingesetzt. Um brauchbare Produkte zu erhalten, müssen die Elastomeren mit Füllstoffen, Stabilisatoren bzw. Alterungsschutzmitteln, Geliermitteln, Weichmachern und Pigmenten versetzt werden.

Metalle

Als Primärpackmittel kommen hauptsächlich Aluminium, z. B. für Folien, Tuben und Eisen bzw. Weißblech für Röhrchen oder Dosen in Frage. Im Hinblick auf Wechselwirkungen mit Arzneizubereitungen müssen bei der Auswahl von Metallen als Primärpackmittel auch eventuell enthaltene Legierungsmetalle bedacht werden. Um möglichen Korrosionen oder Wechselwirkungen mit Arzneizubereitungen vorzubeugen, werden Metallbehältnisse mit Schutzbeschichtungen bzw. Innenschutzlacken z. B. aus Polyacrylaten, Polyurethanen, Epoxyharzen, Phenol- und Melaninharzen, versehen.

Prozellan und glasiertes Steingut

Porzellan und glasiertes Steingut sind wie Glas außerordentlich beständig gegenüber fast allen Chemikalien. Sie werden vorwiegend als Salbenkruken oder als Lagerbehältnisse verwendet.

3 Spezielle Primärpackmittel

Durchdrück- bzw. Blisterpackungen werden durch Verschweißen aus zwei Folienbändern hergestellt (s. Abb. **21.5**). Eine der Folien ist die thermoplastische Haupt- oder Tiefziehfolie, in die mit Hilfe von Wärme, die den Tabletten-, Dragée-

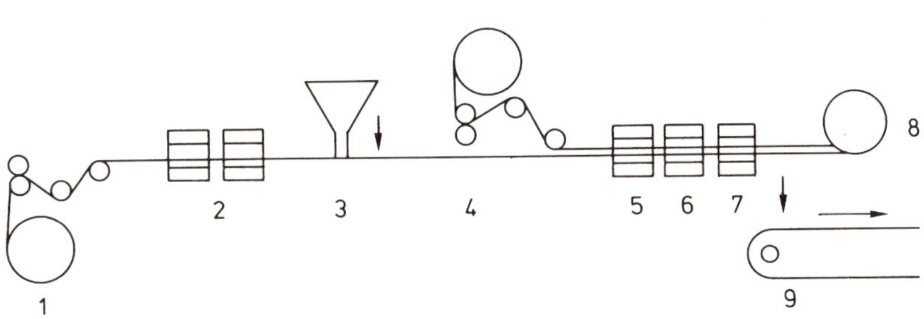

Abb. **21.5** Schematische Darstellung der Herstellung von Durchdrück- bzw. Blisterpackungen.

1 Hauptfolienabzugvorrichtung
2 Heiz- und Formstation
(Heizung nur für thermoplastische Folien)
3 Füllstation
4 Deckfolienabzugvorrichtung
5 Siegelstation
6 Perforier- und Prägestation
7 Stanzstation
8 Abfallsammelstation
9 Transportsystem für die fertigen Formpackungen

oder Kapselformen entsprechenden Mulden tiefgezogen werden. Die andere Folie ist die Abdeckfolie, die nach Einfüllen der zu verpackenden Darreichungsformen in die tiefgezogenen Mulden als Verschluß auf die Tiefziehfolie geschweißt wird. Zur Applikation müssen die Darreichungsformen durch Fingerdruck auf die Tiefziehmulde durch die Abziehfolie hindurchgedrückt werden.

Um bei Durchdrückpackungen die erforderliche Dampf- und Gasdichtigkeit zu erreichen, werden meist Mehrschichtenfolien aus verschiedenen Kunststoffen verarbeitet. Die Abdeckfolie ist in der Regel eine Aluminiumfolie. Damit die Heißversiegelung dieser Folien möglich wird, müssen sowohl die Tiefziehfolie als auch die Abdeckfolie mit thermoplastischem Polyethylen oder Heißsiegellacken beschichtet werden. Für extrem feuchtigkeitsempfindliche Arzneizubereitungen wird neben der Aluminiumabdeckfolie auch noch eine kaltverformbare Aluminiumtiefziehfolie verwendet. Bei den Mehrschichtenfolien ist zu beachten, daß je dampf- und gasdichter und je inerter die Folie ist, desto schwieriger auch die Versiegelung ist.

Die Hauptvorteile der Durchdrückpackungen sind die sichere, hygienische und individuelle Verpackung jeder Einzeldosis, die Bedruckungsmöglichkeit der Folien als Kalender oder mit anderen Applikationsinformationen und die vielfältigen Gestaltungsmöglichkeiten. Für den Hersteller ist die Lagerung der Folienrollen raumsparend, da die mehr Raum benötigenden Packungen erst beim Verpackungsvorgang entstehen.

Beim **Bottle-Pack-Verfahren** werden ähnlich wie bei der Herstellung von Weichgelatinekapseln in einem Arbeitsgang die mit Arzneizubereitungen gefüllten ampullen- oder flaschenartigen Kunststoffbehältnisse geformt, gefüllt und verschlossen. Anstelle von Gelatine wird ein geeignetes Kunststoffgranulat eingesetzt, durch Extrusion das Behältnis geformt und anschließend gefüllt und verschlossen. Neben Flaschen können auf diese Weise Einzeldosisbehältnisse von Augen- oder Nasentropfen hergestellt werden, bei denen die Gefahr von Reinfektionen durch die Einmalbenutzung praktisch ausgeschlossen ist.

Tabelle **21.5** Vor- und Nachteile von Glas-, Kunststoff- und Metallpackmitteln.

Glas	Kunststoff	Metall
Vorteile		
hohe Transparenz	Vielseitigkeit, niedrige Masse	
absolute Dichtigkeit, glatte Oberfläche, leicht zu reinigen, praktisch keine Absorption von Wirk- und Hilfsstoffen		absolute Dichtigkeit, keine Absorption von Wirk- und Hilfsstoffen (abgesehen von Innenschutzbeschichtungen)
gute Formbarkeit bei sehr hohen Temperaturen	einfache und gute Formbarkeit bei Temperaturen von 70–300 °C je nach Stofftyp	
hohe Chemikalien-, Säuren-, Basen-, Lösungsmittel- und Temperaturbeständigkeit	hohe mechanische Festigkeit, gute Chemikalienbeständigkeit	hohe mechanische Festigkeit, hohe Lösungsmittel- und Temperaturbeständigkeit
Nachteile		
hohe Masse	Absorption von Wirk- und Hilfsstoffen, z. B. Konservierungsmittel	
Zerbrechlichkeit	Unterschiedliche Chemikalien- und Temperaturempfindlichkeit, unterschiedliche Gas- und Dampfdurchlässigkeit, je nach Stofftyp	Korrodierbarkeit
Alkaliabgabe		
Packmittel der Wahl für		
Ampullen und Flaschen	für alle Verpackungen bzw. Packmittel	Tuben, Aerosoldosen, Abdeckfolien

4 Vor- und Nachteile von Primärpackmitteln

Bei der Auswahl des günstigsten Primärpackmittels für eine Arzneizubereitung müssen neben Gesichtspunkten der Kompatibilität und Stabilität auch die Gewährleistung der einfachen, sicheren und hygienischen Applikation durch den Patienten, die Wirtschaftlichkeit sowie die Möglichkeit des Recyclings in die Überlegungen mit einbezogen werden. Wichtige Vor- und Nachteile sind in Tab. **21.5** zusammengestellt.

Weiterführende Literatur

Helbig, J., Spingler, E. (1985), Kunststoffe für die pharmazeutische Verpackung, Wissenschaftliche Verlagsgesellschaft mbH, Stuttgart.

Abbildungsnachweise

Pfaender, H. G., Schröder, H. (1980), Schott Glaslexikon, Moderne Verlags GmbH, München

Roth, H. (1958), Das Braunglas als Lichtschutz in der pharmazeutischen Praxis, Sci. Pharm. *26,* 41.

Kapitel 22

Kompatibilität und Stabilität

1 Allgemeines, Definitionen

1.1 Kompatibilität und Inkompatibilität

Wirkstoffe und Hilfsstoffe werden als Ausgangsstoffe mit bestimmten Herstellungsverfahren zu Arzneiformen bzw. Arzneizubereitungen verarbeitet, die mit Primärpackmittel sowie Gebrauchsinformation, ggfs. auch Dosierhilfen und einem Sekundärpackmittel zum Arzneimittel werden (Fertigarzneimittel im Sinne des Arzneimittelgesetzes). Von besonderem Interesse ist hier die Arzneiform zusammen mit dem Primärpackmittel. Dabei werden die Ausgangsstoffe in physikalischem Sinn zu Komponenten eines Systems. Letzteres kann aus einer oder mehreren Phasen bestehen, über welche die Komponenten verteilt sind.

Die Kombination von Ausgangsstoffen kann von vornherein wahrscheinlich machen, daß Wechselwirkungen mit unerwünschten Effekten auftreten. Diese Wechselwirkungen können chemische, physikalisch-chemische oder physikalische Ursachen haben. Eine chemische Ursache ist z. B. die Anwesenheit von Verunreinigungen in Ausgangsstoffen, in so geringer Menge, daß die geforderte Qualität des Rohstoffs als Einzelstoff hinsichtlich Reinheit noch erfüllt ist. Physikalisch-chemische Ursachen sind oft entgegengesetzte elektrische Ladungen von Ausgangsstoffen. Ein Beispiel für physikalische Ursachen ist die Bildung von Eutektika beim Verarbeiten kristalliner Ausgangsstoffe mit niedrigen Schmelzbereichen.

Treten unerwünschte Wechselwirkungen schnell in Erscheinung, also überwiegend bereits während der Herstellung, so nennt man sie **Inkompatibilitäten** oder Unverträglichkeiten (s. Abb. **22.1**). Es wird zwischen manifesten und larvierten Inkompatibilitäten unterschieden.

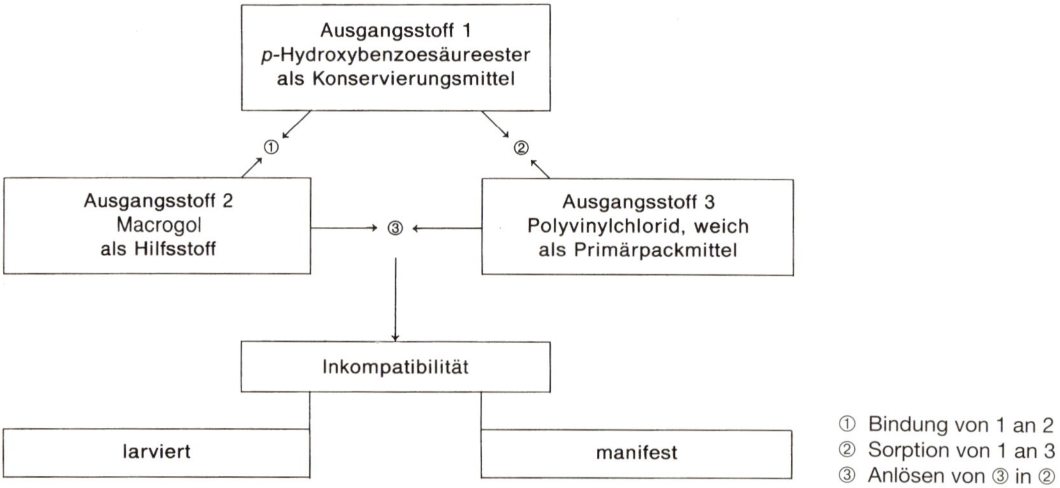

Abb. **22.1** Hypothetisches Beispiel für verschiedene Inkompatibilitäten zwischen Bestandteilen eines Arzneimittels.

Manifeste Inkompatibilitäten führen zu unmittelbar sensorisch wahrnehmbaren Veränderungen. Ein Hydrogel mit einem anionischen Gerüstbildner, wie z. B. dem Natrium-Polyacrylat, kann koagulieren, wenn kationische Ausgangsstoffe diesem Gel zugesetzt werden. Die Ursache dafür ist weitgehende Desolvatation, weil Salze mit dem Gerüstbildner entstehen, die nur wenig dissoziieren.

Larvierte Inkompatibilitäten sind sensorisch nicht erkennbar. Zu ihrer Erkennung sind analytische Maßnahmen oder die Bestimmung der Wirkstoff-Freigabe *in vitro* erforderlich. Bei den oben genannten anionischen Hydrogelbildnern können Desolvatationen noch nicht sensorisch wahrnehmbar sein, wenn schwach basische Ausgangsstoffe zugesetzt werden, z. B. das Antihistaminikum Diphenhydraminhydrochlorid. Die Salzbildung ist hierbei nicht vollständig, und der Gelbildner bleibt noch ausreichend gequollen. Dafür kann die Wirksamkeit dieser Zubereitung beeinträchtigt sein, wenn zuviel eines kationischen Wirkstoffs an den anionischen Gelbildner in Form eines schwer löslichen Salzes gebunden wird.

Inkompatibilitäten treten meist bereits während der Herstellung auf und bedeuten eine Minderung der Qualität. Derartige Wechselwirkungen zwischen Komponenten können jedoch so langsam ablaufen, daß sie gegenüber „Instabilitäten", die im folgenden Abschnitt behandelt werden, kaum abzugrenzen sind.

Zum anderen treten Wechselwirkungen chemischer wie physikalischer Art immer nur unter bestimmten Zustandsbedingungen der Zubereitung auf. Sie sind also abhängig z. B. von Temperatur und Druck. Diese Zustandsvariablen können ebenso durch das Herstellungsverfahren beeinflußt werden, wie später durch die Lagerbedingungen für das fertige Arzneimittel, so daß eine scharfe Trennung erschwert wird.

1.2 Stabilität und Instabilität

Während der Begriff Inkompatibilität in erster Linie unerwünschte Wechselwirkungen zwischen einzelnen Komponenten während der Herstellung des Arzneimittels umfaßt, sind Veränderungen unter der Bezeichnung „Instabilitäten" vor allem solche im fertigen Arzneimittel, und zwar meist unter dem Einfluß von Umweltfaktoren (s. Abb. **22.2**).

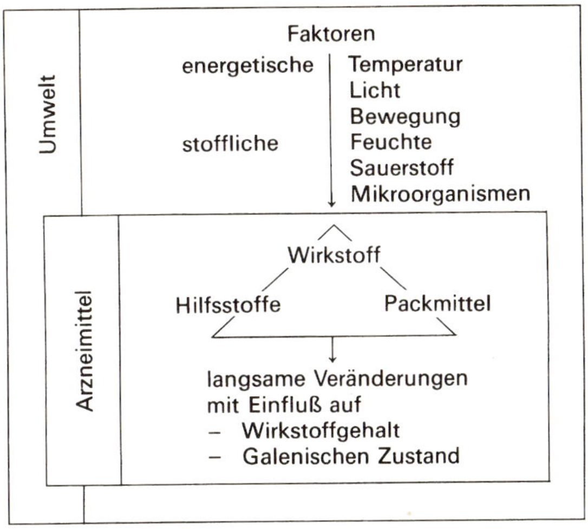

Abb. **22.2** Schema der wichtigsten Ursachen von Instabilitäten.

Alle relevanten Eigenschaften des Fertigarzneimittels sind zu Beginn seiner Laufzeit durch qualitative und quantitative Parameter in ihrem Niveau fixiert und in Form von Spezifikationen festgelegt. Sie beschreiben somit in ihrer Summe eine bestimmte Qualität. Arzneimittel liegen häufig in einem metastabilen Zustand vor. Metastabile Zustände tendieren dazu sich zu stabilisieren. Treten solche Veränderungen ein, dann ändert sich der ursprüngliche Zustand des Arzneimittels.

Diese Veränderungen können also selten vermieden, sondern überwiegend nur verzögert werden. Statt auf eine vollständige Verhinderung richten sich stabilisierende Maßnahmen auf eine Erniedrigung der Geschwindigkeit der Veränderungen. Daraus läßt sich in ähnlicher Weise, wie bei den Begriffen „Inkompatibilität – Kompatibilität" erläutert, der wahre Inhalt der positiven Bezeichnung „Stabilität" oder „Haltbarkeit" ableiten: Ein Arzneimittel ist solange als stabil oder haltbar zu bezeichnen, wie das Ausmaß der Veränderungen festgelegte Schwellenwerte der Spezifikationen nicht überschreitet (s. Tab. **22.1**).

Die APV-Richtlinie „Haltbarkeit und Stabilitätsprüfung von Arzneimitteln" definiert die Haltbarkeit folgendermaßen:

„Haltbarkeit bedeutet spezifikationsgerechte Qualität des Arzneimittels bis zum Ende der vom Hersteller festgelegten Laufzeit. Die Qualität des Arzneimittels wird dabei durch den Wirkstoffgehalt und die Reinheit, die sensorisch wahrnehmbaren, die physikalisch-chemischen und die mikrobiologischen Eigenschaften bestimmt …"

Tabelle **22.1** Schema zur Definition der Stabilität/ Haltbarkeit (in Anlehnung an die APV-Richtlinie)

Stabilität/Haltbarkeit	
Alle Qualitätsparameter des Arzneimittels entsprechen den Spezifikationen – unter definierten Lagerbedingungen – über einen begrenzten Zeitraum (Laufzeit) hinsichtlich	
Wirkstoffgehalt	galenischem Zustand
unmittelbar nach Herstellung ± 5% der Deklaration	sensorisch wahrnehmbare, physikalisch-chemische, mikrobiologische Eigenschaften gelten als gesichert, wenn
Während der Laufzeit ≥90% der Deklaration bzw. entsprechend den Vorschriften von Arzneibüchern, EG-Richtlinien u. a.	– Prüfergebnisse den Spezifikationen entsprechen – bestimmungsgemäße Anwendung möglich ist – auftretende Veränderung nicht die Akzeptanz durch den Verbraucher stört

Die in Tab. **22.1** genannten definierten Lagerungsbedingungen sind entsprechend der APV-Richtlinie „normale Lagerungsbedingungen“. Darunter ist „Lagerung in trockenen, belüftbaren Räumen unter Vermeidung von Fremdgeruch, sonstigen Kontaminationen und intensivem Licht bei Raumtemperaturen von 15 bis 25 °C ...“ zu verstehen. Bei begründeten Anforderungen sind „definierte Bedingungen“ entsprechend den Hinweisen des Herstellers für die Lagerung und Aufbewahrung einzuhalten.

Der „begrenzte Zeitraum“ ist die „Dauer der Haltbarkeit“ oder die „Laufzeit“. Er wird nach dem Arzneimittelgesetz von 1976, § 10, durch Angabe des Verfalldatums und des Hinweises „verwendbar bis ...“ offen auf dem Fertigarzneimittel angegeben.

Nach Anbruch eines Arzneimittels oder wenn es unmittelbar vor der Anwendung in seine anwendungsgerechte Form überführt werden muß, gilt eine „Aufbrauchsfrist“. Sinngemäß kann diese Frist auch auf individuell in der Apothekenrezeptur hergestellte Arzneimittel übertragen werden.

2 Ursachen von Inkompatibilitäten

Grundsätzlich können sowohl chemische wie physikalische Eigenschaften der Komponenten in einem System „Arzneiform“ zu Inkompatibilitäten führen. Sind Änderungen der physikalischen Eigenschaften des Systems die Folge, handelt es sich meist um manifeste Inkompatibilitäten. Sie sind leicht sensorisch zu erkennen und machen deshalb die Entscheidung über Verwendung oder Ablehnung für Hersteller und Patient leicht. Dagegen wird beim Auftreten von larvierten Inkompatibilitäten sensorisch eine spezifikationsgerechte Arzneiform vorgetäuscht: Es kann z. B. die Bioverfügbarkeit des Wirkstoffs aus der Arzneiform eingeschränkt sein, was für den Patienten nicht erkennbar ist.

Im Folgenden werden wichtige Eigenschaften von Wirkstoffen, Hilfsstoffen und Primärpackmitteln, die zu Inkompatibilitäten führen können, vorgestellt.

Chemische Ursachen

Elektrische Ladungen. Tragen ein Wirk- und ein Hilfsstoff derselben Arzneiform entgegengesetzte Ladungen, so kann Neutralisation dieser Ladungen durch Bildung von Salzen eintreten. Damit sind die Komponenten in der Regel zwar weiterhin chemisch-analytisch nachweisbar. Salze zwischen großen Ionen dissoziieren aber häufig nur schwach. Dadurch kann die Bioverfügbarkeit eines Wirkstoffs eingeschränkt sein. Bei derartigen Wechselwirkungen zwischen Hilfsstoffen kann aber auch z. B. ein für die physikalischen Eigenschaften der Zubereitung wichtiger Solvatisierungsgrad eines Hilfsstoffes vermindert sein (s. Abschn. 1.1, S. 432).

Ist der Wirkstoff ein Salz eines protonierten Alkaloids, so daß der therapeutisch wirksame Teil im Kation lokalisiert ist, müssen anionogene Hilfsstoffe vermieden werden. Solche sind z. B. die Konservierungsmittel Thiomersal und Sorbinsäure.

Bei den Hydrogelbildnern sind besonders viele anionogene in Gebrauch, wie Polyacrylate, Carboxymethylcellulose, Tragant, Gelatine vom Typ B. Kationogene Hydrogelbildner, wie Gelatine Typ A, sind dagegen seltener. Überzugsmaterialien für magensaftresistente Formen sind meist anionogen, wie Celluloseacetatphthalat und Polymethacrylate. Cremes vom Typ O/W enthalten häufig anionogene Tenside, wie das Natriumcetylstearylsulfat in der Wasserhaltigen hydrophilen Salbe des Arzneibuches.

Eine wichtige larvierte Inkompatibilität zwischen ionogenen Hilfsstoffen ist die Salzbildung zwischen einem kationogenen oder anionogenen Konservierungsmittel und entgegengesetzt geladenen weiteren Hilfsstoffen und die Änderung des pH-Wertes einer Zubereitung, die mit Sorbinsäure konserviert ist, durch Zusatz von Säuren oder Basen. Die Konzentration an freiem Konservierungsmittel kann dabei unter die minimale Hemmkonzentration sinken.

Darüber hinaus kann die Bindung eines Teils der Ionen eines für die physikalischen Eigenschaften wichtigen Hilfsstoffes das System soweit verändern, daß die Inkompatibilität aus diesem Grunde manifest wird. Als Folge können z. B. an einem Hydrogel mit einem anionogenen Gelbildner als gerüstbildender Komponente folgende Veränderungen eintreten: Durch die Bildung von Salzen mit einwertigen Gegenionen wird die Solvatation des Gelbildners erniedrigt. Eine nur geringe Verminderung der Wechselwirkung zwischen Gerüstbildner und flüssiger Phase wird die plastischen Eigenschaften – den Fließpunkt und nach dessen Überschreiten die Viskosität – verändern. Eine weitgehende Desolvatisierung kann das Gerüst zerstören und die Kolloide koagulieren. Salzbildung mit mehrwertigen Gegenionen in eher niedriger Konzentration vernetzt verschiedene Bezirke des Gerüstes und erhöht so den Fließpunkt, verfestigt also das Gel, womit ebenfalls die plastischen Eigenschaften nachteilig verändert werden.

Zusätze ionogener Hilfsstoffe können aber auch bei weiteren nichtionogenen Hilfsstoffen, z. B. Hydrogelbildnern, Störungen hervorrufen. Die starke Hydratisierung der Ionen entzieht den schwächer solvatisierten Hydrogelbildnern die Solvathülle, was zu ähnlichen Effekten führt wie die Salzbildung zwischen entgegengesetzt geladenen Ionen.

Diese Wechselwirkungen sind nicht auf eine Phase beschränkt. Überzieht man z. B. einen Kern mit basischer Komponente zum Zwecke der Magensaftresistenz mit einem sauren Hüllmaterial, können ebenfalls Salze gebildet werden, und zumindest die Magensaftresistenz wird vermindert. In einer Suspension kann ein Zusatz von ionogenen Hilfsstoffen zum Dispersionsmittel eine Änderung der Peptisation bewirken und so das Sedimentationsverhalten und die Aufschüttelbarkeit beeinflussen. Diese Wechselwirkungen sind durch die Zusammensetzung des Systems vorgegeben und somit den Inkompatibilitäten zuzuordnen. Im ersten Fall wird aber die Veränderungsgeschwindigkeit wegen des festen Aggregatzustandes klein sein; somit wird der Effekt auch als Instabilität auffallen.

Ionenaustausch. Hilfsstoffe, die wie z. B. Bentonit, Alkali- und Erdalkali-Ionen gegen H_3O^+-Ionen austauschen können, werden auch kationogene Wirk- und Hilfsstoffe binden können, sofern deren Molekülbau und -größe den Zutritt zu den austauschenden Gruppen erlauben. Bei Bentonit beeinflußt der Grad der Quellung mit Wasser das Ausmaß der Aufweitung der Schichtsilicat-Struktur und damit die Zutrittsmöglichkeit für große Kationen.

Elektronendonatoren und -akzeptoren sowie Komplexe. Freie Elektronenpaare an elektronegativen Gruppen von Hilfsstoffen können als Elektronen-Donatoren andere Komponenten über Gruppen mit einem Elektronendefizit als Elektronenakzeptoren binden.

Derartige Elektronendonatoren sind vor allem die Sauerstoff- bzw. Stickstoff-Atome in Ether-Brücken, Carbonyl-Gruppen und Amiden. Diese finden sich bei zahlreichen Hilfsstoffen in hoher Konzentration. Reich an Ether-Brücken sind Macrogole. Polyoxyethylen-Ketten finden sich auch als hydrophile Bausteine in nichtionogenen amphiphilen Hilfsstoffen, z. B. dem hydrophilen Tensid der Nichtionischen hydrophilen Creme des Arzneibuchs. Weitere verbreitete Hilfsstoffe mit großer Zahl von Ether-Brücken sind die Derivate der Cellulose. Carbonyl-Gruppen mit Elektronendonator-Eigenschaften sind in Polyvinylpyrrolidon enthalten.

Zur Bindung an diese Elektronendonatoren neigen Wirk- und Hilfsstoffe mit aciden Wasserstoff-Atomen, z. B. phenolische Hydroxy-Gruppen und acide Wasserstoff-Atome an CH_2-Gruppen in der Nachbarschaft stark elektronenziehender Atomgruppen.

Zuschlagstoffe in Ausgangsstoffen. Primärpackmittel (Kap. 21), die aus Polymeren bestehen, enthalten vielfach Zuschlagstoffe, um ihre Eigenschaften zu stabilisieren. Dies sind vor allem Weichmacher, Antioxidantien, Farbstoffe und UV-Strahlung absorbierende Stoffe. Diese Stoffe können in die Arzneiform einwandern, was als Migration bezeichnet wird, und dort Inkompatibilitäten hervorrufen. Ein Beispiel für den nachteiligen Effekt eines Zuschlagstoffes in einem Primärpackmittel ist das Bariumoxid in Gläsern, das mit Sulfat-Ionen im Füllgut zur Fällung von Bariumsulfat führt und damit z. B. in Parenteralia Schwebstoffe erzeugt.

Verunreinigungen in Ausgangsstoffen. In Polymeren könnnen aus der Synthese Reste von Katalysatoren, Reaktionsbeschleunigern, Oxidationsmitteln, Reduktionsmitteln oder Bleichmitteln enthalten sein. So enthalten Macrogole häufig Reduktionsmittel, vor allem Aldehyde. Stellt man z. B. eine Silbernitrat-Salbe mit Macrogol-Salbe als Grundlage her, beobachtet man häufig eine schwarze Verfärbung durch reduktiv ausgefälltes Silber.

An der Oberfläche von polymeren Primärpackmitteln haften häufig Formentrennmittel wie Paraffine und Silicone, die in die Arzneiform übertreten können.

Aus der Nachbehandlung von polymeren Packmitteln und auch von Drogen können weitere, reaktive Verunreinigungen stammen, z. B. Ethylenoxid und seine Abbauprodukte Ethylenglykol und Ethylenchlorhydrin. Auch natürliche Polymere werden zum Einsatz in der Pharmazie mit chemischen Methoden behandelt, wie z. B. Proteine und Polysaccharide mit Formaldehyd zur Desinfektion, so daß Reste von Formaldehyd enthalten sein können. Lange bekannt sind die Verunreinigungen von aus natürlichen Rohstoffen gewonnenen Polysacchariden mit Oxidasen und Peroxidasen.

Besondere Reaktionen. Amino-Gruppen in Wirk- und Hilfsstoffen reagieren mit reduzierenden Zuckern, die als Hilfsstoffe in festen Arzneiformen oft verwendet werden, nach der Maillard-Reaktion. Vitamin C ist in Multivitaminpräparaten unverträglich mit Vitamin B 12, da es mit dem dreiwertigen Cobalt reagiert, sowie mit Schwermetallen wie Fe^{3+} in Wirk- und Hilfsstoffen.

Physikalische Ursachen

Flüssige und streichbare Arzneiformen. Verteilung von Wirk- und Hilfsstoffen zwischen verschiedenen Phasen und Anreicherung an Phasengrenzflächen können meist mittelbar zu larvierten Anreicherungen aber auch zu manifesten Inkompatibilitäten führen. Konservierungsmittel in Mehrphasensystemen sollen vor allem die wäßrige Phase schützen. Durch Verteilung dieser häufig recht lipophilen Stoffe zwischen den hydrophilen und lipophilen Phasen in Emulsionen und Cremes kann die minimale Hemmkonzentration in der wäßrigen Phase unterschritten werden.

Gelöste Komponenten einer Arzneiform, vor allem eher lipophile Wirk- und Hilfsstoffe, können an die ebenfalls meist lipophile Oberfläche von polymeren Primärpackmitteln sorbiert werden. Wegen der weitmaschigen Struktur der Polymere und wegen ihres lipophilen Charakters stellen diese aber auch Verteilungsräume für lipophile Komponenten aus der Arzneiform dar, so daß sich ein Verteilungsgleichgewicht einstellen kann. Auch diese Erscheinung besitzt besondere Bedeutung für die ausreichende Konservierung von wasserhaltigen Arzneiformen.

Emulsionen und Cremes werden durch amphiphile Hilfsstoffe stabilisiert, die vor allem die Grenzflächen zwischen den Phasen belegen. Neben der Stabilisierung des Mehrphasensystems können sie aber auch als Lösungsvermittler für schwerlösliche Wirk- und Hilfsstoffe wirken.

Damit werden letztere auch in der Grenzfläche festgehalten und ihre freie Konzentration vermindert. Die Übergänge zwischen physikalischen und chemischen Eigenschaften sind hier fließend (s. Elektronendonatoren und -akzeptoren, S. 435).

Feste Arzneiformen. Bei festen Arzneiformen sind vor allem Änderungen des Aggregatzustandes als manifeste Inkompatibilitäten zu beachten. Bestimmte Kombinationen von zwei oder mehr kristallinen Stoffen mit im allgemeinen niedrigen Schmelzbereichen bilden eutektische Gemische unter Verflüssigung. Dies tritt z. B. beim Verreiben, Trocknen oder Tablettieren auf.

Manche organischen Polymere und Salze von Wirkstoffen sorbieren bei relativen Luftfeuchten, die Wasserdampfdrücken oberhalb desjenigen über ihrer gesättigten Lösung entsprechen, an ihrer Oberfläche soviel Wasser, daß eine gesättigte Lösung entsteht. Da dann der Dampfdruck von Wasser über dieser gesättigten Lösung niedriger ist als in der umgebenden Gasphase, wird mehr und mehr Wasserdampf aufgenommen, bis vollständige Verflüssigung eingetreten ist. Dies ist bei Salzen schwacher Säuren und protonierter schwacher Basen zu erwarten und wird, z. B. bei Cholinhydrogentartrat oberhalb 20%, bei Choliniodid oberhalb 70% relativer Feuchtigkeit beobachtet.

Macrogole lösen manche Primärpackmittel, z. B. Polyvinylchlorid und Überzugslacke in Metalltuben auf.

Eher larvierte Inkompatibilitäten aus physikalischen Gründen sind Entmischungen von Pulvern während der Verarbeitung zu Kapseln oder Tabletten. Sehr stark divergierende pulvertechnologische Eigenschaften der Komponenten in einem Haufwerk, wie z. B. deren Partikelgrößenverteilung, Partikelform, Dichte, Oberflächenenergie mit Neigung überwiegend zu Kohäsion, behindern die Bildung einer homogenen Mischung und fördern die Entmischung bei Bewegung.

3 Ursachen von Instabilitäten

Instabilitäten können sowohl von den Eigenschaften von Wirkstoffen, von Hilfsstoffen als auch von Primärpackmitteln ausgehen. Sie können auf chemischen, physikalischen und mikrobiologischen Wechselwirkungen beruhen.

Chemische Ursachen

Die meisten gegenüber Veränderung empfindlichen Wirk- und Hilfsstoffe sind organischer Natur. Sie werden vor allem durch Solvolyse, Oxidation, Decarboxylierung, Isomerisierung oder Photolyse verändert und verlieren damit ihre Wirksamkeit.

Beispiele für die besonders häufige Solvolyse mit dem Lösungsmittel Wasser, die Hydrolyse, sind in Tab. **22.2** zusammengefaßt. Der hydrolytische Angriff auf eine der angeführten Gruppen kann irreversibel oder reversibel sein. Die Spaltprodukte können als solche beständig und damit Endprodukte der Reaktion sein, z. B. Säureanion und Alkohol bzw. Amin bei der Hydrolyse in alkalischer Lösung. Neben Spaltprodukten können bei der Hydrolyse aber auch Produkte aus Folgereaktionen resultieren. Auch sterische Änderungen können über Hydrolysen ablaufen, wie die Racemisierung von Noradrenalin, die Epimerisierung von Pilocarpin, Reserpin und Tetracyclin. Ester-Gruppen können als Transacylierung von einer Hydroxy-Gruppe hydrolysiert und mit einer anderen zu einem stabileren Produkt kondensiert werden, wie die Umwandlung von β-Acetyldigoxin zu α-Acetyldigoxin bis zu einem Gleichgewicht. Diese Transacylierung ist auch zwischen verschiedenen Komponenten möglich, z. B. acetyliert die Acetylsalicylsäure die freien Hydroxy-Gruppen von Partialglyceriden im Hartfett von Suppositorien.

Wichtige oxidativ angreifbare Gruppen in Molekülen sind in Tab. **22.3** zusammengefaßt.

Decarboxylierungen treten häufig bei Carboxy-Gruppen an aromatischen Verbindungen auf, z. B. *p*-Aminosalicylsäure, oder in Molekülen, bei denen in unmittelbarer Nachbarschaft elektronenziehende Gruppen vorhanden sind. Sie sind meist Folgereaktionen von Hydrolysen, z. B. bei Barbitursäuren und bei Phenprocoumon.

Verbindungen mit konjugierten Doppelbindungen neigen zur Absorption von Strahlung und Abspaltung von Elektronen. Dabei werden zunächst mesomeriestabilisierte Radikale gebildet, die sich nachfolgend zersetzen. Auf diese Weise werden z. B. Phenothiazine, Pyrazolone, Menadion und Nifedipin photolytisch zersetzt.

Tabelle **22.2** **Hydrolytisch angreifbare Gruppen** in organischen Verbindungen und Beispiele von Wirkstoffen, bei denen die Hydrolyse dieser Gruppen Ursache für Instabilität ist

Gruppe	Wirkstoff-Beispiel
Ester	Acetylsalicylsäure, Atropin, Hydrocortisonacetat, Procain, Reserpin
Lactone	Cumarin und Derivate, Pilocarpin
Säureamide	Chloramphenicol, Nicotinamid, Leucomycin
Lactame	Barbitursäuren, Cycloserin, Cephalosporine, Penicillin, Acetazolamid, Benzodiazepine
Azomethine	Benzodiazepine
Acetale	Glykoside, auch Thioglykoside, Erythromycin, Neomycin
Phenolether	Codein, Propranolol
Epoxide	Scopolamin
Thiazole	Thiamin

Tabelle **22.3** **Oxidativ angreifbare Gruppen** in organischen Verbindungen und Beispiele von Wirk- und Hilfsstoffen, bei denen die Oxidation solcher Gruppen Ursache für Instabilitäten ist

Gruppe	Wirkstoff-Beispiel
Olefine	Carotinoide, Vitamin A, ungesättigte Fettsäuren, Glyceride und andere Ester von ungesättigten Fettsäuren
Aldehyde	Benzaldehyd, Zimtaldehyd
Alkohole	allgemein primäre und sekundäre Alkohole sowie Thioalkohole
Ether	Benzhydrylether, Macrogole, Thioether
Endiole	Ascorbinsäure
Ketone	Prednisolon, Dexamethason, Hydrocortison, Thioketene
Phenole	Morphin, Apomorphin, Adrenalin, α-Methyldopa
Amine	Reserpin, Morphin, Ergotamin

Aldehyde und Peptid-Antibiotika neigen zu Polymerisationen, z. B. Formaldehyd, Glucose über 5-Hydroxymethylfurfural.

Beschleunigend für Hydrolysen und Oxidationen, aber auch für andere Reaktionen wirkt ein hoher pH-Wert. Häufig bildet sich dieser durch Ionenaustausch von Glas als Primärpackmittel für Lösungen, wobei Na^+-Ionen aus dem Glas gegen H_3O^+ aus dem Wasser ausgetauscht werden.

Physikalische Ursachen

Dispersitätsgrad von festen Phasen. Sehr kleine Partikeln im Grenzgebiet zwischen feindispers und kolloiddispers besitzen im Verhältnis zu großen Partikeln eine höhere Grenzflächenenergie und damit eine höhere Löslichkeit, die mit Gl. (1) nach Ostwald-Freundlich beschrieben werden kann (s. auch Kap. 4, Abschn. 2.3.4):

$$\ln\left(\frac{C_{s,1}}{C_{s,0}}\right) = \left(\frac{\gamma M}{\sigma RT}\right)\left(\frac{1}{r_1} - \frac{1}{r_0}\right) \qquad (1)$$

worin die Indices 0 für die Referenz-Partikelgröße, 1 für eine kleinere Partikelgröße stehen und C_s die Löslichkeit [Mol l^{-1}], γ die Grenzflächenspannung [N m^{-1}], M die Molmasse [g Mol^{-1}], σ die Dichte [kg l^{-1}], R die allgemeine Gaskonstante [J kg^{-1} Mol^{-1}], T die absolute Temperatur [K] und r die entsprechenden Radien [m] der betrachteten Partikeln bedeuten. Aus thermodynamischen Gründen kann die Löslichkeit einer Substanz aus kleinen Partikeln in einem System aus fester (Substanz) und flüssiger (Lösung) Phase nur temporär erhöht sein. Deshalb können übersättigte Lösungen entstehen, die beim Kristallisieren die Partikelgrößenverteilung zu größeren Partikeln hin verschieben. Besonders wichtig ist diese Veränderung in Gegenwart von Lösungsmitteln, z. B. in Suspensionen oder im kohärenten flüssigen Anteil von Gelen. Schwankungen in der Temperatur oder Änderungen der Zusammensetzung durch Verdampfungsverlust an Lösungsmittel fördern dieses Partikelwachstum. In festen Dispersionen (Kap. 7. Abschnitt 4.2.2 und Kap. 14, Abschn. 1 und Kap. 4, Abschn. 2.3.4) kann das Gleichgewicht zwischen den verschiedenen Zustandsformen des Wirkstoffs, z. B. molekulardispers (gelöst), an Trägermaterial gebunden und kolloiddispers, entweder sich nur langsam einstellen oder durch geringe Veränderungen bei Einflußgrößen (Temperatur, Wassergehalt) verschoben werden. Auch hier wird sich der Dispersitätsgrad zu größeren Partikeln verschieben.

In allen Fällen wird eine verminderte Lösungsgeschwindigkeit resultieren, eventuell verbunden mit einer verminderten Bioverfügbarkeit.

Energiereiche Strukturen. Feste Phasen können in metastabilen Formen vorliegen, die in stabilere übergehen. So können amorphe Teilchen kristallisieren, metastabile Kristallmodifikationen können sich in stabile umwandeln.

Der Beginn solcher Umwandlungen und deren Geschwindigkeit sind kaum vorherzusagen. Hoher Tablettierdruck scheint kleinste Bereiche mit höherer Energie zu erzeugen, in denen die Umwandlung beginnen kann.

Lange Induktionszeiten sind zu erwarten. Eine einmal begonnene Umwandlung kann aber in sehr kurzer Zeit vollständig ablaufen.

In gleicher Weise können Hilfsstoffe betroffen sein, die dann indirekt das Verhalten des Wirkstoffs ändern. Ein Beispiel ist das Nachhärten von Suppositoriengrundmassen. Es wird verursacht durch Umkristallisation von Glyceriden und durch Wechselwirkungen zwischen Wirk- und weiteren Hilfsstoffen und den Hydroxy-Gruppen von Partialglyceriden im Hartfett. Änderungen im Schmelzverhalten, den Fließeigenschaften nach dem Schmelzen und der Bioverfügbarkeit aus den Suppositorien können die Folge sein.

Sorption von Wasserdampf. Sorptionen erfolgen an Phasengrenzflächen. Deshalb werden durch Sorption alle Eigenschaften beeinflußt, die von der Oberfläche abhängen. Belegung mit Fremdstoffen verändert durch Einfluß auf die kohäsiven Eigenschaften das Fließvermögen und die Schüttdichte von Pulvern. Adhäsionskräfte können vermindert werden, wodurch Benetzung und Aufsaugvermögen von Pulvern und die mechanische Festigkeit von Tabletten beeinflußt werden.

Wasserfreie Phasen können durch Sorption von Wasser aus der umgebenden Atmosphäre oder – zum Beispiel in gasdichter Verpackung – durch Umverteilung von desorbiertem Wasser anderer Komponenten Hydrate bilden. Dies ist bei Wirkstoff-Partikeln wie auch bei Hilfsstoffen möglich, zum Beispiel bei Füllstoffen oder Bindemitteln, in Granulaten und Tabletten. Diese Produkte werden eine geringere spezifische Lösungsgeschwindigkeit, wenn nicht gar eine schlechtere Bioverfügbarkeit aufweisen. Bei komplizierten Arzneiformen, wie Schicht- und Manteltabletten, ist die Auswirkung kaum vorhersehbar. Auch Kapselhüllen aus Hart- bzw. Weichgelatine ändern ihre mechanischen und Zerfallseigenschaften mit dem Wassergehalt. Ein hoher Wassergehalt führt zur Verklebung und beeinträchtigt zumindest die bestimmungsgemäße Anwendung. Ein niedriger Wassergehalt hat Versprödung mit Rissen in der Hülle zur Folge.

Rheologische und andere mechanische Eigenschaften von flüssigen und streichbaren Formen. Die entscheidenden Parameter für die rheologischen Eigenschaften von Gelen sind der Fließpunkt und bei höheren Scherkräften die Viskosität. Wird die Dispersität des Gelbildners verändert, werden beide Parameter beeinflußt. Die Ursachen können Änderungen der Solvatisierung sein. Bei ionogenen Hydrogelbildnern sind auch Unterschiede im Neutralisationsgrad der ionogenen Gruppen ins Auge zu fassen.

Ein stabiles Gleichgewicht zwischen der Bindung von Solvathüllen einerseits und benachbarten Makromolekülen andererseits an gerüstbildende Kolloide stellt sich oft nur langsam ein. Störungen werden vor allem durch thermische und mechanische Belastung hervorgerufen, z.B. beim Schmelzverfahren bzw. beim Bearbeiten in der Salbenmühle.

Dispersitätsgrad von flüssigen Phasen. Temperaturschwankungen während der Lagerung bedingen Änderung von Löslichkeiten. In Emulsionen ist die Löslichkeit der Emulgatoren in beiden Phasen unterschiedlich abhängig von der Temperatur. Im allgemeinen werden nichtionogene Emulgatoren bei Temperaturerhöhung lipophiler, so daß eine Verteilung W/O bevorzugt wird, während Abkühlen eine Verteilung O/W begünstigt. Damit wird die Emulsion weniger stabil, und Koaleszenz wird erleichtert. Weiterhin fördert die niedrigere Viskosität bei höheren Temperaturen das Aufrahmen oder Sedimentieren und bringt die dispergierte Phase in engen Kontakt.

Primärpackmittel. Bei Polymeren als Primärpackmittel (s. Kap. 21, Abschn. 2.2) sind wichtige, stabilitätsrelevante Eigenschaften einerseits die Struktureigenschaften selbst, andererseits das Vermögen, notwendige Zuschlagstoffe zu binden. Vielfältige Zuschlagstoffe sind aber nötig, um chemische Abbaureaktionen und physikalische Veränderungen des Packmittels zu verhindern.

Änderungen der Temperatur und mechanische Belastung können neben augenfälligen Einflüssen auf die mechanischen Eigenschaften, wie Festigkeit, Elastizität und Dichtigkeit, die Porosität und damit die Permeabilität erhöhen. Auch die Migration von Zuschlagstoffen aus dem Packmittel verändert die Permeabilität des verbleibenden Materials. Stoffe aus der Umwelt, z.B. Sauerstoff oder Wasserdampf, wandern schneller in das Füllgut. Es können auch Verluste an Komponenten des Füllgutes gefördert werden, wie z.B. die Diffusion ätherischer Öle oder das Absorbieren und nachfolgende Austreten lipophiler Bestandteile aus flüssigen und streichbaren Arzneiformen.

Bei Glas als Primärpackmittel ist vor allem die Abgabe von Alkali-Ionen für die Stabilität von Bedeutung. Sie erfolgt über lange Zeit und ändert den pH-Wert im Füllgut. Enthält das Füllgut hydrolytisch empfindliche Komponenten, wird die von Hydroxyl-Ionen katalysierte Hydrolyse gefördert, bei oxidationsempfindlichen Komponenten wird hierdurch deren Oxidation beschleunigt. Freie Basen können aus ihren Salzen in Abhängigkeit von ihrem pK_a-Wert und der Löslichkeit der nicht protonierten Form gefällt werden.

Mikrobiologische Ursachen

Für den Gehalt an Mikroorganismen, eventuell auch an Pyrogenen, sind zwei Gesichtspunkte von Bedeutung:

- die Vermehrung von Mikroorganismen während der Herstellung und/oder das Eindringen und Vermehren während der Lagerung,
- das Eindringen von Mikroorganismen und deren Vermehrung nach Anbruch des Arzneimittels während wiederholter Anwendung, was als Rekontamination bezeichnet wird.

Konservierungsmittel sollen das Überleben und Vermehren der Mikroorganismen verhindern. Sie sind damit für die Erhaltung der Qualität des Arzneimittels besonders wichtig. Deshalb müssen sie hinsichtlich Inkompatibilitäten und Instabilitäten mit derselben Sorgfalt untersucht werden wie ein Wirkstoff.

Der Ausgangsgehalt an Keimen, die Dichtigkeit der Verpackung und eine genügende Konzentration an freiem Konservierungsmittel in der jeweiligen wäßrigen Phase bestimmen den mikrobiologischen Status eines Arzneimittels. Die Rekontamination kann wesentlich von der Konstruktion und Handhabbarkeit von Verschlüssen und Applikationsvorrichtungen abhängen.

Neben der minimalen Hemmkonzentration konservierender Zusätze bekommt auch die Geschwindigkeit der Keimreduktion Bedeutung, da die durch Rekontamination steigende Keimzahl möglichst innerhalb eines Applikationsintervalls um einige Zehnerpotenzen wieder reduziert werden soll.

4 Dauer der Haltbarkeit, definierte Lagerungsbedingungen

Die Laufzeit eines Arzneimittels muß nicht so lang sein wie möglich. Für den Vertriebsweg über den Einzelhandel werden allgemein fünf Jahre als ausreichend angesehen, und für diesen Zweck sieht das Arzneimittelgesetz eine Mindest-Laufzeit vor. Öffentliche Institutionen wie Zivil- und Katastrophenschutz und Bundeswehr lagern große Arzneimittelmengen möglichst über zehn und mehr Jahre.

Es ist ökonomisch nicht zu vertreten, ein Arzneimittel zur Produktionsreife zu entwickeln, anschließend über die volle vorgesehene Laufzeit zu lagern und dann zu prüfen, ob die Anforderungen an die Qualität noch eingehalten werden. Deshalb wird die Vorhersage der Laufzeit besonders wichtig. Gemäß der Definition in Abschn. 1, S. 434, sind dafür definierte Lagerbedingungen entscheidend.

4.1 Klimazonen

Voraussetzung ist eine vernünftige Anforderung für die Lagerungsbedingungen hinsichtlich Temperatur und relativer Luftfeuchtigkeit. Die Anforderung muß sich nach der Klimazone richten, für welche die Laufzeit bestimmt wird.

Zu diesem Zweck wurde die Erde vereinfachend in vier Klimazonen aufgeteilt (s. Tab. **22.4**).

Tabelle **22.4** Klimazonen zur Definierung von Lagerungsbedingungen für Arzneimittel (nach Grimm und Schepky, 1980)

Zone	Klima	Beispiele für Länder
1	gemäßigt	nordeuropäische Länder
2	mediterran, subtropisch	südeuropäische Länder
3	heiß-trocken	
4	heiß-feucht, tropisch	

Innerhalb der Zonen müssen die starken tages- und jahreszeitlichen Schwankungen typischer Aufbewahrungsbedingungen ausgeglichen werden. Der Einfluß der Temperatur auf die Geschwindigkeit von Zersetzungsreaktionen ist nicht linear (s. Kap. 3, Abschn. 1.2). Der Durchschnittswert der jeweiligen Temperaturen über die entsprechenden Zeiten gibt deshalb den Effekt nicht korrekt wieder. Vielmehr führt ein Mittelwert zu falschen, weil zu günstigen Vorhersagen.

4.2 Kinetische Durchschnittstemperatur

Unter Annahme einer durchschnittlichen Aktivierungsenergie nach Arrhenius wird der exponentielle Einfluß der Temperaturen der zwölf Monate des Jahres errechnet und aufsummiert. Hierzu wurde ein geeigneter Ausdruck für T aus der Arrhenius-Gleichung (s. Kap. 3, Abschn. 2) abgeleitet:

$$T = \frac{E_A}{R} \cdot \frac{1}{-\ln e^{-\frac{E_A}{RT}}} \qquad (2)$$

Werden nun die Exponentialterme für zwölf monatliche Durchschnittstemperaturen T_i aufsummiert, so kann die kinetische Durchschnittstemperatur T_{kin} für das Jahr errechnet werden.

$$\overline{T}_{kin} = \frac{E_A}{R} \cdot \frac{1}{-\ln \frac{1}{12} \cdot \sum_1^{12} e^{-\frac{E_A}{RT_i}}} \qquad (3)$$

Als durchschnittliche Aktivierungsenergie werden 82 kJ · mol^{-1} eingesetzt. Dieser Wert ergibt sich aus einer Vielzahl von publizierten Aktivierungsenergien für haltbarkeitsrelevante Reaktionen von Wirkstoffen in Modellsystemen und Arzneimitteln.

Für die vier Klimazonen ergeben sich danach gerundet die kinetischen Durchschnittstemperaturen in Tab. **22.5**.

4.3 Relative Luftfeuchte

Die meisten Wirkstoffe, aber auch die meisten Zubereitungen, nämlich alle „trockenen" Arz-

Tabelle **22.5** Lagerbedingungen für die Klimazonen (nach Grimm und Krummen, 1993)

Klimazone	kinetische Durchschnittstemperatur (°C)	mittlere relative Luftfeuchtigkeit (% *rF*)	p_{H_2O} (hPa)
1	21	45	11,2
2	**25**	**60**	**19**
3	31	40	18
4	31	70	31,5

neiformen, sind empfindlich gegenüber Wasserdampf (s. Abschn. 3). Die entsprechenden mittleren Luftfeuchtigkeiten (in % *rF* und als Wasserdampfpartialdruck in hPa) sind in Tab. **22.5** aufgeführt.

Um den freien Austausch und die entsprechende Lagerung von Fertigarzneimitteln zwischen den Ländern der beiden Klimazonen 1 und 2, welche die Länder der EG umfassen, zu ermöglichen, werden alle für den gemeinsamen Markt innerhalb der EG vorgesehenen Arzneimittel für die Klimazone 2 entwickelt. Auf diese Weise werden für die betreffenden Länder die jeweils ungünstigsten Lagerbedingungen angenommen. Zugleich wird der Export nach den USA und Japan berücksichtigt, weil diese Gebiete ebenfalls höchstens in die Klimazone 2 fallen.

5 Ermittlung der Haltbarkeit

5.1 Alternativen zur Vorhersage der Haltbarkeit

Prinzipiell sind zwei Wege möglich, um eine Vorhersage der Laufzeit zu ermöglichen (s. Abb. **22.3**):

- Extrapolation des Ausmaßes der Qualitätsminderung, ausgehend von Anfangswerten, unter normaler Lagerungsbedingung (z. B. 25° C, 60% r. F., entsprechend Klimazone 2),
- Extrapolation der Geschwindigkeitskonstanten *K*, für die Abbaureaktion auf der Basis der Arrhenius-Gleichung, ausgehend von Werten für *K* bei verschiedenen, erhöhten Belastungsniveaus hinsichtlich Temperatur und Feuchte.

Vorhersage der Laufzeit aus	
Anfangswerten bei normaler Lagerbedingung	Veränderungsablauf bei erhöhter Belastung auf den Niveaus 1, 2, 3, 4, 5

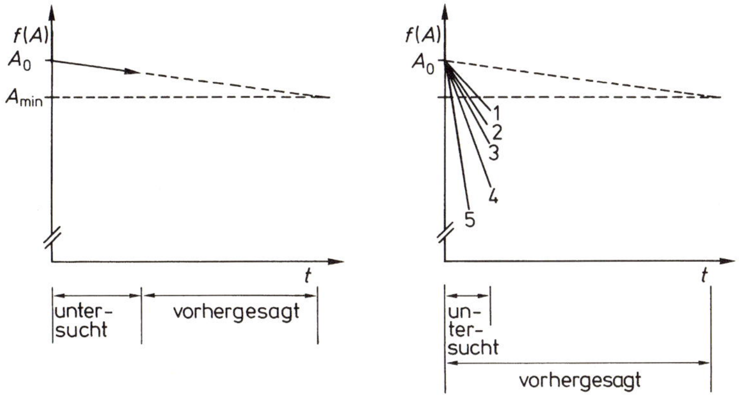

Voraussetzungen	
selektive und empfindliche Analysenmethoden stehen zur Verfügung, um die Resultate der Veränderung, z. B. Zersetzungsprodukte, zu messen.	Zwischen den Belastungsniveaus besteht ein statistisch gesicherter Zusammenhang

Gefahren für eine falsche Vorhersage	
Autokatalyse	Änderung des Mechanismus unterhalb Belastungsniveau 1

Abb. **22.3** Vorhersage der Geschwindigkeit von Qualitätsminderungen am Beispiel der Abnahme des Wirkstoffgehaltes durch Zersetzung.

5.1.1 Normale Lagerungsbedingungen

Wie in Kap. 3 (Abschn. 1.1.3) bereits erwähnt, spielt die Reaktionsordnung innerhalb der Grenzen zwischen 100 und 90% der Deklaration für den Wirkstoffgehalt eine geringe Rolle. Deshalb kann vereinfachend eine Reaktion formal 1. Ordnung für die Vorhersage benutzt werden. Wichtige Voraussetzungen sind haltbarkeitsspezifische Analysenmethoden und die Sicherheit, daß autokatalytische Veränderungen ausgeschlossen werden können. Andernfalls könnte der Untersuchungszeitraum zwar in der Initialphase, der Vorhersagezeitraum aber in der Beschleunigungsphase liegen. Es kommt nun darauf an, für die ermittelten Wertepaare $(A, t)_i$ eine Regressionsgerade im halblogarithmischen System und die unteren Vertrauensgrenzen für den zu extrapolierenden Bereich zu errechnen (s. Abb. **22.4**). Für nähere Einzelheiten muß auf die Spezialliteratur verwiesen werden (Ebel et al., 1989; Feltkamp et al., 1983).

5.1.2 Kurzzeitversuche bei erhöhter Belastung

Die Arrhenius-Gleichung (s. Kap. 3, Abschn. 2) vermittelt den Zusammenhang zwischen den bei erhöhten Temperaturen bestimmten Reaktionsgeschwindigkeitskonstanten. Sie erlaubt damit auch eine Extrapolation auf normale Lagerungsbedingungen, entsprechend der vorgesehenen Klimazone, wenn bestimmte Voraussetzungen erfüllt sind:

- Die chemische Reaktion muß auf thermischen Ursachen beruhen, was einen Wert für die Aktivierungsenergie zwischen etwa 40 und 120 kJ · mol^{-1} bedeutet. Bei sehr viel kleineren Aktivierungsenergien bringen erhöhte Belastungen keinen Vorteil.

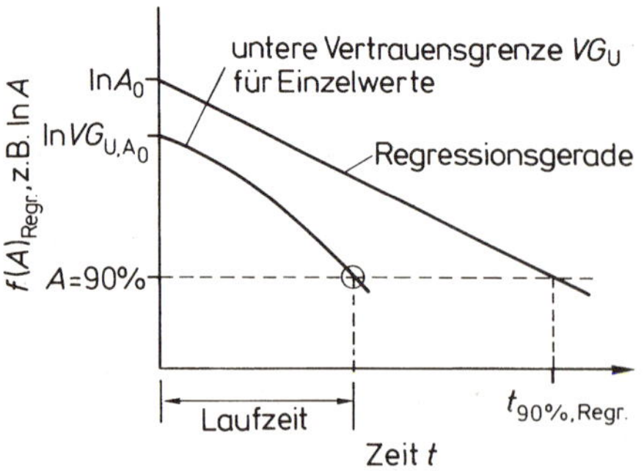

Abb. **22.4** Bestimmung der Laufzeit mit wählbarer statistischer Sicherheit durch Berechnung der Vertrauensgrenze (nach Feltkamp et al., 1983).

- Der Mechanismus der Reaktion darf sich zwischen dem untersuchten Temperaturintervall und der Temperatur der Extrapolation nicht ändern.
- Es muß sich um eine homogene Reaktion handeln, nur hier besitzt die Arrhenius-Gleichung Gültigkeit. Auch für heterogene Reaktionen wurden bereits nach dem gleichen Formalismus erfolgreiche Extrapolationen aus Streßversuchen publiziert, doch ist ihre Brauchbarkeit bisher auf den Einzelfall beschränkt.

Isotherme, erhöhte Belastung

Geschwindigkeitskonstanten z. B. für die Zersetzung werden bei verschiedenen, erhöhten Temperaturen, meist im Bereich von 40 bis 70 °C, bestimmt. Diese Temperaturen werden während des Versuchs konstant gehalten. Um anschließend mit Hilfe der Arrhenius-Gleichung auf die Temperatur der vorgesehenen Klimazone extrapolieren zu können, werden in der Regel 4, besser 5 Temperaturen gewählt. Bei beispielsweise 5 Temperaturen verbleiben für eine vorläufige Schätzung der Zuverlässigkeit der Extrapolation mittels linearer Regression der transformierten Werte für die Reaktionsgeschwindigkeitskonstante ($\ln k_i$) und der Temperatur (^1T_i) nur noch 3 Freiheitsgrade, da 2 für die vorläufige Schätzung der Parameter A und E_A verlorengehen.

Nicht-isotherme, erhöhte Belastung

Da die Arrheniusgleichung die Variablen k und T funktional verknüpft, ist es auch möglich, während einer beschleunigten Haltbarkeitsuntersuchung die Temperatur nach einer festgelegten Zeitfunktion zu ändern. Dadurch reduziert sich die oben beschriebene Vielzahl von Versuchen (je T mindestens 1) auf nur einen Versuch. Zahlreiche Funktionen werden für $T = f(t)$ vorgeschlagen, die jeweils verschiedene Vorteile hinsichtlich der mathematischen und statistischen Behandlung bieten.

Ein Beispiel ist die Funktion:

$$\frac{1}{T} = \frac{1}{T_{t=0}} - a \cdot t \qquad (4)$$

mit a als Heizgeschwindigkeitskonstante ($Zeit^{-1}$).

Dieses Vorgehen ist vor allem für orientierende Versuche und für Untersuchungen an reinen Wirkstofflösungen geeignet. Für den Einsatz in der pharmazeutischen Qualitätssicherung fehlt die Möglichkeit, das Probenziehen am selben Ansatz zu wiederholen; zudem wird bei langsamen Reaktionen das Einhalten der Temperatur/Zeit-Funktion über große Zeiträume zu aufwendig.

5.2 Praktische Stabilitätsprüfung

Im Rahmen der Vorbereitungen des Gemeinsamen Marktes in der EG sind Regeln und Richtlinien der EG herausgegeben worden, welche eine einheitliche Qualität von Arzneimitteln, auch in Bezug auf die Haltbarkeit, innerhalb der EG sicherstellen sollen. Darin werden die Haltbarkeitsangaben auf die ungünstigsten Klimabedingungen innerhalb der EG bezogen (Zone 2, s. Tab. **22.5**). Sowohl an einem neuen Wirkstoff, als auch an einem Fertigarzneimittel sollen neben Untersuchungen zur Haltbarkeit unter normalen Lagerbedingungen, nunmehr also bei 25 °C und 60% *rF*, auch solche bei erhöhter Belastung vorgenommen werden. Zusätzlich sollen alle Prüfungen an mindestens 2 Chargen erfolgen. Ziel ist, die Haltbarkeitsdauer zu ermitteln und Empfehlungen für die Lagerungsbedingungen des Arzneimittels zu geben sowie ggfs. Aufbrauchfristen festzulegen.

Während der ersten Stufen der Entwicklung eines Arzneimittels aus dem Wirkstoff wird vor allem erhöhte Belastung mit energetischen und stofflichen Faktoren eingesetzt. Während der Entscheidung über die Formulierung, also etwa bei Herstellung der Muster für die klinische Prüfung, wird die Haltbarkeitsprüfung auch auf die vorgesehenen normalen Lagerungsbedingungen ausgedehnt; Muster werden für Untersuchungen über einen langen Zeitraum eingelagert. Dies dient der Überprüfung der vorausgesagten Stabilität, wenn ein funktionaler Zusammenhang zwischen den Niveaus der Belastung besteht, wie dies bei chemischen Abbaureaktionen in homogenen Systemen der Fall ist. Bei heterogenen Systemen ist eine Vorhersage oft schwierig, und die Beurteilung der Stabilität **physikalischer** Eigenschaften ist auf diese Weise bisher nicht möglich. Hier hat die frühzeitige Einlagerung von Mustern bei normaler Belastung besondere Bedeutung. Die **mikrobiologische** Stabilität läßt sich einerseits direkt beschleunigt prüfen, indem das Prüfgut mit Keimen verschiedener Art und Anzahl kontaminiert wird. Andererseits hat die Verschlechterung physikalischer Eigenschaften eines Arzneimittels oft eine erhöhte Anfälligkeit für den Befall mit Keimen und deren Vermehrung zur Folge. Für diesen Fall ist eine beschleunigte Prüfung schwierig.

Tabelle **22.6** Abnahme des Wirkstoffgehaltes in %, die bei gegebenem Variationskoeffizient (VK) und gegebener Analysenzahl (*n*) noch signifikant erkannt werden kann (P = 0,95) (aus Grimm, 1985).

VK (%)	Analysenzahl *n*		
	2	3	5
0,5	4,5	1,2	0,6
1	9	2,5	1,2
2	18	5	2,5
5	45	12	6,2

5.2.1 Analytische Voraussetzungen

Grundlegende Voraussetzung für Folgerungen und Berechnungen ist eine Analysenmethode, die das Ergebnis der Veränderung, d.h. das Reaktionsprodukt, zweifelsfrei und genau bestimmen läßt. Bestimmt man nur die Restmenge an unverändertem Wirkstoff, so verhindert meist die Varianz des Analysenergebnisses, daß eine Abnahme im Wirkstoffgehalt von wenigen Prozent mit vertretbarem Aufwand sicher erfaßt werden kann (s. Tab. **22.6**).

Wenn aber über die gesamte Laufzeit eines Arzneimittels eine Abnahme im Gehalt von maximal 10% erlaubt ist, gewinnt bereits weniger als 1% Abnahme eine erhebliche Bedeutung. Können stattdessen die Zersetzungsprodukte selektiv bestimmt werden, so ergibt sich auch bei wesentlich größerer Varianz der Methode für Reaktionsprodukte – unter anderem wegen der geringen zu bestimmenden Mengen – eine erheblich erhöhte Sicherheit der Aussage: Bei z. B. tatsächlich 1,2% Abnahme ergibt sich auch bei einem sehr präzisen Analysenverfahren mit einem Variationskoeffizienten von nur ± 0,5% und dreifacher Analyse nur ein Wert zwischen 100 und 98,8%.

Bestimmt man dagegen selektiv das Zersetzungsprodukt dreimal mit einem deutlich weniger präzisen Verfahren, z. B. mit einem Variationskoeffizient von ± 5%, so erhält man eine Zersetzung zwischen 1,08 und 1,52%. Nach Abzug vom Anfangswert (100%) ergibt sich ein Restgehalt von 98,92–98,48%. Wichtig sind natürlich in diesem Zusammenhang die Kenntnis und Erfassung aller Reaktionsprodukte.

5.2.2 Langzeitprüfung

Für die Zulassung eines Arzneimittels in den Ländern der EG, Japan und den USA wird von der Tripartite Guideline for the Stability Testing nunmehr verlangt (Grimm und Krummen, 1993): Untersuchungen werden bei 25 ± 2 °C und 60 ± 5% *rF* an den ersten beiden Produktionschargen über ein Jahr durchgeführt.

In regelmäßigen Zeitabständen müssen dann Befunde über die weitere Qualität dieser Chargen bis zum Ablauf der beanspruchten Laufzeit ergänzt werden.

5.2.3 Beschleunigte Prüfung

Im Rahmen der oben genannten Richtlinie ist eine Stabilitätsprüfung auch bei 40 ± 2 °C und 75 ± 75% *rF* über 6 Monate durchzuführen – bei geringer Stabilität auch bei 30 ± 2 °C und 60 ± 5% *rF*; deren Ergebnisse sind dem Antrag auf Zulassung beizufügen.

Während der Entwicklung eines Arzneimittels werden beschleunigte Stabilitätsprüfungen grundsätzlich mindestens bei mehreren erhöhten Temperaturen, meist 3 bis 5 Temperaturen zwischen 40 und 80 °C, durchgeführt. Daneben empfiehlt die EG-Richtlinie auch tiefe Temperaturen, z. B. –15 °C, 2 bis 8 °C, eventuell auch Einfrier-Auftau-Zyklen, hohe Luftfeuchtigkeit nicht unter 75% *rF*, die Kombination von hoher Temperatur und Luftfeuchtigkeit sowie die Belastung mit natürlichem oder künstlichem Licht.

Die obere Grenze der Belastung ergibt sich aus den physikalischen Eigenschaften des untersuchten Gutes.

Zum Beispiel prüft man flüssige Parenteralia, die zur Entkeimung mit gespanntem Wasserdampf vorgesehen sind, auch bei entsprechend hohen Temperaturen. Dagegen darf ein Suppositorium oder eine Creme nicht mit Temperaturen belastet werden, bei denen Phasenübergänge zu erwarten sind. Andernfalls wird eine Änderung der Reaktionskinetik wahrscheinlich und ein Rückschluß auf normale Bedingungen verhindert. In solchen Fällen versucht man die Belastung durch gemäßigte, aber periodisch wechselnde Temperaturen (Schaukeltest), z. B. zwischen 5 und 35 °C, zu erzeugen (s. Abschn. 2).

Alle weiteren energetischen und stofflichen Faktoren mit potentiell negativem Einfluß auf die Stabilität (s. Abb. **22.2**) sind eher auf den Einzelfall bezogen. Im Einzelfall können sie durch stabilisierende Maßnahmen mehr oder weniger vermieden werden, z. B. durch geeignete Primär- und Sekundärpackmittel.

Diese Faktoren sind vor allem der energetische Faktor Licht sowie die stofflichen Faktoren Feuchtigkeit und Sauerstoff. Der Faktor pH wird bereits durch die Wahl der Komponenten eines Systems festgelegt, kann aber für die Stabilität im Einzelfall entscheidend sein.

Die Belastung mit Licht wird meist mit einer Xenonlampe hoher Strahlungsintensität über mehrere Tage erzeugt. Zur Belastung mit verschiedenen relativen Luftfeuchtigkeiten werden Hygrostate benutzt. Dies sind gesättigte Lösungen anorganischer Salze, die in einem geschlossenen Gefäß eine konstante Luftfeuchtigkeit erzeugen. Sie werden meist in Wärmeschränken bei konstanter, erhöhter Temperatur betrieben. Die Abhängigkeit der Feuchtigkeit von der Temperatur im wichtigen Bereich von ca. 30 bis 80 °C ist bekannt und meist gering. Zur Belastung mit Sauerstoff wird dessen Partialdruck in der Umgebung des Prüflings erhöht, z. B. durch Umströmen mit verschiedenen Luft-Sauerstoff-Gemischen.

Werden im weiteren Verlauf der Entwicklung Darreichungsformen zum Einsatz bei der klinischen Prüfung hergestellt, so werden diese zusätzlich auch unter den für den vorgesehenen Klimabereich „normalen" Bedingungen gelagert.

Es ist besonders nützlich, bei der Herstellung dieser Darreichungsformen auf jeder Stufe der Verarbeitung vom einzelnen Rohstoff über Zwei- und Mehrstoffgemische bis zu den Zwischenprodukten nach jedem Schritt des Herstellungsverfahrens Proben einzulagern. Die Untersuchung der Stabilität kann so besonders ökonomisch gestaltet werden. Man prüft zunächst am Endprodukt und ist dieses ausreichend stabil, werden die auf den Vorstufen gezogenen Muster nicht weiter untersucht. Überschreitet dagegen der Befund die zulässigen Grenzwerte, so untersucht man die Proben der vorhergehenden Stufe des Verfahrens. Auf diese Weise geht man schrittweise rückwärts, bis die Stufe gefunden ist, auf der die nachteilige Veränderung entstanden ist. Dieses Verfahren wird auch „Stepping Up" genannt.

Alle Ergebnisse der laufenden Prüfung werden vergleichend bewertet. Im positiven Falle bestätigen die Ergebnisse aus der Lagerung unter normalen Bedingungen die aus der beschleunigten Prüfung vorhergesagten Befunde.

In derselben Weise wird mit Mustern aus den ersten Produktionschargen verfahren, die für die Einführung in den Handel bestimmt sind.

5.3 Folgestabilität

Ist ein Arzneimittel in den Handel eingeführt, so werden während der gesamten Geltungsdauer seiner Zulassung aus der laufenden Produktion Muster gezogen. Diese werden wie vorher erläutert unter kontrollierten Bedingungen gelagert, die dem vorgesehenen Klimabereich entsprechen. Nach vorgegebenem Prüfplan werden sie unter Einsatz der Statistik untersucht. Dieser hohe Folgeaufwand an Stabilitätsprüfung dient dem Zweck, die Laufzeit aller Chargen abzusichern. Eine formalisierte Dokumentation ist hier besonders wichtig und der Einsatz der elektronischen Datenverarbeitung besonders nützlich. Sie erlauben, jedes neue Ergebnis mit allen bisher bekannten Daten aus der beschleunigten und Langzeit-Stabilitätsprüfung der Laborchargen, der Chargen für die Klinikmuster, aus der Maßstabsvergrößerung sowie aller früheren Produktionschargen zu vergleichen. Damit wird die Arzneimittelsicherheit wesentlich verbessert.

6 Gegenmaßnahmen

6.1 Vermeiden von Inkompatibilitäten

Prinzipielle Möglichkeiten zum Vermeiden und Verhindern von Inkompatibilitäten ergeben sich in verschiedener Weise aus den Ursachen (s. Abschn. 2) unter Berücksichtigung der zu entwickelnden Arzneiform (Präformulierungsphase) und der Herstellungsverfahren. Möglichkeiten zum Vermeiden sind zum Beispiel:

- **Wechsel der Hilfsstoffe,** wenn Ionen miteinander reagieren, unerwünschte Wasserstoff-Brücken ausgebildet werden, Konkurrenz um Solvathüllen auftritt, Komplexbildung oder Verteilung zwischen Phasen die Konzentration an verfügbarem Stoff erniedrigt, Eutektika gebildet werden oder wenn chemische Reaktionen mit Hilfsstoffen ablaufen,
- **Wechsel der Rohstoffquelle,** wenn Verunreinigungen bei Rohstoffen aus bestimmten Quellen auftreten.

Wenn an sich inkompatible Komponenten nicht ausgetauscht werden können, muß versucht werden, das Auftreten der Inkompatibilität zu vermindern. Eine Möglichkeit hierzu kann z. B. sein:

- Trennen von Komponenten durch Mikroverkapseln, durch eine getrennte Verarbeitung auf Vorstufen wie beim Herstellen einer Mantel- oder Schichttablette, durch Dispergieren in Nicht-Lösungsmitteln und im Falle öliger Flüssigkeiten Dosieren in Weichgelatinekapseln.

6.2 Stabilisierung

Prinzipiell können die chemische Zersetzung und die physikalische sowie mikrobiologische Veränderung nur verzögert werden. Dazu muß das Arzneimittel gemäß Abschn. 1 (s. Abb. **22.2**) vor dem Einfluß energetischer und vor dem Zutritt stofflicher Umweltfaktoren weitgehend geschützt werden. Dennoch eindringende stoffliche Faktoren müssen durch chemische oder physikalische Wechselwirkungen abgefangen werden.

Stabilisierende Maßnahmen können auf jeder Stufe des Herstellungsverfahrens eingesetzt werden vom einzelnen Wirkstoffpartikel über Zwischenprodukte bis zum verkehrsfähigen Arzneimittel.

Die Konservierung bzw. die Stabilisierung gegenüber mikrobiellen Kontaminationen wird im Kap. 5 (s. Abschn. 7 und 7.2) behandelt.

6.2.1 Hydrolysen

Aus dem log *k*/pH-Profil (s. Kap. 3, Abschn. 2) kann das Optimum der Stabilität hinsichtlich des pH-Wertes entnommen werden. Das Maximum der Stabilität entspricht dem niedrigsten Wert für log *k*. Im allgemeinen ist es aber bei flüssigen Arzneiformen nicht möglich, den pH-Wert dieses Stabilitätsmaximums einzustellen. Für die meisten hydrolytisch empfindlichen Wirkstoffe liegt das Maximum im Bereich von pH 3 bis 4, einem physiologisch oft unverträglichen Bereich, z. B. bei Augentropfen oder einer Lösung zur intramuskulären Injektion. Deshalb muß ein Optimum gesucht werden als Kompromiß zwischen einem niedrigen pH-Wert zugunsten erhöhter Stabilität und einem höheren pH-Wert zugunsten erhöhter physiologischer Verträglichkeit. Dazu wird unter Annahme einer Reaktion 1. Ordnung die gewünschte Laufzeit $t_{90\%}$ in Gl. (6) (s. Kap. 3, Abschn. 1.1.1) eingesetzt und so die größte tolerierbare Geschwindigkeitskonstante errechnet. Mit dem Logarithmus dieses Wertes geht man in das log *k*/pH-Profil und sucht den Schnittpunkt auf dem ansteigenden Ast. Der zugehörige pH-Wert gibt den des gesuchten Optimums an. Man nennt ihn den „euhydrischen" pH-Wert.

Weitere Gesichtspunkte bei der Auswahl eines optimalen pH-Wertes sind die Löslichkeit und der Verteilungskoeffizient bei Salzen von organischen Säuren und Basen. Auch die Wirksamkeit von z. B. ionogenen Konservierungsmitteln, bei denen nur der gelöste, undissoziierte Anteil wirksam ist, hängt vom pH-Wert ab.

Weiterhin kann die allgemeine Säure-Basen-Katalyse zurückgedrängt werden, indem die Art und Konzentration von Hilfsstoffionen in der Lösung optimiert werden.

Eine andere Möglichkeit bietet die Abschirmung des hydrolytisch empfindlichen Stoffes vor den Ionen des Wassers. So können Wirkstoffmoleküle in Mizellen von Tensiden oder in Hohlräumen von Makromolekülen als Clathrate eingeschlossen oder durch Komplexbildner gebunden werden. Damit wird der Zutritt von Wasser und von katalysierenden Stoffen erschwert und die Hydrolyse verlangsamt. Nachteilig kann jedoch die Erniedrigung der Konzentration an molekular verteiltem Wirkstoff sein. Dies könnte nämlich die Resorptionsgeschwindigkeit und damit die Bioverfügbarkeit vermindern.

Den größten Schutz bietet natürlich die Abwesenheit von Wasser. Als Dispersionsmittel kann es gelegentlich durch eine hydrolytisch neutrale Flüssigkeit ersetzt werden. Eine wäßrig-flüssige Arzneiform kann durch Gefrier- oder Sprühtrocknung in eine trockene Arzneiform überführt werden, die erst unmittelbar vor der Anwendung durch Zusatz von Wasser zur Darreichungssform rekonstituiert wird.

Besondere Bedeutung gewinnt in diesen Fällen die Durchlässigkeit des Primärpackmittels für Wasserdampf (s. Kap. 21, Tab. **21.3**, Abschn. 2.2). Auch bei üblichen „trockenen" Arzneiformen wie Pulver, Kapsel und Tablette kann diese wichtig sein, da auch in diesen Formen Wasser aus dem Dampfraum adsorbiert und für eine Hydrolyse verfügbar gemacht werden kann. Der Wassergehalt von Tabletten kann aber zu Beginn der Laufzeit nicht beliebig niedrig sein. Ein bestimmter Mindest-Wassergehalt ist oft wichtig für die mechanische Festigkeit und optimale Freisetzungseigenschaft.

6.2.2 Oxidationen

Oxidationen als Reaktionen von Komponenten mit dem stofflichen Umweltfaktor Sauerstoff lassen sich prinzipell ähnlich verlangsamen wie die Hydrolysen. Da Oxidation meist mit einem Übergang von Protonen verbunden ist, wirkt die Reduzierung des pH-Wertes stabilisierend.

Katalysierende Spuren von Schwermetall-Ionen, vor allem Cu^{2+}, Fe^{2+}, Fe^{3+}, Mn^{2+}, werden durch Komplexbildner wie EDTA-Dinatrium-Salz, Weinsäure, Citronensäure und Phosphate gebunden. Molekularer Sauerstoff kann durch Auskochen oder Verdrängen mit gereinigten Gasen, wie Stickstoff oder Kohlenstoffdioxid, aus Lösungsmitteln entfernt werden. Die weitere Verarbeitung einschließlich des Abfüllens muß dann unter Schutzbegasung erfolgen. Schließlich ist ein Packmittel geringer Permeabilität für Sauerstoff und für das häufig als Initiator wirkende Licht zu wählen. Dabei ist zu beachten, daß bei Packmitteln aus der Permeabilität für Wasserdampf nicht auf die für Sauerstoff geschlossen werden kann.

Eine gegenüber der Stabilisierung gegen Hydrolyse besondere Möglichkeit besteht darin, **Antioxidantien** einzusetzen. Sie bilden eine Gruppe von Hilfsstoffen mit verschiedenartiger Wirkung. Sie sind Radikalfänger, selbst leicht oxidierbare Stoffe oder Synergisten.

Radikalfänger. Bei der Oxidation organischer Verbindungen mit Sauerstoff entstehen meist radikalische Zwischenprodukte. Hilfsstoffe mit sterisch behinderten phenolischen Gruppen übertragen leicht Wasserstoff-Radikale auf diese Zwischenprodukte, wobei sie selbst stabilere Radikale bilden. Damit wird die oxidative Kettenreaktion unterbrochen. Hierzu gehören natürliche Verbindungen wie einige Tocopherole, Nordihydroguajaretsäure (NDGA) und Coniferylbenzoat sowie einige synthetische Verbindungen, vor allem Butylhydroxyanisol (BHA), Butylhydroxytoluol (BHT) und Ester der Gallussäure. Sie werden in nicht wäßrigen, lipophilen Systemen eingesetzt.

Leicht oxidierbare Stoffe. In wäßrigen Systemen wird die Tatsache ausgenutzt, daß jeder zu schützende Stoff ein bestimmtes elektrisches Oxidationspotential besitzt. Das einzusetzende Antioxidans muß ein deutlich niedrigeres Oxidationspotential haben. Bei Zutritt von Sauerstoff wird es dann leichter oxidiert als der zu schützende Stoff. Gleichzeitig wirkt der Hilfsstoff als Protonendonator und auch dadurch stabilisierend. Pharmazeutisch nutzbare Stoffe dieser Art sind vor allem Ascorbinsäure mit einem Normaloxidationspotential von $-0{,}04$ V, in lipophilen Systemen als Fettsäureester der Ascorbinsäure eingesetzt, sowie Hydrogensulfite und Sulfite, die ein Normaloxidationspotential von $+0{,}12$ V haben.

Synergisten. Diese Gruppe von Hilfsstoffen unterstützt die Wirkung von Antioxidantien entweder durch Regenerierung bereits oxidierter Hilfsstoffmoleküle, durch Komplexierung von Schwermetallspuren, durch Zersetzung der Peroxide als Zwischenstufen der Oxidation oder durch Einstellen eines oxidationshemmenden pH-Wertes. Ihre Einsatzmöglichkeit ist in jedem Einzelfall zu untersuchen.

6.2.3 Physikalische Veränderungen

Disperse flüssige Arzneiformen. Die Homogenität der Verteilung (Verteilungsgrad) der dispersen Phase im flüssigen Dispersionsmittel von Suspensionen und Emulsionen kann durch Maßnahmen stabilisiert werden, die aus dem Stokesschen Gesetz abgeleitet werden können. Danach hemmen die Verkleinerung der Partikelgröße der dispersen Phase (Zerteilungsgrad) eine Angleichung der Dichten von disperser und kohärenter Phase sowie eine Erhöhung der Viskosität der kohärenten Phase die Sedimentation bzw. Flotation und das Aufrahmen. Ebenso wirkt eine Erhöhung der Konzentration an disperser Phase hemmend, weil die Partikeln sich stärker gegenseitig behindern. Jedoch ist zu beachten, daß zugesetzte Hilfsstoffe immer auch negative Effekte besitzen. So kann z. B. ein Schleimstoff in einer wäßrigen Suspension zwar die Sedimentationsgeschwindigkeit herabsetzen, jedoch ein einmal gebildetes Sediment so zäh machen (Zementation), daß es nicht wieder aufgeschüttelt werden kann. Die Ausbildung eines Gels mit stark thixotropen Eigenschaften im Dispersionsmittel kann den Verteilungsgrad ebenfalls stabilisieren.

Der Zerteilungsgrad kann stabilisiert werden, indem die Annäherung der Partikeln behindert wird. Diese führt bei Emulsionen leicht zur Koaleszenz, bei Suspensionen zur Aggregation und zum Kuchen. In Emulsionen und Suspensionen wird dies durch gleichsinnige elektrische Ladungen auf den Partikeln verhindert, z. B. durch Einsatz ionogener Emulgatoren oder von Peptisatoren. In Emulsionen, vor allem vom Typ O/W, können sperrige, von der kohärenten Phase stark solvatisierte Molekülteile der Emulgatoren die Annäherung behindern. Ein Beispiel ist ein Sorbitanfettsäureester, der mit mehreren Macrogol-Ketten verethert ist.

In Suspensionen kann eine kontrollierte Flokkung den Verteilungsgrad zwar erheblich, aber reversibel ändern, und dabei den Zerteilungsgrad stabilisieren. Hierzu wird die Oberfläche der Partikeln mit Tensiden, z. B. einem Polyoxyethylen-Sorbitanfettsäureester, belegt, die mit einem anschließend zugesetzten makromolekularen Stoff beabsichtigte Wechselwirkungen eingehen, z. B. Tannin mit Wasserstoff-Brücken zwischen seinen phenolischen Hydroxy-Gruppen und den Ether-Sauerstoffen des Tensids. Dadurch werden die suspendierten Partikeln weitmaschig vernetzt und im Abstand voneinander fixiert. Das absteigend gebildete Sediment ist leicht wieder zu dispergieren.

Bei dispersen Systemen vom Typ fest/flüssig, wie flüssige Suspensionen und Suspensionssalben, kann der Einsatz der stabilsten polymorphen Modifikation und einer möglichst schmalen Partikelgrößenverteilung stabilisierend wirken. Auflösungs- und Kristallisationsvorgänge werden dadurch behindert. Solche können von Unterschieden in der freien Enthalpie verursacht werden, wie sie zwischen polymorphen Modifikationen und zwischen extrem kleinen (um bzw. unter 1 μm) und größeren Partikeln bestehen (s. Kap. 4, Löslichkeit, Abschn. 2.3.4). Das Wachsen von Kristallen der stabilen Form mit nicht kontrollierbarem Zerteilungsgrad kann so verzögert werden.

Halbfeste und feste Arzneiformen. Die für flüssige disperse Formen geschilderten Veränderungen laufen im Prinzip auch in halbfesten und festen Formen ab, allerdings erheblich langsamer. Zum Beispiel setzen Gerüstbildner in Gelen die Lösungs- und Diffusionsgeschwindigkeit von Wirkstoffen herab. Dennoch ist auch hier eine Änderung des Zerteilungsgrades möglich, was vor allem bei Augensalben gefürchtet ist. Zur verminderten Freigabegeschwindigkeit kommen die Gefahren mechanischer Verletzung der Cornea durch große Kristalle hinzu.

In Tabletten und dem Inhalt von Kapseln und überzogenen Tabletten kann Feuchtigkeit aus der Umgebung oder aus einzelnen Rohstoffen nach Umverteilung direkt oder indirekt physikalische Eigenschaften verändern. Tabletten können durch Kristallisation nachhärten. Sie können aber auch erweichen oder quellen. Stabilisierend wirken eine Reduzierung des Restwassergehaltes aus der Herstellung auf das erforderliche Minimum, die Verwendung nicht sorptionsaktiver Hilfsstoffe und das Aufbringen von weitgehend wasserdampfdichten Überzügen.

Weiterführende Literatur

Ebel, S., Fleischer, P., Ledermann, M., Wüstenhagen, U. (1989), Vorhersage der Stabilität von Arzneiformen aus der Kinetik der Abbaureaktion des Arzneistoffes, Teil 1: Auswerten kinetischer Daten, Acta Pharm. Technol. *35,* 210–217.

Ebel, S., Ledermann, M., Reyer, B. (1991), Vorhersage der Stabilität von Arzneiformen aus der Kinetik der Abbaureaktion des Arzneistoffes, Teil 2: Auswertung

der Arrhenius-Funktion, Eur. J. Pharm. Biopharm. *37*, 80–87.
Feltkamp, H., Fuchs, P., Sucker, H. (Hrsg.) (1983), Pharmazeutische Qualitätskontrolle, Georg Thieme Verlag, Stuttgart, New York, S. 527.
Grimm, W., Schepky, G. (1980) Stabilitätsprüfung in der Pharmazie, Editio Cantor, Aulendorf, Württemberg.
Grimm, W., Krummen, K. (Hrsg.) (1993), Stability Testing of Drug Products, Wissenschaftliche Verlagsgesellschaft mbH, Stuttgart.
Haltbarkeit und Stabilitätsprüfung von Arzneimitteln, APV-Richtlinie mit Kommentar (1985), Pharm. Ind. *47*, 627–632.
Müller, B. W. (1975), Antioxidantien, Acta Pharm. Technol. *21*, 13–25.
Stricker, H. (Hrsg.) (1987), Physikalische Pharmazie, 3. Aufl., Wissenschaftliche Verlagsgesellschaft mbH, Stuttgart, S. 240.
Sucker, H., Fuchs, P., Speiser, P. (Hrsg.) (1991), Pharmazeutische Technologie, Georg Thieme Verlag, Stuttgart, S. 214, 702.
The Rules Governing Medicinal Products in the European Community, Vol. III: Guidelines on the Quality, Safety and Efficacy of Medicinal Products for Human Use, (1989), office for official Publications of the European Community, Luxembourg.

Kapitel 23

Arzneiformen der Zukunft

1 Entwicklungstendenzen

Für die zukünftige Entwicklung auf dem Arzneiformengebiet lassen sich mehrere Richtungen erkennen:

- Entwicklung von Systemen, die den Wirkstoff gezielt zur Rezeptorphase bzw. zum erkrankten Organ transportieren und ihn dort freigeben; dies wird als organspezifischer Wirkstofftransport, im Englischen Drug-Targeting, bezeichnet;
- extravasale Darreichungsformen für Peptide und Proteine;
- Entwicklung von Darreichungsformen mit kontrollierter Wirkstoff-Freigabe; Berücksichtigung pharmakokinetischer Erfordernisse;
- Optimierung vorhandener Darreichungs- bzw. Arzneiformen, neue Applikationswege.

2 Organspezifischer Wirkstofftransport – Drug-Targeting

Fast alle systemisch wirksamen Stoffe gelangen nicht nur in die für die Wirkung verantwortliche Biophase, sondern verteilen sich je nach Größe ihres Verteilungsvolumens über mehr oder weniger große Bereiche des Körpers. Dies hat unnötig hohe Dosen zur Folge und ist Ursache von Nebenwirkungen. Die Arzneimittelforschung ist daher bemüht, Systeme zu entwickeln, die den Wirkstoff gezielt an den Ort der Wirkung transportieren und dort freigeben. Eine solche Transportform müßte also im Idealfall imstande sein, das Zielorgan zu erkennen. Dieser Vorgang wird auch als **Drug-Targeting** bezeichnet. Besonders bedeutsam ist ein solcher zielgerichteter Wirkstofftransport für die mit einer besonders hohen Nebenwirkungsrate behafteten Zytostatika.

Vorbilder für die Entwicklung solcher Systeme kann die Natur liefern. Das Immunsystem z. B. erkennt entartete Zellen, indem Antikörper zusammen mit einem Proteinkomplex (Komplementsystem) mit der Tumorzellmembran in Wechselwirkung treten und sie zerstören. So könnten auch Zytostatika enthaltende, mit einem Antikörper beladene Transportsysteme imstande sein, durch Reaktion mit einem spezifischen Antigen mit der Membran der Krebszelle zu reagieren und daher gezielt nur diese zu beeinflussen.

Drei Möglichkeiten werden bisher zur Erreichung dieses Ziels verfolgt:

- der Wirkstoff liegt als inaktive Vorstufe vor (Prodrug-Prinzip),
- der Wirkstoff ist chemisch an einen polymeren Träger gebunden (polymeres Prodrug-Prinzip),
- der Wirkstoff ist in ein Trägersystem eingebettet (s. Abb. **23.1**).

Bei dem **Prodrug-Prinzip** soll eine inaktive Vorstufe des Wirkstoffs erst im Zielorgan in die wirksame Form überführt werden. Bisher ist es nicht gelungen, eine solche Biotransformation auf das Zielorgan zu lokalisieren. Eine Ausnahme bildet das Aciclovir, das erst in den mit Herpes-simplex-Viren befallenen Zellen in das wirksame Triphosphat umgewandelt wird.

Bei dem **polymeren Prodrug-Prinzip** ist der Wirkstoff – häufig unter Zwischenschalten eines biologisch abbaubaren „Spacer" als Verbindungsstück – kovalent an ein häufig auch natürlich vorkommendes Makromolekül gebunden. Beispiele sind rekombinante Proteine, Glykoproteine, monoklonale Antikörper und einfache wasserlösliche synthetische Polymere. Die Vorstellung ist, daß die Wirkstoff-Polymer-Verbindung an die in bestimmten Zellen bzw. Organen lokalisierten Rezeptoren spezifisch gebunden und anschließend dort enzymatisch gespalten wird. Meist erfolgt jedoch ein mehr unspezifisches Targeting, denn die erstrebte Gewebeanreicherung ist allein

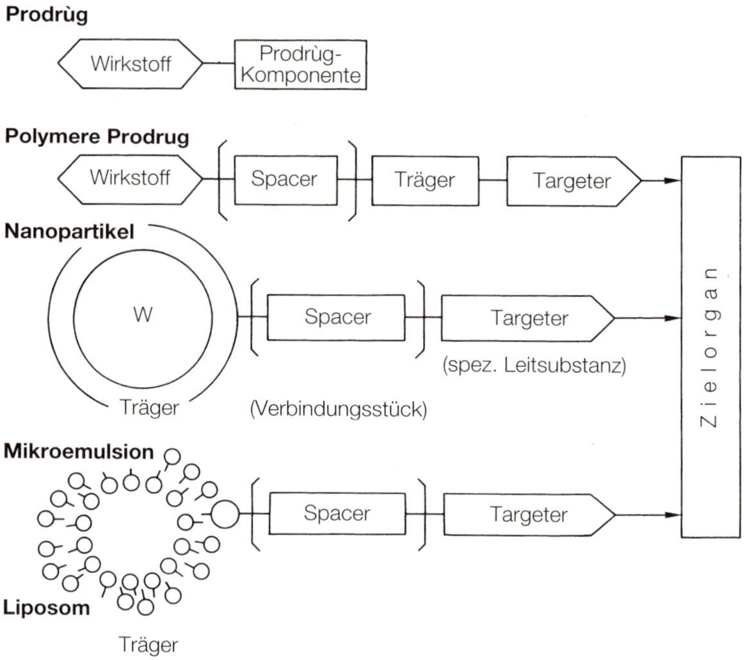

Abb. **23.1** Schematische Darstellung der organspezifischen Steuerung von Wirkstoffen (nach Speiser, 1982).

durch die physikalisch-chemischen und chemischen Eigenschaften des polymeren Prodrug möglich. Im Idealfall müßte also das für die Spaltung verantwortliche Enzym bevorzugt im Zielorgan lokalisiert sein. Dies ist sehr unwahrscheinlich. Die Bindung an das Makromolekül verhindert andererseits eine rasche Ausscheidung des Wirkstoffs, so daß durch dieses Prinzip ein gewisser Depoteffekt erzielbar ist.

Das dritte Prinzip besteht in dem Einschluß bzw. der **Einbettung des Wirkstoffs in einem Trägersystem,** wie Liposomen, Lipidpartikeln, Mikrospärulen, Nanopartikeln (s. Kap. 15), Mikroemulsionen (s. Kap. 23, Abschn. 4.4 und 4.5), Erythrozyten, Lymphozyten, Zellsystemen. Die betreffenden Partikeln sind von kolloidaler Größenordnung.

Diese Untersuchungen hatten ihren Ausgangspunkt in der Beobachtung, daß ultrafeine, lipophile Flüssigkristallsysteme (Kap. 4, Abschn. 4.3 und 4.4), wie Liposomen oder feste amorphe Träger, Zellmembranen zu durchdringen vermögen. Sie können dann mit Zellbestandteilen in Reaktion treten; als deren Folge tritt Wirkstoff-Freigabe ein. Besonders hoffnungsvoll waren erste Ergebnisse mit Liposomen.

Häufig ist durch diese Prinzipien nur ein Depoteffekt erzielbar, da das Transportsystem noch keine Spezifität zum Zielorgan hat. Hinzu kommt die schwierige Aufgabe, die physiologische Funktion des RES gegenüber körperfremden Stoffen zu umgehen.

Intravenös applizierte kolloidale Partikeln werden weitestgehend vom RES, insbesondere von der Leber, aufgenommen. Diese Kumulation kann andererseits für ein Drug-Targeting bei Lebererkrankungen ausgenutzt werden.

Das Ausmaß der Elimination von Partikeln durch das RES kann durch deren Oberflächenladung und -hydrophobizität beeinflußt werden. So wurde versucht, durch Veränderung der Oberflächeneigenschaften der Partikeln eine Umgehung der Anreicherung in den Zellen des RES zu erreichen. Gewisse Erfolge konnten bisher durch eine Hydrophilisierung der Oberflächen von Polystyrol-Partikeln durch Adsorption von Poloxameren erreicht werden. Nach i. v. Injektion derartiger Partikeln wurde eine Anreicherung im Knochenmark beobachtet. Außerdem können derartig vorbehandelte Partikeln über Stunden bis Tage im Blut zirkulieren.

Es muß aber auch die Stabilität des wirkstoffbeladenen Trägers vor Erreichen des Zielorgans sichergestellt sein. So wurde nach Kontakt mit Plasma oder Plasmaproteinen, wie z. B. High Density Lipoproteins, ein teilweiser Wirkstoffaustritt aus Liposomen beobachtet. Diese Destabilisierung der Liposomen wird der Extraktion von Phospholipiden aus der Bilayer zugeschrieben.

Ein weiterer Schritt bestand in dem Versuch, eine spezifische Leitsubstanz, einen Targeter, in das Transportsystem einzubauen. Sie soll das Zielorgan erkennen und damit eine Anreicherung ermöglichen. Beispiele solcher Leitsubstanzen sind monoklonale Antikörper. Sie können über einen Spacer mit der Membranoberfläche verschiedener Träger verbunden werden. Das Transportsystem tritt dann mit der das korrespondierende Antigen enthaltenden Zelle in Reaktion. Durch Endozytose erfolgt Transport in das Zellinnere.

Abb. **23.2** zeigt ein mit Immunglobulin als Targeter versehenes und p-Phenylendiamin-Lost als Wirkstoff enthaltendes Transportsystem.

Weitere Möglichkeiten eines gezielten Wirkstofftransports sind untersucht worden. So wurden neben dem Wirkstoff kleine Magnetteilchen von etwa 10 nm Durchmesser in Zellen oder Kolloidpartikeln inkorporiert.

Anlegen eines äußeren gerichteten Magnetfeldes nach Verabreichung soll eine Anreicherung in bestimmten Zielorganen ermöglichen. Verwendung von Radionukliden kurzer Halbwertzeit in solchen magnetbeladenen Zellen könnte eine gezieltere Bestrahlung bösartigen Gewebes ermöglichen.

Das Targeting-Konzept erscheint faszinierend. Ob die bisher beschrittenen Wege allerdings zum gewünschten Ziel führen werden, ist zur Zeit noch offen. Viele Probleme sind noch zu lösen.

Die Überwindung anatomischer Barrieren, wie Schleimhäute als Resorptionsorgane, Blut-Hirn-Schranke, ist bisher noch nicht gelungen. Die physiologische Funktion des RES gegenüber körperfremden Stoffen konnte bisher nur in Ansätzen umgangen werden. So können die bisher entwickelten Systeme nur parenteral verabreicht werden. Immunologische Reaktionen sind nicht auszuschließen. Es kann nicht garantiert werden, daß das wirkstoffenthaltende System nach Erreichen des Zielorgans die Zellmembran permeieren kann.

Die Kombination von zwei oder mehreren der genannten Prinzipien in einer Drug-Targeting-Zubereitung ist eine zur Zeit aktuelle Forschungsrichtung.

Ein noch völlig ungeklärter Vorgang, bei dem auch noch keine erfolgversprechenden Lösungsansätze zu erkennen sind, ist das gezielte Drug-Targeting bei Erkrankungen der tieferen Hautschichten. Die Wirkstoff-Freigabe aus topischen Zubereitungen sollte idealerweise so steuerbar sein, daß der Wirkstoff möglichst spezifisch zu dem erkrankten Hautbereich geleitet wird.

3 Darreichungsformen für Peptide und Proteine

Aufgrund der schnellen Fortschritte der Molekularbiologie und Gentechnologie werden biotechnologisch gewonnene Wirkstoffe in Zukunft immer größere Bedeutung erlangen. Hierzu gehören in erster Linie Peptide und Proteine, aber auch Polysaccharide oder Nukleinsäuren. So werden bereits heute die Blutkomponenten

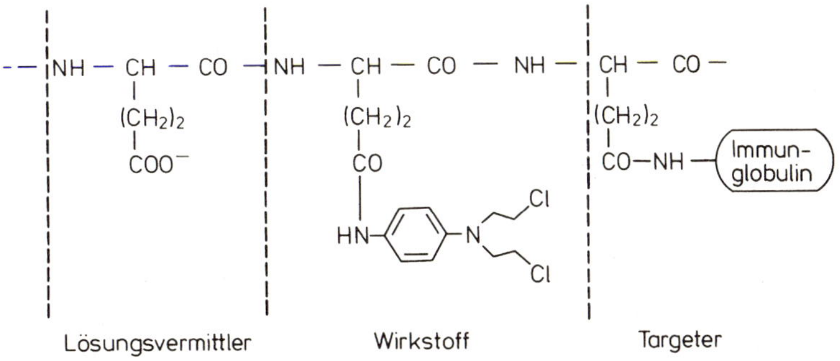

Abb. **23.2** Schema eines tumorzellspezifischen Transportsystems (nach Rowland et al., 1975).

Faktor VIII und Faktor XIII gentechnisch hergestellt. Diese Zubereitungen können keine Virusinfektionen mehr übertragen.

Von Ausnahmen abgesehen, ist der derzeit übliche Verabreichungsweg für Peptide und Proteine die Injektion. Die starke Hydrophilie und geringe metabolische Stabilität verbieten noch eine nichtparenterale Applikation. Bisher sind erst Ansätze für eine mögliche perorale Resorption zu erkennen. Folgende Lösungen werden verfolgt:

- Hemmung des enzymatischen Abbaus, z. B. durch gleichzeitige Gabe von Protease-Inhibitoren.
- Erhöhung der Membranpermeabilität durch Resorptionsenhancer.
- Variation der Darreichungsform zur Erhöhung der Verweildauer am Applikationsort.

  Mit **bio- bzw. mukoadhäsiven Darreichungsformen** wird neben einer verbesserten Resorption auch eine verlängerte Wirkstoff-Freigabe, in manchen Fällen auch eine lokale Wirkung, angestrebt. Hier sind insbesondere noch Probleme der Adhäsion des Klebstoffs der Darreichungsform zu lösen. Die hohe Mucusproduktion der Schleimhäute vermindert schnell die erforderlichen Adhäsionskräfte.
- Strukturelle Änderung der Peptidstruktur, z. B. durch die Herstellung lipophiler Peptidanaloga (Peptidmimetika) oder Prodrugs.
- Wahl des geeigneten Applikationsortes.

  Die proteolytische Aktivität an den möglichen Applikationsorten ist unterschiedlich. So ist die Aktivität der für den Insulinabbau verantwortlichen Leucin-Aminopeptidase im Darm am höchsten, im Bukkalbereich am niedrigsten. Die Aktivitäten der Nasen- und Rektalschleimhaut sowie der Haut sind etwas höher als die der Bukkalschleimhaut. Die niedrigste Resorptionsbarriere ist wegen der hohen Permeabilität und der guten Durchblutung die Nasenschleimhaut. Seit längerer Zeit sind mehrere peptidhaltige Arzneimittel für die nasale Verabreichung auf dem Markt.

Steigendes Interesse nicht nur für die Resorption von Peptiden und Proteinen, sondern auch für die Resorption anderer Wirkstoffe und für die Behandlung dort lokalisierter Erkrankungen hat die **colonspezifische Wirkstoff-Freigabe** (Dickdarm-Targeting). Bis vor einigen Jahren war das colon in dieser Hinsicht eine Blackbox. Verschiedene Forschungsrichtungen werden verfolgt. Im Mittelpunkt steht die Spaltung von neu entwickelten Filmüberzügen durch kolonspezifische Mikroorganismen. Bisher gibt es jedoch noch keine Überzugsmaterialien, mit deren Hilfe die Darreichungsform unverändert und voll wirksam bis in den Dickdarm transportiert werden kann.

4 Weiterentwicklung von Darreichungsformen mit kontrollierter Wirkstoff-Freigabe

Die Kenntnis der molekularen Struktur eines Wirkstoffs reicht heute nicht mehr für eine optimale Arzneimitteltherapie aus. Die pharmakokinetische Charakterisierung liefert wichtige Informationen, die für die Wirkstoff-Formulierung nutzbar gemacht werden müssen. Vermehrte Kenntnisse quantitativer Beziehungen zwischen Wirkstoffkonzentrationen in Körperkompartimenten und den pharmakologischen bzw. toxikologischen Wirkungen sind erforderlich. Solche Informationen sind zur Weiterentwicklung von Systemen mit kontrollierter Wirkstoff-Freigabe Voraussetzung.

Kontrollierte Freigabe wird in Zukunft nicht immer mit konstanter Freigabe gleichzusetzen sein, wie sie bisher meist angestrebt wird. Manche Darreichungsform wird in dieser Hinsicht an das biorhythmische Verhalten des Körpers anzupassen sein, wenn die Pharmakokinetik zeitlichen Schwankungen unterworfen ist.

Darreichungsformen mit **pulsatiler Wirkstoff-Freigabe** (s. Kap. 16, Abschn. 6.3) werden in Zukunft eine größere Rolle spielen. Für viele Krankheitsbilder ist bereits erwiesen, daß zirkadiane Rhythmen bestehen. Weitere Erkenntnisse über die Toleranzentwicklung könnten Auswirkungen auf die Arzneiformulierung haben.

Die Fortschritte der **Mikroelektronik** eröffnen weitere Möglichkeiten. Seit Jahren wird an der Entwicklung eines programmierbaren und sich selbst steuernden Applikationssystems für die Insulintherapie gearbeitet. Es wird ein implantierbarer Glucose-Sensor angestrebt, der wie ein Herzschrittmacher eingepflanzt werden kann und die aktuellen Blutzuckerwerte als „Signal" dem System mitteilt. Die hierdurch veranlaßte Programmänderung korrigiert die Insulin-Abgabe. Eine befriedigende Lösung dieser elektronischen Bauchspeicheldrüse steht noch aus, da die bisherigen Sensoren noch nicht für eine Langzeitimplantation geeignet sind. Derartige

Systeme werden eine mehr individualisierte Therapie ermöglichen.

An der Entwicklung ähnlicher Systeme wird auch für andere Applikationswege gearbeitet. Durch Einsatz der Iontophorese (s. Kap. 12, Abschn. 7) kann die **transdermale Resorption** einer Anzahl von Wirkstoffen verbessert werden. Mittels einer miniaturisierten elektronischen Steuerung läßt sich der elektrische Strom programmiert zu bestimmten Zeiten ein- bzw. ausschalten, so daß z. B. während einer 24-h-Periode Zeiten einer größeren Wirkstoffpermeation mit Zeiten einer geringeren Permeation abwechseln. Ein weiteres Ziel für ein solches elektrotransdermales System ist die Kopplung mit einem an geeigneter Stelle im Körper deponierten Sensor. Mittels eines Feedbackmechanismus gibt der Sensor bei einer bestimmten Wirkstoffkonzentration ein Signal an das wirkstoffabgebende System.

Fortschritte sollten auf dem Gebiet der **Implantate** für eine langfristige Depotwirkung, insbesondere von Hormonen, erwartet werden. Die Entwicklung geeigneter biologisch abbaubarer Polymerer wird vorangetrieben werden.

Es sind Implantate entwickelt worden, bei denen durch Einschluß kleinster Magnete die Freigabe reguliert werden kann. Bei Wirkstoffbedarf wird ein oszillierendes Magnetfeld eingeschaltet, wodurch die Magnete in Schwingung gesetzt werden. Dies fördert die Wirkstoff-Freigabe aus dem Polymer oder ermöglicht sie überhaupt erst. Die Bedienung der das Magnetfeld erzeugenden Einheit kann vom Patienten selbst erfolgen oder von einem Minicomputer gesteuert werden.

5 Optimierung vorhandener Darreichungs- bzw. Arzneiformen – Neue Applikationswege

Selbstverständlich wird die Optimierung bekannter, herkömmlicher Darreichungsformen, eventuell in Verbindung mit neuen Applikationswegen, verfolgt werden. Vielfach ist auch hierbei eine verlängerte Wirkung das Ziel. Verstärkte Anstrengungen werden unternommen, die Wirkung von **Darreichungsformen zur Anwendung am Auge** zu verlängern. Ein Weg besteht in der Sol-Gel-Umwandlung von Augentropfen bestimmter Zusammensetzung nach der Applikation. Die Konsistenzänderung auf der Augenoberfläche kann durch die erfolgende Temperaturerhöhung, pH-Änderung oder Ionenaktivierung erreicht werden. Durch Entwicklung kolloidaler Darreichungsformen, z. B. von Nanopartikel-Dispersionen und Liposomen (s. Kap. 15), wird versucht, eine Verminderung der Sichtbehinderung nach Anwendung höher viskoser Darreichungsformen zu erreichen.

Die Entwicklung auf dem Polymergebiet sollte neue Möglichkeiten für die Herstellung von mit Wirkstoffen beladenen weichen Kontaktlinsen mit dem Ziel einer retardierten Wirkstoff-Freigabe schaffen. Bisher haben derartige in der Entwicklung begriffene Systeme noch eine unregelmäßige Wirkstoff-Freigabe und sind sehr teuer.

Verstärkt werden Applikationswege, die bisher noch nicht so sehr im Mittelpunkt des Interesses für das Erreichen einer systemischen Wirkung standen, herangezogen werden. Die Zahl der Wirkstoffe, die in der für die Dosierung erforderlichen Menge die Haut **transdermal** mit dem Ziel einer systemischen Wirkung permeieren, ist begrenzt (s. Kap. 17, Abschn. 3). Anstrengungen werden unternommen, die Haut auch für stärker hydrophile und für größere Moleküle, z. B. Insulin, permeabel zu machen. Im Mittelpunkt dieser Anstrengungen werden Herz-Kreislauf-Mittel, Hormone, ZNS-Therapeutika und Peptide/Proteine stehen. Die Erhöhung der Lebensdauer einzelner Pflaster wird angestrebt, was sich günstig auf die Kostenseite auswirkt.

Neben der bereits beschriebenen Iontophorese (s. Kap. 12, Abschn. 7) wird der Einsatz von Ultraschall – **Phonophorese** – untersucht. Die beobachteten Effekte werden insbesondere einer günstigen Beeinflussung der transfollikulären Resorption bei gleichzeitiger Temperaturerhöhung der Hautoberfläche zugeschrieben.

Die **transmukosale Wirkstoffresorption** wird verstärkt untersucht werden. Die **nasale Verabreichung** wird weiterhin im Mittelpunkt des Interesses für eine nichtparenterale Gabe von Peptiden und Proteinen stehen. Inwieweit der **bukkale Applikatonsweg** sich durchsetzt, bleibt abzuwarten.

Trotz der großen Resorptionsfläche der Lunge stehen der **pulmonalen Resorption** vor allem noch anatomische und physiologische Gründe entgegen. So ist bisher eine kontrollierte Wirkstoff-Freigabe mit der erforderlichen Lokalisation einer größeren Menge im gewünschten Lungenbereich, insbesondere auch bei lokalen Erkrankungen, schwierig. Druckgasaerosole gelangen zum größten Teil gar nicht bis an die Resorptionsfläche der Lunge, sondern werden vom Patienten wenigstens teilweise geschluckt.

Die bisherige Medikation, auch bei der meist praktizierten lokalen Behandlung, z. B. mit Antiasthmatika, Mukolytika, Antibiotika, erfordert eine mindestens drei- bis viermal tägliche Inhalation. Vielfältige Versuche zur Erzielung einer Retardwirkung, z. B. unter Einsatz von Trägerstoffen, wie Liposomen, biodegradablen Mikrosphärulen, Prodrugs, Bindung an Polymere, haben bisher nicht den erhofften Erfolg gebracht.

Auch die **vaginale Verabreichung** von systemisch wirkenden Wirkstoffen dürfte kaum größere Verbreitung finden.

Es gibt noch **Hilfsstoffdefizite.** So fehlt noch immer der ideale parenterale Lösungsvermittler, der frei von Gewebereizungen und ohne die Gefahr von Allergien ist.

Ein wasserlösliches Gleit- und Schmiermittel mit den günstigen Eigenschaften des wasserunlöslichen Magnesiumstearats wird gesucht. Neue biologisch abbaubare Verbindungen sollten neue Möglichkeiten für eine kontrollierte Wirkstoff-Freigabe bieten. Darüber hinaus ist eine weltweite **Harmonisierung** der Eigenschaften der wichtigsten Hilfsstoffe dringend erforderlich. Dies erfordert nicht nur eine Festlegung der Prüfungen auf Identität und Reinheit, sondern auch die Festlegung von allgemein anerkannten physikalischen Standards.

Auf dem Gebiet der **Pharmakokinetik und Biopharmazie** werden weiterhin Anstrengungen unternommen werden, die Bioäquivalenz von Nachahmerpräparaten mit dem Ursprungspräparat mit In-vitro-Verfahren zu untersuchen. Ein Schwerpunkt wird hier auf der Aufstellung von In-vitro/In-vivo-Korrelationen für Arzneimittel mit modifizierter Wirkstoff-Freigabe liegen.

Die galenische Verfahrenstechnik hat sich auch den Forderungen des **Umweltschutzes** zu stellen. Beispielhaft sind der Ersatz organischer Lösungsmittel für die Herstellung überzogener Darreichungsformen oder zur Herstellung von Mikro- und Nanopartikeln durch wäßrige Systeme bzw. der Ersatz der Fluorchlorkohlenwasserstoffe in Aerosolen anzuführen.

Die steigenden Kosten im Gesundheitswesen werden einen immer stärker werdenden Zwang zur computergestützten **Automatisierung** und Prozeßsteuerung ausüben. Hierbei wird in vielen Fällen nicht nur die automatische Steuerung des Einzelprozesses, z. B. das Tablettieren in der Tablettenmaschine oder die Dosierungskontrolle bei Hochleistungs-Tablettenmaschinen, sondern die vernetzte Steuerung des gesamten Herstellungsprozesses – Granulierung, Tablettierung, Überziehen, Verpackung, Qualitätskontrolle – angestrebt. Vermehrt wird hierbei die Verfahrenstechnik an die Eigenschaften der Formulierung angepaßt werden müssen.

Weiterführende Literatur

Celik, M. (1996), The past, present and future of tableting technology, Drug Dev. Ind. Pharm. *22,* 1.

Frömming, K.-H. (1990), Neue Applikationssysteme – Ausblick für die Arzneimittelherstellung bis zur Jahrhundertwende, Pharm. Ind. *52,* 99.

Hnatyszyn, H. J., Koosovsky, N., Gelman, A., Sponsler, E. (1994), Drug delivery systems for the future, J. Pharm. Sci. Technol. *48,* 247.

Keipert, S. (1994), Etablierte und neue Konzepte zur Optimierung von Ophthalmika, Pharm. Ztg. 139, 567.

Sucker, H. (1984), Galenische Aspekte der Arzneimittelentwicklung, in: Fortschritte in der Arzneimittelforschung (Oelschläger, H., Hrsg.), Wissenschaftliche Verlagsgesellschaft mbH, Stuttgart, S. 159.

Thoma, K. (1993), Arzneiform und Arzneimittelwirkung – Fortschritte in der pharmazeutischen Technologie, Österr. Apoth. Ztg. 47, 1035.

Abbildungsnachweise

Rowland, G. F., O'Neill, G. J., Davies, D. A. L. (1975), Nature *255,* 487.

Speiser, P. (1982), Neue Entwicklungen auf dem Gebiet der Arzneiformen, in: Schriftenreihe der Bundesapothekerkammer zur wissenschaftlichen Fortbildung, Werbe- und Vertriebsgesellschaft Deutscher Apotheker, Frankfurt/M., Bd. X, Gelbe Reihe, S. 77.

Sachverzeichnis

G

L

M

Zusammenhänge zwischen SI- und anderen gebräuchlichen Einheiten

Kraft Gewicht

1 Newton (N)	= 10^{5} dyn = 1,019716 · 10^{2} p
1 Dyn (dyn)	= 10^{-5} N = 1,019716 · 10^{-3} p
1 Pond (p)	= 9,80665 · 10^{-3} N = 9,80665 · 10^{2} dyn

Arbeit (Energie)

1 Joule (J)	= 10^{7} erg = 0,2390057 cal = 6,24196 · 10^{18} eV
	= 1,036377 · 10^{-5} FV
	= 0,1019716 kpm = 2,777777 · 10^{-7} kWh = 9,86895 · 10^{-3} l · atm
1 Erg (erg)	= 10^{-7} J = 2,39006 · 10^{-8} cal = 6,24196 · 10^{11} eV
	= 1,036377 · 10^{-12} FV
	= 1,019716 · 10^{-8} kpm = 2,777777 · 10^{-14} kWh
	= 9,86895 · 10^{-10} l · atm
1 Kalorie (cal)	= 4,18400 J = 4,18400 · 10^{7} erg = 4,33634 · 10^{-5} FV
	= 0,426649 kpm
	= 1,162222 · 10^{-6} kWh = 4,12917 · 10^{-2} l · atm
1 Elektronenvolt (eV)	= 1,60209 · 10^{-19} J = 1,60209 · 10^{-12} erg = 3,82911 · 10^{-20} cal
	= 1,66041 · 10^{-24} FV
Faradayvolt (FV)	= 9,64870 · 10^{4} J = 9,64870 · 10^{11} erg = 2,3610 · 10^{4} cal
	= 6,02252 · 10^{23} eV = 9,83887 · 10^{3} kpm
	= 9,52225 · 10^{2} l · atm
1 Kilopondmeter (kpm)	= 9,80665 J = 9,80665 · 10^{7} erg = 2,34385 cal = 1,01637 = 10^{-4} FV
	= 2,72407 · 10^{-6} kWh = 9,67814 · 10^{-2} · atm
1 Kilowattstunde (kWh)	= 3,6000 · 10^{6} J = 3,600 · 10^{13} erg = 8,604206 · 10^{5} cal
	= 3,67098 · 10^{5} kpm
1 Literatmosphäre	= 1,01328 · 10^{2} J = 1,01328 · 10^{9} erg = 24,2179 cal
(l · atm)	= 1,05017 · 10^{-3} FV = 10,3326 kpm = 2,81466 · 10^{-5} kWh

Druck

1 Pascal (Pa)	= 0,986923 · 10^{-5} atm = 1,01972 · 10^{-5} at = 10^{-5} bar = 7,50062 · 10^{-3} Torr
1 phys. Atmosphäre (atm)	= 1,013250 · 10^{-5} Pa = 1,03323 at = 1,013250 bar = 760 Torr
1 techn. Atmosphäre (at)	= 9,80665 · 10^{4} Pa = 0,967839 atm = 0,980665 bar = 735,559 Torr
1 Bar (bar)	= 10^{5} Pa = 0,986923 atm = 1,019716 at = 750,062 Torr
1 Torr (Torr)	= 1,333 · 10^{2} Pa = 1,315789 · 10^{-3} atm = 1,35951 · 10^{-3} at
	= 1,333223 · 10^{-3} bar

Leistung

1 Watt (W)	= 1 J/s (vgl. hierzu die Umrechnungsfaktoren bei Joule)

Ladung

1 Coulomb (C)	= 1,036377 · 10^{-5} F = 6,24151 · 10^{18} e
1 Faraday (F)	= 9,648534 · 10^{4} C = 6,0220943 · 10^{23} e
1 Elementarladung (e)	= 1,6021892 · 10^{-19} C = 1,660472 · 10^{-24} F